# SJF
## 関節ファシリテーション

宇都宮初夫 編

第2版

Synovial
Joints
Facilitation

丸善出版

## 改訂第2版の序

2008年に本書第1版を上梓して5年が経過した．その間にも，SJF技術は毎年進化して新しい技術が加わった．SJF用語の統一的変更があり，改訂版を上梓しなければ第1版のままでは参考資料としても使用が困難となっていた．そのような現状に鑑み，昨年から改訂作業を開始した．

改訂第2版は，出版元をシュプリンガー・ジャパン社から丸善出版社に変更し，2色刷りとなり見やすくなった．内容の変更としては第6章を加えた．これはPT・OTの直接の治療対象である「症候」に照準を合わせ，各種の症候に対してSJFをどのように応用するかについて述べたものである．ここにSJF学会本部の理事である，大坪 渉氏に執筆者として加わっていただいた．

その他の変更点としては，SJF用語の統一である．特に英語の訳語について，本来の英語の意味をなさない日本語訳について変更した．「Therapeutic exercise」が，現在多くの場合「運動療法」と訳されているが，これは英語の意味を正確に表すため，「治療的運動」とした．また「glide」も「slide」も訳としては「滑り」となり，区別できないため，その意味を考慮し，「glide」は「遊び滑り」，「slide」は「構成滑り」とした．運動に関する研究分野であるKinesiologyでもKinesiologyとKinematicsはどちらも「運動学」と訳されている．日本語のみを見ているとどちらの用語か区別ができないため，Kinesiologyは「運動科学」，Kinematicsは「角運動学」としたなど，その他多くの用語，訳語の変更を行った．初めて見ると違和感があるかも知れない．しかし言葉は「慣用」で変化していくものであるから，使用しているうちに馴染んでくるものであろう．

最近5年間での治療技術の開発では，パーキンソン病患者に対して，主動作筋と拮抗筋を両方強化する技術として「往復速い逆半滑り法（Alternating quick inverse semi-sliding；A-quick）」，呼吸障害において，横隔膜の収縮活性化の技術として「第11肋椎関節への速い逆滑り法」，腰仙関節に対する「非対称性下方滑り法（Asymmetrical downward sliding；ads）」，筋生物学的アプローチとして，「筋線維タイプ別治療的運動技術」，上腕二頭筋という筋名ではなくて，長頭と短頭を区別して，「個別筋線維に対する収縮活性化技術」などが，患者治療に功を奏した新しい治療技術である．これらの使用法についても第6章で例示した．以上のように改訂第2版では，各章における変更があり，執筆者一同加筆することに懸命に努力した．

本書の刊行にあたり，様々な工夫をしていただきました丸善出版社のスタッフの皆様に深謝致します．

2014年　宇都宮 初夫

## 初版の序

　1979年筆者はアメリカで偶然ParisのJoint mobilization courseを受けた．そこで骨が動くと関節内に一定の運動が起こる，という大原則を知った．しかしJoint mobilization技術はそのままでは患者に使えなかった．Thrust, ManipulationなどはRA患者，OA患者の膝にはリスクが高く使用できなかったのである．そこでまずこれらの技術のうちNonthrustの技術のみを残し，新しい技術を開発することから始めた．拘縮に対するこれまでの伸張運動に関節内運動を組み合わせると痛みが生じないことがわかり，これで拘縮は解決できるものと興奮気味に患者に適応してきた．その他MennellのJoint dysfunction（関節機能障害）が起きると，当該関節より遠く離れた部位に痛みが出現することが判明してきた．痛みに関する治療効果が，四肢の関節よりも脊柱に存在する関節の治療後に得られることが多かった．これは四肢の関節よりも脊柱に関節機能障害の発生頻度が高いということを意味していた．それも腰椎の下位，仙腸関節にはことさら多いということもわかってきた．これから生じる痛みの部位は関連痛として，腰部にとどまらず，下肢全体に及ぶ痛みとして出現した．また背部，頸部，頭部あるいは四肢末端にまで及んでいた．

　他からの新たな知識技術をそのまま模倣するのではなく，内容を吟味し，患者適用しながらより安全で効果的な技術を開発した上で，患者に使用していくという手法は博田節夫医師からAKA技術を開発するにあたって十分学ばせていただいた．

　1997年から拘縮に対する技術に関節潤滑機構を適用すると，これまで無効であった治療が効果的になった．伸張運動なしで改善する延長運動を開発した．痛み，筋スパズムを呈する関節機能障害については，仙腸関節より腰仙関節に発生頻度が高いことがわかり，仙腸関節の治療から脱却した．2000年になって，使用している技術がAKAとはまったく異なることから技術の名称を，関節の動きを起こりやすくする技術という意味を踏まえ，「関節ファシリテーション」として，研究会を立ち上げた．その後開発した治療技術は毎年冊子にして発表してきたが，2007年にシュプリンガー・ジャパン社から単行本の発刊につきお話をいただいた．そこでこれまで筆者とともにSJF技術に携わってきた有志に協力を要請したところ，快諾を得たのでその方向にと一気に進んできた．ところが，原稿締め切りの直前になって編集者である筆者が大病をして，入院手術という事態になり一時期原稿執筆が止まった．その間出版社の担当者にはつらい辛抱をしていただきながら病気回復と仕事復帰の応援をしていただいた．半年間の遅れはあったが，何とか全員で原稿を仕上げることができた．当初考えていたよりもその原稿枚数は遙かに多くなった．それにX線写真を用いたこれまでの著書とは違い，3DCT写真というより鮮明な写真を使用することでこれまでの著書とはひと味違う本になってくれた．

　本書の発刊にあたり，編集に多大なご協力をいただいたシュプリンガー・ジャパン社のスタッフに深謝いたします．3DCTの撮影にあたっては岩倉病院の放射線科のスタッフの皆様，並びに被検者になっていただいた学生諸君にお礼を申し上げます．最後に，退院して自宅で執筆活動をしていた間に，何かと世話をしてくれた妻に感謝いたします．

2008年　宇都宮 初夫

# 目次

改訂第2版の序 …………………………………………………… i
初版の序 ………………………………………………………… iii
執筆者一覧 ……………………………………………………… xv

## 第1章　概　説　　1

① 関節ファシリテーションの名称について ……………………… 1
② 運動科学とSJF ………………………………………………… 1
　2.1　関節内運動学　arthrokinematics ……………………… 1
　2.2　運動科学に関節運動力学の導入 ………………………… 1
③ 治療的運動とSJF ……………………………………………… 2
　3.1　現在の治療的運動の問題点 ……………………………… 2
　3.2　「神経筋再教育」から「運動再教育」へ ……………………… 3
④ Joint dysfunction と SJF ……………………………………… 5
⑤ 症候別理学療法と SJF ………………………………………… 6

## 第2章　運動科学とSJF　　9

① 関節について …………………………………………………… 9
　1.1　関節の定義 ………………………………………………… 9
　1.2　関節の運動様式による分類 ……………………………… 10
② kinesiology に関する英語の邦訳語について ………………… 10
③ 運動科学における関節内運動学 ……………………………… 10
　3.1　関節内運動　intra-articular movement ……………… 10
④ 関節内運動学を利用したSJFの技術 ………………………… 13
　4.1　関節の遊びを利用した技術 ……………………………… 13
　4.2　構成運動を利用した技術（治療技術）…………………… 15
⑤ 骨運動と関節内運動の関係 …………………………………… 16
　5.1　四肢関節における骨運動と関節内運動 ………………… 16
　5.2　脊柱における骨運動と関節内運動 ……………………… 17
⑥ 運動科学における関節内運動力学の位置づけ ……………… 22
　6.1　生物摩擦学について ……………………………………… 23
　6.2　関節潤滑機構 ……………………………………………… 24
⑦ 運動科学の歴史と治療的運動技術 …………………………… 25

# 第3章　部位別検査治療技術　29

- ① 関節の構造 …… 29
- ② 触診 …… 29
- ③ 角運動学 …… 29
- ④ SJF 検査技術 …… 29
- ⑤ SJF 治療技術 …… 29
- ⑥ 現在 SJF が使用している治療技術の種類と目的 …… 30
  - 6.1 関節機能に対して効果が現れる SJF 技術 …… 30
  - 6.2 筋機能に対して効果が現れる SJF 技術 …… 31

## Ⅰ. 上肢：肩複合体　32

- ① 関節の構造 …… 32
  - 1.1 肩甲窩上腕関節　glenohumeral joint …… 32
  - 1.2 胸鎖関節　sternoclavicular joint …… 32
  - 1.3 肩鎖関節　acromioclavicular joint …… 34
- ② 触診 …… 35
  - 2.1 鎖骨部 …… 35
  - 2.2 上腕骨部 …… 36
  - 2.3 肩甲骨部 …… 38
- ③ 角運動学 …… 39
  - 3.1 肩甲窩上腕関節　glenohumeral joint …… 39
  - 3.2 胸鎖関節　sternoclavicular joint …… 41
  - 3.3 肩鎖関節　acromioclavicular joint …… 41
- ④ SJF 検査技術（遊び運動） …… 43
  - 4.1 肩甲窩上腕関節 …… 43
  - 4.2 胸鎖関節 …… 44
  - 4.3 肩鎖関節 …… 45
- ⑤ SJF 治療技術（構成運動） …… 46
  - 5.1 肩甲窩上腕関節 …… 46
  - 5.2 胸鎖関節 …… 53
  - 5.3 肩鎖関節 …… 54

## Ⅱ. 上肢：肘部　55

- ① 関節の構造 …… 55
  - 1.1 腕尺関節　ulnohumeral joint …… 55
  - 1.2 腕橈関節　radiohumeral joint …… 56
  - 1.3 近位橈尺関節　superior radioulnar joint …… 56
- ② 触診 …… 56
  - 2.1 触診手順 …… 57
- ③ 角運動学 …… 59
  - 3.1 腕尺関節 …… 59
  - 3.2 腕橈関節 …… 59
  - 3.3 近位橈尺関節 …… 59
- ④ SJF 検査技術（遊び運動） …… 60
  - 4.1 腕尺関節 …… 60

|  |  |
|---|---|
| 4.2 腕橈関節 | 61 |
| 4.3 近位橈尺関節 | 61 |
| ⑤ SJF治療技術（構成運動） | 62 |
| 5.1 上部前腕複合体 | 62 |

## Ⅲ. 上肢：手部　66

### ① 関節の構造　66
1.1 下橈尺関節　distal radioulnar joint　66
1.2 橈骨手根関節　radiocarpal joint　67
1.3 手根骨　67
1.4 手根中手関節　carpometacarpal joint　70
1.5 中手指節関節　metacarpophalangeal joint　70
1.6 手の指節間関節　interphalangeal joint　70

### ② 触診　70

### ③ 角運動学　75
3.1 下橈尺関節　75
3.2 手部：背屈　75
3.3 手部：掌屈　76
3.4 手部：撓屈　80
3.5 手部：尺屈　80
3.6 手根中手関節　80
3.7 中手指節関節　81
3.8 指節間関節　81

### ④ SJF検査技術（遊び運動）　82
4.1 下橈尺関節　distal radioulnar joint　82
4.2 橈骨手根関節　radiocarpal joint　83
4.3 手根間関節　intercalpar joint　83
4.4 母指の手根中手関節　trapezium metacalpal joint　85
4.5 第4・5手根中手関節　4th, 5th carpometacarpal joint　86
4.6 中手指節関節　metacarpo phalangeal joint　87
4.7 指節間関節　interphalangeal joint　88

### ⑤ SJF治療技術（構成運動）　89
5.1 下橈尺関節　distal radioulnar joint　89
5.2 橈骨手根関節　radiocarpal joint　89
5.3 手根間関節　intercalpar joint　90
5.4 母指の手根中手関節　trapezium metacarpal joint　91
5.5 第5手根中手関節　5th carpometacarpal joint　92
5.6 中手指節関節　metacarpo phalangeal joint　93
5.7 指節間関節　interphalangeal joint　94

## Ⅳ. 下肢：股関節　96

### ① 関節の構造　96
1.1 関節包　96
1.2 大腿骨頭靱帯　96
1.3 腸骨大腿靱帯（横走線維束・縦走線維束）　97
1.4 恥骨大腿靱帯　97

　　　　1.5　坐骨大腿靱帯 ･･････････････････････････････････････････････ 97
② 触診 ･････････････････････････････････････････････････････････････ 97
③ 角運動学 ･････････････････････････････････････････････････････････ 99
　　　　3.1　屈曲－伸展 ･･･････････････････････････････････････････････ 99
　　　　3.2　外転－内転 ･･･････････････････････････････････････････････ 99
　　　　3.3　外旋－内旋 ･･････････････････････････････････････････････ 100
④ SJF 検査技術（遊び運動） ･･････････････････････････････････････････ 100
　　　　4.1　傾斜法　tilting ･･･････････････････････････････････････････ 100
　　　　4.2　引き離し法　distracting ･･････････････････････････････････ 102
⑤ SJF 治療技術（構成運動） ･･････････････････････････････････････････ 102
　　　　5.1　関節機能に対して ････････････････････････････････････････ 102
　　　　5.2　筋機能に対して ･･････････････････････････････････････････ 107
　　　　5.3　SJF を用いた個別筋力増強運動
　　　　　　individual muscle strengthening exercise with SJF ････････････ 114

## V. 下肢：膝部　　　　　　　　　　　　　　　　　　　　　　　118

① 関節の構造 ･･････････････････････････････････････････････････････ 118
　　　　1.1　脛骨大腿関節　tibiofemoral joint ････････････････････････････ 118
　　　　1.2　近位脛腓関節　proximal tibiofibular joint ･･･････････････････ 120
② 触診 ････････････････････････････････････････････････････････････ 121
　　　　2.1　腹側からの触診手順および確認 ････････････････････････････ 121
　　　　2.2　腹内側からの触診手順 ････････････････････････････････････ 121
　　　　2.3　腹外側からの触診手順 ････････････････････････････････････ 122
③ 角運動学 ････････････････････････････････････････････････････････ 122
　　　　3.1　脛骨大腿関節　tibiofemoral joint ････････････････････････････ 122
　　　　3.2　近位脛腓関節　proximal tibiofibular joint ･･･････････････････ 125
④ SJF 検査技術（遊び運動） ･･････････････････････････････････････････ 126
　　　　4.1　脛骨大腿関節　tibiofemoral joint ････････････････････････････ 126
　　　　4.2　近位脛腓関節　proximal tibiofibular joint ･･･････････････････ 130
⑤ SJF 治療技術（構成運動） ･･････････････････････････････････････････ 131
　　　　5.1　脛骨大腿関節　tibiofemoral joint ････････････････････････････ 131

## VI. 下肢：足部　　　　　　　　　　　　　　　　　　　　　　　142

① 関節の構造 ･･････････････････････････････････････････････････････ 144
　　　　1.1　遠位脛腓関節　distal tibiofibular joint ･･････････････････････ 144
　　　　1.2　距腿関節　talocrural（ankle）joint ･･････････････････････････ 144
　　　　1.3　距骨下関節（距踵関節）　talocalcaneal joint ････････････････ 146
　　　　1.4　距踵舟関節　talocalcaneonavicular joint ････････････････････ 147
　　　　1.5　踵立方関節　calcaneocuboid joint ･･････････････････････････ 148
　　　　1.6　楔舟関節　cuneonavicular joint ･････････････････････････････ 149
　　　　1.7　楔間関節　intercuneiform joint ･････････････････････････････ 150
　　　　1.8　楔立方関節　cuneocuboid joint ･････････････････････････････ 151
　　　　1.9　足根中足関節　tarsometatarsal joint ････････････････････････ 151
　　　　1.10　中足間関節　intermetatarsal joint ･････････････････････････ 152
　　　　1.11　中足指節関節　metatarsophalangeal joint ･･････････････････ 153
　　　　1.12　足の指節間関節　interphalangeal joint of foot ･･････････････ 153

② **触診** ……………………………………………………… *154*
    2.1　内側面 ……………………………………………… *154*
    2.2　外側面 ……………………………………………… *157*
    2.3　背面 ………………………………………………… *160*
    2.4　後面 ………………………………………………… *162*

③ **運動科学** …………………………………………………… *163*
    3.1　背屈−底屈運動 ……………………………………… *164*
    3.2　回内−回外運動 ……………………………………… *165*
    3.3　内旋−外旋運動 ……………………………………… *166*
    3.4　内転−外転運動 ……………………………………… *167*
    3.5　内がえし−外がえし ………………………………… *168*
    3.6　足指の屈曲−伸展運動 ……………………………… *168*

④ **SJF検査技術** ……………………………………………… *168*
    4.1　遠位脛腓関節 ………………………………………… *168*
    4.2　距腿関節 ……………………………………………… *168*
    4.3　距骨下関節 …………………………………………… *169*
    4.4　距踵舟関節 …………………………………………… *170*
    4.5　踵立方関節 …………………………………………… *170*
    4.6　楔舟関節 ……………………………………………… *170*
    4.7　楔間関節 ……………………………………………… *171*
    4.8　楔立方関節 …………………………………………… *171*
    4.9　足根中足関節 ………………………………………… *171*
    4.10　中足間関節 ………………………………………… *171*
    4.11　中足指節関節 ……………………………………… *172*
    4.12　足の指節間関節 …………………………………… *172*

⑤ **SJF治療技術** ……………………………………………… *173*
    5.1　背屈−底屈 …………………………………………… *173*
    5.2　回内−回外 …………………………………………… *174*
    5.3　内旋−外旋 …………………………………………… *175*
    5.4　足指の屈曲−伸展 …………………………………… *178*

## Ⅶ. 脊椎：頸部　　　　　　　　　　　　　　　　　　*179*

① **関節の構造** ………………………………………………… *179*
    1.1　概観 ………………………………………………… *179*
    1.2　環椎後頭関節（C0/1）atlantooccipital joints …… *182*
    1.3　環軸関節（C1/2）atlantoaxial joints …………… *183*
    1.4　頸椎椎間関節（C2/3〜C7/T1）cervical intervertebral joints ………… *185*

② **触診** ……………………………………………………… *186*
    2.1　背面 ………………………………………………… *186*
    2.2　環椎（第1頸椎）…………………………………… *187*
    2.3　第2頸椎（軸椎）…………………………………… *188*
    2.4　第3頸椎から第7頸椎 ……………………………… *188*

③ **角運動学** …………………………………………………… *189*
    3.1　頸部としての可動域 ………………………………… *189*
    3.2　環椎後頭関節（C0/1）atlantooccipital joints …… *189*
    3.3　環軸関節（C1/2）atlantoaxial joints …………… *191*

3.4　頸椎椎間関節（C2/3 〜 C7/T1）　cervical intervertebral joints ………… *193*
　❹　SJF治療技術 …………………………………………………………………………… *197*
　　　4.1　環椎後頭関節　atlantooccipital joints …………………………………………… *197*
　　　4.2　環軸関節　atlantoaxial joints ……………………………………………………… *198*
　　　4.3　頸椎椎間関節（C2/3 〜 C7/T1）　cervical intervertebral joints ………… *199*

## Ⅷ. 脊椎：胸部　　　　　　　　　　　　　　　　　　　　　　　　　　　　*203*

　❶　関節の構造 ……………………………………………………………………………… *203*
　❷　触診 ……………………………………………………………………………………… *206*
　　　2.1　後面 ……………………………………………………………………………… *206*
　　　2.2　横断面：頭側より ……………………………………………………………… *207*
　　　2.3　前面 ……………………………………………………………………………… *210*
　　　2.4　第2および第3胸肋関節における動的触診 …………………………………… *211*
　❸　角運動学 ………………………………………………………………………………… *212*
　　　3.1　胸椎椎間関節　thoracic intervertebral joints ………………………………… *212*
　　　3.2　肋横突関節　costotransverse joints …………………………………………… *214*
　　　3.3　胸肋関節（第2 〜 第7胸肋関節）　sternocostal joints ……………………… *217*
　　　3.4　肋軟骨関節（第6 〜 第9肋骨）　costochondral joints ……………………… *217*
　　　3.5　肩複合体の運動に伴う胸肋関節の選択的な下方滑り ……………………… *217*
　　　3.6　呼吸運動における肋骨の骨運動と関節内運動 ……………………………… *218*
　❹　胸椎椎間関節検査 ……………………………………………………………………… *219*
　❺　SJF治療技術 …………………………………………………………………………… *219*
　　　5.1　胸椎椎間関節　thoracic intervertebral joints ………………………………… *219*
　　　5.2　肋椎関節（肋横突関節，肋骨頭関節）
　　　　　costovertebral joints（costotransverse joints, joints of head of rib）…… *226*
　　　5.3　胸肋関節　sternocostal joints ……………………………………………………… *236*

## Ⅸ. 脊椎：腰部・骨盤部　　　　　　　　　　　　　　　　　　　　　　　　*242*

　❶　関節の構造 ……………………………………………………………………………… *242*
　　　1.1　腰椎および腰椎椎間関節
　　　　　lumbar zygapophysial joint or lumbar facet joint ……………………………… *242*
　　　1.2　第5腰椎および仙骨と腰仙関節　L5/S1 and lumbosacral joint ………… *246*
　　　1.3　骨盤帯および仙腸関節　sacroiliac joint and pelric girdle S1 …………… *246*
　❷　触診 ……………………………………………………………………………………… *251*
　❸　角運動学 ………………………………………………………………………………… *255*
　　　3.1　腰椎椎間関節　lumbar zygapophysial joint or lumbar facet joint ……… *255*
　　　3.2　腰仙関節　lumbosacral joint ……………………………………………………… *264*
　　　3.3　仙腸関節　sacroiliac joint ………………………………………………………… *272*
　❹　腰部・骨盤帯の検査技術 …………………………………………………………… *273*
　　　4.1　腰椎 ……………………………………………………………………………… *273*
　　　4.2　腰仙関節 ………………………………………………………………………… *273*
　　　4.3　仙腸関節 ………………………………………………………………………… *277*
　❺　SJF治療技術 …………………………………………………………………………… *279*
　　　5.1　腰椎椎間関節 …………………………………………………………………… *279*
　　　5.2　腰仙関節 ………………………………………………………………………… *280*
　　　5.3　仙腸関節 ………………………………………………………………………… *289*

## 第4章　治療的運動とSJF　293

- ① 治療的運動の定義 　293
- ② 治療的運動の目的 　293
- ③ 治療的運動の歴史 　293
  - 3.1　伝統的な治療的運動　traditional therapeutic exercise 　293
  - 3.2　神経生理学的アプローチ　neurophysiological approach（NPA） 　296
  - 3.3　関節運動学的アプローチ　arthrokinematic approach（AKA） 　296
  - 3.4　筋生物学的アプローチ　muscle biological approach（MBA） 　298
  - 3.5　神経生物学的アプローチ　neurobiological approach（NBA） 　300
  - 3.6　関節生物学的アプローチ　arthrobiological approach（ABA） 　300
  - 3.7　治療的運動各種技術の歴史的発達 　301
- ④ 治療的運動におけるSJFの位置づけ 　304
- ⑤ 治療的運動におけるSJF技術の変遷 　306
  - 5.1　痛みの原因治療 　306
  - 5.2　関節機能の改善 　307
  - 5.3　筋機能の改善 　307

## 第5章　Joint dysfunctionとSJF　311

- ① Joint dysfunctionの定義と名称の変更 　311
- ② 関節内運動を用いた治療によって反応した症候 　311
- ③ 治療技術の改良によって反応した症候 　312
  - 3.1　関節モビリゼーションの問題点 　312
  - 3.2　脊柱の関節治療に反応する症候 　312
- ④ IMDの症候 　313
- ⑤ IMDの本態と発生原因 　313
- ⑥ 関連症候の出現する部位 　314
- ⑦ IMDの発生頻度 　314
- ⑧ 腰仙関節検査 　315
  - 8.1　痛み，しびれの部位 　318
  - 8.2　体幹の屈曲 　318
  - 8.3　体幹の伸展 　318
  - 8.4　体幹の側屈 　318
  - 8.5　SLRテスト 　318
  - 8.6　fabereテスト，fadireテスト 　318
  - 8.7　BHD 　318
  - 8.8　rotation on hook lying 　319
  - 8.9　圧痛 　319
- ⑨ 治療的検査法 　319
- ⑩ 器官異常による機能障害とIMDからの症候との関係 　321
  - 10.1　脳の異常による機能障害とIMDによる症候との関係 　321
  - 10.2　脊髄の異常による機能障害とIMDによる症候との関係 　322
  - 10.3　末梢神経の異常による機能障害とIMDによる症候との関係 　322
  - 10.4　筋の異常による機能障害とIMDによる症候との関係 　323

10.5　骨・関節の異常による機能障害とIMDによる症候との関係 …………　*324*
  10.6　肺の異常による機能障害とIMDによる症候との関係 ……………　*325*
  10.7　心臓の異常による機能障害とIMDによる症候との関係 …………　*325*
⑪　各種疾患とSJF治療の実際 …………………………………………………　*326*
  11.1　脳卒中患者でみられる片麻痺,
　　　 合併する肩関節亜脱臼,視床痛,失行・失認,嚥下困難 …………　*326*
  11.2　頸髄損傷に伴う上肢のしびれ,手指の運動痛,手部の腫れ ……　*327*
  11.3　上肢および下肢の切断にみられる断端痛,幻肢痛 ………………　*327*
  11.4　脊椎椎間板ヘルニアにみられる上下肢の痛み,しびれ,筋力低下 …　*327*
  11.5　脊柱管狭窄症にみられる上下肢のしびれ,運動痛 ………………　*328*
  11.6　五十肩にみられる肩痛および拘縮 …………………………………　*328*
  11.7　変形性膝関節症にみられる膝痛およびROM制限 ………………　*328*
  11.8　リウマチ性関節炎(RA)にみられる
　　　 上下肢の運動痛および安静時痛 ……………………………………　*328*
  11.9　ばね指 ……………………………………………………………………　*329*
  11.10　手背部のガングリオン ………………………………………………　*329*
  11.11　腱鞘炎にみられる手指の運動痛 ……………………………………　*329*
  11.12　生理痛 …………………………………………………………………　*329*
  11.13　ぎっくり腰 ……………………………………………………………　*330*
  11.14　シンスプリント,こむら返り ………………………………………　*330*
  11.15　下腿ギプス固定後の下垂足 …………………………………………　*330*
  11.16　骨折後の関節拘縮 ……………………………………………………　*330*
  11.17　原因不明のめまい,耳鳴り …………………………………………　*331*
  11.18　顎関節症 ………………………………………………………………　*331*
  11.19　偏頭痛 …………………………………………………………………　*331*
  11.20　肋間神経痛 ……………………………………………………………　*332*
  11.21　むちうち症に伴う頸部の運動痛,頭痛,めまい,吐き気などの
　　　 不定愁訴 ………………………………………………………………　*332*
  11.22　坐骨神経痛 ……………………………………………………………　*332*
  11.23　変形性股関節症 ………………………………………………………　*332*
  11.24　自律神経失調症 ………………………………………………………　*333*
  11.25　偏平足にみられる足部痛 ……………………………………………　*333*
  11.26　捻挫,打撲痛 …………………………………………………………　*333*
  11.27　肩こり …………………………………………………………………　*333*
  11.28　胸郭出口症候群 ………………………………………………………　*333*
  11.29　筋筋膜性腰痛症 ………………………………………………………　*334*
  11.30　野球肩,テニス肘 ……………………………………………………　*334*
  11.31　肺癌に伴う背部痛 ……………………………………………………　*334*

# 第6章　症候別理学療法とSJF　　*337*

① 痛み ……………………………………………………………………………　*340*
  1.1　概要 ………………………………………………………………………　*340*
  1.2　痛みの原因 ………………………………………………………………　*341*
  1.3　痛みの検査 ………………………………………………………………　*341*

|  |  |  |
|---|---|---|
|  | 1.4　痛みの原因治療 | 343 |
| ② | **ROM障害** | 344 |
|  | 2.1　概要 | 344 |
|  | 2.2　ROM制限の原因 | 346 |
|  | 2.3　治療的検査法 | 348 |
|  | 2.4　治療 | 349 |
| ③ | **筋力低下** | 352 |
|  | 3.1　概要 | 352 |
|  | 3.2　筋力低下の原因 | 355 |
|  | 3.3　治療的検査法 | 355 |
|  | 3.4　治療 | 356 |
| ④ | **筋持久性低下（疲労）** | 362 |
|  | 4.1　概要 | 362 |
|  | 4.2　原因 | 364 |
|  | 4.3　治療的検査法 | 366 |
|  | 4.4　治療 | 368 |
| ⑤ | **協調性障害（非協調性）** | 370 |
|  | 5.1　概要 | 370 |
|  | 5.2　原因 | 373 |
|  | 5.3　治療的検査法 | 376 |
|  | 5.4　治療 | 376 |
| ⑥ | **呼吸障害** | 379 |
|  | 6.1　概要 | 379 |
|  | 6.2　原因 | 380 |
|  | 6.3　治療的検査法 | 380 |
|  | 6.4　SJF技術を用いた治療 | 383 |
|  | 6.5　臨床応用 | 383 |

索引　387

# 執筆者一覧

## 編　者

宇都宮初夫　　JM研究所

## 執筆者 (五十音順)

| | | |
|---|---|---|
| 宇都宮初夫 | JM研究所 | 第1〜5章, 第6章① |
| 大坪　　渉 | 金剛病院 | 第6章②〜⑤ |
| 片岡　寿雄 | 岩倉病院 | 第3章 I, II |
| 亀井　俊幸 | 健彰会クリニック | 第3章 IV |
| 築山　尚司 | 岡山大学病院 | 第3章 VIII |
| 長井　淳一 | 桃井整形外科 | 第3章 V |
| 羽原　和則 | スポーツコンディショニング はーとらんど | 第3章 VI |
| 姫野　吉徳 | 大阪赤十字病院 | 第3章 III, 第6章⑥ |
| 山本喜美雄 | 大西脳神経外科病院 | 第3章 IX |
| 吉野　孝広 | 大西脳神経外科病院 | 第3章 VII |

# 第1章 概説

　関節ファシリテーション（synovial joints facilitation：SJF）とは，「関節内運動学（arthrokinematics）に基づく関節内運動および関節の潤滑機構に基づく接近（close）技術を用いて，Mennellのjoint dysfunctionを治療し，自動・他動運動における関節の動きを，量的・質的に改善する治療的運動（therapeutic exercise）である」と定義される．治療技術としてのSJFは開発の当初より治療的運動のなかに位置づけされ，古くから使用されてきた治療的運動技術の不足や欠陥を修正するために研究されてきた．これまでの多くの治療技術が欧米から輸入され模倣してきたというわが国の特徴的な出来事から，わが国生まれのこれまでにないまったく新しい，しかも効果的な治療的運動技術として誕生，成長してきたものである．これらの修正にあたっては，当然これまでにない新しい学問分野の導入が必然であった．これらの新しい学問領域と臨床的応用の組み合わせがあって初めて現行のSJFが成立しているのである．ここではこれらの学問を導入し，SJFが開発されたいきさつについて概説する．

## 1 関節ファシリテーションの名称について

　SJFは開発当初にはJFという名称を使用していた．日本語の「関節」という用語は，骨と骨の間に空隙があり，滑液で満たされ自由に動くと定義されている．ところが英語のjointsは，①まったく動きのない線維性の連結，②少し動きはあるが，骨と骨との間に空隙のない軟骨性の連結，③自由に動く滑膜性の連結の3つが含まれた用語として使用されている．したがってjointsを邦訳すると，連結あるいは結合となり「関節」とは翻訳できない．「関節」という日本語の意味をもつ英語は③の滑膜性の連結のみであり，正確を期すために単なるjointの使用を廃止し，本来の意味を有するsynovial jointsを「関節」と訳して使用することとした．以来，名称はsynovial joints facilitation（SJF）となっている．

## 2 運動科学とSJF

### 2.1 関節内運動学
**arthrokinematics**

　運動が2つの骨体のなす角度によって定義されたのは骨角運動学である．これに対して骨運動に伴って起こる関節内での動きが研究されてきたのは1927年Walmsleyの提唱による「関節内運動学」である．その後1949年にはMennellが臨床においてこれら関節内運動の研究および治療法を紹介し，痛みのない全可動域にわたる随意運動が起こるためには，関節面の付随的な動きが必要であり，これらの運動に副運動（accessory motion）という名称をつけた．1955年にはSteindlerがその著書『Kinesiology of the Human Body under Normal and Pathological Condition』のなかで関節内運動の詳細について紹介した．最近ではMacConaillらがさらに研究を進め，1970年代後半に運動科学のなかで肢の動きを骨角運動（osteokinematics）とし，関節内での関節面相互の動きを関節内運動学（arthrokinematics）として確立した．1980年代に入ると運動科学の著書にはすべて関節内運動学が含まれるようになった．AKAはこの関節内運動を関節可動域（range of motion：ROM）運動に取り入れ，関節拘縮の治療に応用した．痛みのない運動は可能となったが，ROMを拡大するには至らなかった．原因は拡大のために伸張運動を使用したためである．

### 2.2 運動科学に関節運動力学の導入

　関節を動かすとき，関節面相互を近づけると運動は非常に軽くなる．さらに，運動が止まってからでも運動範囲が広がるということに気づいた．これは

関節周囲の関節包ならびに関節靱帯がその起始と停止が近づきゆるくなるからであろうと想像していた．ところが関節包のなかには滑液が存在していて，関節面を近づけると滑液が外方に向かって移動するため，かえって緊張するという事実が判明した．しかし，この滑液の移動によって関節面の摩擦は低くなり，運動は軽くなる．

1966年，英国で摩擦・磨耗・潤滑の学術分野を表す用語として「トライボロジー(tribology)」が作られた．

やがて1972年，Dowson DとWright Vが生物に関係したtribologyを「バイオトライボロジー(biotribology)」と呼ぶことを提案したうえで，それの性格づけをした．それによれば人体内の流体輸送，歯の磨耗，腱と鞘との間の摩擦と潤滑，関節および人工関節機能の潤滑，細胞間の摩擦など，その対象は21項目にも及んでいる．運動科学との関係でみれば関節機能の潤滑と密接な関係を有し，滑液・関節軟骨・滑膜のなす摩擦抵抗の減少が運動科学のなかに研究分野として導入されても不自然ではない．

これらの理論によれば，関節面を近づけるか圧迫すると，関節の動きは通常よりも軽くなるという潤滑理論が成立していたのである．

理学療法(physical therapy)のこれまでの学習は力を「強く」することに集中されていた．ところが，この関節内での摩擦は「弱い」あるいは「少ない」ほうが機能的に優位であり，馴染みはないかもしれないが関節の運動を考えると，動かす力は強いほうがよく，動かされる関節は摩擦が少ない，すなわちその力は弱いほうがよい．こうしてみると運動科学のなかに関節内の力学として，関節内運動力学(arthrokinetics)を位置づけるべきであろう．

SJFはこれら関節内で起こる自然のメカニズムを治療に応用した結果，これまでの治療的運動技術では考えられなかった治療効果を得ることが可能となったのである．

## ③ 治療的運動とSJF

治療的運動は，運動を治療目的別に使用し，そこから得られた効果をさらに高めるために改良が試みられている．

1950年代までに使用されてきたいわゆる「伝統的な治療的運動技術」には欠陥や不足が存在しているとして，1960年代にはこれまでの筋に対する治療に神経の生理学的原則を加えたり，1970年代からは関節に対する運動科学的なアプローチを加えたりしてきたが，考えたようには改善が得られなかった．1980年代にはこれまでの基礎医学には学問的な条件に不足があるとして，より総合的な見方，すなわち生物学的な研究が治療に取り入れられてきている．

このような改良への努力は主として米国においてでのことであり，わが国の事情はこれとはまったく異なっている．「運動をすること」と「治療的運動」の差異がわからない理学療法士(physical therapist)が増加し，ある特殊な技術を見聞きし目の前の患者にとにかく使用してみるといった使用法が以前より増えているようである．このままでは治療としての理学療法が医学のなかに存在することさえ危ぶまれる．

## 3.1 現在の治療的運動の問題点

現在わが国のPT養成学校で教育されている治療的運動には，次のような問題点が存在している．

### 3.1.1 理論の基礎が生理学である

治療を必要とする患者は疾病か外傷を有しているのであり，これまで正常人で得られた生理学的な成果は病理学的に適さないものが多い．

麻痺筋の回復に適応となる筋への負荷量は正常筋に対するものとは異なり，同様の負荷をかけると疲労しやすく，かえって筋力の弱化を招く．外傷後によく使用されている膝へのmuscle settingでは筋力増強に何ら影響を及ぼさない．末梢神経の回復後は神経伝導速度が異なる．など問題点が多く報告されていて，新たな病理学に基づく治療法の改善が必要である．

### 3.1.2 運動時に関節内運動を無視している

「運動は関節を中心に骨が回転している」という間違った記述がいまだに成書にみられる．運動している関節内では関節面の形態にもよるが，運動の中心は関節の裂隙にはなく，凸面をもつ関節頭の中心にある．そのため凹面と凸面をもつ骨のどちらが動

くかによって関節面の動く方向が異なっている．この法則を無視して関節運動を行うと関節自体に障害をきたす．

### 3.1.3 軟部組織を伸張 (stretch) する

可動域に制限をきたしている関節に対して，運動が停止してからさらに強制的に引っ張るのが伸張である．強い力で急に軟部組織を引っ張る (manipulation) より弱い力で長時間伸張 (prolonged stretching) するほうが効果的であるということが判明しているが，いずれの方法によっても伸張直後に可動域を測定すると多くの場合伸張前より制限が増加している．これは伸張運動によって軟部組織に微細な損傷が起こり，瘢痕組織となって治癒することでその伸展性を失うことによる．

### 3.1.4 運動の回数が多すぎる

「運動はすればするほど効果的である」という誤ったスローガンがある．患者により多くの運動をさせたり，あるいは患者自身が疲労を無視して運動を行う結果，痛みを招来したり筋力の低下を招いている．運動の量は患者の状態によってその回数，負荷量が決められるべきで，何でもいいから運動をすればよいというものではない．

### 3.1.5 筋力に関して筋の強さ (strength) と筋力 (power) を混同している

筋力テストで得られる筋力とは，実は物理的には筋の瞬時の張力，すなわち強さ (strength) を測っているのであり，治療的運動で使用される運動によって強くなるのは筋の強さである．筋力は張力によってなされる仕事量を意味していて，運動によって強くはならない．邦訳の問題はあるが，その意味を理解しておいたほうが賢明である．なぜならば，日常生活で有用となるのは筋力であり，筋の強さではないからである．筋力は実際の活動によって強くなるものである．ただし，筋の強さの増大は筋力増大の重要な条件になる．

### 3.1.6 持久性 (endurance) に対する関心が薄い

「筋力が強くなれば持久性も強くなる」という錯覚がある．筋持久性とは筋の収縮が長時間にわたってできるか，あるいは回数が多くできるかということを意味しているのである．いくら瞬時の張力が強くても持続性がなければ活動に有用性はない．筋力と筋持久性の増大に対する負荷の量は異なり，運動をしていればどちらかがよくなるだろうという治療的運動技術の使用は医学には存在しない．

### 3.1.7 痛みを治療対象にしている

「腰痛体操」とか，「肩痛体操」などといわれている運動が，わが国にのみ存在している．一般的に痛いときは運動することが禁じられるべきで，我慢して運動していると回復が遅くなる．治療的運動の治療目的に痛みの軽減は含まれていない．ただし，痛みの原因が joint dysfunction にある場合には，SJF が治療的運動技術のなかで原因治療として効を奏する．

SJF は以上の問題点のうち，ROM に関するもの，筋の強さ・筋持久性に関する問題点のほとんどのものを解決している．これは伝統的な治療的運動の時代にはなかった基礎医学の分野で，関節内運動学と関節の潤滑理論を治療的運動技術に取り入れ応用した結果である．

## 3.2 「神経筋再教育」から「運動再教育」へ

1947 年 Bennett RL が筋再教育について定義し，治療の条件・順序を決定して以来，四半世紀にわたって随意筋の回復に対する治療にこの大原則が使用されてきた．ところが 1980 年代に入り，筋をはじめとして神経，関節についてのとらえ方が，これまでの基礎医学とはその範疇が変わってきた．すなわち，それまでのように各臓器を解剖学，生理学，病理学，運動科学という狭い範囲でのとらえ方，考え方に，生化学，組織学，電気学，物理学などを加え，広い範囲でのとらえ方，すなわち生物学的なとらえ方がなされるようになったのである．

神経筋再教育の一部である神経生理学的アプローチの特徴は，随意運動を一度失った筋に対して，皮膚からの体性感覚，筋，関節の深部感覚などの感覚を脊髄に入力し，脊髄レベルの反射を利用して筋の収縮につなげようとする技術である．1960 年代，Temple Fay, Kabat, Brunnstrom, Bobaths, Rood などが神経生理学的原理および発達学の原則に基づく様々な治療的運動技術を開発，患者に適用してきた．しかし，1970 年に入り Stern, Quin などの医師

により，これまでの伝統的な治療的運動と神経生理学的アプローチとの比較研究がなされ，これらの技術が特別な効果のある技術ではないとの結論が出された．それ以来，諸外国ではこれらのアプローチに特別な意味のある治療技術であるとの見方はなくなっていった．

1970年代には，関節に対する新しい見方が登場してきた．2つの骨体がなす角度の変化が運動科学で研究されてきたが，これらの運動のもとにある関節のなかに一定の動きがあるとの見方が学問的に成立してきた．MacConaillらにより研究された関節内運動学（arthrokinematics）で，骨体が動くと関節包内では必ず一定の動きが起こる，また骨体の動きがなくても関節包内では余裕の動きが存在する．これらの運動を治療的運動に導入すれば，より効果的な治療法に生まれ変われるとの期待があった．拘縮に対して従来の伸張運動に関節内運動を組み合わせ使用すると，痛みのない伸張運動が可能になった．しかしながら，拘縮を改善するには至らなかった．このままの治療的運動では医学における治療としての存在価値はなく，これを武器として医療に携わっているPT・作業療法士（occupational therapist：OT）の職業的意義すら危うくなるのである．治療的運動が医療技術として生き残っていくためには，筋・神経・関節に対する生物学的見方に立った，新しい治療的運動技術に変貌せざるをえなかったのである．

1980年代，まず筋に対する見直しがなされ，筋線維は大きく3タイプに分類された．

typeⅠは収縮速度が遅く疲労しにくい，typeⅡd/xは収縮速度が速く疲労しやすい，typeⅡaはこれらの中間で収縮速度は速いが疲労しにくい．人体の各部位における筋のタイプは，人によりあるいは生活様式によりそれぞれその分布が異なっている．筋が何らかの原因でその機能を失ったとき，それぞれの筋線維が機能回復するための適刺激はタイプによって異なっているため，どの筋線維タイプが傷害されたかによって治療法が異なってくることがわかってきたのである．これらのことを考慮して治療していく方法を筋生物学的アプローチ（muscle biological approach：MBA）と呼ぶことができる．

1990年代は神経に対する見直しである．神経線維の伝導速度は直径$1\,\mu m^2$当たり約$6\,m/s$とされていたが，再生した末梢神経の伝導速度は正常の神経線維より速度が遅くなることがわかってきた．また，小児の神経線維は成人のそれより伝導速度は遅い．動物実験では同じ神経線維に対して$100\,Hz$以下の遅い刺激を与え続けると，その神経線維の伝導速度が遅くなることなどが証明されてきた．このことは，伝導速度の速い大きい神経線維を介して筋収縮を引き出している治療技術も，その刺激入力の速度を考慮しなければ伝導速度が遅くなるかもしれないということを意味する．神経と筋との関係でいうと，速い収縮をするタイプⅡ線維に対する神経への刺激は少なくても$1/100 \sim 3/100$秒でなければならないであろう．等尺性収縮に対する抵抗運動による刺激は遅い刺激となる．このような原理を考慮した治療方法は神経生物学的アプローチ（neurobiological approach：NBA）と呼ぶことができる．

2000年代に入って関節に対する生物学的見直しがなされてきた．関節内の摩擦の問題を取り上げてきたバイオトライボロジーであるが，医学では人工関節を扱う整形外科のなかで主として研究が進められてきた．理学療法ではSJFがバイオトライボロジーを運動科学中に取り入れ，関節内運動力学（arthrokinetics）として位置づけしたうえで，治療的運動へ導入した．関節を動かすとき，抵抗として現れる摩擦を力学的要素として取り上げたのである．これまでの治療的運動では小さいものを大きく，弱いものを強くという方向のみが存在したが，ここでは動かされる関節は抵抗が弱く摩擦は小さいほうが都合がよいという逆の発想が必要である．2000年代に始まったBone and Joint Decade（骨・関節の10年）と相まって，タイミングよくSJFは関節に対する治療にバイオトライボロジーを取り入れ，関節面を近づけて（close）動かす技術を拘縮の治療に応用し，延長法（lengthening）という新しい効果的な治療法を完成させた．また関節内運動の方向づけを利用すると，当該関節の主動作筋と拮抗筋を活性化して強くしたり，不活性化して弱くしたりすることができるようになったが，この現象の説明に神経が関与することの証明はできない．加えて筋の抵抗運動の際に，関節内運動の滑りあるいは軸回転の逆方向に抵抗を与えると，当該筋の収縮力が増大することもわかってきた．これは関節面の滑りの方向を誘導することで，筋の収縮が動かす骨体に容易に伝わるために起こると推定される．これら筋に対するSJF治療の効果はこれまでの神経を介して脊

髄に入力し，反射を利用した筋収縮の誘発とはまったく異なる方法である．関節にアプローチすることで神経を介することなく，筋の収縮を誘発するという画期的な治療技術である．これら関節に対する一連の新たな理論の治療的運動技術への応用は，関節生物学的アプローチ（arthrobiological approach：ABA）と呼ぶことができる．

　以上のことをふまえて運動について考えてみると，これまでの治療的運動では動かす側の神経・筋に注目が集まり，動かされる側の関節に対してはあまり注目されていなかった．神経筋再教育が成功する条件として，関節は30°以上動くこととされていただけである．「運動」は動かされる関節が軽く動き，動かす神経・筋の力が強ければ最も円滑なものになる．神経・筋・関節は運動にとって何一つ欠けてはならない器官であり「運動器」と呼ばれるゆえんである．したがって，これからの治療的運動は動かす神経・筋と動かされる関節に対する治療が同時に行われなければならず，これまでの神経筋再教育自体を修正したとしても解決の道にはつながらない．今後の筋の随意運動の回復には，筋に対する筋生物学的アプローチ，神経に対する神経生物学的アプローチ，および関節に対する関節生物学的アプローチがすべて同時に応用されるという新たな改革が必要なのである．これらは運動に関係する器官がすべてかかわることから「運動再教育」と呼ぶか，「運動器再教育」と呼ばれるのが適切である．これがかねてから訴えてきた「神経筋再教育から運動再教育へ」の真意である．

## 4 Joint dysfunctionとSJF

　Mennell J McMによれば，関節に病理学的変化がないにもかかわらず痛みを訴える患者が臨床では最も多く，この原因が関節の遊びなど関節内運動の機能障害にあるとして，これをjoint dysfunctionと名づけた．彼は治療に関節モビリゼーション（joint mobilization）を用いたが満足できる結果は得られなかった．joint dysfunctionを日本語に直訳すれば「関節の機能困難」となる．英語の意味でも関節の機能はすなわち動くことであり，動くことが困難とは，可動域が制限されているという意味になる（表1）．jointという骨運動を示す用語では，Mennellのいうdysfunctionの真意は伝わらない．そこでSJFでは，関節内運動が障害されていることを直接表すために，関節内運動機能障害（intra-articular movement dysfunction：IMD）をjoint dysfunctionと同義語として使用することとした．

　痛みを訴えて外来を訪れる患者は多いが，X線上

#### 表1　関節機能障害とIMD

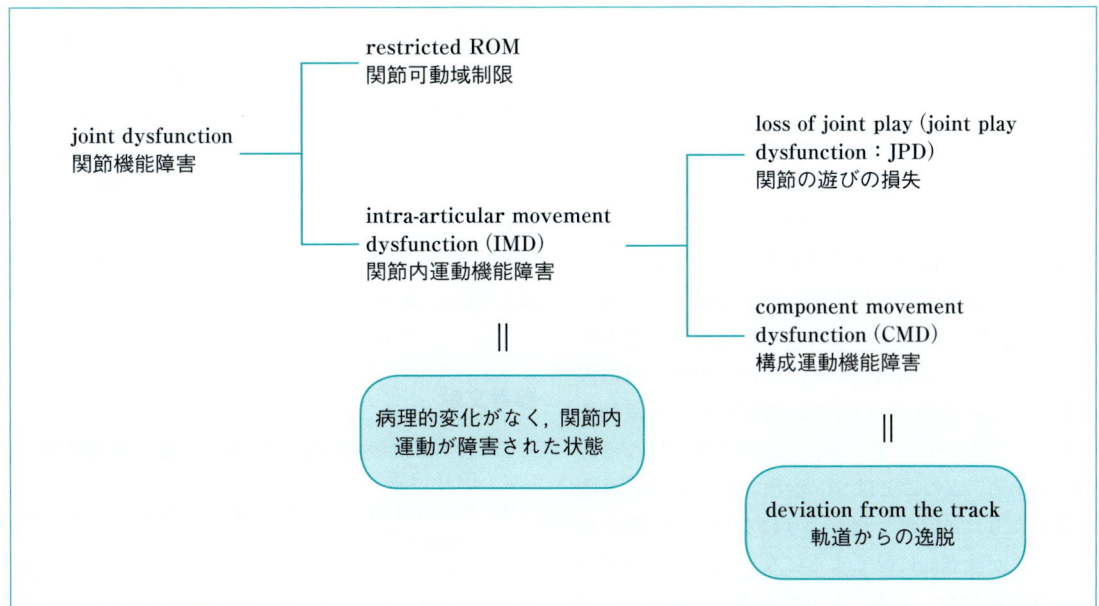

で骨関節に異常が認められても，それが痛みの原因になることは少ない．むしろ原因不明の痛みが最も多くみられる．SJFによって即座に消失する痛み，しびれ，腫れなどがあり，これらはIMDが原因であるといえる．ただしこれらの症候は，出現している部位とはまったく異なる関節からの関連症候として存在していることが多く，機能障害をきたしている関節の付近にはほとんど症候が現れない．IMDには病理的変化がないことから，SJF治療後即座に症候が消失する．IMDが単独に発生している場合には，SJF治療をすれば即座に問題は解決するということになる．臨床応用の結果，四肢に現れている痛み，しびれ，筋スパズムなどの症候は，特に腰仙関節由来のものが多く，四肢関節由来のものは非常に少ないことが判明した．さらに原疾患があり，麻痺，しびれ，腫れなどが症候として現れていても，SJFの治療後に消失する症候があれば，これらは原疾患からの症候ではないということを証明することが可能である．これまでは原疾患と同時にIMDが発生していた場合，これらの症候がどちらの原因から招来したものかの判別が不可能であった．それはある治療をして症候を消失させないかぎり，確定診断ができないためである．PT・OTは診断することは法的にできないが，SJF治療で即座に症候を消失させることによって，症候がどの器官から招来しているのかの特定は可能であり，この方法を「治療的検査法」と名づけて使用することにした．

脳，脊髄，末梢神経，筋，関節，肺，心臓，動脈，静脈，リンパなど身体の各器官からの機能障害と，IMDの呈する症候の間には，一次障害と二次障害を問わずオーバーラップするものが多くみられる．これらの関係については第5章で表にしてまとめてみた．SJF治療によってIMDからの症候を消失させることは不可欠である．これまで原疾患からの症候を長期にわたって治療されたにもかかわらず治癒に至らず，二次障害の増大によって歩行不能，立位保持困難，座位保持困難といったような能力障害をきたした患者が多くみられていた．これらの患者は原因がわからないため，いたずらに長期にわたり訓練を続けたにもかかわらず，ついには寝たきりになった例すらある．このことはSJF治療の直後に歩行可能になったり，立位がとれるようになったり，動かなかった手が随意的に動くようになったりした患者の治療例からわかってきたものである．これらの症例の多くは痛みが絡んでいる場合が多く，この痛みの原因にIMDが多いということなのである．IMDは関節包内の機能的障害であるため，単に関節運動をさせただけでは治療にはならず，関節内運動学さらには関節潤滑機構を利用した運動でなければ治療効果は得られない．診断された疾患からの症候として治療を受けても軽快せず，SJF治療によって即座に症候の消失あるいは軽減した，これまでの症例についても紹介する．

## ⑤ 症候別理学療法とSJF

理学療法は，その治療技術のほとんどが対症療法であり，疾患に対する直接の治療技術はない．にもかかわらず「疾患別理学療法」と称して，現疾患から招来する症候のみを専門分野として疾患別に取り扱われることが多い．しかし，症候はどのような疾患から出現しても，その治療法の原則は大きく変わるものではなく，共通する原理に基づくものである．理学療法の治療手段は物理療法と治療的運動の2つである．物理療法の治療目的は，痛みの軽減と循環の改善であり，治療的運動の目的はROMの維持増大，筋の強さの維持増大，筋持久性の維持増大，協調性の獲得である．これらの目的に疾患はあげられていない．したがって，治療目的を達成すべき技術を，「症候別理学療法」として身につけることが，何はさておいても優先されるべきものである．

筋力低下，ROM障害，痛みなどは，どの臓器の疾患からでも共通して出現する症候である．これらの症候の治療は疾患別に方法が変わるのではなく，各症候の治療法は共通の方法を用いる．しかし症候の出現が一次的にしても二次的にしても，IMDからの症候との重複が存在している場合が多い．そこで，第6章で「症候別理学療法とSJF」として，検査の方法とSJF治療の関係について述べることとした．

### 参考文献

1) 日本解剖学会解剖用語委員会（編）：解剖学用語，改訂13版，日本解剖学会（監），医学書院，2007．
2) Williams PL, et al (ed)：Gray's Anatomy, 36th ed, Churchill Livingstone, 1980.
3) Paris SV：Extremity Dysfunction and Mobilization, Course Notes, Institute of Graduate

Health Sciences, 1979.
4) Steindler A : Kinesiology of the Human Body under Normal and Pathological Condition, Charles C Thomas Publisher, 1955.
5) 笹田　直, 他：バイオトライボロジー―関節の摩擦と潤滑―, 産業図書, 1988.
6) 宇都宮初夫：関節ファシリテーション冊子, 第1, 2, 3, 4, 5版, 2000-2004.
7) Yeung EW, et al : Stretch-activated channels in stretch-induced muscle damage: role in muscular dystrophy. Clin Exp Pharmacol Physiol 31 : 551-556, 2004.
8) Mennell J McM : Back Pain, Diagnosis and Treatment Using Manipulative Techniques, Little Brown & Co., 1960.
9) Feinstein B, et al : Experiments on pain referred from deep somatic tissues. J Bone Joint Surg Am 36-A : 981-997, 1954.
10) 宇都宮初夫：治療的検査法―機能障害の原因を確定するために―. 関節ファシリテーション (SJF) 研究会関東支部主催東京講演会資料, 2006.
11) 宇都宮初夫：関節拘縮改善のためのストレッチングの適否を考える. 理学療法 21 : 1474-1481, 2004.
12) White AA Ⅲ, et al : Clinical Biomechanics of the Spine, J. B. Lippincott Co., 1978.
13) 博田節夫 (編)：関節運動学的アプローチ AKA, 第1版, 医歯薬出版, 1990.

# 第2章 運動科学とSJF

　治療的運動技術は運動を治療として応用するものであり，運動の研究分野である運動科学を学ぶことはPT・OTにとって最も重要なことである．運動科学全般については他書に譲り，ここではSJFと密接に関係のある関節内運動学と関節運動力学について述べる．

## 1 関節について

　これまで臨床では，hip jointは股関節，knee jointは膝関節，ankle jointは足関節などと翻訳されている．このようにjointという英語を「関節」と訳し，可動性のある結合の意味で使用してきたが，これは次の日本語の解剖学書における「関節」の定義に基づいたものである．

### 1.1 関節の定義

　「骨と骨とを可動的に結合させる部分．両骨の相対する面には軟骨の薄層があり，関節の周囲は骨膜の延長である結合組織性の丈夫な膜で包まれ，内部は滑液で満たされている」（図1）．ところが英語の解剖学書ではjointsは次のように分類されていて，jointsには必ずしも可動的なもののみではなく，まったく動かないものも含まれている．

JOINTS by Gray's Anatomy
1. fibrous joints
   （まったく動きのない線維性の連結，synarthroses）
2. cartilaginous joints
   （少し動く軟骨性の連結，amphiarthroses）
3. synovial joints
   （自由に動く滑膜性の連結，diarthroses）

　以上のことより日本語の「関節」に充当する英語はsynovial joints，あるいはdiarthrosesのみということになる．日本語訳では慣用でjointsを関節としているが，本来の訳語としては「連結」，あるいは「結合」とすべきである．今後とも引き続いてこれらの用語を使用していくならば，定義に基づく用語を使用することが正当であろう．

　SJFの治療対象としている関節とは，この滑膜性の連結，すなわち日本語の定義にある自由に動く

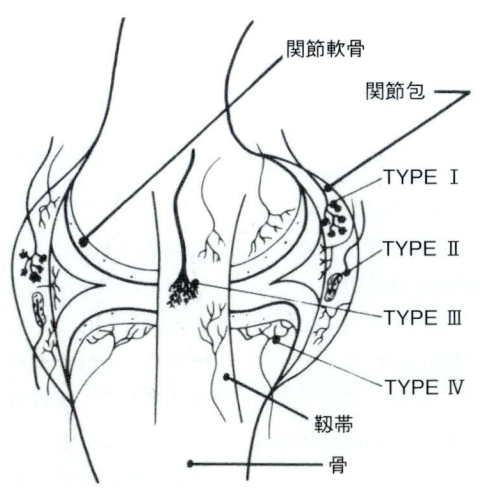

図1　関節の構造

**表1 関節の運動様式による分類**

(1) 平面関節 ……………… 脊椎の椎間関節
　（半関節 ……………… 仙腸関節，肩鎖関節，手根間関節，足根間関節）
(2) 滑走関節
　球関節 ……………… 肩甲窩上腕関節
　臼関節 ……………… 股関節
　顆状（楕円）関節 …… 橈骨手根関節，中手指節関節，環椎後頭関節
　蝶番関節 ……………… 腕尺関節，近位・遠位指節関節
　車軸関節 ……………… 橈尺関節，正中環軸関節
　鞍関節 ……………… 母指の手根中手関節，胸鎖関節

「関節」のみである．

## 1.2 関節の運動様式による分類

関節の運動様式による分類は表1のとおりである．これらはいずれも関節の定義に基づき，自由に動くことのできるものである．

### 2 kinesiologyに関する英語の邦訳語について

まずkinesiologyとkinematicsの訳語がどちらも「運動学」とされ，英語の用語は異なるにもかかわらず同じ訳語が使用されていることは，紛らわしい．次にdynamicsは運動に関して，動かす側の力源と動かされる側の関節の角度を研究する分野であるが，動力学という訳語だと力源のみの意味が強い．関節運動学という訳語は「関節の運動学」という誤解を生じ，力源の筋の機能について述べられることが多い．動かされるのみの関節内の運動には，力に関係する摩擦がこれに密接にかかわるため，関節内の力学としてkinesiologyに含まれるべきである．

以上の理由から，本書ではこれらの誤解，紛らわしさを回避するために，新しい訳語を使用することにした．このような邦訳は一般的には使用されていないため，かえって混乱を招くかもしれないが，用語の使用は「慣例」によって一般化されることが多く，将来の誤解を最小にすることを願って提案するものである．以上の理由からこれらの訳語は次のようにした．

kinesiologyは運動科学，dynamicsは運動学，staticsは静止学，kinematicsは角運動学，osteokinematicsは骨角運動学，arthrokinematicsは関節内運動学，関節内の摩擦に関する力学にはarthrokineticsとして関節内運動力学を訳語として使用する．

### 3 運動科学における関節内運動学

表2は1970年代の運動科学の研究分野を分類したものである．1927年，Thomas Walmsleyによって提唱された，関節包内での関節面の動きが運動科学に取り入れられ，臨床応用されるまでには30年以上の月日を要したが，現在では考慮されるのが当然のようになってきている．関節内運動学（arthrokinematics）で研究されている基本的な事項について述べるが，SJFの基本的技術は関節内で起こる関節面の動きを，治療技術として治療的運動技術に取り入れたものである．

SJFの開発した技術によって，ROMの制限因子が関節内にあるのか，関節外にあるのかの判別が可能となり，原因別治療ができるため治療効果が確実となってきた．

#### 3.1 関節内運動
**intra-articular movement**

関節内で起こる関節面の動きである．骨運動が目に見える動きであるのに対して，これらの動きは関節包内で起こるため目では見ることができないものである．それゆえ副運動（accessory movement）とも呼ばれる．骨の動きを伴わないで他動的にのみ起こる「関節の遊び」と，自動的でも他動的でも骨の運動に伴って必ず起こる「構成運動」がある（表3）．関節内運動が障害されると骨運動も障害されるが，骨運動が起こらなくても関節内運動は起こすことが

表2 運動科学における関節内運動学の位置づけ

```
kinesiology ┬─ statics
運動科学     │   静止学
            │
            └─ dynamics ┬─ kinetics
               動力学    │   運動力学
                        │
                        └─ kinematics ┬─ osteokinematics
                           運動学       │   骨運動学
                                       │
                                       └─ arthrokinematics
                                           関節内運動学
```

表3 関節内運動の種類

| 1. 関節の遊び (joint play) | |
|---|---|
| 遊び滑り | glide |
| 傾斜 | tilt |
| 引き離し | distract |
| 接近遊び滑り | close glide |
| 2. 構成運動 (component movement) | |
| 構成滑り | slide |
| 転がり | roll |
| 軸回転 | spin |

表4 関節の位置 (文献[1]より引用)

| 関節 | しまり位 (CPP) | 最大ゆるみ位 (LPP) |
|---|---|---|
| 肩 | 外転＋外旋位 | 半外転位 |
| 上腕尺骨 | 伸展位 | 半屈曲位 |
| 上腕橈骨 | 半屈曲＋半回内位 | 伸展＋回外位 |
| 手 | 背屈位 | 半屈曲位 |
| 手MP (2-5) | 最大屈曲位 | 半屈曲＋尺側偏位 |
| IP | 伸展位 | 半屈曲位 |
| 母指手根中手骨 | 最大対立位 | 母指中間位 |
| 股 | 伸展＋内旋位 | 半屈曲位 |
| 膝 | 最大伸展位 | 半屈曲位 |
| 足 | 背屈位 | 中間位 |
| 足根骨 | 最大回外位 | 半回内位 |
| 足MP | 背屈位 | 中間位 |
| 脊椎 | 背屈位 | 中間位 |

できる.

SJFではこの関節の遊びは主として検査技術として用い,治療の大半の技術は構成運動を用いる.

### 3.1.1 関節の遊び (joint play)

骨体の運動を伴わないで,他動的にのみ起こる関節内の動きである.遊び滑り,傾斜,引き離し,接近遊び滑りがある.関節の遊びは骨運動を円滑にしたり,外力を吸収したりするために関節になくてはならない「余裕」ともいわれる動きである.これは関節の位置によって決定される.関節の遊びがある関節の状態を「ゆるみの位置 (loose-packed position)」といい,そのうちでも最もゆるい位置を「最大ゆるみ位 (least-packed position: LPP)」という.この位置で関節は最も遊びが大きい.これに対して関節面の接触状態が大きく,関節靱帯が緊張すると関節の遊びは少ししかあるいはまったくなくなり,この位置を「しまり位 (close-packed position: CPP)」という (表4).しまりの位置は肢位を保持するのに筋の収縮を必要としないのがメリットであるが,長い時間この肢位が続くと当該関節に痛みが発生する.またこの位置で正常より大きな動きがある場合は,靱帯の断裂かゆるみの存在が予想される.

### ⓐ 遊び滑り（glide）

一方の骨を固定し，反対側の骨を水平移動させることで，動かす骨の関節面を相手の関節面に沿わすことなく平行に滑らす．移動させるのは凹面をもつ骨でもよいし，凸面をもつ骨でもよい．移動した側および反対側の関節包が緊張する（図2）．

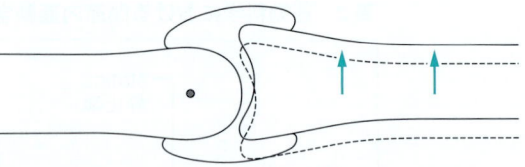

図2　遊び滑り（glide）

### ⓑ 傾斜（tilt）

一方の骨を固定し，他方の骨の関節に近い部分と遠い部分を反対方向に動かすことで，関節面を傾斜させる．傾斜によって広がった関節面側にある軟部組織のみが緊張する（図3）．

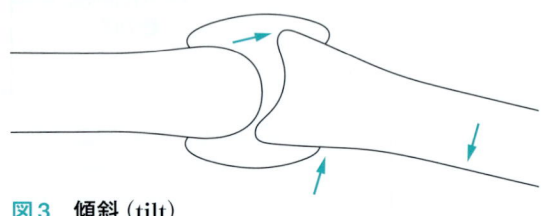

図3　傾斜（tilt）

### ⓒ 引き離し（distract）

一方の骨を固定し，反体側の骨を長軸方向へ平行に引っ張る．2つの骨体を同時に関節面が離れるように引っ張ってもよい．そうすると関節面は2〜3mm離れるのが正常である（図4）．

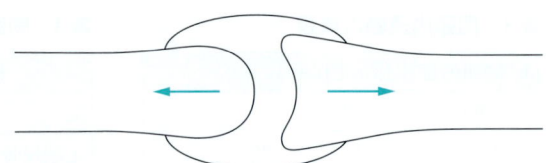

図4　引き離し（distract）

### ⓓ 接近遊び滑り（close glide）

2つの骨体を面が近づくように寄せる．その後で関節面を相手の関節面に沿わせることなく平行に滑らす．ⓐの滑りより軽く滑るのが正常である（図5）．

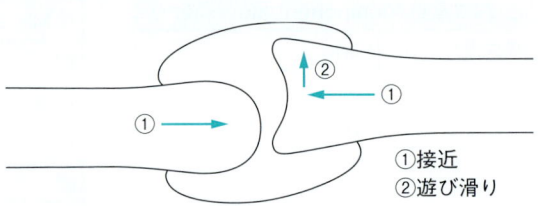

①接近
②遊び滑り

図5　接近遊び滑り（close glide）

### 3.1.2　構成運動（component movement）

2つの骨体がなす角度の変化を伴うとき，関節包内で起こる関節面の運動である．自動的でも他動的でも，骨運動が起こるとき必ず起こる関節面の運動である．種類としては，構成滑り，転がり，軸回転がある．

### ⓐ 構成滑り（slide）

相手の関節面に沿った滑り運動で，ROMの最終域まで起こる．この滑りが起こらない状態で関節を動かすと当該関節に痛みが発生する．動く骨体の関節面の形状が凹面か凸面かで関節面が滑る方向が逆になる．図6は動く関節面の形状が凹の場合であるが，骨体が下方に動いているとき，関節面も同様に下方に滑っている．これを凹構成滑り（concave slide）という．図7は動く関節面が凸の場合であるが，骨体が下方に動いているとき，関節面は逆に上方に滑っている．これを凸構成滑り（convex slide）という．

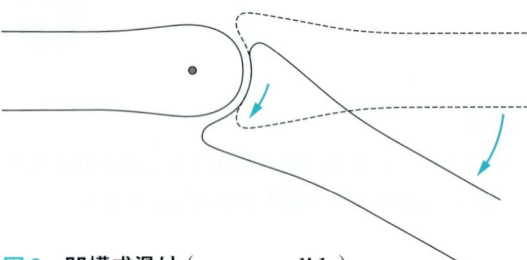

図6　凹構成滑り（concave slide）

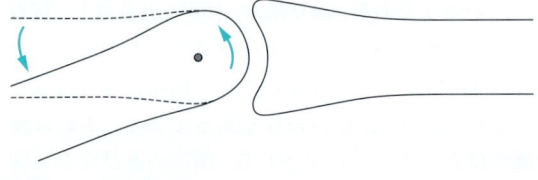

図7　凸構成滑り（convex slide）

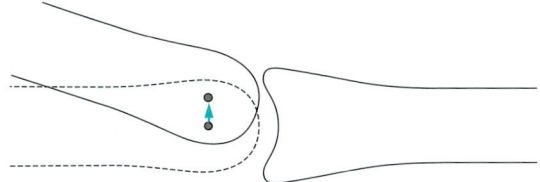
図8 転がり (roll)

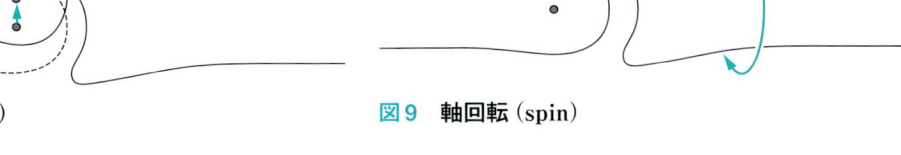
図9 軸回転 (spin)

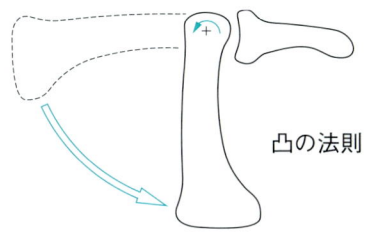
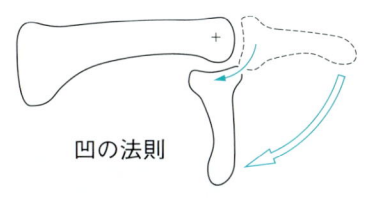
図10 凹凸の法則

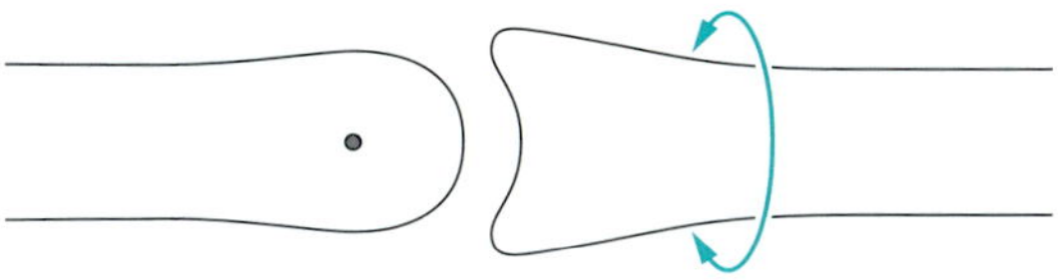

**b 転がり (roll)**

脛骨大腿関節のように,凹面の面積が広い場合にのみ起こる関節内での運動である.双方の関節面同士は常に新しい接点となる運動である(図8).

**c 軸回転 (spin)**

関節面のある点を中心として,関節面が回転する運動で,骨体の関節面が凹面の場合にも,凸面の場合にも生じる.臨床においては最も障害されることが少ない運動であるため,SJF治療では使用する頻度が最も高い(図9).

邦訳では関節の遊びにも構成運動にも「滑り」があるが,構成運動の滑り (slide) とは,相手の関節面に沿った面上の滑りであり,遊び滑り (glide) は相手の関節面に沿わない滑り,すなわち線上の滑りである.この2つの異なる用語を,「滑り」という1つの訳語にすると,どちらの滑りかを区別できないため,glide は「遊び滑り」,slide は「構成滑り」と訳して区別することにした.なお軸回転という運動は骨運動を伴わないものは存在しないため,構成運動にのみみられる運動である.また構成運動における滑りには動く骨体の関節面が凸の場合と凹の場合とでは骨体の動く方向が逆になる.前者の動き方を凸の法則といい,後者の場合は凹の法則といわれる.四肢における関節運動ではこの法則に従わない動きは存在しない(図10).

## 4 関節内運動学を利用したSJFの技術

SJFで使用する技術は前述した関節内運動を利用する.関節の動きが障害されている場合,これまでの検査技術では,ROMを計測して正常との比較をするのみで,関節内の原因か関節外の原因かを判別することが不可能であった.これに対して関節内運動を利用した検査を行うと,関節の構成体である靱帯および関節包の長さが正常と比較できるため,原因を確定するのに大いに有用となる.軟部組織の短縮を解決するためには,遊びの運動では不可能で,骨運動を利用したうえで起始・停止の距離を長くする必要がある.そのため治療は構成運動を利用する.関節の遊び技術は関節内運動の検査技術として使用することが多い.

### 4.1 関節の遊びを利用した技術

#### 4.1.1 遊び滑り法 (gliding)

相手の関節面に沿うことなく,他動的に平行に滑らせる技術で,滑らせた側と反対側に存在する関節包・靱帯の硬さを正常と比較するために使用する.図11は指のMP関節に対して,基節骨底を背側に動かし周囲の軟部組織の硬さを正常と比較している技

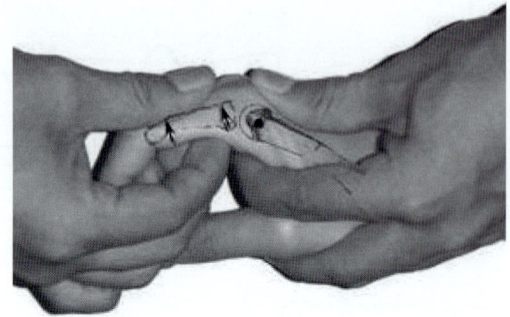

図11　遊び滑り法（gliding）

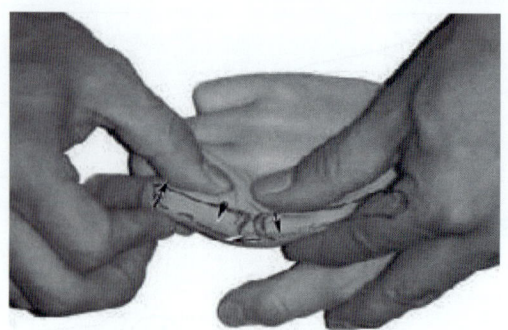

図13　傾斜法②［tilting（側方）］

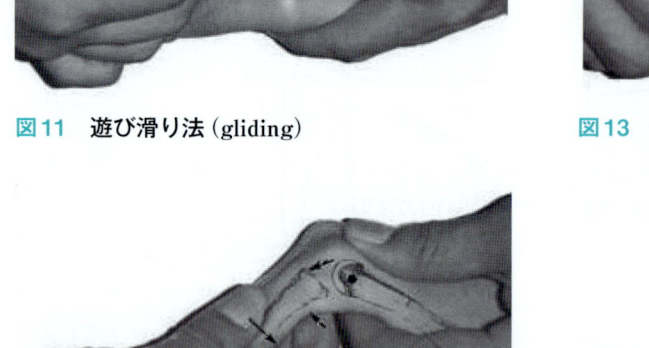

図12　傾斜法①（tilting）

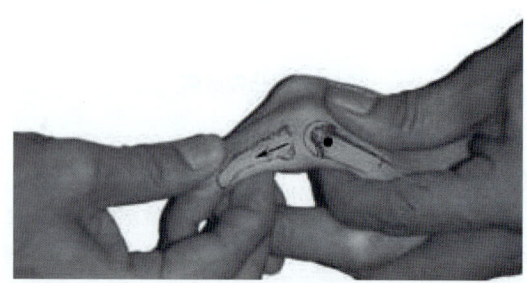

図14　引き離し法（distracting）

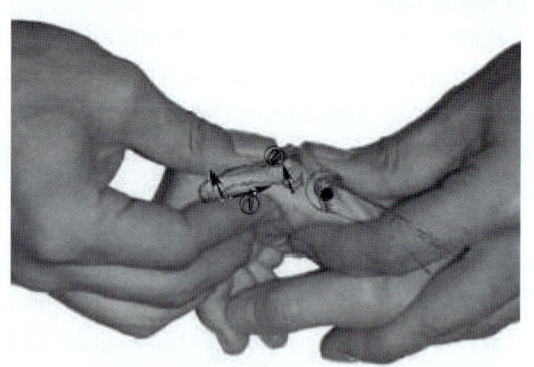

図15　接近遊び滑り法（close gliding）

術である．

### 4.1.2　傾斜法（tilting）

　操作する骨体の関節面を相手の関節面に対して傾斜させる技術で，傾斜された側に存在する単独の関節包・靱帯の硬さを正常と比較するために使用する．図12は指のMP関節の背側にある腱および関節包を緊張させている．図13は指のMP関節外側の側副靱帯の硬さを正常と比較している技術である．

### 4.1.3　引き離し法（distracting）

　一方の関節面を骨体と平行に引っ張り，関節面を離す技術で，関節内に余裕の動きがあるか否かを調べるために使用する．図14は指のMP関節に対して関節全体の関節面を広げて正常関節の有する余裕と比較している技術である．

### 4.1.4　接近遊び滑り法（close gliding）

　遊び滑りを行う前に双方の関節面を近づけたうえで4.1.1の遊び滑りを行う技術で，関節内に潤滑機構が正常にあるかどうかを調べるために使用する技術である．図15は指のMP関節に対して，関節面を近づけたうえで基節骨を背側に滑らせ，4.1.1の滑りよりも軽く滑るかどうかを検査している技術である．

## 4.2 構成運動を利用した技術（治療技術）

### 4.2.1 構成滑り法（sliding）

図16は凹面をもつ骨体を下方に動かしながら，同側方向に関節面を滑らせる動きを加えている（凹構成滑り法）．痛みのないROM運動を行うためには，凹の法則に基づく骨体と同側への関節面の滑りが必要である．この滑りが起こらなければ，骨運動が止まりその時点で関節に痛みが生じる．指のMP関節における屈曲，伸展運動，肘部の腕尺関節屈曲，伸展運動あるいは膝部の脛骨大腿関節の屈曲，伸展運動などはこの法則に従う．図17は凸面をもつ骨体の運動における凸の法則に基づく関節運動である（凸構成滑り法）．

### 4.2.2 転がり法（rolling）

この運動は膝部の脛骨大腿関節の最終伸展，あるいは伸展位から初期の屈曲において使用されるのみである．図18は膝屈曲拘縮を伸展させるために使用している転がり運動であるが，大腿骨も脛骨も同時に背側に向かって押す．

### 4.2.3 接近軸回転法（close spinning）

関節包・靱帯の短縮に対しては，線維の走行に沿った方向への伸張は効果がなく，らせん状に引っ張ることが効果的である．そうすると関節面を接近させた後，回転させればよく，軟部組織の延長のために接近軸回転法が使用される（図19）．

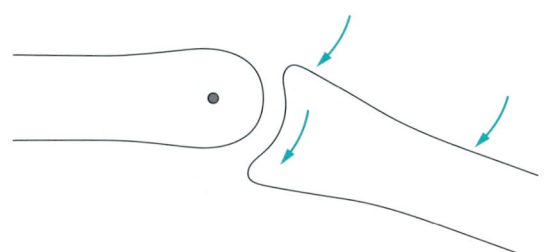

図16　凹構成滑り法（concave sliding）

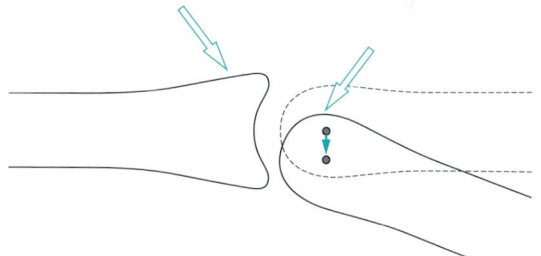

図18　膝伸展　転がり法（knee joint extention rolling）

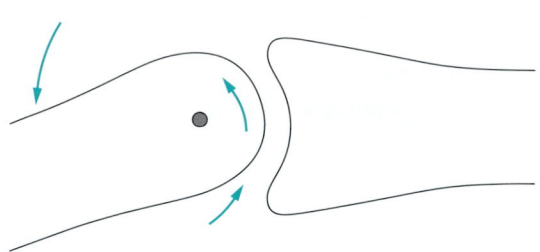

図17　凸構成滑り法（convex sliding）

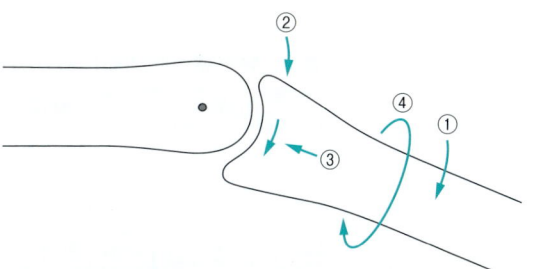

図19　接近軸回転法（close spinning）③＋④
　　　接近構成滑り法（close sliding）①＋②＋③

## 5 骨運動と関節内運動の関係

### 5.1 四肢関節における骨運動と関節内運動

骨体が動くと関節内でも必ず動きが生じる．図20は肩甲窩上腕関節における肩甲窩の関節面である．図中の矢印は上腕骨頭の関節面が屈曲，外転，外旋，内旋へ動くときの方向を示したものである．この矢印が示す上腕骨頭の動く方向が，肩甲窩上腕関節における「軌道（track）」である．表5は肩甲窩上腕関節における骨運動と関節内運動の関係を示したものである．関節包内で上腕骨の関節面が前方に滑ると上腕骨は外旋することとなり，逆に後方に滑ると内旋していることがわかる．肩の屈曲は関節面が後方に滑りながら下方に滑ることから，この後方への滑りが内旋を伴うこととなる．また外転運動においては関節面が前方に滑りながら下方に滑るため，外旋を伴うのである．ただし屈曲でも外転でも90°を超えると，上腕骨骨体は正中位とは逆になるため，関節内の滑る方向と骨体の運動も逆になる．すなわち関節面が前方に滑ると骨体は内旋となり，後方に滑ると外旋となる．

正常人の肩複合体の運動を三次元コンピュータ断層撮影（three-dimentional computer tomography：3D-CT）像で観察すると，屈曲と外転の最終域における上腕骨頭の位置と回旋角度がまったく同じになる．屈曲の場合には最終域に到達するまで一貫して内旋が伴うが，外転運動に際しては，外旋が外転120°までで，それ以降は最終域に至るまで内旋が伴っている．この内旋が共通するために，両方の運動最終域の上腕骨頭の位置が同一になることが判明した．外転の治療においては，120°を超えてROM増大を図るときには，上腕骨を内旋させながら外転させると，痛みのない自然な運動ができる．

これらとは別に，肩の運動の瞬時の回旋軸が肩甲

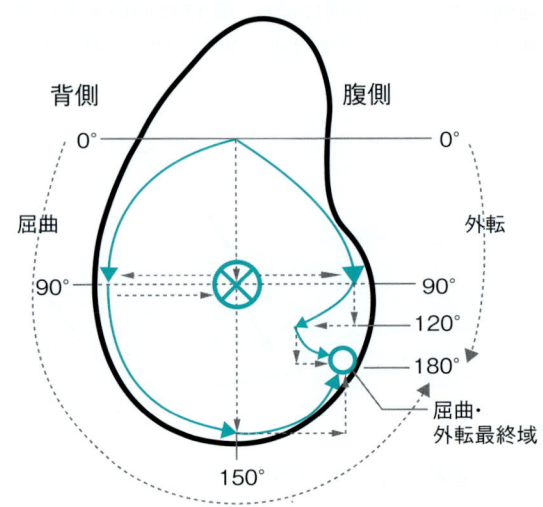

**図20** 肩甲窩における上腕骨頭の関節面の軌道

**表5** 肩甲窩上腕関節における骨運動と関節内運動の関係

| 関節 | | 骨運動 | 関節内運動 |
|---|---|---|---|
| 肩甲窩上腕関節 | 屈曲 | 0〜90° | 軸回転，後方・下方滑り |
| | | 90〜150° | 軸回転，前方・下方滑り |
| | | 150〜180° | 軸回転，前方・上方滑り |
| | 伸展 | 屈曲と逆 | |
| | 外転 | 0〜90° | 軸回転，前方・下方滑り |
| | | 90〜120° | 軸回転，後方・下方滑り |
| | | 120〜180° | 軸回転，前方・下方滑り |
| | 内転 | 外転と逆 | |
| | 外旋 | 上腕骨下垂位 | 前方滑り |
| | | 上腕骨挙上位 | 後方滑り |
| | 内旋 | 上腕骨下垂位 | 後方滑り |
| | | 上腕骨挙上位 | 前方滑り |

骨，鎖骨，上腕骨ならびに肋骨の同時的運動による，いわゆる肩複合体の運動の軸となる関節が明確になってきた．すなわち表6にみられるように肩複合体の運動においては，屈曲運動の最終域では第2胸肋関節が，外転運動の最終域では第3肋骨関節，外旋・内旋運動では胸鎖関節がそれぞれ瞬時の回旋軸(instantaneous axes of rotation：IAR) となっている．したがって，それぞれの運動に制限が生じたときには，これらの関節に対する治療が改善の糸口となる．

図21は膝関節屈曲における関節内運動の詳細である．膝関節の屈曲運動に伴う関節内運動は正座の位置に至るまで4相に分けられる．Ⅰ相は0°から15°までで，脛骨の内旋に伴って，外側上関節面を中心に内側上関節面が後方へ滑る．Ⅱ相は15°から90°まで，外内側上関節面はそろって後方へ滑る．90°から120°までのⅢ相では，外側上関節面が下腿内旋の中心となり，内側上関節面は後外側方へ円を描くように滑る．Ⅳ相は120°から150°の正座肢位をとるまでであるが，内側上関節面はさらに円を描くように外側に強く後外側方へ滑り，踵が殿部に衝突することで膝の屈曲運動が終わるのと同時にその動きが止まる．このように膝関節の屈曲に伴う包内運動は単に下腿の内旋を伴うのではなく，特に90°からは外側上関節面の滑りがみられない軸回転と思われる関節面の回転が起こっている．正常の関節ではもちろんのことであるが，この動きを膝関節障害に使用すると驚異的なROMの改善を得ることができる．通常膝関節90°位での下腿の外内旋が軸回転として扱われているが，ここでみられる膝関節包内運動の回転こそが膝関節における「真の」軸回転であろう．

四肢の関節においては以上のように，骨運動と関節内運動が密接に関係しながら運動していることが判明している．この関節内運動は関節の種類によって異なっている．正常な関節の運動においては，決まった動き方を示すことから「通り路」あるいは「軌道(track)」と呼んでもおかしくない．ROMに異常をきたす場合，この通り路を通らず動きが止まることが多く，それ以上動かそうとすれば痛みを生じる．治療においてこれらの関係を理解し，骨運動を行うとき関節内で起こる滑り，軸回転などを同時に操作すれば痛みのない骨運動を行うことができる．前述した肩甲上腕関節と膝関節のみではなく，たとえば手部においては手根中央関節における背屈お

表6 肩複合体のROM制限と治療関節

| 骨運動 | 治療関節 |
|---|---|
| 屈曲（90°）〜 | 第2胸肋関節 |
| 伸展 | なし |
| 外転 | 第3胸肋関節，肩鎖関節 |
| 内転 | 第2肋横突関節，肩鎖関節 |
| 外旋 | 胸鎖関節，第2，第3肋骨関節 |
| 内旋 | 胸鎖関節，第3肋横突関節 |
| 水平屈曲 | 第2胸肋関節，肩鎖関節 |
| 水平伸展 | 第2肋横突関節，肩鎖関節 |

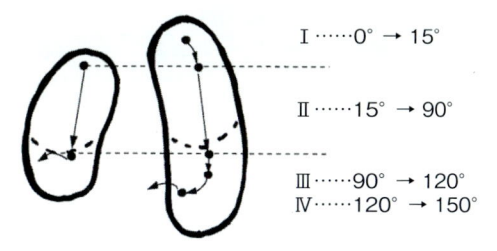

Ⅰ ······ 0° → 15°
Ⅱ ······ 15° → 90°
Ⅲ ······ 90° → 120°
Ⅳ ······ 120° → 150°

図21 脛骨大腿関節における関節内運動

よび掌屈では，有頭骨は凸の法則に従うが，外側ならびに内側の有鉤骨・小菱形骨は凹の法則に従う．足部の関節における背屈・底屈においては，単に距腿関節のみならず，距踵関節の軸回転が同時に起こる．肩甲上腕関節および股関節においては，純粋な軸回転(pure spin)が他の骨運動のROM拡大に有効である．以上のように臨床で使用して好結果を得られることで，運動科学の詳細を確認できることが多い．

## 5.2 脊柱における骨運動と関節内運動

脊柱の運動は，骨盤の上にある1本の棒の動きのように取り扱われる場合が多い．

全体で屈曲・伸展，右側屈・左側屈，右回旋・左回旋のように表現される．正常なROMが存在する場合には問題がないが，制限が生じた場合にはその原因がどの部位にあるかを決定しないかぎり，治療に結びつけられない．四肢の関節と脊柱における運動は形態に応じてまったく異なっている．運動節(motion segment)における2つの椎骨の間で運動が起こるとき，運動の名称がつけられる．四肢の関節と最も異なる点は，四肢では1つの関節付近を中

### 表7　運動節におけるROM（文献[10]より引用）

**1. 後頭−環椎−軸椎複合体の回旋運動の範囲と代表値**

| 上位頸椎複合体 | 運動の種類 | 代表値（°） |
|---|---|---|
| 後頭環椎関節（C0-C1） | 屈曲/伸展合計（±$\theta x$） | 25 |
|  | 左右側屈合計（$\theta z$） | 5 |
|  | 左右回旋合計（$\theta y$） | 5 |
| 環椎関節（C1-C2） | 屈曲/伸展合計（±$\theta x$） | 20 |
|  | 左右側屈合計（$\theta z$） | 5 |
|  | 左右回旋合計（$\theta y$） | 40 |

**2. 中位および下位頸椎の回旋運動の範囲と代表値**

| 椎間 | 屈曲/伸展合計（x−軸 回旋） | | 左右側屈合計（z−軸 回旋） | | 左右回旋合計（y−軸 回旋） | |
|---|---|---|---|---|---|---|
|  | 運動の範囲（°） | 代表値（°） | 運動の範囲（°） | 代表値（°） | 運動の範囲（°） | 代表値（°） |
| 中位 |  |  |  |  |  |  |
| C2-3 | 5-16 | 10 | 11-20 | 10 | 0-10 | 3 |
| C3-4 | 7-26 | 15 | 9-15 | 11 | 3-10 | 7 |
| C4-5 | 13-29 | 20 | 0-16 | 11 | 1-12 | 7 |
| 下位 |  |  |  |  |  |  |
| C5-6 | 13-29 | 20 | 0-16 | 8 | 2-12 | 7 |
| C6-7 | 6-26 | 17 | 0-17 | 7 | 2-10 | 6 |
| C7-T1 | 4-7 | 9 | 0-17 | 4 | 0-7 | 2 |

心に骨が回転運動をすることで互いの骨が角度を変えていくが，脊柱では動く骨体が軟骨で結合されていて動きがわずかしか起こらない．運動は後方に対としてある椎間関節の関節面の形態により可動範囲が規定されている．正常人における正常値の平均値はWhiteらによって示されている．

#### 5.2.1　脊柱の運動節（motion segment）における正常可動範囲

White AA IIIとPanjabi MMによる正常人の頸椎，胸椎，腰椎の運動節における可動範囲は表7のとおりである．

#### 5.2.2　体幹運動リズム

体幹運動には，屈曲・伸展，右側屈・左側屈，右回旋・左回旋があるが，いずれの運動においても各運動節に，動きの順序があるようである．たとえば中間位から頸部の屈曲運動が起こる場合，C0/1，C1/2，C2/3，・・・C6/7と上位から下位に向かってドミノ倒しのように順番に動きが起こる．これは側屈，回旋においても同様であることがX線モニターを観察することでわかった．そこでこの順序性をリズムと呼ぶことにした．Whiteらの示す体幹における正常範囲を表8のように処理すれば，近似値の角度付近で各運動節が動くことになり，体幹の椎間関節に対して構成運動を応用する技術が開発された．関節の遊び技術には痛みを伴うことが多く，治療困難なケースが多かったが，構成運動を使用することでこの痛みはなくなり，これまでになかった関連痛の領域も発見することができた．

全脊柱の運動を考えるとき，特別な動きをする骨の存在に気がつく．他の運動節での骨は上下が椎間板で連結され著しくその運動範囲を制限されているが，一番上の頭蓋骨と一番下の仙骨はそれぞれ一方にしか連結がなく，自由に動くことができる．頭蓋骨の運動を支えているのは頸椎であるが，屈曲・伸展，側屈は頸椎全体で動きが起こり，回旋は主としてC1/2でまかなわれる．他方仙骨の運動は，側屈，回旋は全腰椎がかかわるが，屈曲・伸展は主としてL5/S1，すなわち腰仙関節での動きが関係している．腰椎およびL5/S1椎間関節の運動学を図22でみると，腰仙関節が上位から動くとL5の下関節突起の

表7 つづき

3. 胸椎の回旋運動の範囲と代表値

| 椎間 | 屈曲/伸展合計<br>(x-軸 回旋) | | 左右側屈合計<br>(z-軸 回旋) | | 左右回旋合計<br>(y-軸 回旋) | |
|---|---|---|---|---|---|---|
| | 運動の範囲<br>(°) | 代表値<br>(°) | 運動の範囲<br>(°) | 代表値<br>(°) | 運動の範囲<br>(°) | 代表値<br>(°) |
| T1-T2 | 3-5 | 4 | 5 | 5 | 14 | 9 |
| T2-T3 | 3-5 | 4 | 5-7 | 6 | 4-12 | 8 |
| T3-T4 | 2-5 | 4 | 3-7 | 5 | 5-11 | 8 |
| T4-T5 | 2-5 | 4 | 5-6 | 6 | 5-11 | 8 |
| T5-T6 | 3-5 | 4 | 5-6 | 6 | 5-11 | 8 |
| T6-T7 | 2-7 | 5 | 6 | 6 | 4-11 | 7 |
| T7-T8 | 3-8 | 6 | 3-8 | 6 | 4-11 | 7 |
| T8-T9 | 3-8 | 6 | 4-7 | 6 | 6-7 | 6 |
| T9-T10 | 3-8 | 6 | 4-7 | 6 | 3-5 | 4 |
| T10-T11 | 4-14 | 9 | 3-10 | 7 | 2-3 | 2 |
| T11-T12 | 6-20 | 12 | 4-13 | 9 | 2-3 | 2 |
| T12-L1 | 6-20 | 12 | 5-10 | 8 | 2-3 | 2 |

4. 腰椎の回旋運動の範囲と代表値

| 椎間 | 屈曲/伸展合計<br>(x-軸 回旋) | | 左右側屈合計<br>(z-軸 回旋) | | 左右回旋合計<br>(y-軸 回旋) | |
|---|---|---|---|---|---|---|
| | 運動の範囲<br>(°) | 代表値<br>(°) | 運動の範囲<br>(°) | 代表値<br>(°) | 運動の範囲<br>(°) | 代表値<br>(°) |
| L1-L2 | 5-16 | 12 | 3-8 | 6 | 1-3 | 2 |
| L2-L3 | 8-18 | 14 | 3-10 | 6 | 1-3 | 2 |
| L3-L4 | 6-17 | 15 | 4-12 | 8 | 1-3 | 2 |
| L4-L5 | 9-21 | 16 | 3-9 | 6 | 1-3 | 2 |
| L5-S1 | 10-24 | 17 | 2-6 | 3 | 0-2 | 1 |

## 表8 体幹運動リズム

回旋リズム (axial rotation rhythm)

| 運動節 | 両側 | 片側 | 累計 | 近似値 |
|---|---|---|---|---|
| T1-T2 | 9 | 4.5 | 4.5 | |
| T2-T3 | 8 | 4 | 8.5 | 10 |
| T3-T4 | 8 | 4 | 12.5 | |
| T4-T5 | 8 | 4 | 16.5 | |
| T5-T6 | 8 | 4 | 20.5 | 20 |
| T6-T7 | 7 | 3.5 | 24 | |
| T7-T8 | 7 | 3.5 | 27.5 | |
| T8-T9 | 6 | 3 | 30.5 | 30 |
| T9-T10 | 4 | 2 | 32.5 | |
| T10-T11 | 2 | 1 | 33.5 | |
| T11-T12 | 2 | 1 | 34.5 | |
| T12-L1 | 2 | 1 | 35.5 | |
| L1-L2 | 2 | 1 | 36.5 | |
| L2-L3 | 2 | 1 | 37.5 | |
| L3-L4 | 2 | 1 | 38.5 | |
| L4-L5 | 2 | 1 | 39.5 | |
| L5-S1 | 1 | 0.5 | 40 | 40 |
| total | 80 | 40 | | |

側屈リズム (lateral bending rhythm)

| 運動節 | 両側 | 片側 | 累計 | 近似値 |
|---|---|---|---|---|
| T1-T2 | 5 | 2.5 | 2.5 | |
| T2-T3 | 6 | 3 | 5.5 | 5 |
| T3-T4 | 5 | 2.5 | 8 | |
| T4-T5 | 6 | 3 | 11 | 10 |
| T5-T6 | 6 | 3 | 14 | |
| T6-T7 | 6 | 3 | 17 | |
| T7-T8 | 6 | 3 | 20 | 20 |
| T8-T9 | 6 | 3 | 23 | |
| T9-T10 | 6 | 3 | 26 | |
| T10-T11 | 7 | 3.5 | 29.5 | 30 |
| T11-T12 | 9 | 4.5 | 34 | |
| T12-L1 | 8 | 4 | 38 | |
| L1-L2 | 6 | 3 | 41 | |
| L2-L3 | 6 | 3 | 44 | 45 |
| L3-L4 | 8 | 4 | 48 | |
| L4-L5 | 6 | 3 | 51 | 50 |
| L5-S1 | 3 | 1.5 | 52.5 | |

5. 骨運動と関節内運動の関係

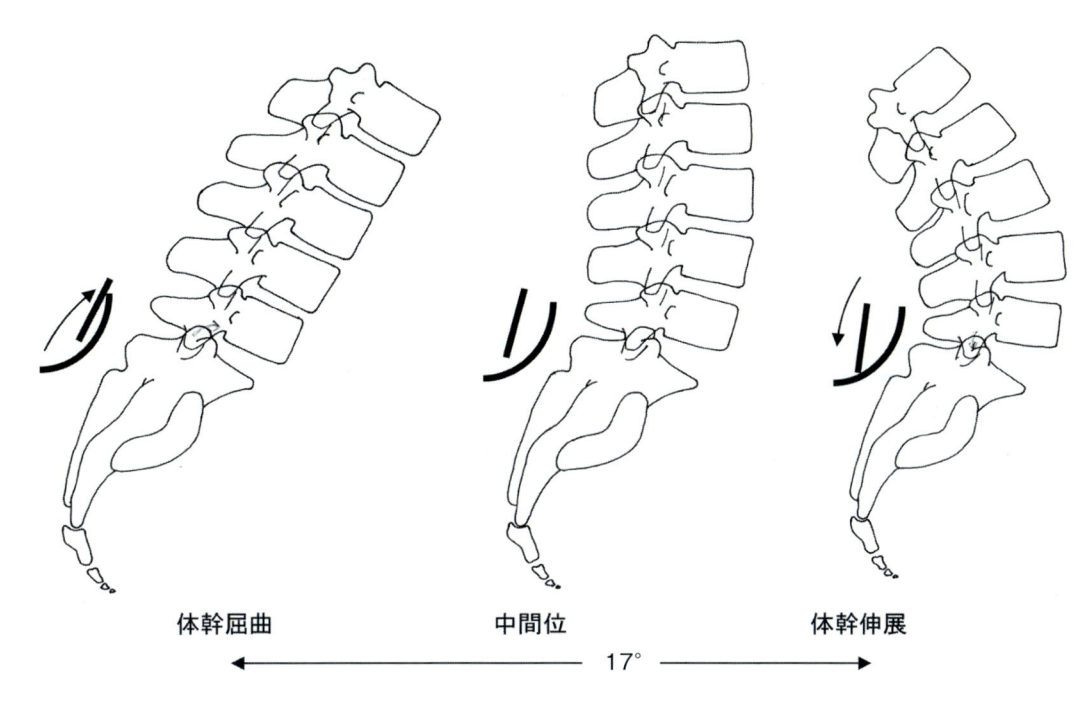

体幹屈曲　　　　中間位　　　　体幹伸展
←―――――― 17° ――――――→

※骨盤を固定したときの腰椎の運動：L5/S1の可動範囲

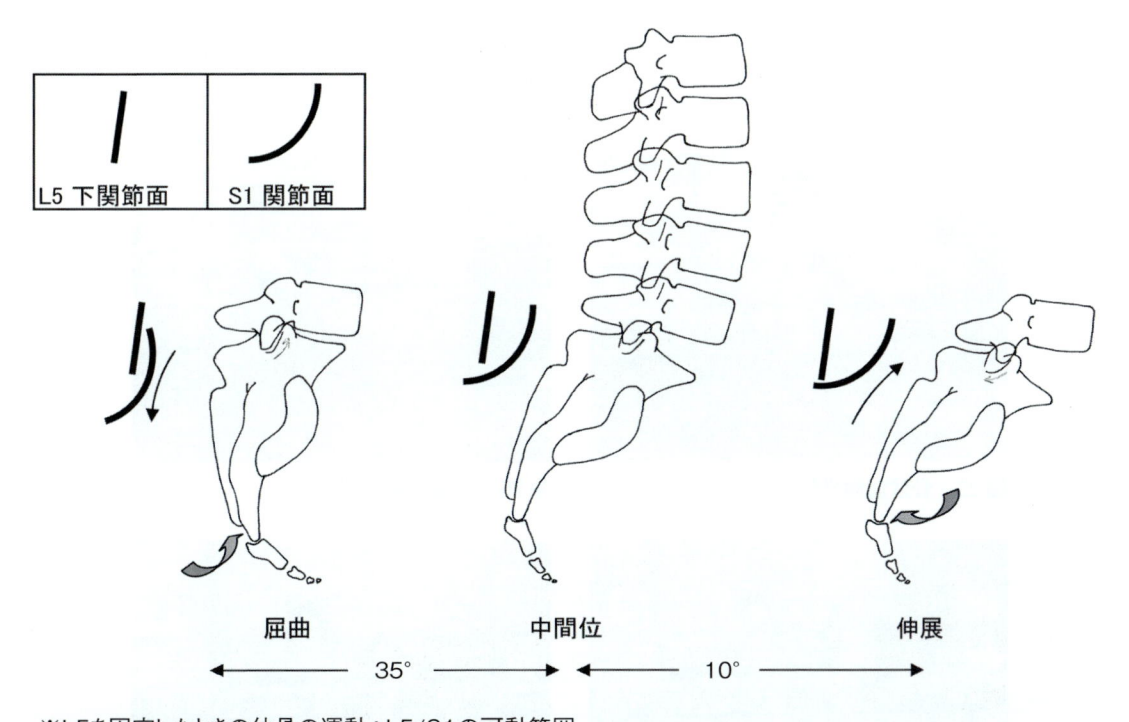

| L5 下関節面 | S1 関節面 |

屈曲　　　　中間位　　　　伸展
←―― 35° ――→←― 10° ―→

※L5を固定したときの仙骨の運動：L5/S1の可動範囲

図22　腰椎およびL5/S1運動節の関節内運動

関節面はS1の上関節突起の関節面にぶつかるため，その角度は10°以内である．これに対して下の仙骨が動く場合，関係する腰椎の後彎の角度を差し引いてもその運動範囲は35°以上となる．またこれを証明するために指床間距離（finger floor distance：FFD）との関係を実験してみた．図23は坐位のとき腰椎前彎をしておき，その後そのまま立位をとりFFDを計測する（図24）．次に坐位のとき腰椎を図25のように後彎しておき，その後彎を維持したまま立位をとりFFDを計測する（図26）．結果は図26のように明らかに後者のほうが動きが大である．さらに腰仙関節においては，日常生活活動（activities of daily living：ADL）で坐位からの立ち上がり，立位から坐位，あるいは歩行時，下肢の振出しをするたびに骨盤の前傾・後傾に伴って仙骨の屈曲・伸展運動が起こっている．つまり動作においては腰仙関節の使用頻度が非常に多いということである．ADLにおけるこのような腰仙関節の動きが物理的なストレスとなり，IMDが他の椎間関節よりも起こりやすいと推測される．

## 6 運動科学における関節内運動力学の位置づけ

表9は運動科学における関節内運動力学の位置づけを示したものであるが，これまでの運動力学（kinetics）は骨体の角度を変えるための力源を研究対象にすることから，骨運動力学（osteokinetics）となり，これはさらに力源が慣性の法則と重力からなる運動力学と，筋の収縮を力源とする筋運動力学（myokinetics）に分かれることになる．

SJFの定義した関節の質的改善は運動科学では運動力学によらなければならない．しかし関節内運動における力学の位置づけがなされておらず，このことをまず解決しなければならないことが判明した．まず関節包内での力学に関する研究分野が摩擦学（tribology）であることがわかった．ところが摩擦学はあまりにもその研究対象が広く，生物と関連する分野は生物摩擦学（biotribology）として定義がなされていて，医学としてはこの分野と関係が深い．さらに生物摩擦学と運動学との関連からすると，関節軟骨，滑液，および滑膜の研究によって「関節内運動力学（arthrokinetics）」とも称すべき関

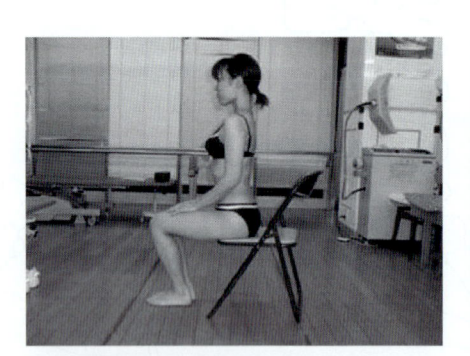

図23　骨盤前傾坐位

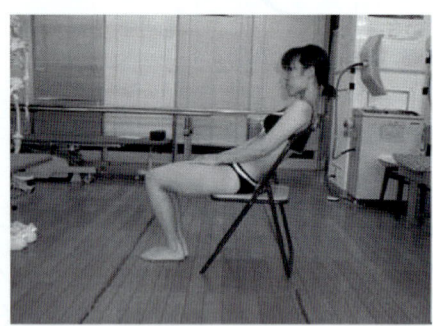

図25　骨盤後傾坐位

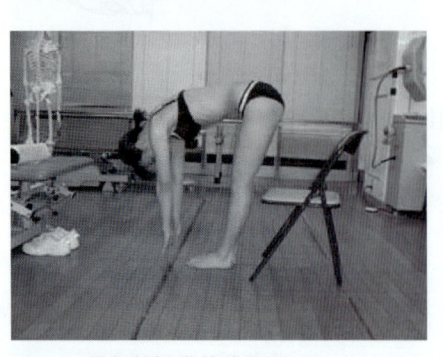

図24　骨盤前傾坐位後FFD

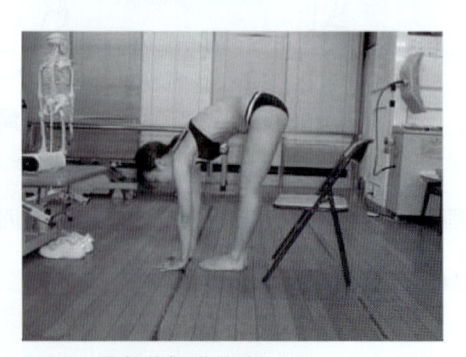

図26　骨盤後傾坐位後FFD

**表9　運動科学における関節運動力学の位置づけ**

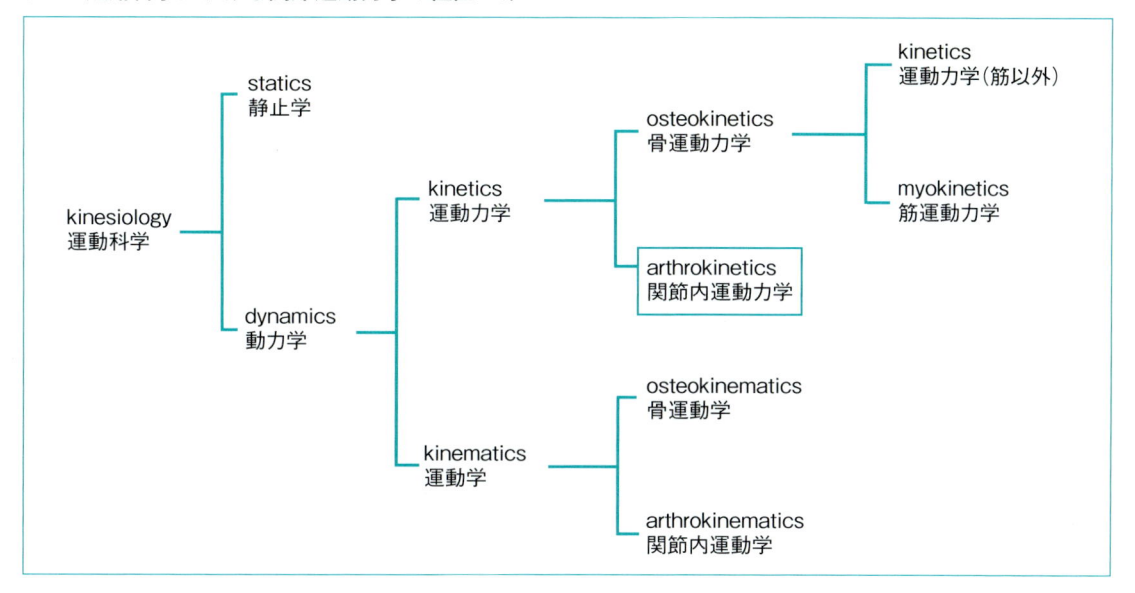

```
kinesiology ─┬─ statics 静止学
運動科学      │
             └─ dynamics ─┬─ kinetics ─┬─ osteokinetics ─┬─ kinetics 運動力学（筋以外）
                動力学      運動力学      骨運動力学        │
                          │              │                └─ myokinetics 筋運動力学
                          │              └─ arthrokinetics 関節内運動力学
                          │
                          └─ kinematics ─┬─ osteokinematics 骨運動学
                             運動学        │
                                         └─ arthrokinematics 関節内運動学
```

節内摩擦学の確立がなされなければならない．

　理論的には先述したように進むべきであるが，現実の患者治療に際しては完全な理論の確立を待つ必要はなく，確実な裏づけのある理論の一部を利用することができる．その1つが接近（close）技術である．関節が滑液を擁して運動するとき，面同士の距離を離すと重くなり，近づくと軽くなるという潤滑の理論を利用したものである．運動するスピードは関係がないとされているが，臨床で使用すると，ゆっくり動かすより早く動かしたほうが軽く動くように感じる．生物摩擦学を取り入れ，関節の動きの軽さといういわゆる質的な改善を目的とした治療的運動技術はこれまでにない．SJFは広義の関節内運動学的アプローチを越え，関節生物学的アプローチ（ABA）ともいうべき技術であるといえる．

　関節を近づけると，運動は荷重されないときより軽くなるという物理的には一見矛盾したような見解であるが，これが関節包内の滑液の知られざる機能なのである．ここには諸氏の様々な理論展開が存在している．

## 6.1　生物摩擦学について

　生物摩擦学（biotribology）はtribologyのうち生物に関係した分野を指し，次の範囲を含んでいる．
①機械に使用される潤滑剤に対する微生物の影響
②人間の歯のアブレシブ磨耗
③カミソリの刃に対する低摩擦保護皮膜の作用
④人体内の液体輸送，たとえば（ⅰ）輸尿管内流動機構，（ⅱ）唾液の運動，（ⅲ）血液の流れ
⑤毛細管内における赤血球の運動と，血漿による潤滑作用
⑥火傷の治療時における「静圧気体軸受」的浮揚
⑦咀嚼時における唾液の潤滑作用
⑧関節機能の潤滑学的研究
⑨人工骨頭，人工関節の潤滑学的検討
⑩コンタクトレンズの眼球との間の摩擦問題
⑪皮膚の摩擦，特に手指の物体保持力の評価
⑫腱と鞘との間の摩擦と潤滑
⑬生殖器，避妊具の摩擦問題
⑭生体内の力学的釣合における摩擦の役割
⑮人工臓器における摩擦問題
⑯生体用インプラント材料の摩擦による表面変化
⑰その他，治療手技一般，たとえば手術用メスにおける摩擦問題
⑱生体各器官における発生・成長・代謝・病変・治療に対する物理的化学的摩擦刺激の役割
⑲一般に摩擦の生体機能における役割
⑳生物の進化過程での機能の変化と，それに対する潤滑論的アプローチ
㉑細胞間の摩擦問題

などにわたり，すべてがPTに関係していることはない．これらのうち，⑧関節機能の潤滑学的研究の

項が関係深いため，その代表的なものをあげる．

## 6.2 関節潤滑機構

### 6.2.1 流体潤滑（fluid film lubrication）

摩擦面に加わる荷重を潤滑剤（lubrication）の形作る流体膜（fluid film）の圧力が支える潤滑である．図27が示すように固体接触が避けられるため，磨耗はほとんどゼロとなる．摩擦力は潤滑液内部の粘性抵抗に由来するため，摩擦速度や流体膜の厚さに依存して変化する．

#### ⓐ くさび型流体潤滑

MacConaill（1932）により考えられた流体潤滑の説明であるが，図28の示すようにかなりのスピードが必要となり，関節が動かない場合の潤滑状態が説明できない．

#### ⓑ スクイズ膜流体潤滑

Fein（1967）が示した潤滑理論で，くさび膜効果により流体膜が厚く成長し，荷重が加わるとスクイズ膜効果の生じる流体圧がこれを支える（図29）．これにより動かない場合の潤滑を説明しようとした．

#### ⓒ 押し上げ潤滑（boosted lubrication）

Dowson（1970）がFeinの考え方を支持し，スクイズ膜効果の保持に，軟骨表面の接近に伴う関節液の粘度の上昇が貢献するとした（図30）．

#### ⓓ 浸出潤滑（weeping lubrication）

McCutchen（1962）の説明で，軟骨が荷重を受けて変形するときに，内部の液体を浸出する．それが摩擦面を流体潤滑するというものである（図31）．

### 6.2.2 境界潤滑（boundary lubrication）

Charnley（1959）が説明したもので，固体接触部の界面（interface）に形成した潤滑剤の分子膜（layer）が，摩擦面に加わる荷重を支える潤滑様式である（図32）．分子膜を形成する分子と摩擦面の親和性が成立の条件となり，摩擦速度に依存しない．

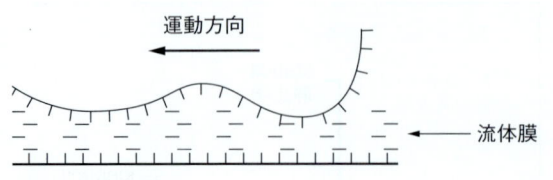

図27　流体潤滑

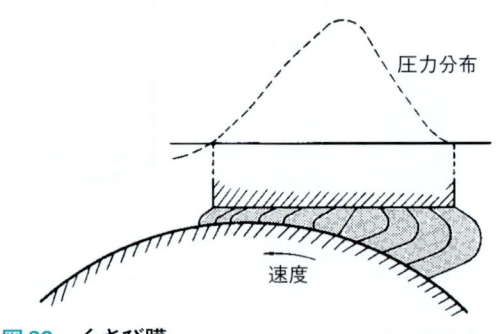

図28　くさび膜

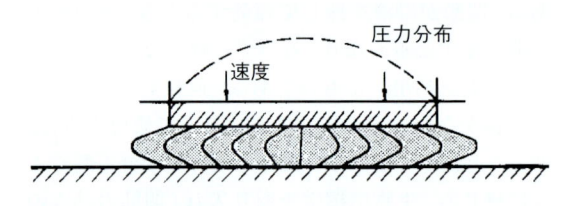

図29　スクイズ膜

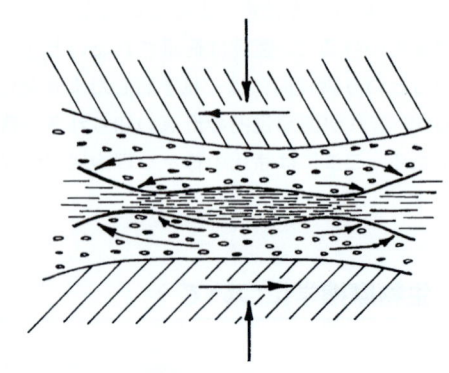

図30　押し上げ潤滑

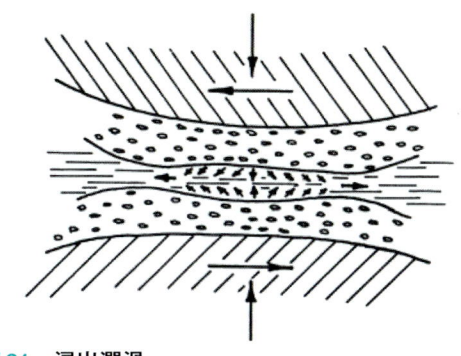

**図31　浸出潤滑**

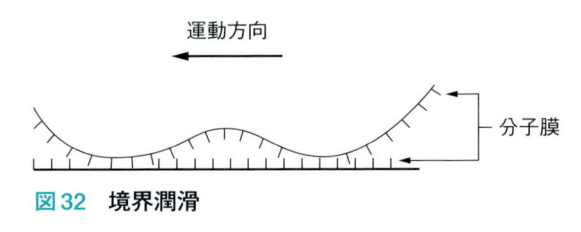

**図32　境界潤滑**

### 6.2.3　混合潤滑 (mixed lubrication)

　流体潤滑と境界潤滑が混在している潤滑を混合潤滑という．流体潤滑を支持すると，関節の良好な潤滑の説明は容易である．しかし，長時間の荷重，たとえばじっと立っているといった状態では流体膜が破断して潤滑性が急変することが考えられる．また，境界潤滑を支持すると関節の良好な潤滑性能を説明しにくい．近年両者のよいところを重ね合わせた考え方，すなわち混合流体潤滑の考え方が有力となっている．

　これらの理論で共通する概念は関節面を近づけるか圧迫すると，関節の動きは通常よりも軽くなるということである．臨床で関節を他動的に動かすときには，圧迫による関節周囲の筋の収縮促通はROMの維持・増大に対する目的達成にはむしろ妨害因子となるため，SJFでは近づける（close）技術のみを採用することにした．

## 7　運動科学の歴史と治療的運動技術

　このような運動科学の歴史と治療的運動技術の関係を表にすると**表10**のようになり，治療的運動との関係が明確になる．

　治療的運動は「運動」を問題解決のため使用する治療法であり，使用する「運動」はきわめて運動科学の原理・原則に基づいたものであるべきである．運動科学は新たな研究分野を加えながら変化し，進化している．これら加えられた研究分野を時代的に区分してみると，1950年代から20年ごとに大きな変化がみられる．大きな特徴は1950年までの運動科学が2つの骨体がなす角度とそれを動かす力源をもとに研究がなされていたことに対して，表面からは目に見えない，関節包の中の動きが研究対象になってきたことである．骨体の運動が，角度と力という量的な表現で研究されていたのが1950年代までの運動科学であった．これに対して1960年以降の運動科学の成書には，これら関節包内での関節面の動きが詳細に記述されるようになった．この研究成果を治療的運動の治療技術に取り入れるというのは治療者にとって当然のことであるが，関節内の面の動きを改善することで，当該の関節運動に伴う痛みを消失させること，関節の遊びを改善すると骨運動のROMも改善することなど臨床での成果が得られるようになるまでにおおよそ20〜30年の月日を要していることがわかる．

　筋運動力学の分野においては，伝統的な技術では筋の収縮に対して抵抗を与えることで筋力の増強が得られるとしていた．1960年後半には神経生理学の原理を取り入れることでより効果的な筋力の増強および協調性の獲得のための技術が登場したが，思ったような効果は得られず，1980年代の筋生物学の概念に基づき筋線維タイプ別のアプローチが必要であることが判明した．それぞれの筋に対する個別の治療法の確立が待たれているところである．これが筋に対する研究の治療的運動への導入であるが，関節に対する運動力学に関しては潤滑理論の応用が治療的運動では最も新しい理論の応用である．この技術の導入により，神経を介することなく筋収縮の活性化が可能となってきた．逆に不活性化，すなわち筋収縮の抑制も可能である．また筋収縮促通法においても，筋紡錘に働きかけるのではなく，運動している関節内の面の滑りに対向する抵抗を加えることによって，促通が可能になってきた．

　関節内の運動に働きかけることによって，筋収縮の強さが変化するという現象はquick inverse sliding, spinning (q.i.s.) 後，どれくらいの時間で起

表10 運動科学（kinesiology）の歴史と治療的運動技術

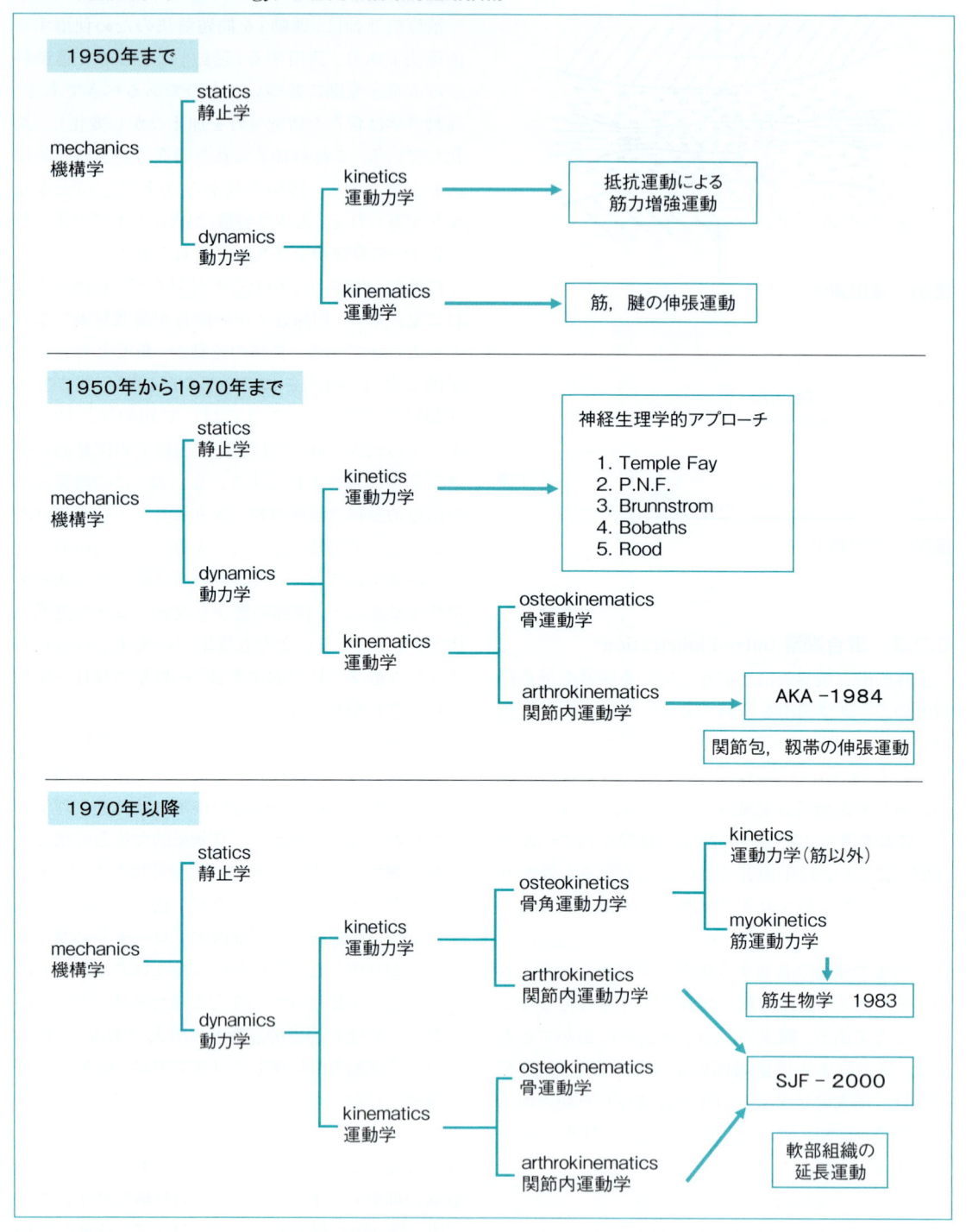

### 1950年まで

- mechanics 機構学
  - statics 静止学
  - dynamics 動力学
    - kinetics 運動力学 → 抵抗運動による筋力増強運動
    - kinematics 運動学 → 筋，腱の伸張運動

### 1950年から1970年まで

- mechanics 機構学
  - statics 静止学
  - dynamics 動力学
    - kinetics 運動力学 → 神経生理学的アプローチ
      1. Temple Fay
      2. P.N.F.
      3. Brunnstrom
      4. Bobaths
      5. Rood
    - kinematics 運動学
      - osteokinematics 骨運動学
      - arthrokinematics 関節内運動学 → AKA-1984
      
      関節包，靱帯の伸張運動

### 1970年以降

- mechanics 機構学
  - statics 静止学
  - dynamics 動力学
    - kinetics 運動力学
      - osteokinetics 骨角運動力学
        - kinetics 運動力学（筋以外）
        - myokinetics 筋運動力学 → 筋生物学 1983
      - arthrokinetics 関節内運動力学
    - kinematics 運動学
      - osteokinematics 骨運動学
      - arthrokinematics 関節内運動学
    
    → SJF-2000
    
    軟部組織の延長運動

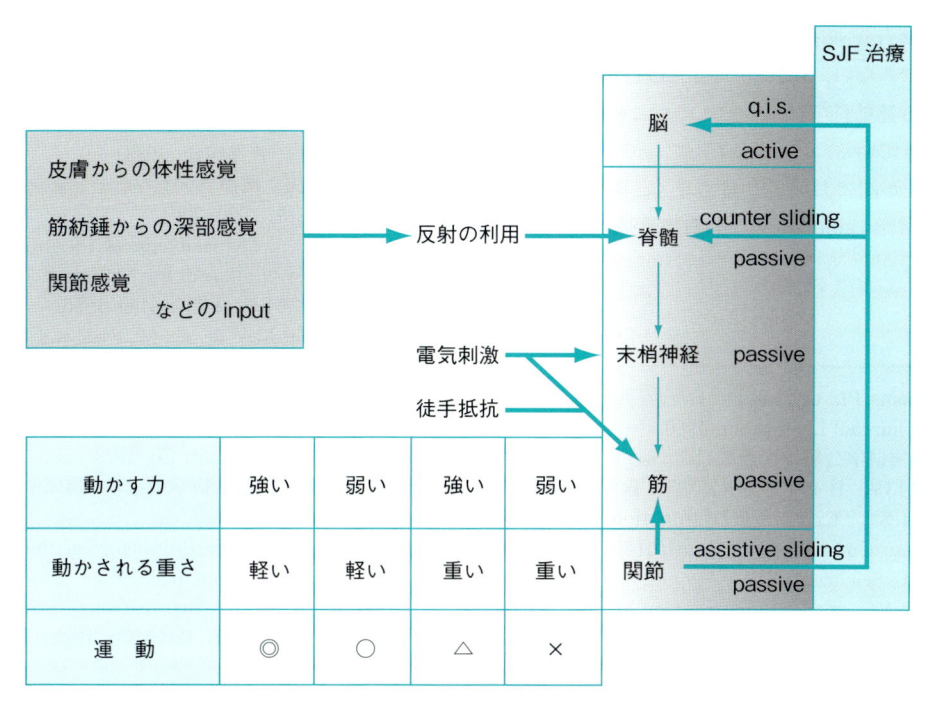

図 33　運動再教育

こるのかを実験した結果，腱反射でみられる反応よりも3倍以上遅くなることがわかった．このことは，関節内に存在する関節受容器の関与が十分考えられる．図33は体外からの刺激が神経を介して中枢に至り，筋を収縮させるメカニズムについて作成した図である．腱反射によって起こる筋の単一収縮メカニズムは脊髄レベルで起こる．q.i.s.の臨床応用では，パーキンソン病患者に施行すると運動の初動が速くなるということがみられる．その結果歩き始め，あるいは歩行の中断時間が短くなることがわかった（パーキンソン病特有の歩行様式が改善する）．q.i.s.の関節に対する刺激は速い刺激であるため，関節受容器であるtypeⅡを介して脊髄以上の中枢神経系にまで到達することが予想される．これまでの神経筋再教育で使用されてきた，体外から患者の身体に対して与えてきた刺激は，すべて脊髄レベルへの刺激である．

対向構成滑り法（counter sliding）は自動運動において，関節面の滑る反対方向から対向する滑りを与える技術である．その強さは運動を止めない程度で，関節面の動く方向を誘導するように加える．こうすることで，主動作筋の収縮が動かしている相手の骨体に効率よく伝わり，筋の収縮が容易になる．

対向技術を加えると直後に筋の収縮が促通され，やめると即収縮が弱くなる．この刺激はゆっくりした刺激であり，関節受容器のtypeⅠを介して脊髄に入り，反射的に筋の収縮を促通していると考えられる．

q.i.s.技術はさらに限定的な使用ができることがわかってきた．詳細は第3章の肘部の関節における単独筋の収縮促通技術で述べているが，筋の起始部あるいは停止部を有する骨体が関係している関節であれば，その関節にq.i.s.を実施すると単独筋のみ促通できる．このときの条件は主動作となる筋の走行を骨体の運動方向に一致させることである．たとえば上腕二頭筋長頭を促通する場合には，腕頭関節のq.i.s.を行うが，腕頭関節屈曲90°位，前腕の肢位を回外位，肩甲窩上腕関節外旋位にしておく．短頭の場合には肩甲窩上腕関節を内旋位にしなければならない．こうすることで他の筋には影響を及ぼすことなく効率よく筋の収縮を促通することができる．麻痺筋が限定している場合にはこの使用法のみが功を奏するであろう．

以上が運動科学とSJFとの関係である．運動科学は単に骨運動を起こす主動作筋と補助筋を研究する

筋運動力学（myokinetics）にとどまっていては十分な理解ができない．わが国のPT・OT養成施設で教育している運動科学は，あまりにもこの筋運動力学に偏りすぎている．

今後，わが国において一日も早く，関節内運動を含む運動科学（kinesiology）の教育がなされることが待たれる．

## 参考文献

1) Williams PL, et al (ed) : Gray's Anatomy, 36th ed, Churchill Livingstone, 1980.
2) 日本解剖学会解剖用語委員会（編）：解剖学用語，改訂13版，日本解剖学学会（監），医学書院，2007.
3) Paris SV : Extremity Dysfunction and Mobilization, Course Notes, Institute of Graduate Health Sciences, 1979.
4) Mow VC, et al : Biomechanics of diarthrodial joints: a review of twenty years of progress. J Biomech Eng 115 : 460-467, 1993.
5) Radin EL, et al : A consolidated concept of joint lubrication. Bone Joint Surg 54 : 607-613, 1972.
6) 笹田 直，他：バイオトライボロジー—関節の摩擦と潤滑—，産業図書，1988.
7) 宇都宮初夫：関節ファシリテーション冊子，第1, 2, 3, 4, 5版，2000-2004.
8) Steindler A : Kinesiology of the Human Body under Normal and Pathological Condition, Charles C Thomas Publisher, 1955.
9) MacConaill MA, et al : Muscles and Movement: A Basis for Human Kinesiology, 2nd ed, R.E. Krieger Pub. Co. Inc., 1977.
10) White AA Ⅲ, et al : Clinical Biomechanics of the Spine, J. B. Lippincott Co., 1978.
11) 伊藤鉄夫：関節生物学の進歩．臨床整形外科 8 : 985, 1973.
12) Kapandji IA : The Physiology of the Joint, 2nd ed, Churchill Livingstone, 1970.
13) Smith LK, et al : Brunnstrom's Clinical Kinesiology, 5th ed, F.A. Davis Co., 1996.

# 第3章

# 部位別検査治療技術

SJF技術の対象は身体全体にわたって存在する．滑膜性の連結が対象になるため，ここでは対象となる関節の構造，皮膚表面からの触診法，運動科学，SJF検査技術，SJF治療技術について述べる．

## 1 関節の構造

症候の存在する部位によってどの関節を検査，治療関節とするか，対象となる関節についての構造を簡単に述べる．詳細は解剖学の成書に譲る．構造において特に知らなければならないことは，関節面の形状（凹か凸か），関節包・靱帯の付着部などである．

## 2 触診

関節を治療するためには，皮膚表面から正確に関節に近い部分の骨を把持し，動きのなかで関節の構成体である関節包・靱帯の硬さを感じなければならない．皮膚表面から骨までの距離は，どんなに近いと思っていても最低で7mm程度あるもので，部位によっては5cm以上の深部に存在する場合もある．骨体を外部から回旋する場合，皮膚表面を回しても軟部組織が骨の周りを動くのみで，骨体は動いていない場合が多い．したがって触診にあたっては特に軟部組織の厚さを意識して実施することが重要である．

骨・関節の触診にあっては，指標となる部位をまず触り，その部位からどのような手順で確認していくかを知っておくことが重要となる．関節の触診では関節の遊びを起こし，動けば関節であるということを確認することができる．

## 3 角運動学

関節内運動は骨運動が起これば必ず起こる．骨運動に伴って関節内で起こる運動は構成運動（component movement）といわれる．これらの運動は関節内運動学として詳細に述べられるようになってきた．骨運動が起こらないときにも関節包内では，関節面を他動的に動かすことができる．これらの運動を関節の遊び（joint play）というが，ここでは骨運動と関節内運動との関係について詳細に述べる．後述するSJFの治療技術は，主として構成運動を使用するためである．

## 4 SJF検査技術

SJFの関節治療は，関節自体に問題が存在したときに実施するため，関節内の問題を明確にする検査が必要である．このとき使用する技術が関節の遊びである．関節包，靱帯あるいは関節内の潤滑機構に障害があるか否かを決定するために，遊び滑り，傾斜，引き離し，接近遊び滑りなどを用いる．ただし局所の短縮を判定できるのは傾斜技術のみである．

## 5 SJF治療技術

関節包，靱帯に拘縮が存在するときにも，関節外の軟部組織に拘縮があるときにも，関節面を近づけて構成運動を行うと，伸張運動をすることなしに軟部組織が長くなることがわかった．この技術を延長運動（lengthening）という．特に臨床では軸回転（spin）運動が各関節内で最も障害されずに残るため，治療ではこの運動を最も多く使用している．その他各関節で起こる自動的・他動的骨運動に伴って，関節内で起こる関節面の動きを利用した治療法について述べる．

筋の収縮に関係する技術が関節内運動の操作にあることもわかってきた．筋収縮を活性化するために，関節を最もゆるい位置（least-packed position）におき，動く骨体の関節内運動に対して速い（1/100

## 表1 synovial joints facilitation 検査・治療技術

| 種類 | | 目的 |
|---|---|---|
| **1. 関節の遊び joint play（他動のみ，骨運動を伴わない）** | | |
| glide | 遊び滑り | 関節内運動機能の検査および円滑な骨運動の獲得 |
| tilt | 傾斜 | |
| distract | 引き離し | |
| close glide | 接近遊び滑り | |
| **2. 構成運動 component movement（自動・他動，骨運動を伴う）** | | |
| slide | 構成滑り | |
| roll | 転がり | 治療目的によって使用法が異なる |
| spin | 軸回転 | |

| 使用法 | 治療目的 |
|---|---|
| 構成滑り法，軸回転法，転がり法<br>direct sliding, spinning, rolling | 関節内運動機能障害の治療<br>関節面の軌道（track）再教育 |
| 接近構成滑り法，軸回転法<br>close direct sliding, spinning | 筋・腱・関節包・靱帯の延長<br>ROMの増大 |
| 自動介助運動を伴う介助構成滑り法<br>assistive direct sliding with active assistive motion | 関節内運動再教育<br>神経筋再教育（筋収縮の誘発） |
| 抵抗運動を伴う対向構成滑り法<br>counter sliding with resistive motion | 主動作筋の収縮促通<br>関節面の動きを誘導 |
| 速い逆構成滑り法，逆軸回転法<br>quick inverse sliding, spinning | 主動作筋の収縮活性化<br>拮抗筋の収縮不活性化 |
| 接近速い逆構成滑り法，逆軸回転法<br>close quick inverse sliding, spinning | 主動作筋の収縮活性化<br>拮抗筋の収縮不活性化 |
| 速い構成滑り法，軸回転法<br>quick direct sliding, spinning | 主動作筋の収縮不活性化<br>拮抗筋の収縮活性化 |
| 往復速い逆半構成滑り法（接近法もあり）<br>alternating quick inverse semi-sliding | 主動作筋の収縮活性化<br>拮抗筋の収縮活性化 |
| 両側速い逆半構成滑り法（体幹の関節）<br>bilateral quick inverse semi-sliding | 主動作筋の収縮活性化<br>拮抗筋の収縮活性化 |
| 速い逆半構成滑り法<br>quick inverse semi-sliding | 主動作筋の収縮活性化<br>拮抗筋の収縮不活性化なし |
| 接近速い逆構成半滑り法<br>close quick inverse semi-sliding | 主動作筋の収縮活性化<br>拮抗筋の収縮不活性化なし |

秒）逆運動（quick inverse sliding, spinning）を加えると，主動作筋は収縮が容易になり，他動抵抗に対して強く反応する．さらにこの収縮に抵抗を与え，関節内運動に対向（counter）する抵抗を与えると主動作筋の収縮を促通することができる．筋力増強のためには収縮している筋に対して一定以上の抵抗を与えなければならないが，そのときに関節の抵抗が運動を阻害していたら，筋に対する抵抗は弱くなるため目的を達成することはできなくなる．

表1はSJF技術の種類と目的を示したものである．

## 6 現在SJFが使用している治療技術の種類と目的

### 6.1 関節機能に対して効果が現れるSJF技術

#### 6.1.1 構成滑り法，軸回転法，転がり法
（direct sliding, spinning, rolling）

骨運動に伴い関節内運動を順方向に滑らせるか，

軸回転あるいは転がりを行うと，関節機能障害が改善し，痛みやしびれなどの症候が消失する．また痛みのない骨運動が可能となるためROMを維持することができる．

### 6.1.2 接近構成滑り法，軸回転法
#### （close direct sliding, spinning）

骨運動が正常範囲以前で止まったとき，相互の関節面の距離が近づくように軽く（1kg程度）押してから関節内運動を順方向に滑らせるか，軸回転させる．関節内の摩擦による抵抗が軽減し，関節をさらに軽く動かすことができるため，軟部組織を伸張することなしに長くすることができる．結果的にROMを拡大することができる．

### 6.1.3 接近純粋な軸回転法
#### （close direct pure spinning）

肩甲窩上腕関節あるいは股関節において，純粋な軸回転法を行う．骨運動が止まった時点で，関節面同士が近づくように軽く押してからさらに軸回転を行うと，関節はさらに軽く動き，屈曲，伸展，外転，外旋，内旋などの可動域を拡大することができる．この技術では主として，関節包・靱帯など関節内軟部組織が伸ばされる．

## 6.2 筋機能に対して効果が現れるSJF技術

### 6.2.1 速い逆構成滑り法，逆軸回転法
#### （quick inverse sliding, spinning : q.i.s.）

LPPの位置で関節面を逆方向に速く（1/100秒）滑らせるか軸回転させると，筋の収縮が活性化され，収縮が起こりやすくなる（筋力検査で筋力が増大する）．

### 6.2.2 速い構成滑り法，軸回転法
#### （quick direct sliding, spinning : q.d.s.）

LPPの位置で関節面を順方向に速く（1/100秒）滑らせるか軸回転させると，筋の収縮が不活性化され，収縮が起こりにくくなる（筋力検査で筋力が低下する）．

### 6.2.3 自動介助運動に伴う介助構成滑り法，軸回転法（assistive direct sliding, spinning with active assistive motion）

筋力が2レベル以下にある筋の場合，自動介助運動に伴って動く関節面を順方向に，滑りあるいは軸回転運動を介助すると，筋の収縮が促される．

### 6.2.4 抵抗運動に伴う対向構成滑り法，対向軸回転法（counter sliding, spinning with resistive motion）

筋力が3レベル以上の筋の場合，抵抗運動に伴って起こる関節面の動きに対して，逆方向に持続的に滑らせるか軸回転させることで関節面の動く方向を誘導すると，筋の収縮が促通される．

### 6.2.5 速い逆半構成滑り法，逆半軸回転法
#### （quick inverse semi-sliding, semi-spinning）

LPPで強さと範囲をq.i.s.の1/2にして，関節内運動の逆方向に速い半構成滑りあるいは半軸回転を行う．主動作筋に対しては収縮を活性化する．拮抗筋に対して収縮を不活性化しない．

### 6.2.6 往復速い逆半構成滑り法，逆半軸回転法（alternating quick inverse semi-sliding, semi-spinning：A-quick）

LPPで関節内運動の逆方向へ，q.i.s.の1/2の強さと範囲で，半構成滑りあるいは半軸回転を同時に行う．主動作筋および拮抗筋の収縮を同時に活性化する．

### 6.2.7 両側速い逆半構成滑り法，逆半軸回転法（bilateral quick inverse semi-sliding, semi-spinning：B-quick）

主動作筋と拮抗筋に対して両側別々に速い逆運動を行う．強さと範囲をq.i.s.の1/2にする．主動作筋および拮抗筋の収縮を両方とも活性化する．

以上本章では各関節におけるそれぞれの方法について述べる．

# I. 上肢：肩複合体

　肩複合体（shoulder complex）は，肩甲骨，上腕骨，鎖骨，胸骨の4つの骨によって構成され，それらを連結する①肩甲窩上腕関節，②胸鎖関節，③肩鎖関節の連合・複合された上肢の動きに由来しこのように称される．上肢の動きは肩複合体の合成された動きで行われ，どこに障害が起こっても動作困難に陥る．なお，肩複合体の動きには胸肋・肋椎関節といった体幹小関節の関与が必要で，言い換えれば体幹小関節の動きがなければ肩複合体の関節は制限を受けることになる．

　上腕骨頭部は上腕骨長軸から約45°屈曲位をとり，後捻30°にて肩甲骨窩に向き合う．関節包は上腕骨解剖頸にまで及び，上方では関節包直下滑液鞘に隔てられ上腕二頭筋長頭腱が関節唇に至る．前上方では大結節から烏口突起に至る烏口上腕靱帯が存在し，関節包靱帯としては以下のように3つの靱帯に区分できる．烏口上腕靱帯のすぐ前方に上関節上腕靱帯が位置する．前方では中関節上腕靱帯が広く関節窩に至り，下方では下関節上腕靱帯（前部線維束，腋窩陥凹，後部線維束の3部に分かれる）が位置する（図2，3）．この周囲を腱板筋が位置し，特に後方ではこれら筋によって補強される．

## 1 関節の構造

### 1.1 肩甲窩上腕関節
**glenohumeral joint**

　肩甲窩上腕関節は肩甲骨窩と上腕骨骨頭で構成され，形態的には上腕骨頭が凸面，肩甲骨窩が凹面をなす球関節に分類される．肩甲骨の背腹側面は前額面に対し30°の傾斜位に位置するが，肩甲骨窩の面はさらに内側を向き，結果前額面から35°の方向を向く．また，肩甲骨内側縁に対しては5°上方傾斜す

### 1.2 胸鎖関節
**sternoclavicular joint**

　胸鎖関節は胸骨柄と鎖骨胸骨端で構成される鞍関節で，前額面では鎖骨胸骨端が凸面，胸骨柄関節面が凹面をなし，矢状面では鎖骨胸骨端が凹面，胸骨柄関節面が凸面をなす構造となる．胸鎖関節には関節円板が存在し，その適合性を高めている．関節包の前面と後面は前・後の胸鎖靱帯によって補強

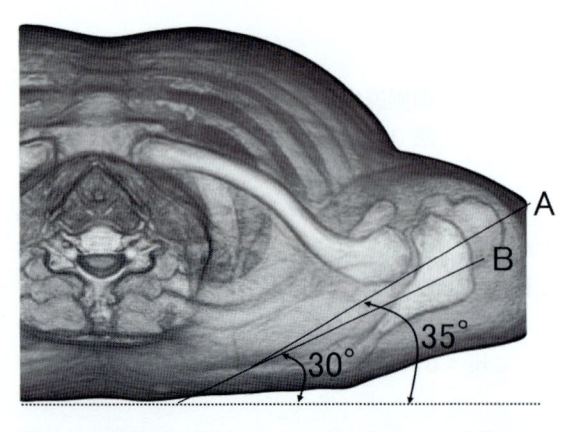

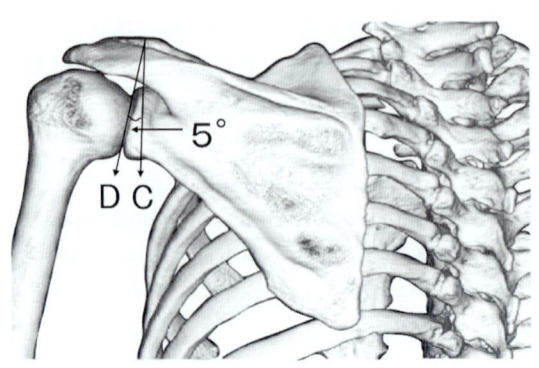

**図1** A；前額面に対する肩甲骨窩の向き，B；前額面に対する肩甲骨背腹側面の向き，C；肩甲骨内側縁との平行線，D；肩甲骨窩面の向き．

され，上方では左右鎖骨の内側上縁を連結するように鎖骨間靱帯が存在する．下方では第1肋骨との間に肋鎖靱帯が存在するが，鎖骨の前面と後面に分かれ，前部線維は上外側方向へと走り，後部線維は上内側方向へと走行する（図4）．

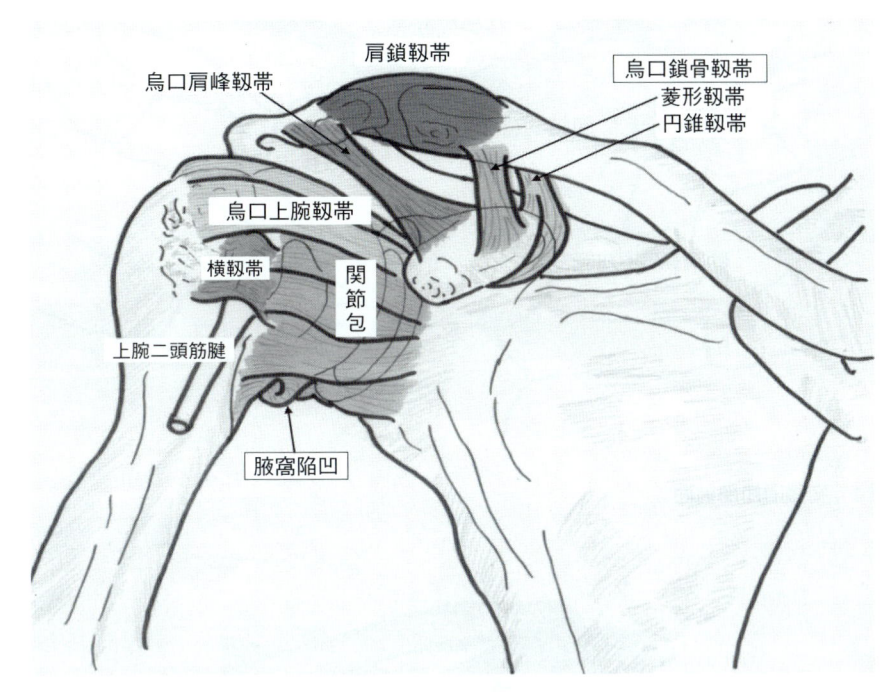

**図2　右肩前面**

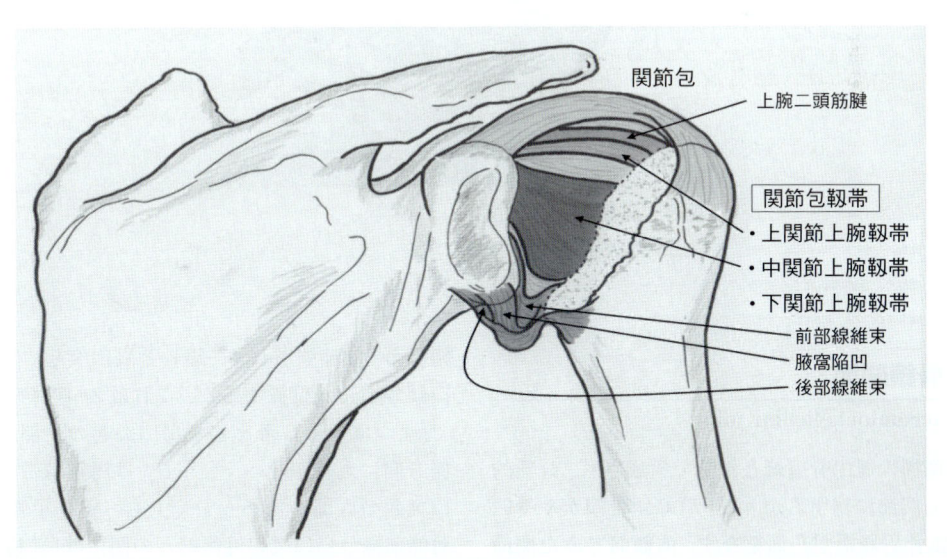

**図3　右肩後方より腹側面の関節包を内側より見る**
※上腕骨骨頭の一部を除去してある．

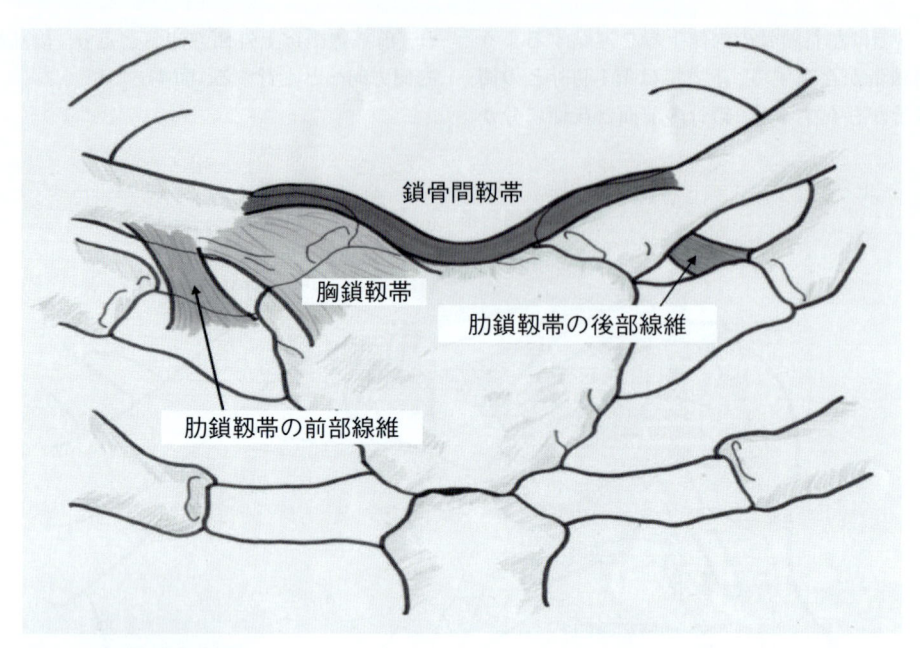

図4 胸鎖関節部前面

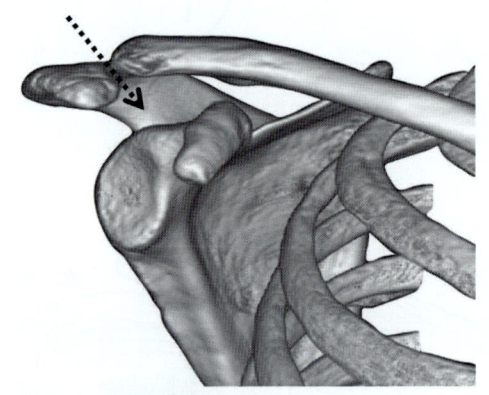

図5 肩鎖関節部前面
矢印は関節面の向きを示す．

## 1.3 肩鎖関節
### acromioclavicular joint

　肩鎖関節は肩甲骨肩峰と鎖骨で構成され，分類的には平面関節に属するが，若干肩峰鎖骨端がやや凹面を，鎖骨肩峰端が凸面をなす．前額面でみた関節面は垂直位から内側を向く面まで様々であるが，多くは内側を向く（図5）．
　関節包の上部と下部は上下の肩鎖関節包靱帯（肩鎖靱帯）で補強される．鎖骨と烏口突起の間では烏口鎖骨靱帯が位置するが，これは2つの靱帯の総称で，1つは菱形靱帯として烏口突起の上部から上外側方向に走り鎖骨へ，もう1つは円錐靱帯として烏口突起の底部からまっすぐ上方へ走り鎖骨に至る．肩峰前縁と烏口突起外側端との間には烏口肩峰靱帯が位置し，肩峰と併せて烏口肩峰アーチと呼ばれ肩甲窩上腕関節の天蓋として機能する（図2）．

## ② 触診

体表前側面(図6)および後面(図7)から観察できるいくつかの指標を確認する.

### 2.1 鎖骨部

鎖骨の前面より開始する.
1) 1；頸切痕側から鎖骨胸骨端を触れ,胸鎖関節の大きく露出した関節面を確認する(図8).
2) 胸鎖関節の関節裂隙を確認しながら,尾側へ移動し第1肋軟骨を触診する(図9).鎖骨の挙上・下制運動を行うことで境界がより明確となる.
3) 鎖骨体に沿って外側へ移動し,3；鎖骨内側1/3凸隆部,4；鎖骨下窩,5；肩峰端を確認する.
4) 5；肩峰端と6；肩峰の間で動きを確認し,肩鎖関節を触診する.肩鎖関節は上肢の挙上位でより明確に確認できる(図10).

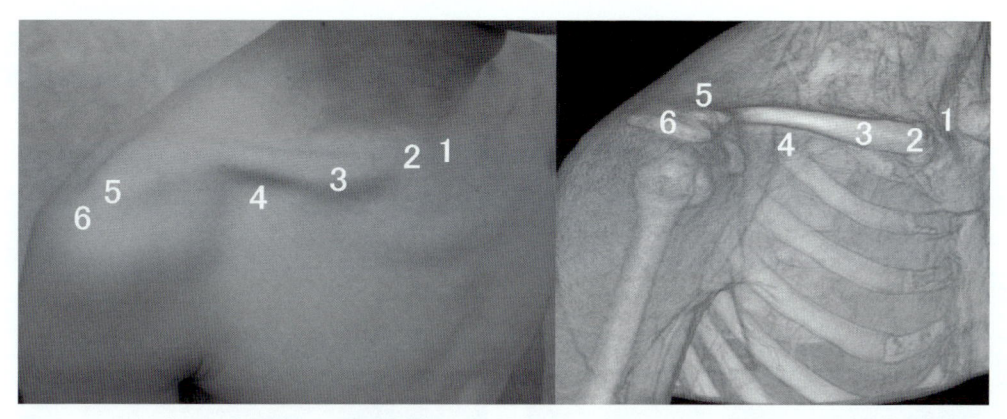

**図6** 1；頸切痕,2；胸骨端,3；鎖骨内側1/3凸隆部,4；鎖骨下窩,5；肩峰端,6；肩峰.

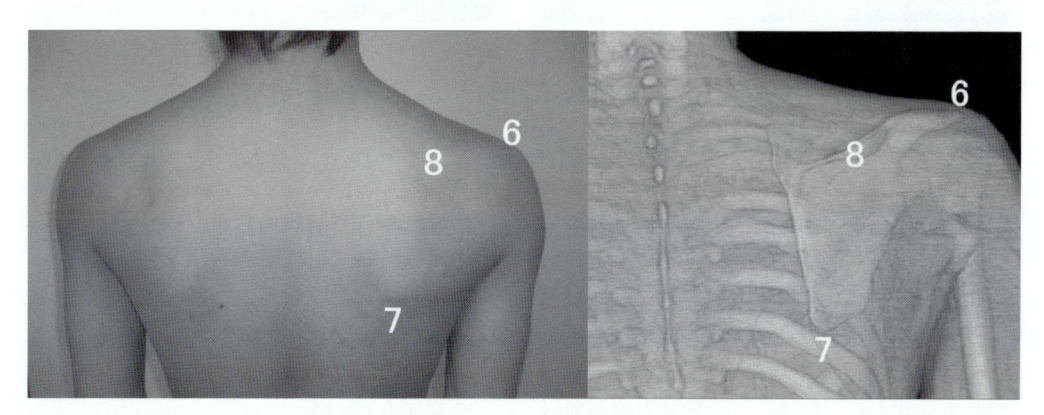

**図7** 6；肩峰,7；肩甲骨下角,8；肩甲棘.

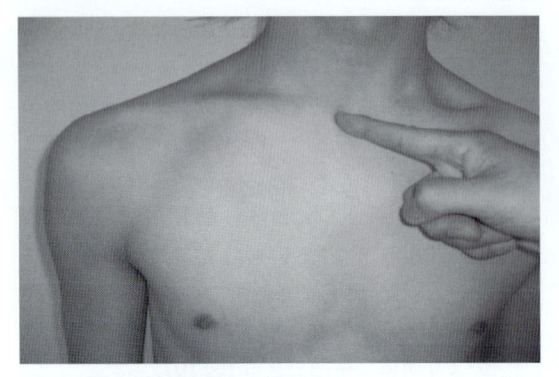

図8　胸鎖関節関節面の触診

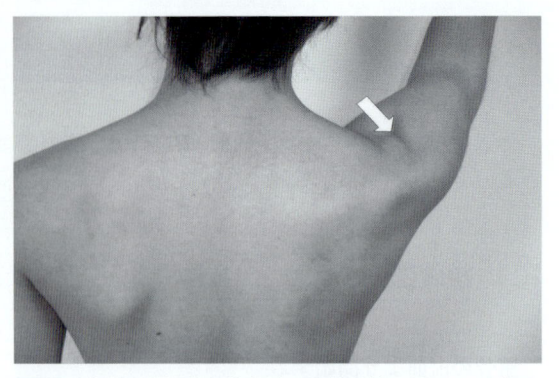

図10　矢印は上肢の挙上時, 肩鎖関節に沿ってできる皮膚の皺を指している.

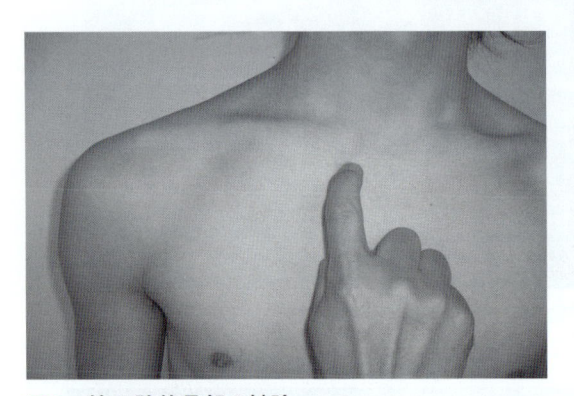

図9　第1肋軟骨部の触診

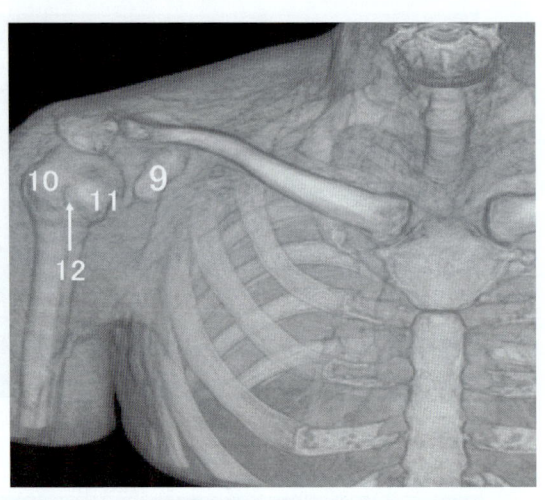

図11　9；烏口突起, 10；大結節, 11；小結節, 12；結節間溝.

## 2.2 上腕骨部

上腕部前面より図11にあげる部位について触診する.

1) 4；鎖骨下窩から3横指斜外側下方に9；烏口突起を触診する（図12a）. 5；鎖骨肩峰端前縁から3横指斜内側下方からも確認できる（図12b）.
2) 上腕を内外旋中間位にし, 9；烏口突起から3横指外側で12；結節間溝を触診する. 肩の内旋外旋運動を行うことで明確にする（図13）. 結節間溝から1横指内側に11；小結節を, 1横指外側に10；大結節を触診し, 位置関係を確認する（図14）.

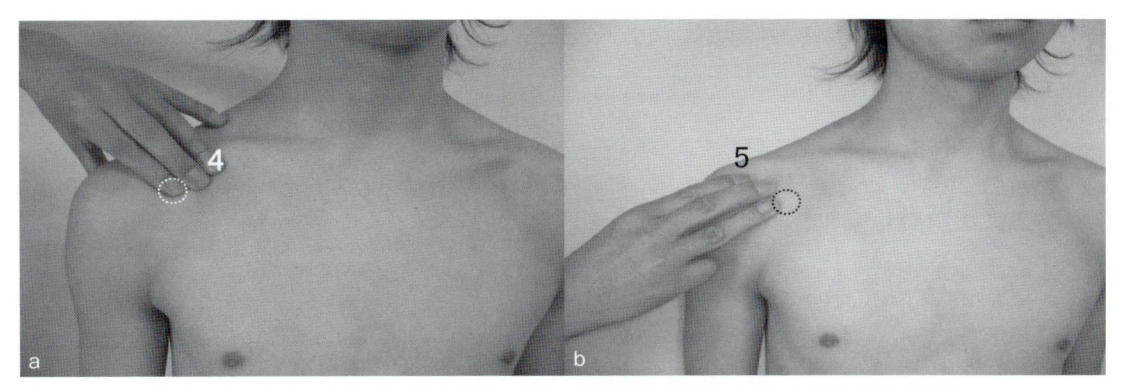

図12　a. 4；鎖骨下窩から烏口突起（丸印）を触診．b. 5；肩峰端の前縁から烏口突起（丸印）を触診．

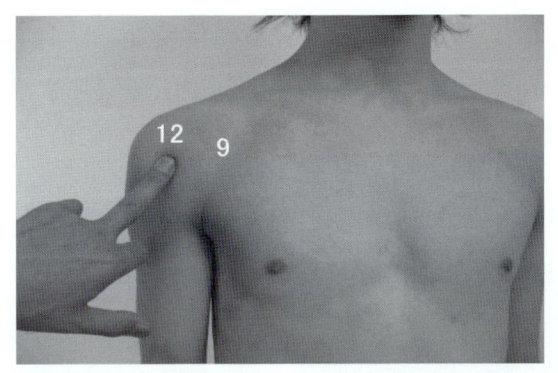

図13　12；結節間溝の触診（9；烏口突起から3横指外側に位置する）．

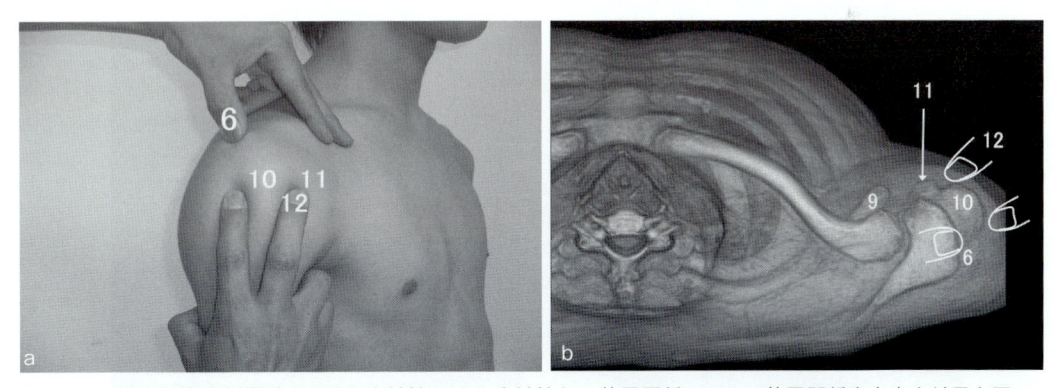

図14　a. 6；肩峰（外側縁）と10；大結節，11；小結節との位置関係．b. aの位置関係を上方より見た図．

## 2.3 肩甲骨部

1) 体幹後面で7；肩甲骨下角を確認する（図15）．下角から13；肩甲骨内側縁に沿って14；肩甲棘三角および15；肩甲骨上角を触診する（図16）．
2) 8；肩甲棘の下縁に沿って外側へ移行し，最突出部である16；肩峰角を触診する（図17）．肩峰角を挟んで内側に17；肩峰後縁，外側に18；肩峰外側縁を触診する（図18）．

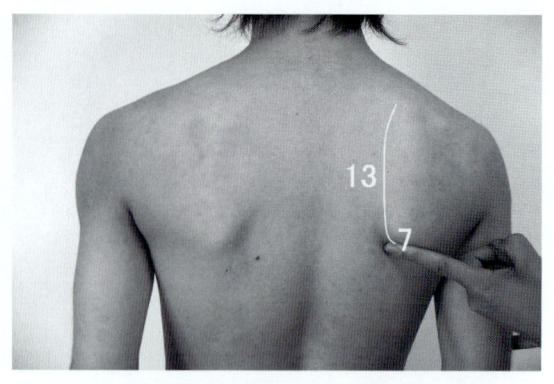

図15　7；肩甲骨下角の触診．13；肩甲骨内側縁．

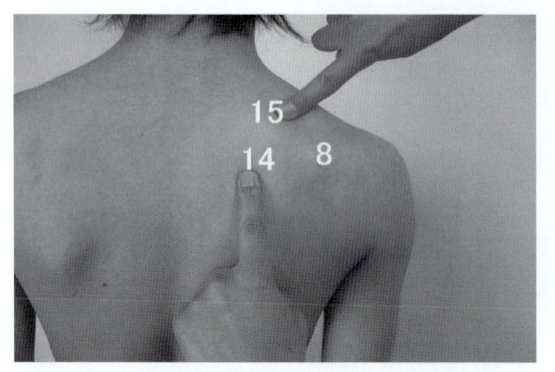

図16　14；肩甲棘三角および15；肩甲骨上角の触診．

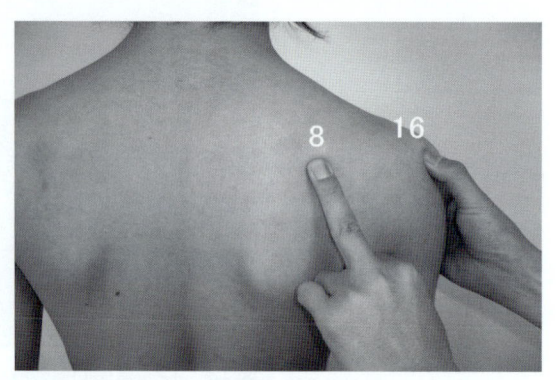

図17　16；肩峰角の触診．

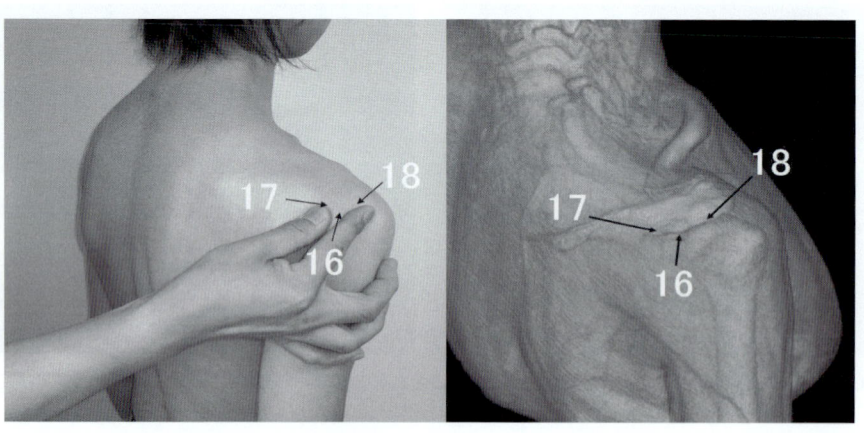

図18　17；肩峰後縁，18；肩峰外側縁の触診．

## ③ 角運動学

### 3.1 肩甲窩上腕関節
**glenohumeral joint**

運動自由度3度の肩甲窩上腕関節で行われる骨運動には，屈曲，伸展，外転，内転，外旋，内旋のほか，これら組み合わせの様々な運動がある．関節内運動のうち構成運動としては上腕骨頭凸の法則による腹背側，頭尾側滑りと軸回転の組み合わせによって行われる．このため生理的骨運動下においては，3平面ずつの運動としてとらえる純粋な解剖学的骨運動は発生しない．図19は，骨運動と関節内運動の関係を模式的に表したものである．関節内腹背側の構成滑りは，骨の外旋・内旋をもたらすが，特記すべきは90°以内と90°以上の場合で腹背側の構成滑りと骨運動の関係が逆になることである．たとえば，0°から90°までの間で関節面が背側方向へ滑ると骨の内旋をもたらすが，90°以上で関節面が背側へ滑ると骨の外旋をもたらす（図19；内旋・外旋の矢印を比較）．よって屈曲運動を全域でみると，0～90°では背側方向へ移動するため骨には内旋が組み合わさり，90～150°，さらに180°までは腹側方向へ移動することになるが，ここでも骨は内旋を伴うことになる．つまり屈曲の全運動域にわたって内旋が付随するのである．外転運動では，0～90°では腹側へ移動するため骨は外旋し，90～120°では背側へ移動するが，90°以上での背側移動であるため，ここでも骨は外旋する．

120～180°では関節内では腹側へ移動するため，ここでは骨の内旋が付随することになる．屈曲や外転の生理的運動における関節面の移動には，こういった特徴ある経路をたどり軌道（track）と呼ぶ．なお図20で示すとおり屈曲と外転における上腕骨頭は，肩甲骨窩上の同一の部位で運動を終了し，上腕骨頭も同じ向きで運動を終えることになる．骨運動と関節内運動の関係を表1にまとめる．

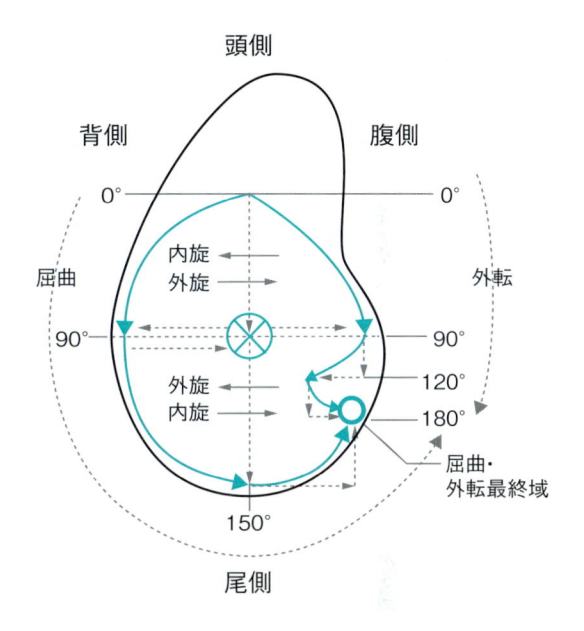

**図19 骨運動と関節内運動の関係**
肩甲骨窩上の上腕骨頭の移動を表した．

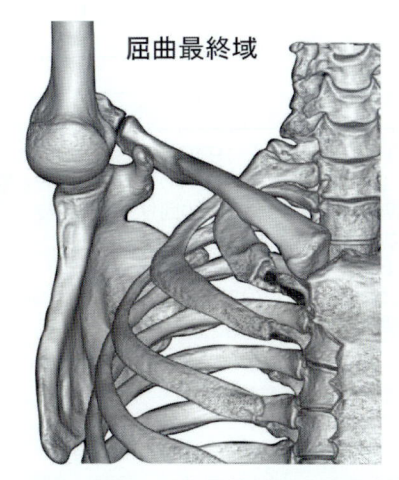

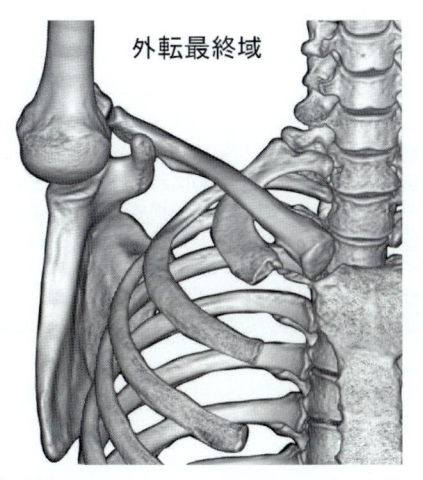

**図20 屈曲と外転最終域における上腕骨頭**

## 表1　関節内運動表：肩甲窩上腕関節

| 骨運動 | | 連合回旋[*1] | 関節内運動 | CPP：外転・外旋位　　LPP：軽度外転位 | | | |
|---|---|---|---|---|---|---|---|
| | | | | 烏口上腕靱帯 | 上関節上腕靱帯 | 中関節上腕靱帯 | 下関節上腕靱帯 |
| 屈曲 | 0〜90° | 内旋 | 背尾側構成滑り＋軸回転 | | | | |
| | 90〜150° | 内旋 | 腹尾側構成滑り＋軸回転 | | | | |
| | 150〜180° | 内旋 | 頭腹側構成滑り＋軸回転 | | | | ＋ |
| 伸展 | −180〜−150° | 外旋 | 背尾側構成滑り＋軸回転 | | | | |
| | −150〜−90° | 外旋 | 頭背側構成滑り＋軸回転 | | | | |
| | −90〜0° | 外旋 | 頭腹側構成滑り＋軸回転 | | | | |
| | 0〜60° | 内旋 | 頭背側構成滑り＋軸回転 | ＋ | | | |
| 外転 | 0〜90° | 外旋 | 腹尾側構成滑り＋軸回転 | | | | |
| | 90〜120° | 外旋 | 背尾側構成滑り＋軸回転 | | | | ＋ |
| | 120〜180° | 内旋 | 腹尾側構成滑り＋軸回転[*2] | | | | ＋ |
| 内転 | −180〜−120° | 外旋 | 頭背側構成滑り＋軸回転 | | | | |
| | −120〜−90° | 内旋 | 頭腹側構成滑り＋軸回転 | | | | |
| | −90〜0° | 内旋 | 頭背側構成滑り＋軸回転 | | | | |
| 外旋 | 屈曲肢位 0〜90° | | 腹側構成滑り[*3] | ＋ | ＋ | ＋ | |
| | 90° | | 頭側構成滑り | ＋ | | | |
| | 90〜180° | | 背側構成滑り[*3] | | | ＋ | |
| | 外転肢位 0〜90° | | 腹側構成滑り | | | | ＋（前部線維） |
| | 90〜120° | | 軸回転＋腹側構成滑り | | | | |
| | 120〜180° | | 軸回転[*4] | | | | |
| 内旋 | 屈曲肢位 0〜90° | | 背側構成滑り[*3] | | | | |
| | 90° | | 尾側構成滑り | | | | |
| | 90〜180° | | 腹側構成滑り[*3] | | | | |
| | 外転肢位 0〜90° | | 背側構成滑り | | | | ＋（後部線維） |
| | 90〜120° | | 軸回転＋背側構成滑り | | | | |
| | 120〜180° | | 軸回転[*4] | | | | |
| | | | 関節の遊び | | | | |
| | | | 上方 | | | | |
| | | | 下方 | ＋ | ＋ | | |
| | | | 前方 | | | ＋ | |
| | | | 後方 | | ＋ | | |

*1：他動運動であっても生理的骨運動には骨の回旋が伴う（MacConaill, 1946）.
　　これは関節面が球面であるために起こる現象であり，自然に発生する関節内の軸回転がもたらすものである.
*2：120°から180°にかけては，尾側構成滑りが漸減し腹側構成滑り（軸回転内回り；骨体内旋）が中心となる.
*3：屈曲肢位における内外旋は90°を境に滑り方向は逆になる.
*4：外転120°で肩甲骨と上腕骨2骨間の角度は，およそ85°である.
　　最大外転時でも2骨間では，95°程度である.このため屈曲肢位での内旋・外旋のように90°を境にして構成滑りの逆転は起こらず，この肢位における内外旋は軸回転で行われる.

## 3.2 胸鎖関節
sternoclavicular joint

　肩甲骨挙上における胸鎖関節の構成滑りでは鎖骨胸骨端の凸尾側滑りが，逆の下制では凸頭側滑りが起こる．鎖骨肩峰端の腹側への動きである前方牽引では凹腹側滑りが起こり，逆の背側への動きである後方牽引では凹背側滑りが起こる．このような純粋な前方牽引・後方牽引は，わずかな運動範囲でしか起こらない．実際の生理的な骨運動では，挙上や軸回転を伴って前方牽引・後方牽引が起こるため，胸骨端には凸面としての構成滑りが起こる．鞍形状としての凹滑りは，他動的な遊び滑りとしては可能である．軸回転においても，単独で起こることはなく，凸尾側構成滑りには後方（背側）軸回転が，逆に凸頭側構成滑りには前方（腹側）軸回転が組み合わさる（図21）．胸鎖関節の骨運動と関節内運動の関係について表2に示す．

## 3.3 肩鎖関節
acromioclavicular joint

　肩鎖関節の動きは体幹に対する肩甲骨の微妙な配置を可能にする．関節内運動では腹背側傾斜，腹背側頭尾側の構成滑り，腹背側の転がりおよび軸回転がある．これらはすべて組み合わさって起こり，その組み合わせによって一定の軌道が作られている．肩甲窩上腕関節外転時や屈曲時など肩甲骨上方回旋では鎖骨と肩峰の前縁はともに骨運動として後方への回転を起こすが，肩甲骨の上方回旋（肩峰後方回旋）のほうが鎖骨の後方回旋に比べてより大きい（図22）．このため2骨間における関節内運動としては肩峰（肩甲骨）が肩峰端前縁（鎖骨）に対して頭側構成滑りと腹側構成滑りおよび後方軸回転を起こすこととなる．同様に，上肢水平内転においても肩甲骨は上方回旋し，基本的に同じ運動（軌道）であるが，屈曲や外転時と比べて関節面はより大きく移動す

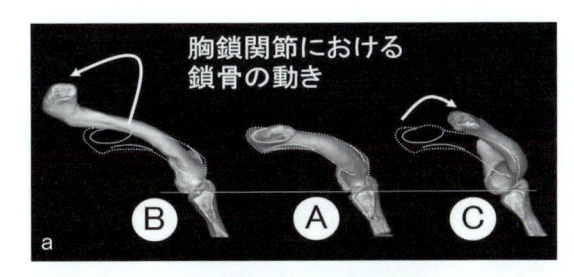

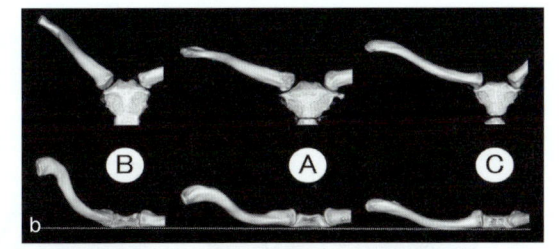

**図21**
a. 右鎖骨の動きを右側面から見た図．
A；中立位の鎖骨．B；上腕骨最大屈曲位（最大屈曲ではあるが，厳密に計測すると日本整形外科学会の計測方法で165°である）での鎖骨．中立位（点図）と比較すると，凸尾側構成滑りおよび後方軸回転が起こっている．C；上腕骨最大伸展時の鎖骨．中立位（点図）と比較すると，前方軸回転および凸頭側構成滑りが起こっている．純粋に前方軸回転だけが起これば，鎖骨遠位端はさらに上位に位置するであろうことに注意．
b. aと同じ画像を前面（上段）および上面（下段）より見る．
A；中立位の鎖骨．B；上腕骨最大屈曲（165°）における鎖骨．Aと比較して，凸尾側構成滑りと後方軸回転が起こる．
C；上腕骨最大伸展時の鎖骨．Aと比較すれば前方軸回転および凸頭側構成滑り（若干の転がり様）が起こる．

**表2　関節内運動表：胸鎖関節**

| | | CPP：挙上位 | | LPP：中立位 | |
|---|---|---|---|---|---|
| 骨運動（鎖骨遠位） | 関節内運動 | 前胸鎖靱帯 | 後胸鎖靱帯 | 鎖骨間靱帯 | 肋鎖靱帯 |
| 挙上 | 凸尾側構成滑り | | | | ＋ |
| 下制 | 凸頭側構成滑り | | | ＋ | |
| 前方牽引 | 凹腹側構成滑り | | ＋ | | ＋（後部線維） |
| 後方牽引 | 凹背側構成滑り | ＋ | | | ＋（前部線維） |

※凸滑りと凹滑りが組み合わさる場合は軸回転を伴う．

る．これによって肩甲骨は胸郭上を背面から側面へ移動することができる．図23では水平内転約70°以降の運動は，ほぼ肩鎖関節で行われていることを示している．その他骨運動と関節内運動の関係について表3に示す．

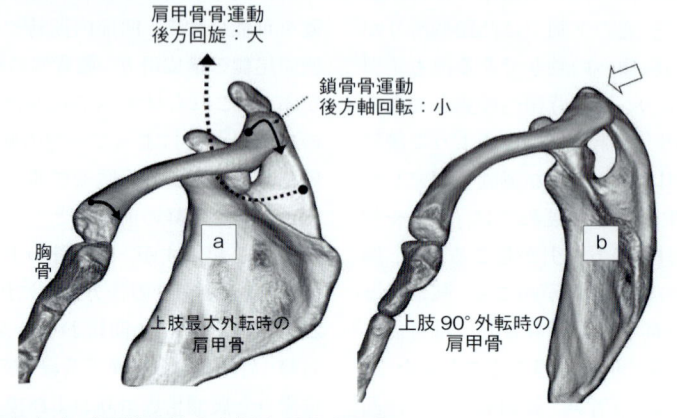

**図22　右肩甲骨および肩鎖関節を左側より見た画像**
a．右上肢最大外転時における肩甲骨を左側から見た図．肩甲骨は胸郭に沿って側方へ移動する．このとき肩峰は後方へ軸回転しながら頭側移動する．鎖骨でも後方軸回転が起こっているが，肩甲骨（肩峰）の後方回転のほうが大きいことに注意．b．右上肢90°外転時の肩甲骨．a と比較して，肩甲骨の側方移動が少ないこと，肩峰の頭側移動（矢印）が少ないことに注意．

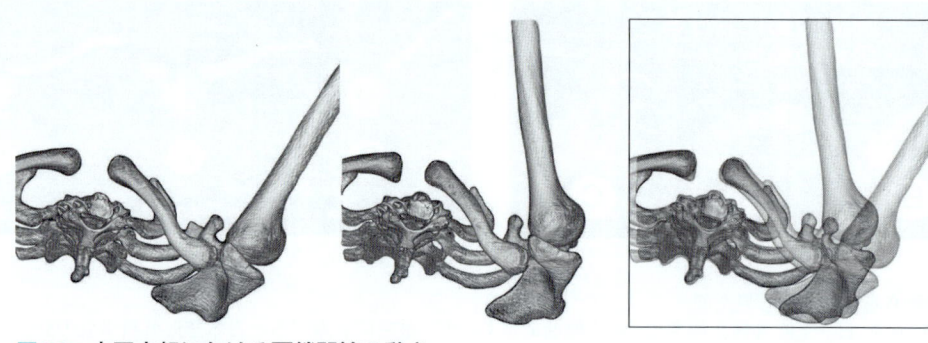

**図23　水平内転における肩鎖関節の動き**
左；水平内転70°程度，中；最大水平内転，右；2つの画像を合成したもの．
水平内転約70°以降は，肩鎖関節の動きによって運動が遂行される．肩峰の関節面は後方への軸回転を伴いつつ頭腹側へ大きく滑る（図の左と中における肩峰の位置を比較されたい）．右の肩鎖関節を頭側より見る．

**表3　関節内運動表：肩鎖関節**

| 骨運動 | 関節内運動 (肩峰) | 烏口鎖骨靱帯 | | 上肩鎖靱帯 | 下肩鎖靱帯 |
| --- | --- | --- | --- | --- | --- |
| | | 円錐靱帯 | 菱形靱帯 | | |
| | CPP：肩甲骨回旋 | | | LPP：中立位 | |
| 肩甲骨外転 | 頭腹側構成滑り | | | | ＋ |
| 肩甲骨内転 | 背尾側構成滑り | ＋ | ＋ | ＋ | |
| 肩甲骨挙上 | 外頭側構成滑り | | | | ＋ |
| 肩甲骨下制 | 内尾側構成滑り | ＋ | ＋ | ＋ | |
| 肩甲骨上方回旋 | 後方（背側）軸回転 | ＋ | | ＋ | ＋ |
| 肩甲骨下方回旋 | 前方（腹側）軸回転 | | ＋ | | |

※上肢運動に伴う肩甲骨の下方回旋はわずかであり，最大でも中立位から肩甲骨が脊柱と平行になる程度である．

## ④ SJF検査技術（遊び運動）

### 4.1 肩甲窩上腕関節

#### 4.1.1　腹背側の遊び滑り法
　　　　（ventral & dorsal gliding）
　術者の右手母指，中指，示指で上腕骨頭を包むように把持する（図24a）．術者の左手で上腕骨遠位部を把持し，近位部と遠位部を同方向に遊びの範囲で動かす．このとき肩甲骨関節面（肩甲骨窩）の傾斜角度35°に注意すること．このことで関節の前面および後面の軟部組織が正常な柔軟性を有するか検査する．

#### 4.1.2　頭尾側の遊び滑り法
　　　　（upward & downward gliding）
　4.1.1と同様に把持し，頭尾側方向に遊びの範囲で動かす．このとき肩甲骨窩は5°上方傾斜していることに注意する（図24b）．このことで上部軟部組織（関節包上部と烏口上腕靱帯および上関節上腕靱帯）の短縮がないか正常と比較する．

#### 4.1.3　接近遊び滑り法（close gliding）
　4.1.1または4.1.2の運動が終了した後，わずかな外力を加え関節面を接近（close）させることで遊びの動きが軽くなることを確認する．動きが軽くなれば，関節は正常な潤滑機構を有していると判断できる．

#### 4.1.4　傾斜法（tilting）
　近位部と遠位部を反対方向に動かすことで，関節面に傾斜を起こさせる．ここでは例として下関節上腕靱帯後部線維の硬さを検査する．上腕を外転・内旋位とし，遠位で骨体を外転方向に動かすように外力を加え，近位では背尾側方向に向けて外力を加えることで関節下部に傾斜を起こす．傾斜させる場合，球関節凸側を操作するときは骨頭中心よりも近位にて行うとslidingになってしまう．よって骨頭中心より遠位部で操作する必要がある（図25）．

#### 4.1.5　引き離し法（distracting）
　上肢を90°外転位におく．肩峰外側縁から肩甲棘の間を示指側面で，前方では烏口突起を外側より母指で把持し肩甲骨を固定する．内外側上顆部で上腕遠位を把持し上腕骨を肩甲骨から引き離す（図26）．上肢を下垂位，腋窩部より上腕骨体近位部を把持し，内外側上顆部で上腕遠位を把持する．近位部遠位部ともに外側方向へ動かし，肩甲骨から上腕骨を引き離す．このとき肩甲骨の動きが止まってから上腕骨関節面が引き離されることに注意する（図27）．このことで，正常関節が有する余裕の動きが存在するかどうか検査する．引き離し法を行うときは肩甲骨窩の面と上腕骨頭中心を向き合わせて行う（大結節部を向き合わせることで判断できる）ことを基本とする．このことにより90°外転位で行うときは関節全体の余裕をみることができ，下垂位で行えば関節包下部を除外してその余裕を検査できる．このほか，下垂位のままやや外旋したうえで臥床しているベッドに対し水平方向外側へ引き離せば関節前面の

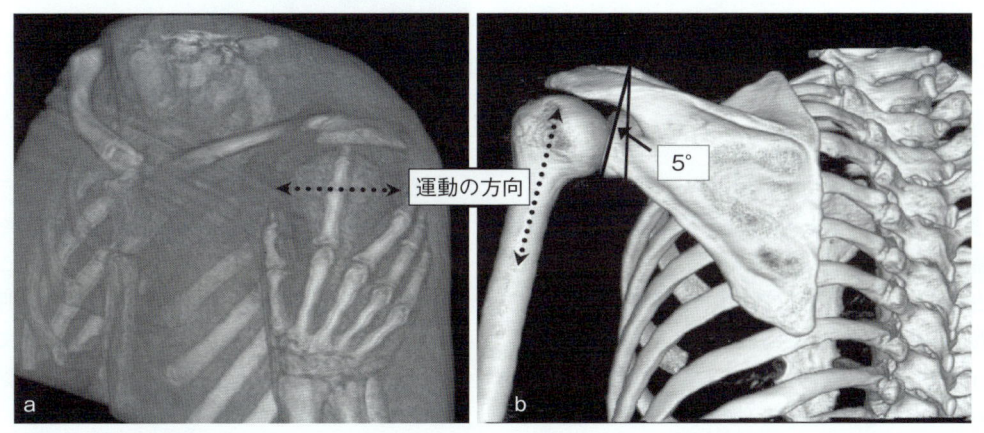

**図24**　a．腹背側への遊び滑り法，b．頭尾側への遊び滑り法．

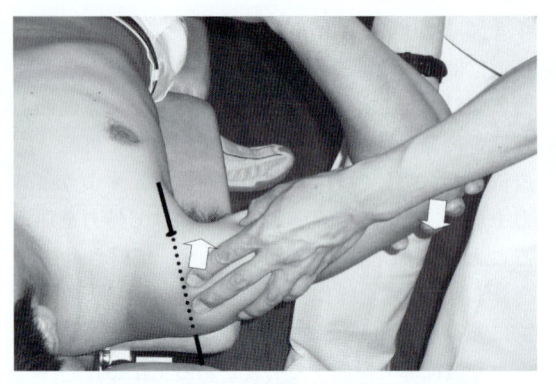

図25 傾斜法（下関節上腕靱帯後部線維の検査）

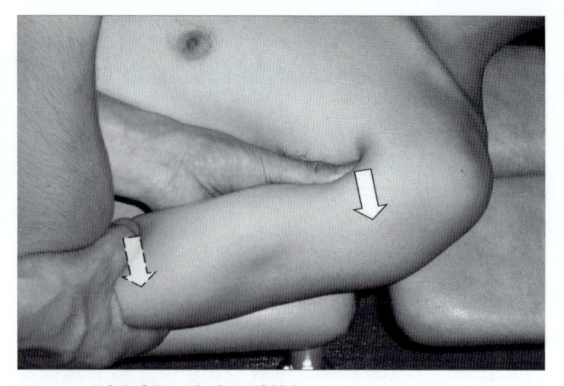

図27 引き離し法（下垂位）
矢印は肩甲骨窩の面（前額面から35°の方向）から引き離している．

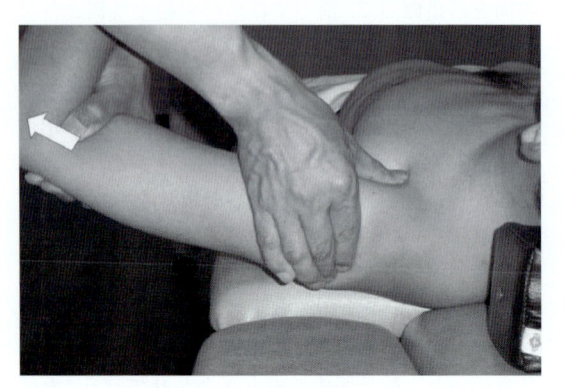

図26 引き離し法（90°外転位）

余裕を，やや内旋したうえで水平方向外側に引き離せば関節後面の余裕を正常関節と比較して検査することができる．臨床においては，このように検査技術を組み合わせて関節周囲軟部組織の状態を検査するために使用する．

## 4.2 胸鎖関節

### 4.2.1 腹背側の傾斜法
（ventral & dorsal tilting）

患者がリラックスしやすいように肘部に枕を敷く．鎖骨を挙上位におき，腹側へ前方牽引したうえで手指をできるだけ近位部で鎖骨背側面に挿入する．近位手指をそのままにし，鎖骨遠位で前方牽引を終了させる（後方牽引させる）ことで胸鎖関節の前面において傾斜を起こす（図28a）．これにより前胸鎖靱帯の長さを正常と比較する．

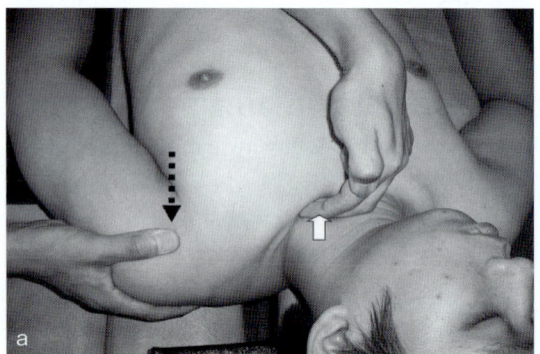

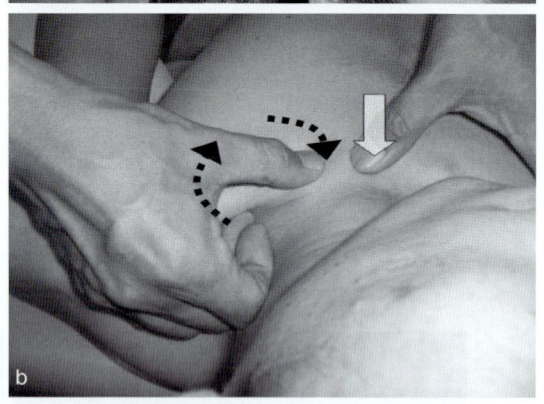

図28 胸鎖関節傾斜法

鎖骨をやや挙上し，腹側へ前方牽引したうえで母指以外の4指を鎖骨背側面に挿入し，母指を鎖骨前面に沿わせる．母指と4指の間で回転を起こすように，遠位側4指を引き上げ近位側の母指を押し下げる．同時に鎖骨胸骨端上に置いた他側母指で背側へ押す．こうすることで後面の後胸鎖靱帯を緊張させ，その長さを正常と比較する（図28b）．

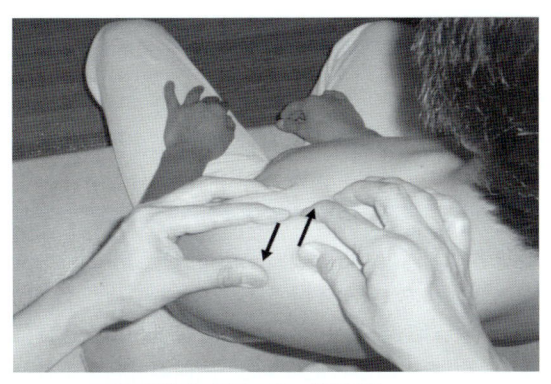

図29 肩鎖関節腹背側の遊び滑り法

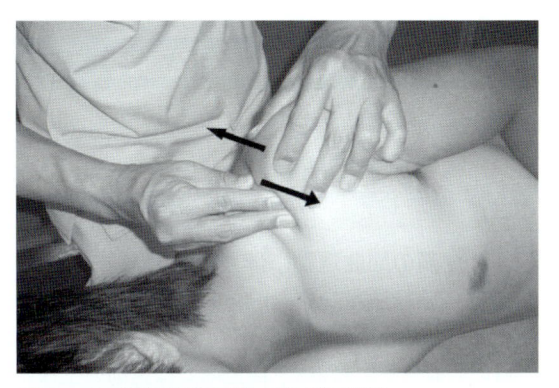

図30 肩鎖関節頭尾側の遊び滑り法

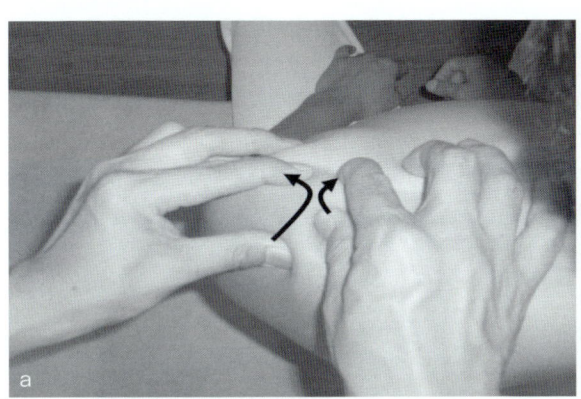

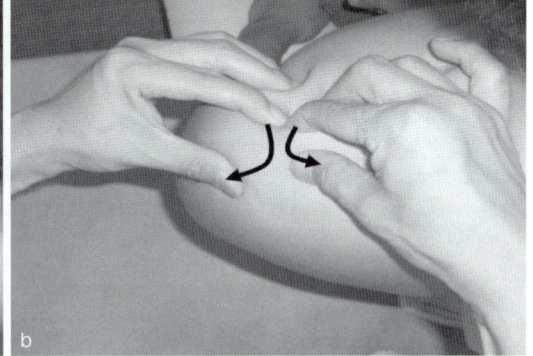

図31 肩鎖関節傾斜法

## 4.3 肩鎖関節

### 4.3.1 腹背側の遊び滑り法
（ventral & dorsal gliding）

関節裂隙近辺で両骨体を把持し，関節面の方向を意識して，遊びの範囲で腹背側へ滑らせる．こうすることで関節包前面と後面の柔軟性を正常と比較する（図29）．

### 4.3.2 頭尾側の遊び滑り法
（upward & downward gliding）

肩鎖関節軟部組織のうち頭側および尾側面の硬さを検査するには，以下のように行う．側臥位にて，肩峰を腹背側からつまむように把持する．一方，肩峰端を母指および示指指腹でつまみ，肩峰端から接近させながら頭尾側へ遊び滑りを起こす．このとき関節裂隙の方向を注意深く感じる必要がある（図30）．

### 4.3.3 腹背側の傾斜法
（ventral & dorsal tilting）

鎖骨の腹側への遊び滑りを起こした終末で，逆ハの字のような外力を加え前面で傾斜を起こす（図31a）．このことで関節包前面のみの硬さを正常と比較する．また，背側への遊び滑りの終末においてハの字のような外力を加え後面での傾斜を起こすことで，関節包後面のみの硬さを検査できる（図31b）．

## 5 SJF治療技術（構成運動）

### 5.1 肩甲窩上腕関節

#### 5.1.1 肩の屈曲運動に伴う構成滑り法＋軸回転法 (direct sliding & spinning with shoulder flexion)

肩の屈曲運動において，関節内では運動の全域にわたり軸回転と構成滑りが行われる．関節内運動を構成する滑りのうち，その運動方向には可動域によって大きく変化するという特徴がある．屈曲90°までは背側および尾側方向へ滑り，以降150°までは腹側および尾側方向へ，それ以降は腹側および頭側方向へ滑ることになる（図19参照）．このように屈曲における関節窩上の上腕骨頭の動きは，背尾側構成滑り＋軸回転（0～90°），腹尾側構成滑り＋軸回転（90～150°），腹頭側構成滑り＋軸回転（150～180°）という連続した通り路をたどり，これが屈曲における軌道である．

また，こういった関節内の動きによって，屈曲の全域にわたり上腕骨の長軸回旋（関節面では構成滑り）が発生することになる．屈曲における骨体の長軸回旋は，すべて内旋方向となる．

患者は仰臥位．術者の右母指指腹を患者の上腕骨頭腹側面にあて，他4指で背側からあて挟むように把持する（図32a）．術者の左手で患者の前腕遠位部を患者の掌側面から把持する．屈曲の骨運動を行いながら術者の右母指内側面で上腕骨頭を背尾側へ押す（図32a）ことで上腕骨の屈曲内旋運動を行わせる．90°屈曲内旋位（図32b）からは，術者の右母指内側面で腹尾側へ押すことで，内旋を伴った屈曲150°位に至らせる（図32c）．さらに骨体の内旋位を保持しながら，上腕骨頭を背面から腹頭側へ引く（図32cの挿入図）ことで運動の最終肢位（図32d）に至らせる．側方から見た術者の体位変化を図33に示す．

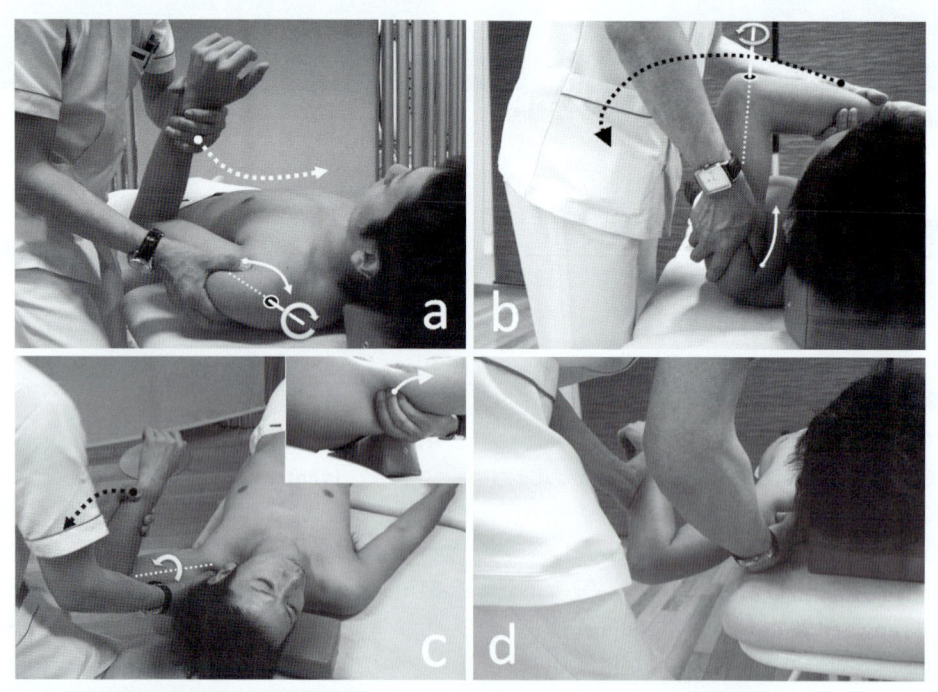

**図32　肩の屈曲運動に伴う構成滑り法＋軸回転法**
a. 開始肢位．実線矢印で関節面の動きを表し，点線矢印で把持した遠位部の動きを表した．円状の矢印は骨体の内旋を表している．
b. 屈曲90°位．矢印はaと同様．90°以上内旋していることに注意．
c. 屈曲150°位．患者上腕部の曲線矢印は骨体の内旋を表している．挿入図は，背側下方より左肩部を見る．挿入図では，術者の右示指と中指で上腕骨頭を頭腹側方向へ引いている（挿入図矢印）．
d. 運動最終位を患者の頭側より見る．

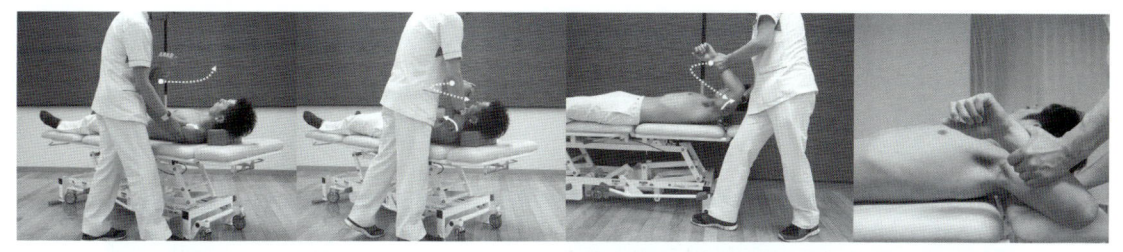

5. SJF治療技術（構成運動）　47

**図33** 肩の屈曲運動に伴う構成滑り法＋軸回転法（側方から見た術者の体位変化）
左肩治療時，術者の右足部は患者左肩の真下あたりにおく．90°から150°での操作では（左から2番目と3番目），術者の右脚を軸に術者の体は回転する．実線矢印で関節内への操作を表し，点線矢印で把持した遠位部の動きを表した．

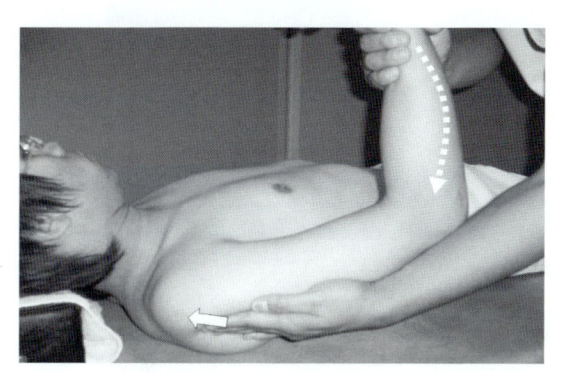

**図34** 肩の伸展運動に伴う軸回転法

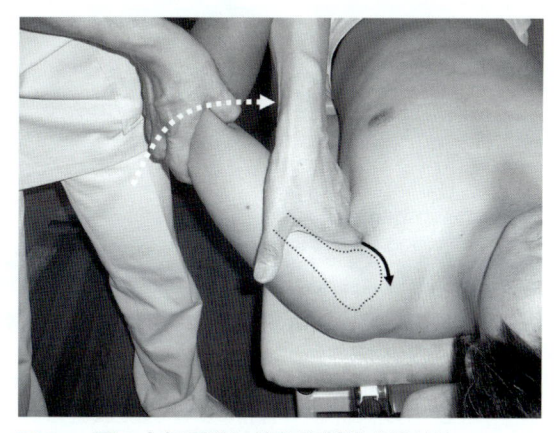

**図35** 肩の内転運動に伴う頭側構成滑り法

### 5.1.2　肩の伸展運動に伴う軸回転法（direct spinning with shoulder extension）

患者は仰臥位．肩甲窩上腕関節10°程度屈曲位．上腕後面から術者手指指腹を骨頭に前方軸回転を起こしうるようにあてる．前腕で把持した遠位部で肩を伸展させながら，同時に近位部で頭腹側へ押すことで骨頭の前方軸回転を起こす（図34）．

### 5.1.3　肩の内転運動に伴う頭側構成滑り法（upward sliding with shoulder adduction）

患者は仰臥位．術者の左示指側面で関節面近傍の上腕骨頭に尾側よりあてる（図35）．術者の右手で肘部を把持して上腕骨の内転運動をさせ，同時に近位部を内頭側へ押すことで骨頭関節面の頭側構成滑りを起こす．内転および外転では肩甲骨窩の腹側35°傾斜を意識し，関節面上で外内転させることを基本とする．

### 5.1.4　肩の外転運動に伴う構成滑り法＋軸回転法（direct sliding & spinning with shoulder abduction）

肩の外転運動において，上腕骨頭は全域にわたり軸回転と尾側構成滑りを行う．腹背側方向への構成滑りについては，屈曲と同様に可動域によってその方向が変わる．外転90°までは腹側方向へ滑り，以降120°までは背側方向へ，それ以降は再度腹側方向へ滑ることになる（図19参照）．

このように外転における関節窩上の上腕骨頭の動きは，腹尾側構成滑り＋軸回転（0°〜90°），背尾側構成滑り＋軸回転（90〜120°），腹尾側構成滑り＋軸回転（120〜180°）という連続した通り路をたどり，これが外転における軌道である．こういった関節内の動きによって外転の全域にわたり上腕骨の長軸回旋が発生する．外転における骨体の長軸回旋は，120°までは外旋方向で，それ以降は内旋方向に変化することになる．なお治療における操作では，特に可動域によって変化する腹背側方向への滑り操作を重要とする．

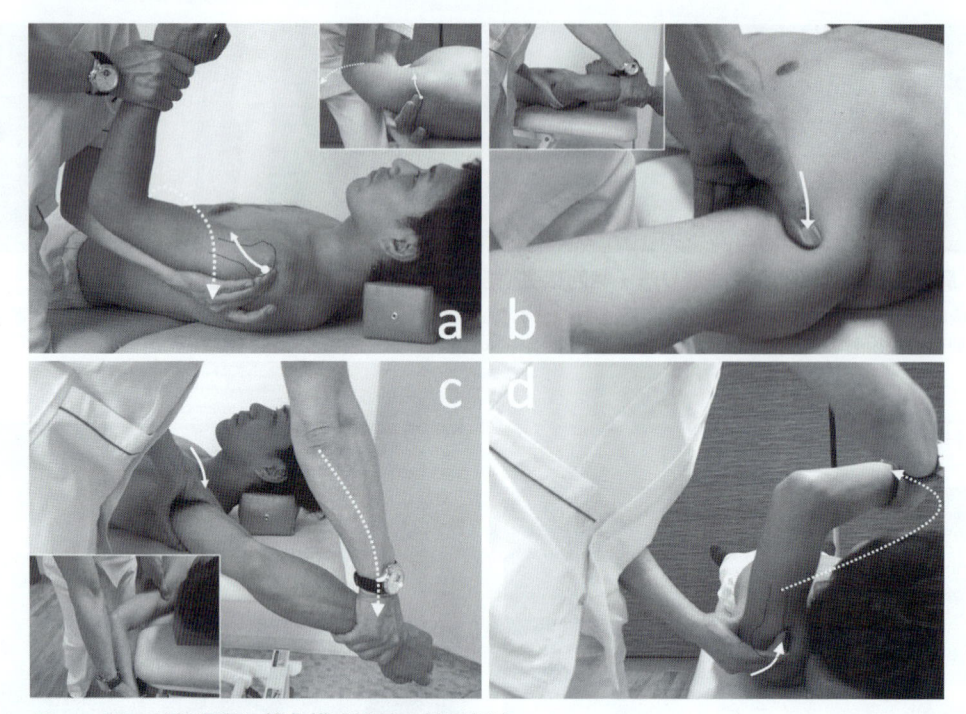

**図36　肩の外転運動に伴う構成滑り＋軸回転法**
a. 治療開始肢位．挿入図は頭側より見る．
b. aの関節内矢印操作によって起こる90°外転外旋位．挿入図は外側より見る．
c. bの関節内矢印操作によって起こる外転120°位，外旋は増加する．挿入図は頭側よりみる．矢印はbからの操作を表示．
d. 治療終了肢位．大きく内旋している．矢印はcからの操作を表示．

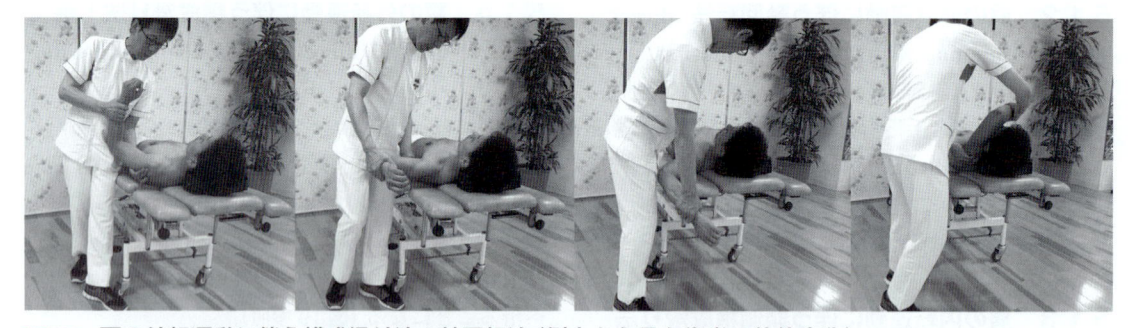

**図37　肩の外転運動に伴う構成滑り法＋軸回転法（側方から見た術者の体位変化）**

　術者の左示指もしくは中指指腹を患者の上腕骨頭（頭背側端）にあてる．術者の右手で前腕遠位を把持する（図36a）．近位側の指を腹尾側方向に斜めに引くことで（図36a実線矢印），上腕骨の外転外旋90°までの骨運動を起こさせる（図36b挿入図）．この位置（図36b）から上腕骨頭を術者の左母指指腹で背側方向へ押すことで（図36bおよびc実線矢印），外転90°から120°までの外旋を伴った骨運動を起こす（図36c）．この位置から，術者の左示指・中指および環指指腹で背側から上腕骨頭を腹側へ押すことで（図36d実線矢印），内旋を伴った骨運動（図36d点線矢印）を起こす．側方から見た術者の体位変化を図37に示す．

　すべての関節で，どの運動方向にも通り路としての軌道は存在するが，特に肩甲窩上腕関節における屈曲と外転はこのように特徴的な軌道を有する．

### 5.1.5 肩の内旋運動に伴う背側構成滑り法
（dorsal sliding with shoulder internal rotation）

患者は仰臥位．肩が伸展しないように上腕の下に枕を敷き，肘を90°位とする．前面より肩甲窩上腕関節の関節裂隙を触知し，この近傍で（小結節より内側）腹側から術者の左手母指指腹をあてる（図38）．術者の右手で前腕遠位部を把持し上腕骨を内旋させながら，同時に近位母指で骨頭関節面の背側構成滑りを起こす．

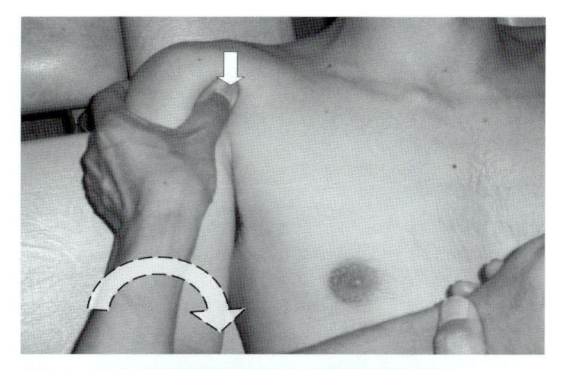

図38　肩の内旋運動に伴う背側構成滑り法

### 5.1.6 肩の外旋運動に伴う腹側構成滑り法
（ventral sliding with shoulder external rotation）

5.1.5と同様にし，後面より肩甲窩上腕関節の関節裂隙を触知し，この近傍で下方から術者の右手手指指腹をあて，母指を外腹側より大結節にあてる（図39）．術者の左手で前腕遠位部を把持し，上腕骨を外旋させながら，同時に近位の手指を腹側に，母指を背側に押すことで骨頭関節面の腹側構成滑りを起こす．

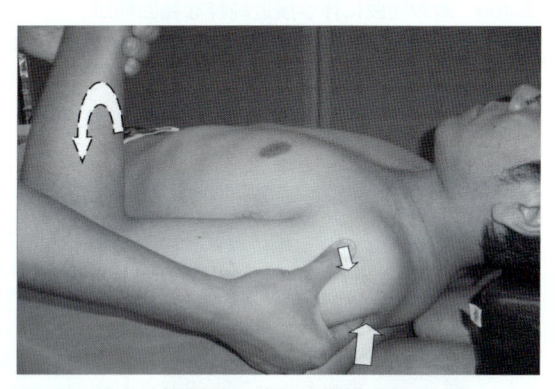

図39　肩の外旋運動に伴う腹側構成滑り法

### 5.1.7 頭側方接近純粋な軸回転法（close pure-spinning to the cephalic direction）

患者は側臥位．上腕骨骨頭球面の頂点（上腕骨頸部機能軸）と肩甲骨窩の中心点とが接点をもつように上肢を45°外転位にする．また，前額面に対する肩甲骨窩の傾斜35°（図1）を考慮して上肢を屈曲35°位とする．この位置を開始肢位とし，ここでの軸回転によって純粋な軸回転運動を行う（図40a）．

術者の右手で患者の前腕近位を，左手で患者の上腕遠位を把持し，できるだけ患者に接近した位置に立つ．術者は，患者の上肢を保持したまま自身の体を体軸回転させることで，肩甲窩上腕関節の純粋な軸回転を行わせる．動きが止まれば，上腕骨長軸方向から関節面に向かってcloseを加え，運動を継続させる（図40b）．

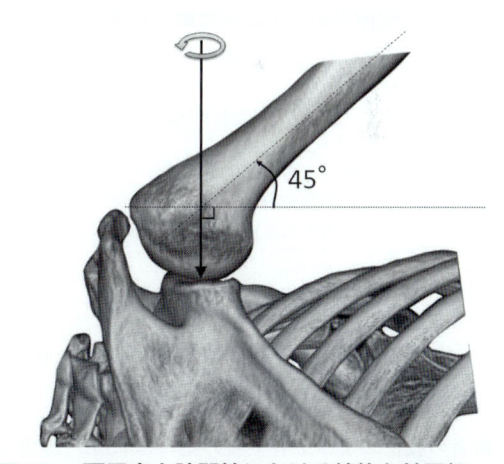

図40a　肩甲窩上腕関節における純粋な軸回転

上腕骨頸部における軸（機能軸）を完全に肩甲骨窩に向き合わせたうえでの軸回転は純粋な軸回転となる．上腕骨頸部は骨体に対して135°の角度をもつ．よって45°外転すれば上腕骨頸部の機能軸が肩甲骨窩に向くことになる．さらに肩甲骨窩は前額面に対して35°腹側へ傾斜している．これを考慮して屈曲35°位にする．

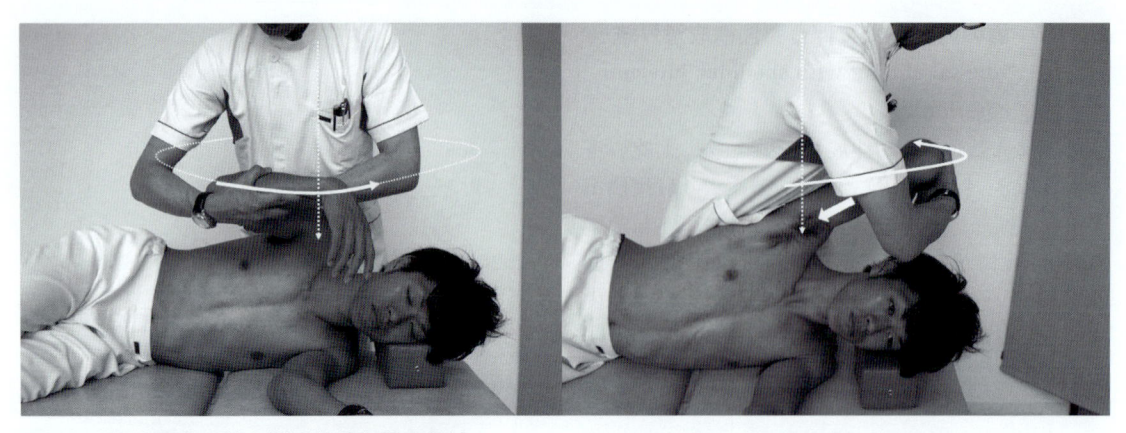

**図40b　肩の屈曲に伴う接近純粋な軸回転法**
左は開始時，右が終了時．点線は上腕骨頸部の機能軸および術者の体軸を示す．曲線矢印で患者の肘部の動きを表し，太い矢印で加えるcloseを示した．

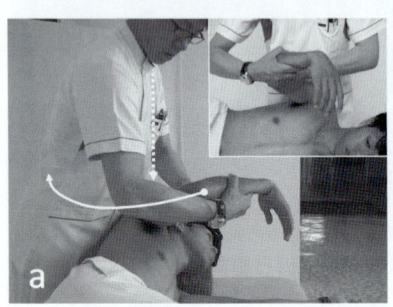

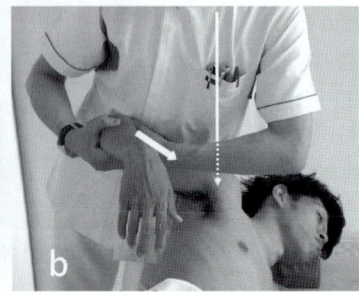

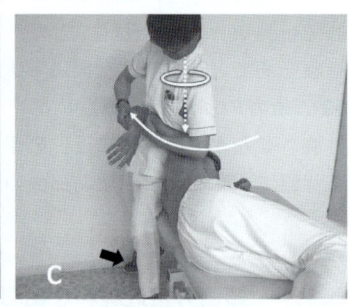

**図41　肩の尾側方向への接近純粋な軸回転法**
a. 運動の開始時．挿入図で腹側から見た患者上肢の把持を示す．曲線矢印は，上腕骨関節面の軸回転による肘部の移動を示した．
b. 運動が止まった位置．縦の矢印は，上腕骨頸部機能軸を示す．太い矢印は上腕骨長軸から関節面へ加えられるcloseを表している．
c. その後の運動継続（関節面の軸回転）を示す．曲線矢印は患者肘部の移動を示している．縦の矢印は上腕骨頸部機能軸を示し，上部の曲線は術者の体を使った体軸回旋を表している．術者の左足は上腕骨頸部機能軸を床に投影したあたりに位置していることに注意．また，術者の右足（黒矢印）は体軸回旋のために後方に位置変化していることに注意．

## 5.1.8　尾側方接近純粋な軸回転法（close pure-spinning to the caudal direction）

　術者の肢位および患者上肢の把持は「5.1.7 頭側方接近純粋な軸回転法」と同様（図41a挿入図）．術者の左下肢は可能なかぎり上腕骨頸部機能軸を床に投影したあたりにおく．上腕骨頸部機能軸を意識しながら患者上腕骨を伸展方向に軸回転させ（図41a），運動が止まれば上腕骨長軸から関節面にcloseを加えながら（図41b）運動を継続させる．このとき術者の体で体軸回旋を行い，軸のずれない運動を患者の上腕骨に与える．このようにして運動の許す範囲で，上腕骨頸部機能軸での純粋な軸回転を続行させる（図41c）．なお，肩甲窩上腕関節の関節包など関節軟部組織は，屈曲方向でゆるみ伸展方向で緊張するため，軟部組織の延長にはこの尾側方への純粋な軸回転法が有利となる．

## 5.1.9 肩の伸展運動に対する速い逆軸回転法 (quick inverse spinning for shoulder extension)

これは肩伸展運動の筋の収縮を活性化するために行う技術である．肩甲窩上腕関節を最大ゆるみの位置（LPP）におく．近位では術者の手指指腹を骨頭前面にあてる．手指指腹で骨頭に後方軸回転を起こしうるように注意する．遠位では肘部を把持する．この位置で近位側を短くそして速く頭背側方向へ押すことで骨頭の後方軸回転を起こす（図42）．このとき肘部で把持した遠位部を完全に静止させてしまえば，軸回転（spin）は起こらず遊び滑り（glide）が起こってしまうことに注意する．

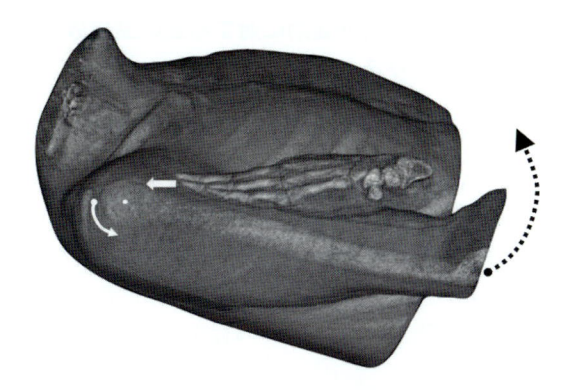

図42 肩の伸展運動に対する速い逆軸回転法

## 5.1.10 肩の屈曲運動に対する速い逆軸回転法 (quick inverse spinning for shoulder flexion)

これは肩屈曲運動の筋の収縮を活性化するために行う技術である．肩甲窩上腕関節をLPPに位置させ，近位では上腕後面から術者の手指指腹を骨頭にあてる．手指指腹で骨頭に前方軸回転を起こしうるように注意する．遠位では患者の肘部を把持する．この位置で近位側を短くそして速く頭腹側へ押すことで上腕骨頭の速い前方軸回転を起こす（図43）．

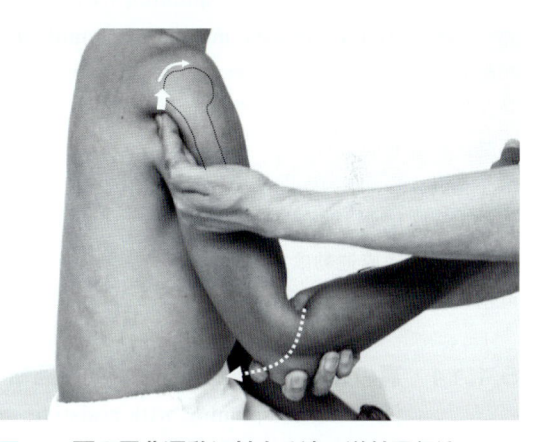

図43 肩の屈曲運動に対する速い逆軸回転法

## 5.1.11 肩の外転運動に対する速い逆構成滑り法 (quick inverse sliding for shoulder abduction)

患者は仰臥位．肩甲窩上腕関節をLPPに位置させる．近位では術者の示指および中指の指腹で頭側より大結節にあてる．遠位では肘部を把持する．肩を短くそして速く内転させると同時に近位で大結節を尾内側へ引く．このことで上腕骨頭関節面に短く速い頭側構成滑りを起こす（図44）．筋の収縮活性化目的で行われる他の技術と同様に，遠位部で行う骨運動よりも近位部で行う関節内運動（構成運動）が優先されなければならない．

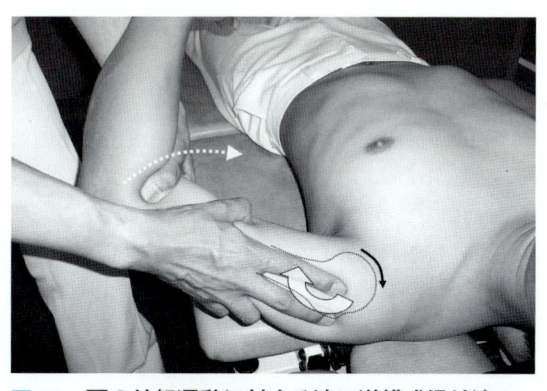

図44 肩の外転運動に対する速い逆構成滑り法
近位部の白曲線は大結節への操作外力（尾内側へ引く）を表す．黒矢印は，上腕骨頭関節面の頭側構成滑りを表す．遠位部の白点線は，内転の骨運動を示す．

### 5.1.12 肩の内転運動に対する速い逆構成滑り法(quick inverse sliding for shoulder adduction)

肩甲窩上腕関節LPPで，大結節の上から術者の手指をあてる．遠位では肘部を把持する．肩を外転方向にすばやく動かすと同時に，骨頭を上内側へ短く・速く押すことで骨頭関節面の尾側構成滑りを起こす．操作を行う前には他動で肩の外転運動を数回行い骨頭の動きを把握してから行うとよい(図45)．

### 5.1.13 肩の屈曲自動介助運動に伴う介助軸回転法(assistive spinning with active-assistive motion of shoulder)

患者は端坐位にて近位で術者の指を上腕前面より骨頭におき，遠位では前腕を把持する(図46)．屈曲運動を自動介助で行わせ，近位部で骨頭の後方軸回転を補助する．筋力が弱く肩甲骨を後方へ引きながら努力して屈曲するような場合は，すでに肩甲窩上腕関節での構成運動は止まっているため，こうなる直前に操作を加えることが必要となる．

### 5.1.14 肩の屈曲抵抗運動に伴う対向軸回転法(counter spinning with resistive motion of shoulder flexion)

患者は坐位．近位では上腕後面から術者の手指指腹を骨頭にあてる．手指指腹で骨頭に前方軸回転を起こしうるように注意する．遠位では患者の肘部を把持する．患者が行う屈曲運動(図47遠位部点線)に対して術者の遠位部で抵抗をかけ，表出筋力の低下を感じたところで，後方軸回転(図47近位部点線)に対向するように術者の左指腹で持続的(あるいは断続的)に頭腹側へ押すことで関節面の後方軸回転を誘導する．対向する力の強さは，肩の屈曲抵抗運動が止まらない程度の力である．

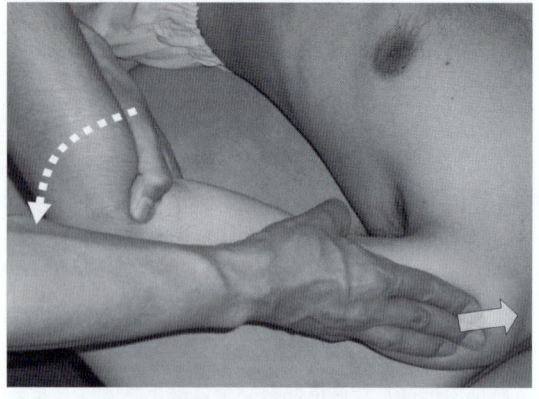

図45 肩の内転運動に対する速い逆構成滑り法

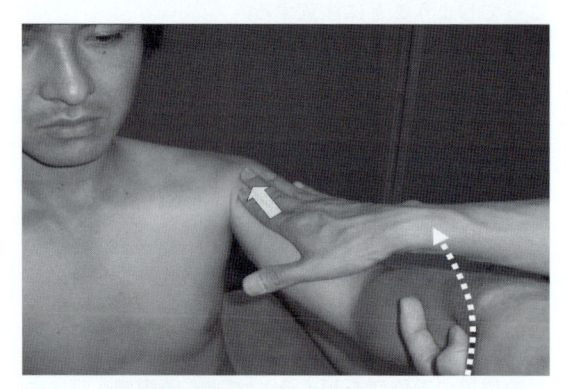

図46 肩の屈曲運動への介助軸回転法

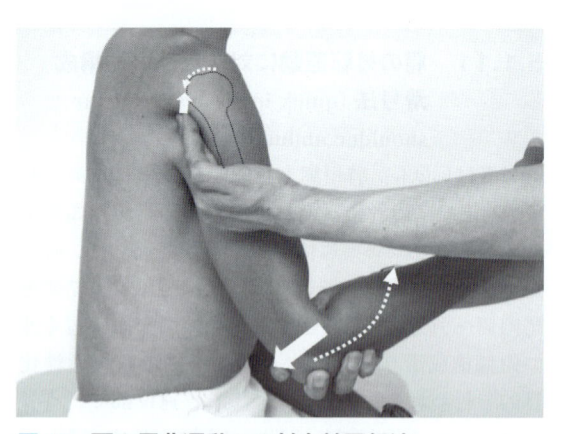

図47 肩の屈曲運動への対向軸回転法
遠位部の大きな点線矢印は患者の行う骨運動を示し，近位部の小さな点線矢印はそのときの構成運動である後方軸回転を表す．遠位の矢印は術者が与える抵抗を示し，近位の矢印は後方軸回転に対向する頭腹側への対向外力を示す．

## 5.2 胸鎖関節

### 5.2.1 鎖骨挙上に伴う接近尾側構成滑り法
(close downward sliding with clavicle elevation)

　鎖骨長軸上で遠位から沿わせるように術者の小指球を鎖骨胸骨端にあてる．遠位では肩全体を把持する．遠位部にて鎖骨中立位から30°挙上位まで骨運動を起こす．同時に近位部小指球で内尾側に押すことで鎖骨胸骨端の尾側構成滑りを起こす（図48）．

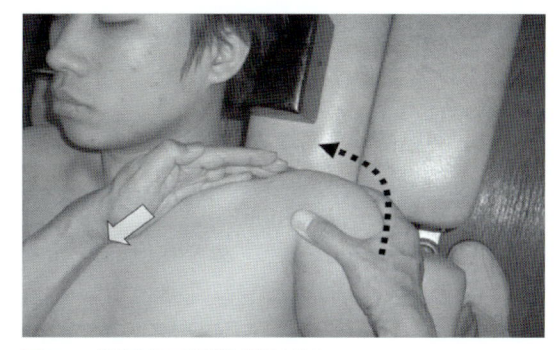

**図48** 接近凸尾側構成滑り法

### 5.2.2 鎖骨前方回旋に伴う前方軸回転法
(forward spinning with clavicle forward rotation)

　患者は仰臥位．術者の左手で肩全体を把持し，術者の右手示指・中指を鎖骨胸骨端に頭側より引っかける（図49）．ここから遠位部で弧を描くように腹側方向に回転させながら，近位部の示指・中指を母指に向かって引くことで胸鎖関節の前方軸回転を起こす．

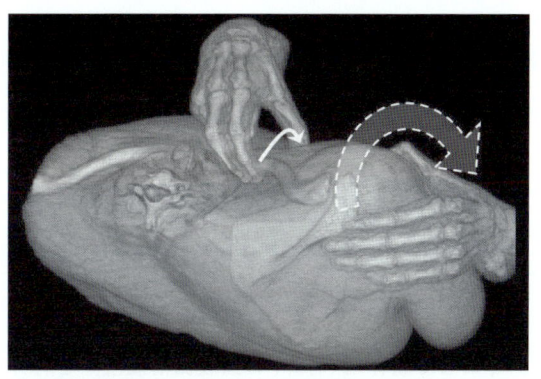

**図49** 引っかけた示指・中指は鎖骨骨体の上半分であることが重要である

### 5.2.3 鎖骨後方回旋に伴う後方軸回転法
(backward spinning with clavicle backward rotation)

　患者は仰臥位．鎖骨の腹背側中立位から，30°挙上にて凸滑りを行う．この開始肢位から鎖骨胸骨端の上半分を術者の右手母指指腹で腹側からあて，遠位では鎖骨肩峰端を術者の左手母指と示指で挟み他指と手掌で肩全体を把持する（図50）．遠位で大きく弧を描くように後方へ回すことで骨運動を起こし，同時に術者の右手母指で背側に向かって押すことで後方軸回転を起こす．

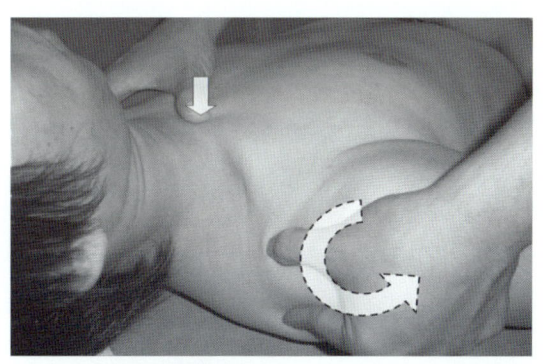

**図50** 操作する術者の母指は鎖骨胸骨端の上半分に位置させる

## 5.3 肩鎖関節

### 5.3.1 外転に伴う肩峰端の尾側接近構成滑り法（close dowanward sliding with shoulder abduction）

患者は側臥位．術者の前腕で患者の上腕を支えたうえで術者の両母指指腹を肩峰外側縁にあてる．術者の両示指で肩峰端を肩峰に近づけ，上腕骨70〜90°の間で外転運動を起こしながら肩峰端を尾側へ押す（図51）．

### 5.3.2 水平内転に伴う肩峰鎖骨端の接近頭腹側構成滑り法（close upward & ventral sliding with shoulder horizontal adduction）

患者を側臥位にてリラックスさせ，術者の右手で肩峰を，左手で肩峰端を把持する．術者の左手で関節面にcloseを加えながら，右手で肩峰を弧を描くように頭腹側へ押し，左手で鎖骨肩峰端を背尾側へ引くことで鎖骨端（肩峰）の頭腹側構成滑りを行う（図52）．

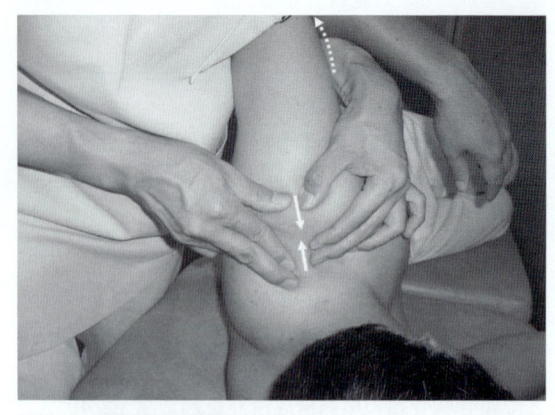

図51 尾側接近構成滑り法

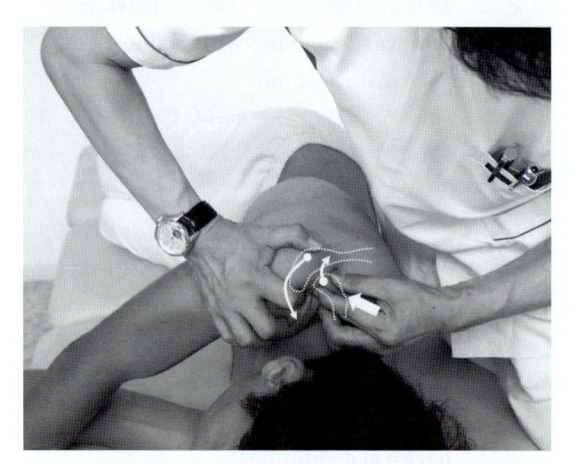

図52 水平内転に伴う鎖骨端（肩峰）の接近頭腹側構成滑り法

# II. 上肢：肘部

　肘および前腕部においてもその運動は，複合体として様々な動きに対応する．これらにかかわる関節は，①腕尺関節，②腕橈関節，③近位橈尺関節，④遠位橈尺関節である．ここでは近位部（肘部）の関節について解説する．なお後述する治療技術については上部前腕複合体として紹介する．

## 1 関節の構造

### 1.1 腕尺関節
**ulnohumeral joint**

　形態分類では蝶番関節に分類され，上腕骨滑車と尺骨の滑車切痕から構成される．滑車の両端は外側唇・内側唇と呼ばれる．内側唇の隆起は外側唇に比べて大きくなっており，その間に滑車溝が存在する．この滑車溝上を尺骨関節面の縦骨稜が沿って動くがその形状から伸展位では肘角をなす（図1）．

　肘部関節の関節包は近位部3つの関節を共有する．関節包は縦走線維のほか，内側上部から外側下部への斜走線維により補強される（図2a）．

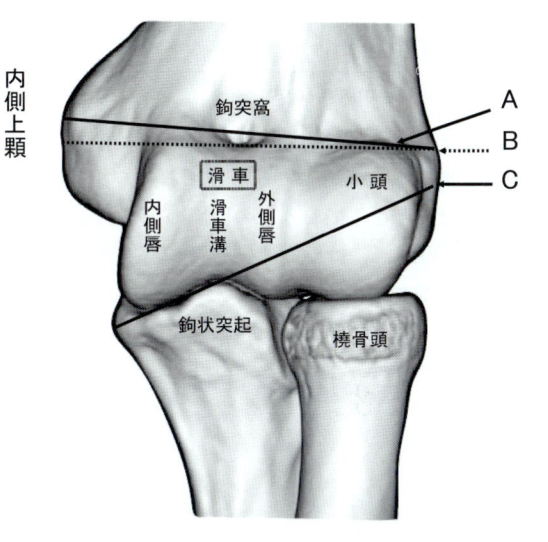

**図1**
直線A：肘最大屈曲における腕尺関節面の向き．尺骨は上腕骨に対して外側位となる．
点線B：肘約100°位における腕尺関節面の向き．尺骨は上腕骨と向き合う．
直線C：肘伸展位における腕尺関節面の向き．尺骨は上腕骨に対して大きく外側位となり，肘伸展位で運搬角（carrying angle）を作る．これらは，内側唇近位部から遠位部への形状変化によってもたらされる．左肘部を腹側より見る．

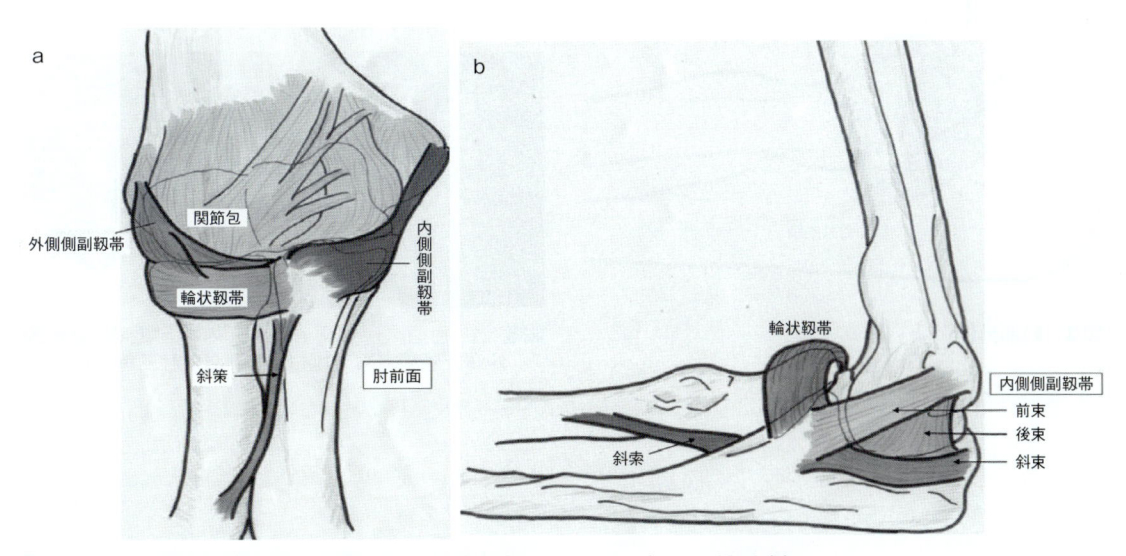

**図2** a. 右肘部前面（橈尺間に位置する方形靱帯は描かれていない），b. 肘部内側．

さらに内側では内側側副靱帯により補強される．
この靱帯は3つに分けられるが，前束は内側上顆から尺骨鉤状突起内側部に至る．後束は内側上顆後部から肘頭の内縁に至り，斜束は肘頭から尺骨の鉤状突起に至る（図2b）．

## 1.2 腕橈関節
### radiohumeral joint

凸面をなす上腕骨小頭と，凹面をなす橈骨の橈骨頭窩で構成され球関節に分類されるが，橈骨頭窩は浅いくぼみとなっておりこの関節の構造的安定性は低い．肘の外側には外側側副靱帯が存在する．これは上腕骨外側上顆から2つに枝分かれしており，1つは扇状に広がり輪状靱帯に至る橈側側副靱帯で，もう1つは尺骨回外筋稜に至る外側尺骨側副靱帯である（図3）．

## 1.3 近位橈尺関節
### superior radioulnar joint

橈骨頭環状面と尺骨の橈骨切痕で構成され車軸関節に分類される．橈骨環状面をぐるりと覆うように輪状靱帯が位置し，橈骨切痕の両端に付着する．また橈骨切痕の直下から橈骨頸内側面には方形靱帯が位置し，関節の安定に関与する．このほか前面では，尺骨粗面外側部から橈骨二頭筋結節遠位まで線維束が存在し斜索と呼ばれる（図2）．

## 2 触診

肘部を後面から肘伸展位（図4）および屈曲位（図5）で観察できる，いくつかの指標を確認する．

図3　肘部外側

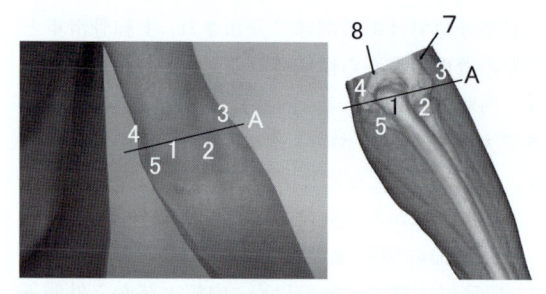

図4　1；肘頭，2；腕橈関節，3；外側上顆，4；内側上顆，5；尺骨神経溝，A；上顆線（Hüter線）．

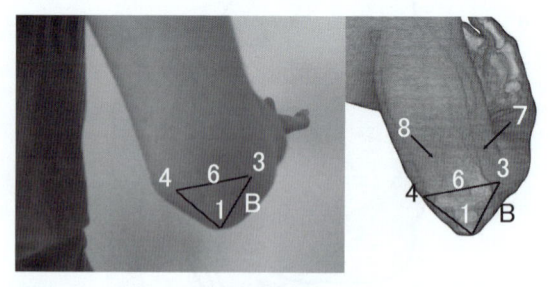

図5　1；肘頭，3；外側上顆，4；内側上顆，6；肘頭窩，7；外側上顆稜，8；内側上顆稜．B；肘三角（Hüter氏三角）．

## 2.1 触診手順

### 2.1.1 伸展位後面

1) A；上顆線（図4）を視標に1；肘頭から4；内側上顆を触診する（図6）．
2) 4；内側上顆から8；内側上顆稜を触診する（図7）．
3) 1；肘頭の外側にできるくぼみが2；腕橈関節で，その部位で関節裂隙を触診する（図8）．
4) 2；腕橈関節の関節裂隙の直下で9；橈骨頭を後面から触診する（図9）．
5) 2；腕橈関節を視標に3；外側上顆を触診する（図10）．
6) 3；外側上顆を視標に7；外側上顆稜を触診する（図11）．

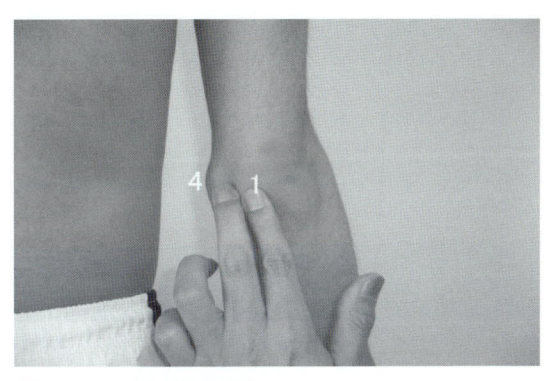

図6 4；内側上顆の触診．

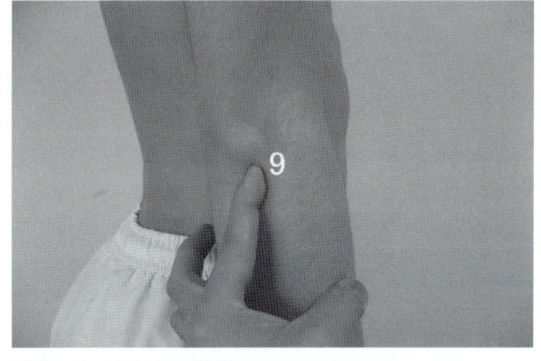

図9 9；橈骨頭の触診．

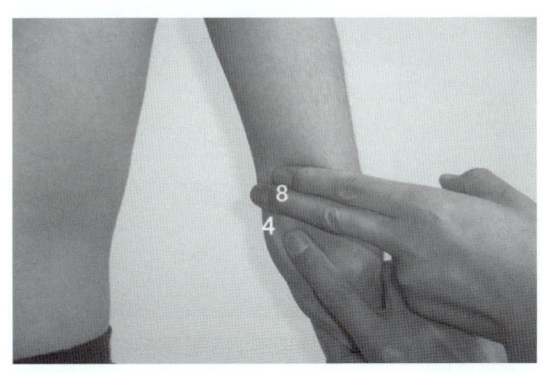

図7 8；内側上顆稜の触診．

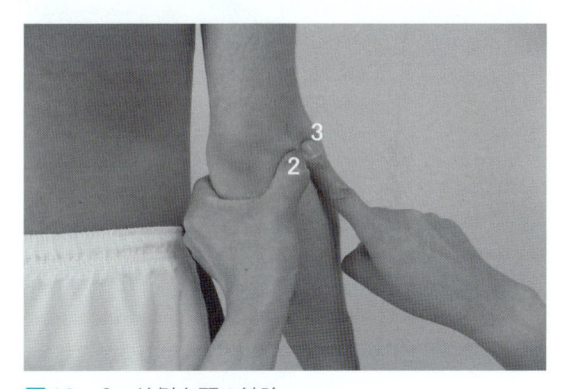

図10 3；外側上顆の触診．

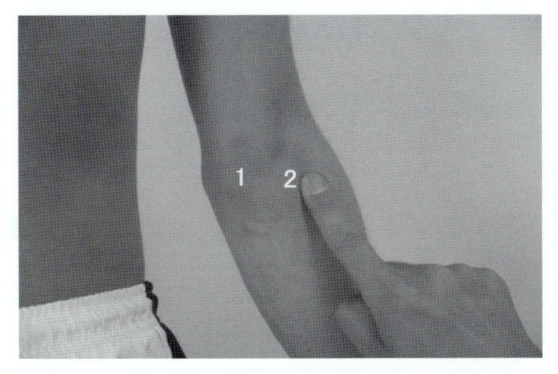

図8 2；腕橈関節の触診．

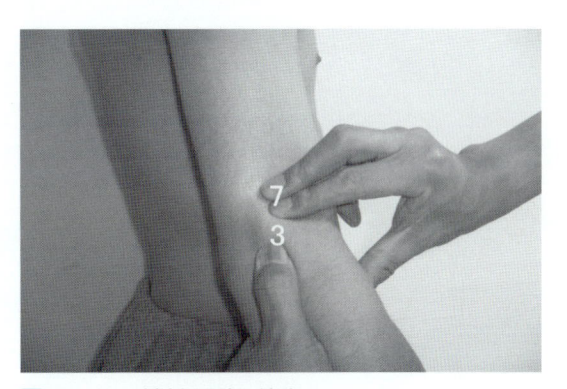

図11 7；外側上顆稜の触診．

### 2.1.2 屈曲位後面

1) 屈曲位で1；肘頭から指を滑らせるように上方へ圧すると6；肘頭窩に触れる（図12）．
2) 外側から9；橈骨頭を確認する．前腕の回内・回外運動を行うことで，動かない3；外側上顆と識別する．橈骨後面より1横指遠位部で10；上腕骨小頭に触れる（図13）．
3) 内側から指で1；肘頭と最突出部位である4；内側上顆の間にあるくぼみを触診し，5；尺骨神経溝に触れる（図14）．
4) 前面から11；上腕二頭筋腱付着部を触診し，この腱を指でやや尺側に押しやり背側に圧すると12；近位橈尺関節前面の関節裂隙を触診できる（図15）．

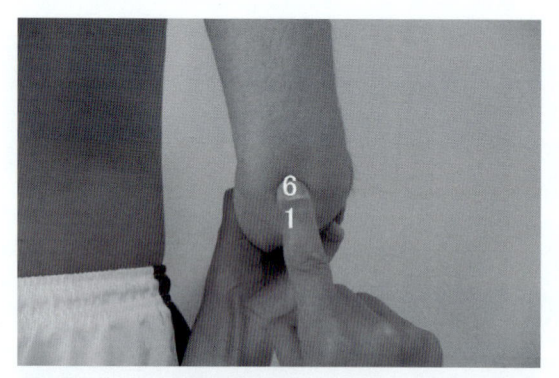

**図12** 6；肘頭窩の触診．

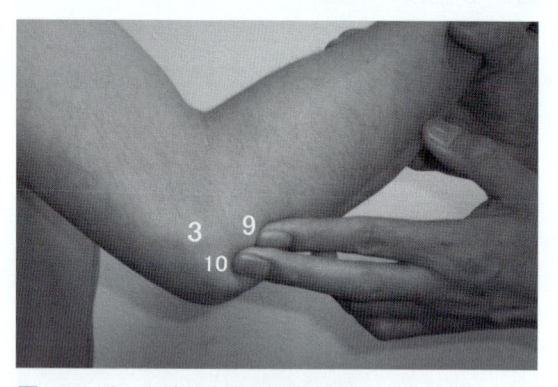

**図13** 10；上腕骨小頭の触診（図は右肘部外側）．

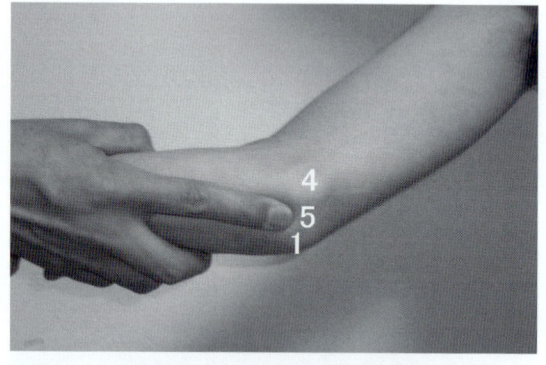

**図14** 5；尺骨神経溝の触診（図は右肘部内側）．

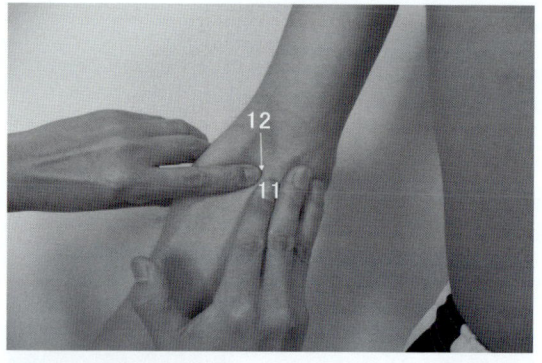

**図15** 12；近位橈尺関節前面の関節裂隙の触診（図は右肘部腹側）．

## 3 角運動学

### 3.1 腕尺関節

　上腕骨滑車が凸面，尺骨滑車切痕が凹面形状となる．屈曲伸展の際，尺骨が凹の法則に従い上下に滑る．上腕骨滑車内側唇と外側唇の大きさの違いから，肘を屈曲していくに従い上腕骨と尺骨は徐々に正面を向き合うが，最終屈曲位で尺骨はやや外方へ向かう（図1）．骨運動と関節内運動の関係を表1に示す．

### 3.2 腕橈関節

　肘の屈曲伸展に伴い，橈骨頭窩が凹の法則によって上下に滑る．また前腕の回内外では軸回転が起こる．骨運動と関節内運動の関係を表2に示す．

### 3.3 近位橈尺関節

　前腕の回内では橈骨頭環状面の背側構成滑りが，回外では腹側構成滑りが起こる．骨運動と関節内運動の関係を表3に示す．

表1　関節内運動表：腕尺関節

| 骨運動 | 関節内運動 | CPP：伸展位　　LPP：軽度屈曲位 | | |
|---|---|---|---|---|
| | | 内側側副靱帯 | | |
| | | 前束 | 後束 | 斜束 |
| 屈曲 | 前方（腹側）への構成滑り | + | +<br>（完全屈曲） | |
| 伸展 | 後方（背側）への構成滑り | +<br>（完全伸展） | | |

表2　関節内運動表：腕橈関節

| 骨運動 | 関節内運動 | CPP：軽度屈曲・回内位 | LPP：伸展・回外位 |
|---|---|---|---|
| | | 外側側副靱帯 | |
| | | 橈側側副靱帯 | 外側尺骨側副靱帯 |
| 屈曲 | 前方（腹側）への構成滑り | | +<br>（完全屈曲位） |
| 伸展 | 後方（背側）への構成滑り | | |
| 前腕回内外 | 軸回転 | | |

表3　関節内運動表：近位橈尺関節

| 骨運動 | 関節内運動（橈骨環状面） | CPP：回外位　　LPP：回内・伸展 | | |
|---|---|---|---|---|
| | | 輪状靱帯 | 方形靱帯 | 斜索 |
| 前腕回内 | 背側への構成滑り | | | |
| 前腕回外 | 腹側への構成滑り | | + | + |

## ④ SJF検査技術（遊び運動）

### 4.1 腕尺関節

#### 4.1.1 側方傾斜法（lateral & medial tilting）

　術者の右示指末節骨を患者の前腕近位背面で尺骨稜にあて，右母指は尺骨腹側面にあて挟むように把持する．遠位では尺骨頭を把持する．近位で内側方向に，遠位で外側方向に引くことで腕尺関節の傾斜を起こす（図16）．このことで内側側副靱帯前部線維束の硬さを検査できる．同様に，外側に傾斜を起こすことで，外側尺骨側副靱帯の硬さを検査できる．

#### 4.1.2 引き離し法（distracting）

　患者は仰臥位．肘屈曲位で患者の前腕を術者の肩に乗せ，上腕を固定する．他側上肢の手指指腹を患者の尺骨近位部へ腹側よりあて，母指を尺骨背面に添えて把持する．把持した手指指腹を手前へ引くと同時に，術者の肩を若干前方へ押し出す．こうすることで，手指指腹に加えた外力は関節のより近くに作用することができ，遊びの範囲で腕尺関節の引き離しを行う（図17）．この検査によって関節後方（後部関節包）の余裕について正常関節と比較する．

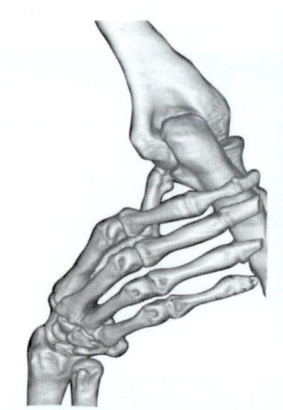

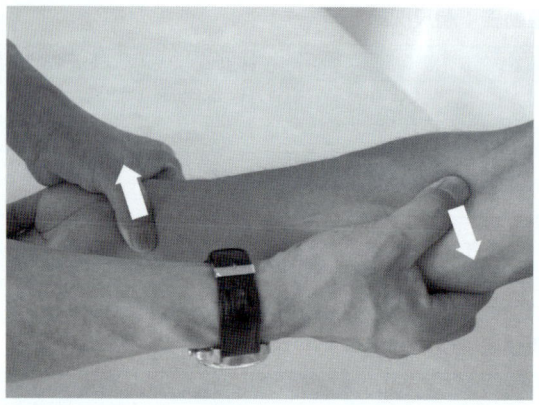

**図16　肘部側方傾斜法**
左；尺骨稜に引っかけた示指末節骨を背面より見る．右；操作外力を示す．患者右前腕部．

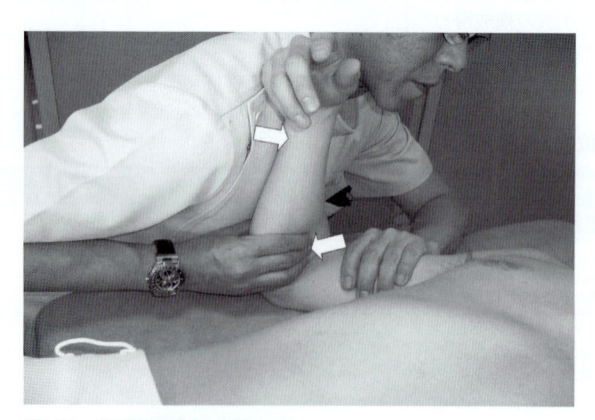

**図17　腕尺関節引き離し法**

## 4.2 腕橈関節

### 4.2.1 橈側傾斜法（radial tilting）

肘はやや屈曲位．近位では橈骨頭尺側から母指と示指で腹背側より把持する．他方橈骨遠位部を把持する（図18）．近位部を橈側へ押し，遠位部を尺側へ押すことで橈骨頭を外側で傾斜させる．この操作では外側側副靱帯の硬さを検査することができる．

### 4.2.2 引き離し法（distracting）

肘はやや屈曲位．患者上腕を固定．遠位では術者の母指と示指の基節骨部軟部組織で患者の橈骨を挟むようにし，長軸に沿わせ遠位側へ移動後リスター結節近位で把持する（図19）．皮膚が張りすぎないように注意する．遠位を橈骨長軸方向に引くことで遊びの範囲で橈骨関節面の引き離しを行う．この操作で腕橈関節の遊びを検査することができる．

## 4.3 近位橈尺関節

### 4.3.1 掌背側遊び滑り法 （palmar & dorsal gliding）

肘は軽度屈曲位．術者の左手母指指腹と示指および中指指腹で尺骨近位を掌背側から把持する．右手の母指指腹で橈骨頭を掌側からあて，示指および中指指腹で橈骨頭を背側からあてて把持する（図20a）．左手で尺骨を固定し，右手でやや内掌側・外背側方向（図20b）へ押すことで，近位橈尺関節の掌背側滑りを起こす．このことで輪状靱帯の硬さを検査することができる．

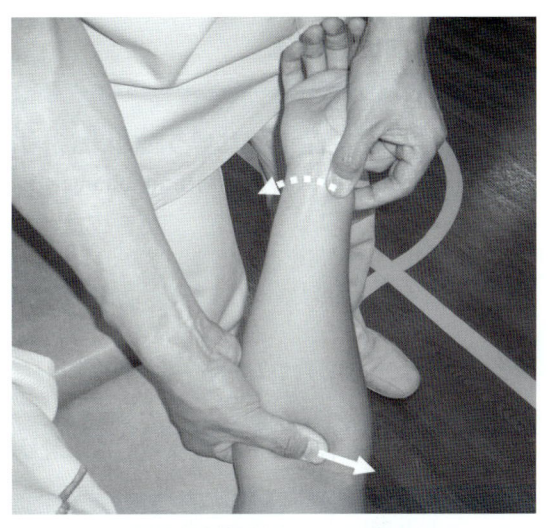

**図18** 腕橈関節橈側傾斜法

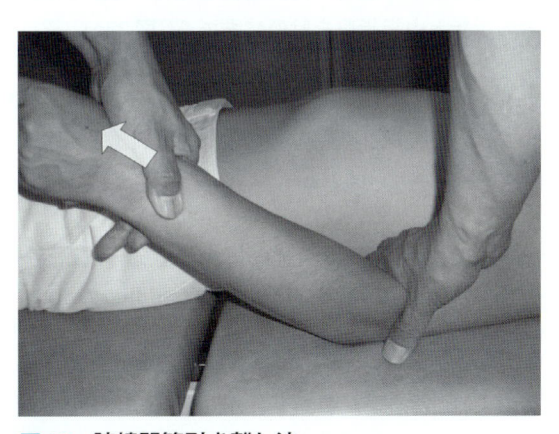

**図19** 腕橈関節引き離し法

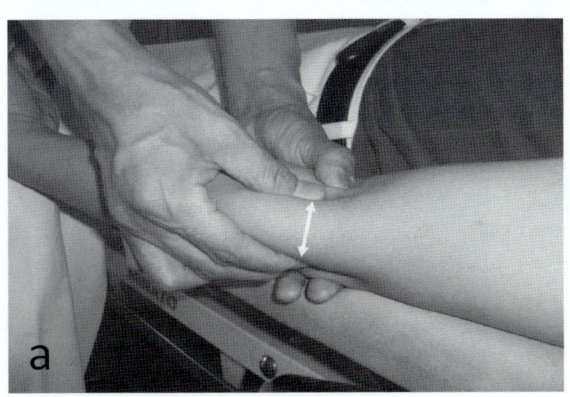

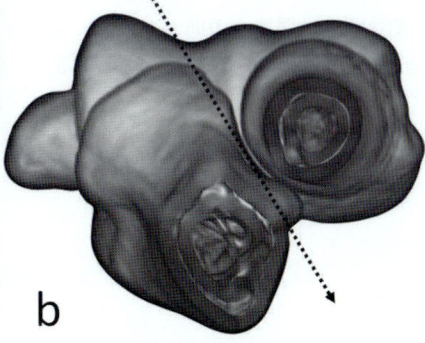

**図20** 近位橈尺関節掌背側遊び滑り法
**a.** 患者の左肘部，**b.** 左の近位橈尺関節を末梢より見る．橈骨および尺骨を近位部で切断した図．関節面の方向を矢印で示した．

## ⑤ SJF治療技術（構成運動）

### 5.1 上部前腕複合体

#### 5.1.1 腕尺関節屈曲運動に伴う腹側構成滑り法（forward sliding with ulnohumeral flexion）

術者の左手で前腕遠位部を把持．近位では術者の右手母指を後面より肘頭に引っかける（図21）．遠位で肘屈曲運動を起こし，同時に近位側を頭側へ押すことで凹腹側（前方）構成滑りを起こす．

#### 5.1.2 腕尺関節伸展運動に伴う背側構成滑り法（backward sliding with ulnohumeral extension）

術者の左手で患者の前腕遠位を把持．近位では術者の示指と中指指腹を肘頭にあてる（図22a）．遠位で肘伸展運動を起こし，同時に近位側を頭側へ押すことで凹背側（後方）構成滑りを起こす．なお伸展0°付近からは操作部位を肘頭のより上面に変え，内尾腹側方向に押す（図22b）．

#### 5.1.3 腕橈関節伸展運動に伴う接近構成滑り＋転がり法（close direct sliding & rolling with radiohumeral extension）

前腕を回外位．近位では術者の右母指と示指で橈骨頭を把持する．左手で患者の橈骨遠位部を把持する．遠位で肘伸展運動を起こし，運動が止まれば長軸方向から腕橈関節にcloseを加えながら，橈骨頭を背側へ押すことで運動を継続させる（図23）．このとき橈骨頭窩は関節面の向きを大きく変えながら（凹の転がり），背側へ滑ることに注意する．

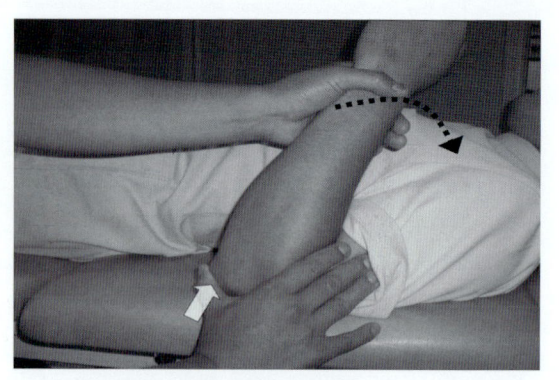

図21 腕尺関節腹側構成滑り法

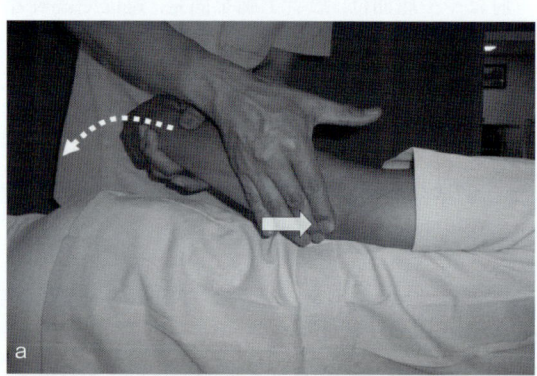

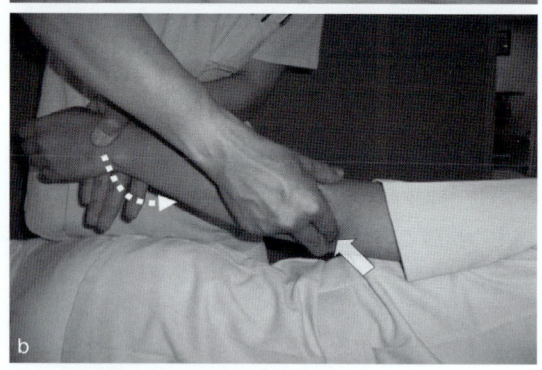

図22 腕尺関節背側構成滑り法

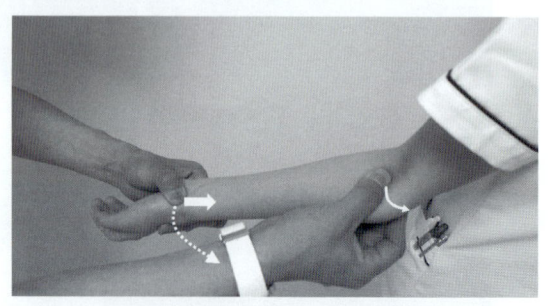

図23 腕橈関節伸展運動に伴う接近構成滑り＋転がり法
遠位の太い矢印は，関節面に向かって加えられるcloseを示す．患者の左肘部．

### 5.1.4 肘部屈曲運動に伴う接近構成滑り法 (close direct sliding with elbow flexion)

患者の左手は前腕中間位．術者の左手は母指と示指および中指で患者の橈骨遠位を挟むように把持する．術者の右手は，母指を肘頭におき，示指および中指を上腕骨遠位背側面において腕尺関節を挟むように把持する．術者左手で肘屈曲運動を起こし，運動が止まれば腕尺関節および腕橈関節にcloseを加えながら運動を続行し両関節に腹側構成滑りを起こす（図24）．

### 5.1.5 肘部屈曲運動に対する速い逆構成滑り法 (quick inverse sliding for elbow flexion)

#### ⓐ 上腕二頭筋長頭の収縮活性化 (activation for contraction of biceps brachii long head)

患者は坐位．肩を外旋位，前腕回外位とする．術者の右手母指で前腕掌側から橈骨頭にあて，示指と中指は背側から上腕骨遠位端にあてて把持する（図25挿入図）．術者左手は橈骨遠位部を把持する．術者の右手で橈骨頭窩関節面を短く・速く背尾側へ押すことで腕橈関節に速い凹背側構成滑りを起こし，そのことで上肢外旋位での肘部に速い伸展運動を起こす（図25）．

#### ⓑ 上腕二頭筋短頭の収縮活性化 (activation for contraction of biceps brachii short head)

患者は坐位．肩を内旋位，前腕回外位とする．術者の右手母指で前腕掌側から橈骨頭にあて，示指と中指は背側から上腕骨遠位端にあてて把持する（図25挿入図）．術者左手は橈骨遠位部を把持する．術者の右手で橈骨頭窩関節面を短く・速く背尾側へ押すことで腕橈関節に速い凹背側構成滑りを起こし，そのことで上肢内旋位での肘部に速い伸展運動を起こす（図26）．

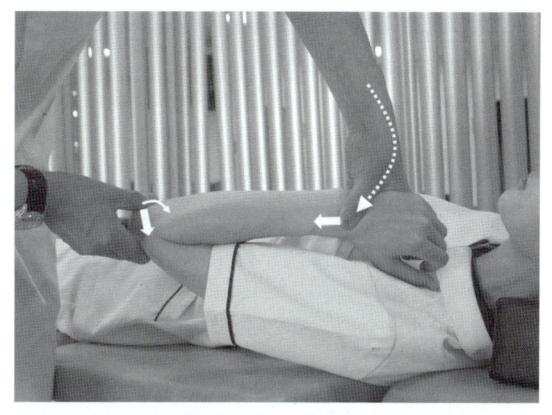

図24 肘部屈曲運動に伴う接近構成滑り法
点線は骨運動を表し，細い実線矢印は関節面の運動方向を表している．また，太い矢印は腕尺関節（近位部）および腕橈関節（遠位部）に加えるcloseの方向を表している．

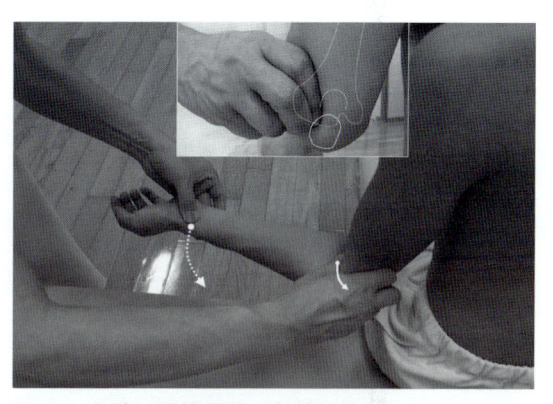

図25 上腕二頭筋長頭の収縮活性化
実線で関節面への操作を表し，点線でその操作によってほぼ同時に起こる骨運動を表している（図25～31まで同様）．

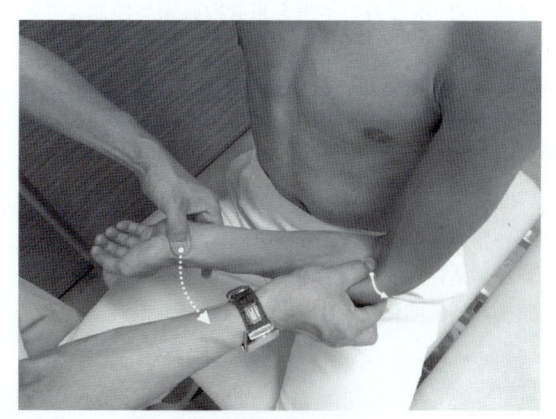

図26 上腕二頭筋短頭の収縮活性化

### ⓒ 腕橈骨筋の収縮活性化（activation for contraction of brachioradialis）

患者は坐位．肩の回旋肢位は不問，前腕回内外中間位とする．術者の右手母指で前腕掌側から橈骨頭にあて，示指と中指は背側から上腕骨遠位端にあてて把持する（図25挿入図）．術者左手は橈骨遠位部を把持する．術者の右手で橈骨頭窩関節面を短く・速く背尾側へ押すことで腕橈関節に速い凹背側構成滑りを起こし，そのことで回内外中間位の肘部に速い伸展運動を起こす（図27）．

### ⓓ 上腕筋の収縮活性化
（activation for contraction of brachialis）

患者は坐位．肩の回旋肢位および前腕の回内外肢位は不問．術者の右手母指を患者の尺骨近位腹側面にあてる（図28）．背面では術者の中指側面を患者の肘頭部に末梢側よりあてて（図28挿入図），患者の右肘部を把持する．術者の左手は尺骨遠位部を把持する．術者の右母指を背尾側へ，中指を背頭側へ短く・速く押すことで尺骨滑車切痕関節面に速い凹背側構成滑りを起こし，そのことで腕尺関節に速い伸展運動を起こす（図28）．

## 5.1.6 肘部伸展運動に対する速い逆構成滑り法（quick inverse sliding for elbow extension）

### ⓐ 上腕三頭筋の収縮活性化（activation for contraction of triceps brachii）

患者は坐位．肩の回旋肢位および前腕の回内外肢位は不問．術者の右示指を患者の肘頭へ頭側よりあてる（図29挿入図）．術者の右中指・環指・小指は患者の前腕背側面にあてて把持する．術者の右示指を尾側へ，環指他3指を腹側へ短く・速く回すように外力を加えることで，尺骨の滑車切痕関節面に速い凹腹側構成滑りを起こし，そのことで腕尺関節に速い屈曲運動を起こす（図29）．

なお活性化－不活性化という観点で，この上腕三頭筋と拮抗関係を示す筋は上腕筋である．

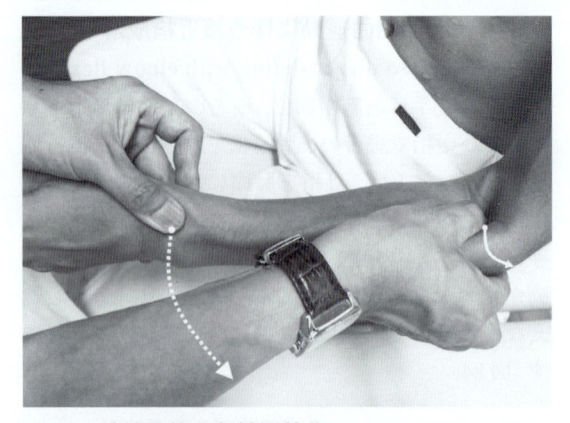

図27　腕橈骨筋の収縮活性化

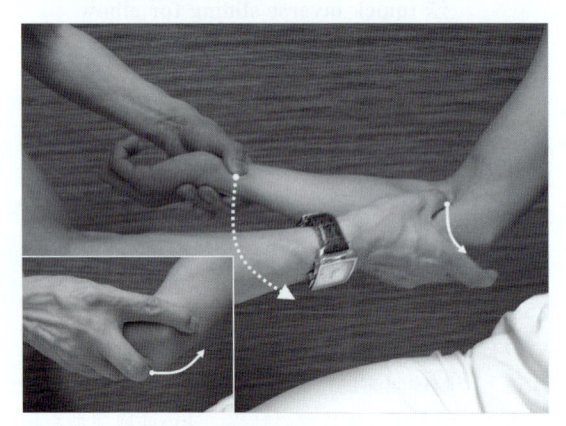

図28　上腕筋の収縮活性化
図は患者の右側上肢．

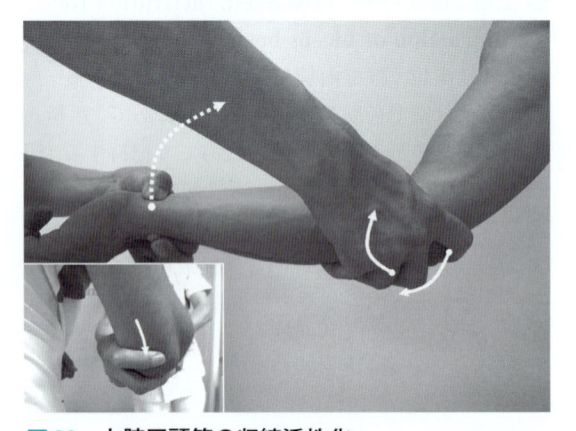

図29　上腕三頭筋の収縮活性化
図は患者の右上肢．挿入図は患者の背側より肘部を見る．

### 5.1.7 前腕回内運動に対する速い逆構成滑り法（quick inverse sliding for forearm pronation）

**ⓐ 円回内筋の収縮活性化**（activation for contraction of pronator teres）

患者は坐位．前腕軽度回内位．術者の右母指指腹を患者の前腕腹側から橈骨頭外側部にあてる．右示指指腹を前腕背側で橈骨頭内側部にあて回外を起こしうるように把持する．左手で前腕遠位部を把持する．右母指を背側へ，右示指を腹側へ短く・速く押すことで橈骨頭環状面に速い凸腹側構成滑りを起こす．そのことで近位橈尺関節に速い回外運動を起こす（図30）．

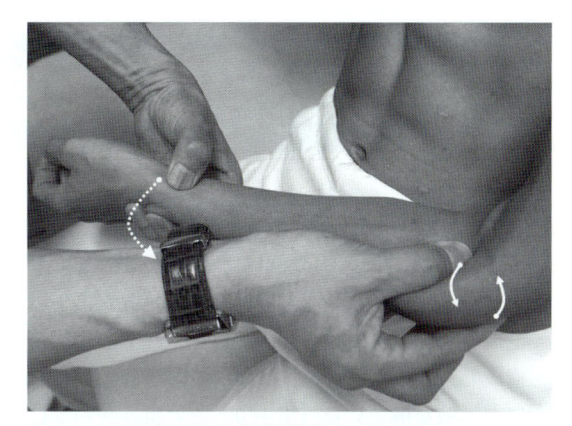

図30　円回内筋の収縮活性化

### 5.1.8 前腕回外運動に対する速い逆構成滑り法（quick inverse sliding for forearm supination）

**ⓐ 上腕二頭筋の収縮活性化**（activation for contraction of biceps brachii）

回外にかかわる筋には回外筋と上腕二頭筋がある．この操作では，上腕二頭筋の活性化が図れる．
患者は坐位．前腕軽度回外位．術者の右母指指腹を患者の前腕腹側から橈骨頭内側部にあてる．右示指指腹を前腕背側で橈骨頭外側部にあて回内を起こしうるように把持する．左手で前腕遠位部を把持する．右母指を背側へ，右示指を腹側へ短く・速く押すことで橈骨頭環状面に速い凸背側構成滑りを起こす．そのことで近位橈尺関節に速い回内運動を起こす（図31）．

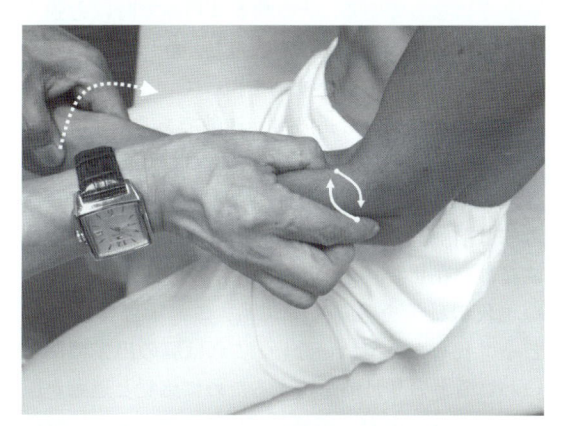

図31　上腕二頭筋（回外運動）の収縮活性化

### 5.1.9 肘部屈曲抵抗運動に伴う対向構成滑り法（counter sliding with resistive elbow flexion）

患者は坐位．肘回外位．術者の左手掌を患者の前腕近位腹側面におき，遠位では患者の前腕遠位部を把持する．屈曲運動に対して術者の遠位部で抵抗をかけ，表出筋力の低下を感じたところで，尺骨切痕の凹腹側構成滑りに対向するように術者の左手掌で持続的（あるいは断続的）に背側へ押し関節面の運動方向を誘導する（図32）．近位部で対向する力は，肘の屈曲抵抗運動が止まらない程度の力である．

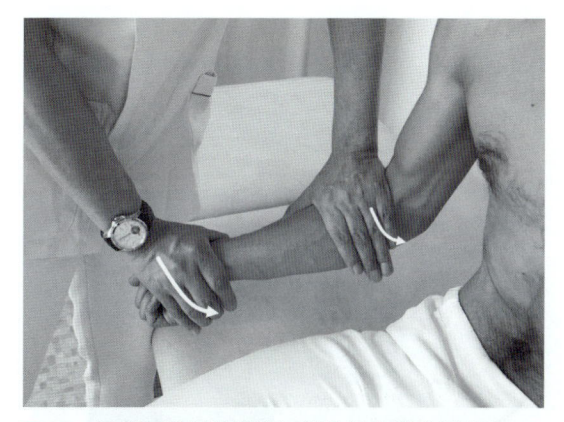

図32　肘部屈曲抵抗運動に伴う対向構成滑り法
近位部（肘部）における操作外力の方向は，凹関節面の動きに対向するものである．このため曲線で表示してあることに注意されたい．

# III. 上肢：手部

手部は上肢の最遠位に位置する効果器として働き，8つの手根骨，5本の中手骨，14個の指骨によって構成されている．個々の骨はそれぞれが滑膜関節を構成し連結されている．これらの関節は末梢になるほど単純な構造になっており，その組み合わせにより全体としての手部が実に様々な形に対応できるようになっている．その動きは巧みで時に力強く作業に使われ，時に優しく表現し，われわれが生活を営むうえでは重要な役割を担っている．指骨の運動で特筆すべきは母指の対立運動である．母指は他の4指と向かい合うことで力を集中させることができ，より細かい作業が可能となっている．力源となる筋は前腕部と手内部に分かれており，末梢部には筋腹は存在せず，腱によって各骨に付着している．

現代の科学をもってしても，この手部は道具にとって代わられてはいない．これは脳の出先機関といわれるとおり目的を達するために感覚と運動が脳でリンクされ出力を調整しているためである．脳の手部にかかわる部分も大きくこの器官の重要性を物語っている．

## 1 関節の構造

### 1.1 下橈尺関節
distal radioulnar joint

橈骨の遠位端である尺骨切痕（凹面）と尺骨の遠位端である関節環状面（凸面）によりなる関節で（図1），形状は車軸関節である．軟部組織では関節包はゆるく，下橈尺関節下縁に関節円板がありそこに三角靱帯が付着しており，その外縁を掌側・背側関節包靱帯が補強する形でつく．三角靱帯は尺骨と接する部分は陥凹し，尺骨頭と適合しやすくなっている．橈骨の遠位端にある手根関節面は前額面では約25°尺側に傾斜（図2）し，矢状面においては約15°掌側に傾いている（図3）．さらに橈骨と尺骨の間には骨間膜が付着し（図4），相互の結びつきを強化している．骨間膜は大部分が橈骨から尾側内方へ向かい，近位では骨幹に対して垂直に近いが，遠位になるに従い傾きが大きくなる．

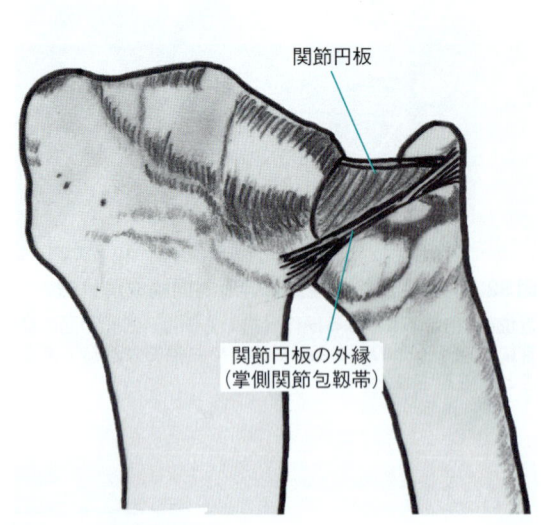

図1　下橈尺関節

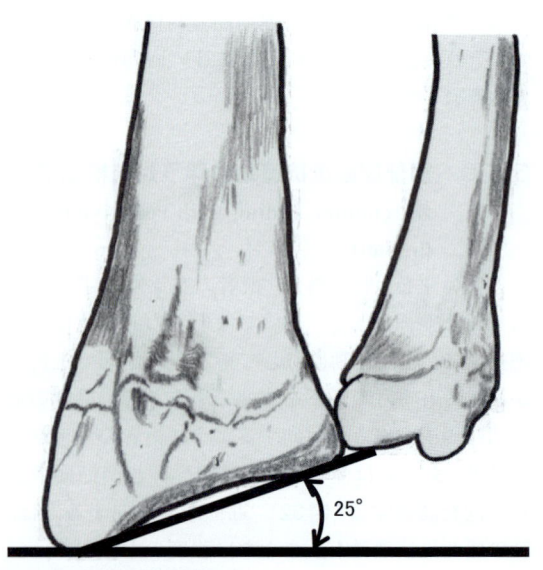

図2　橈骨の手根関節面

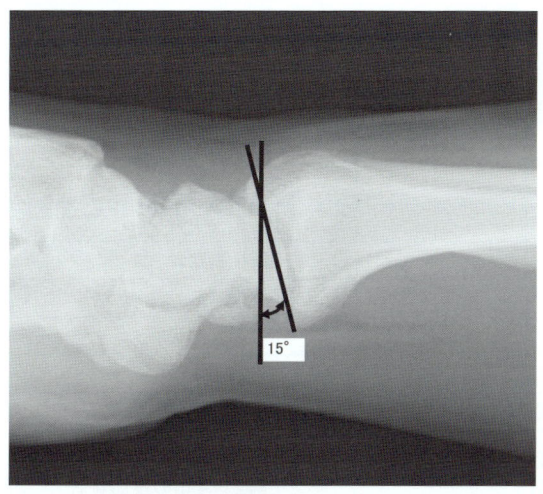

1. 関節の構造　67

図3　手根関節面の側面

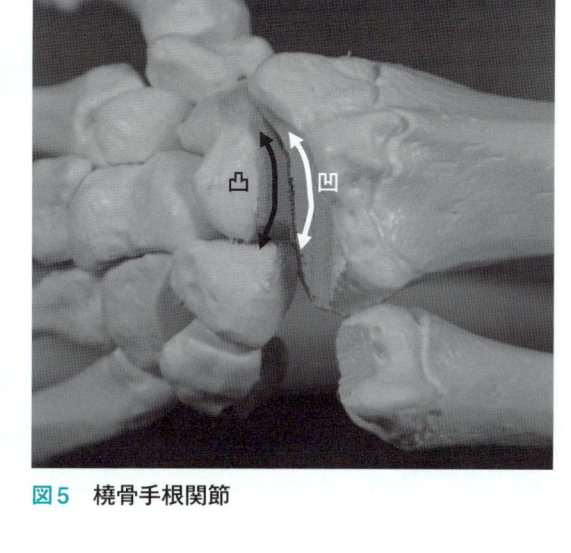

図5　橈骨手根関節

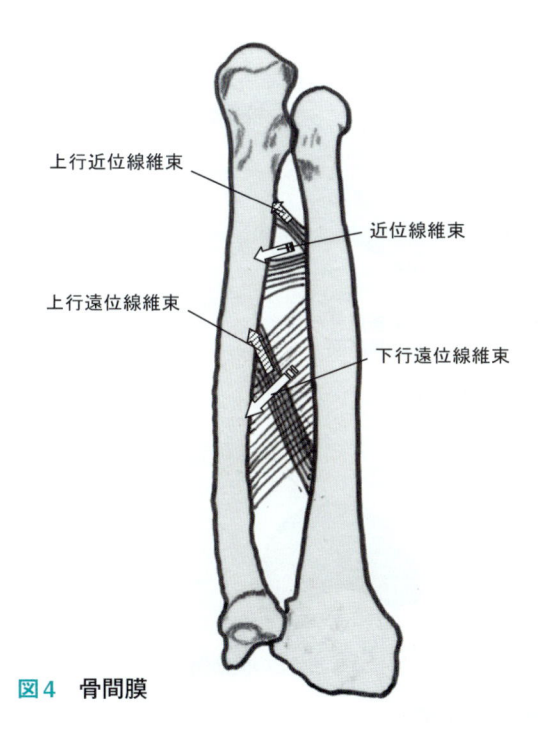

図4　骨間膜

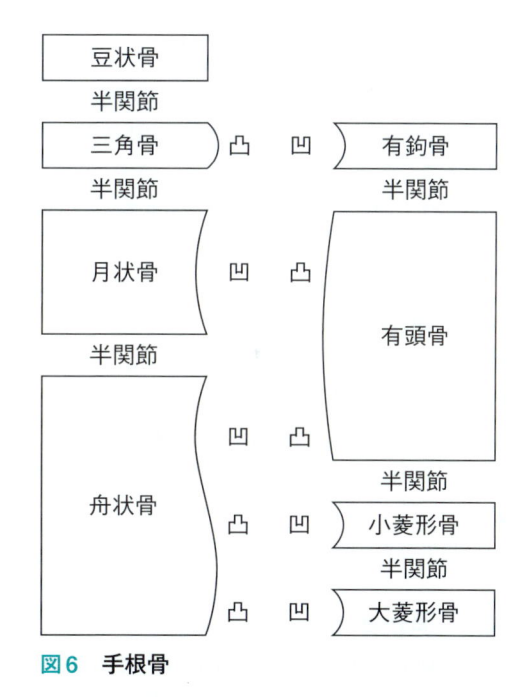

図6　手根骨

## 1.2 橈骨手根関節
### radiocarpal joint

橈骨遠位端の手根関節面および関節円板と舟状骨・月状骨・三角骨の近位関節面からなる顆状関節である．手根骨側の関節面は前額・矢状両面において凸面をなし，橈骨側は同様に凹面を形成する．靱帯は橈骨と手根骨を連結している靱帯（背側および掌側橈骨手根靱帯，外側手根側副靱帯），尺骨と手根骨を連結している靱帯（内側手根側副靱帯，掌側尺骨手根靱帯）がある（図5）．

## 1.3 手根骨

8つの短骨によって構成され，それぞれに関節を形成している（図6）．関節包は共通しており，手根骨間は靱帯によって連結されている．手部の靱帯

表1 手根骨と手内筋の起始・停止部

| | | 起始部 | | | | | | | | 停止部 |
|---|---|---|---|---|---|---|---|---|---|---|
| | | 豆状骨 | 三角骨 | 月状骨 | 舟状骨 | 大菱形骨 | 小菱形骨 | 有頭骨 | 有鈎骨 | |
| 母指球筋 | 短母指外転筋 | | | | ○ | | | | | 母指基節骨底 |
| | 短母指屈筋 | | | | | ○ | ○ | ○ | | 母指基節骨底 |
| | 母指対立筋 | | | | | ○ | | | | 第1中手骨 |
| | 母指内転筋 | | | | | | | ○ | | 母指基節骨底 |
| 小指球筋 | 小指外転筋 | ○ | | | | | | | | 小指基節骨底 |
| | 短小指屈筋 | | | | | | | | ○ | 小指基節骨底 |
| | 小指対立筋 | | | | | | | | ○ | 第5中手骨 |
| | 短掌筋 | 手掌腱膜の尺側縁 | | | | | | | | 小指球尺側縁の皮膚 |
| 中手筋 | 掌側骨間筋 | 第2,4,5中手骨 | | | | | | | | 基節骨底・中節骨・末節骨 |
| | 背側骨間筋 | 第1〜5中手骨 | | | | | | | | 第2〜4指の基節骨底 |
| | 虫様筋 | 第2〜4深指屈筋腱 | | | | | | | | 指背腱膜 |

は，手根骨同士を連結している靱帯（背側手根間靱帯，掌側手根間靱帯），手根骨と中手骨を連結している靱帯（背側手根中手靱帯，掌側手根中手靱帯）に大別できる．

掌側には手内筋の起始部（表1）があるが，背側においては筋の付着はない．

### 1.3.1 舟状骨（scaphoid）

近位骨列に位置する楕円型の骨．大きく2つの凸面をなす関節面があり，遠位の面では大菱形骨，小菱形骨と接し，近位の面では橈骨と接している．有頭骨，月状骨は遠位の内側面と関節を構成している（図7）．

短母指外転筋の起始部．

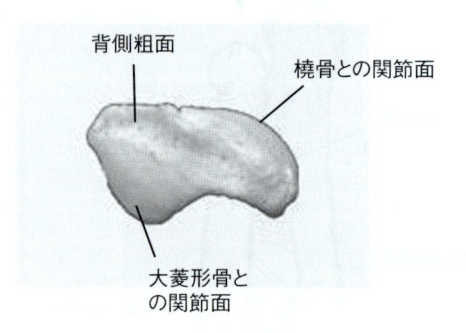

図7 舟状骨

### 1.3.2 月状骨（lunate）

近位骨列で舟状骨の尺側に位置する半月状の骨．近位面は凸面の関節面をもち橈骨と接する．遠位面は凹面で舟状骨，有頭骨と接し，尺側面で三角骨とそれぞれ関節を形成する（図8）．

筋の付着はない．

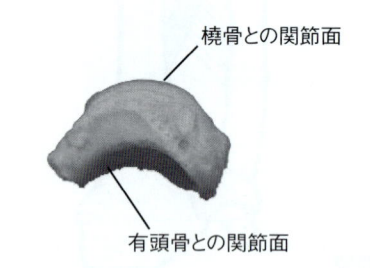

図8 月状骨

### 1.3.3 三角骨（triquetral）

近位骨列で月状骨の尺側にある三角形の骨．月状骨，有鈎骨，豆状骨と関節を形成する（図9）．

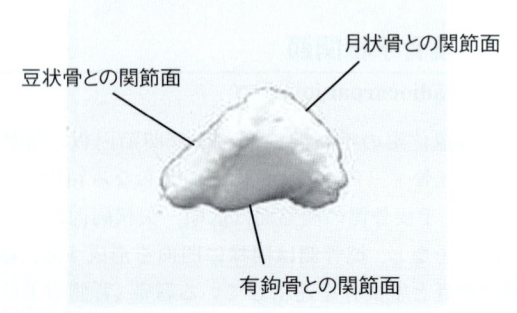

図9 三角骨

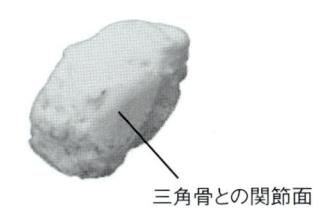

図10　豆状骨

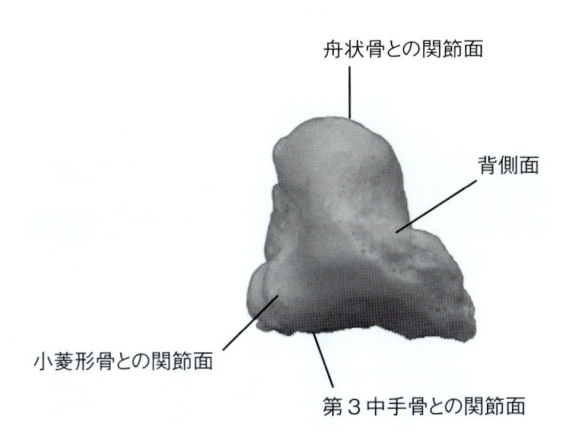

図11　有頭骨

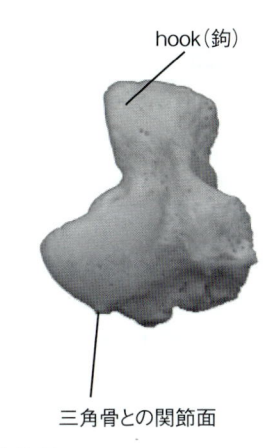

図12　有鉤骨

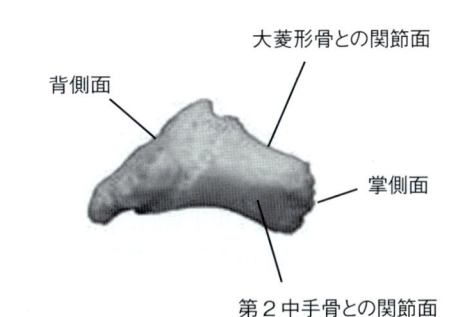

図13　小菱形骨

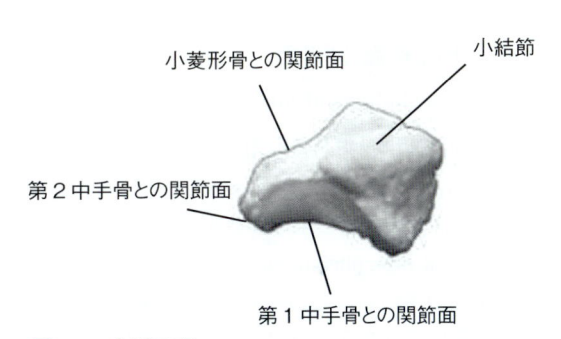

図14　大菱形骨

### 1.3.4　豆状骨（pisiform）

1つの関節をもち三角骨につく（図10）．
小指外転筋の起始であり，尺側手根屈筋の停止部となる．

### 1.3.5　有頭骨（capitate）

遠位手根骨列の中央に位置し，手根骨のなかで最も大きい．4つの関節面をもち，第3中手骨，小菱形骨，舟状骨，月状骨，有鉤骨と接する（図11）．
母指内転筋が付着する．

### 1.3.6　有鉤骨（hamate）

有頭骨の尺側に位置し，楔状をなす．掌側面に鉤状の突起を有し，ここには屈筋支帯（横手根靱帯）が付着する．第4・5中手骨，有頭骨，月状骨，三角骨と接する（図12）．
短小指屈筋および小指対立筋の起始部．

### 1.3.7　小菱形骨（trapezoid）

有頭骨の橈側に位置する．第2中手骨，大菱形骨，舟状骨，有頭骨と接する（図13）．
短母指屈筋の起始部．

### 1.3.8　大菱形骨（trapezium）

遠位手根骨列の最橈側に位置し，第1中手骨・第2中手骨と関節を形成する．他に舟状骨，小菱形骨と接する．掌側面には鉤状の突起があり，屈筋支帯（横手根靱帯）が付着する（図14）．
短母指屈筋および母指対立筋の起始部．

## 1.4 手根中手関節
### carpometacarpal joint

母指の手根中手関節は第1中手骨と大菱形骨からなる関節で鞍関節の形状をとる（図15）。第2手根中手関節は第2中手骨底と大菱形骨・小菱形骨・有頭骨の遠位面からなる。第3手根中手関節は第3中手骨底と有頭骨の遠位面からなる。第2・3手根中手関節は滑膜関節であるが、形状が複雑に組み合わさっているためほとんど可動性がない。第4手根中手関節は第4中手骨底と有頭骨と有鉤骨からなる。第5手根中手関節は第5中手骨底と有鉤骨の遠位面からなる（図16）。第4・5手根中手関節は有頭、有鉤骨側が凹で中手骨側が凸の形状をしている。

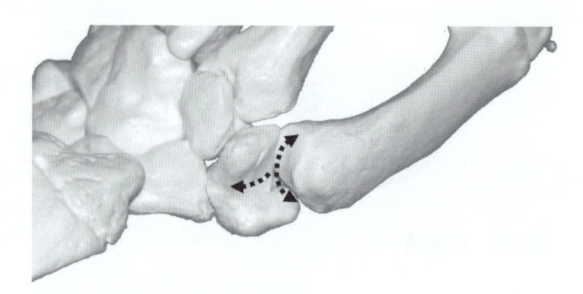

**図15** 母指の手根中手関節

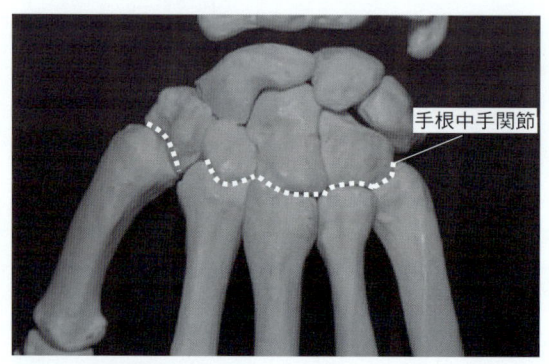

**図16** 手根中手関節

## 1.5 中手指節関節
### metacarpophalangeal joint

中手指節関節は母指から小指において中手骨と基節骨で構成される。形態は中手骨頭が凸、基節骨底が凹の楕円関節である。中手骨頭の関節面は掌側に広く背側は狭い。側方は内外側の側副靱帯、深横中手靱帯が付着し、掌側は掌側板によって補強されている。背側には靱帯は存在しない（図17）。

## 1.6 手の指節間関節
### interphalangeal joint

指節間関節は示指から小指では、基節骨と中節骨の間にある近位指節間関節（proximal interphalangeal joint）と中節骨と末節骨の間にある遠位指節間関節（distal interphalangeal joint）がある。近位指節間関節の関節面は基節骨頭に2つの顆があり、中節骨底側にそれを受ける凹みがある。遠位指節間関節においても同様の構造が存在するが近位ではそれほど明確ではなく、したがって側方への動揺は遠位指節間関節のほうが大きい。指節間関節の構造は本質的には共通で運動自由度1度の蝶番関節である（図18）。なお母指においては中節骨が欠損しているため基節骨と末節骨で指節間関節を構成する。

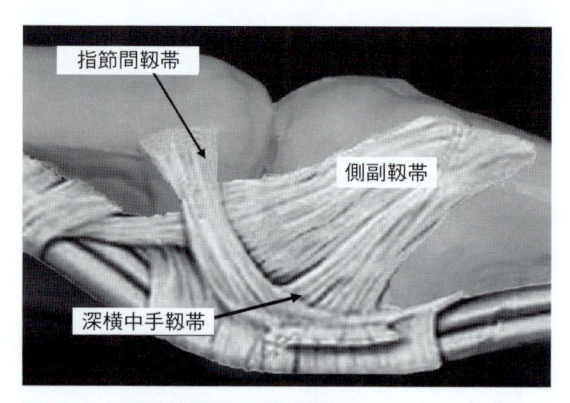

**図17** 中手指節関節（MP関節）

## 2 触診

手部は骨格構造が軟部組織で覆われており、その関節の位置を皮膚の上から触知することは解剖学を習熟していなければ困難である。手部および手根骨の触診では、まず表面上目視できる骨示標をヒントに目的となる骨の位置を把握する。次に触れて部位が間違いなく目的部位であることを確認するには、単に触れるだけではなく動く関節を動かすことが必要である。動かすことによって骨同士を明確にし、

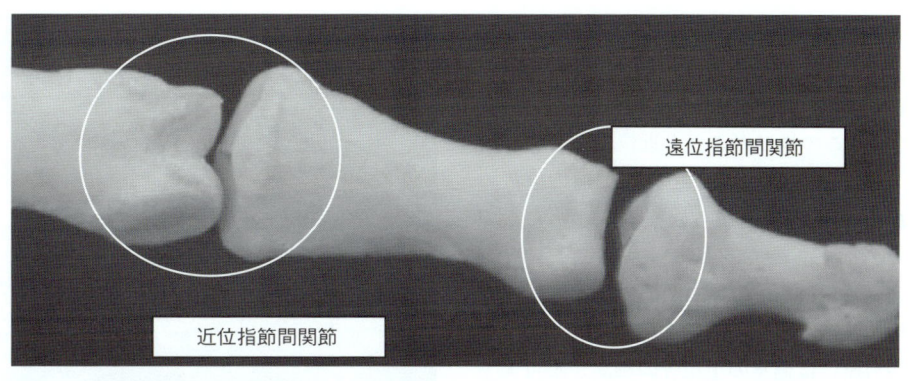

図18 指節間関節（IP関節）

近位指節間関節
遠位指節間関節

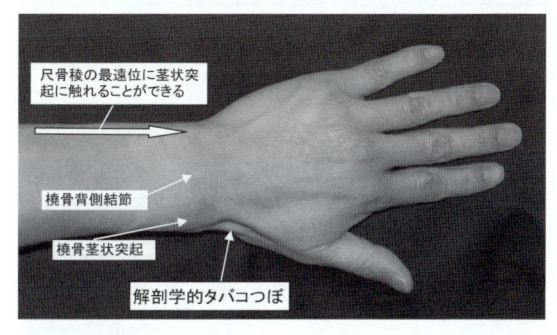

図19 手背

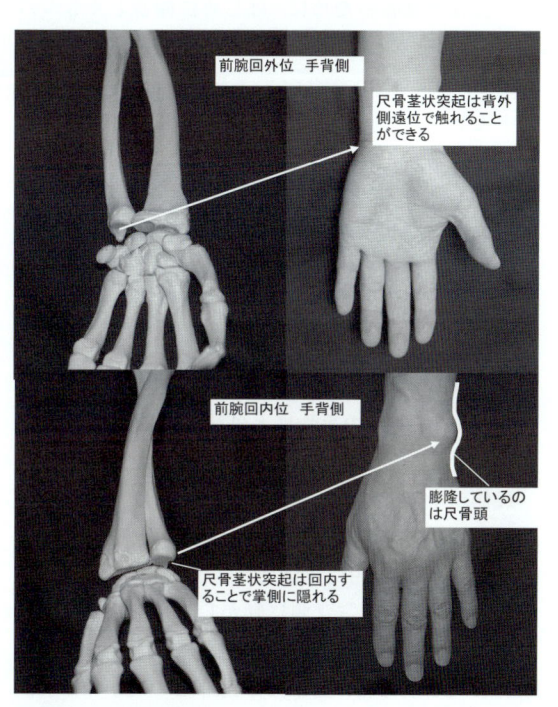

尺骨稜の最遠位に茎状突起に触れることができる
橈骨背側結節
橈骨茎状突起
解剖学的タバコつぼ

図20 尺骨茎状突起

前腕回外位 手背側
尺骨茎状突起は背外側遠位で触れることができる
前腕回内位 手背側
尺骨茎状突起は回内することで掌側に隠れる
膨隆しているのは尺骨頭

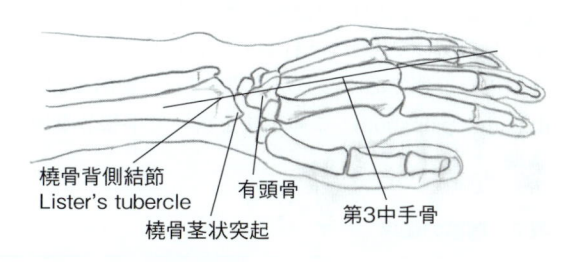

図21 橈骨背側結節

橈骨背側結節 Lister's tubercle
有頭骨
橈骨茎状突起
第3中手骨

触診の確実性を増すことができる．

　まず手背部において表面上目視できるものに橈骨茎状突起がある．これは橈骨の遠位端で触れることができる．次に前腕回外位の場合，尺骨稜を遠位にたどるとその最遠部に尺骨茎状突起を触れることができる（図19）．これは前腕回内位では橈骨が尺骨頭に沿って回旋するため図20のように尺骨茎状突起は掌側に位置することとなり触診することが難しい．前腕回内位で遠位端に見かけ上膨隆しているのは尺骨頭である．さらに，橈骨茎状突起から背側尺側に移動すると橈骨背側結節（Lister's tubercle）を触れることができる（図21）．また母指を力強く伸展すると手背橈側の側面に目立つ陥凹が現れる．これは長母指伸筋と短母指伸筋・長母指外転筋の腱によるものであるが，解剖学的タバコつぼ（anatomical snuff-box）と呼ばれている（図19）．この陥凹の下では舟状骨に触れることができる．

　各指の指節間関節は表面上背側の膨隆部と掌側のひだの位置が一致しており関節の位置は容易に把握できるが，中手指節関節は見方によって様相が変わる．背側からの観察では骨の隆起があるため直感的

にその位置がわかりやすいが（図22），掌側から見ると一見各指と手掌との境界にある谷折りの横ひだ（近位指皮線）の部分に関節があるかのように錯覚する．実際にはこの横ひだよりも近位にある谷折りの横ひだ（遠位手掌皮線）が中手指節関節の位置である（図23）．これは側面から観察すると明らかである．

　手部の運動は単純な1軸性の関節ではなく橈骨と8つの手根骨間で連動して運動を構成している．つまり手部の治療には個々の手根骨の触診が不可欠である．

　手根骨の触診のために，はじめに確認した3つの突起，結節をもとに3つのラインを仮定し進める（表2）．

　中央ライン：橈骨背側結節から第3中手骨の長軸へ結ぶ線上で（図21），背側から触れ手部を背屈した際凹むところに有頭骨が位置する（図24）．有頭骨の近位で中央ラインよりも尺側に月状骨が位置する．有頭骨を中心にその橈側には小菱形骨，尺側には有鉤骨，近位関節面と橈骨遠位端の間で中央ラインよりも橈側に舟状骨がある（図25）．

　橈側ライン：橈骨茎状突起を触れその遠位には舟状骨がある．第1中手骨底と舟状骨の間にあるのが大菱形骨である（図26）．

　尺側ライン：尺骨茎状突起の遠位には三角骨があり（図27），さらにその遠位には有鉤骨が位置する．有鉤骨には第4・5中手骨底がつく．有鉤骨を固定し，第4中手骨底を掌背側に動かし動く部位が第4手根中手関節である．同様に有鉤骨を固定し，第5中手骨骨底を掌背側に動かし不動部との境が第5手根中手関節である．三角骨の掌側には豆状骨が位置する．

　大まかな位置関係が把握できれば実際に手根骨同士を動かして，動けば右手と左手で固定している骨は異なる骨であることが確認できる（動的触診：dynamic palpation）．この手法を用いて手根骨を明

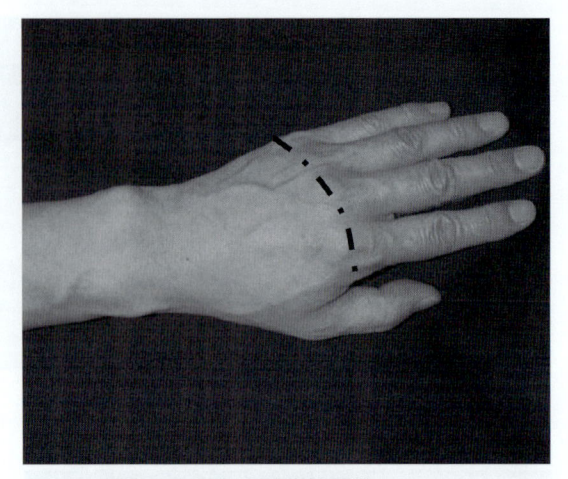

**図22　手背から見た中手指節関節**

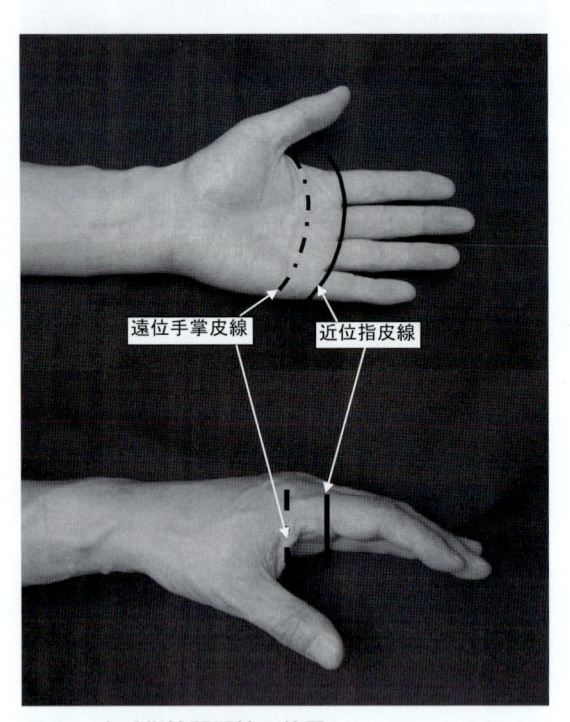

**図23　中手指節間関節の位置**
　──：指と手掌との境界にあるひだ（近位指皮線），
　─・─：中手指節間関節の位置（遠位手掌皮線）．

**表2　触診の順序**

| | | | |
|---|---|---|---|
| 中央ライン：橈骨背側結節　→　②第3中手骨　→　①有頭骨　→　③月状骨 | | | |
| 　　　　　　①有頭骨　→　④小菱形骨 | | | |
| 　　　　　　①有頭骨　→　⑤有鉤骨 | | | |
| 　　　　　　①有頭骨　→　⑥舟状骨 | | | |
| 橈側ライン：橈骨茎状突起　→　⑥舟状骨　→　⑦大菱形骨　→　⑧第1中手骨 | | | |
| 尺側ライン：⑪尺骨茎状突起　→　⑨三角骨　→　⑤有鉤骨　→　第4・5中手骨　→　⑩豆状骨 | | | |

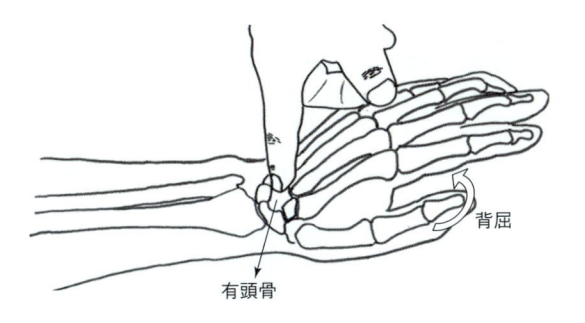

図24　有頭骨

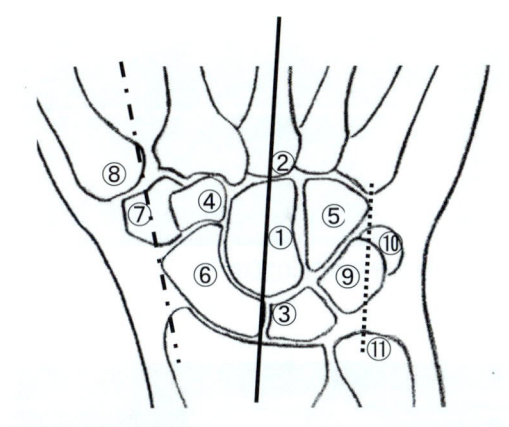

図25　手部の触診
──；中央ライン，−−−；橈側ライン，……；尺側ライン，
①；有頭骨，②；第3中手骨，③；月状骨，④；小菱形骨，
⑤；有鉤骨，⑥；舟状骨，⑦；大菱形骨，⑧；第1中手骨，
⑨；三角骨，⑩；豆状骨，⑪；尺骨茎状突起．

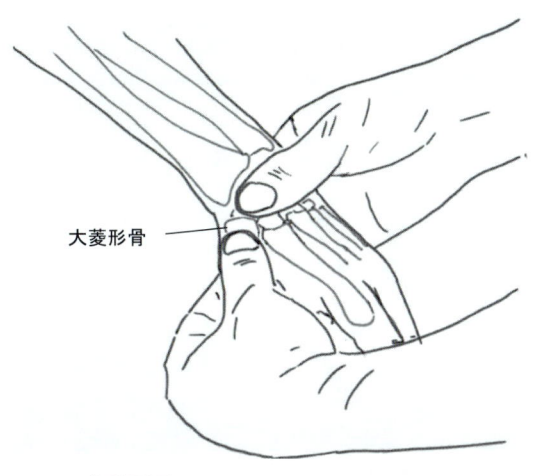

図26　大菱形骨

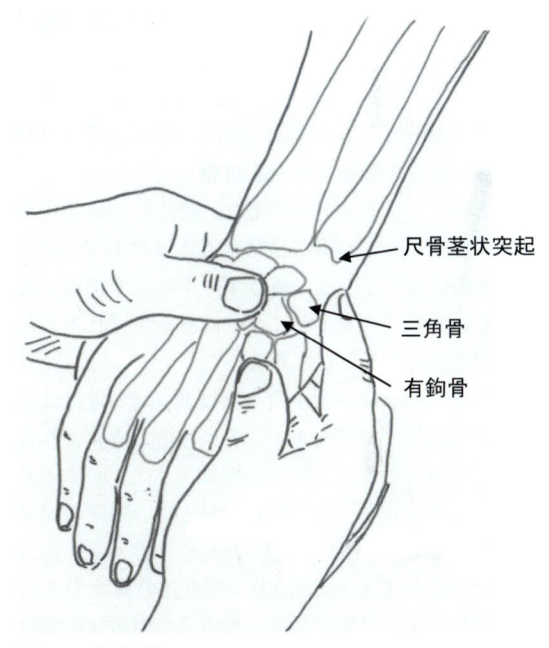

図27　三角骨

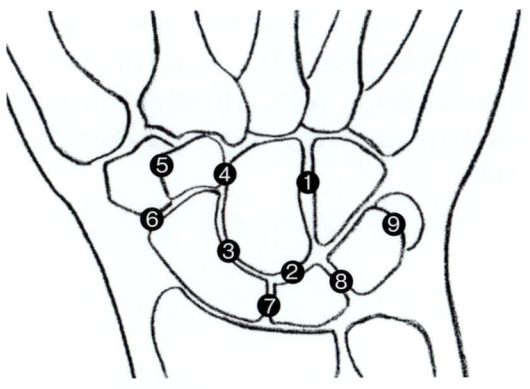

図28　触診の順序

らかにする．
　患者の左手を触診する場合，術者の左手で有頭骨を把持し，右手でその尺側にある有鉤骨を掌背側に滑らせる（図28❶）．次に左手は動かさず右手だけを有頭骨の近位に移動し，月状骨を触知する（図28❷）．月状骨から右手を離し，左手の有頭骨と手を変える．右手で有頭骨を持ち，左手で有頭骨の近位端橈側の舟状骨を把持する（図28❸）．右手は動かさず，左手を有頭骨の橈側にある小菱形骨に移動する（図28❹）．右手を有頭骨から離し，左手でつまんでいる小菱形骨と手を交換する．右手で小菱形骨を把持し，左手で大菱形骨を触知する（図28❺）．大菱形骨は他の手根骨に比して掌側に45°傾いている（図29）．左手は大菱形骨を触知したまま，右手を大菱形骨の近位に移動し舟状骨を把持する（図28❻）．左手を離し右手で把持している舟状骨をつかんだら

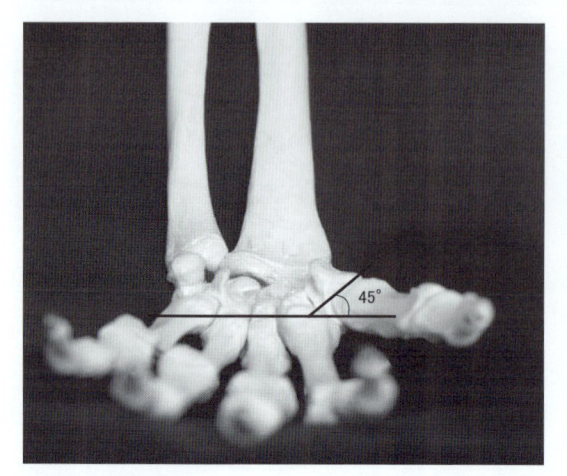

図29　大菱形骨

右手を尺側に移動し，月状骨を触知する（図28❼）．左手を離し右手でつかんでいる月状骨を把持し，右手はさらに尺側に移動し三角骨を触知する（図28❽）．最後に左手を三角骨に移動し，右手はその掌側にある豆状骨を触知する（図28❾）．

以上のように有頭骨を中心に，把持している片手は動かさず，他方の手が移動するようにして，持ちかえる際は両手を一度に離さず片手は必ず指標となる骨を把持しているようにすれば触診をずれることなく確実に行うことができる．

各指骨の触診は示指から小指は共通で，母指は基節骨と末節骨のみである．手掌と各指の境界より指側面を末梢へたどると膨隆を触知できる．膨隆より近位の骨を固定し，末梢の骨を動かす．近位の固定した骨が動かなければそれは基節骨であり，動いた側が中節骨である（図30）．中節骨の側面をさらに末梢にたどると再び膨隆に触れる．中節骨を固定し，膨隆より遠位の骨を動かす．中節骨が動かなければ動いた骨は末節骨である（図31）．母指においても同様に手掌と母指の境界より側面を遠位にたどり膨隆を触知する．膨隆より近位の骨を固定し，遠位の骨を動かす．固定した骨が動かなければ，それは母指の基節骨であり，動いた骨は末節骨である（図32）．

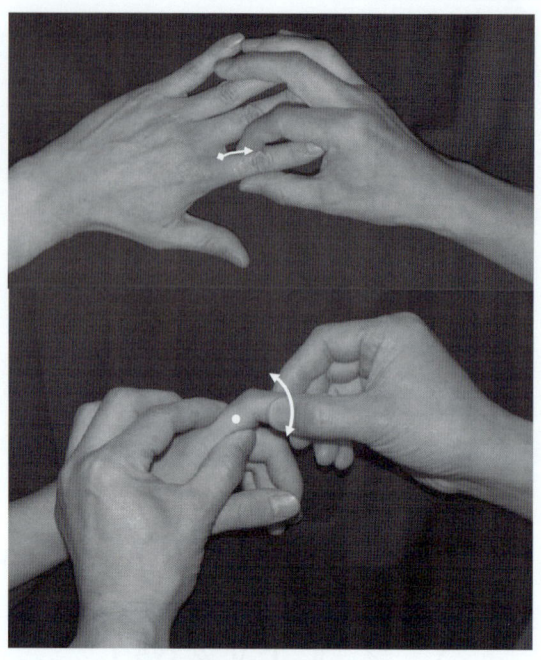

図30　近位指節間関節の触診

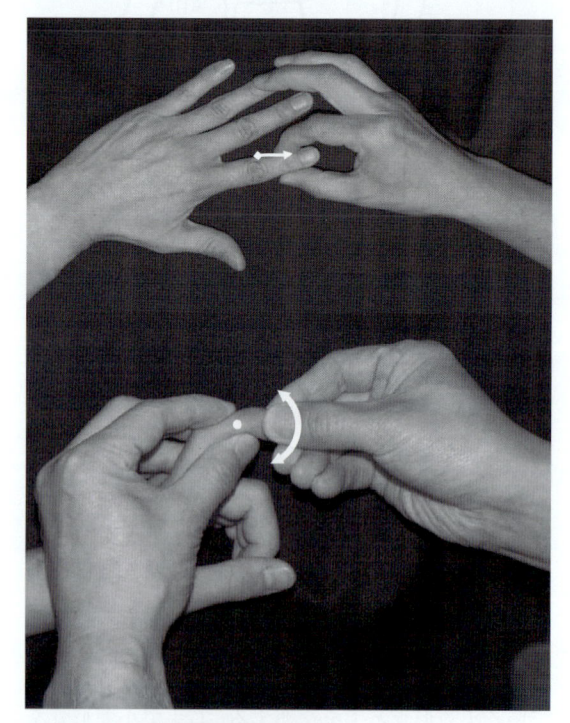

図31　遠位指節間関節の触診

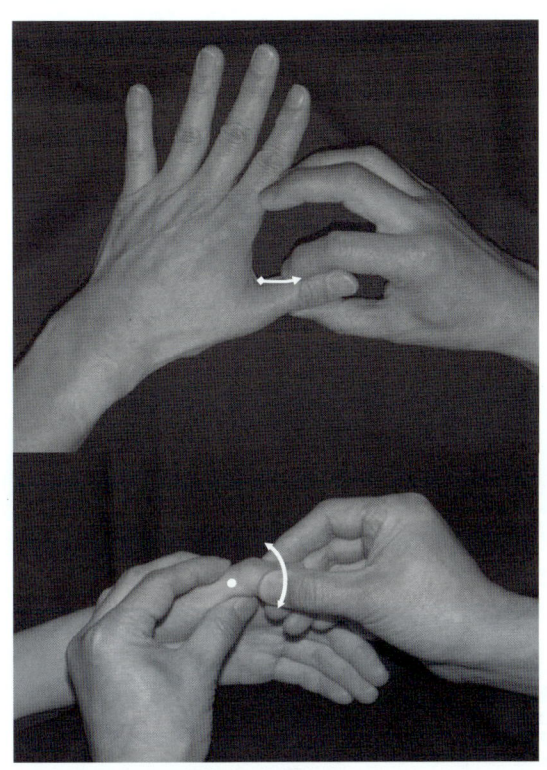

図32 母指の指節間関節の触診

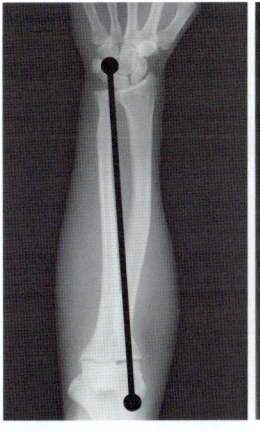

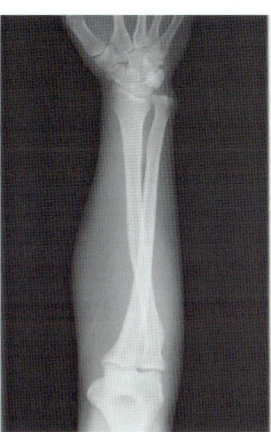

図33 回内外

表3 手根間靭帯

| 靭帯名 | 背屈 | 掌屈 | 撓屈 | 尺屈 |
|---|---|---|---|---|
| 背側撓側手根靭帯 |  | + |  |  |
| 背側手根間靭帯 |  | + |  |  |
| 撓側側副靭帯 |  | + |  | + |
| 尺側側副靭帯 |  | + | + |  |
| 掌側撓骨手根靭帯 | + | + |  |  |
| 掌側尺骨手根靭帯 | + |  |  | + |
| 掌側手根間靭帯 | + |  | + | + |
| 豆状有鉤靭帯 | + |  |  |  |
| 豆状中手骨靭帯 | + |  |  |  |

## ③ 角運動学

### 3.1 下撓尺関節

**骨運動**：回内・回外.
**関節内運動**：滑り（slide）.

　最大ゆるみの位置（LPP）は半回内位，しまりの位置（CPP）は回外位.

　前腕の回内外運動は，上・下の撓尺関節が同時に連動して起こるためどちらの関節も正常に機能しなければ運動は起こりえない．下撓尺関節では尺骨の関節環状面に沿って撓骨の尺骨切痕が回内時には掌側へ，回外時には背側へ滑る．この運動は尺骨に対して，撓骨が回旋運動を行う．上撓尺関節では撓骨頭が凸面をもち，一方下撓尺関節は尺骨が凸面を有する．つまり運動軸は撓骨頭と尺骨（茎状突起）を結ぶ線となる（図33）.

### 3.2 手部：背屈

　撓骨手根関節のLPPは半掌屈位，CPPは背屈位．運動を制限する靭帯は表3のとおりで手部掌側の靭帯は背側に比べ強く肥厚している.

　手根間関節の関節内運動は手部の背屈に伴って，近位列である舟状骨・月状骨・三角骨の関節面は凸の法則に従い，掌側に滑る（図34，表4）．一方，遠位列である手根中央関節では，有頭骨の近位関節面が凸の形状をしているため，背屈時には関節面は掌側へ滑る．ところが大・小菱形骨の近位関節面は凹の形状をしており，舟状骨関節面を背側に滑る．有鉤骨は月状骨に対しては凸の法則に従い関節面は掌側に滑るが，三角骨に対しては凹の法則で背側に滑る（表5）.

　MRIによる各関節間での動きの解析では，次のような観察結果が得られた．背屈運動の初期では撓骨舟状骨関節，尺骨月状骨関節が大きく動き出すもの

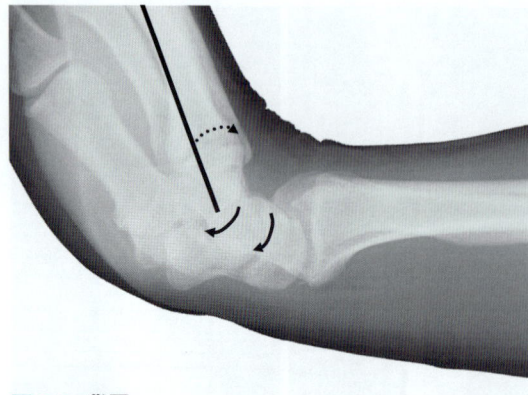

図34 背屈

**表4 橈骨手根関節の骨運動と関節内運動**

| 骨運動 | 関節内運動（凸の法則） |
|---|---|
| 背屈 | 掌側への滑り |
| 掌屈 | 背側への滑り |
| 橈屈 | 尺側への滑り |
| 尺骨 | 橈側への滑り |

**表5 手根中央関節の骨運動と関節内運動**

| 骨運動 | 関節内運動 | | |
|---|---|---|---|
| | 大・小菱形骨<br>（凹の法則） | 有頭骨<br>（凸の法則） | 有鉤骨<br>（凹の法則） |
| 背屈 | 背側への滑り | 掌側への滑り | 背側への滑り |
| 掌屈 | 掌側への滑り | 背側への滑り | 掌側への滑り |

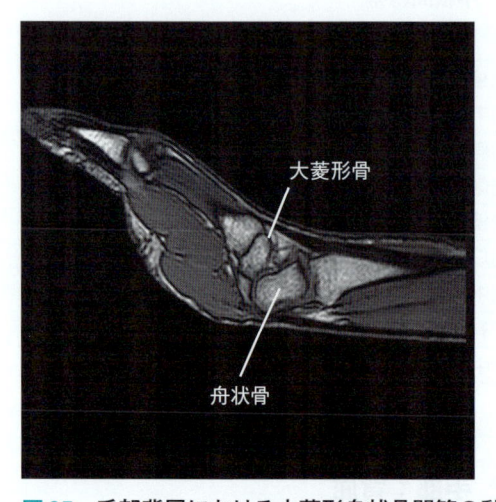

図35 手部背屈における大菱形舟状骨関節の動き

手部の背屈における橈骨舟状骨関節と舟状骨大菱形骨関節の動き

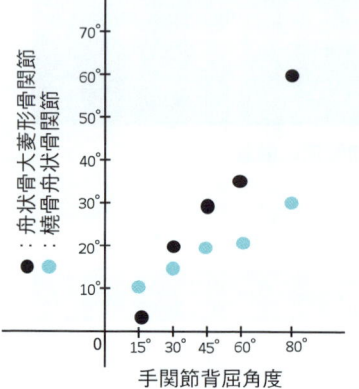

の，30°を超すと大菱形骨，有頭骨，有鉤骨の動きが大きくなる．最も偏位が大きいのは有頭骨である．

橈骨舟状骨関節では，背屈の初期に舟状骨の関節面は凸の法則で掌側方向へ滑る．その角度は最大で約30°である．大菱形舟状骨関節は大菱形骨が凹の法則で舟状骨関節面を背側方向へ滑る（図35）．有頭舟状骨関節は背屈時に最も大きく動く関節である．有頭骨側は凸であり，その関節面は掌側に滑る（図36）．背屈45°を超えると急激に偏位し最大背屈時には滑りに加え傾斜もみられる（図37）．背屈運動における有鉤月状骨関節は，月状骨の傾きに対して同様に有鉤骨も傾くために一体となって動いている（図38）．有鉤骨と三角骨間の関節は平面関節に近く，凹の法則で動いている．有鉤骨は背屈30°ま

では三角骨と同様に偏位するが，30°を超えると有鉤骨が急激に傾く（図39）．

## 3.3 手部：掌屈

掌屈の運動を制限する靱帯は表3のとおりであるが，手部背側の靱帯は掌側に比べ薄く脆弱である．橈骨手根関節の関節内運動は掌屈の際，舟状骨・月状骨・三角骨の関節面は凸の法則に従い背側に滑る（図40）．手根中央関節では有頭骨が凸の法則に従い関節面は背側に滑る．また大・小菱形骨，有鉤骨の近位関節面は凹の法則に従い掌側へ滑る（表5）．

掌屈の初期において橈骨舟状骨関節はほとんど

3. 角運動学

手部の背屈における橈骨舟状骨関節と
有頭骨舟状骨関節の動き

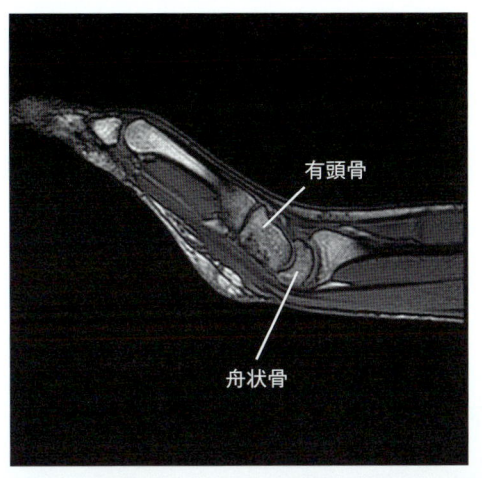

図36　手部背屈における有頭舟状骨関節の動き

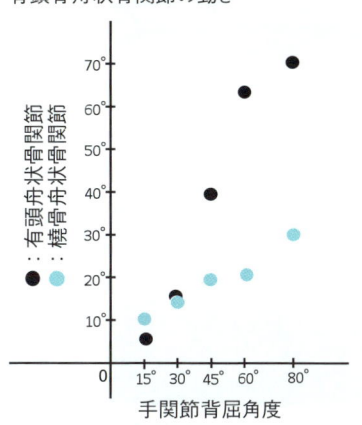

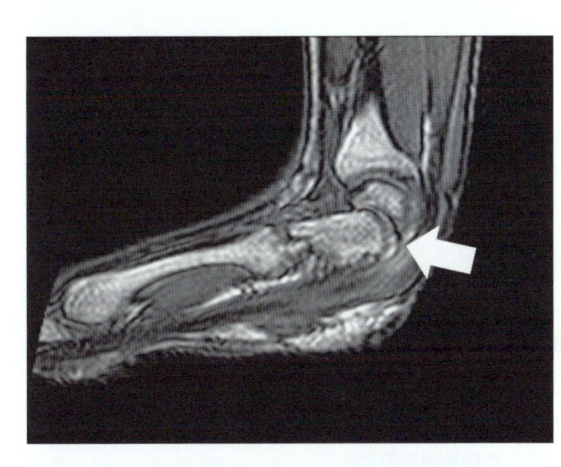

図37　有頭舟状骨関節の傾斜

手部の背屈における尺骨月状骨関節と
有鈎骨月状骨関節の動き

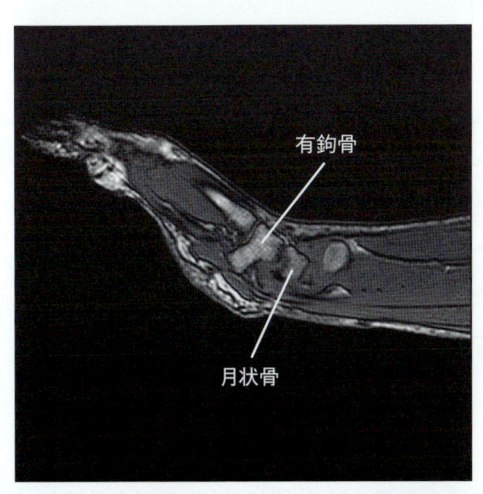

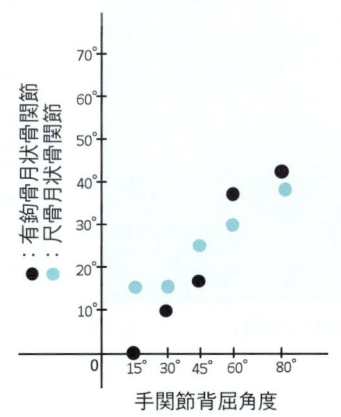

図38　手部背屈における有鈎月状骨関節の動き

動かず，大菱形骨舟状骨関節が始動する．掌屈15°を超えると舟状骨関節面が橈骨に対して凸の法則で背側に滑る．大菱形骨は舟状骨関節面を凹の法則で掌側に滑る（図41）．有頭舟状骨関節は橈骨舟状骨の動きに対してほぼ2：1の割合で動いている（図42）．月状骨も舟状骨同様に掌屈の初期時には動き

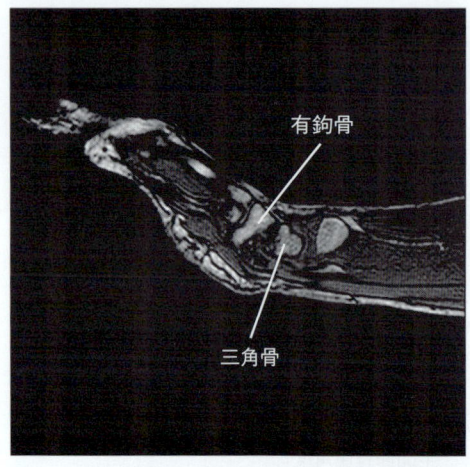

図39　手部背屈における有鉤三角骨関節の動き

手部の背屈における尺骨三角骨関節と有鉤骨三角骨関節の動き

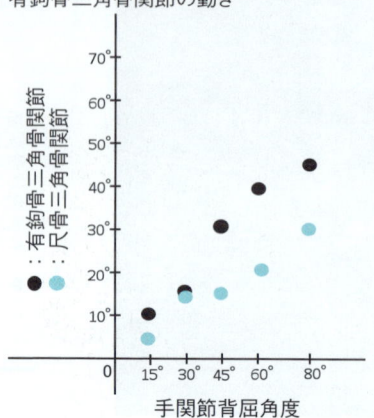

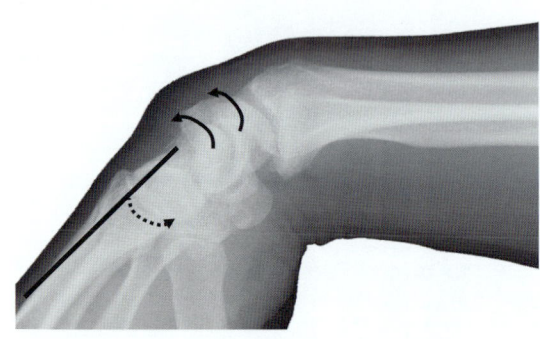

図40　掌屈

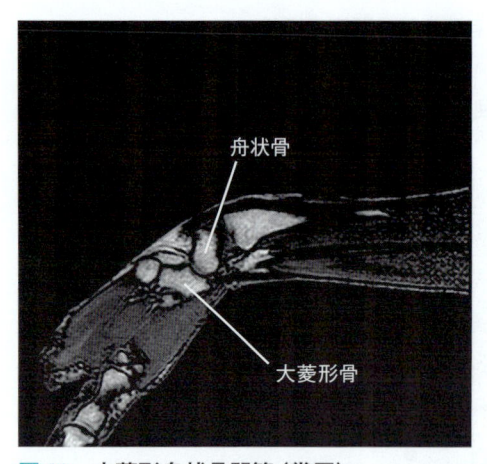

図41　大菱形舟状骨関節（掌屈）

手部の掌屈における橈骨舟状骨関節と舟状骨大菱形骨関節の動き

がみられない．掌屈15°を超えたあたりからほぼ舟状骨と並行して動き，尺骨との関節面は背側に滑る．有鉤骨は掌屈の初期から動き，特に掌屈30°を境に急激に掌側に傾く（図43）．有鉤三角骨関節は有鉤骨が凹の法則により三角骨関節面を掌側に滑る（図44）．

3. 角運動学

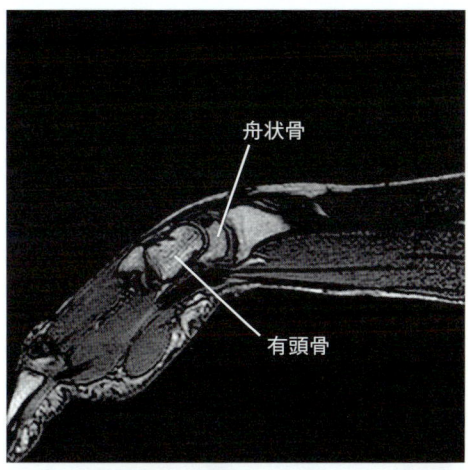

**図42** 有頭舟状骨関節

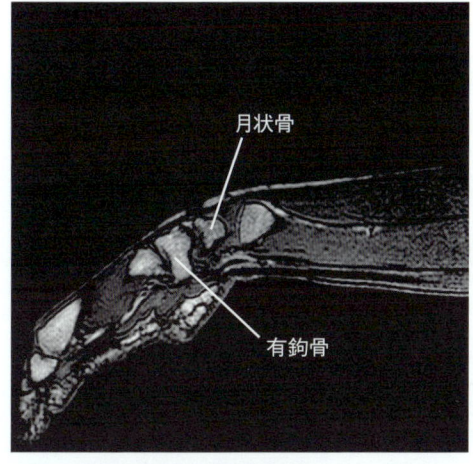

手部の掌屈における橈骨舟状骨関節と
有頭骨舟状骨関節の動き

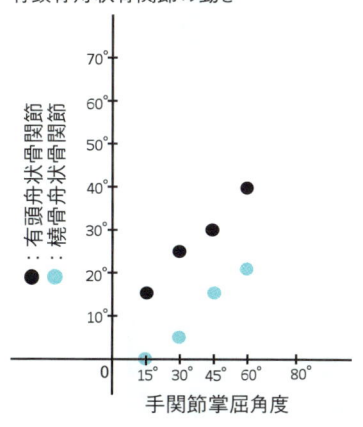

● : 有頭舟状骨関節
● : 橈骨舟状骨関節

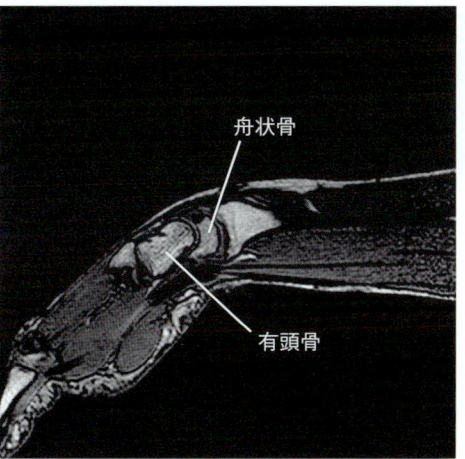

縦軸: 有頭舟状骨関節／橈骨舟状骨関節
横軸: 手関節掌屈角度

**図43** 有鈎月状骨関節（掌屈）

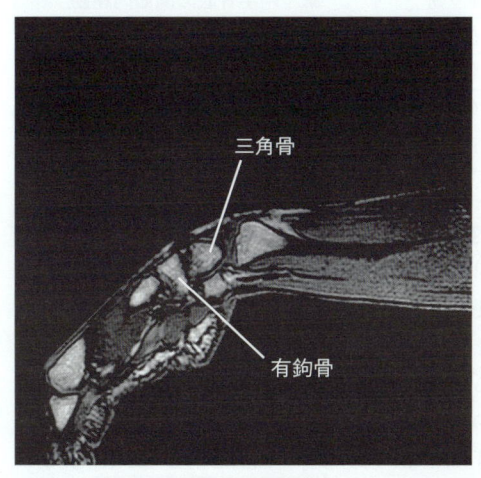

手部の掌屈における尺骨月状骨関節と
有鈎骨月状骨関節の動き

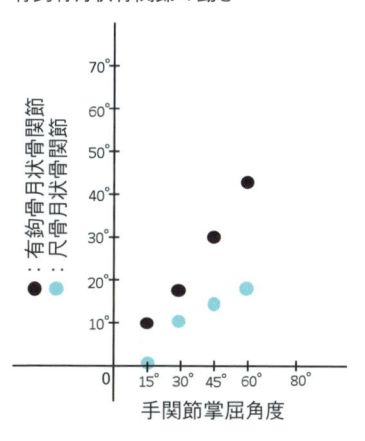

● : 有鈎骨月状骨関節
● : 尺骨月状骨関節

縦軸: 有鈎骨月状骨関節／尺骨月状骨関節
横軸: 手関節掌屈角度

**図44** 有鈎三角骨関節（掌屈）

手部の掌屈における尺骨三角骨関節と
有鈎骨三角骨関節の動き

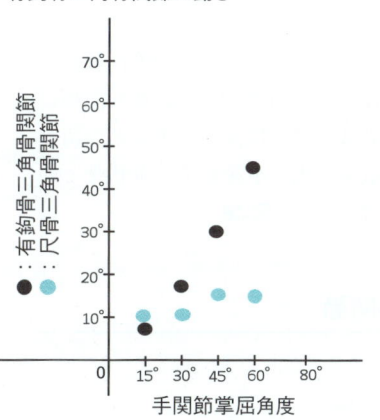

● : 有鈎骨三角骨関節
● : 尺骨三角骨関節

縦軸: 有鈎骨三角骨関節／尺骨三角骨関節
横軸: 手関節掌屈角度

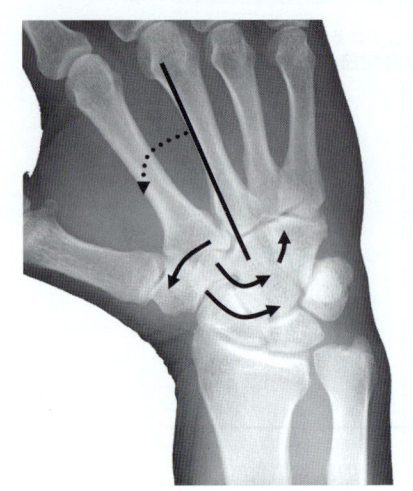

図45　撓屈

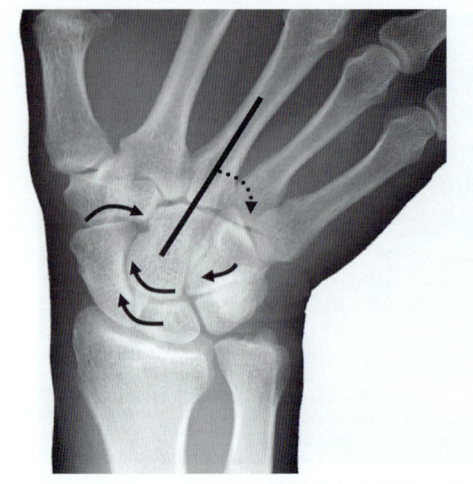

図46　尺屈

## 3.4　手部：撓屈

撓尺屈の運動では手根間の靱帯が運動を制限し，また骨運動を導いている（表3）．撓屈では近位の手根骨列である舟状骨・月状骨・三角骨の関節面は尺側に滑る（図45）．また遠位手根骨列である有頭骨は凸の法則に従い関節面は尺側に滑り，撓側に偏位する．大小菱形骨は凹の法則で舟状骨との関節面で若干撓側へ滑る．有鉤骨は月状骨との接触面が小さいため有頭骨の動きに従い，撓側に偏位する．三角骨は月状骨に押し上げられるように尺側に滑るが，有鉤骨が偏位する際三角骨よりも動きが大きいため有鉤骨の三角骨に対する関節面は遠位に滑る．

## 3.5　手部：尺屈

尺屈では舟状骨・月状骨・三角骨の関節面は凸の法則に基づき撓側に滑り，有頭骨，有鉤骨も同様に撓側に滑る．有鉤骨は有頭骨に従い三角骨との関節面において撓側へ滑る．大・小菱形骨は舟状骨との関節面において尺側へ滑る（図46）．

## 3.6　手根中手関節

母指の手根中手関節．
**骨運動**：屈曲・伸展．外転・内転．

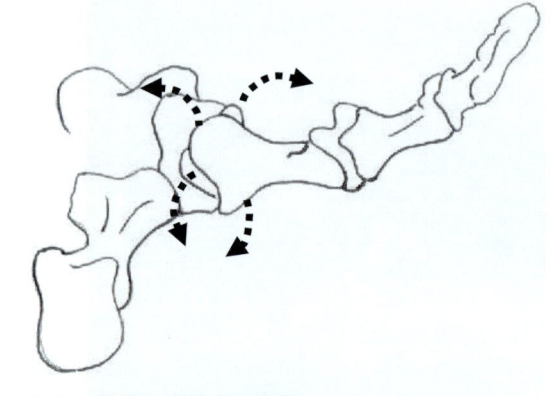

図47　母指の手根中手関節

表6　母指の手根中手関節

| 骨運動 | 第1中手骨底の関節内運動 |
|---|---|
| 屈曲 | 掌側へ滑る（凹の法則） |
| 伸展 | 背側へ滑る（凹の法則） |
| 外転 | 尺側へ滑る（凸の法則） |
| 内転 | 撓側へ滑る（凸の法則） |

**関節内運動**：滑り（slide）．
LPPは半屈曲位・尺側偏位，CPPは対立位．
大菱形骨の関節面は掌背側径が凹面で撓尺側径が凸面をなしている．第1中手骨底の関節面はこれに適合するようにできているため，母指の内外転では中手骨の凸面が大菱形骨の凹面を滑る．また屈伸では中手骨の凹面が大菱形骨の凸面を滑る（図47，表6）．
第2・3手根中手関節は中手骨底同士の結合があ

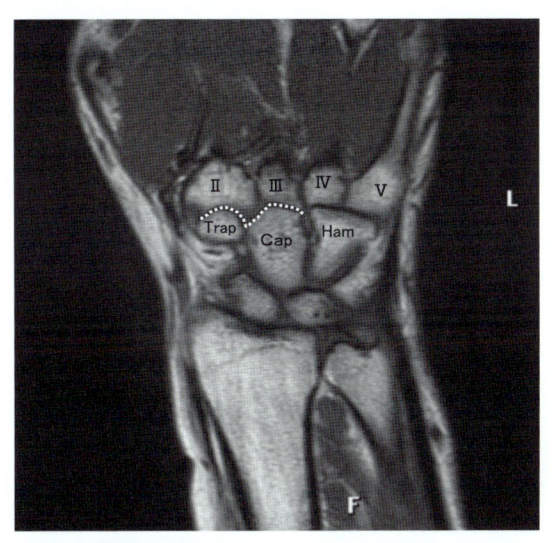

図48 手根中手関節
Ⅱ：第2中手骨, Ⅲ：第3中手骨, Ⅳ：第4中手骨, Ⅴ：第5中手骨, Trap：小菱形骨, Cap：有頭骨, Ham：有鉤骨.

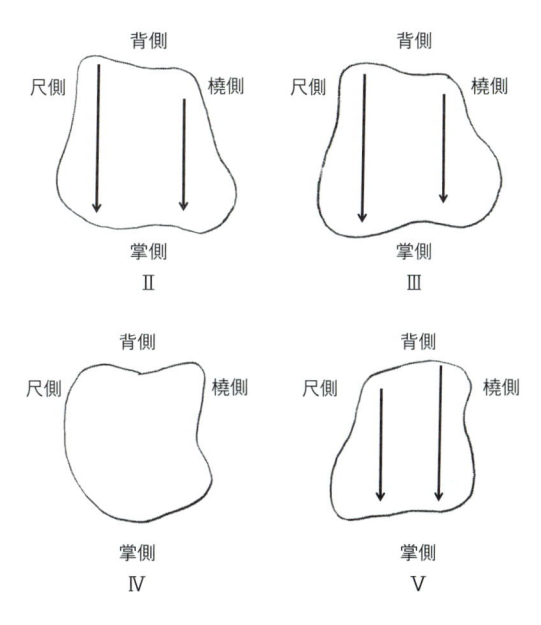

図49 中手骨頭関節（右手を遠位から）

り，また手根骨と複雑な関節を形成するためほとんど動きがない（図48白点線部）．

第4・5手根中手関節は中手骨底が凸で有鉤骨は凹の関節面をもち，第4手根中手関節で10°，第5手根中手関節で20〜25°の屈曲が可能である．

## 3.7 中手指節関節

骨運動：屈曲・伸展．内転・外転．
関節内運動：滑り（slide）．
　LPPは半屈曲位・尺側偏位，CPPは最大屈曲位．
　中手骨頭側の関節面は，基節骨底の関節面より広く，示指から小指まで形状が異なる．示指は背側では尺側が高く関節面は狭い，掌側は背側に比して広くなっている．中指の関節面も示指と類似している．環指における橈尺側の形状は他指と比べ対称的である．小指の関節面は他指と同様背側が狭く，掌側が広くなっている．しかし，背側では示指，中指とは逆に橈側が高い（図49）．
　関節面は曲率の違う凸の面が尺側と橈側にあり，示指，中指では尺側が高く，小指では橈側が高い．靱帯は骨体の中心軸よりも背側に付着しているため，伸展位では弛緩し，屈曲位では緊張する（図50）．
　関節面の形状と靱帯の構造により，示指と中指の

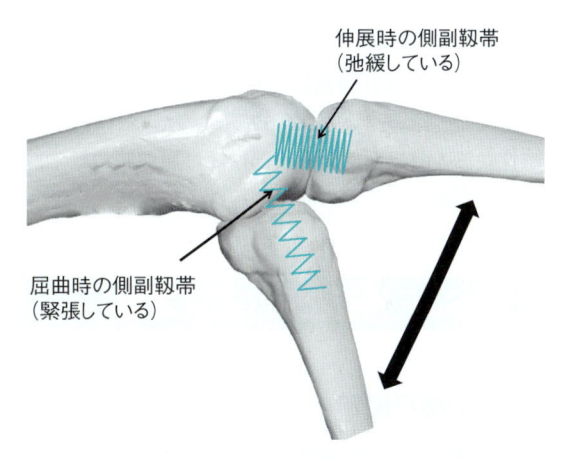

図50 中手指節関節の屈伸時における側副靱帯の緊張

屈曲時には，基節骨の関節面は凹の法則に従い掌側に滑るが，骨体は軽度尺側へ回転する．環指と小指の基節骨は同様に凹の法則で，屈曲時には掌側に滑るが骨体は橈側に回転する．

## 3.8 指節間関節

骨運動：屈曲・伸展．
関節内運動：滑り（slide）．

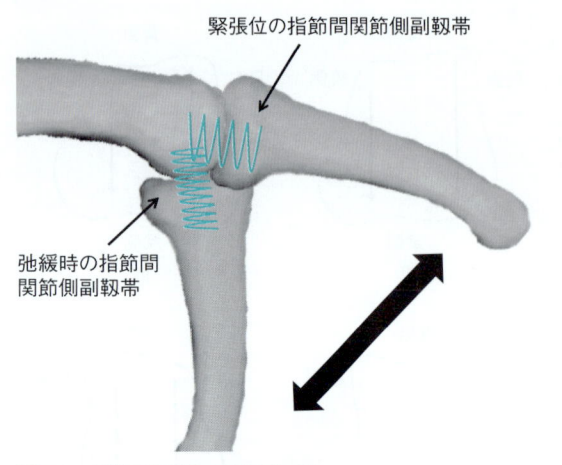

図51　指節間関節の側副靱帯

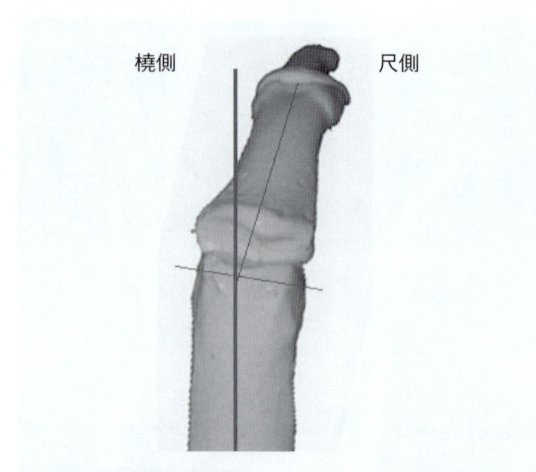

図52　指節間関節における屈曲時の尺側偏位
（右示指を背側より）

LPPは半屈曲位，CPPは伸展位．
　関節面の形状は基節骨，中節骨ともに滑車状になっており，掌背側に2つの凸面がある．中節骨，末節骨の底部の関節面はそれに合うように2つの凹みをもっている．側副靱帯は伸展位で緊張し，屈曲位で弛緩する（図51）．
　滑車の運動軸は骨軸に対して直交してはおらず，軽度尺側へ傾いている（図52）．このため中節骨，末節骨底部の関節面は凹の法則に従い屈曲時には掌側へ滑るが骨体は橈側へ回外が起こる．

## ④ SJF検査技術（遊び運動）

### 4.1　下橈尺関節
distal radioulnar joint

#### 4.1.1　遊び滑り法 (gliding)（図53）
　患者の肢位は坐位または臥位．前腕半回内位．術者の左手で尺骨の遠位端を固定する．右手示指と母指で橈骨を把持し，掌背側へ滑らせることで同方向の組織の柔軟性を調べる．

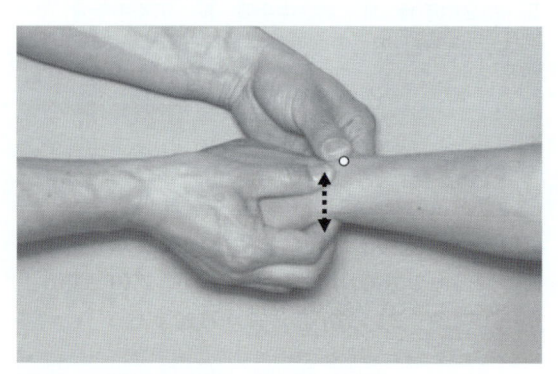

図53　遠位橈尺関節：遊び滑り法

#### 4.1.2　引き離し法 (distracting)（図54）
　患者の肢位は坐位または臥位．前腕は半回内位．術者の左手の母指を尺骨の背側に他指を橈骨の掌側におく，また右手の母指を橈骨の背側に他指を尺骨の掌側におき，掌側においた指と背側の母指を用いて互いに橈骨と尺骨を押し開くことにより，関節内

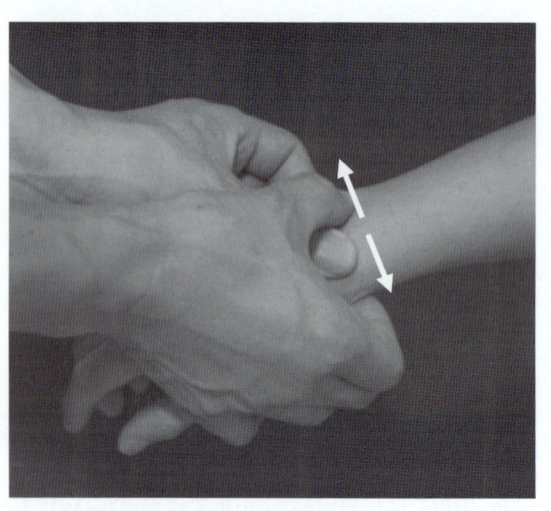

図54　遠位橈尺関節：引き離し法

の動きの余裕を調べる.

## 4.2 橈骨手根関節
radiocarpal joint

### 4.2.1 遊び滑り法（gliding）（図55）
患者の肢位は坐位または臥位. 術者の左手で橈骨遠位端を固定し, 右手で舟状骨を母指と示指で把持する. 把持した舟状骨を掌背側に平行に滑らせ, 同方向の組織の緊張度を調べる.

### 4.2.2 傾斜法（tilting）（図56）
患者の肢位は坐位または臥位. 術者の左手で橈骨遠位端を固定し, 右手の示指で舟状骨の掌側を固定する. 患者の手部をわずかに掌側に傾け, 手部背側組織の緊張具合を調べる.

### 4.2.3 引き離し法（distracting）（図57）
患者の肢位は坐位または臥位, 軽度掌屈位にて, 橈骨手根関節をわずかに掌屈位とする. 術者の左手で橈骨遠位端と術者の右手で手根骨列をそれぞれ把持し, 手部を橈骨関節面から引き離すことにより関節の余裕を調べる.

## 4.3 手根間関節
intercalpar joint

### 4.3.1 遊び滑り法（gliding）：
患者の左手部を行う場合

**ⓐ 有頭有鉤骨関節**
- 肢位：軽度掌屈位
- 術者の左手で有頭骨を固定し, 右手で有鉤骨を掌背側方向に動かす（図58）.

**ⓑ 有頭月状骨関節**
- 肢位：軽度掌屈位
- 術者の左手は有頭骨を把持したまま, 右手を月状骨に移し掌背側方向に動かす（図59）.

**ⓒ 有頭舟状骨関節**
- 肢位：軽度掌屈位

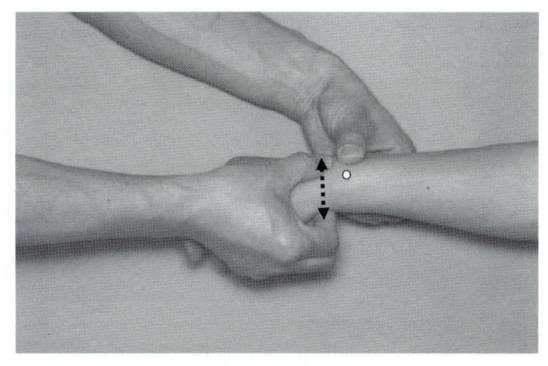

図55　橈骨舟状骨関節：遊び滑り法

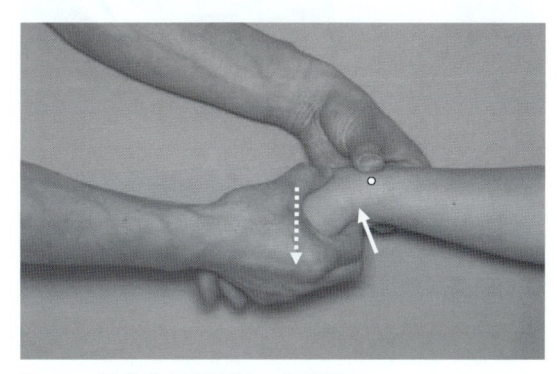

図56　橈骨舟状骨関節：傾斜法

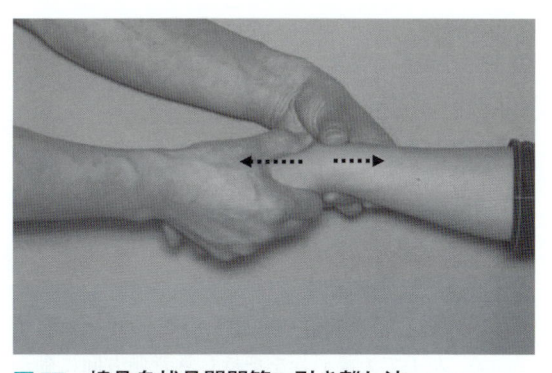

図57　橈骨舟状骨間関節：引き離し法

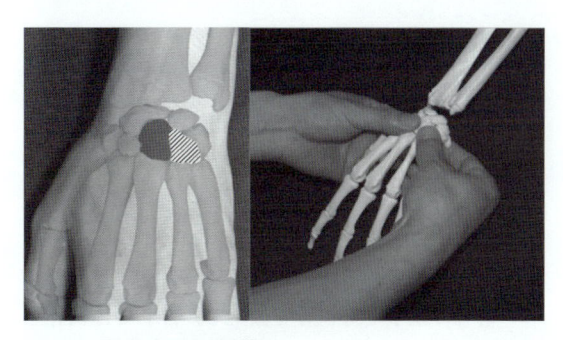

図58　有頭有鉤骨関節

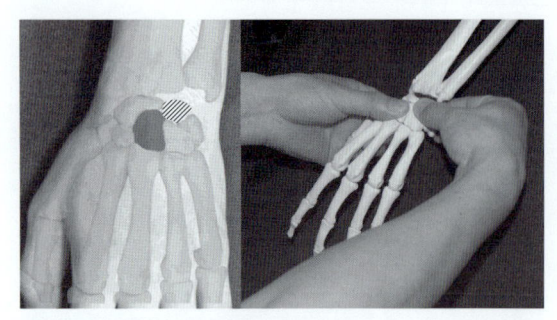

図59　有頭月状骨関節

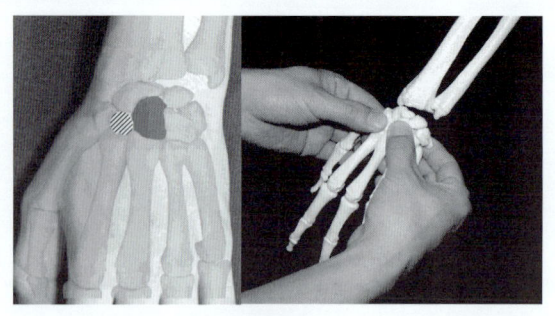

図61　有頭骨小菱形骨関節

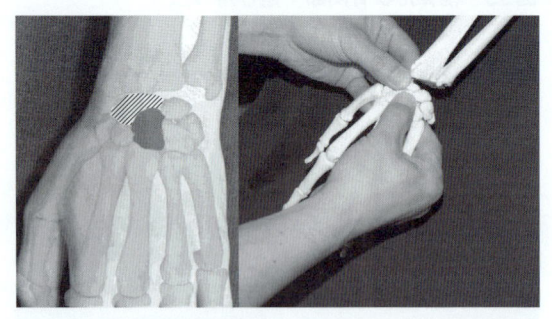

図60　有頭舟状骨関節

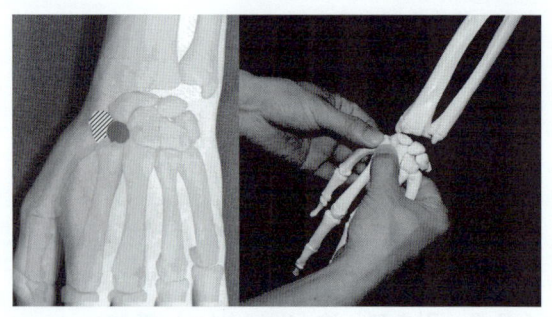

図62　小菱形大菱形骨関節

- 有頭骨を把持する手を右手に持ち替えて固定し，左手で月状骨を掌背側方向に動かす（図60）．

**ⓓ 有頭小菱形骨関節**
- 肢位：軽度掌屈位
- 右手は有頭骨を把持したまま，左手を小菱形骨に移動し掌背側方向に動かす（図61）．

**ⓔ 小菱形大菱形骨関節**
- 肢位：軽度掌屈位
- 術者の右手を橈側へ移動し小菱形骨を固定する．左手で大菱形骨を把持し掌背側方向に動かす（図62）．

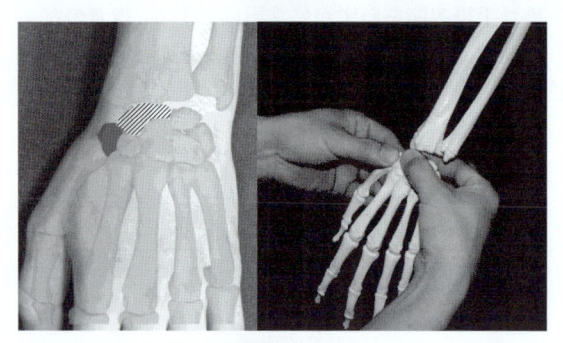

図63　大菱形舟状骨関節

**ⓕ 大菱形舟状骨関節**
- 肢位：軽度掌屈位
- 術者の左手は大菱形骨を把持したまま，右手で舟状骨を把持し掌背側方向に動かす（図63）．

**ⓖ 舟状月状骨関節**
- 肢位：軽度掌屈位
- 術者の左手で舟状骨を固定し，右手で月状骨を把持し掌背側方向に動かす（図64）．

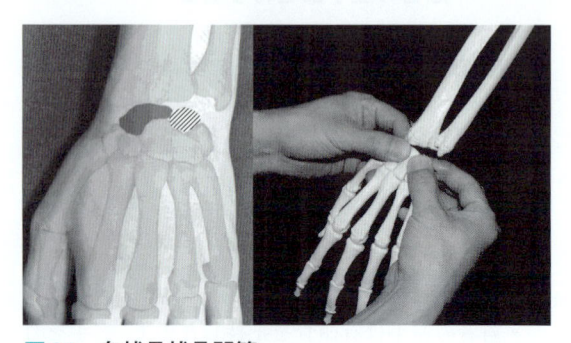

図64　舟状月状骨関節

4. SJF検査技術（遊び運動）

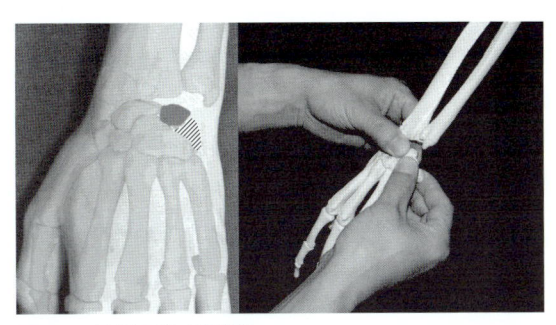

図65　月状三角骨関節

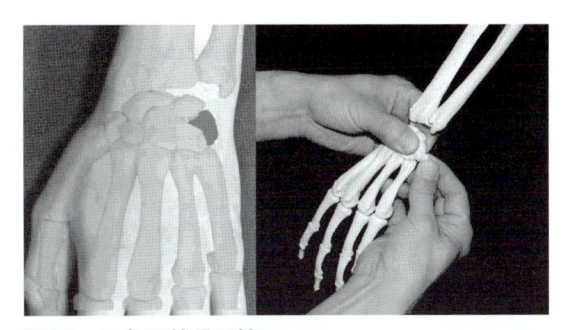

図66　三角豆状骨関節

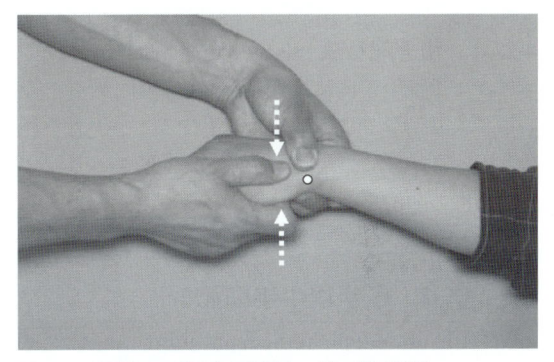

**ⓗ 月状三角骨関節**
- 肢位：軽度掌屈位
- 術者の左手で月状骨を固定し，右手で三角骨を把持し掌背側方向に動かす（図65）．

**ⓘ 三角豆状骨関節**
- 肢位：軽度掌屈位
- 術者の左手を尺側遠位へ移動させ三角骨を把持する．右手で掌側にある豆状骨を把持し橈尺側方向に動かす（図66）．

## 4.4 母指の手根中手関節
trapezium metacalpal joint

### 4.4.1 遊び滑り法（gliding）（図67）
　母指の手根中手関節は軽度掌屈位にし，術者の左手で大菱形骨を固定する．右手で第1中手骨を掌背側へ滑らせ軟部組織の硬さを調べる．

### 4.4.2 接近滑り法（close gliding）（図68）
　母指の手根中手関節は軽度掌屈位にし，術者の左手指で大菱形骨を固定する．右手指で第1中手骨骨底を大菱形骨に近づけながら掌背側へ平行に滑らせることにより，関節内の潤滑機構の働きを調べる．

### 4.4.3 傾斜法（tilting）（図69）
　母指の手根中手関節は軽度掌屈位にし，術者の左手で大菱形骨を固定する．右手で第1中手骨骨底を掌側から支持し，第1中手骨遠位端を背側から掌側へ傾けることにより手背側の軟部組織の緊張を調べる．

図67　母指の手根中手関節：遊び滑り法

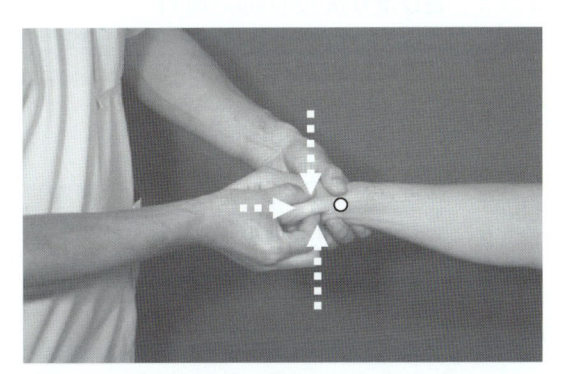

図68　母指の手根中手関節：接近遊び滑り法

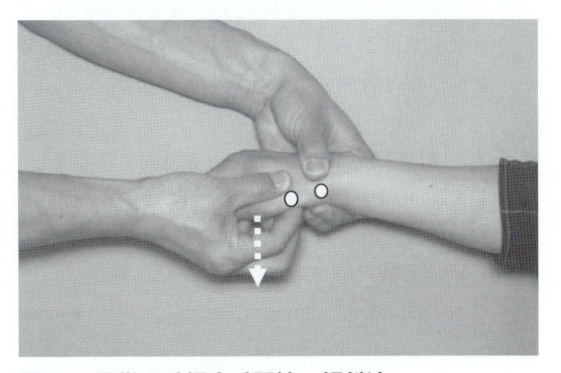

図69　母指の手根中手関節：傾斜法

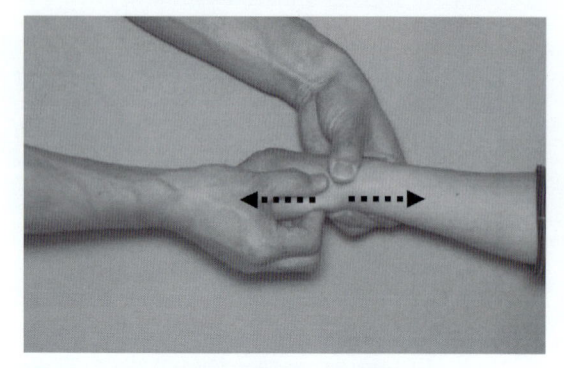

図70　母指の手根中手関節：引き離し法

### 4.4.4　引き離し法 (distracting)（図70）

母指の手根中手関節は軽度掌屈位にし，術者の左手指で大菱形骨を固定する．右手で第1中手骨を把持し，長軸方向に引き，関節面を引き離すことにより関節内の余裕を調べる．

## 4.5　第4・5手根中手関節
4th, 5th carpometacarpal joint

### 4.5.1　遊び滑り法 (gliding)（図71）

術者の左手で有鉤骨を掌背側より挟んで固定し，右手で第5(4)中手骨を掌背側へ平行に滑らせることで掌背側の軟部組織の緊張度を計る．

### 4.5.2　接近遊び滑り法 (close gliding)（図72）

術者の左手で有鉤骨を固定し，右手で第5(4)中手骨を掌背側より挟む．中手骨を有鉤骨に近づけながら掌背側へ平行に滑らせ，関節内の潤滑機構の働きを調べる．

### 4.5.3　傾斜法 (tilting)（図73）

術者の左手で有鉤骨を固定し，右手で第5(4)中手骨骨底を掌側から支持する．中手骨遠位端を背側から掌側へ傾け背側の軟部組織の硬さを調べる．

### 4.5.4　引き離し法 (distracting)（図74）

術者の左手で有鉤骨を固定し，右手で第5(4)中手骨の骨体を把持する．中手骨を長軸方向に引き，関節面を引き離すことで関節内の余裕を調べる．

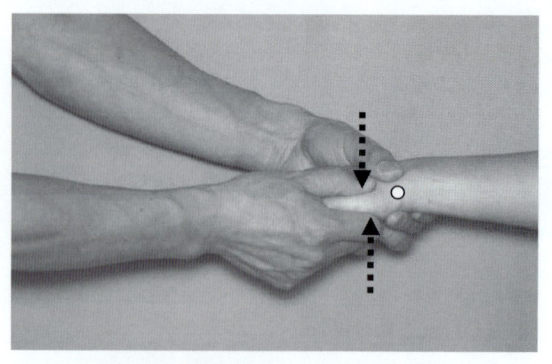

図71　手根中手関節（第5）：遊び滑り法

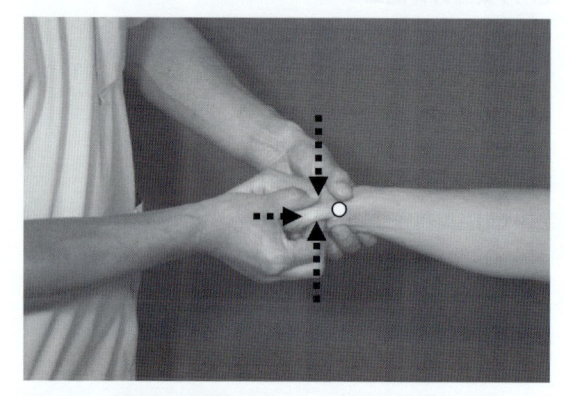

図72　手根中手関節（第5）：接近遊び滑り法

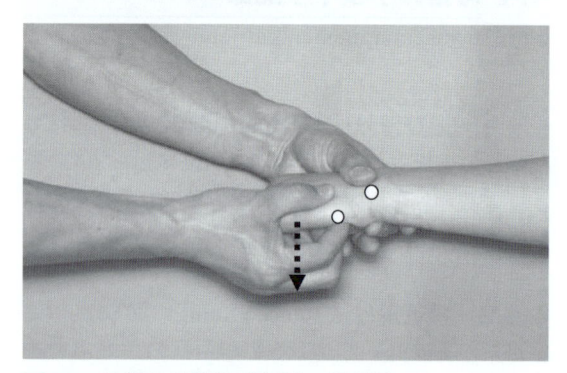

図73　手根中手関節（第5）：傾斜法

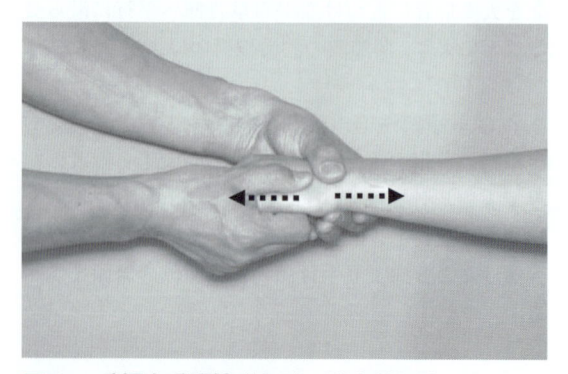

図74　手根中手関節（第5）：引き離し法

## 4.6 中手指節関節
metacarpo phalangeal joint

### 4.6.1　遊び滑り法（gliding）（図75）
　手指節関節は15°屈曲位．術者の左手で中手骨を固定し，右手で基節骨を把持する．中手骨を関節面に対し平行に掌背側方向へ滑らせることにより，同方向の軟部組織の緊張を調べる．

### 4.6.2　接近遊び滑り法（close gliding）（図76）
　中手指節関節は15°屈曲位．術者の左手で中手骨を固定し，右手で基節骨を把持する．基節骨の関節面を中手骨に近づけながら掌背側方向へ関節面に対し平行に滑らせ，関節内の潤滑機構の働きを調べる．

### 4.6.3　傾斜法（tilting）（図77）
　中手指節関節は15°屈曲位．術者の左手で中節骨を固定し，右手で基節骨底を掌側から背側へ支持する．基節骨の遠位端を背側から掌側へ押すことで背側にある軟部組織の硬さを調べる．

### 4.6.4　引き離し法（distracting）（図78）
　中手指節関節は15°屈曲位．術者の左手で中手骨を固定し，右手で基節骨を把持し，基節骨を長軸方向に引き関節面を引き離すことで関節の余裕を調べる．

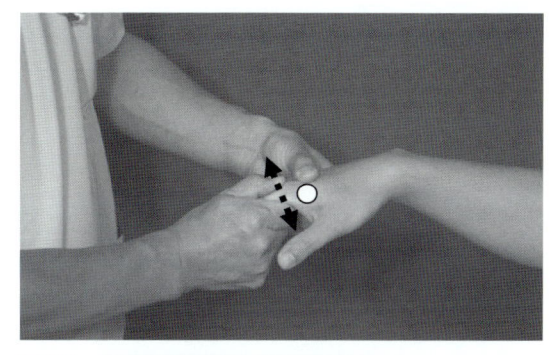

図75　中手指節関節：遊び滑り法

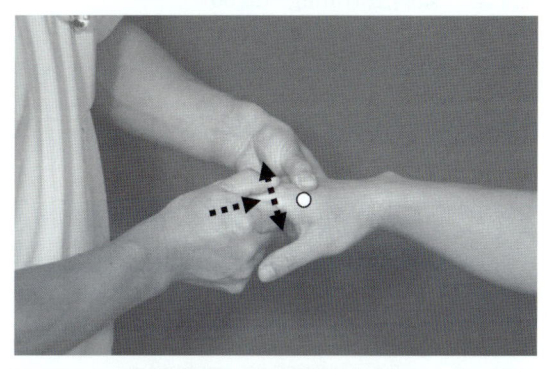

図76　中手指節関節：接近遊び滑り法

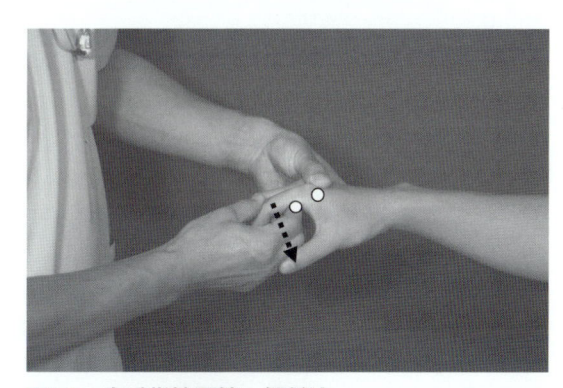

図77　中手指節関節：傾斜法

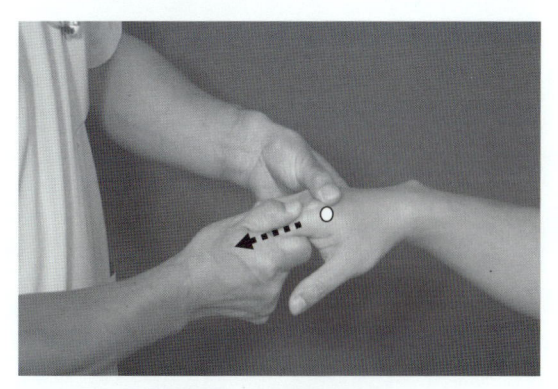

図78　中手指節関節：引き離し法

## 4.7 指節間関節
interphalangeal joint

### 4.7.1 遊び滑り法 (gliding) (図79)
指節間関節は軽度屈曲位. 術者の左手で基節骨を固定し, 右手で中節骨を把持する. 基節骨を掌背側方向へ関節面に対し平行に滑らせることにより, 同方向の軟部組織の緊張を調べる.

### 4.7.2 傾斜法 (tilting) (図80)
指節間関節は軽度屈曲位. 術者の左手で基節骨を固定し, 右手で中節骨底を掌側から背側へ支持する. 中節骨の遠位端を背側から掌側へ押し, 背側にある軟部組織の緊張を調べる.

### 4.7.3 引き離し法 (distracting) (図81)
指節間関節は軽度屈曲位. 術者の左手で基節骨を固定し, 右手で中節骨を把持する. 中節骨を骨の長軸方向に引き, 関節面を引き離すことで関節の余裕を調べる.

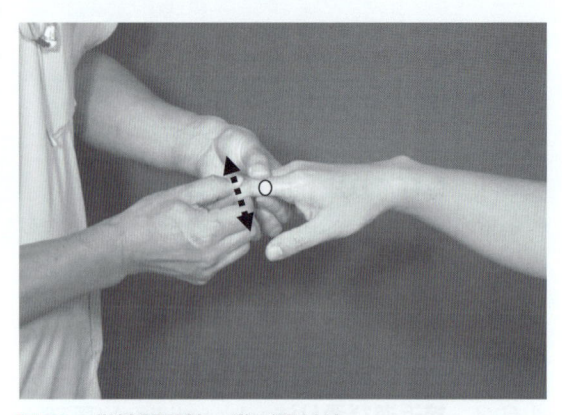

図79　指節間関節：遊び滑り法

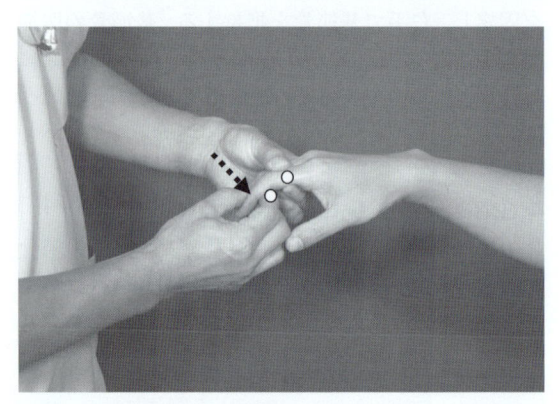

図80　指節間関節：傾斜法

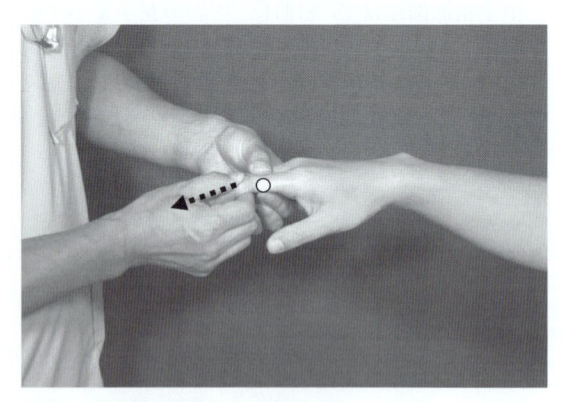

図81　指節間関節：引き離し法

## 5 SJF治療技術（構成運動）

### 5.1 下橈尺関節
distal radioulnar joint

#### 5.1.1 回内における接近掌側構成滑り法
（close palmar sliding with pronation）
（図82）

　肢位は肘部軽度屈曲位．術者の左手で尺骨遠位端を固定し，右手で橈骨遠位端を把持する．橈骨遠位端を掌側に押し骨運動が止まるまで前腕を回内させる．骨運動が止まった時点で橈骨遠位端を尺骨に近づけ，さらに止まるまで回内させる．

#### 5.1.2 回内に伴う速い逆構成滑り法 (quick inverse sliding with pronation)（図83）

　肢位は前腕回内外中間位．術者は左手で患者の手部を把持し，右手の示指と中指を患者の橈骨遠位端背側におく．手部を把持し手ですばやく回内させ，同時に橈骨遠位端が尺骨頭関節面を滑るように回内方向へすばやく押す．

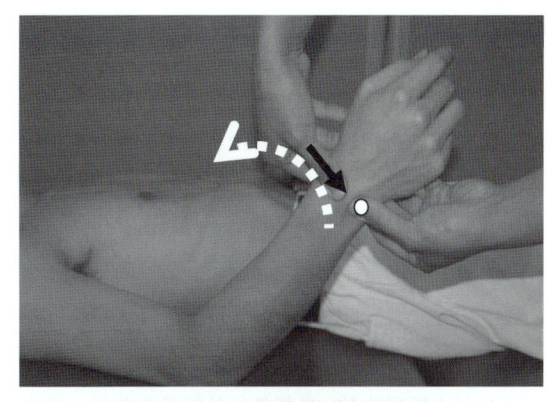

図82　回内における接近掌側構成滑り法

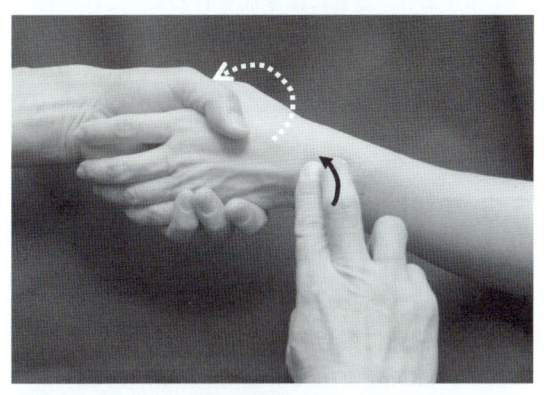

図83　回内に伴う速い逆構成滑り法（回外）

### 5.2 橈骨手根関節
radiocarpal joint

#### 5.2.1 掌屈における背側構成滑り法（dorsal sliding with palmar flexion）（図84）

　肢位は前腕回内位．術者の右手の母指と示指で舟状骨を把持し，左手の母指と示指で月状骨を把持する．手部の掌屈に伴い，それぞれの近位関節面を凸の法則に基づき背側に滑らせる．

#### 5.2.2 橈骨手根関節における接近軸回転法
（close direct spinning on radiocarpal joint）（図85）

　肢位は橈骨手根関節を軽度掌屈位．術者の左手で橈骨遠位端を固定し，右手で舟状骨を把持して橈骨との関節面を軸に骨運動が終わるまで軸回転させる．骨運動が止まった時点で関節面を近づけながら再度止まるところまで動かす．

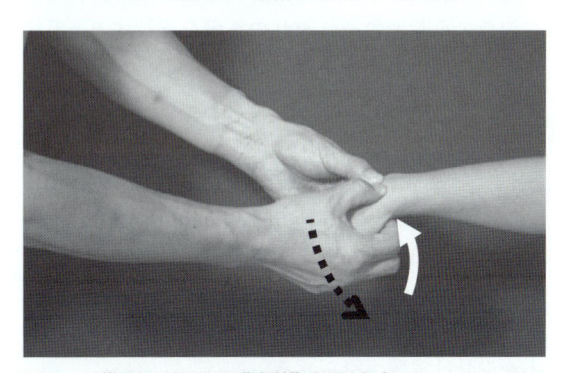

図84　掌屈における背側構成滑り法

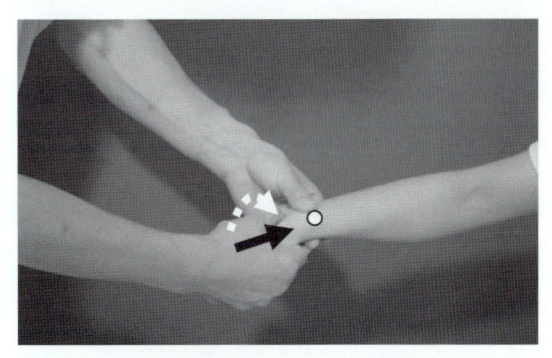

図85　橈骨手根関節における接近軸回転法

### 5.2.3 背屈における接近速い逆構成滑り法（close quick inverse sliding with dorsal flexion）（図86）

　肢位は前腕を回内位．術者は右手で舟状骨を把持し，左手で月状骨を把持する．術者は，両手で舟状骨・月状骨の関節面を橈骨に近づけながら素早く掌側に滑らせ，手部を背屈する．

### 5.2.4 掌屈における対向構成滑り法（counter sliding with palmar flexion）（図87）

　肢位は前腕回内位．舟状骨・月状骨の背側に術者の母指をおき，患者には掌屈を行わせ，それに伴って舟状骨・月状骨の背側においた母指で軽く抵抗をかけ，各々の関節面が背側へ滑ることに抵抗するように掌側方向に押す．

## 5.3 手根間関節
intercalpar joint

### 5.3.1 背屈における掌側構成滑り法（palmar sliding with dorsal flexion）（図88）

　肢位は有頭骨の背側に術者の母指をのせ，示指で有鉤骨・小菱形骨それぞれの掌側を支持する．手部の背屈に伴い有頭骨を掌側へ，有鉤骨・小菱形骨は背側へ滑らせる．

### 5.3.2 掌屈における背側構成滑り法（dorsal sliding with palmar flexion）（図89）

　肢位は有頭骨の掌側を術者の右示指で支持し，有鉤骨・小菱形骨それぞれの背側に術者の左右の母指をおく．手部の掌屈を行い有頭骨を背側へ，有鉤骨・小菱形骨は掌側へ滑らせる．

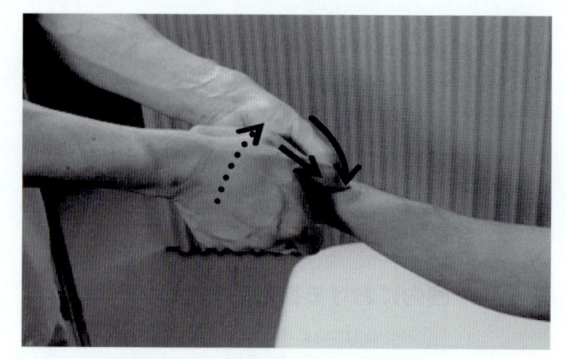

図86　背屈における接近速い逆構成滑り法

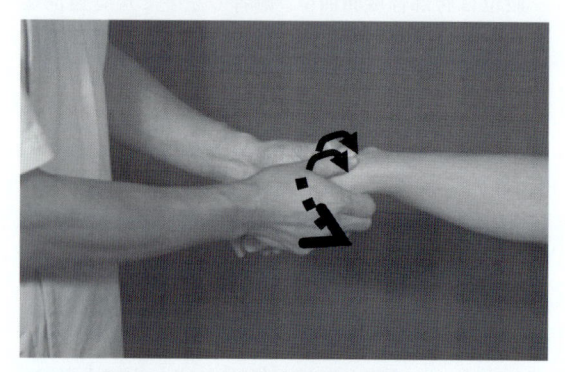

図87　掌屈における対向構成滑り法

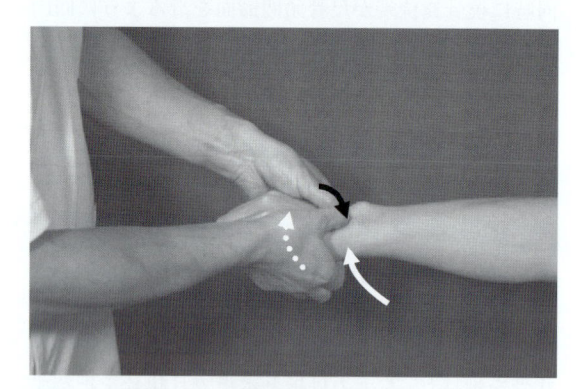

図88　背屈における掌側構成滑り法

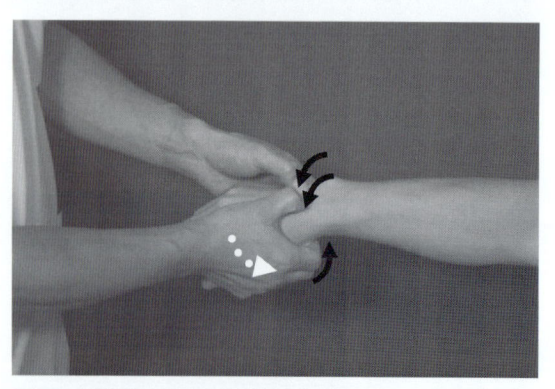

図89　掌屈における背側構成滑り法

## 5.4 母指の手根中手関節
trapezium metacarpal joint

### 5.4.1 屈曲における掌側構成滑り法
（palmar sliding with flexion）（図90）
　解剖学的肢位から左手で第1中手骨体を掌側面に向かって屈曲させ，右手で第1中手骨底を凹の法則に従い骨運動と同側に滑らせ関節内運動を介助する．

### 5.4.2 伸展における背側構成滑り法
（dorsal sliding with extension）（図91）
　第1中手骨体を把持し，同骨の骨底部に示指をおく．第1中手骨を屈曲位から手掌面に向かって伸展させ，同時に示指にて第1中手骨の骨底を凹の法則に基づき背側へ滑らせる．

### 5.4.3 外転に伴う尺側構成滑り法
（ulnar sliding with abduction）（図92）
　術者の左手で第1中手骨体を把持し，同骨の骨底部橈側に示指をおく．解剖学的位置から第1中手骨を橈側へ外転させ，同時に示指で骨底部を骨運動と逆の方向に力を加え凸の法則に基づき尺側に滑らせる．

### 5.4.4 内転に伴う橈側構成滑り法
（radial sliding with adduction）（図93）
　術者の左手で第1中手骨体を把持し，同骨の骨底部橈側に母指をおく．第1中手骨を外転位から内転させ，同時に母指で骨底部を骨運動と逆の方向に力を加え凸の法則に基づき橈側へ滑らせる．

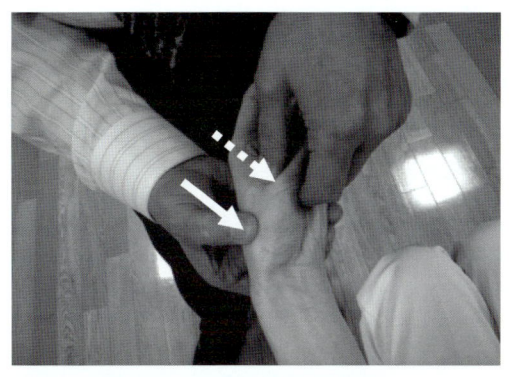

図90　屈曲における掌側構成滑り法

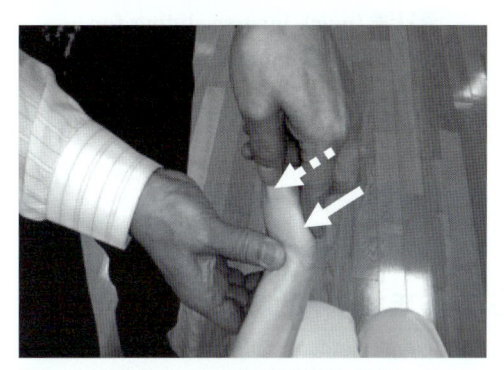

図91　伸展における背側構成滑り法

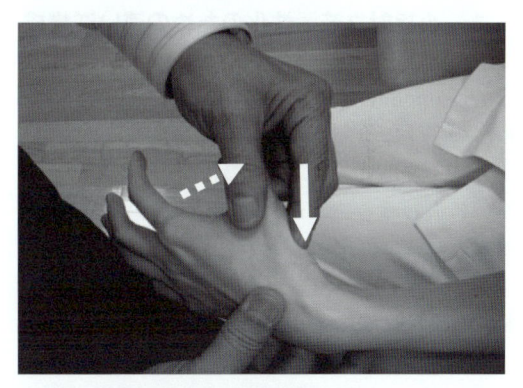

図92　外転に伴う尺側構成滑り法

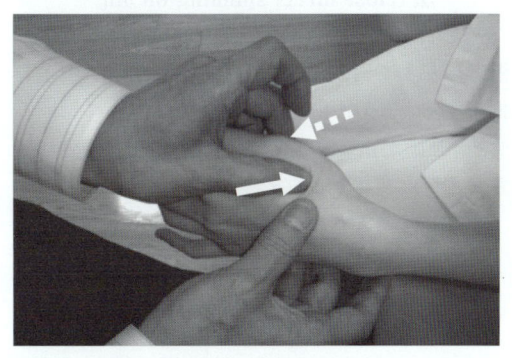

図93　内転に伴う橈側構成滑り法

### 5.4.5 大菱形中手骨関節における接近軸回転法（close spinning on trapezium metacarpal joint）（図94）

大菱形骨を固定し，第1中手骨を把持する．第1中手骨の尺側を背側から掌側へ，橈側を掌側から背側へ押すことにより，骨体を長軸を中心に骨運動が止まるまで回転させる．骨運動が止まった時点で第1中手骨を大菱形骨に近づけ，再び軸回転し止まるところまで動かす．

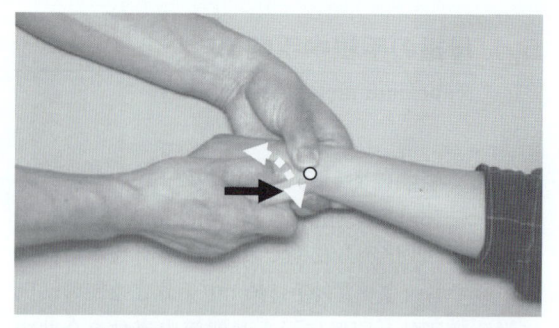

**図94** 大菱形中手骨関節における接近軸回転法

### 5.4.6 母指対立筋活性化のための速い逆構成滑り法（quick inverse sliding for opponens pollicis）（図95）

術者の右手で大菱形骨を固定し，左手で第1中手骨掌側の近位と遠位に術者の指をおく．伸展方向にすばやく力を加えると同時に，骨体の動きと同方向に中手骨底の関節面を滑らせる．

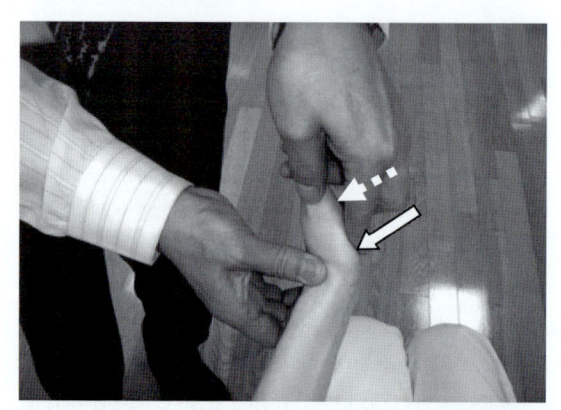

**図95** 母指対立筋活性化のための速い逆構成滑り法

## 5.5 第5手根中手関節
5th carpometacarpal joint

### 5.5.1 小指対立筋活性化のための速い逆構成滑り法（quick inverse sliding for opponens digiti minimi）（図96）

術者の左手で有鉤骨を固定し，右手の母指を第5中手骨底手背部におき，示指の指腹を第5中手骨体手掌部に沿わせる．第5中手骨を術者の示指で伸展させると同時に第5中手骨骨底部を掌側方向にすばやく押し，第5中手骨底の関節面を凸の法則に基づき掌側へ滑らせる．

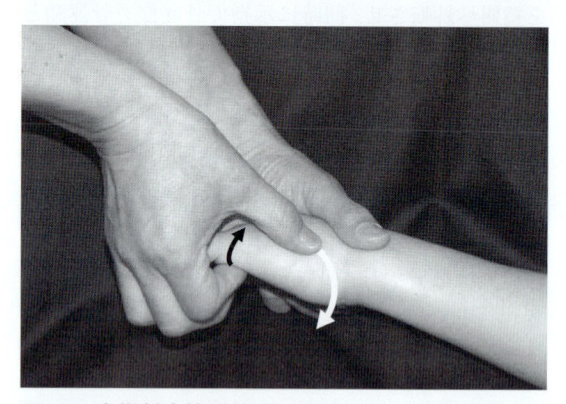

**図96** 小指対立筋活性化のための速い逆構成滑り法

### 5.5.2 第5手根中手関節における接近軸回転法（close direct spinning on 5th carpometacarpal joint）（図97）

術者の左手で有鉤骨を固定し，右手で第5中手骨を把持する．第5中手骨骨体の長軸を中心に軸回転させ，骨運動が止まった時点で中手骨を有鉤骨に接近させ再び止まるところまで軸回転させる．

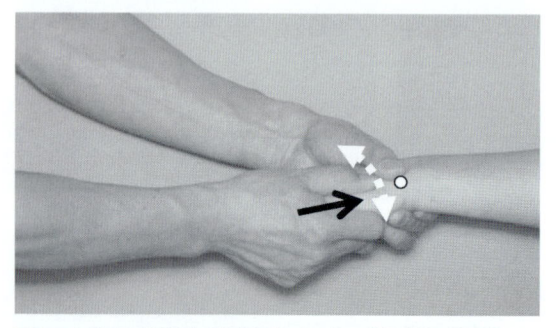

**図97** 第5手根中手関節における接近軸回転法

## 5.6 中手指節関節
metacarpo phalangeal joint

### 5.6.1 屈曲における掌側構成滑り法（palmar sliding with volar flexion）（図98）

術者の左手で中手骨を固定し，右手で基節骨を把持する．基節骨を屈曲させると同時に基節骨底を凹の法則に基づき背側から掌側に滑らせる．

### 5.6.2 中手指節関節における接近軸回転法（close direct spinning on metacarpo phalangeal joint）（図99）

術者の左手で中手骨を固定し，右手で基節骨を把持する．基節骨の長軸を中心に軸回転させ，骨の動きが止まった時点で関節面を近づけ再び止まるところまで回転させる．

### 5.6.3 伸展における速い逆構成滑り法（quick inverse sliding for extension）（図100）

術者の示指と中指の指腹を基節骨底と骨体部背側におく．基節骨の骨体部と骨底部に掌側方向へ瞬時に力を加える．

### 5.6.4 伸展に伴う対向構成滑り法（counter sliding with resistive extension）（図101）

基節骨の底と骨体部背側に術者の指腹をおく．患者は近位指節間関節を伸展させる．この際術者は基節骨底においた指で掌側方向へ抵抗を加え関節内運動を誘導する．

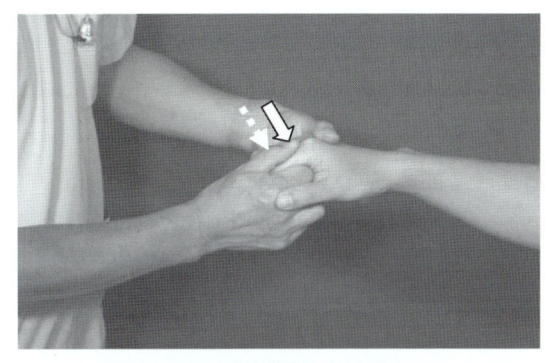

図98 屈曲における掌側構成滑り法

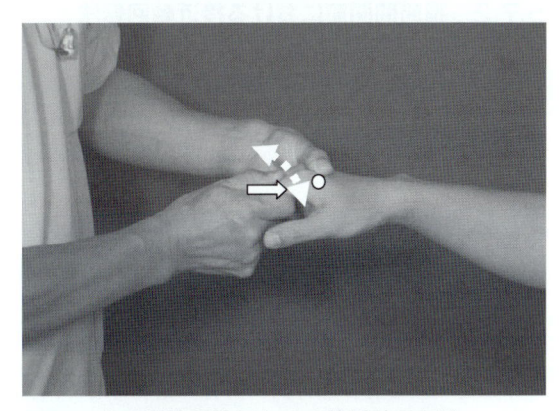

図99 中手指節関節における接近軸回転法

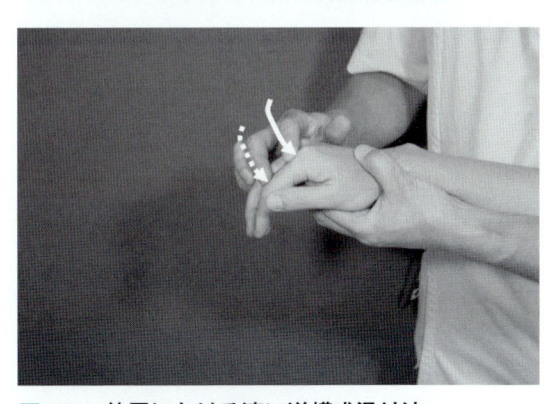

図100 伸展における速い逆構成滑り法

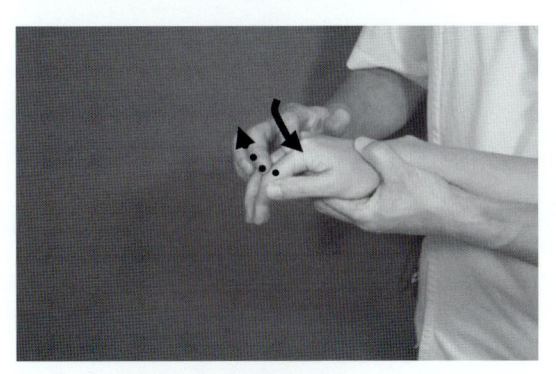

図101 伸展に伴う対向構成滑り法

## 5.7 指節間関節
interphalangeal joint

### 5.7.1 屈曲に伴う掌側構成滑り法（palmar sliding with flexion）（図102）

中節骨の骨底部と骨体部を把持する．術者の右手で中節骨を屈曲させると同時に中節骨底を凹の法則に基づき背側から掌側方向に滑らせる．

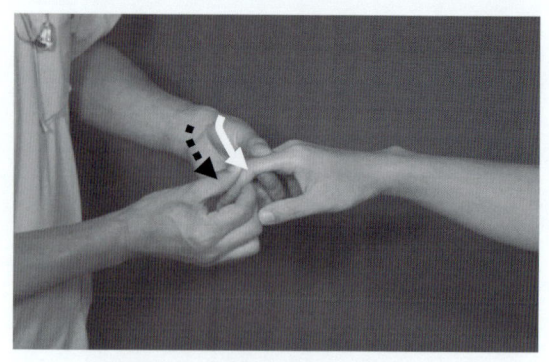

図102　屈曲に伴う掌側構成滑り法

### 5.7.2 指節間関節における接近軸回転法（close spinning on interphalangeal joint）（図103）

指節間関節は軽度屈曲位．術者の左手で基節骨を固定し中節骨を把持する．術者の右手で中節骨の長軸を中心に軸回転させ，動きが止まったところで関節面を近づけ再び止まるところまで回転させる．

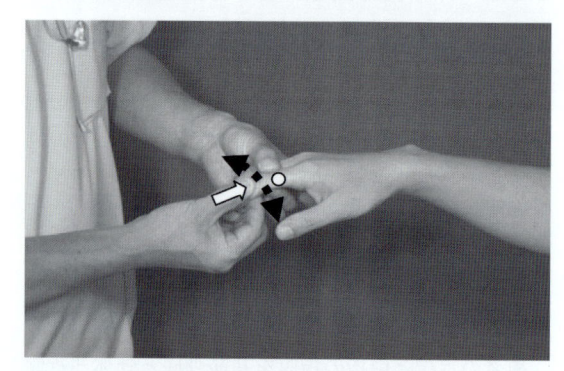

図103　指節間関節における接近軸回転法

### 5.7.3 伸展のための速い逆構成滑り法（quick inverse sliding for extension）（図104）

中節骨の底と骨体部背側に術者の指腹をおく．中節骨の骨体部と骨底部に同時にすばやく掌側方向へ力を加える．

### 5.7.4 伸展のための対向構成滑り法（counter sliding for resistive extension）（図105）

中節骨の底部と骨体部背側に術者の指腹をおく．患者に近位指節間関節を伸展させる．この際術者は中節骨底においた指で掌側方向に抵抗を加え，関節内運動を誘導する．

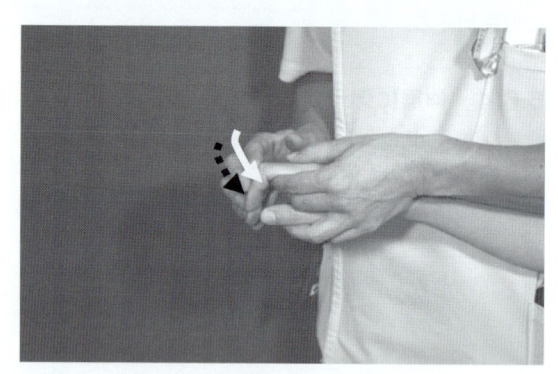

図104　伸展のための速い逆構成滑り法

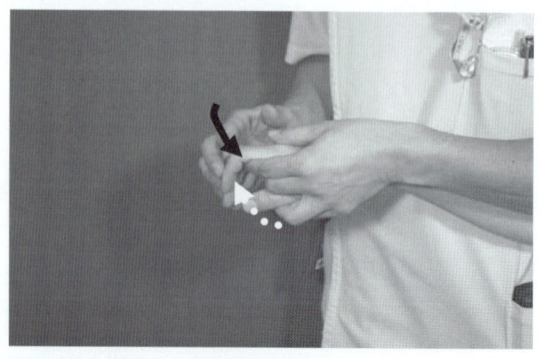

図105　伸展のための対向構成滑り法

## 参考文献

1) Steindler A : Kinesiology of the Human Body under Normal and Pathological Condition, Charles C Thomas Publisher, 1955.
2) MacConaill MA, et al : Muscles and Movement: A Basis for Human Kinesiology, 2nd ed, R.E. Krieger Pub. Co. Inc., 1977.
3) Newmann DA : Kinesiology of the Musculoskeletal System, Mosby, 2002.
4) Sadler TW（著），安田峯生，他（訳）：ラングマン人体発生学，第9版，メディカル・サイエンス・インターナショナル，2006.
5) Kendall FP, et al : Muscles Testing and Function, 4th ed, Lippincott Williams & Wilkins, 1993.
6) Hoppenfeld S : Physical Examination of the Spine and Extremities. Appleton-Century-Crofts, 1976.
7) Williams PL, et al（ed）: Gray's Anatomy, 36th ed, Churchill Livingstone, 1980.
8) Kapandji AI（著），塩田悦仁（訳）：カパンディ関節の生理学 Ⅲ 脊椎・体幹・頭部，医歯薬出版，2007.
9) Kottke FJ, et al : Krusen's Handbook of Physical Medicine and Rehabilitation, 4th ed, W.B. Saunders, 1990.
10) 金子丑之助：日本人体解剖学 上巻，南山堂，2002.
11) 日本解剖学会解剖用語委員会（編）：解剖学用語，改訂13版，日本解剖学会（監），医学書院，2007.
12) 大井淑雄，他（編）：運動療法，第2版，医歯薬出版，1974.
13) 宇都宮初夫：関節ファシリテーション冊子，第1, 2, 3, 4, 5版，2000-2004.

# Ⅳ. 下肢：股関節

## 1 関節の構造

　股関節（hip joint）は寛骨と大腿骨によって構成される関節である．寛骨臼の縁を面としてみたとき，これは矢状面に対して40°，水平面に対して60°傾いている．寛骨臼は半球形の凹面，大腿骨頭は凸面をしている．寛骨臼の関節面と大腿骨頭の関節面は最大ゆるみの位置（LPP）で，ほぼ完全に適合する．頸体角は前額面上で120〜130°，前捻角は水平面上で10〜30°傾きをもつ（図1，2，表1）．

### 1.1 関節包

　寛骨臼を取り囲むように頭・背・腹側面は寛骨臼縁，尾側面は寛骨臼横靱帯と閉鎖孔付近から起こる．頭側面は大腿骨頸部の根部，腹側面は転子間線，背側面は転子間稜の約1cm上部，尾側面では小転子付近の大腿骨頸部に付着する．大腿骨頭と大腿骨頸部上部を覆う．関節包の頭腹側は厚く強いが，背尾側は薄くゆるい．

### 1.2 大腿骨頭靱帯（図3）

　関節内靱帯である．大腿骨頭窩頭腹側部から起こり，寛骨臼切痕の頭側部（月状面先端付近）に付着し，寛骨臼横靱帯と混合する．平らに近い三角柱状である．

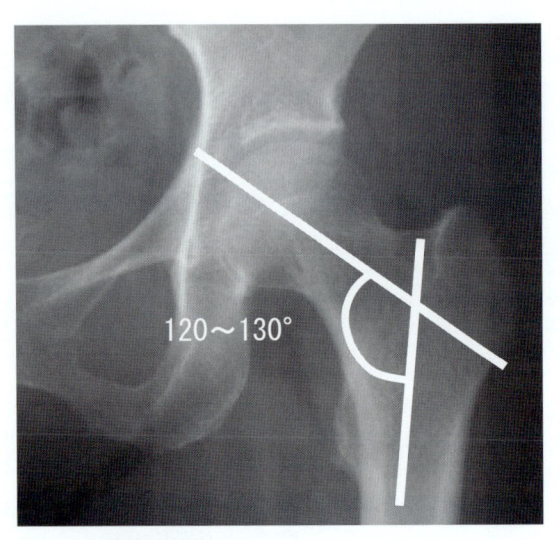

図1　大腿骨頸体角

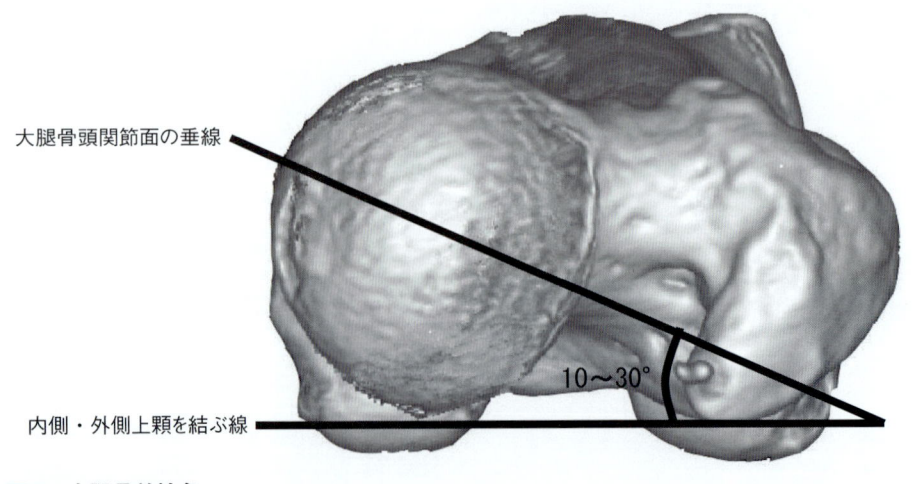

図2　大腿骨前捻角

### 1.3 腸骨大腿靱帯（横走線維束・縦走線維束）（図3）

人体中最大かつ股関節中で最も強い靱帯である．
横走線維束は寛骨臼上縁から，縦走線維束は下前腸骨棘から起こり，大転子および転子間線に付着する．形状よりY靱帯とも呼ばれる．関節包を頭腹側面から補強する．

### 1.4 恥骨大腿靱帯（図3）

腸恥隆起，恥骨上枝，閉鎖稜と閉鎖膜から起こり，関節包と腸骨大腿靱帯内側部の深部面と混合し，付着する．関節包を腹側面から補強する．

**表1　股関節の分類と構造**

| 分類 | 臼関節 |
|---|---|
| 運動自由度 | 3度 |
| 関節内運動 | 凹面：寛骨臼 |
| | 凸面：大腿骨頭 |
| | 凸の法則 |
| LPP | 軽度屈曲，外転，外旋位 |
| CPP | 伸展，内旋位 |

### 1.5 坐骨大腿靱帯（図3）

寛骨臼縁をなす坐骨から起こり，外側方にらせん状に向かい，一部は輪帯に，一部は転子窩に付着する．大腿骨頸部の後方を取り囲むように関節包を背尾側面から補強する．

## 2 触診

前述したとおり，股関節は寛骨と大腿骨より構成され，骨盤帯と大腿骨の触診によって，多くの軟部組織に覆われる股関節の運動が触知できる．

腹側から骨盤帯を触診すると，頭側の最も高い部分に腸骨稜を触れることができる．そこから母指と示指，中指で挟むように腹側に触診を進めると，幅の広い腸骨結節があり，さらに進めると，前方に突出した上前腸骨棘がある．下前腸骨棘は表皮からは奥深く，触知は難しいが，股関節を軽度屈曲させ，筋を弛緩させると，上前腸骨棘の内尾側に触れることができる．恥骨結合は鼠径部に沿って内尾側へ触診する．腸骨稜の最上端部から大腿骨に向かって手指を進めると，骨の高まりを触れることができ，これが大転子の後側縁である．大転子の他の部位は筋によって覆われるために触診は難しい．恥骨結合と

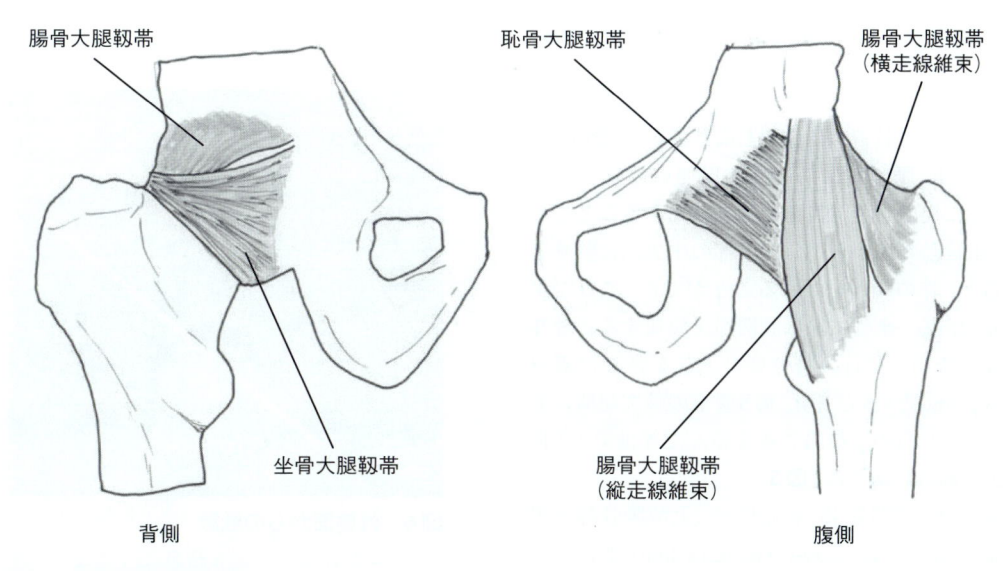

**図3　股関節周囲の靱帯**

（背側）腸骨大腿靱帯，坐骨大腿靱帯
（腹側）恥骨大腿靱帯，腸骨大腿靱帯（横走線維束），腸骨大腿靱帯（縦走線維束）

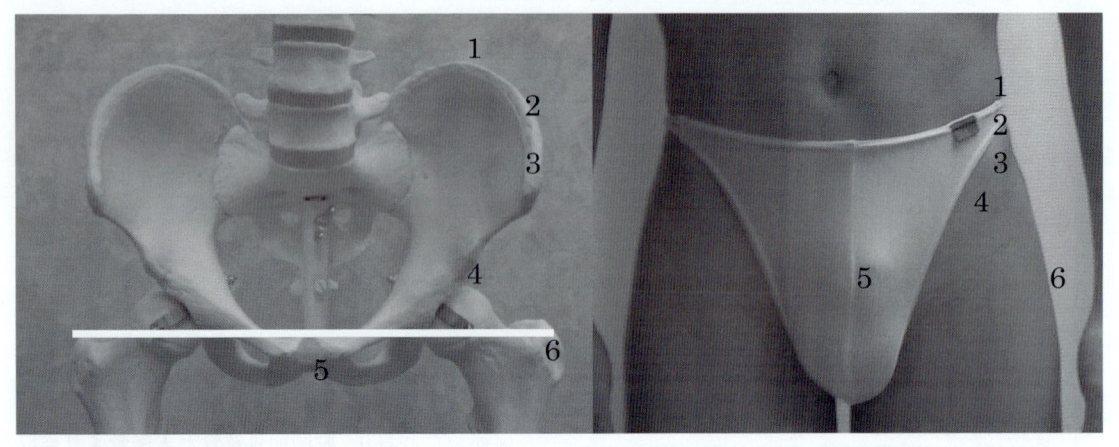

**図4　腹側面からの触診**
1；腸骨稜，2；腸骨結節，3；上前腸骨棘，4；下前腸骨棘，5；恥骨結合，6；大転子（後側縁）．
白線は左右大転子上部を結んだ線．

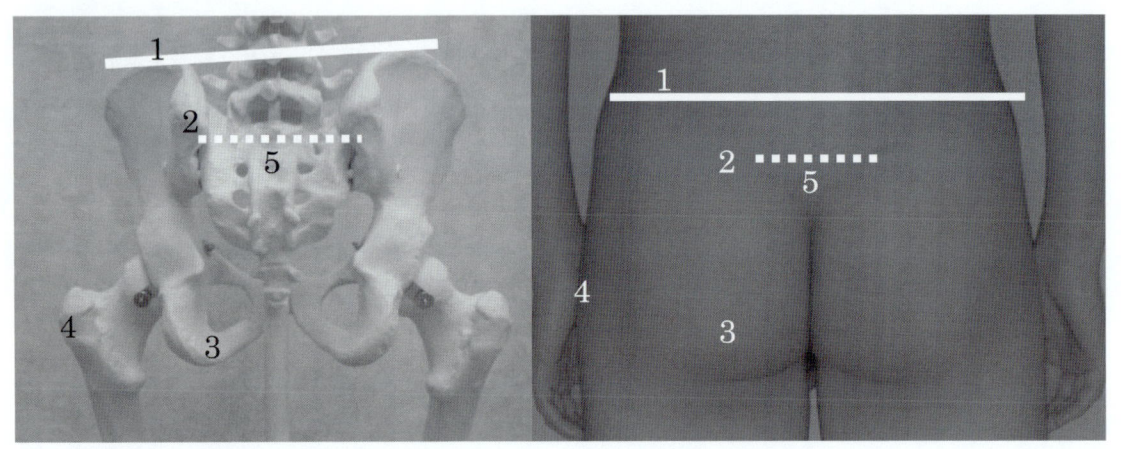

**図5　背側面からの触診**
1；腸骨稜（最上端部），2；上後腸骨棘，3；坐骨結節，4；大転子，5；第2仙椎棘結節．
白線はJacoby's line，白点線は上後腸骨棘を結んだ線．

大転子の上部の位置はほぼ同じ高さである（図4）．
　背側では，腸骨稜に沿って内尾側に触れていくと，後方に突出した上後腸骨棘を触知することができる．上後腸骨棘から尾側へ殿部の中央部に触診を進めると，骨の隆起を触れることができ，これが坐骨結節である．坐骨結節は股関節を屈曲すると触知しやすくなる．左右の腸骨稜の上部を結んだ線をJacoby's lineといい，第4，第5腰椎の棘突起間にあたる．また左右の上後腸骨棘を結んだ線は第2仙椎棘結節の高さにあたる（図5）．
　外側では，股関節45°屈曲位で，上前腸骨棘と坐骨結節を結ぶ直線（Roser-Nelaton's line）下に大転子尖端部が位置する（図6）．

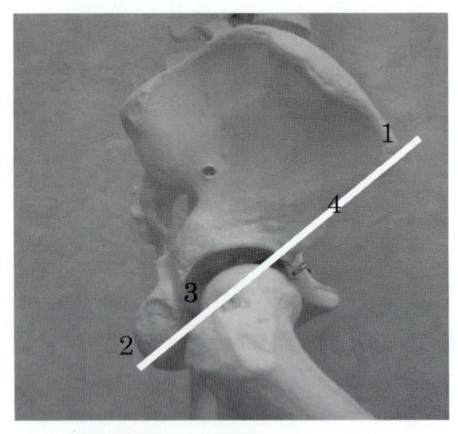

**図6　外側面からの触診**
1；上前腸骨棘，2；坐骨結節，3；大転子尖端部，4；Roser-Nelaton's line．

## 3 角運動学

　股関節は寛骨臼側が凹面，大腿骨側が凸面なので，関節内運動は凸の法則に従って起こる（表1～3，図7，8）．

### 3.1 屈曲－伸展

　関節内運動は凸の法則に従い，大腿骨頭窩付近を軸に軸回転が起こる．屈曲は寛骨臼に対して，大腿骨頭関節面が大腿骨頭窩付近を軸に背側へ軸回転し，坐骨大腿靱帯の緊張により運動が制限される．

　伸展は屈曲の逆の運動が起こり，大腿骨頭関節面が大腿骨頭窩付近を軸に腹側へ軸回転する．特に腸骨大腿靱帯の縦走線維束の緊張，ついで横走線維束，大腿骨頭靱帯の緊張により運動は制限される．

表2　骨運動と関節内運動

| 骨運動 | 関節内運動 | 参考角度（°） |
|---|---|---|
| 屈曲 | 背側への軸回転 | 0～125 |
| 伸展 | 腹側への軸回転 | 0～15 |
| 外転 | 尾側への滑り | 0～45 |
| 内転 | 頭側への滑り | 0～20 |
| 外旋 | 腹側への滑り | 0～45 |
| 内旋 | 背側への滑り | 0～45 |

（日本整形外科学会・日本リハビリテーション医学会制定による参考角度）

表3　股関節の運動の制限因子

|  | 屈曲 | 伸展 | 外転 | 内転 | 外旋 | 内旋 |
|---|---|---|---|---|---|---|
| 大腿骨頭靱帯 | － | ＋ | ＋ | ＋＋ | ＋ | ＋ |
| 腸骨大腿靱帯（横走線維束） | － | ＋ | － | ＋＋ | ＋＋ | － |
| 腸骨大腿靱帯（縦走線維束） | － | ＋＋ | － | ＋ | ＋ | － |
| 恥骨大腿靱帯 | － | ＋ | ＋＋ | － | ＋＋ | － |
| 坐骨大腿靱帯 | ＋ | ＋ | ＋ | － | － | ＋＋ |
| 関節包 前面 | － | ＋ | ＋ | ＋ | ＋＋ | － |
| 関節包 後面 | ＋ | － | ＋ | ＋ | － | ＋＋ |
| 関節包 頭側面 | ＋ | ＋ | － | ＋ | ＋ | ＋ |
| 関節包 尾側面 | ＋ | ＋ | ＋ | － | ＋ | ＋ |

### 3.2 外転－内転

　関節内運動は凸の法則に従い，外転では大腿骨頭関節面が尾側へ，内転では頭側へ滑る．外転運動は恥骨大腿靱帯，坐骨大腿靱帯，大腿骨頭靱帯の緊張により制限される．内転運動は腸骨大腿靱帯の横走線維束，大腿骨頭靱帯により制限される．

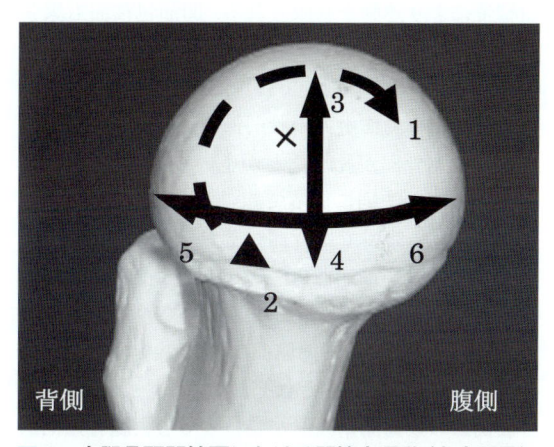

図7　大腿骨頭関節面における関節内運動（左大腿骨）
1：屈曲，2：伸展，3：外転，4：内転，5：外旋，6：内旋，×：屈曲－伸展の軸．

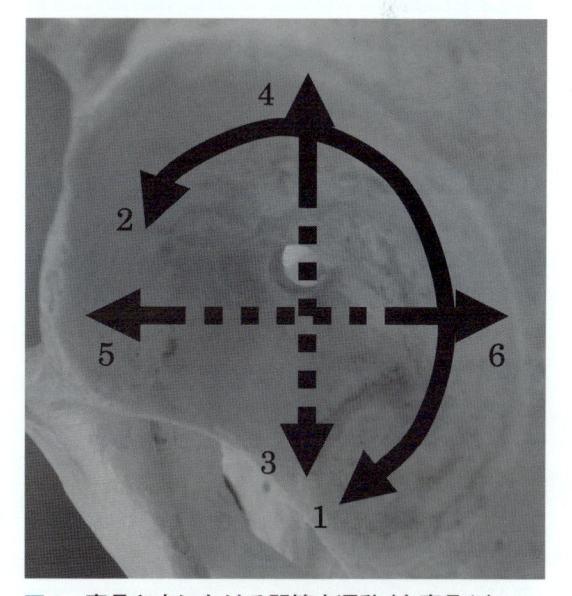

図8　寛骨臼内における関節内運動（左寛骨臼）
1：屈曲，2：伸展，3：外転・内旋（屈曲90°），4：内転・外旋（屈曲90°），5：外旋（屈曲0°），6：内旋（屈曲0°）．

## 3.3 外旋－内旋

　関節内運動は凸の法則に従って起こるが，この運動は股関節の角度により，関節面の滑る方向が異なってくる．股関節屈曲0°の場合，外旋では大腿骨頭関節面が腹側へ滑り，腸骨大腿靱帯の横走線維束，恥骨大腿靱帯，大腿骨頭靱帯により運動が制限される．関節包前面の緊張も関係する．内旋では大腿骨頭関節面が背側へ滑り，坐骨大腿靱帯，大腿骨頭靱帯により運動を制限される．関節包後面も緊張する．股関節屈曲90°の場合，外旋では大腿骨頭関節面が頭側へ滑り，内旋では尾側へ滑る．

　立位などの動作中での股関節の運動は，大腿骨頭に対して寛骨臼が動くことが多い．この場合，関節内運動は凹の法則に従って起こる．寛骨臼が，屈曲では腹側へ，伸展では背側へそれぞれ軸回転する．外転および股関節屈曲90°での内旋は寛骨臼が外側へ滑る．内転および股関節屈曲90°での外旋は寛骨臼が内側へ滑る．股関節屈曲0°での外旋は寛骨臼が背側へ，内旋は腹側へそれぞれ滑る．

　股関節の運動開始肢位が変わっても大腿骨頭関節面の軌跡は各運動とも変わらない（図7）．

## ④ SJF検査技術（遊び運動）

### 4.1 傾斜法
tilting

#### 4.1.1 関節包腹側面
　患者の肢位は仰臥位．股関節をLPPにし，術者の左手で大腿骨遠位部を把持し，股関節を軽度伸展させ，同時に右手母指で大転子を背側より腹側へ押す（図9）．

#### 4.1.2 関節包背側面
　患者の肢位は仰臥位．股関節をLPPにし，術者の左手で大腿骨遠位部を把持し，股関節を軽度屈曲させ，同時に右手手指で大転子を腹側より背側へ押す（図10）．

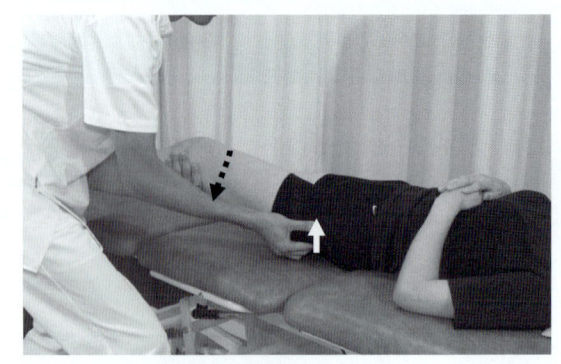

図9　傾斜法（関節包腹側面）

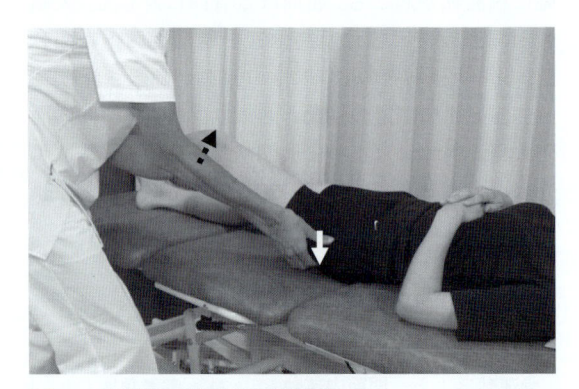

図10　傾斜法（関節包背側面）

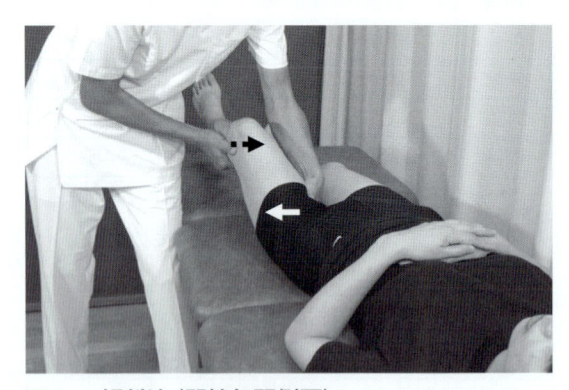

図11　傾斜法（関節包頭側面）

#### 4.1.3 関節包頭側面
　患者の肢位は仰臥位．股関節をLPPにし，術者の右手で大腿骨遠位部を把持し，股関節を軽度内転させ，同時に左手手掌で大腿内側上部を外側へ押す（図11）．

4. SJF検査技術（遊び運動）

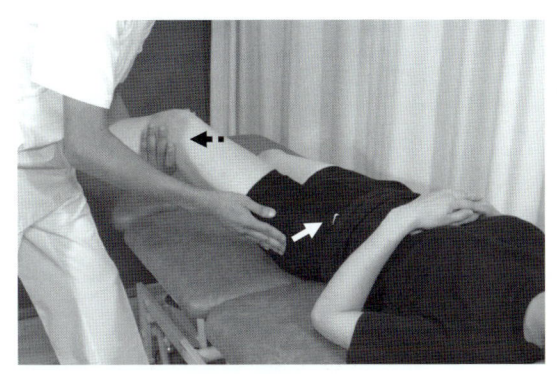

図12 傾斜法（関節包尾側面）

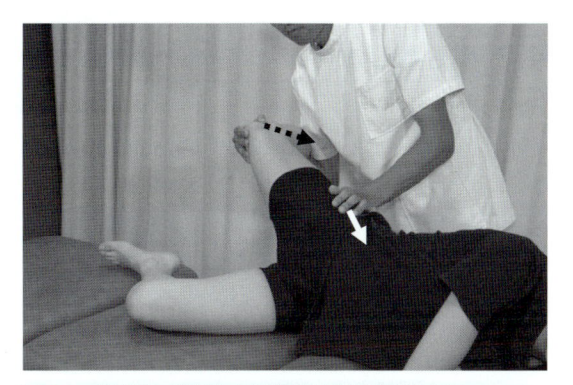

図13 傾斜法［腸骨大腿靱帯（横走線維束）］

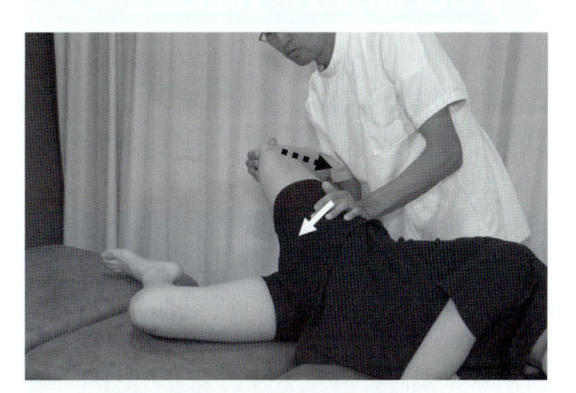

図14 傾斜法［腸骨大腿靱帯（縦走線維束）］

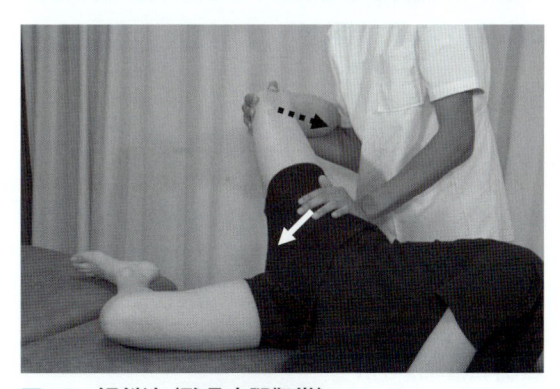

図15 傾斜法（恥骨大腿靱帯）

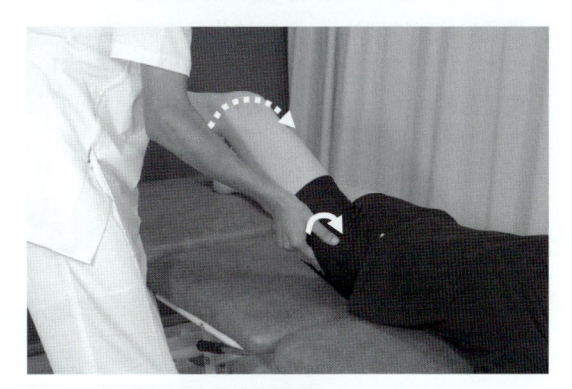

図16 傾斜法（坐骨大腿靱帯）

### 4.1.4 関節包尾側面

患者の肢位は仰臥位．股関節をLPPにし，術者の左手で大腿骨遠位部を把持し，股関節を軽度外転させ，同時に右手指で大転子を大腿骨頭に向かって押す（図12）．

### 4.1.5 腸骨大腿靱帯（横走線維束）

患者の肢位は側臥位．術者の右前腕部で膝部を後方から抱え込み，下腿を支え，股関節を軽度伸展内転−外旋位にする．左手で大転子を背側から頭腹側方向に押す（図13）．

### 4.1.6 腸骨大腿靱帯（縦走線維束）

患者の肢位は側臥位．術者の右前腕部で膝部を後方から抱え込み，下腿を支え，股関節を軽度伸展内転−外旋位にする．左手で大転子を背側から腹側方向に押す（図14）．

### 4.1.7 恥骨大腿靱帯

患者の肢位は側臥位．術者の右前腕部で膝部を後方から抱え込み，下腿を支え，股関節を軽度伸展外転−外旋位にする．左手で大転子を背側から腹側方向に押す（図15）．

### 4.1.8 坐骨大腿靱帯

患者の肢位は仰臥位．術者の右前腕部で下腿を把持し，股関節を屈曲−外転−内旋位にする．大転子を背側から腹内側に押す（図16）．

## 4.2 引き離し法
### distracting

患者の肢位は仰臥位．寛骨臼と大腿骨頭を垂直にし，術者の左手で下腿を把持し，大腿骨の長軸に対してまっすぐ尾側へ引く．関節包全体と大腿骨頭靱帯を検査する．関節包と大腿骨頭靱帯との区別は困難である（図17）．

# 5 SJF治療技術（構成運動）

## 5.1 関節機能に対して

### 5.1.1 構成滑り法, 軸回転法
（direct sliding, spinning）

#### ⓐ 屈曲軸回転法（direct spinning on hip flexion）

患者の肢位は仰臥位．屈曲は凸の法則に従い，背側方向への軸回転が起こるので，術者の左手で下腿を把持し，股関節を屈曲させると同時に，大転子を背尾側方向へ押す（図18）．

#### ⓑ 伸展軸回転法
（direct spinning on hip extension）

患者の肢位は仰臥位．伸展は凸の法則に従い，腹側方向への軸回転が起こるので，術者の左手で下腿を把持し，股関節を伸展させると同時に，大転子を腹側方向へ押す（図19）．

#### ⓒ 外転構成滑り法
（downward sliding on hip abduction）

患者の肢位は仰臥位．外転は凸の法則に従い，尾側へ滑るので，術者の左手で患者の膝部を把持し，股関節を外転させると同時に，大転子を頭内側方向へ押す（図20）．

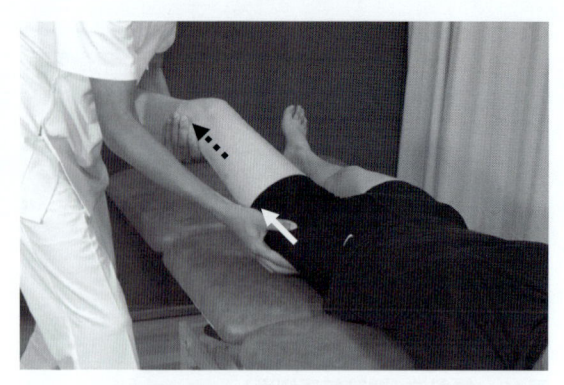

図17 引き離し法

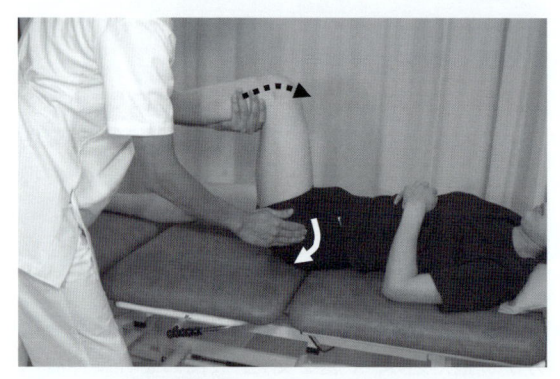

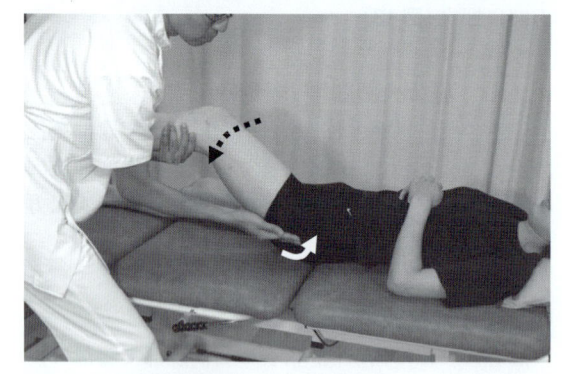

図18 屈曲軸回転法

図19 伸展軸回転法

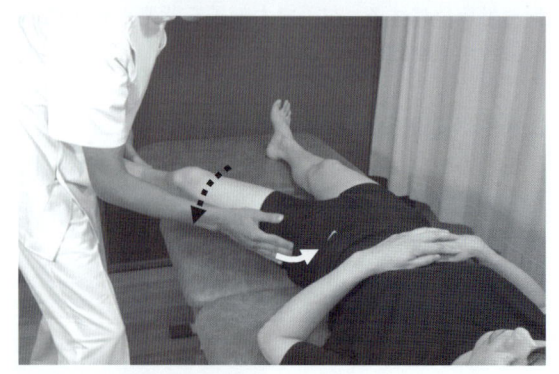

図20 外転構成滑り法

### ⓓ 内転構成滑り法
　（upward sliding on hip adduction）

　患者の肢位は仰臥位．内転は凸の法則に従い，頭側へ滑るので，術者の左手で患者の膝部を把持し，内転させると同時に，大転子を尾側方向に引くように動かす（図21）．

### ⓔ 外旋構成滑り法
　（upward sliding on hip external rotation）

　患者の肢位は仰臥位．股関節，脛骨大腿関節を90°屈曲し，外旋は凸の法則に従い，頭側へ滑るので，術者の左腕で患者の下腿を保持し，股関節を外旋させながら，右側示指，中指，環指で大転子を尾側に回すように押す（図22）．

### ⓕ 内旋構成滑り法
　（downward sliding on hip internal rotation）

　患者の肢位は仰臥位．股関節，脛骨大腿関節を90°屈曲し，内旋は凸の法則に従い，尾側へ滑るので，術者の左腕で患者の下腿を保持し，股関節を内旋させながら，頭側へ大転子を回すように右手掌で押す（図23）．

### 5.1.2 接近構成滑り法，軸回転法
　　　　（close direct sliding, spinning）

### ⓐ 屈曲接近軸回転法
　（close direct spinning on hip flexion）

　患者の肢位は仰臥位．屈曲方向へ軸回転法を行い，関節運動が止まった位置から大腿骨頭が背側方向へ軸回転するように，術者の右手母指球で大転子を大腿骨頸部長軸方向へ押し，接近させながら関節運動をさらに続ける（図24）．

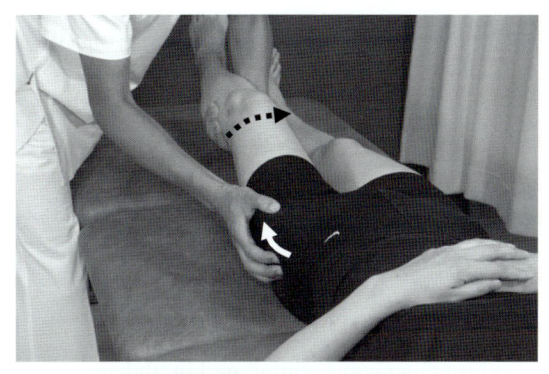

図21　内転構成滑り法

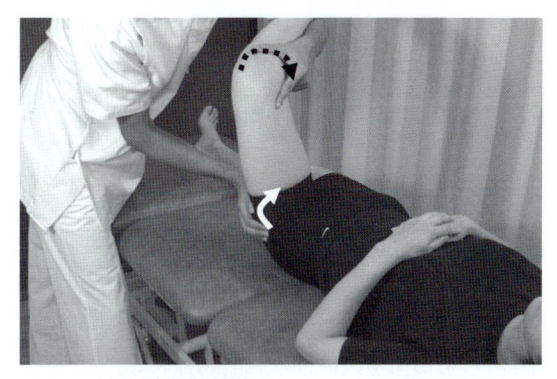

図22　外旋構成滑り法

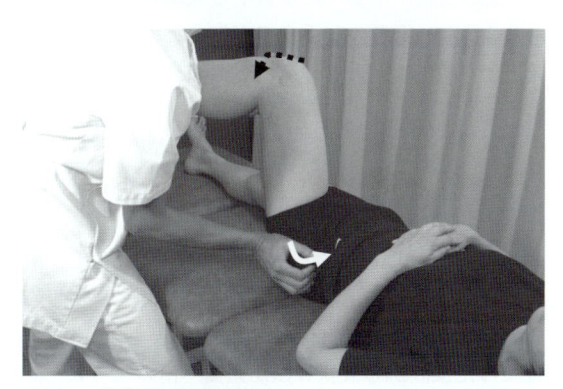

図23　内旋構成滑り法

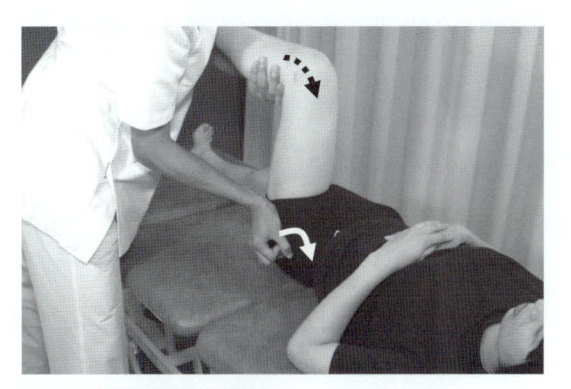

図24　屈曲接近軸回転法

#### ⓑ 伸展接近軸回転法
（close direct spinning on hip extension）

患者の肢位は仰臥位．伸展方向へ軸回転法を行い，関節運動が止まった位置から大腿骨頭が腹側方向へ軸回転するように，術者の右手で大転子を大腿骨頸部長軸方向へ押し，接近させながら関節運動をさらに続ける（図25）．

#### ⓒ 外転接近構成滑り法
（close downward sliding on hip abduction）

患者の肢位は側臥位．術者の左手で患者の膝部を把持し，股関節を外転させ，尾側方向への滑りを行い，関節運動が止まった位置から大腿骨頭が尾側へ滑るように，術者の右手掌で，大転子を大腿骨頸部長軸方向へ押し，接近させながら関節運動をさらに続ける（図26）．

#### ⓓ 内転接近構成滑り法
（close upward sliding on hip adduction）

患者の肢位は側臥位．術者の左手で患者の膝部を把持し，股関節を内転させ，頭側方向への滑りを行い，関節運動が止まった位置から大腿骨頭が頭側へ滑るように，術者の右手掌で大転子を大腿骨頸部長軸方向へ押し，接近させながら関節運動をさらに続ける（図27）．

#### ⓔ 外旋接近構成滑り法（close upward sliding on hip external rotation）

患者の肢位は仰臥位．股関節90°屈曲位にし，術者の左腕で患者の下腿部を保持したうえで，股関節を外旋させ，頭側方向への滑りを行い，関節運動が止まった位置から大腿骨頭が頭側へ滑るように，術者の右手掌で大転子を大腿骨頸部長軸方向へ押し，接近させながら関節運動をさらに続ける（図28）．

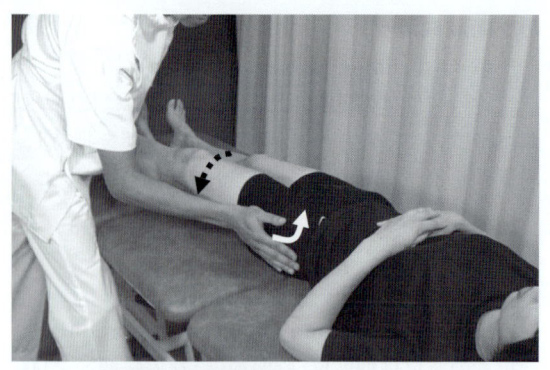

図25　伸展接近軸回転法

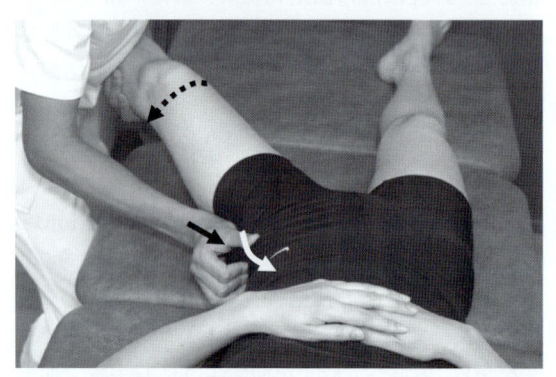

図26　外転接近構成滑り法

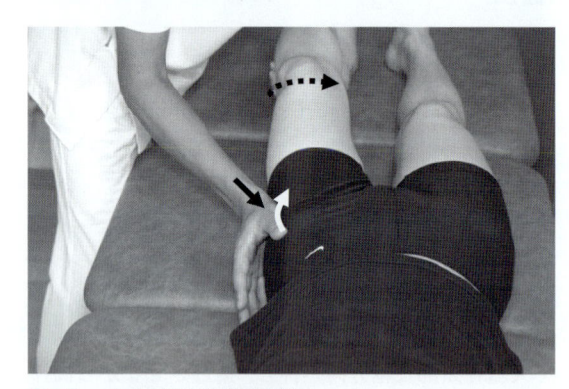

図27　内転接近構成滑り法

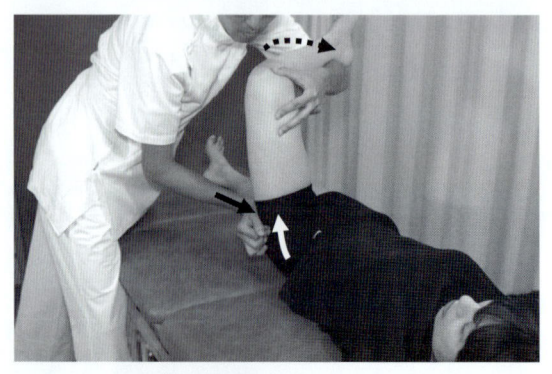

図28　外旋接近構成滑り法

## 5. SJF治療技術（構成運動）

### ❶ 内旋接近構成滑り法（close downward sliding on hip internal rotation）

　患者の肢位は仰臥位．股関節90°屈曲位にし，術者の左腕で患者の下腿部を保持したうえで，股関節を内旋させ，尾側方向への滑りを行い，関節運動が止まった位置から大腿骨頭が尾側へ滑るように，術者の右手掌で大転子を大腿骨頸部長軸方向へ押し，接近させながら関節運動をさらに続ける（図29）．

図29　内旋接近構成滑り法

### 5.1.3 接近純粋な軸回転法
（close pure spinning）

#### ⓐ 頭側方接近純粋な軸回転法（close pure spinning to the cephalic direction）（図30）

　患者の肢位は側臥位．股関節は捻転角を考慮し，軽度内旋位にする．これにより，寛骨臼と大腿骨頭関節面の適合性をよくする．膝部を挟みこむように左手で外側から大腿骨遠位部を，右手で内側から下腿近位部を把持する．右前腕で下腿を支えるように固定する（図30a）．大腿骨が円錐を描くように，腹側から頭側に向けて骨運動を行う．大腿骨頭関節面を適合性のよいまま，純粋に軸回転させる（図30b）．運動が止まると，大腿骨長軸方向に軽く圧して，closeしながら，さらに運動を続けることにより，関節包・靱帯が延長され，関節可動域の増大が得られる（図30c）．

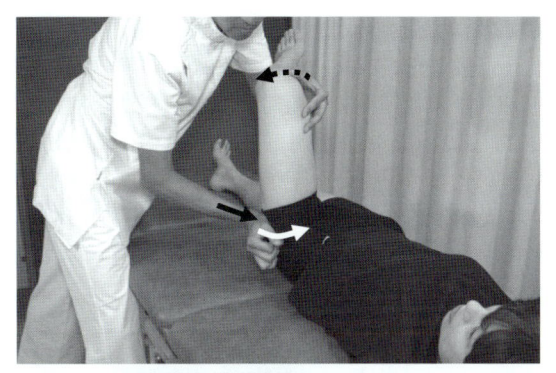

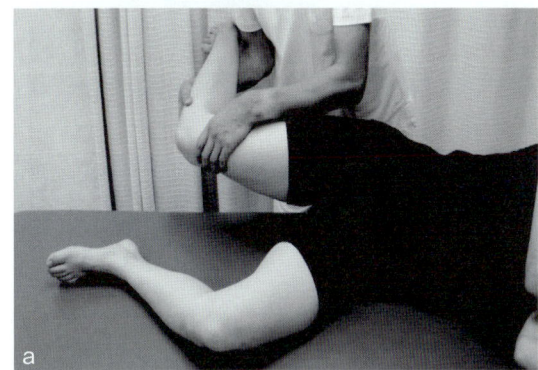

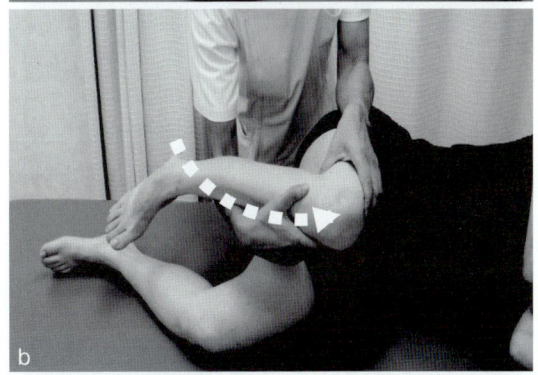

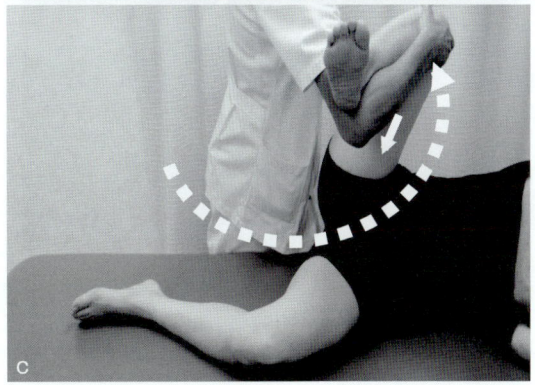

図30　頭側方接近純粋な軸回転法

### ⓑ 尾側方接近純粋な軸回転法（close pure spinning to the caudal direction）（図31）

開始肢位は頭側方接近純粋な軸回転法と同様である（図31a）．大腿骨が円錐を描くように背側から頭側に向けて骨運動を行う（図31b）．運動が止まると，大腿骨長軸方向に軽く圧して，close しながら，さらに運動を続けることにより，関節包・靱帯が延長され，関節可動域の増大が得られる（図31c）．

純粋な軸回転が行われないと，寛骨臼から大腿骨関節面は大きく逸脱する（図32）．よりよい治療効果を出すためには，適合性の高い状態を保ちながら，軸回転を行わなければならない（図33）．

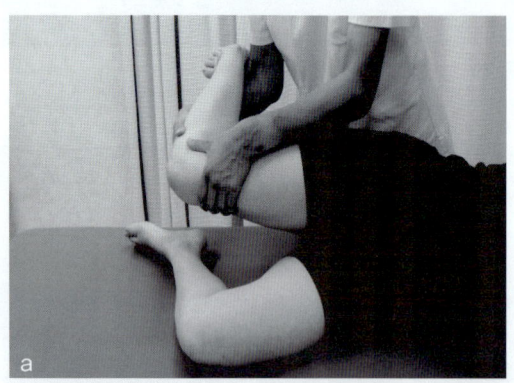

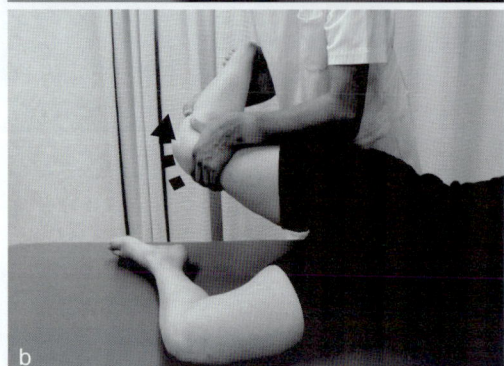

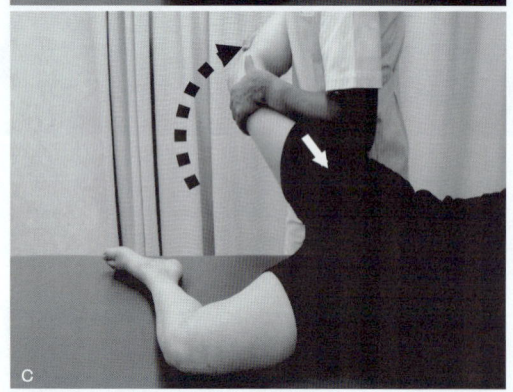

図31 尾側方接近純粋な軸回転法

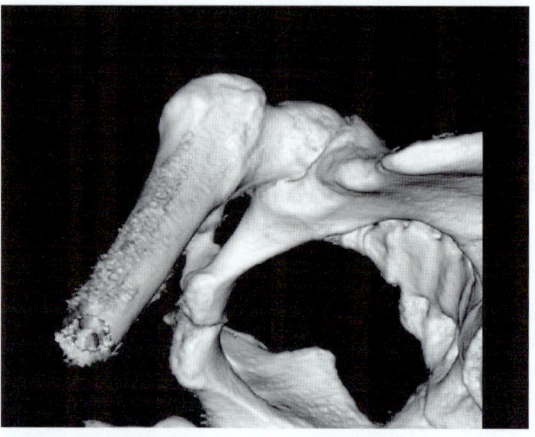

図32 股関節屈曲（90°），内転時のCT像

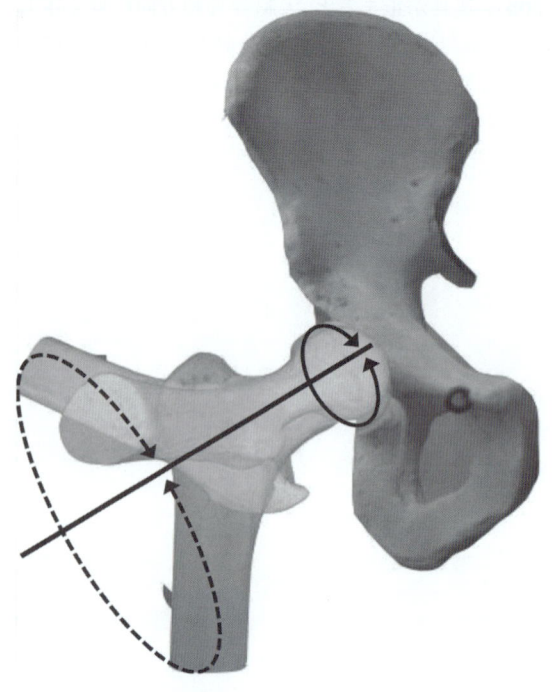

図33 純粋な軸回転（骨運動）

## 5.2 筋機能に対して

### 5.2.1 速い逆構成滑り法，速い逆軸回転法
（quick inverse sliding, spinning）

#### ⓐ 屈曲速い逆軸回転法
（quick inverse spinning for hip flexion）

患者の肢位は仰臥位．術者の左手で股関節をすばやく伸展させると同時に，LPP より大転子を腹側方向へ1/100秒のスピードで押し，大腿骨頭関節面を腹側へ軸回転させる．反射的に大腿骨頭関節面が背側に軸回転することで，股関節屈筋群の活性化が起こる（図34）．

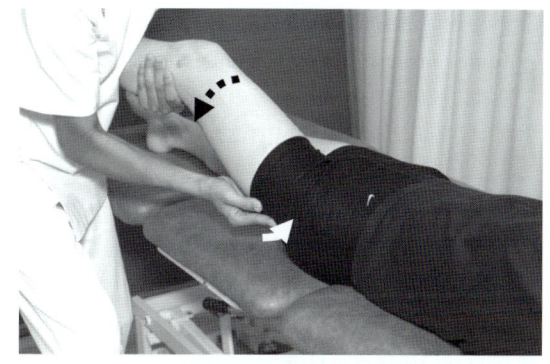

図34　屈曲速い逆軸回転法

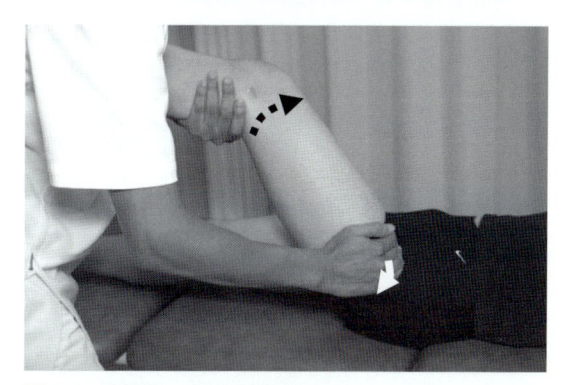

#### ⓑ 伸展速い逆軸回転法
（quick inverse spinning for hip extension）

患者の肢位は仰臥位．術者の左手で股関節をすばやく屈曲させると同時に，LPP より大腿骨前面より大腿骨長軸方向へ1/100秒のスピードで押し，大腿骨頭関節面を背側へ軸回転させる．反射的に大腿骨頭関節面が腹側に軸回転することで，股関節伸筋群の活性化が起こる（図35）．

図35　伸展速い逆軸回転法

#### ⓒ 外転速い逆構成滑り法
（quick inverse sliding for hip abduction）

患者の肢位は側臥位あるいは仰臥位．術者の左手で股関節内転をすばやく行うと同時に，LPP より大転子を尾側方向へ1/100秒のスピードで押し，大腿骨頭関節面を頭側へ滑らせる．反射的に大腿骨頭関節面が尾側へ滑ることで，股関節外転筋群の活性化が起こる（図36）．

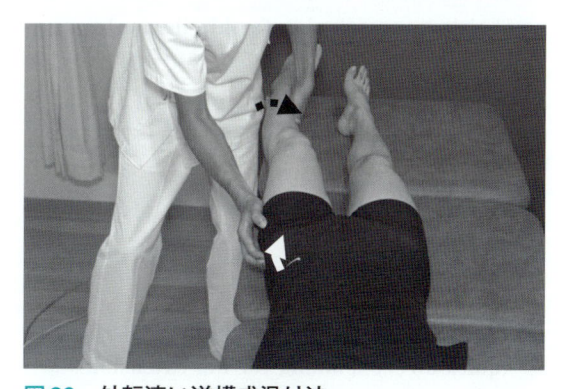

図36　外転速い逆構成滑り法

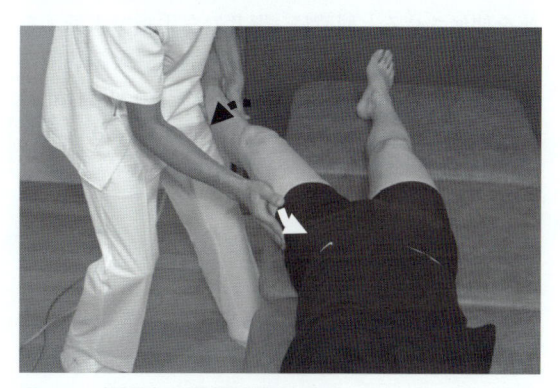

#### ⓓ 内転速い逆構成滑り法
（quick inverse sliding for hip adduction）

患者の肢位は側臥位あるいは仰臥位．術者の左手で股関節をすばやく外転させると同時に，LPP より大転子を内側方向へ1/100秒のスピードで押し，大腿骨頭関節面を尾側へ滑らせる．反射的に大腿骨頭関節面が頭側へ滑ることで，股関節内転筋群の活性化が起こる（図37）．

図37　内転速い逆構成滑り法

### ⓔ 外旋速い逆構成滑り法

（quick inverse sliding for hip external rotation）

患者の肢位は仰臥位．術者の左手で股関節内旋をすばやく行うと同時に，LPPより大転子を頭内側方向へ1/100秒のスピードで押し，大腿骨頭関節面を背側へ滑らせる．反射的に大腿骨頭関節面が腹側へ滑ることで，股関節外旋筋群の活性化が起こる（図38）．

### ⓕ 内旋速い逆構成滑り法

（quick inverse sliding for hip internal rotation）

患者の肢位は仰臥位．術者の左手で股関節外旋をすばやく行うと同時に，LPPより大転子を尾内側方向へ1/100秒のスピードで押し，大腿骨頭関節面を腹側へ滑らせる．反射的に大腿骨頭関節面が背側へ滑ることで，股関節内旋筋群の活性化が起こる（図39）．

## 5.2.2　速い構成滑り法，軸回転法

（quick direct sliding, spinning）

### ⓐ 屈曲速い軸回転法

（quick direct spinning for hip flexion）

患者の肢位は仰臥位．術者の左手ですばやく股関節を屈曲させると同時に，大腿前面より，大腿骨長軸方向へ1/100秒のスピードで押し，大腿骨頭関節面を背側へ滑らせる．股関節屈筋群の不活性化が起こる．股関節伸展の関節可動域増大も得られる（図40）．

### ⓑ 伸展速い軸回転法

（quick direct spinning for hip extension）

患者の肢位は仰臥位．術者の左手ですばやく股関節を伸展させると同時に，術者の右手指で大転子を腹側方向へ1/100秒のスピードで押し，大腿骨頭関節面を腹側へ滑らせる．股関節伸筋群の不活性化が起こる．股関節屈曲の関節可動域増大も得られる（図41）．

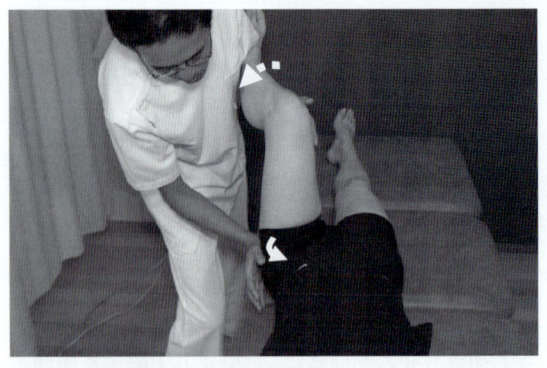

図38　外旋速い逆構成滑り法

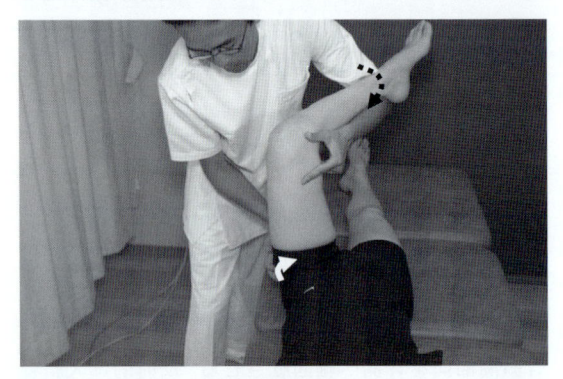

図39　内旋速い逆構成滑り法

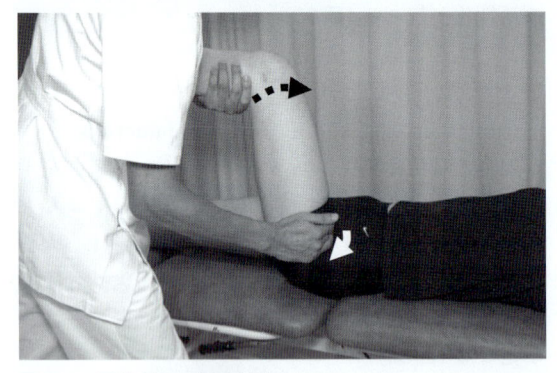

図40　屈曲速い軸回転法

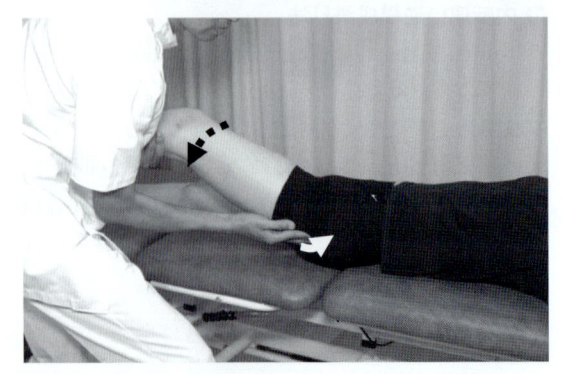

図41　伸展速い軸回転法

#### ⓒ 外転速い構成滑り法
（quick direct sliding for hip abduction）

患者の肢位は仰臥位あるいは側臥位．術者の左手ですばやく股関節を外転させると同時に，術者の右手指で大転子を大腿外側面より，1/100秒のスピードで頭側方向へ押し，大腿骨頭関節面を尾側へ滑らせる．股関節外転筋群の不活性化が起こる．股関節内転の関節可動域増大が得られる（図42）．

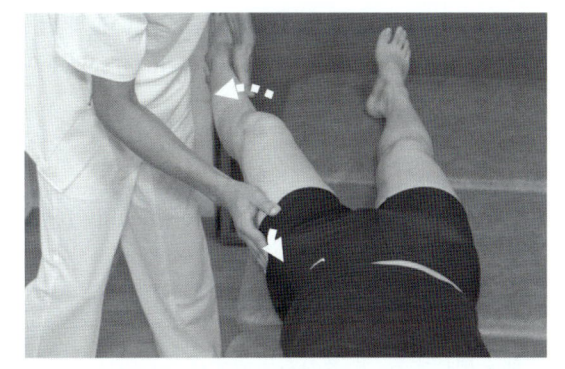

#### ⓓ 内転速い構成滑り法
（quick direct sliding for hip adduction）

患者の肢位は仰臥位あるいは側臥位．術者の左手ですばやく股関節を内転させると同時に，術者の右手指を大転子に引っかけ，大転子を頭側より，1/100秒のスピードで尾側方向へ押し，大腿骨頭関節面を頭側へ滑らせる．股関節内転筋群の不活性化が起こる．股関節外転の関節可動域増大が得られる（図43）．

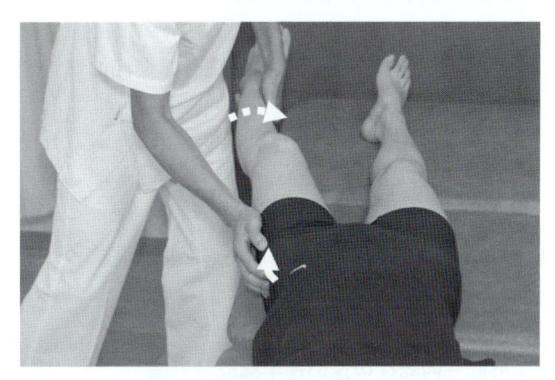

#### ⓔ 外旋速い構成滑り法
（quick direct sliding for hip external rotation）

患者の肢位は仰臥位．術者の左前腕部で患者の下腿部を保持し，股関節を外旋させると同時に，術者の右手掌で大転子を腹側面より，1/100秒のスピードで背側方向へ回すように押し，大腿骨頭関節面を腹側へ滑らせる．股関節外旋筋群の不活性化が起こる．股関節内旋の関節可動域が増大する（図44）．

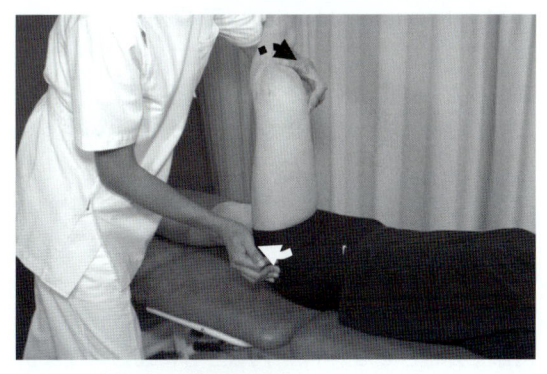

#### ⓕ 内旋速い構成滑り法
（quick direct sliding for hip internal rotation）

患者の肢位は仰臥位．術者の左前腕部で患者の下腿部を保持し，股関節を内旋させると同時に，術者の右手母指球で大転子を背側面より，1/100秒のスピードで腹側方向へ回すように押し，大腿骨頭関節面を背側へ滑らせる．股関節内旋筋群の不活性化が起こる．股関節外旋の関節可動域が増大する（図45）．

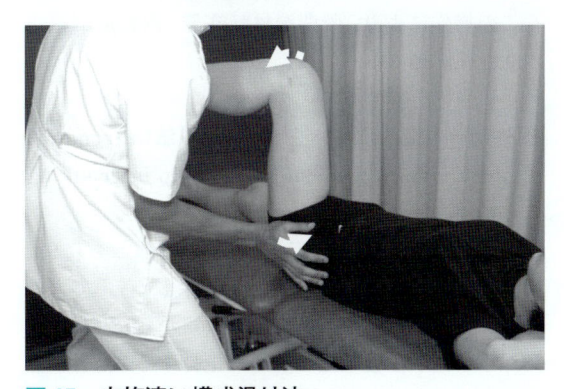

図42　外転速い構成滑り法

図43　内転速い構成滑り法

図44　外旋速い構成滑り法

図45　内旋速い構成滑り法

### 5.2.3 往復速い逆半構成滑り法，速い逆半軸回転法（alternating quick inverse semi-sliding, semi-spinning）

#### ⓐ 屈曲－伸展往復速い逆半軸回転法（alternating quick inverse semi-spinning for hip flexion-extension）（図46）

患者の肢位は側臥位あるいは仰臥位で，膝部を90°屈曲位にする．術者の右前腕に下腿をのせ，大腿骨遠位部を把持する．術者の右手ですばやく股関節を伸展させると同時に，術者の左手で大転子を腹側方向へ1/100秒のスピードで押し，大腿骨頭関節面を腹側へ軸回転させる．反射的に大腿骨頭関節面が背側方向へ軸回転が起こった直後，大転子を背側方向へ1/100秒のスピードで押し，大腿骨頭関節面を背側へ軸回転させる．同時に股関節を屈曲させる．屈曲，伸展ともに股関節の運動角度は5°程度である．

この操作により，股関節屈筋群，伸筋群双方の活性化が起こる．

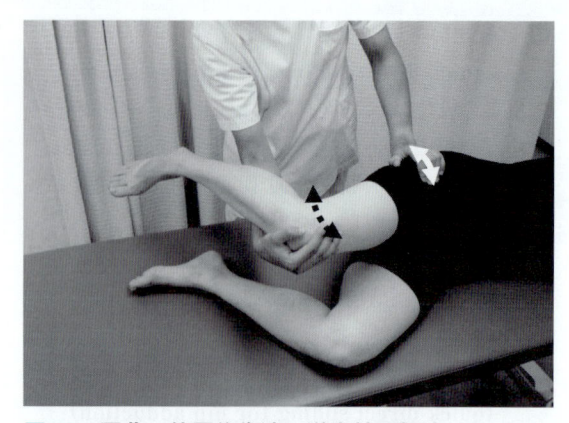

図46　屈曲－伸展往復速い逆半軸回転法

#### ⓑ 外転－内転往復速い逆半構成滑り法（alternating quick inverse semi-sliding for hip abduction-adduction）（図47）

患者の肢位は仰臥位で，右前腕に下腿をのせ，膝窩から大腿体骨遠位部を把持する．術者の右手ですばやく股関節を内転させると同時に，術者の左手で大転子頭側部分を尾側方向へ1/100秒のスピードで押し，大腿骨頭関節面を頭側へ滑らせる．反射的に大腿骨頭関節面が尾側方向への滑りが起こった直後，大転子尾側部分を頭側へ1/100秒のスピードで押し，大腿骨頭関節面を尾側へ滑らせる．同時に股関節を外転させる．外転，内転ともに運動角度は5°程度である．

この操作により，股関節外転筋群，内転筋群双方の活性化が起こる．

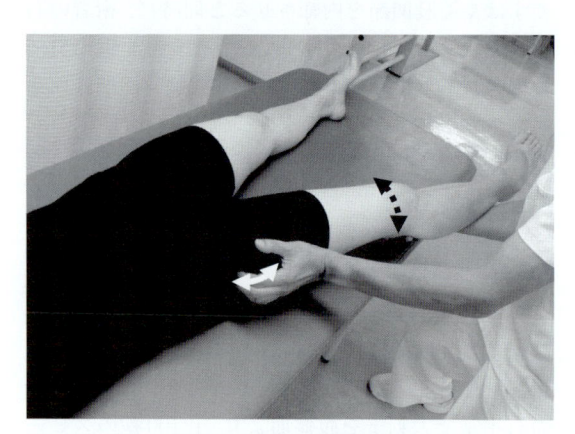

図47　外転－内転往復速い逆半構成滑り法

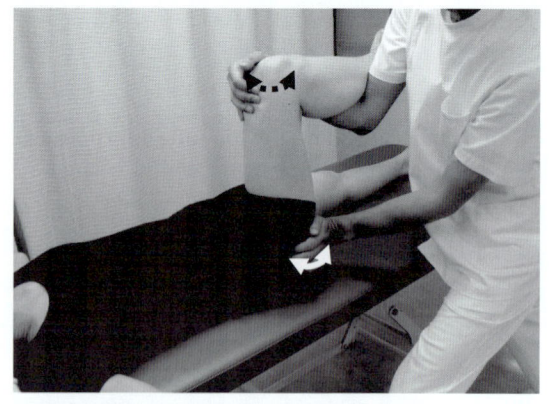

#### ⓒ 外旋－内旋往復速い逆半構成滑り法（alternating quick inverse semi-sliding for hip internal rotation-external rotation）（図48）

患者の肢位は仰臥位で，股関節，膝部ともに90°屈曲位にする．右前腕で下腿を保持し，右手で大腿骨遠位部を把持する．左手指で頭側から，手掌で尾側から大転子を包み込むように把持する．術者の右手ですばやく股関節を内旋させると同時に，術者の

図48　外旋－内旋往復速い逆半構成滑り法

左手で大転子頭側方向へ1/100秒のスピードで押し，大腿骨頭関節面を尾側へ滑らせる．反射的に大腿骨頭関節面が頭側方向への滑りが起こった直後，大転子を尾側へ1/100秒のスピードで押し，大腿骨頭関節面を頭側へ滑らせる．同時に股関節を外旋させる．外旋，内旋ともに運動角度は5°程度である．

この操作により，股関節外旋筋群，内旋筋群双方の活性化が起こる．

### 5.2.4 自動介助運動に伴う介助構成滑り法，軸回転法（assistive sliding, spinning with active assistive motion）

#### ⓐ 屈曲自動介助運動に伴う介助軸回転法
（assistive spinning with active assistive motion of hip flexion）

患者の肢位は仰臥位あるいは側臥位．術者の左手で下腿近位部を保持し，股関節屈曲の自動介助運動を行うと同時に，術者の右手指で大転子を頭側から背尾側へ回すように押し，大腿骨頭関節面の背側への軸回転を介助する（図49）．

#### ⓑ 伸展自動介助運動に伴う介助軸回転法
（assistive spinning with active assistive motion of hip extension）

患者の肢位は仰臥位あるいは側臥位．術者の左手で下腿近位部を保持し，股関節伸展の自動介助運動を行うと同時に，術者の右手指で大転子を頭側から腹側へ回すように押し，大腿骨頭関節面の腹側への軸回転を介助する（図50）．

#### ⓒ 外転自動介助運動に伴う介助構成滑り法
（assistive sliding with active assistive motion of hip abduction）

患者の肢位は仰臥位．術者の左手で下腿遠位部を保持し，股関節外転の自動介助運動を行うと同時に，術者の右手指で大転子を内側方向へ回すように押し，大腿骨頭関節面の尾側への滑りを介助する（図51）．

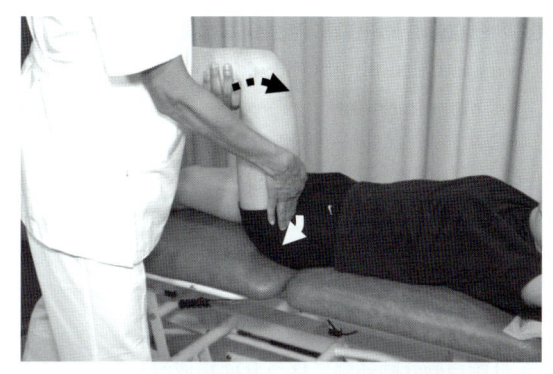

図49　屈曲自動介助運動に伴う介助軸回転法

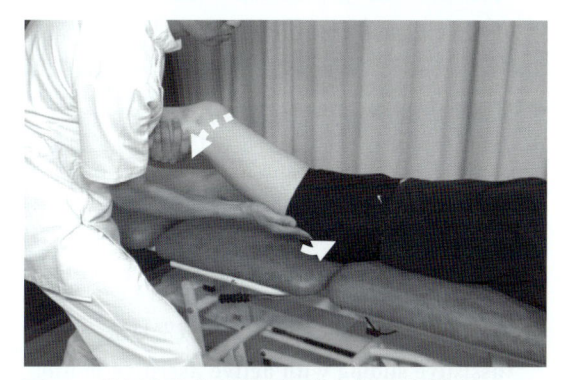

図50　伸展自動介助運動に伴う介助軸回転法

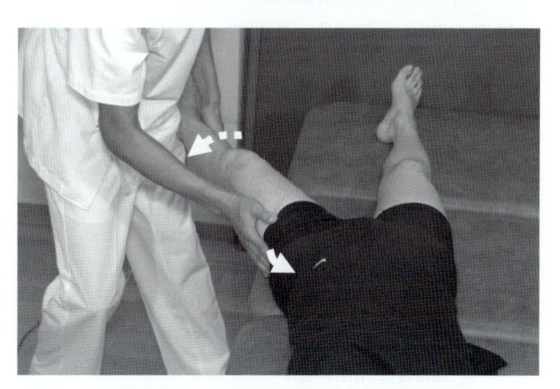

図51　外転自動介助運動に伴う介助構成滑り法

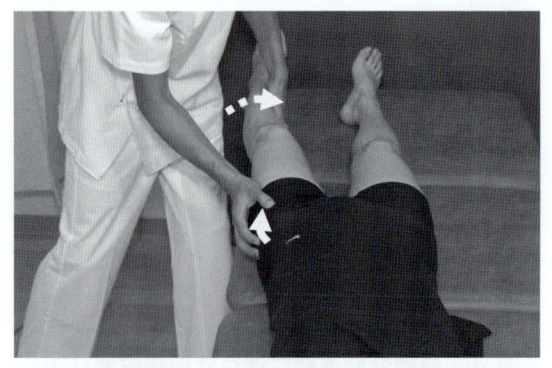

### ⓓ 内転自動介助運動に伴う介助構成滑り法
（assistive sliding with active assistive motion of hip adduction）

患者の肢位は仰臥位．術者の左手で下腿遠位部を保持し，股関節内転の自動介助運動を行うと同時に，術者の右手指で大転子を尾側方向へ回すように押し，大腿骨頭関節面の頭側への滑りを介助する（図52）．

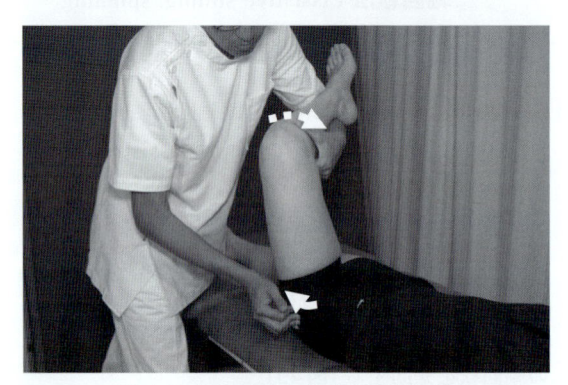

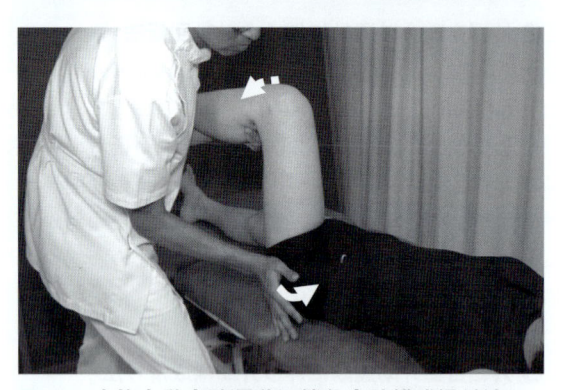

### ⓔ 外旋自動介助運動に伴う介助構成滑り法
（assistive sliding with active assistive motion of hip external rotation）

患者の肢位は仰臥位．股関節および脛骨大腿関節を90°屈曲位にし，術者の左前腕で下腿を支え，手指で膝部を保持し，股関節外旋の自動介助運動を行うと同時に，術者の右手指で大転子を尾側方向へ回すように押し，大腿骨頭関節面の頭側への滑りを介助する（図53）．

### ⓕ 内旋自動介助運動に伴う介助構成滑り法
（assistive sliding with active assistive motion of hip internal rotation）

患者の肢位は仰臥位．股関節および脛骨大腿関節を90°屈曲位にし，術者の左前腕で下腿を支え，手指で膝部を保持し，股関節内旋の自動介助運動を行うと同時に，術者の右手掌で大転子を頭側方向へ回すように押し，大腿骨頭関節面の尾側への滑りを介助する（図54）．

### 5.2.5 抵抗運動に伴う対向構成滑り法，軸回転法（counter sliding, spinning with resistive motion）

### ⓐ 屈曲抵抗運動に伴う対向軸回転法（counter spinning with resistive motion to hip flexion）

患者の肢位は仰臥位．術者の左前腕で下腿を背側面より保持し，左手指で大腿骨遠位部腹側に抵抗を与える．関節面の背側への軸回転に対向するために，右手指で大転子に腹側方向の抵抗を運動を止めない強さで与える（図55）．

図52 内転自動介助運動に伴う介助構成滑り法

図53 外旋自動介助運動に伴う介助構成滑り法

図54 内旋自動介助運動に伴う介助構成滑り法

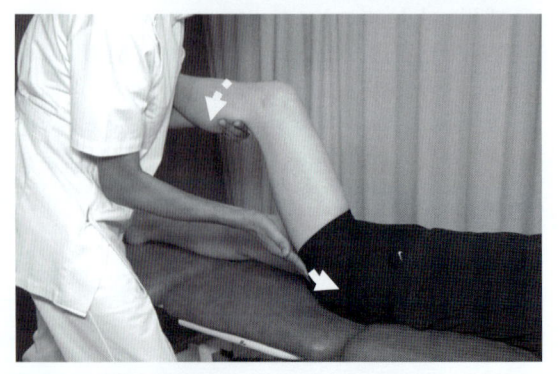

図55 屈曲抵抗運動に伴う対向軸回転法

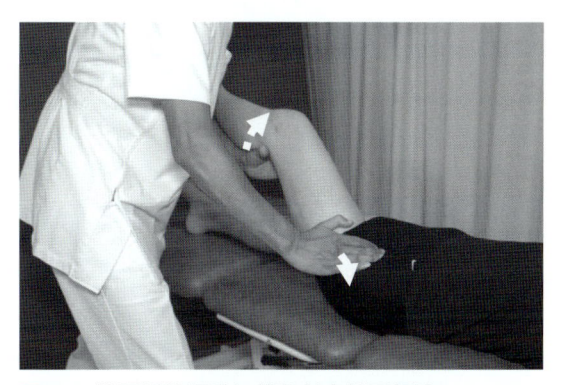

ⓑ **伸展抵抗運動に伴う対向軸回転法**
（counter spinning with resistive motion of hip extension）

患者の肢位は仰臥位．術者の左前腕で下腿を抱え込むように保持し，左手指で大腿骨遠位部背側に抵抗を与える．関節面の腹側への軸回転に対向するために，右手指で大転子に背尾側方向の抵抗を運動を止めない強さで与える（図56）．

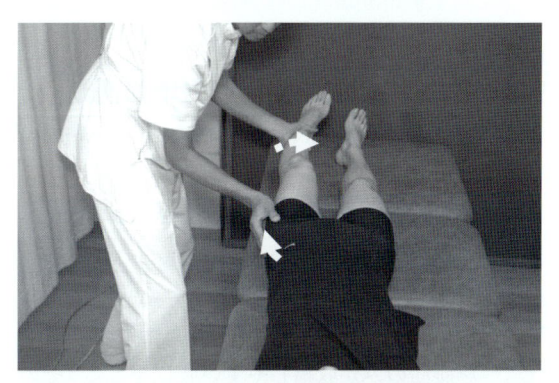

ⓒ **外転抵抗運動に伴う対向構成滑り法**（counter sliding with resistive motion of hip abduction）

患者の肢位は側臥位あるいは仰臥位．術者の左手指で下腿を外側から保持し，下腿遠位部に対し内側方向に抵抗を与える．右手指で大転子に対して尾側方向へ運動を止めない強さで抵抗を与える（図57）．

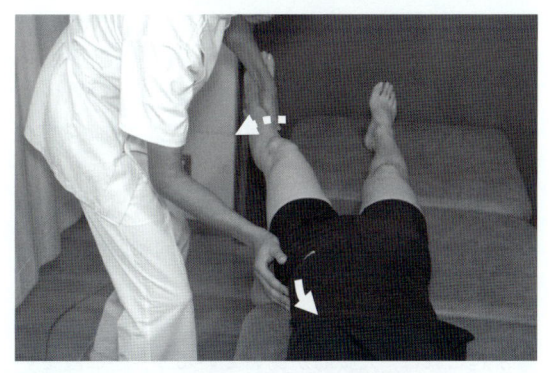

ⓓ **内転抵抗運動に伴う対向構成滑り法**（counter sliding with resistive motion of hip adduction）

患者の肢位は側臥位あるいは仰臥位．術者の左手指で下腿を内側から保持し，下腿遠位部に対し外側方向に抵抗を与える．右手指で大転子に対して頭側方向へ運動を止めない強さで抵抗を与える（図58）．

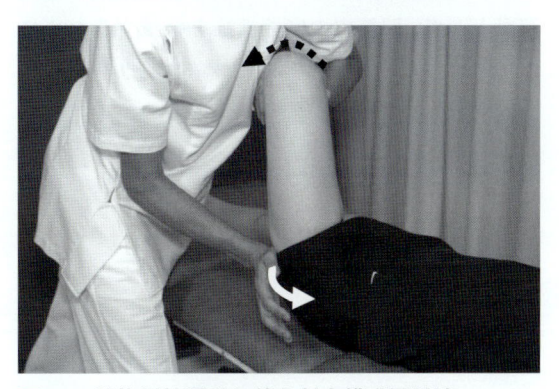

ⓔ **外旋抵抗運動に伴う対向構成滑り法**（counter sliding with resistive motion of hip external rotation）

患者の肢位は仰臥位．股関節および脛骨大腿関節は90°屈曲位．患者の左下腿遠位部を術者の左肘部内側と体幹で固定し，左手指で大腿骨遠位部に抵抗を与える．右手指で大腿骨頭関節面の頭側への滑りに対して運動を止めない強さで抵抗を与える（図59）．

ⓕ **内旋抵抗運動に伴う対向構成滑り法**（counter sliding with resistive motion of hip internal rotation）

患者の肢位は仰臥位．股関節および脛骨大腿関節は90°屈曲位．患者の左下腿を左前腕で保持し，左手指で大腿骨遠位部に抵抗を与える．右手指で大腿骨頭関節面の尾側への滑りに対して運動を止めない強さで抵抗を与える（図60）．

図56　伸展抵抗運動に伴う対向軸回転法

図57　外転抵抗運動に伴う対向構成滑り法

図58　内転抵抗運動に伴う対向構成滑り法

図59　外旋抵抗運動に伴う対向構成滑り法

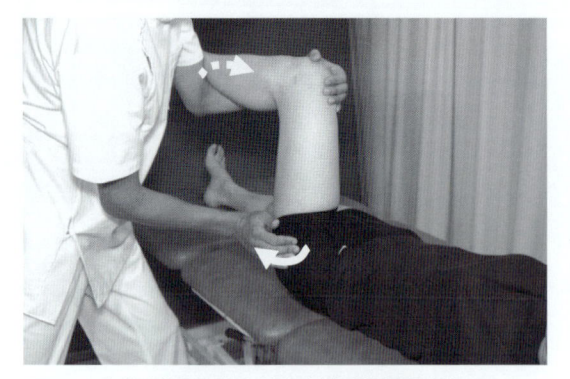

図60　内旋抵抗運動に伴う対向構成滑り法

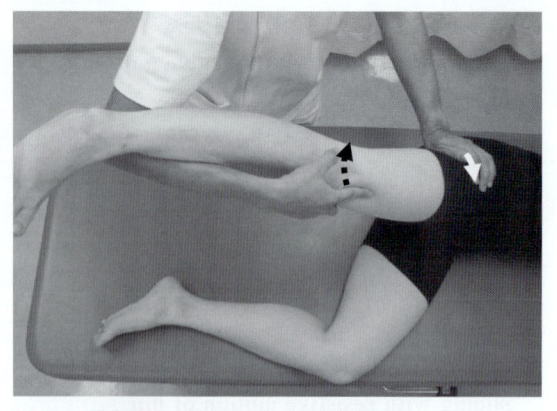

図61　腸腰筋に対する速い逆軸回転法

## 5.3 SJFを用いた個別筋力増強運動
individual muscle strengthening exercise with SJF

### 5.3.1 腸腰筋

　患者の肢位は股関節軽度外転・外旋位，脛骨大腿関節伸展位．筋腹の走行を運動方向に合わせることで，腸腰筋のみが収縮しやすい肢位をとる．その肢位で，屈曲速い逆軸回転法を行い，筋収縮を活性化させる（図61）．筋力が徒手筋力テスト（manual muscle test：MMT）で3以下の場合，自動介助運動に伴う介助軸回転法を行う（図62）．筋力がMMTで4以上の場合は，股関節屈曲運動をさせながら，大腿骨を引っ張るように大腿骨遠位部に抵抗を与える．同時に関節面の動く方向を誘導するため，大転子に腹側方向への抵抗を与え，対向軸回転法を行う（図63）．十分な力が発揮できれば徐々に大腿骨遠位部の抵抗量を増大する．抵抗運動中に腰椎の前彎が起これば，大腰筋が働いているが，起こっていなければ大腿直筋が働いている．抵抗運動後，整理運動として，関節内の摩擦抵抗を軽減するためにpumpingを行い（図64），その後，関節可動域の正常化のためにtrackingを行う．

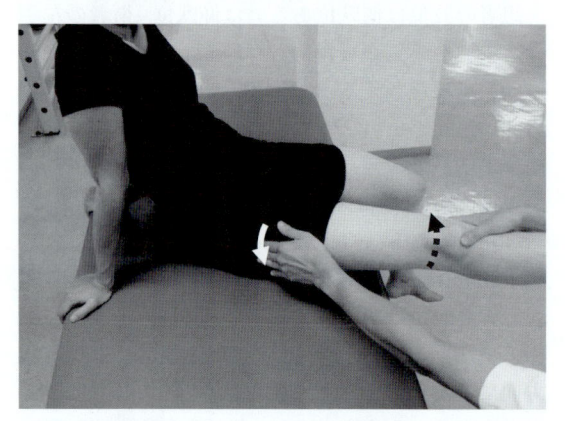

図62　腸腰筋に対する自動介助運動に伴う介助軸回転法

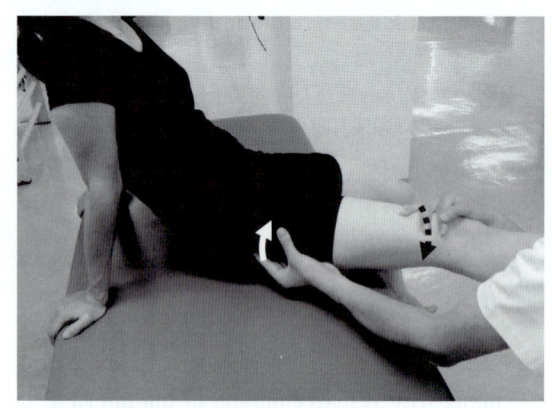

図63　腸腰筋に対する抵抗運動における対向軸回転法

### 5.3.2 大腿直筋

患者は座位で体幹を屈曲させ，腸腰筋の収縮の影響を減らす．この肢位で，屈曲速い逆軸回転法を行い，筋収縮を活性化させる（図65）．筋力がMMTで3以下の場合は，自動介助運動に伴う介助軸回転法を行う（図66）．筋力がMMTで4以上の場合は，脛骨大腿関節屈曲位のまま，股関節屈曲運動をさせながら，大腿骨に対して垂直に抵抗を加える．同時に関節面の動く方向を誘導するため，大転子に腹側方向への抵抗を与え，対向軸回転法を行う（図67）．十分な力が発揮できれば徐々に大腿骨遠位部の抵抗量を増大する．抵抗運動中に腰椎の前彎が起これば，大腰筋が働いているが，起こっていなければ大腿直筋が働いている．抵抗運動後，整理運動として，関節内の摩擦抵抗を軽減するためにpumpingを行い，その後，関節可動域の正常化のためにtrackingを行う．

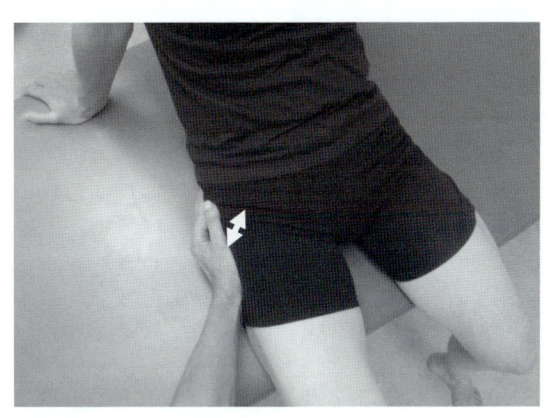

図64　pumping

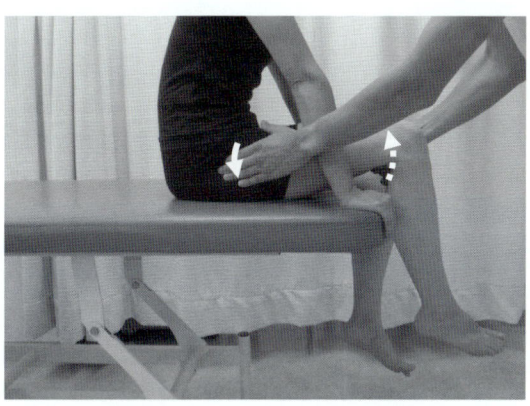

図66　大腿直筋に対する自動介助運動に伴う介助軸回転法

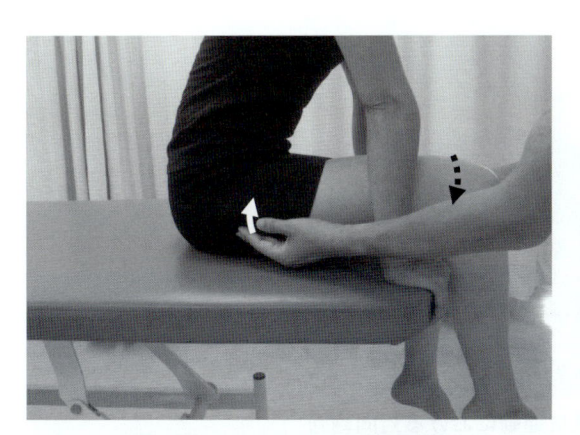

図65　大腿直筋に対する速い逆軸回転法

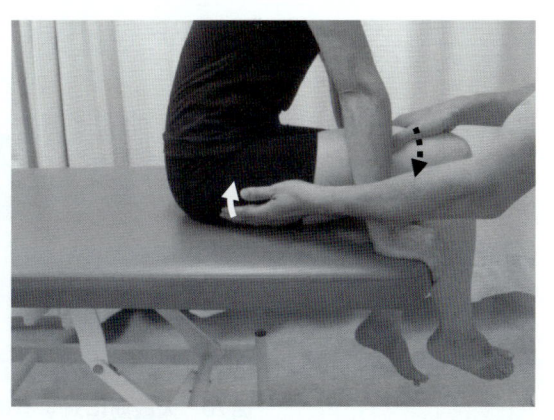

図67　大腿直筋に対する抵抗運動における対向軸回転法

### 5.3.3 大殿筋

　患者の肢位は側臥位，股関節軽度外転・外旋位，膝部屈曲で，大腿二頭筋長頭の影響を減らす．この肢位で伸展速い逆軸回転法を行い，筋収縮を活性化させる（図68）．筋力がMMTで3以下の場合は，自動介助運動に伴う介助軸回転法を行う（図69）．筋力がMMTで4以上の場合は，腹臥位になり，下肢の状態は同一で，大腿骨遠位部に骨軸に対して垂直の抵抗を与える．同時に大転子上部に背側へ抵抗を与え，対向軸回転法を行い，関節面の動く方向を誘導する（図70）．十分な力が発揮できれば徐々に大腿骨遠位部の抵抗量を増大する．抵抗運動後，整理運動として，関節内の摩擦抵抗を軽減するためにpumpingを行い，その後，関節可動域の正常化のためにtrackingを行う．

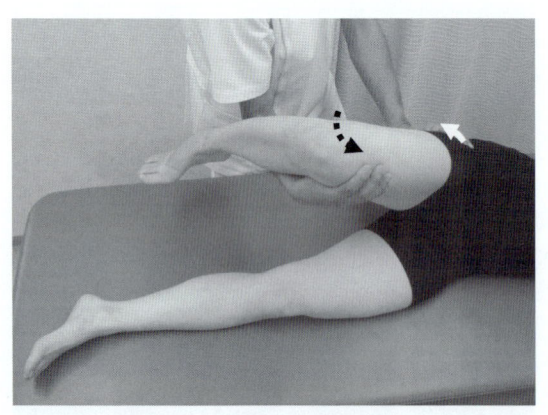

図68　大殿筋に対する速い逆軸回転法

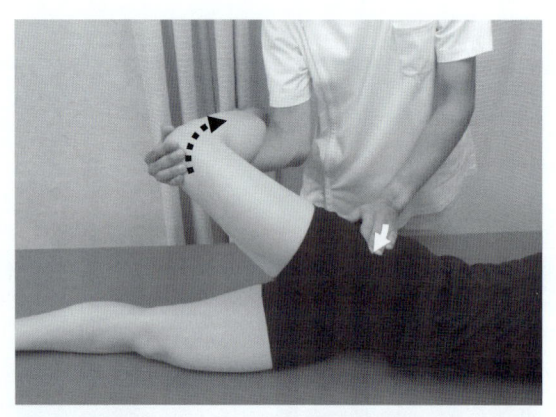

図69　大殿筋に対する自動介助運動に伴う介助軸回転法

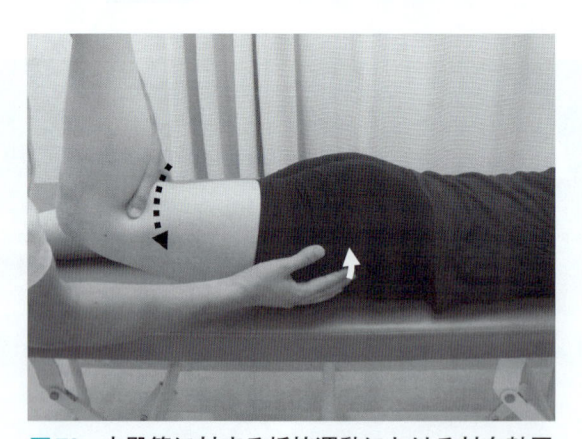

図70　大殿筋に対する抵抗運動における対向軸回転法

### 5.3.4 中殿筋

患者の肢位は仰臥位，股関節軽度屈曲位で，大腿筋膜張筋の影響を減らす．外転速い逆構成滑り法を行い，筋収縮を活性化させる（図71）．筋力がMMTで3以下の場合は，自動介助運動に伴う介助構成滑り法を行う（図72）．筋力がMMTで4以上の場合は，側臥位で，下肢の状態は同一で，大腿骨遠位部に骨軸に垂直の抵抗を与える．同時に大転子に頭側へ抵抗を与え，対向構成滑り法を行い，関節面の動く方向を誘導する（図73）．十分な力が発揮できれば徐々に大腿骨遠位部の抵抗量を増大する．抵抗運動後，整理運動として，関節内の摩擦抵抗を軽減するためにpumpingを行い，その後，関節可動域の正常化のためにtrackingを行う．

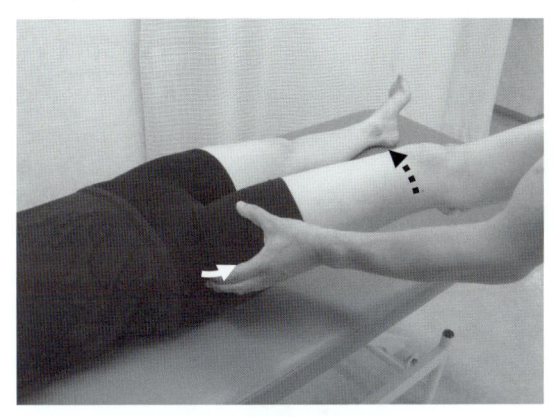

**図71** 中殿筋に対する速い逆構成滑り法

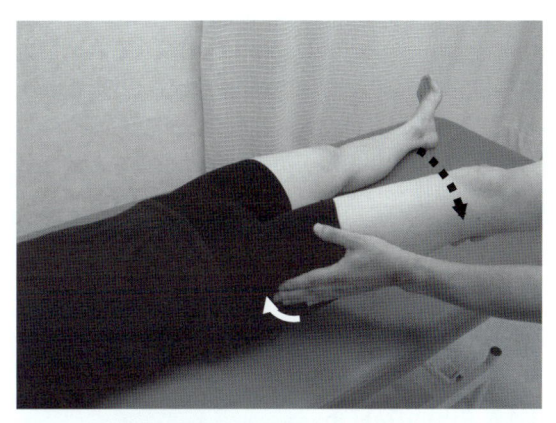

**図72** 中殿筋に対する自動介助運動に伴う介助構成滑り法

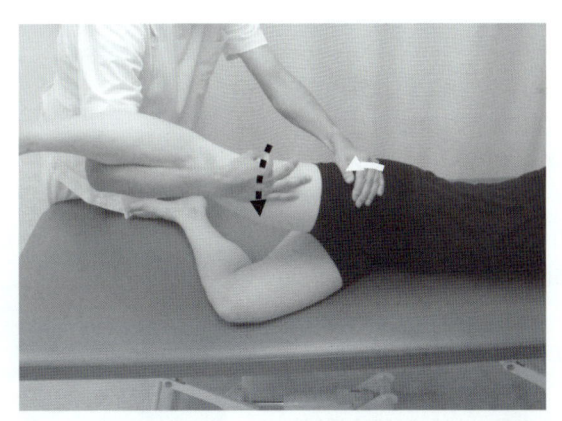

**図73** 中殿筋に対する抵抗運動における対向構成滑り法

# V. 下肢：膝部

　膝部の上限は膝蓋骨底の3横指上方で大腿骨を取り巻き，下限は脛骨の外内顆を通って脛骨を取り巻く線である（図1）．内に大腿骨・脛骨そして膝蓋骨が含まれている．膝蓋骨は大腿四頭筋腱内に存在する種子骨であり，膝部の運動にはさほど影響しない．膝蓋骨の運動は主として大腿四頭筋の状態に左右され，膝蓋大腿関節が治療対象となることはほとんどない．腓骨は膝部に含まれないが，機能的には靱帯を介して膝部の運動に関与する．そのため，ここでは脛骨大腿関節および近位脛腓関節について述べる．

## 1 関節の構造

### 1.1 脛骨大腿関節
**tibiofemoral joint**

　脛骨大腿関節は大腿骨外内顆を凸面，脛骨外内顆を凹面とし，外側および内側に2つの関節面を有する二重顆状関節（蝶番関節の亜型）である（図2）．このため屈曲および伸展だけでなく外内旋も起こりやすい形状であり，運動自由度は2度である．脛骨の回旋は完全伸展位では関節面の適合と靱帯により大きく制限される．

　大腿骨関節顆状面を側方から観察すると背側に突出した楕円形である．対応する脛骨の関節面は凹面というより扁平に近く，2つの骨の接触面積は伸展位で広く，屈曲するにつれ次第に減少し関節の適合性は低くなる．図3に，伸展位から正坐位における大腿骨と脛骨の位置関係を示す．

　これらの形態上，骨性の安定性に乏しいため，靱帯による補強や関節半月によって適合性が補われている．

　関節半月は弾性を有する線維軟骨からなり，外および内側に存在する．内側半月は大きく半月形（C形）を呈し，腹側では脛骨の前縁のほぼ中央に，背側では後顆間区に固定される．側方で内側の関節包

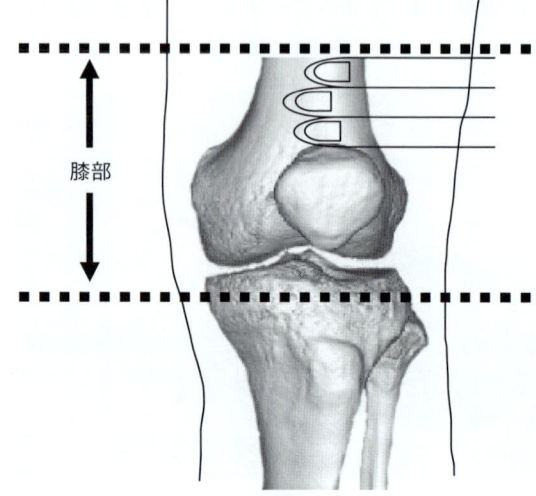

**図1** 膝部

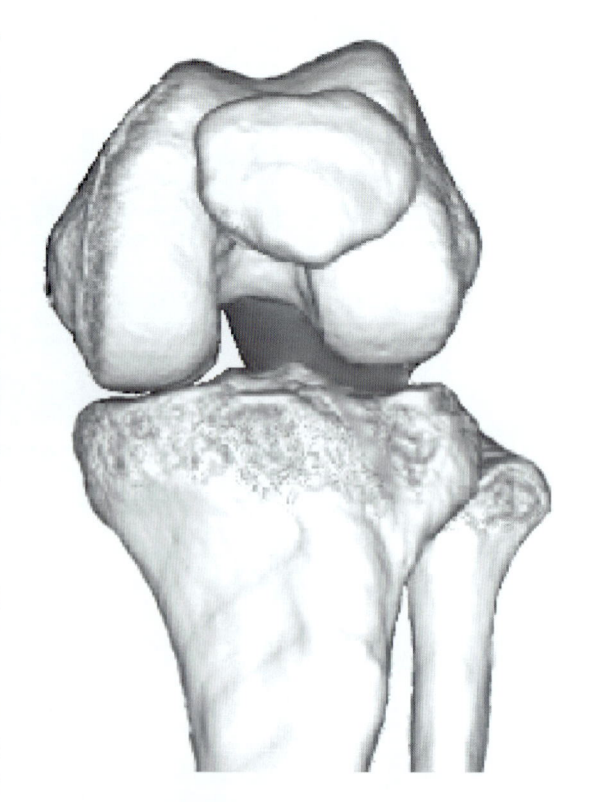

**図2** 脛骨大腿関節

a. 伸展位

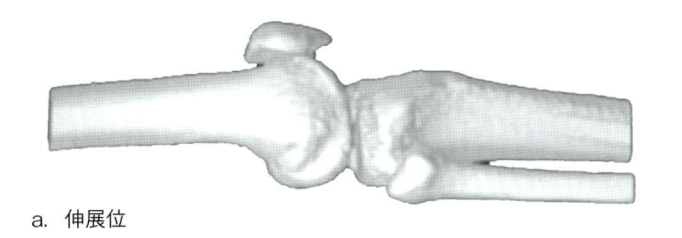

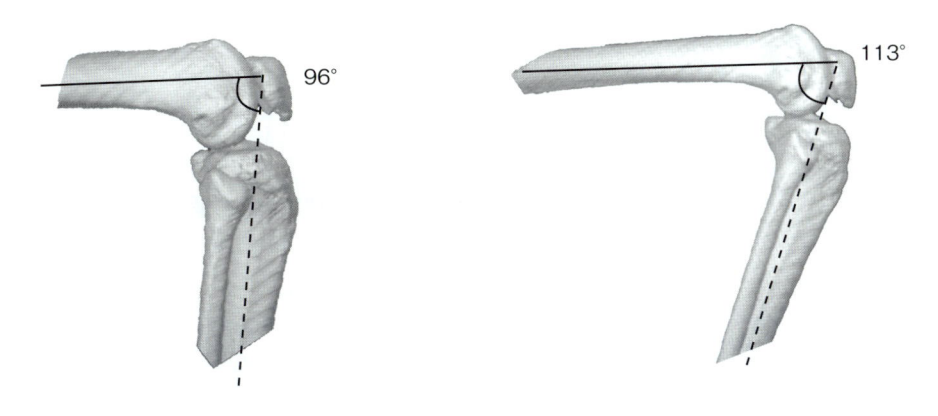

b. 実測値 96°

c. 実測値 113°

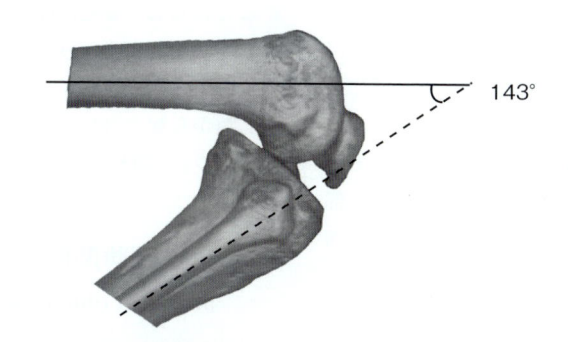

d. 実測値 143°

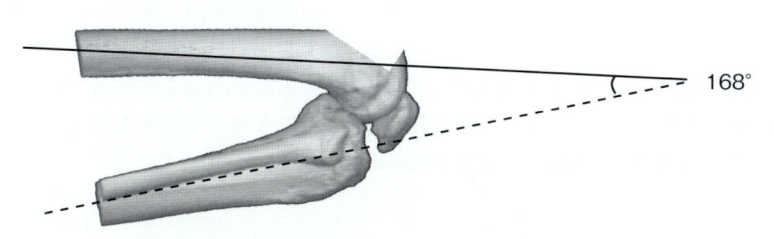

e. 正坐位（実測値 168°）

**図3** 伸展位から正坐位における大腿骨と脛骨の位置関係

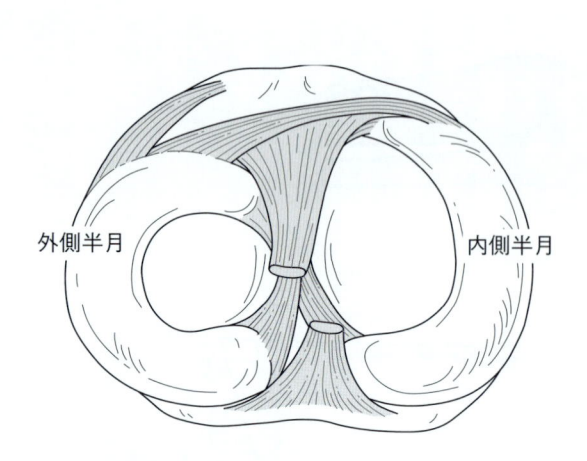

図4　関節半月

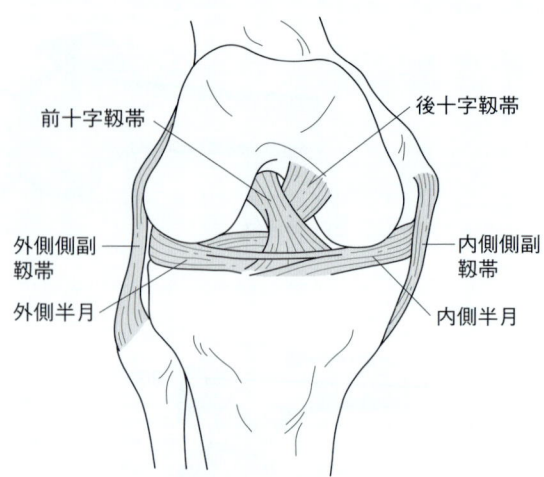

図5　脛骨大腿関節の主要な靱帯

と幅広く結合するため可動性は低い．外側半月は小さく，ほとんど円形（O形）を呈し，その前脚は顆間隆起の腹側で，後脚は外側顆間結節に固定される．側方で外側の関節包と部分的に結合するのみであり可動性は高い．ともに中心部は薄く周辺部にいくにつれて厚くなり関節包と結合する（図4）．

関節包は，大腿腹側では関節面の上縁より約1cm頭側，両側では外内側上顆，背側では軟骨縁に接してつき，尾側では脛骨上方関節面の周囲につく．腹側および背側面はともに大腿筋群の腱によって補強され，特に腹側では大腿四頭筋腱が関節包の一部をなす．その中に含まれる膝蓋骨は内側および外側関節面が大腿骨膝蓋面と関節を形成する．

脛骨大腿関節は，筋の力学的な支持が弱く，靱帯による補強がなされている．特に前後の十字靱帯と外内側の側副靱帯は骨の動きを誘導および制限するうえでも重要な役割をもつ．前十字靱帯は，脛骨の前顆間区の内側から起こり，背頭外側に向かい大腿骨外側顆の内側背面につく．後十字靱帯は，反対に脛骨の後顆間区の外側部から起こり，外側半月から線維を受けながら腹頭内側に向かい，前十字靱帯の背側を通って大腿骨内側顆の内側腹部につく．ともに大腿骨から脛骨へ内回りに捻れながら脛骨に付着しており，下腿外旋位でゆるみ，下腿内旋位では捻れが増強する．さらに内旋を続けると前後十字靱帯が互いに巻きつき脛骨は大腿骨に引き寄せられ近づくことになる．また，外側側副靱帯は，大腿骨の外側上顆から起こり，外側半月の外側縁，腓骨頭の尖端および外側面につく．内側側副靱帯は大腿骨の内側上顆から起こり，脛骨の内側顆および内側半月内側縁につく（図5）．

## 1.2 近位脛腓関節
proximal tibiofibular joint

脛骨と腓骨は近位端では関節として，遠位端では靱帯結合により連結される．近位脛腓関節は，脛骨の腓骨関節面と腓骨の腓骨頭関節面との間にできる半関節である．腓骨関節面が凹面を，脛骨の腓骨関節面が凸面を呈する．前腓骨頭靱帯と後腓骨頭靱帯によりそれぞれ関節包を腹背側両面から補強する．

## ② 触診

膝部腹側，腹内側および腹外側から観察できるいくつかの指標を確認する．

### 2.1 腹側からの触診手順および確認（図6）

**手順1**：①膝蓋骨→②膝蓋靱帯→③脛骨粗面→④⑤外側および内側関節裂隙．

膝部腹側中央に人体中最大の種子骨である①膝蓋骨が存在し大腿四頭筋が付着する．膝蓋骨は脛骨大腿関節伸展位で可動性が高く，他動的に動かすことで容易に確認できる．膝蓋骨より尾側にある大腿四頭筋腱は②膝蓋靱帯で，遠位まで辿っていくと③脛骨粗面が触知可能である．

膝蓋靱帯の両側で，膝蓋骨の最下端より少し遠位の高さで陥凹を触知できる．これが大腿骨と脛骨の間の関節裂隙である．④外側および⑤内側の関節裂隙は脛骨大腿関節90°屈曲位で他動的に下腿を外内旋することで容易に確認することができる．

### 2.2 腹内側からの触診手順（図7，8）

**手順1**：⑤内側関節裂隙→⑥内側半月→⑦内側側副靱帯．
**手順2**：⑤内側関節裂隙→⑧大腿骨内側顆→⑨大腿骨内側上顆→⑩内転筋結節．

⑤内側関節裂隙を腹側より指で圧迫すると，深部で⑥内側半月を触れることができる．膝屈曲位で脛骨を内旋したとき，内側半月は最も突出し，逆に脛骨の外旋で触れなくなる．関節裂隙を脛骨上縁に沿って内側へ移動すると，幅広い扇状の⑦内側側副靱帯を触れることができる．

内側関節裂隙より頭側に移動すると大腿骨内側顆がある．膝を90°以上屈曲すると関節裂隙から膝蓋骨の上方まで⑧大腿骨内側顆縁を触診できる．大腿骨内側顆の頭側に⑨大腿骨内側上顆があり，さらに背内側部に⑩内転筋結節を触れることができる．

①膝蓋骨
②膝蓋靱帯
③脛骨粗面
④外側関節裂隙
⑤内側関節裂隙
⑨大腿骨内側上顆
⑫腓骨頭
⑮大腿骨外側上顆

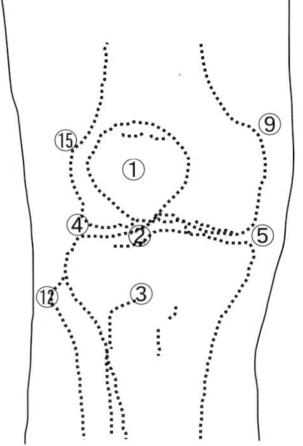

**図6** 腹側から観察できる指標

⑤内側関節裂隙
⑥内側半月
⑦内側側副靱帯
⑧大腿骨内側顆
⑨大腿骨内側上顆
⑩内転筋結節

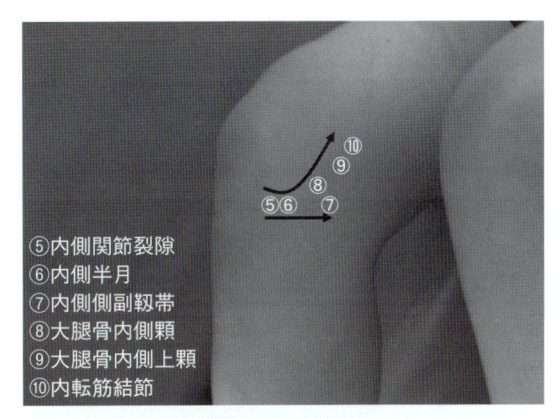

**図7** 腹内側から観察できる指標

⑤内側関節裂隙
⑥内側半月
⑦内側側副靱帯
⑧大腿骨内側顆
⑨大腿骨内側上顆
⑩内転筋結節

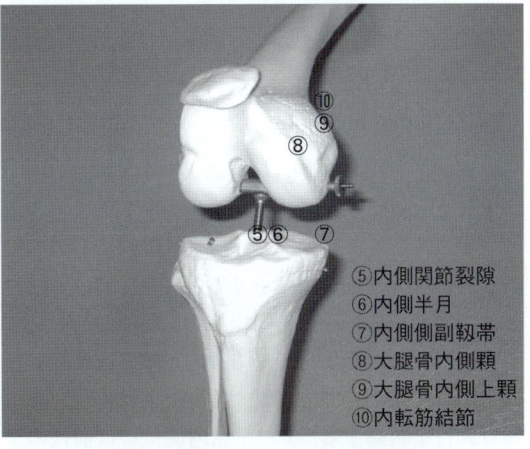

**図8** 腹内側から観察できる指標（骨模型）

## 2.3 腹外側からの触診手順（図9, 10）

**手順1**：④外側関節裂隙→⑪外側半月．
**手順2**：③脛骨粗面→⑫腓骨頭→⑬外側側副靱帯．
**手順3**：④外側関節裂隙→⑭大腿骨外側顆→⑮大腿骨外側上顆．

　膝軽度屈曲位で，④外側関節裂隙を腹側より指で圧迫すると⑪外側半月を触れることができる．外側半月は外側側副靱帯と部分的にしか結合しないため，内側半月よりも可動性を有する．深くまで圧迫すると外側半月の動く弾力性を感じることができる．また外側半月は膝伸展位では関節内深くに位置するため触知は難しい．

　膝部外側には③脛骨粗面とほぼ同じ高さに位置する⑫腓骨頭が存在する．近位脛腓関節を動かして腓骨頭を確認する．腓骨頭には⑬外側側副靱帯が付着している．膝90°屈曲で股関節外転・外旋するよう対側の膝を組んだとき，腸脛靱帯は弛緩するため，腓骨頭より大腿骨外側顆へ走る細い外側側副靱帯を触知しやすくなる．

　④外側関節裂隙を触知した指を頭外方へ移動させると⑭大腿骨外側顆を触れることができる．そのさらに外側に⑮大腿骨外側上顆が位置し，再び外側側副靱帯を触れることができる．

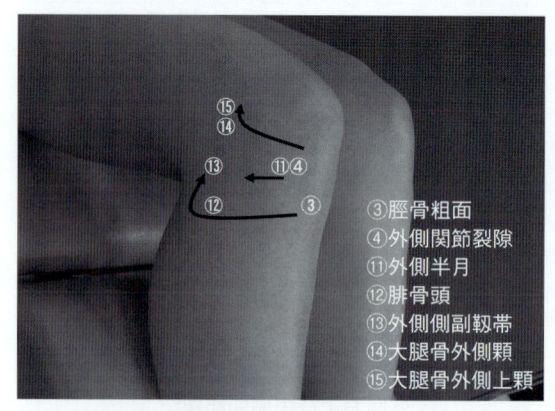

**図9** 腹外側から観察できる指標
③脛骨粗面
④外側関節裂隙
⑪外側半月
⑫腓骨頭
⑬外側側副靱帯
⑭大腿骨外側顆
⑮大腿骨外側上顆

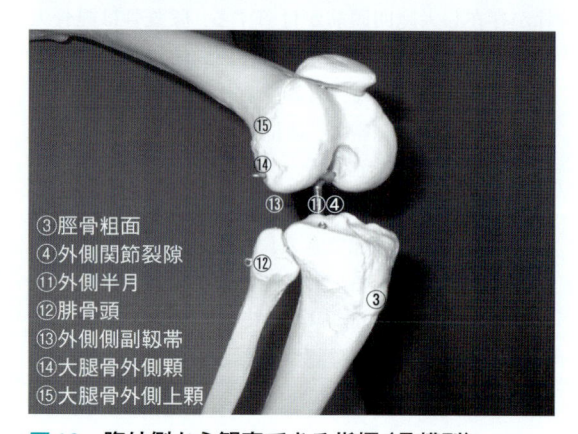

**図10** 腹外側から観察できる指標（骨模型）
③脛骨粗面
④外側関節裂隙
⑪外側半月
⑫腓骨頭
⑬外側側副靱帯
⑭大腿骨外側顆
⑮大腿骨外側上顆

## ③ 角運動学

### 3.1 脛骨大腿関節
**tibiofemoral joint**

　骨運動としては屈曲，伸展および外内旋があり，いずれも大腿骨関節面に対して脛骨関節面は凹の法則に従って動く（**表1**）．このとき十字靱帯と側副靱帯は骨の誘導と制動に関与する．完全伸展位では外側・内側側副靱帯がともに緊張し，かつ関節面も広く接しているため安定性を有する．伸展運動時には前十字靱帯が，屈曲運動時には後十字靱帯が脛骨の過可動性を制動する．また下腿内旋位では前後の十字靱帯が緊張する．さらに内旋を強めると，十字靱帯は互いに絡まりあい関節面は引き寄せられる．このとき外側・内側側副靱帯の緊張はゆるんでいる．逆に下腿外旋位では前後の十字靱帯が緊張緩和し，外側・内側側副靱帯の捻れが増し緊張する．**表2**に脛骨大腿関節の肢位における各靱帯および関節包の緊張度合を示す．

　大腿骨と脛骨の関節面の接触が広く，かつ外側・内側側副靱帯が緊張するため，しまりの位置（close packed position：CPP）は最大伸展位である．最大ゆるみの位置（least packed position：LPP）は屈曲

**表1** 脛骨大腿関節の分類と構造

| 分類 | 顆状関節 |
|---|---|
| 運動自由度 | 2度（下腿の外内旋運動が加わる） |
| 関節内運動 | 凹面：脛骨上関節面 |
| | 凸面：大腿骨遠位端（外内顆） |
| | 凹の法則 |
| LPP | 半屈曲位（屈曲伸展方向） |
| | 90°屈曲位（外内旋方向） |
| CPP | 最大伸展位 |

### 表2　脛骨大腿関節の肢位における各靱帯および関節包の緊張度合

|  |  | 伸展 | 軽度屈曲 | 90°屈曲 | 140°屈曲 | 外旋 | 内旋 |
|---|---|---|---|---|---|---|---|
| 外側側副靱帯 | | +++ | ++ | + | − | + | − |
| 内側側副靱帯 | | +++ | ++ | + | − | + | − |
| 前十字靱帯 | | +++ | ++ | + | − | − | + |
| 後十字靱帯 | | − | + | ++ | +++ | − | + |
| 関節包 | 前面 | − | − | + | ++ | | |
| | 後面 | ++ | − | − | − | | |
| | 内側面 | + | − | − | − | | |
| | 外側面 | + | − | − | ++ | | |

＋：緊張（数が多いほど緊張が大である）．
−：緊張緩和．

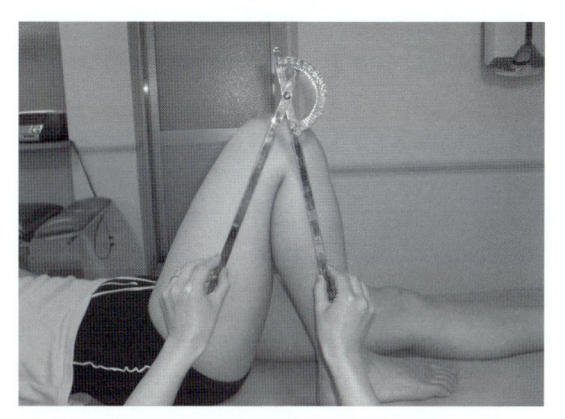

図11　脛骨大腿関節可動域（ROM）計測

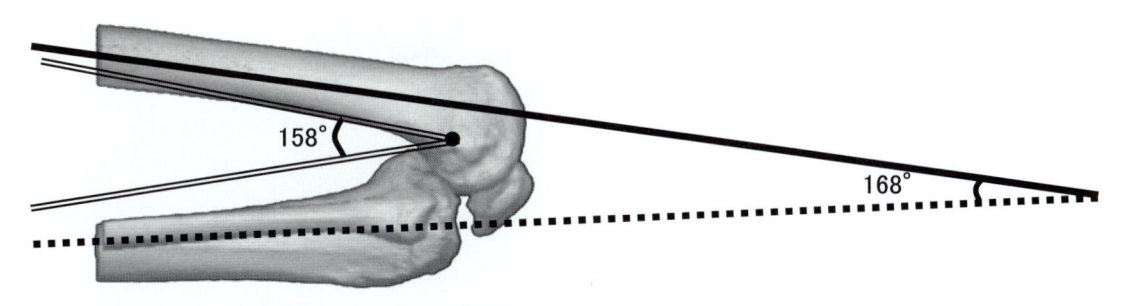

図12　正坐位における3D-CT像からの可動範囲測定

伸展と下腿外内旋の場合で異なり，屈曲伸展では半屈曲位（30°），下腿の外内旋では90°屈曲位である．

脛骨大腿関節の屈曲伸展における参考可動範囲は日本整形外科学会と日本リハビリテーション医学会によると0～145°とされる．大腿骨長軸を基本軸，下腿骨長軸を移動軸とした交点を軸心とすることが原則とされている（基本軸である大腿骨長軸と移動軸である下腿骨長軸の交点を軸心として角度計をあてることが原則である）．屈曲角度が増すにつれて，基本軸と移動軸の交点は膝部の腹側へ変位していく（図3）．したがって角度計の軸心をこの交点に合わせることが原則であるが（図11），残念ながら，臨床ではこの原則を守って測定している姿を見ることは少ない．図12は正坐位における側方からの三次元コンピュータ断層撮影（three-dimentional computed tomography：3D-CT）像であるが，基本軸と移動軸は膝蓋骨のはるか前方で交差しており，実際にこの交点に角度計をおき測定すると，その角

度は168°である．

　伸展位からの屈曲運動は多くの成書に記載されている．その多くが，屈曲0～90°までの範囲における脛骨関節面に対する大腿骨関節面の動きについて述べられている．図3では大腿骨が回旋することを修正し，脛骨の動きを比較できるように並べた．屈曲初期のみならず，90°を超えて角度が増すにつれ，脛骨が内旋することが腓骨頭の動きにより確認できる．従来の報告と大きく異なる点は，屈曲90°以降に関する知見であり，宇都宮は臨床における治療手技と結果に基づき関節内運動を考察し，次のように導き出している．

　屈曲運動に伴う関節内運動は正坐の位置に至るまでⅣ相に分けられる（図13）．大腿骨関節面の脛骨の内側および外側上関節面の動きに関して述べる．0～15°までがⅠ相で，外側上関節面を中心に運動が起こり内側上関節面は背側へ滑りと転がりが起こる．Ⅱ相は15～90°までで，外側および内側上関節

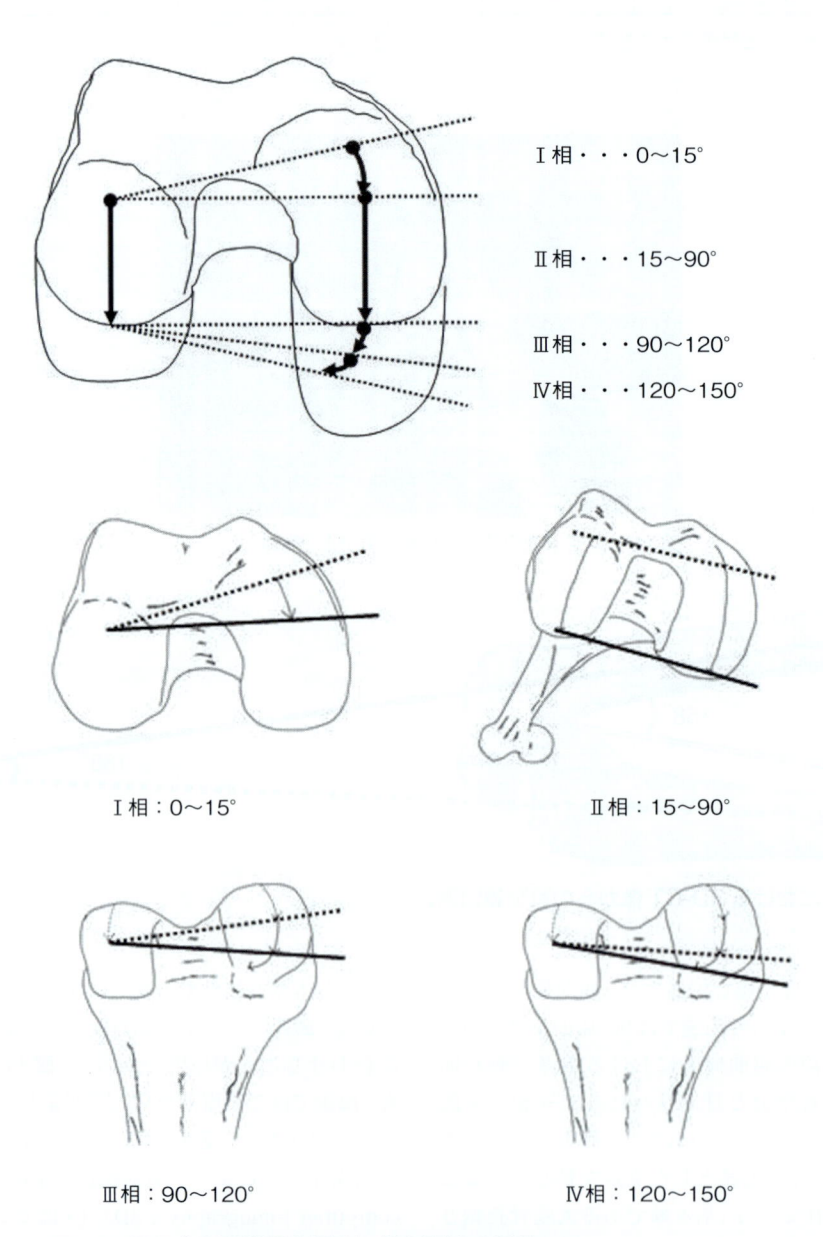

Ⅰ相・・・0～15°

Ⅱ相・・・15～90°

Ⅲ相・・・90～120°

Ⅳ相・・・120～150°

Ⅰ相：0～15°　　　　　　　　　Ⅱ相：15～90°

Ⅲ相：90～120°　　　　　　　　Ⅳ相：120～150°

**図13　脛骨大腿関節屈曲運動に伴う関節内運動**

面は揃って背側へ滑る．90〜120°までがⅢ相で，外側上関節面の動きが止まり，内側上関節面のみが背側に滑り下腿は内旋する．外側上関節面を中心とする円周上を内側上関節面が背側へ滑るため，踵部は坐骨に向かわず外側へ変位する．Ⅳ相は120°から最終屈曲位までで，内側上関節面はさらに背外側方へ外側上関節面を中心に円を描くように滑る．この軌跡が脛骨大腿関節における機能的軸回転（真の軸回転）である．

伸展運動では逆の関節内運動が起こる．

## 3.2 近位脛腓関節
**proximal tibiofibular joint**

LPPは脛骨大腿関節軽度屈曲位，CPPは完全伸展位である（表3）．単独の運動はなく，脛骨大腿関節や距腿関節に連動してわずかな滑りが起こる．脛骨大腿関節が伸展すると外側側副靱帯が緊張するため腓骨は頭側へ引き上げられ，屈曲時には緊張がゆるむため尾側へ滑る．また他動的に距踵関節を内反させると踵腓靱帯が緊張し腓骨を引き寄せるため尾側へ滑り，逆に外反時には踵骨が腓骨を押し上げるため頭側へ滑る（表4）．

表3 近位脛腓関節の分類と構造

| 分類 | 半関節 |
|---|---|
| 運動自由度 | 1度 |
| 関節内運動 | 凹面：腓骨顆関節面 |
| | 凸面：脛骨の腓骨関節面 |
| | 凹の法則 |
| LPP | 脛骨大腿関節屈曲位 |
| | 距腿関節軽度背屈位 |
| CPP | 脛骨大腿関節伸展位 |
| | 距腿関節軽度底屈位 |

表4 近位脛腓関節の骨運動と関節内運動

| 骨運動 | 関節内運動 |
|---|---|
| 脛骨大腿関節屈曲 | 尾側への滑り |
| 脛骨大腿関節伸展 | 頭側への滑り |
| 距踵関節外反 | 頭側への滑り |
| 距踵関節内反 | 尾側への滑り |

## ④ SJF検査技術（遊び運動）

### 4.1 脛骨大腿関節
tibiofemoral joint

#### 4.1.1 遊び滑り法 (gliding)

**ⓐ 腹側および背側方向：腹臥位**
　（ventral-dorsal gliding：prone position）

　脛骨大腿関節30°屈曲位．術者は右手で下腿骨遠位部を固定し，左手で脛骨近位端を母指と示指で把持する．脛骨の関節面が大腿骨顆にぶつからないよう，両側同時に腹尾側および背頭側へ平行に滑らせ遊びの幅を検査する．このとき，大腿部が持ち上がらないよう留意する（図14）．
　通常，腹背側への滑りは完全伸展位では認められない．

**ⓑ 腹側および背側方向：仰臥位**
　（ventral-dorsal gliding：supine position）

　脛骨大腿関節30°屈曲位．術者は肘部で下腿骨遠位部を固定し，左手で脛骨近位端を母指と中指で把持する．脛骨の関節面が大腿骨顆にぶつからないよう，両側同時に腹尾・背頭側へ平行に滑らせ遊びの幅を検査する（図15）．
　通常，腹背側への滑りは完全伸展位では認められない．

**ⓒ 腹側方向 (ventral gliding)**

　患者は仰臥位において脛骨大腿関節を軽度屈曲（45～60°），下腿外内旋中間位．術者は両手指を脛骨近位端背側に位置させる．両手指で腹尾側へ滑らせ，遊びの幅を検査する（図16）．

**ⓓ 背側方向 (dorsal gliding)**

　患者は仰臥位で脛骨大腿関節を軽度屈曲（45～60°），下腿外内旋中間位．術者の両母指は脛骨近位腹側に位置させる．両母指で脛骨近位端を背頭側へ滑らせて遊びの幅を検査する（図17）．

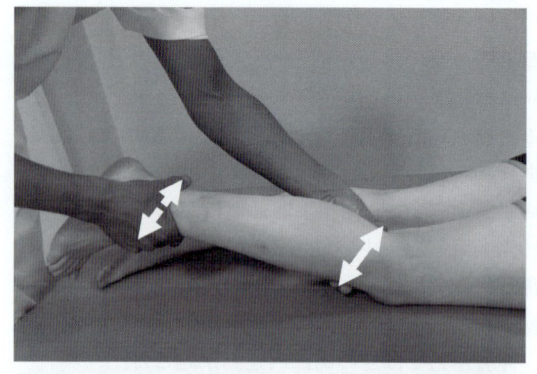

図14　遊び滑り法：腹側および背側方向（腹臥位）

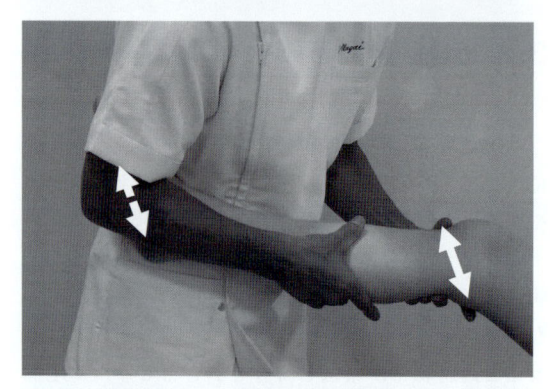

図15　遊び滑り法：腹側および背側方向（仰臥位）

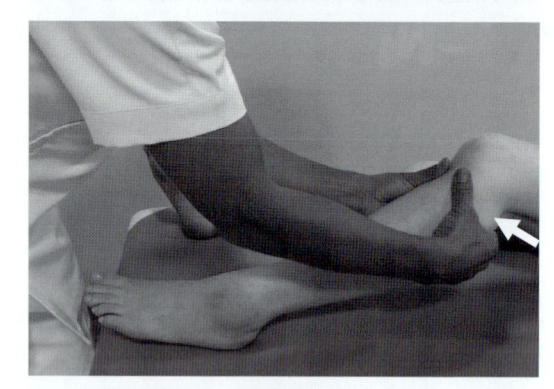

図16　遊び滑り法：腹側方向

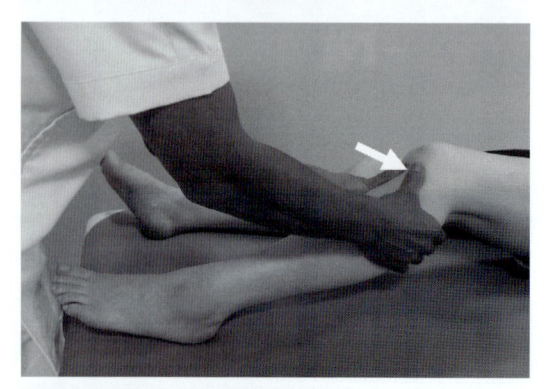

図17　遊び滑り法：背側方向

### ⓔ 前十字靱帯の緊張（断裂）を検査

患者は仰臥位において脛骨大腿関節を軽度屈曲（45～60°）．術者は外内側から両母指で脛骨粗面を挟み，両手指は脛骨近位端背側に位置させる．右母指で脛骨粗面を外側から圧して下腿を内旋させた後，両手指で脛骨近位端を腹尾側へ滑らせ，遊びの幅を検査する（図18）．

通常，前十字靱帯は下腿内旋位で緊張するため，外内旋中間位における腹側方向への滑りに比べ滑りの幅は小さくなる．

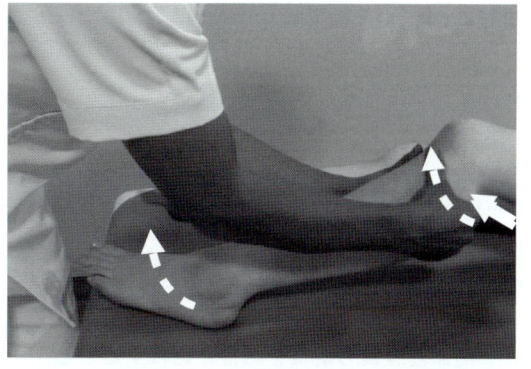

**図18** 遊び滑り法：前十字靱帯の緊張（断裂）を検査

### ⓕ 前十字靱帯の短縮を検査

患者の肢位は仰臥位，脛骨大腿関節を軽度屈曲位（45～60°）．術者は両母指で外内側から脛骨粗面を挟み，両手指は脛骨近位端背側に位置させる．左母指で脛骨粗面を内側から圧して下腿を外旋させた後，両手指で脛骨近位端を腹尾側へ滑らせ，遊びの幅を検査する（図19）．

通常，前十字靱帯は下腿外旋位でゆるむため，外内旋中間位における腹側方向への滑りと比較すると滑りの幅は大きくなる．

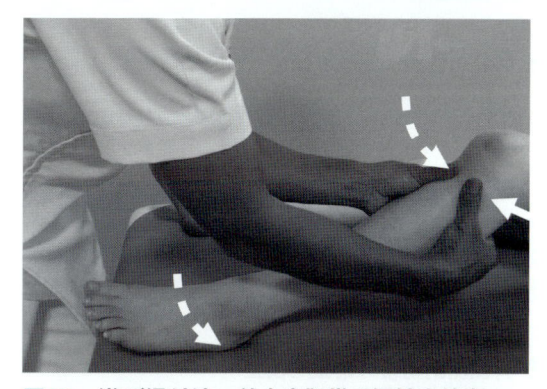

**図19** 遊び滑り法：前十字靱帯の短縮を検査

### ⓖ 後十字靱帯の緊張（断裂）を検査

患者は仰臥位で脛骨大腿関節を軽度屈曲（45～60°）．術者は外内側から両母指で脛骨粗面を挟み，両手指は脛骨近位端背側に位置させる．右母指で脛骨粗面を外側から圧して下腿を内旋させた後，両母指で脛骨近位端を背側へ滑らせ，遊びの幅を検査する（図20）．

通常，後十字靱帯は下腿内旋位で緊張するため，外内旋中間位における背側方向への滑り法に比べ滑りの幅は小さくなる．

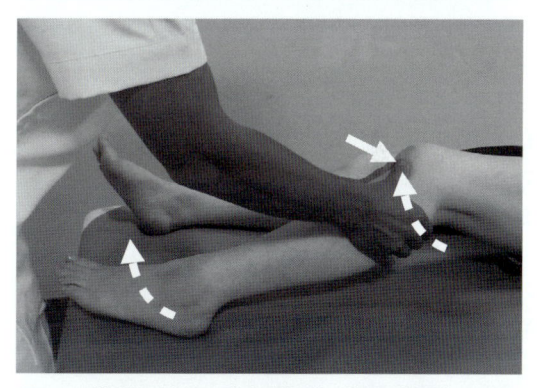

**図20** 遊び滑り法：後十字靱帯の緊張（断裂）を検査

### ⓗ 後十字靱帯の短縮を検査

患者の肢位は仰臥位，脛骨大腿関節を軽度屈曲位（45～60°）．術者は両母指で脛骨粗面を挟み，両手指は脛骨近位端背側に位置させる．左母指で脛骨粗面を内側から圧して下腿を外旋させた後，両母指で脛骨近位端を背側へ滑らせ，遊びの幅を検査する（図21）．

通常，後十字靱帯は下腿外旋位でゆるむため，外内旋中間位における背側方向への滑りと比較すると滑りの幅は大きくなる．

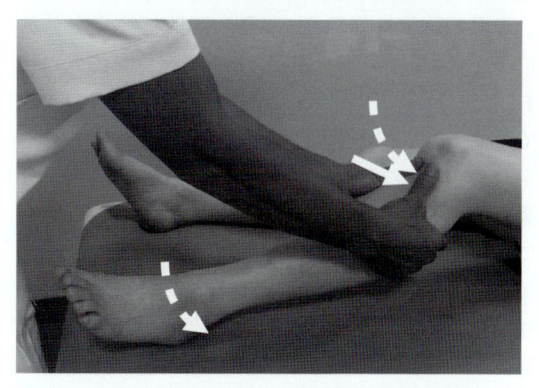

**図21** 遊び滑り法：後十字靱帯の短縮を検査

## 4.1.2 傾斜法 (tilting)

### ⓐ 関節包腹側の緊張を検査

患者の肢位は仰臥位，脛骨大腿関節は30°屈曲位．術者の左手指で脛骨近位端背側の中央を，右手は脛骨遠位端を腹側から保持する．膝部背面は軟部組織が厚いため，手指が止まるまで圧縮し準備とする．脛骨近位端を固定するために左手指で腹側へ圧し，同時に脛骨遠位端を背側に動かせば（骨運動5°未満），関節包腹側の緊張を正常と比較することができる（図22）．

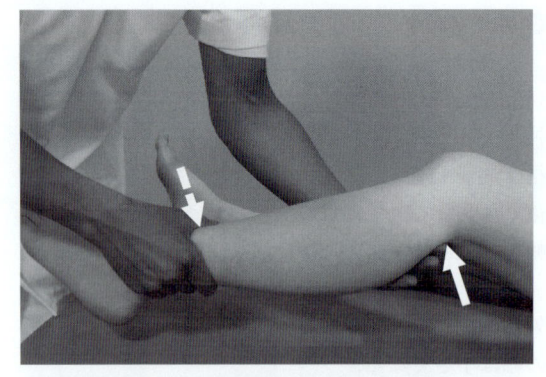

**図22　傾斜法：関節包腹側の緊張を検査**

### ⓑ 関節包背側の緊張を検査

患者の肢位は仰臥位で脛骨大腿関節30°屈曲位．術者の左母指で脛骨近位端腹側の中央を，右手は脛骨遠位端を把持する．脛骨近位端を固定するために左母指で背側へ圧し，同時に脛骨遠位端を腹側に動かせば（骨運動5°未満），関節包背側の緊張を調べることができる（図23）．

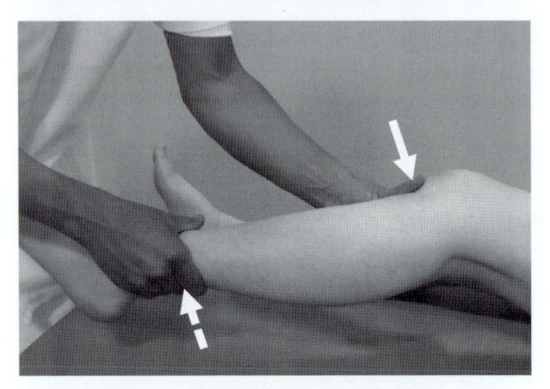

**図23　傾斜法：関節包背側の緊張を検査**

### ⓒ 外側側副靱帯の緊張を検査

患者の肢位は仰臥位，脛骨大腿関節は完全伸展位．脛骨近位端の内側を右手で，下腿遠位の外側を左手で保持する．脛骨近位端を固定するために右手で外側へ圧し，同時に左手で脛骨遠位部を内側へ押せば，外側の関節面は広がるように傾斜し（骨運動5°未満），外側側副靱帯の緊張を調べることができる（図24）．

通常であれば脛骨大腿関節屈曲位よりも，伸展位のほうがより少ない遊びの範囲で外側側副靱帯の緊張を感じることができる．

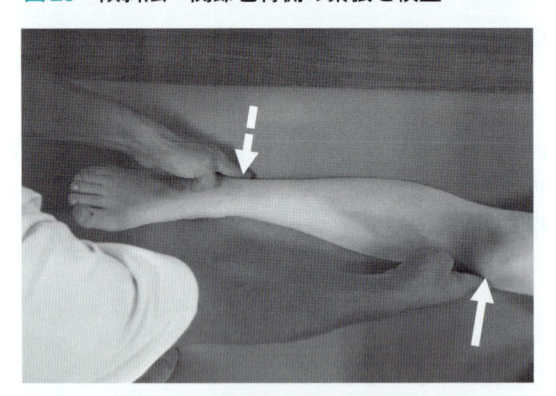

**図24　傾斜法：外側側副靱帯の緊張を検査**

### ⓓ 内側側副靱帯の緊張を検査

患者の肢位は仰臥位，脛骨大腿関節は完全伸展位．脛骨近位端外側を左手で，下腿遠位を内側から右手で保持する．脛骨近位端を固定するために左手で内側へ圧し，同時に脛骨遠位部を右手で外側へ動かせば，内側の関節面は広がるように傾斜し（骨運動5°未満），内側側副靱帯の緊張を触知することができる（図25）．

通常であれば，ゆるみの位置である脛骨大腿関節屈曲位よりも，しまりの位置で傾斜させるほうがより少ない遊びの範囲で内側側副靱帯の緊張を感じることができる．

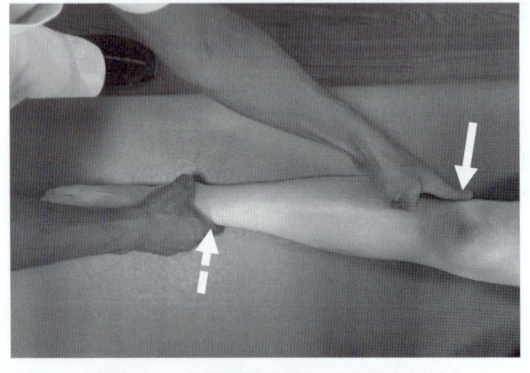

**図25　傾斜法：内側側副靱帯の緊張を検査**

## 4.1.3 引き離し法（distracting）

### ⓐ 脛骨大腿関節の余裕を検査：腹臥位

脛骨大腿関節は30°屈曲位．術者の右手指で大腿骨遠位部背面を保持する．左手は脛骨遠位部を外内側から軽くつまんでから尾側方向に移動させ，指が自然に止まったところで保持する．脛骨を尾側方向に遊びの範囲で引き離し，脛骨大腿関節の余裕を検査する（図26）．

### ⓑ 脛骨大腿関節の余裕を検査：仰臥位

脛骨大腿関節は30°屈曲位．術者の左手指で大腿骨遠位部背面を保持する．右手は脛骨遠位部を外内側から軽くつまんでから尾側方向に移動させ，指が自然に止まったところで保持する．脛骨を尾側方向に遊びの範囲で引き離し，脛骨大腿関節の余裕を検査する（図27）．

## 4.1.4 接近遊び滑り法（close gliding）

### ⓐ 腹側および背側方向：腹臥位

（ventral-dorsal close gliding：prone position）

脛骨大腿関節30°屈曲位．術者は右手で下腿骨遠位部を固定し，左手で脛骨近位端を腹背側から把持する．右手で下腿を長軸方向に圧し脛骨の関節面を大腿骨関節面に近づけた後（接近），両側同時に腹背側へ滑らせ，遊びの範囲内で動きが軽くなることを確認する．接近させないときより動きが軽くなれば，関節は正常な潤滑機構を有していると判断できる（図28）．

### ⓑ 腹側および背側方向：仰臥位

（ventral-dorsal close gliding：supine position）

脛骨大腿関節は30°屈曲位．術者は右肘部で下腿骨遠位部を固定し，左手で脛骨近位端を腹背側から把持する．右肘部で下腿を長軸方向に圧し脛骨の関節面を大腿骨関節面に近づけた後（接近），両側同時に腹背頭側へ滑らせ，遊びの範囲内で動きが軽くなることを確認する．接近させないときより動きが軽くなれば，関節は正常な潤滑機構を有していると判断できる（図29）．

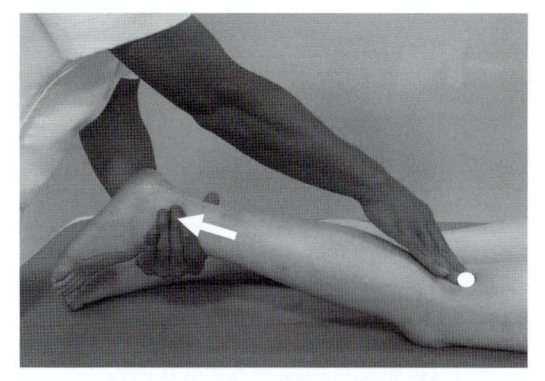

図26　引き離し法：脛骨大腿関節の余裕を検査（腹臥位）

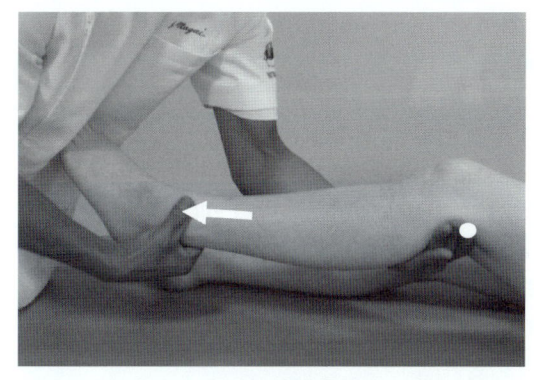

図27　引き離し法：脛骨大腿関節の余裕を検査（仰臥位）

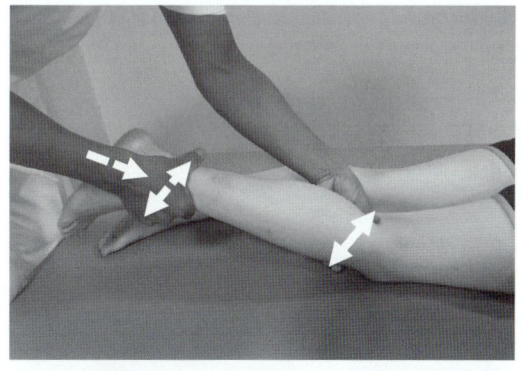

図28　接近遊び滑り法：腹側および背側方向（腹臥位）

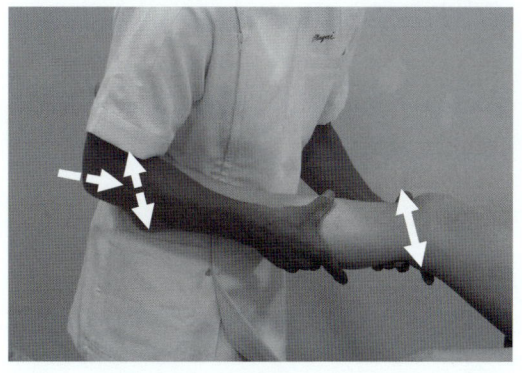

図29　接近遊び滑り法：腹側および背側方向（仰臥位）

## 4.2 近位脛腓関節
proximal tibiofibular joint

### 4.2.1 遊び滑り法（gliding）

**ⓐ 腹側および背側方向（ventral-dorsal gliding）**

患者の肢位は仰臥位，脛骨大腿関節90°屈曲位．術者の左手で脛骨近位部を固定し，右側の母指と示指で腓骨近位部をつまむ．腓骨が脛骨にぶつからないよう，関節面の傾きを考慮して腹外側と背内側に腓骨を滑らせ，遊びの範囲を正常と比較する（図30）．

**ⓑ 尾側方向（downward gliding）**

患者の肢位は仰臥位，脛骨大腿関節を90°屈曲位．術者は左手で踵部を包み込むように保持し踵骨を内反させると同時に，右手で外果を尾側に動かす．踵腓靱帯の緊張により腓骨が引かれ，関節面は尾側へ滑る（図31）．

**ⓒ 頭側方向（upward gliding）**

患者の肢位は仰臥位，脛骨大腿関節を90°屈曲位．術者は右手で踵部を包み込むように保持し踵骨を外反させると同時に，右手で外果を頭側に動かす．踵骨が腓骨を持ち上げるため，腓骨関節面は頭側方向へ滑る（図32）．

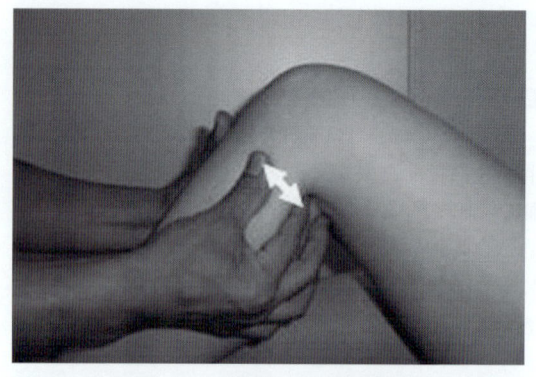

図30　遊び滑り法：腹側および背側方向

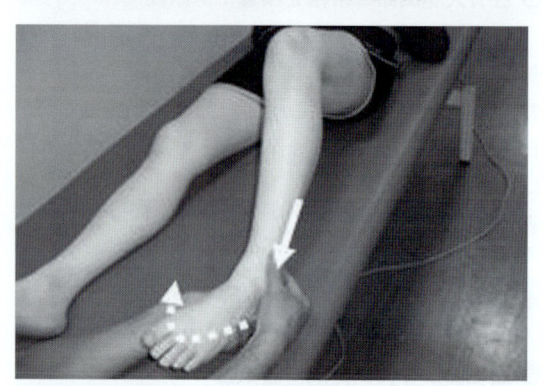

図31　遊び滑り法：尾側方向

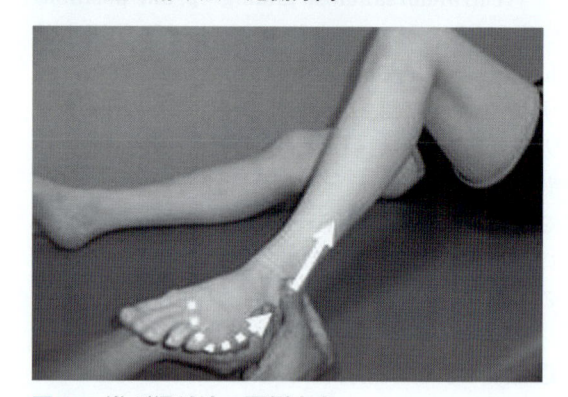

図32　遊び滑り法：頭側方向

## 5 SJF治療技術（構成運動）

### 5.1 脛骨大腿関節
tibiofemoral joint

#### 5.1.1 屈曲における構成滑り法
（direct sliding on flexion）

**ⓐ 腹臥位（prone position）**

脛骨大腿関節屈曲90°未満．術者は右手で下腿遠位部を把持し，左手を脛骨近位部腹側にあて準備とする．

術者は右手で下腿遠位部を背側に押すと同時に，左手で脛骨近位部を背側に圧し，脛骨上関節面を凹の法則に基づき背側へ滑らせる（図33）．

**ⓑ 仰臥位（supine position）**

脛骨大腿関節屈曲90°未満．術者は右手で下腿遠位部を把持し，左手を脛骨近位部腹側にあて準備とする．

術者は右手で下腿遠位部を背側に押すと同時に，左手で脛骨近位部を背側に圧し，脛骨上関節面を凹の法則に基づき背側へ滑らせる（図34）．

#### 5.1.2 屈曲における軸回転法
（direct spinning on flexion）

**ⓐ 腹臥位（prone position）**

脛骨大腿関節90°屈曲位．術者の右母指は距骨腹側，右示指・中指は踵骨内背部へ位置する．術者の左示指・中指は脛骨近位腹内側におき準備とする．

術者の右示指と中指で背外側へ押し，左示指・中指で背外側へ圧し（図35），脛骨内側関節面を背外側に滑らせることで，下腿を軸回転させつつ屈曲させる（図36）．

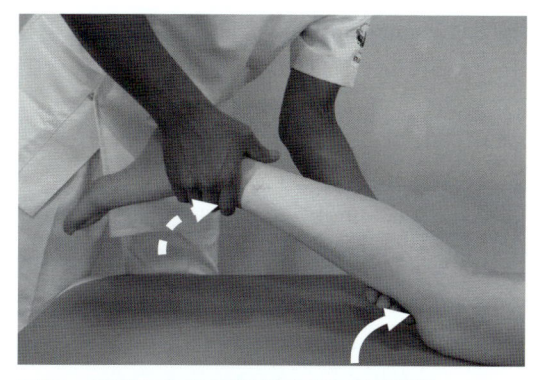

図33　屈曲における構成滑り法（腹臥位）

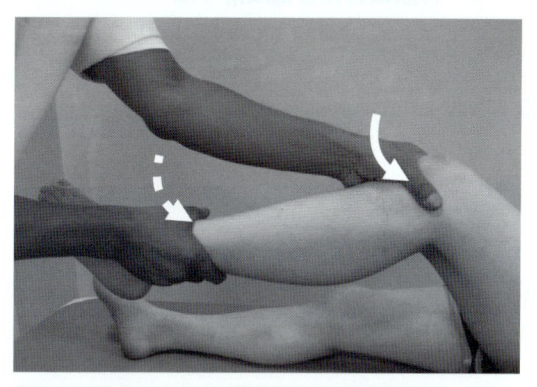

図34　屈曲における構成滑り法（仰臥位）

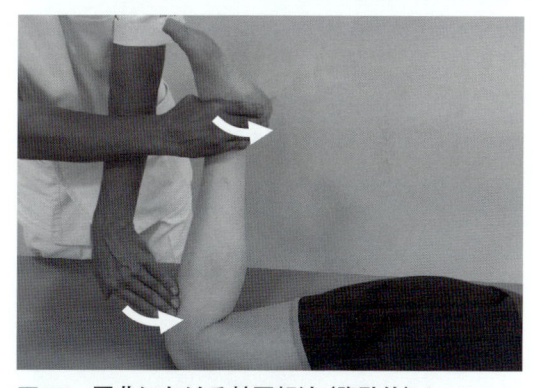

図35　屈曲における軸回転法（腹臥位）1

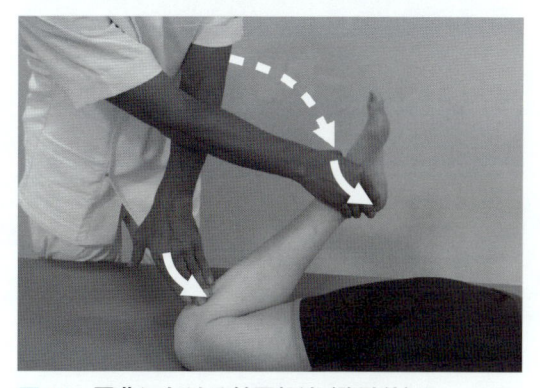

図36　屈曲における軸回転法（腹臥位）2

### ⓑ 仰臥位 (supine position)

脛骨大腿関節90°屈曲位．術者の左母指は距骨腹側，左示指と中指は踵骨内背部へ位置する．術者の右母指は脛骨粗面の腹外側部，右示指と中指は脛骨近位腹内側におき準備とする．

術者の左示指と中指で外側へ押し，右母指は背内側，右示指・中指は背外側へ圧し（図37），脛骨内側関節面を背外側に滑らせることで，下腿を軸回転させつつ屈曲させる（図38）．

### 5.1.3 伸展における構成滑り法
（direct sliding on extension）

#### ⓐ 仰臥位 (supine position)

脛骨大腿関節屈曲90°未満．術者は右手で下腿遠位部を把持し，左手を脛骨近位部背側にあて準備とする．

術者は右手で下腿遠位部を腹側に押すと同時に，左手で脛骨近位部を腹側に圧し，脛骨上関節面を凹の法則に基づき腹側へ滑らせる（図39）．

#### ⓑ 腹臥位 (prone position)

脛骨大腿関節屈曲90°未満．術者は右手で下腿遠位部を把持し，左手を脛骨近位部背側にあて準備とする．

術者は右手で下腿遠位部を腹側に押すと同時に，左手で脛骨近位部を腹側に圧し，脛骨上関節面を凹の法則に基づき腹側へ滑らせる（図40）．

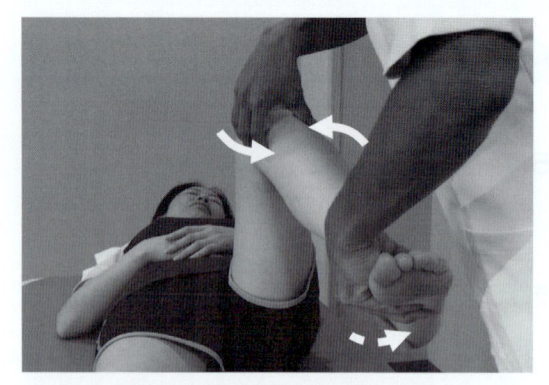

図37 屈曲における軸回転法（仰臥位）1

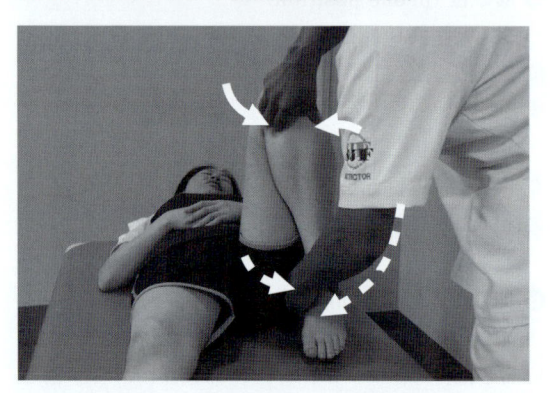

図38 屈曲における軸回転法（仰臥位）2

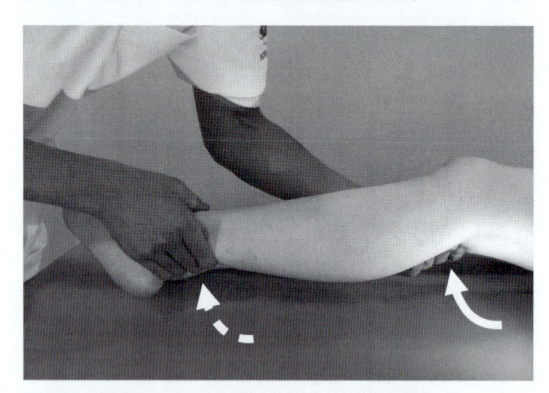

図39 伸展における構成滑り法（仰臥位）

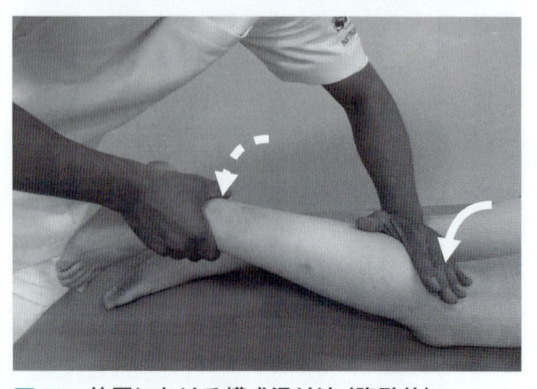

図40 伸展における構成滑り法（腹臥位）

### 5.1.4 伸展における接近構成滑りおよび転がり法 (close direct sliding and rolling on extension)

患者の肢位は仰臥位, 脛骨大腿関節は屈曲30°未満. 術者の左手は大腿骨遠位腹側部, 右手は脛骨近位で脛骨粗面を把持し準備とする.

術者は右手で下腿を内旋させ(接近), 左手で大腿部を固定するために外旋方向へ圧す(図41). 同時に両手とも脛骨大腿関節に転がりが起こることを意識しながら背側へ滑らせる(図42).

備考:臨床において, 構成運動を考慮して下腿を外旋するよりも, 内旋させながら伸展するほうが痛みを伴わないで延長することができる.

### 5.1.5 伸展における接近構成滑り法
(close direct sliding on extension)

#### ⓐ 仰臥位 (supine position)

脛骨大腿関節は屈曲30°から90°未満. 術者の右手指は脛骨近位背側部, 右肘部と体幹で脛骨遠位部を挟む. 左手は大腿骨遠位部を固定する.

下腿長軸へ圧し, 右肘部で脛骨大腿関節を伸展するとともに, 右手指で脛骨上関節面を凹の法則に基づいて腹側へ滑らせる(図43).

#### ⓑ 坐位 (sitting)

脛骨大腿関節は屈曲30°から90°未満. 術者の左手指は脛骨近位背側部, 左母指は脛骨粗面外側にあてる. 右母指は距骨腹側, 右手指は踵骨内背部を把持する.

左母指で脛骨粗面外側を内側へ, 右手指で踵骨内背部を外側へ圧す(接近). 右手指で脛骨大腿関節を伸展するとともに, 左手指で脛骨上関節面を凹の法則に基づいて腹側へ滑らせる(図44).

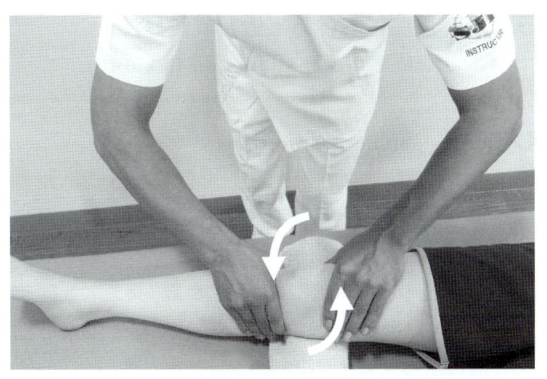

図41 伸展における接近構成滑りおよび転がり法1

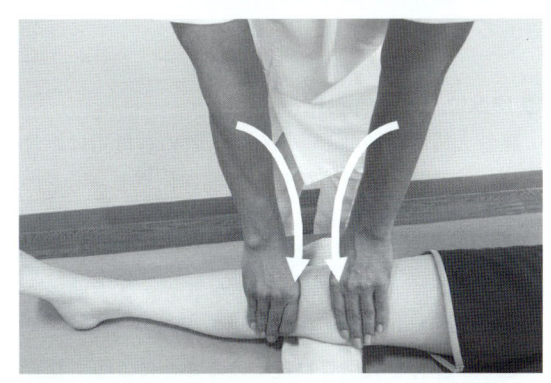

図42 伸展における接近構成滑りおよび転がり法2

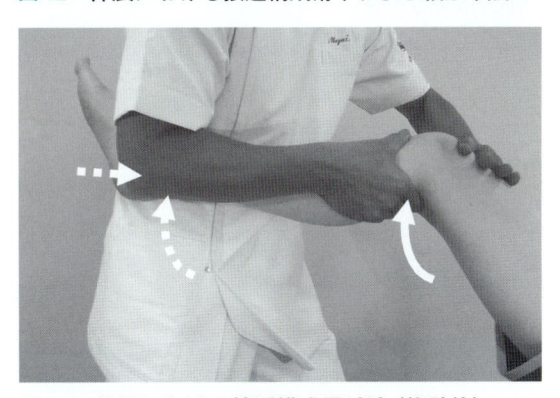

図43 伸展における接近構成滑り法(仰臥位)

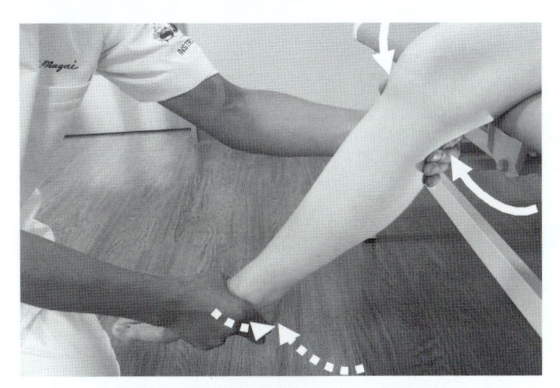

図44 伸展における接近構成滑り法(坐位)

## 5.1.6 屈曲における接近構成滑り法
〈close direct sliding on flexion〉

### ⓐ 仰臥位（supine position）
　脛骨大腿関節屈曲15〜90°．術者の左母指は距骨腹側，左示指と中指は踵骨内背部に位置し，術者の右手は脛骨近位端腹側にあて準備とする．
　左示指と中指で下腿を内旋させる（接近）と同時に，脛骨大腿関節を屈曲させ，右手で脛骨上関節面を背側に滑らせる（図45）．
　備考：脛骨を大腿骨に近づけることによって接近させる方法もある．

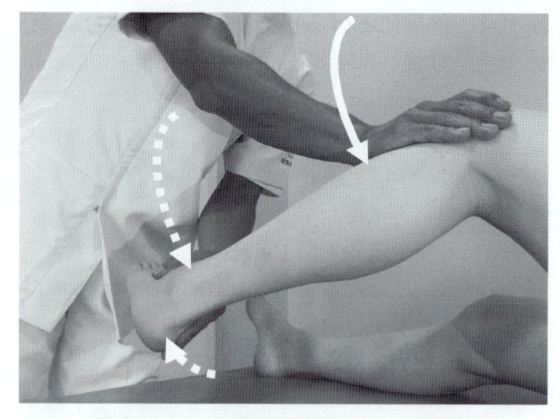

図45　屈曲における接近構成滑り法（仰臥位）

### ⓑ 腹臥位（prone position）
　脛骨大腿関節屈曲15〜90°．術者の右母指は距骨腹側，右示指・中指は踵骨内背部に位置し，術者の左手を脛骨近位部腹側にあて準備とする．
　右示指と中指で下腿を内旋させる（接近）と同時に，脛骨大腿関節を屈曲させ，左手で脛骨上関節面を背側に滑らせる（図46）．
　備考：脛骨を大腿骨に近づけることによって接近させる方法もある．

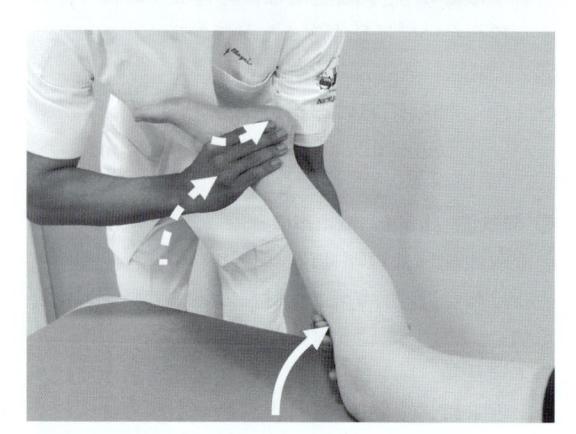

図46　屈曲における接近構成滑り法（腹臥位）

## 5.1.7 屈曲における接近軸回転法
（close direct spinning on flexion）

### ⓐ 仰臥位①（supine position）

患者の肢位は仰臥位，脛骨大腿関節90°屈曲位．
脛骨を内旋（接近）させることのみ意識する．

患者の踵部を術者の体幹と左肘（上腕骨内側上顆）で固定し，術者の体幹を左側へ側屈させる．

術者の左母指は脛骨の腹内側部におき，背外側へ圧す．術者の右母指は脛骨粗面の腹外側部にあて，背内側へ押す（図47）．

術者は患者の股関節を跨ぐ位置に立ち，脛骨を内旋させつつ術者の体を左回旋させ，動きが止まるまで脛骨内側関節面を背外側へ滑らせることで下腿を軸回転させる（図48～50）．

備考：脛骨大腿関節を屈曲させることなく，下腿の内旋のみ意識する．

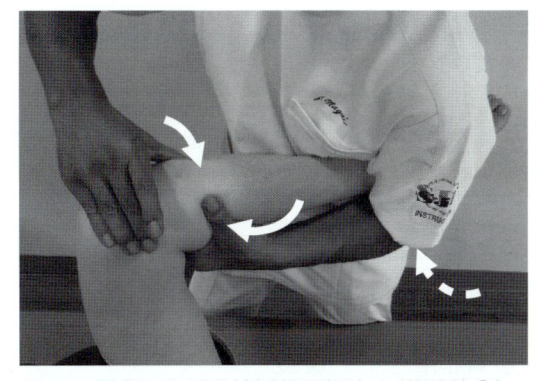

図47　屈曲における接近軸回転法1（仰臥位①）

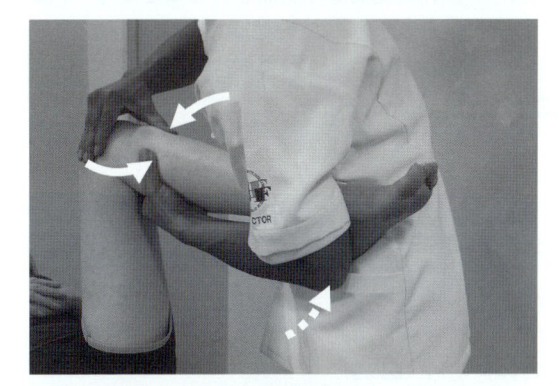

図48　屈曲における接近軸回転法2（仰臥位①）

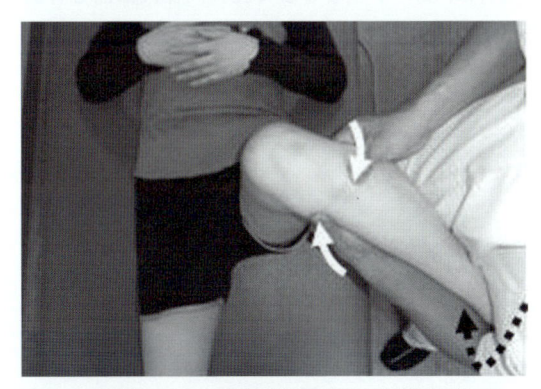

図49　屈曲における接近軸回転法3（仰臥位①）

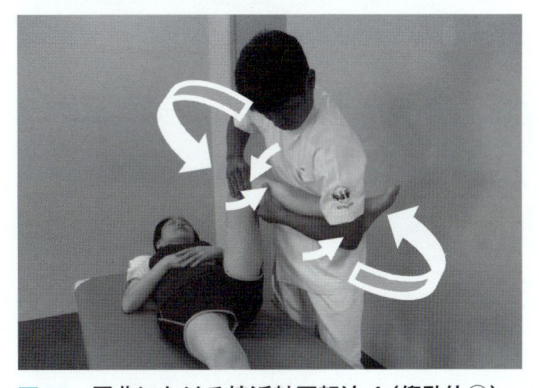

図50　屈曲における接近軸回転法4（仰臥位①）

## ⓑ 仰臥位②（supine position）

患者の肢位は仰臥位，脛骨大腿関節90°屈曲位．脛骨を内旋（接近）させる．

術者の左母指は距骨腹側，左示指と中指は踵骨内背部へ位置する．術者の右母指は脛骨粗面の腹外側部，右示指と中指は脛骨近位腹内側におく．

術者の左示指と中指で外側へ押し，右母指は背内側，右示指・中指は背外側へ圧す（図51）．

術者は，動きが止まるまで脛骨内側関節面を背側外方へ軸回転させる（図52）．

備考：脛骨大腿関節を屈曲させることなく，下腿の内旋のみ意識する．

## ⓒ 腹臥位（prone position）

患者の肢位は腹臥位，脛骨大腿関節90°屈曲位，脛骨を内旋（接近）させる．

術者の右母指は踵骨内背部，残りの指は足部外側に位置する．術者の左小指MP関節近位部は脛骨近位腹内側におく．

術者の右手で脛骨を内旋させ，左手で脛骨近位部背外側へ圧す（図53）．

術者は，動きが止まるまで脛骨内側関節面を背側外方へ軸回転させる（図54）．

備考：脛骨大腿関節を屈曲させることなく，下腿の内旋のみ意識する．

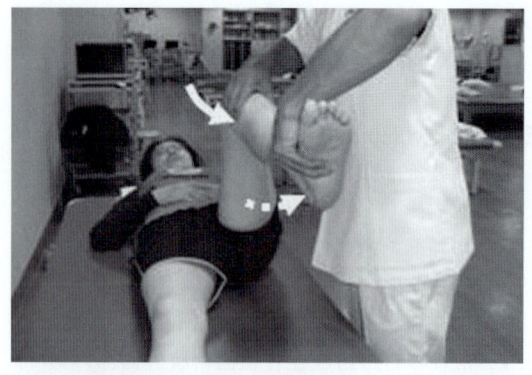

図51　屈曲における接近軸回転法1（仰臥位②）

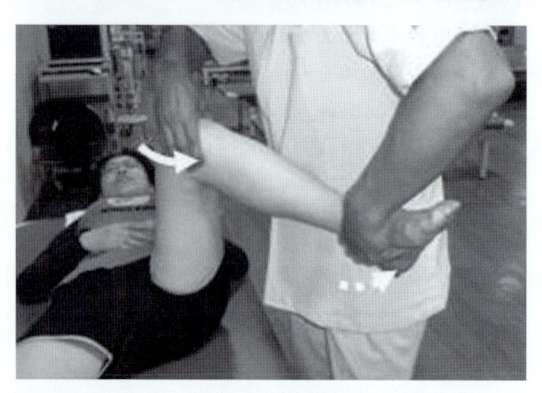

図52　屈曲における接近軸回転法2（仰臥位②）

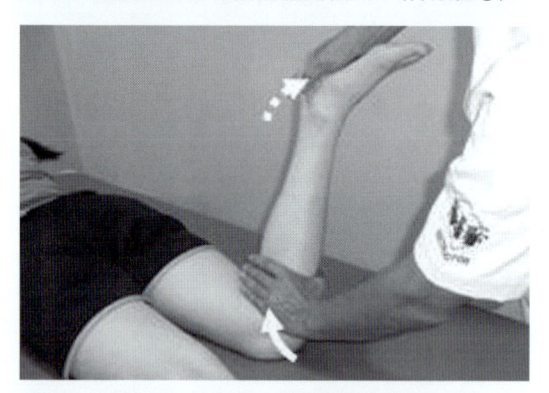

図53　屈曲における接近軸回転法1（腹臥位）

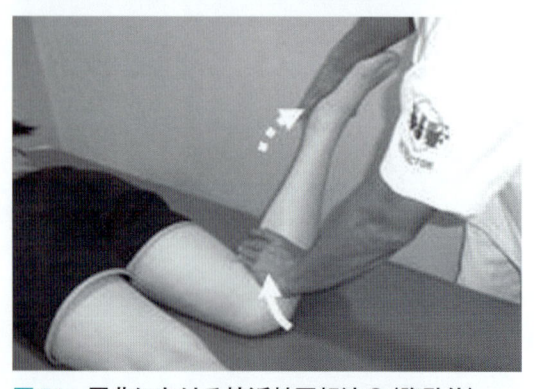

図54　屈曲における接近軸回転法2（腹臥位）

### 5.1.8 伸展に対する速い逆構成滑り法
(quick inverse sliding for flexion)

大腿四頭筋を活性化させる.

患者の肢位は坐位,脛骨大腿関節は屈曲30°.術者の右手で脛骨遠位部を背側に押すと同時に,左手で脛骨粗面を背側方向に瞬時に(1/100秒)押し,脛骨上関節面を背側に滑らせる(図55).

備考:動かす範囲は10°程度.

### 5.1.9 伸展に対する速い構成滑り法
(quick direct sliding for extension)

大腿四頭筋を不活性化させる.

患者の肢位は坐位,脛骨大腿関節30°屈曲.術者の右手で脛骨遠位部を把持し腹側に引くと同時に,左手で脛骨近位部を腹側方向に瞬時に(1/100秒)押し,脛骨上関節面を腹側に滑らせる(図56).

備考:動かす範囲は10°程度.

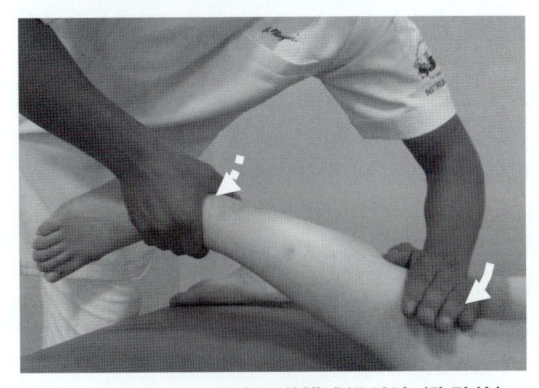

### 5.1.10 屈曲に対する速い逆構成滑り法
(quick inverse sliding for flexion)

#### ⓐ 仰臥位 (supine position)

膝屈筋群を活性化させる.

脛骨大腿関節は30°.術者の右手で脛骨遠位端を腹側に押すと同時に,左手で脛骨近位部を腹側方向に瞬時に(1/100秒)押し,脛骨上関節面を腹側に滑らせる(図57).

備考:動かす範囲は10°程度.

#### ⓑ 腹臥位 (prone position)

膝屈筋群を活性化させる.

脛骨大腿関節は30°.術者の右手で脛骨遠位端を腹側に押すと同時に,左手で脛骨近位部を腹側方向に瞬時に(1/100秒)押し,脛骨上関節面を腹側に滑らせる(図58).

備考:動かす範囲は10°程度.

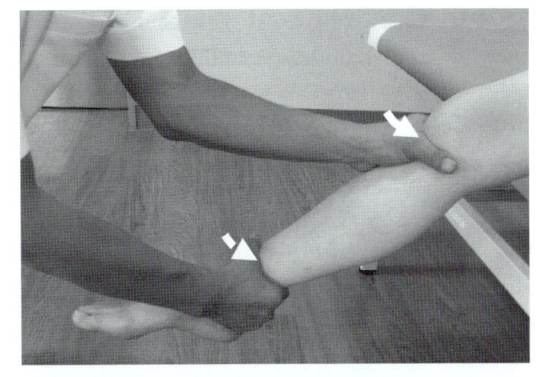

図55 伸展に対する速い逆構成滑り法

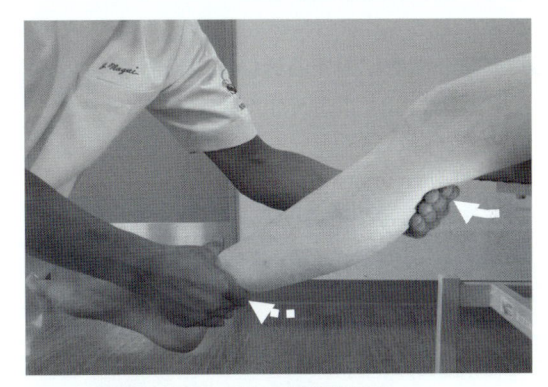

図56 伸展に対する速い構成滑り法

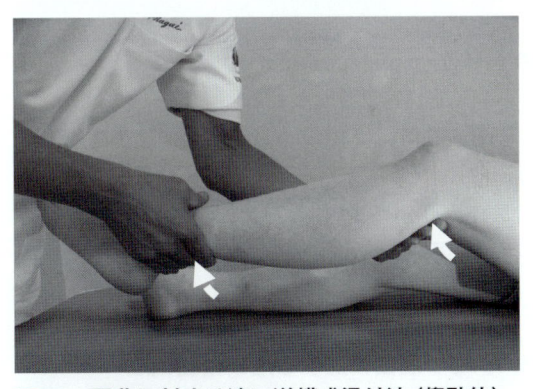

図57 屈曲に対する速い逆構成滑り法(仰臥位)

図58 屈曲に対する速い逆構成滑り法(腹臥位)

### 5.1.11 屈曲に対する速い逆軸回転法
　　　　（quick inverse spinning for flexion）

内側ハムストリングスを活性化させる．

大腿骨外顆を中心に，大腿骨関節面に対して脛骨上関節面を軸回転させる．

患者の肢位は腹臥位，膝屈曲90°．術者の左母指は足部内側部，他の手指は踵骨外側部にあて下腿を外旋すると同時に，術者の右示指・中指で脛骨を腹外側へ押すことで瞬時に（1/100秒）脛骨内側関節面を軸回転させる（図59）．

備考：動かす範囲は10°程度．

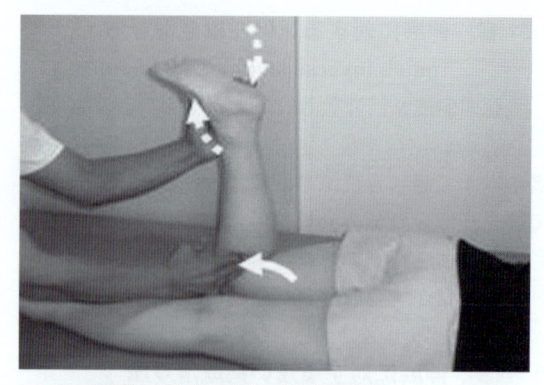

図59　屈曲に対する速い逆軸回転法

### 5.1.12 屈曲に対する速い構成滑り法
　　　　（quick direct sliding for flexion）

**ⓐ 腹臥位（prone position）**

膝屈筋群を不活性化させる．

脛骨大腿関節は30°．術者の右手で脛骨遠位端を背側に押すと同時に，左手で脛骨近位部を背側方向に瞬時に（1/100秒）押し，脛骨上関節面を背側に滑らせる（図60）．

備考：動かす範囲は10°程度．

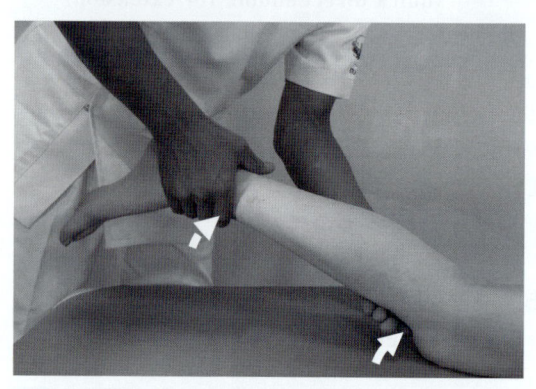

図60　屈曲に対する速い構成滑り法（腹臥位）

**ⓑ 仰臥位（supine position）**

膝屈筋群を不活性化させる．

脛骨大腿関節は30°．術者の右手で脛骨遠位端を背側に押すと同時に，左手で脛骨近位部を背側方向に瞬時に（1/100秒）押し，脛骨上関節面を背側に滑らせる（図61）．

備考：動かす範囲は10°程度．

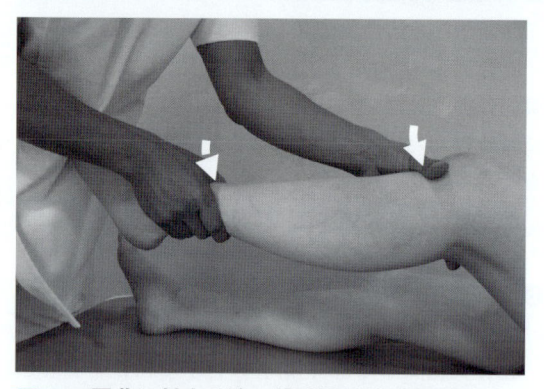

図61　屈曲に対する速い構成滑り法（仰臥位）

### 5.1.13 屈曲に対する速い軸回転法
　　　　（quick direct spinning for flexion）

内側ハムストリングスを不活性化させる．

大腿骨外顆を中心として，大腿骨関節面に対して脛骨上関節面を軸回転させる．

患者の肢位は腹臥位，膝屈曲90°．術者の左母指は足部外側部，他の手指は患者の踵骨内側部にあて下腿を内旋すると同時に，術者の右示指・中指で脛骨を背外側へ押すことで瞬時に（1/100秒）脛骨内側関節面を軸回転させる（図62）．

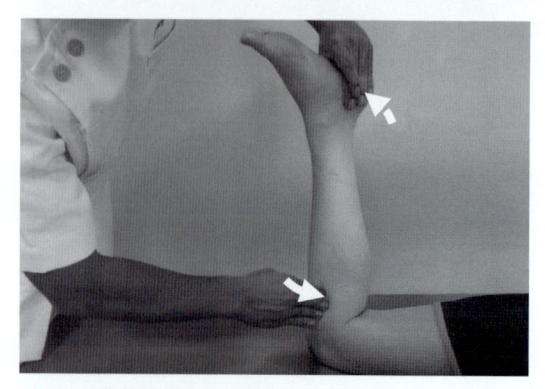

図62　屈曲に対する速い軸回転法

## 5.1.14 屈曲伸展に対する往復速い逆半構成滑り法（alternating quick inverse semi-sliding：A-quick）

### ⓐ 腹臥位（prone position）
大腿四頭筋および膝屈筋群を活性化させる．

脛骨大腿関節は30°．術者の左母指で脛骨近位端背側を，右母指で脛骨遠位端背側を腹側方向に瞬時に（1/100秒）押し，脛骨上関節面を腹側に滑らせる（図63①）．

その直後，背側方向に戻るとき，左手指で脛骨近位端腹側を，右手指で脛骨遠位端腹側を背側方向に瞬時に（1/100秒）押し，脛骨上関節面を背側に滑らせる（図63②）．

備考：動かす範囲は5°程度．

### ⓑ 坐位（sitting）
大腿四頭筋および膝屈筋群を活性化させる．

脛骨大腿関節は30°．術者の左母指で脛骨近位端腹側を，右母指で脛骨遠位端腹側を背側方向に瞬時に（1/100秒）押し，脛骨上関節面を背側に滑らせる（図64①）．

その直後，腹側方向に戻るとき，左手指で脛骨近位端背側を，右手指で脛骨遠位端背側を腹側方向に瞬時に（1/100秒）押し，脛骨上関節面を腹側に滑らせる（図64②）．

備考：動かす範囲は5°程度．

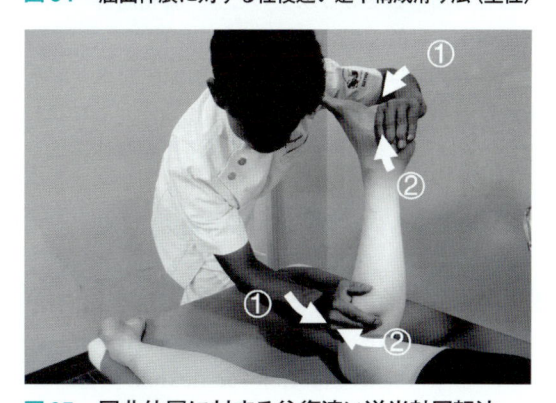

## 5.1.15 屈曲伸展に対する往復速い逆半軸回転法（alternating quick inverse semi-spinning：A-quick）

大腿四頭筋および内側ハムストリングスを活性化させる．

大腿骨外顆を中心として，大腿骨関節面に対して脛骨上関節面を軸回転させる．

患者の肢位は腹臥位，脛骨大腿関節は90°．術者の右中手指節関節（MP）部で脛骨近位端を腹背側から把持，左手で踵部を外内側から把持し準備とする．

左母指で踵部を内側方向に，右MP関節近位部で脛骨近位端腹側を背側方向に瞬時に（1/100秒）押し，下腿を内旋させる（図65①）．

その直後，外旋方向に戻るとき，左手指で踵部を外側方向に，右MP関節遠位部で脛骨近位端背側を腹側方向に瞬時に（1/100秒）押し，下腿を外旋させる（図65②）．

備考：動かす範囲は5°程度．

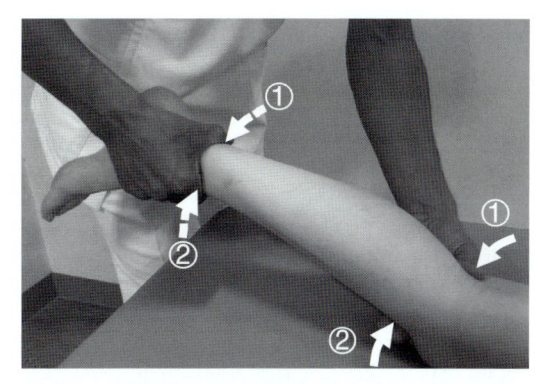

図63 屈曲伸展に対する往復速い逆半構成滑り法（腹臥位）

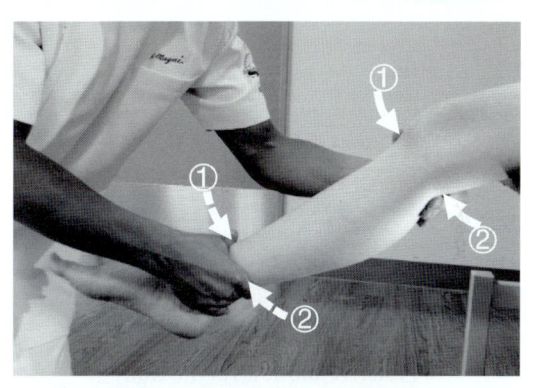

図64 屈曲伸展に対する往復速い逆半構成滑り法（坐位）

図65 屈曲伸展に対する往復速い逆半軸回転法

## 5.1.16 屈曲に対する自動介助運動に伴う介助構成滑り法 (assistive sliding with active assistive motion for flexion)

患者の筋の強さが2以下のとき，膝屈筋群の収縮を促す目的で用いられる．

### ⓐ 腹臥位 (prone position)

脛骨大腿関節屈曲は90°未満．術者の右手で下腿遠位部を把持し自動屈曲を介助しながら，脛骨近位部腹側においた左手指で背側方向に滑らせるよう介助する（図66）．

### ⓑ 坐位 (sitting)

脛骨大腿関節屈曲90°未満．術者の右手で下腿遠位部を把持し自動屈曲を介助しながら，脛骨近位部腹側においた左手で背側方向に滑らせるよう介助する（図67）．

## 5.1.17 屈曲に対する抵抗運動に伴う対向構成滑り法 (counter sliding with resistive motion for flexion)

患者の筋の強さが3以上のとき，膝屈筋群の収縮を促通する目的で用いられる．

患者の肢位は腹臥位，脛骨大腿関節屈曲90°未満．術者は右手で下腿遠位部を把持し屈曲に対して抵抗をかけ，同時に左手で脛骨外内関節面が背側方向へ滑ることに対して逆方向となるよう，運動を止めない強さで腹側方向へ力を加える（図68）．

## 5.1.18 屈曲に対する抵抗運動に伴う対向軸回転法 (counter spinning with resistive motion for flexion)

患者の筋の強さが3以上のとき，内側ハムストリングスの収縮を促通する目的で用いられる．

患者の肢位は腹臥位，脛骨大腿関節を90°屈曲位とする．患者に脛骨大腿関節を屈曲させ，術者の左手で患者の下腿遠位部を尾側に引くことで抵抗を与える．術者の右示指と中指尖で脛骨の上内腹側部を下腿が外旋する方向に向かって引く．この部位に対する抵抗は，運動を止めない程度で加える（図69）．

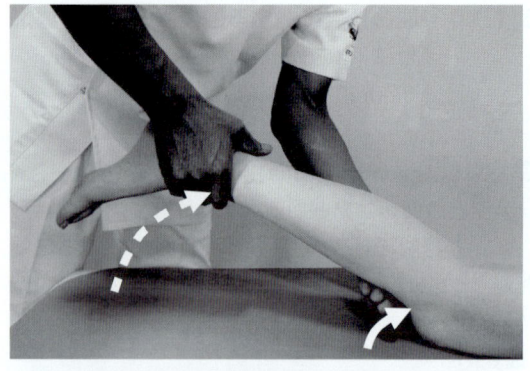

図66 屈曲に対する自動介助運動に伴う介助構成滑り法（腹臥位）

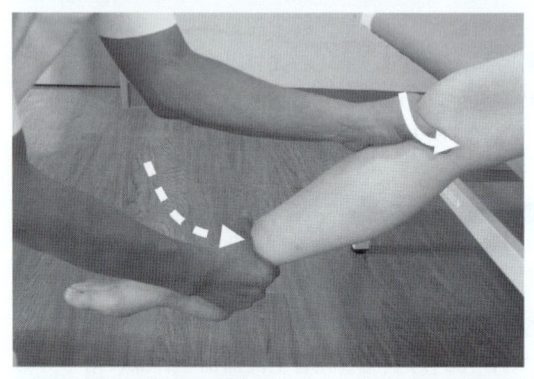

図67 屈曲に対する自動介助運動に伴う介助構成滑り法（坐位）

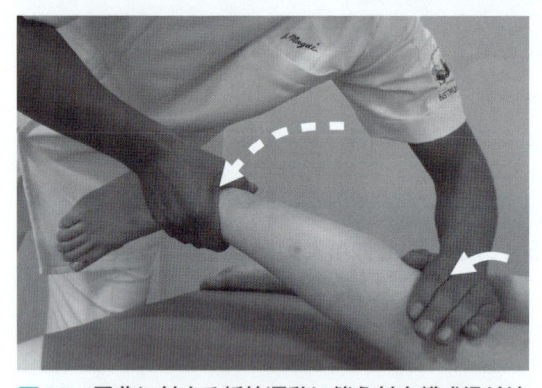

図68 屈曲に対する抵抗運動に伴う対向構成滑り法

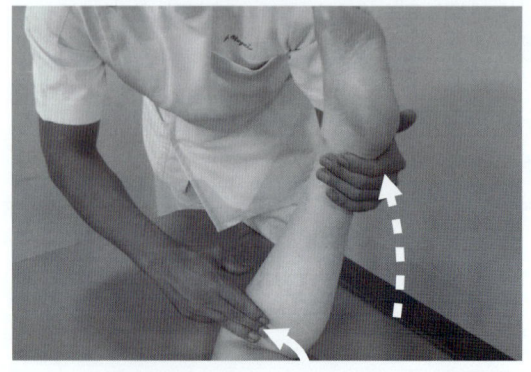

図69 屈曲に対する抵抗運動に伴う対向軸回転法

## 5.1.19 伸展に対する自動介助運動に伴う介助構成滑り法 (assistive sliding with active assistive motion for extension)

患者の筋の強さが2以下のとき，あるいはextension-lagがある場合に，大腿四頭筋の収縮を促す目的で用いられる．

患者の肢位は坐位，脛骨大腿関節屈曲は90°未満．術者の右手で下腿遠位部を把持し自動伸展を介助しながら，脛骨近位部背側においた左手指で腹側方向に滑らせるよう介助する（図70）．

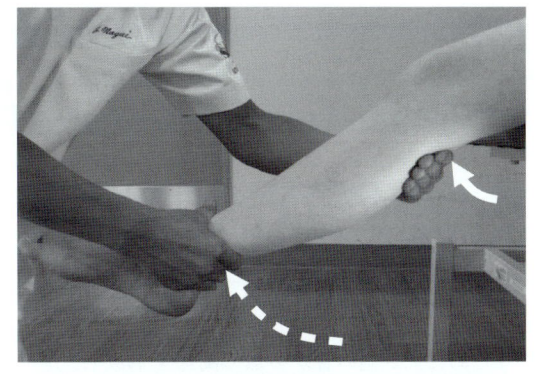

**図70** 伸展に対する自動介助運動に伴う介助構成滑り法

## 5.1.20 伸展に対する抵抗運動に伴う対向構成滑り法 (counter sliding with resistive motion for extension)

患者の筋の強さが3以上のとき，大腿四頭筋の収縮を促通する目的で用いられる．

患者の肢位は坐位，脛骨大腿関節の屈曲は90°未満．患者に脛骨大腿関節を伸展させる．術者は左手で下腿遠位部を把持し伸展に対して抵抗をかけ，同時に脛骨近位部においた右手で脛骨上関節面が凹の法則に基づき腹側方向へ滑ることに対して対向する力を加える．

脛骨上関節面は大腿骨下関節面に沿って動くため，脛骨大腿関節屈曲60〜90°では曲線的に（図71），屈曲30〜60°では直線的に（図72），屈曲30°未満では曲線的に対向する力を加える（図73）．

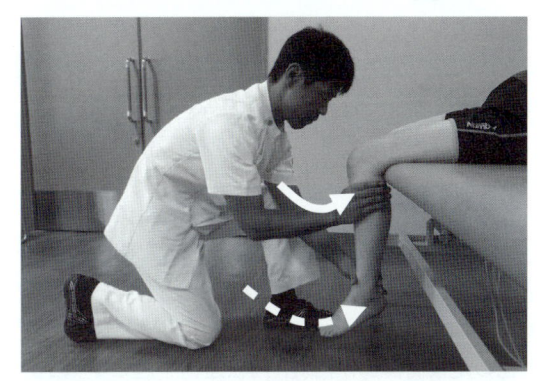

**図71** 伸展に対する抵抗運動に伴う対向構成滑り法1

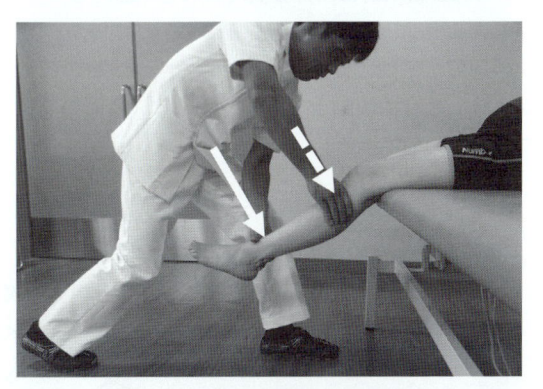

**図72** 伸展に対する抵抗運動に伴う対向構成滑り法2

**図73** 伸展に対する抵抗運動に伴う対向構成滑り法3

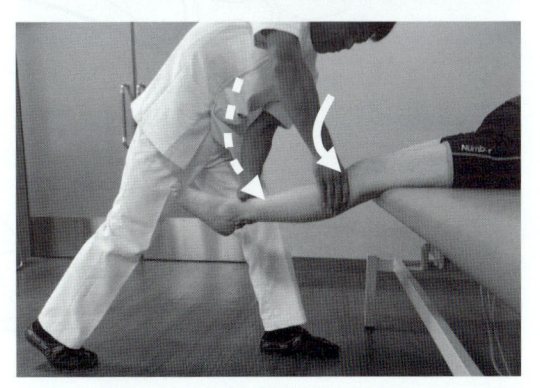

# VI. 下肢：足部

　足部は歩行において最初に地面と接地し，身体の前方移動の基点になるところである．それゆえに衝撃を吸収・分散し，安定かつスムーズな体重移動を行うために，28個の骨が多数の関節を形成し，足弓（アーチ）をなしている（図1～3）．

　足部の関節は，下腿部，後足部，中足部，前足部，足指の関節と大きく5つに分けられ（表1）その骨運動は，距腿関節が矢状面上（X）で生じる底屈−背屈に加えて，下腿垂直軸（Y）水平面上での内転−外転運動，足部長軸（Z）前額面上での回外−回内運動があるが（図4），それらは単独ではなく組み合わさって，背屈−底屈，回内−回外と大きく二分される．足部の背屈−底屈では，遠位脛腓関節と距腿関節が関与し，回内−回外では，踵骨の内がえしに連動して他の足根間関節が内旋，内転運動を起こす（図5，6）．これが結果的に回外と表現される（図7，8）．

　このように足部の関節は，1つの動きに対して1つの関節が単独で機能するのではなく，多数の関節が連動し複合的な動きを有するために，地面の起伏や傾斜に対応できる．

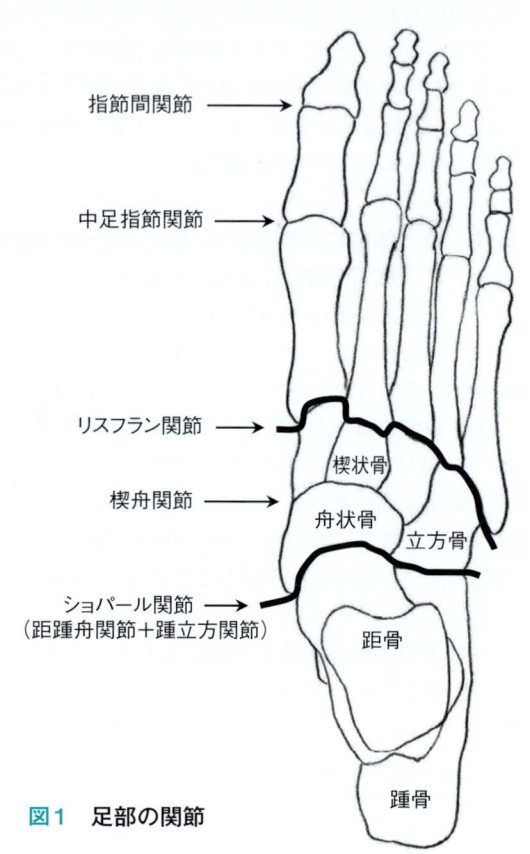

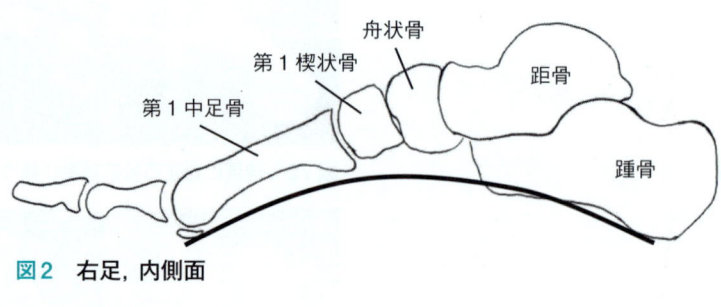

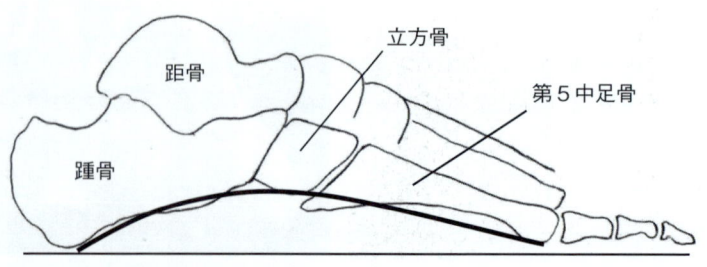

図1　足部の関節

図2　右足，内側面

図3　右足，外側面

表1 足部の関節

| | |
|---|---|
| 下腿部の関節 | 遠位脛腓関節 |
| 後足部の関節 | 距腿関節<br>距骨下関節 |
| 中足部の関節 | 距踵舟関節<br>踵立方関節 ｝（ショパール関節）<br>楔舟関節<br>楔立方関節<br>楔間関節 |
| 前足部の関節 | 足根中足関節（リスフラン関節）<br>中足間関節 |
| 足指の関節 | 中足指節関節<br>指節間関節 |

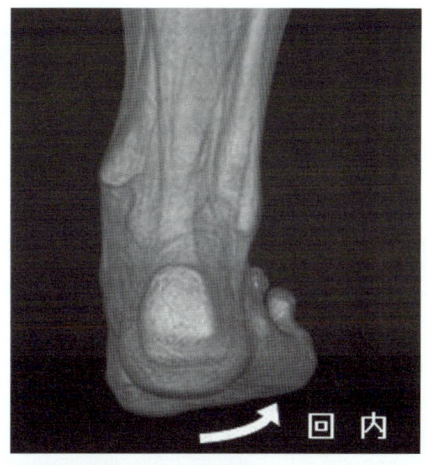

図6 回内（右足，後面）

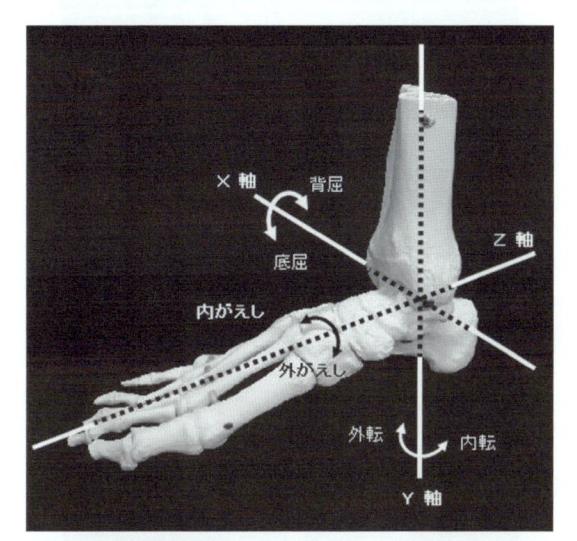

図4 足部の運動軸

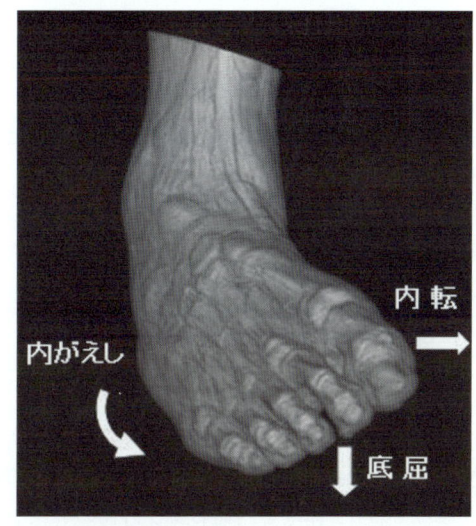

図7 回外（右足，前面）

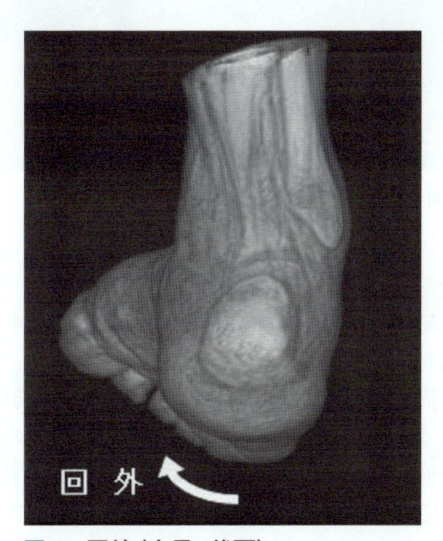

図5 回外（右足，後面）

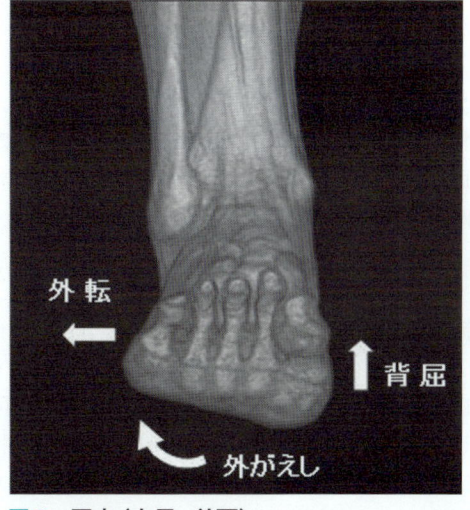

図8 回内（右足，前面）

## 1 関節の構造

### 1.1 遠位脛腓関節
distal tibiofibular joint

脛骨の腓骨切痕と腓骨の遠位骨端からなる遠位脛腓関節は，靱帯結合であり，関節軟骨および関節腔をもたない．

#### 1.1.1 関節の構造
腓骨遠位端の関節面が凸面をなし，相対する脛骨の腓骨切痕が凹面をなす．

#### 1.1.2 靱帯
前脛腓靱帯：前面にあり，脛骨外側から腓骨内側へ向かって下外方へ走る（図9）．
後脛腓靱帯：前脛腓靱帯と相対する形で後面にある（図10）．
骨間靱帯：骨間膜の下部で，脛骨および腓骨の骨間縁の間で緊張している．

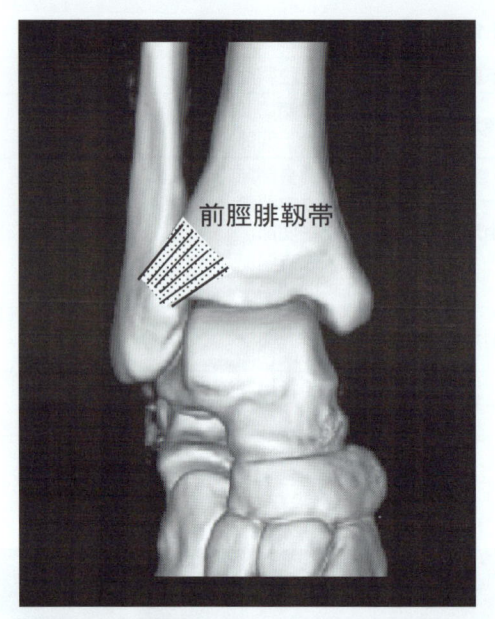

図9　前脛腓靱帯

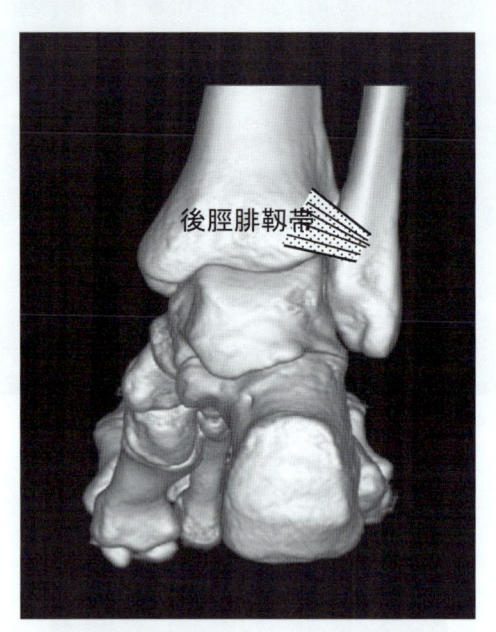

図10　後脛腓靱帯

### 1.2 距腿関節
talocrural (ankle) joint

下腿と足部をつなぐ距腿関節は，関節面が3面で接触しているため，面積も広く適合性のある関節構造となっており，体重を内側および外側のアーチを通じて足底からつま先へ分散させる要の役割を担っている．また距骨には筋の付着がなく，踵骨や舟状骨など他の骨と連動し可動する．

#### 1.2.1 関節の構造
脛骨の下関節面および内果関節面と腓骨の外果関節面が連なって関節窩（凹面）を形成し，距骨滑車が関節頭（凸面）となるらせん関節である．

**ⓐ 関節面の形状**

関節頭（凸面）：距骨滑車は，上面（脛骨下関節面）および内側（内果面）・外側面（外果面）と3つの面に区別される．上面は，足部の長軸方向を向く距骨頭に対して外側に約25°開いている．また，距骨滑車上面は後方が前方に比して短くなっているため，底屈していくと接地面積が小さくなるので距腿関節はゆるむ（図11）．

関節窩（凹面）：脛骨の下関節面は，距骨滑車の形状に対応するように後方より前方が横に長い．内果関節面と外果関節面では，外果関節面のほうが上下に長く，後方に位置する．そのため距腿関節の運動軸は外側に10〜15°開くが，実際足部がまっすぐ運動するのは距骨の滑車面に対して距骨頭が内側に向いているためである（図12）．

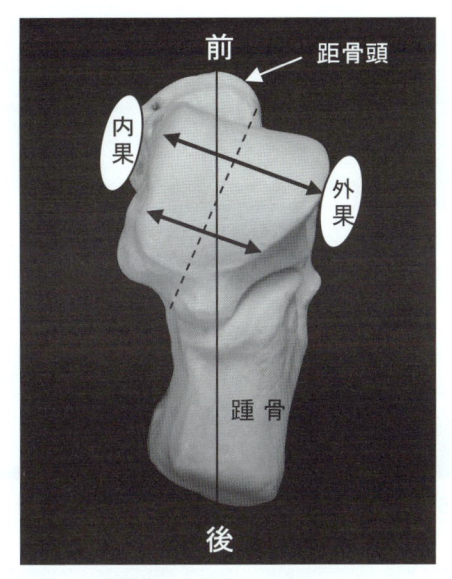

**図11** 距骨滑車（右足，上面）

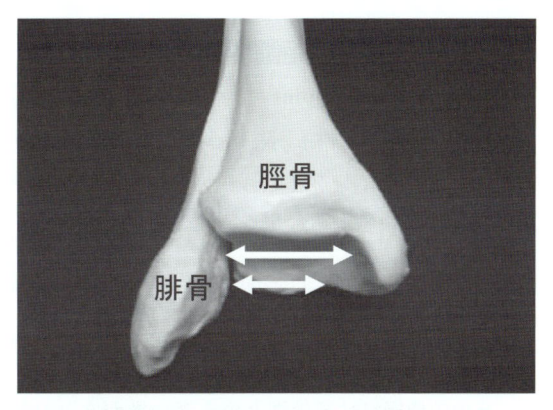

**図12** 距腿関節・関節窩（右足，前面）

### 1.2.2 関節包・靱帯

関節包の前面・後面は，ゆるく弱いが靱帯で補強されている．また前面の関節包は，脛骨から距骨頚に向かっておよそ1cm前方へ付着する．一方後方の関節包はそれより短い．

内外側方の靱帯は，それぞれ内果・外果の尖端から扇状に末梢に広がり，側方の安定性を保つために内外側とも強靱である．

#### ⓐ 内側

内側側副靱帯（三角靱帯）は，関節包の内側を補強し，内果から起こり下方に向かいそれぞれ，舟状骨の背面に至る脛舟部，踵骨の載距突起に至る脛踵部，距骨頚と距骨後突起に至る前・後脛距部に三分割され，三角形を呈する（図13）．

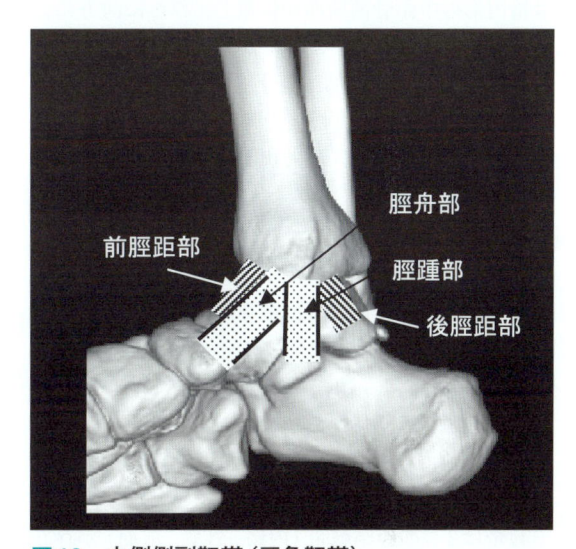

**図13** 内側側副靱帯（三角靱帯）

#### ⓑ 外側

外側の靱帯は腓骨の外果から三方に分かれる（図14）．

前距腓靱帯：外果の前縁から前下方に向い距骨頚の外側に付着する．

踵腓靱帯：外果の下縁から下後方に走り踵骨の外側面に付着する．

後距腓靱帯：外果の後方からほぼ水平に後走し距骨後突起の外側結節に付着する．

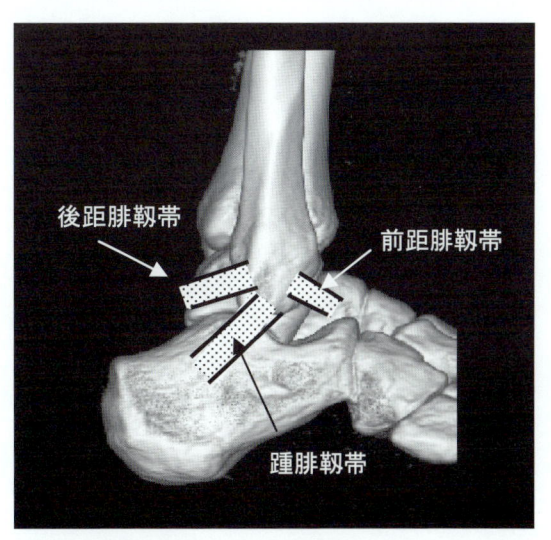

**図14** 外側の靱帯

## 1.3 距骨下関節（距踵関節）
talocalcaneal joint

踵骨の関節面は，中央の足根洞にある骨間距踵靱帯によって前後に分かれており，後方部分にある後距骨関節面と距骨が適合する部分を距骨下関節（距踵関節）という．

### 1.3.1 関節の構造

踵骨には，上面中央に楕円形の後距骨関節面があり，その内側縁には踵骨溝という深い溝があり，それが内側方向に突出し載距突起となる．その上面には楕円形の中距骨関節面が位置し，さらに前方には前距骨関節面がある．このほか，踵骨の前端には立方骨関節面が存在する．距骨下関節は，これら4つの関節面のうち，中央の後距骨関節面と距骨の後踵骨関節面との間にできる果状関節である．

#### ⓐ 関節面の形状
関節頭（凸面）：踵骨の後距骨関節面．
関節窩（凹面）：距骨の後踵骨関節面．

### 1.3.2 関節包・靱帯

関節包は，薄くてゆるいが，これを3つの距踵靱帯が直接的に補強し，さらに距腿関節部の内外側副靱帯が副次的に作用する．

靱帯は3つの距踵靱帯（内側，外側，前面）が存在する．下腿から距骨滑車面に伝わってきた体重を受けるため，特に中央に位置する骨間距踵靱帯は短くて強靱である．

#### ⓐ 前面
骨間距踵靱帯：足根洞（距骨溝と踵骨溝からなる）の後方部分で，距骨と踵骨を上下に連結させる板状の靱帯である．なお前方部分は距踵舟関節にあたる（図15）．

#### ⓑ 内側
内側距踵靱帯：距骨の後突起の内側結節から出て，内側を前方に走り踵骨の載距突起に付着する（図16）．

#### ⓒ 外側
外側距踵靱帯：距骨の外側突起から起こり，後下方に走り踵骨の外側面に付着する（図17）．

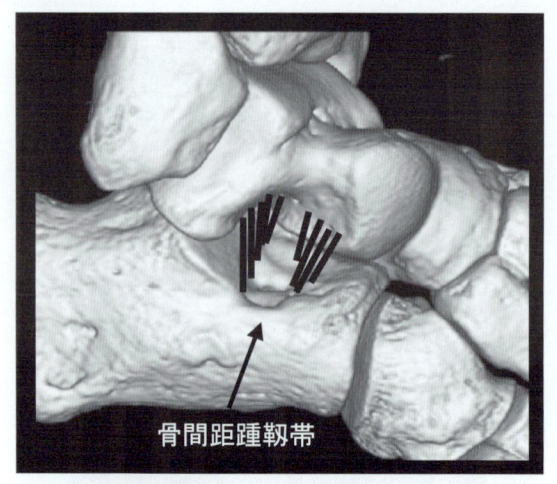

図15　骨間距踵靱帯

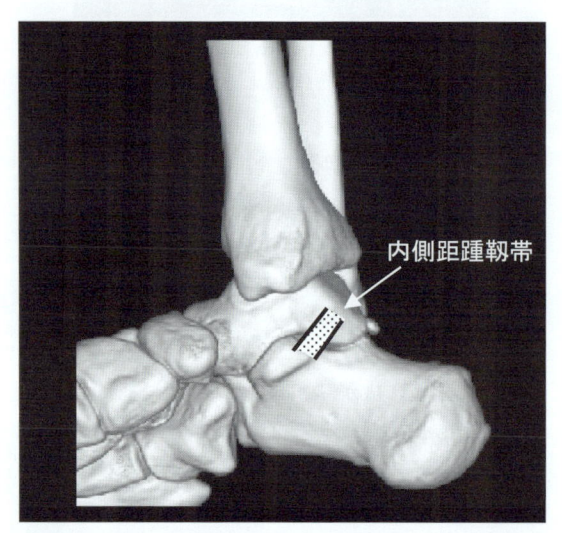

図16　内側距踵靱帯

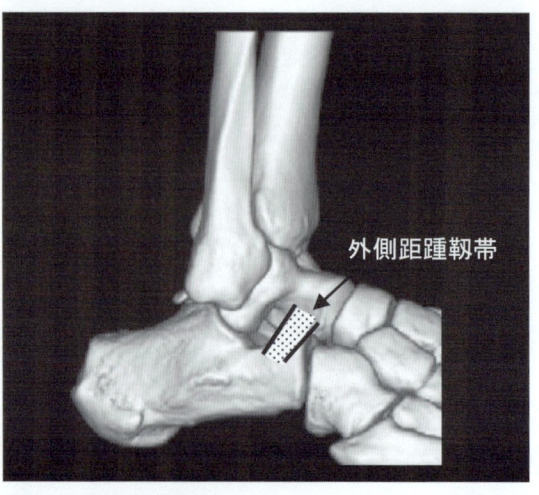

図17　外側距踵靱帯

## 1.4 距踵舟関節
talocalcaneonavicular joint

距骨,踵骨および舟状骨の間にできる関節で,後述する踵立方関節と併せてショパール関節(Chopart joint)または横足根関節とも呼ばれる.

### 1.4.1 関節の構造

距骨の3つの関節面のうち舟状関節面には舟状骨の後関節面が,前・中踵骨関節面には踵骨の前・中距骨関節面がそれぞれ適合する楕円関節である.舟状骨と踵骨は直接連結しないが,そこには底側踵舟靱帯が存在し距骨頭を下部から支えている(図18,19).

#### ⓐ 関節面の形状

関節頭(凸面):距骨の舟状関節面と前・中踵骨関節面.
関節窩(凹面):舟状骨の後関節面と踵骨の前・中距骨関節面(図19).

### 1.4.2 関節包・靱帯

関節包は独立しており,以下の靱帯で補強されている.

#### ⓐ 背側

距舟靱帯:距骨頸の背側面から起こり,舟状骨背側面に至る(図20).

#### ⓑ 底側

底側踵舟靱帯:バネ靱帯とも呼ばれ,踵骨の載距突起から起こり,舟状骨粗面に至り,踵骨と舟状骨を結び距踵舟関節の関節窩を形成している(図21).

#### ⓒ 外側

踵舟靱帯:二分靱帯の内側線維束で,踵骨背側面の前内側部から起こり,舟状骨背側面に至る(図20).

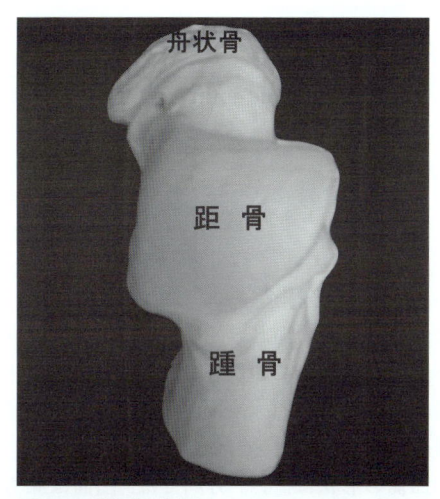

図18 右足,上面

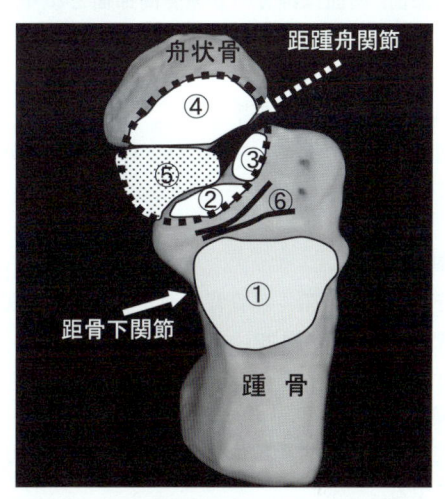

図19 右足,上面(距骨を除去したところ)
距骨下関節の凸面:①後距骨関節面(踵骨),⑥骨間距踵靱帯.
距踵舟関節の凹面:②中距骨関節面(踵骨),③前距骨関節面(踵骨),④後関節面(舟状骨),⑤底側踵舟靱帯.

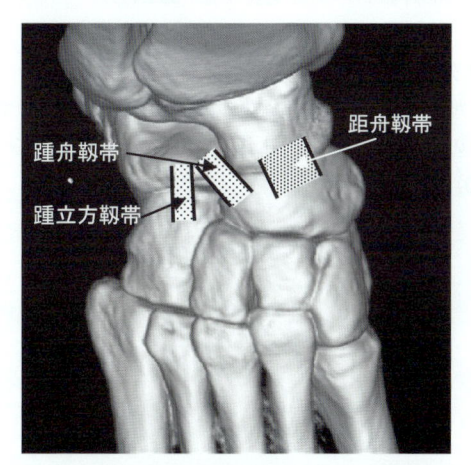

図20 距舟靱帯,踵舟靱帯,踵立方靱帯

## 1.5 踵立方関節
### calcaneocuboid joint

踵骨と立方骨の間にできる関節で，前述した距踵舟関節と併せてショパール関節（Chopart joint）または横足根関節とも呼ばれる．

### 1.5.1 関節の構造

踵骨の立方関節面と，立方骨の後関節面の間にある不完全な鞍関節である．矢状面における上下方向の動きには踵骨が凹，水平面での内外方向の動きには踵骨は凸となる．

関節面の形状は，上下方向では，凸面は立方骨の後関節面，凹面は踵骨の立方骨関節面となり，内外方向においてはその逆となる．

### 1.5.2 関節包・靱帯

関節包は独立していて，それを以下の靱帯が補強している．

#### ⓐ 背側

背側踵立方靱帯：踵骨背側面から起こり，立方骨の背側面に至る（図22）．

#### ⓑ 底側

底側踵立方靱帯：踵骨下面から起こり，立方骨粗面に至る．

長足底靱帯：底側踵立方靱帯の浅層ともいわれ，踵骨隆起から起こり，一部は立方骨底面に付着するが他は3～5束に分かれ中足骨底に至る．この靱帯は足部外側アーチを支持する（図21）．

#### ⓒ 外側

踵立方靱帯：二分靱帯の外側線維束で，踵骨背側面の前内側部から起こり，立方骨背側面に至る（図20）．

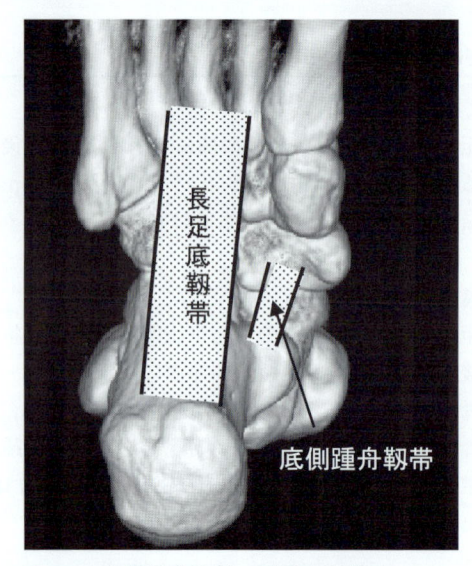

図21　底側踵舟靱帯，長足底靱帯

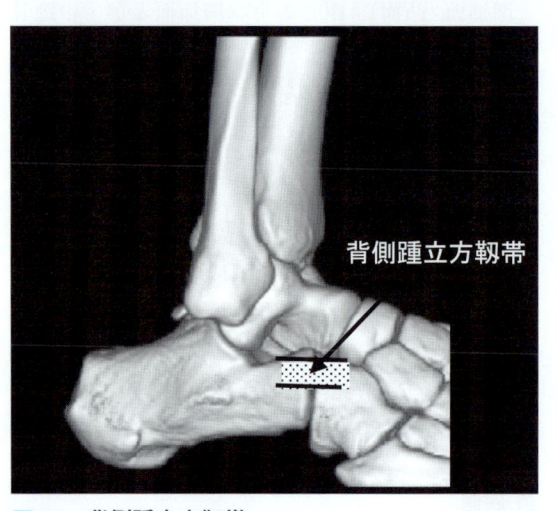

図22　背側踵立方靱帯

1. 関節の構造 | **149**

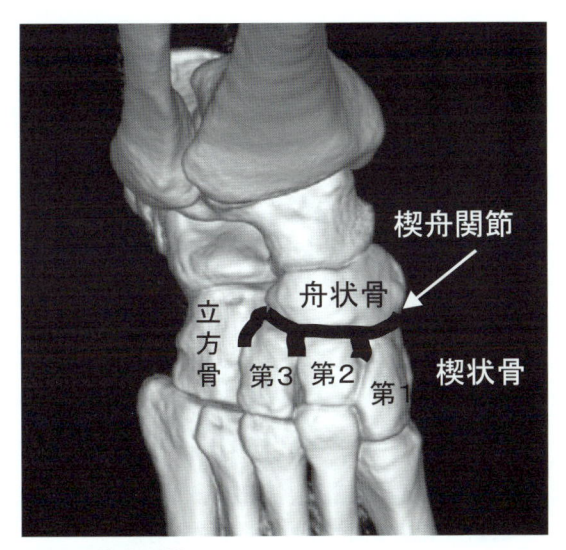

図23 楔舟関節

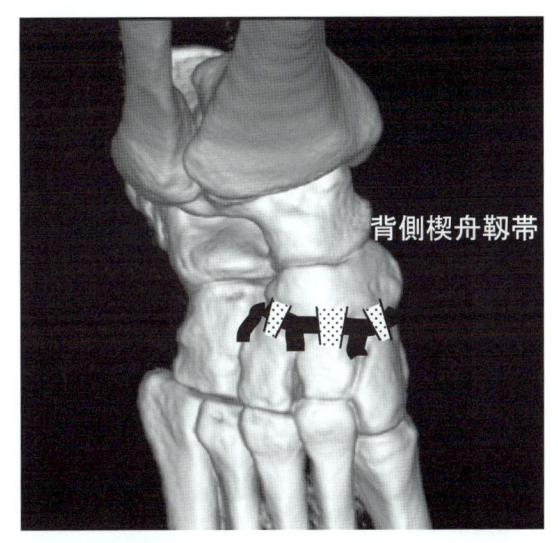

図24 背側楔舟靱帯

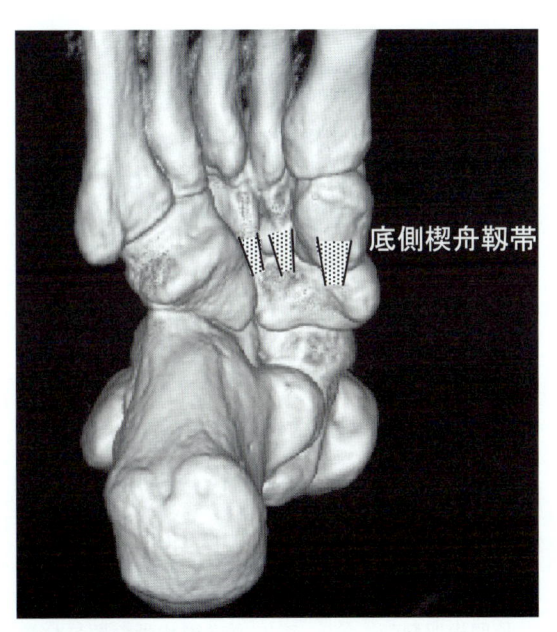

図25 底側楔舟靱帯

## 1.6 楔舟関節
cuneonavicular joint

舟状骨と3つの楔状骨からなる複合関節で，楔状骨同士は楔状に連結し1つの骨のように機能する．

### 1.6.1 関節の構造
舟状骨前面と第1，第2，第3楔状骨との間にある半関節である．

関節面の形状は，舟状骨関節面がわずかに凸面をなし，3つの楔状骨の関節面が凹面をなす．

### 1.6.2 関節包・靱帯
関節包は，軟骨縁に付着し，後述する楔立方関節，楔間関節と一部共有する（図23）．

#### ⓐ 背側
背側楔舟靱帯：舟状骨背側面から起こり，第1，第2，第3楔状骨の背側面に至る（図24）．

#### ⓑ 底側
底側楔舟靱帯：舟状骨下面から起こり，第1，第2，第3楔状骨の底側面に至る（図25）．

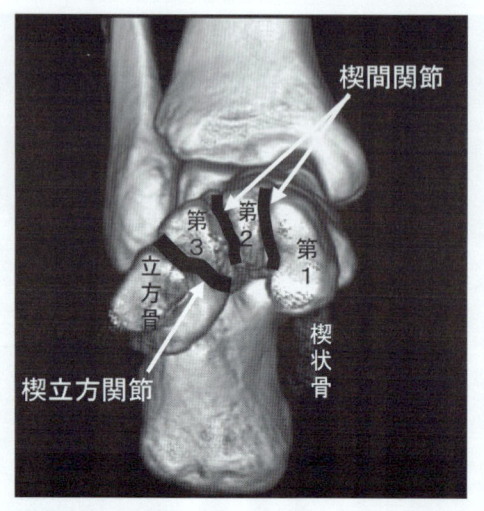

図26 楔間関節，楔立方関節

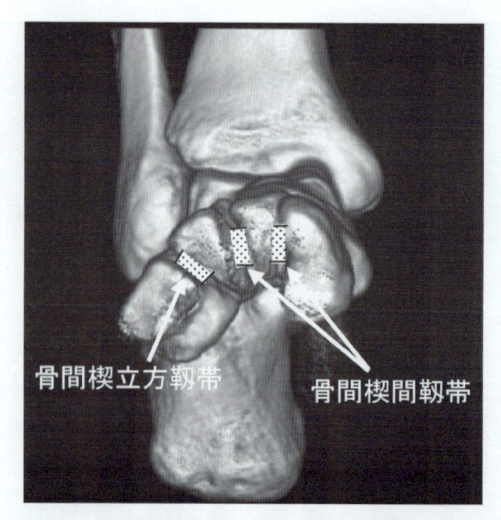

図27 骨間楔間靱帯，骨間楔立方靱帯

## 1.7 楔間関節
intercuneiform joint

3つの楔状骨間に位置する関節で，靱帯で強固に連結され，横足弓（横アーチ）を形成している．

### 1.7.1 関節の構造
楔状骨間にある半関節で，関節面の形状は，第1，第3楔状骨関節面がわずかに凹面をなし，中央に位置する第2楔状骨が凸面をなす．

### 1.7.2 関節包・靱帯
関節包は，前述した楔舟関節と一部共有する（図26）．

#### ⓐ 骨間
骨間楔間靱帯：第1，第2，第3楔状骨の間に位置する（図27）．

#### ⓑ 背側
背側楔間靱帯：第1，第2，第3楔状骨の背面に位置する（図28）．

#### ⓒ 底側
底側楔間靱帯：第1，第2，第3楔状骨の底側面を横走し，第1と第2楔状骨，第2と第3楔状骨をつなぐ（図29）．

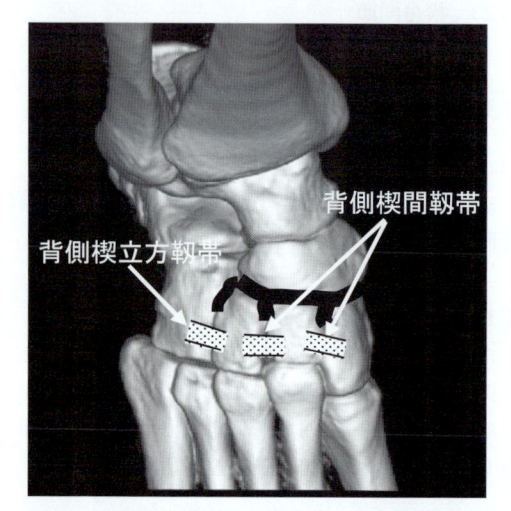

図28 背側楔間靱帯，背側楔立方靱帯

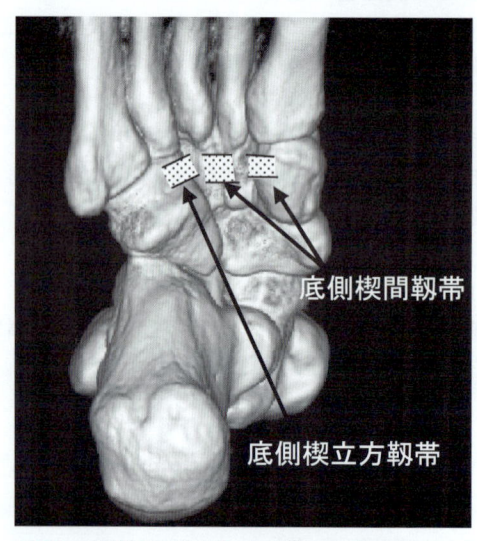

図29 底側楔間靱帯，底側楔立方靱帯

## 1.8 楔立方関節
cuneocuboid joint

立方骨と第3楔状骨からなり，楔間関節と同様に靱帯で強固に連結され，横足弓（横アーチ）を形成している．

### 1.8.1 関節の構造
立方骨と第3楔状骨間にある半関節で，関節面の形状は平面状である．

### 1.8.2 関節包・靱帯
関節包は，前述した楔舟関節と一部共有する（図26）．

#### ⓐ 骨間
骨間楔立方靱帯：立方骨と第3楔状骨の間に位置する（図27）．

#### ⓑ 背側
背側楔立方靱帯：立方骨と第3楔状骨の背側面に位置する（図28）．

#### ⓒ 底側
底側楔立方靱帯：立方骨と第3楔状骨の底側面に位置する（図29）．

## 1.9 足根中足関節
tarsometatarsal joint

足根骨遠位列と中足骨底からなり，リスフラン関節（Lisfranc joint）とも呼ばれる．第1楔状骨と第1中足骨間のみ独立した関節包をもつ単関節で，残り4つの関節は関節包を共有する複関節である．またこれらは直線的ではなく，交互に凹凸を呈してかみ合うように並んでいる．その形状により，運動を制限し横足弓（横アーチ）を強化している．特にアーチ天井部分にあたる第2中足骨部は，3面が適合しているため強固に運動制限される．

### 1.9.1 関節の構造
第1楔状骨と第1中足骨間は鞍関節で，他の足根骨遠位列と中足骨底からなる部分は半関節で，関節面の形状は，ほぼ平面状である（図30）．

### 1.9.2 関節包・靱帯
第1楔状骨と第1中足骨間のみ独立した関節包をもち，残り4つの関節は関節包を共有する．

#### ⓐ 骨間
骨間楔中足靱帯：第1楔状骨と第2中足骨底の間，第3楔状骨と第4中足骨底との間に位置する（図31）．

#### ⓑ 背側
背側足根中足靱帯：楔状骨および立方骨の背側面

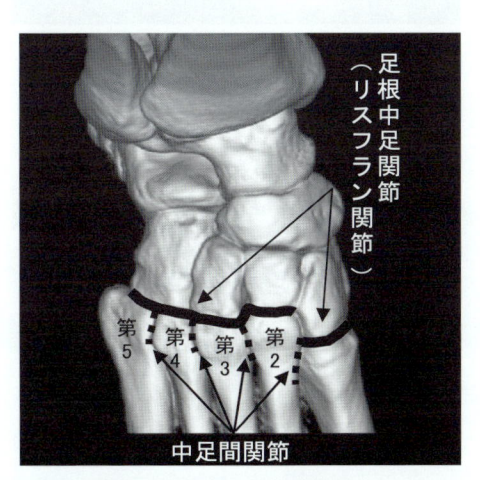

**図30** 足根中足関節，中足間関節

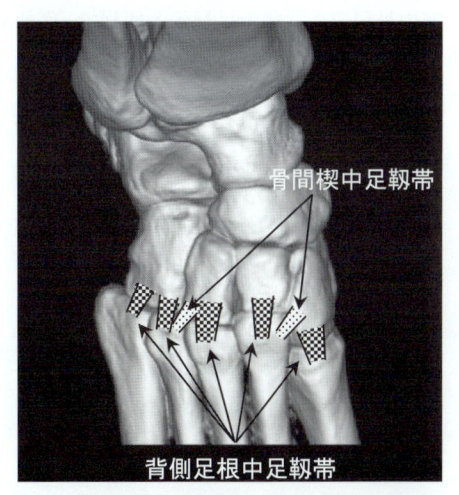

**図31** 骨間楔中足靱帯，背側足根中足靱帯

から起こり，中足骨底の背側面に至る（図31）．

#### ⓒ 底側
底側足根中足靱帯：背側足根中足靱帯と同様で，底側面にある．

### 1.10 中足間関節
intermetatarsal joint

第1中足骨から第5中足骨の隣接する中足骨底同士の関節である．関節包を足根中足関節と共有する複合関節となる．

#### 1.10.1 関節の構造
関節面の形状は，平面状であり，半関節と分類される．

#### 1.10.2 関節包・靱帯
関節包は，足根中足関節と共有する（図30）．

#### ⓐ 骨間
骨間中足靱帯：第2中足骨から第5中足骨底のそれぞれ向かいあう面の間に位置する．

#### ⓑ 背側
背側中足靱帯：第2・第3中足骨，第3・第4中足骨および第4・第5中足骨間の背側面に位置し，それぞれ横走する（図32）．

#### ⓒ 底側
底側中足靱帯：背側中足靱帯と同様で，底側面にある（図33）．

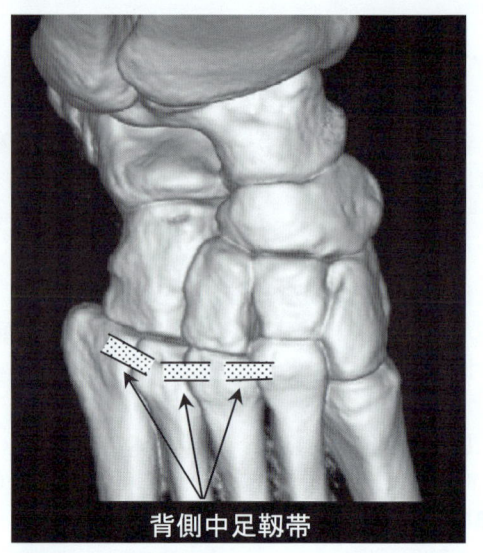

図32 背側中足靱帯

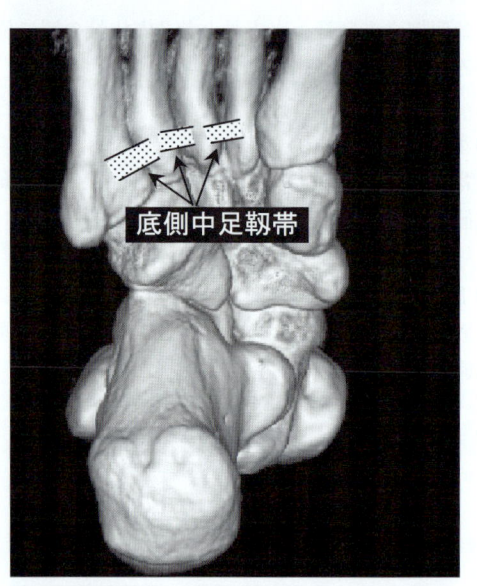

図33 底側中足靱帯

## 1.11 中足指節関節
### metatarsophalangeal joint

足指の関節は，歩行時の推進力を発揮しやすくするために，手指の関節とは違い可動範囲（特に伸展）が大きくなっている．

#### 1.11.1 関節の構造
中足骨頭と基節骨底からなる球関節で，関節頭である中足骨頭の曲率が関節窩の基節骨底のそれよりも大きいため，関節自体の適合性はゆるい構造となっている．

**ⓐ 関節面の形状**
関節頭（凸面）：中足骨頭．関節面は，半球状を呈する．
関節窩（凹面）：基節骨底．

**ⓑ 関節包・靱帯（図34）**
関節包はゆるい．
靱帯：内・外側には側副靱帯が，また底側には底側靱帯があり，中足骨頭と基節骨底をつなぎ関節包を補強している．また各中足骨頭間には深横中足靱帯がある．なお背側は，伸筋腱膜が存在する．

## 1.12 足の指節間関節
### interphalangeal joint of foot

各指節骨頭とその遠位に相対する指節骨底との間に構成され，基節骨と中節骨との間を第2〜5近位指節間関節，中節骨と末節骨間を第2〜5遠位指節間関節といい，母指にかぎり母指指節間関節という．

#### 1.12.1 関節の構造
適合性もよく，安定した蝶番関節である．

**ⓐ 関節面の形状**
関節頭（凸面）は指節骨頭で，関節窩（凹面）はそれより遠位の指節骨底．

#### 1.12.2 関節包・靱帯（図35）
靱帯：内・外側には側副靱帯が，また底側には底側靱帯があり，関節包を補強している．なお背側は，伸筋腱膜が存在する．

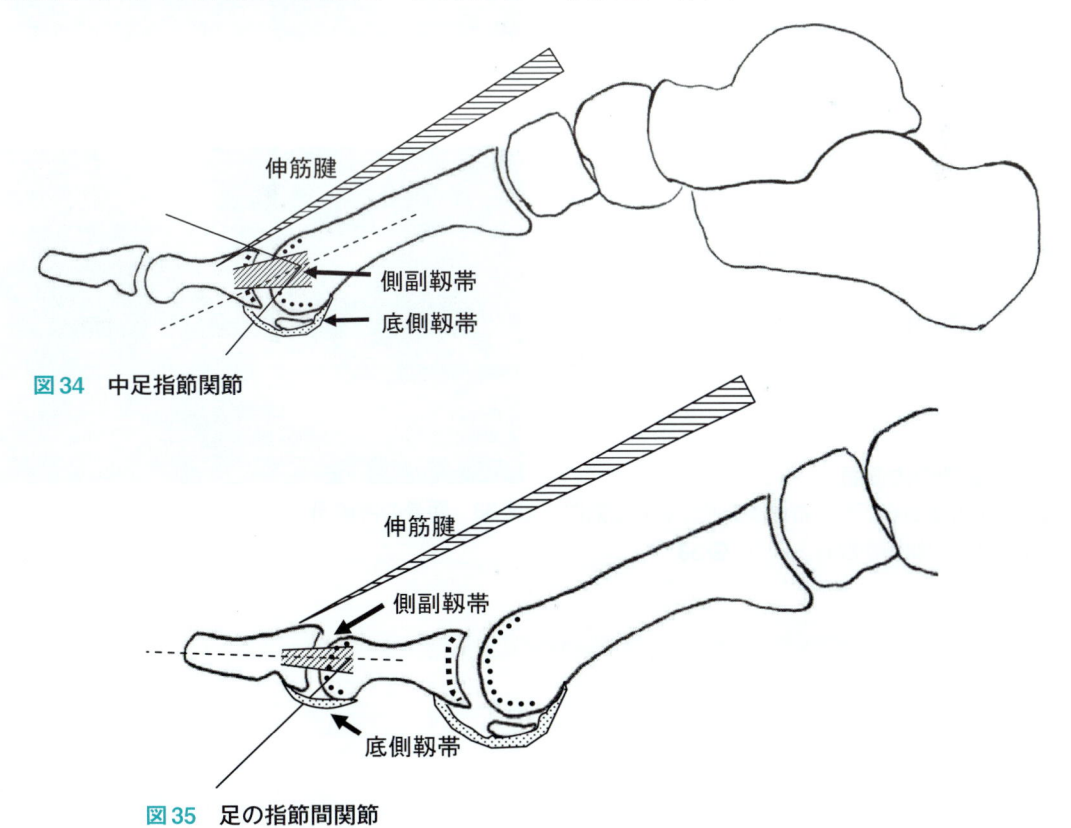

**図34** 中足指節関節

**図35** 足の指節間関節

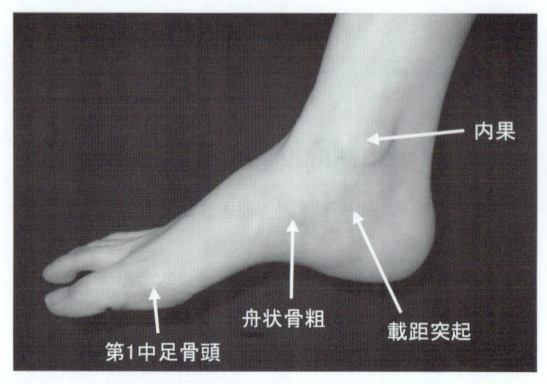

図36a　内側面（右足）

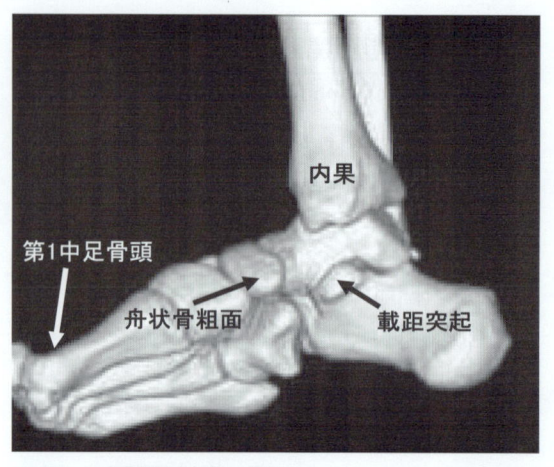

図36b　内側面（右足，骨）

## ② 触診

　足部における骨・関節の触診は，まず観察において，内側と外側に膨隆している内果と外果を出発点とし，足根骨の位置関係をもとに順番に触知していく．そして触知している骨と隣接している骨をそれぞれ把持し動かすことによって関節を確認する．

## 2.1 内側面

　「内くるぶし」と呼ばれる脛骨内果の膨隆があり，その下方には踵骨の載距突起，前下方には舟状骨粗面の突出があり，距骨頭が位置する．さらに内側アーチを前方にたどると，第1趾の基部に第1中足骨頭の膨隆が観察される（図36a, b）．

### 2.1.1 脛骨の内果
　内側の最突出部から前後に内果を触知する（図37）．

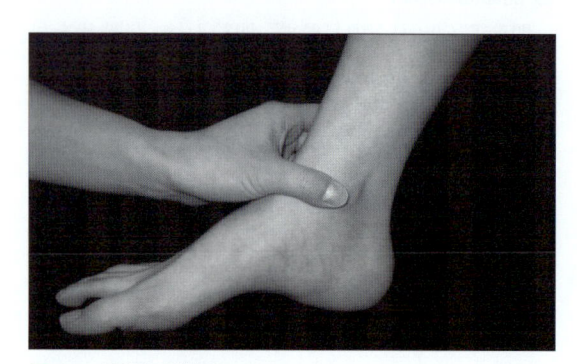

図37　脛骨の内果

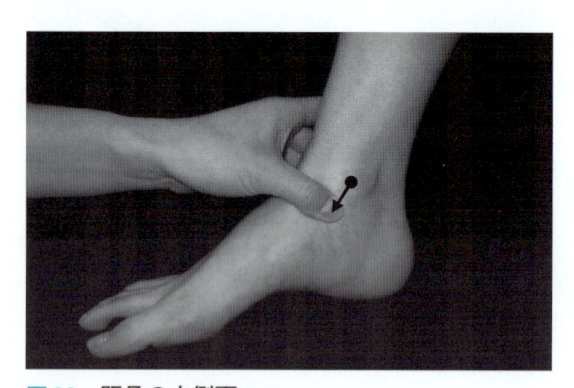

### 2.1.2 距骨の内側面
　次に最突出部から下方に指を滑らせていくと陥凹部に距骨体の内側面が触れられる（図38）．

図38　距骨の内側面

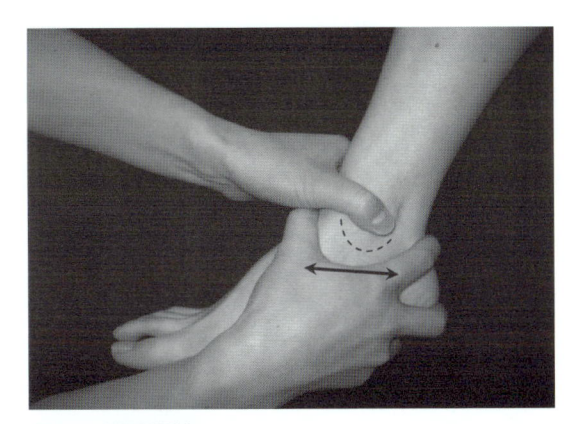

図39 距腿関節

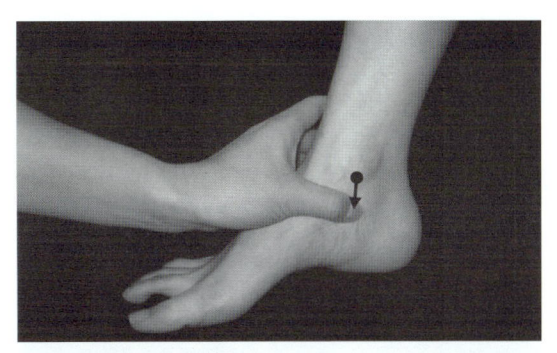

図40 踵骨の載距突起

### 2.1.3　距腿関節の確認
術者の左手の母指と示指で内果と外側にある外果を把持し，右手で距骨を把持し前後に動かすことにより距腿関節を確認する（図39）．

### 2.1.4　踵骨の載距突起
内果の最下端から1横指下方へ進むと載距突起が触れられる（図40）．

### 2.1.5　距骨下関節の確認
術者の左手の母指で距骨体の内側面を押さえ，右手の母指と示指で載距突起の直下にある踵骨を把持し内外側に動かすことにより距骨下関節を確認する（図41）．

### 2.1.6　距骨頸
脛骨の内果の最下端の前下方に位置するのが距骨頸である（図42）．

### 2.1.7　舟状骨粗面
距骨頸から1横指遠位には，内側アーチの最突出部である舟状骨粗面が触れられる（図43）．

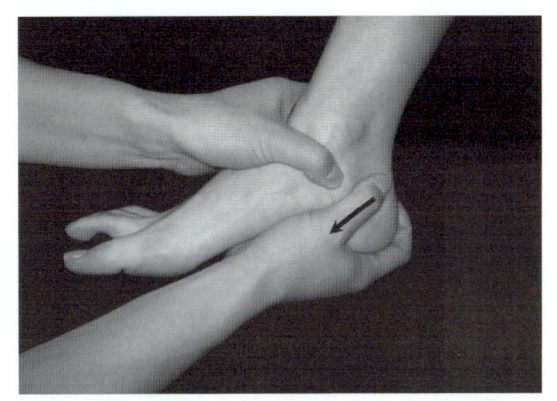

図41 距骨下関節

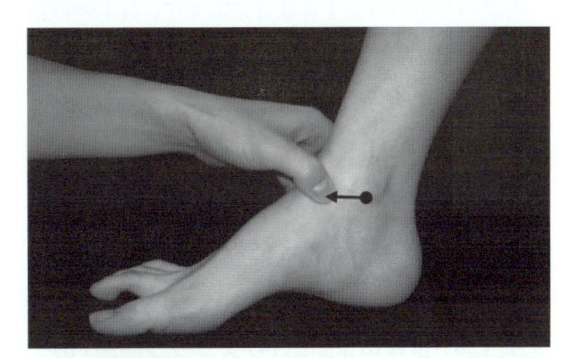

図42 距骨頸

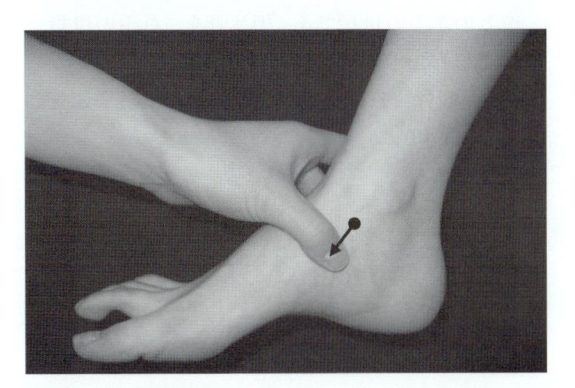

図43 舟状骨粗面

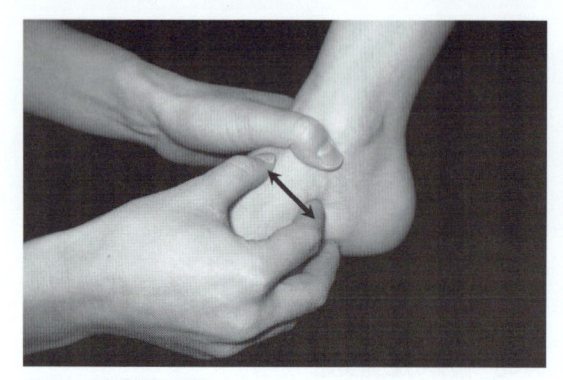

図44　距踵舟関節

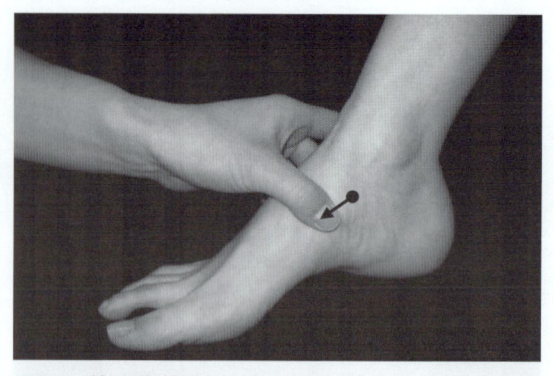

図45　第1楔状骨

図46　楔舟関節

図47　第1中足骨底

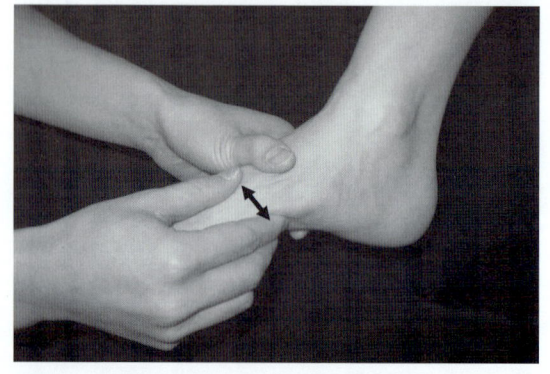

図48　足根中足関節（リスフラン関節）

#### 2.1.8　距踵舟関節の確認

術者の左手で距骨を把持し，右手の母指と示指で舟状骨を背側および底側から把持し底背側方へ動かすことによって距踵舟関節を確認する（図44）．

#### 2.1.9　第1楔状骨

舟状骨粗面からさらに1横指遠位には，第1楔状骨が触れられる（図45）．

#### 2.1.10　楔舟関節の確認

術者の左手の母指を舟状骨にあてて，右手の母指と示指で第1楔状骨を背側および底側から把持し底背側方へ動かすことによって楔舟関節を確認する（図46）．

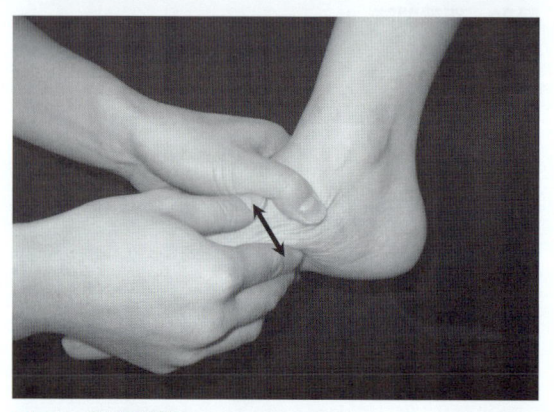

#### 2.1.11　第1中足骨底

第1楔状骨からさらに1横指遠位には，第1中足骨底が触れられる（図47）．

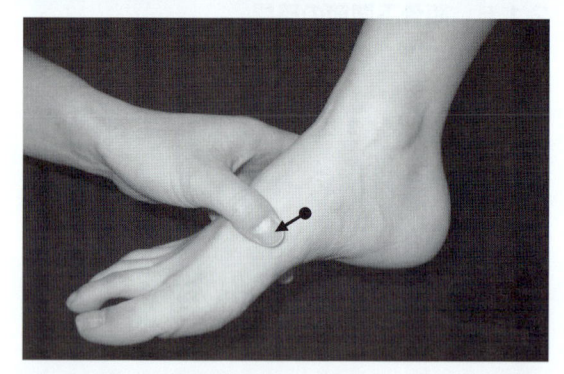

#### 2.1.12　足根中足関節（リスフラン関節）の確認

術者の左手の母指で第1楔状骨を，右手の母指と示指で第1中足骨底をそれぞれ背側および底側から把持し，底背側方へ動かすことで足根中足関節を確認する（図48）．

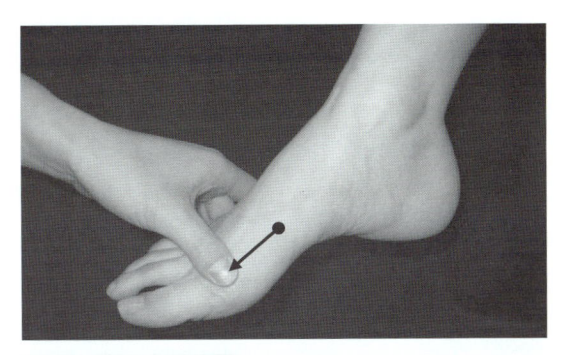

図49　第1中足骨頭

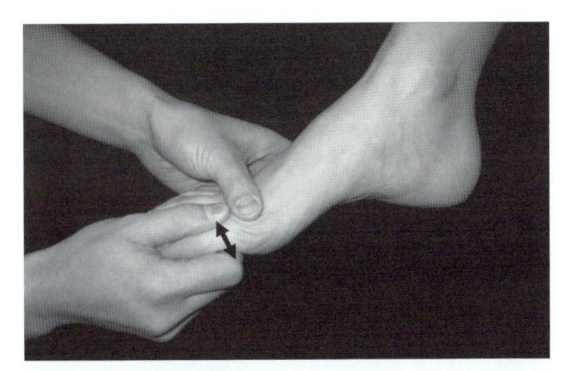

図50　中足指節関節

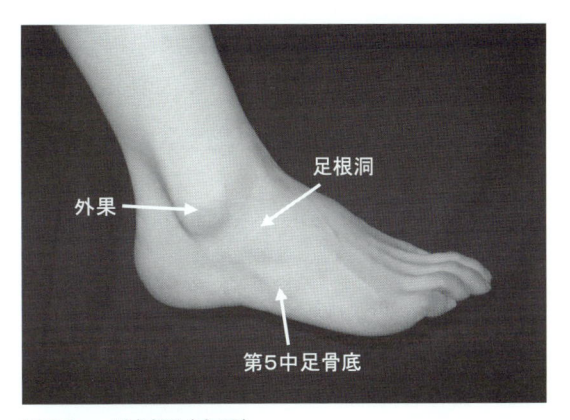

図51a　外側面（右足）

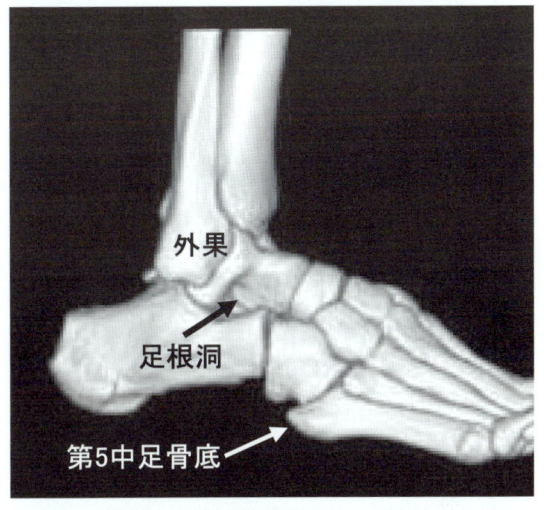

図51b　外側面（右足，骨）

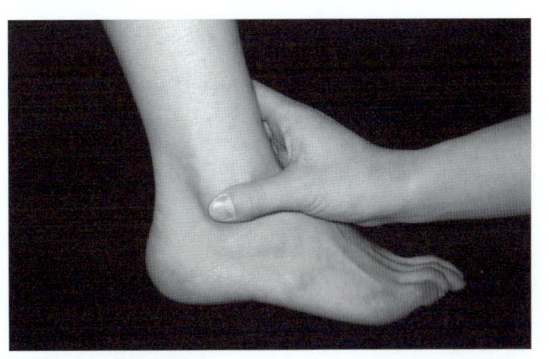

図52　腓骨の外果

### 2.1.13　第1中足骨頭

第1中足骨底から中足骨を遠位にたどっていくと，膨隆部が触れられそこには第1中足骨頭が位置する（図49）．

### 2.1.14　中足指節関節の確認

第1中足骨頭の膨隆部を術者の左手の母指と示指で把持し，右手の母指と示指で第1基節骨底をそれぞれ背側および底側から把持し，底背側方へ動かすことで中足指節関節を確認する（図50）．

## 2.2　外側面

「外くるぶし」と呼ばれる腓骨外果の大きな膨隆が観察され，その前下方には踵骨溝と距骨溝で形成される足根洞の陥凹がみられる．さらに外側アーチを前方にたどると中央部あたりに第5中足骨底の膨隆が触知できる（図51a, b）．

### 2.2.1　腓骨の外果

外側にある外果の膨隆部を触知する（図52）．

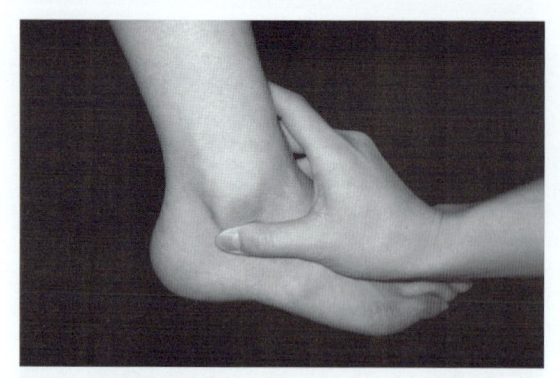

図53 踵骨（外側面）

## 2.2.2 踵骨（外側面）
外果の最下端の陥凹部には踵骨が触れられ，そこには長・短腓骨筋腱が通る．なお外果は内果に比して下方に長いため距骨は隠される（図53）．

## 2.2.3 腓骨筋結節
外果の最下端から1横指下方には，腓骨筋結節の突出が触知できる（図54）．

## 2.2.4 足根洞
外果の最下端の前下方には陥凹部が触知でき，そこには足根洞が位置する（図55）．

## 2.2.5 立方骨
外果の最下端にある踵骨外側面から1横指前方には立方骨が位置する（図56）．

## 2.2.6 踵立方関節の確認
術者の右手母指で踵骨外側面をおさえ，左手の母指と示指で立方骨を背側および底側から把持し底背側方へ動かすことによって踵立方関節を確認する（図57）．

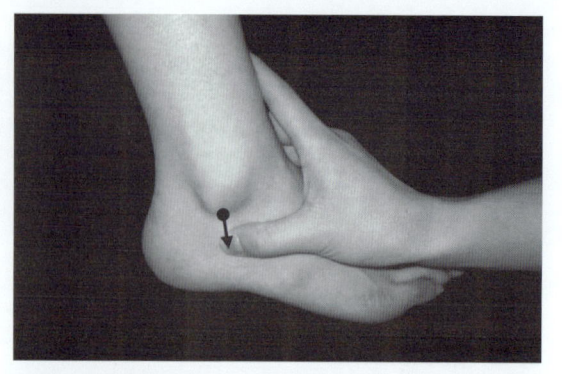

図54 腓骨筋結節

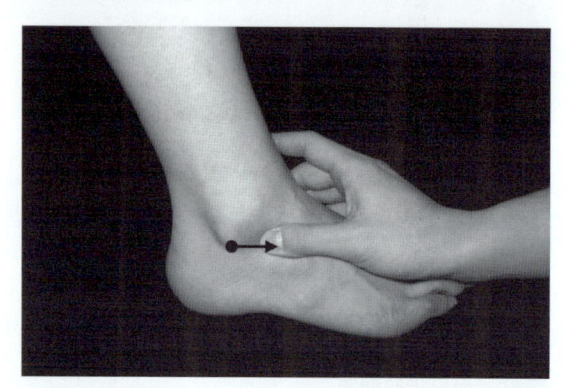

図55 足根洞

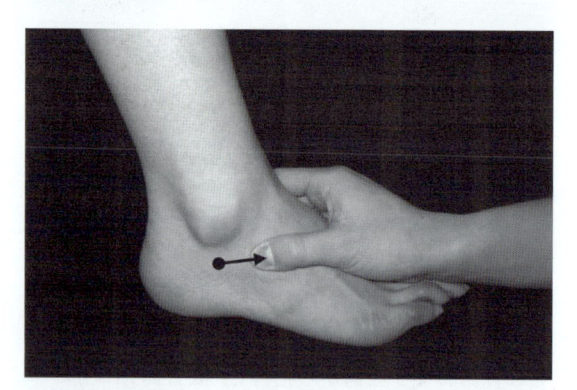

図56 立方骨

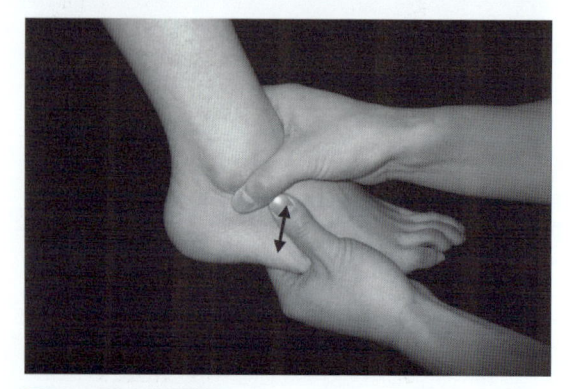

図57 踵立方関節

## 2.2.7 第5中足骨底（茎状突起）

立方骨のさらに遠位には，第5中足骨の茎状突起の突出部が触知できる（図58）．

## 2.2.8 足根中足関節（リスフラン関節）の確認

術者の右手の母指と示指で立方骨をおさえ，左手の母指と示指で第5中足骨底を背側および底側から把持し，底背側方へ動かすことで足根中足関節を確認する（図59）．

## 2.2.9 第5中足骨頭

第5中足骨底から中足骨を遠位にたどっていくと，膨隆部が触れられそこには第5中足骨頭が位置する（図60）．

## 2.2.10 第5中足指節関節の確認

第5中足骨頭の膨隆部を術者の右手の母指と示指で把持し，左手の母指と示指で第5基節骨底をそれぞれ背側および底側から把持し，底背側方へ動かすことで中足指節関節を確認する（図61）．

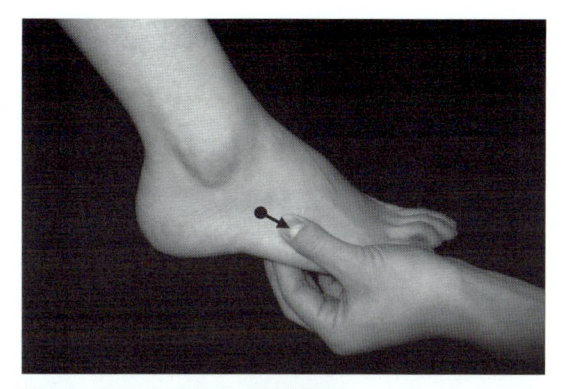

図58　第5中足骨底（茎状突起）

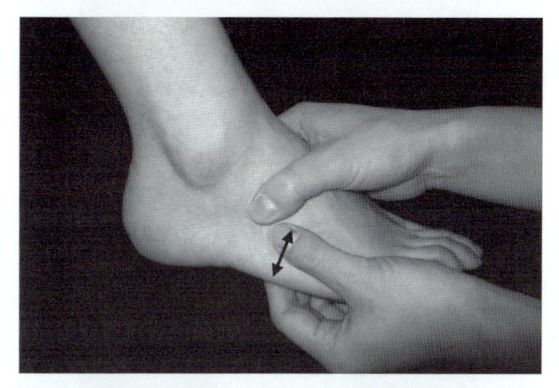

図59　足根中足関節（リスフラン関節）

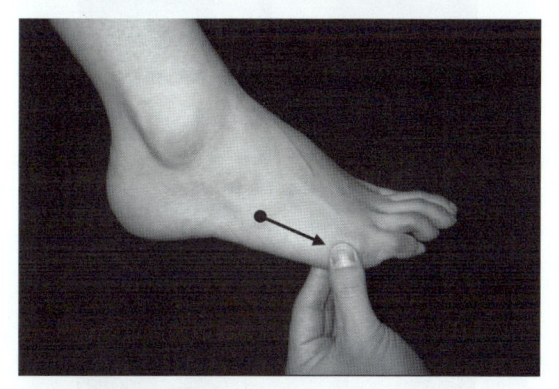

図60　第5中足骨頭

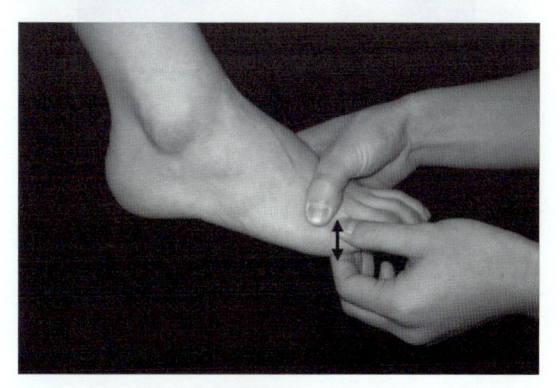

図61　第5中足指節関節

## 2.3 背面

足背部中央に観察される膨隆には，第2楔状骨が位置する（図62a, b）．

### 2.3.1 距骨滑車

距腿関節中間位において，脛骨の前面を遠位にたどり足背に触れたところには，距骨頸が位置し，底屈していくと距骨滑車が突出し触知できる（図63）．

### 2.3.2 舟状骨

距腿関節中間位において，脛骨前面の最下端部より1横指遠位には舟状骨が位置する（図64）．

### 2.3.3 第2楔状骨

脛骨前面の最下端部より2横指遠位には第2楔状骨が位置する（図65）．

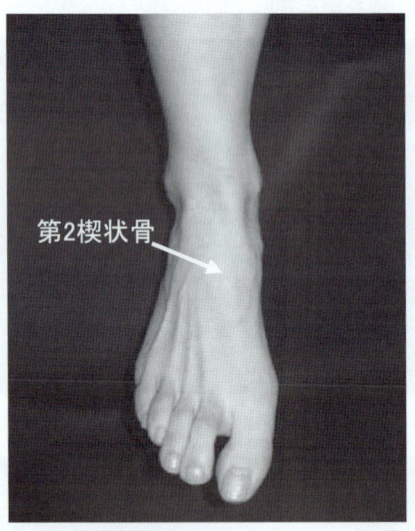

図62a 背面（右足）

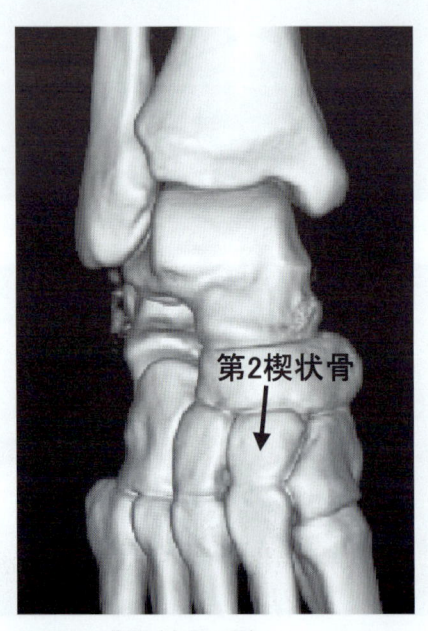

図62b 背面（右足，骨）

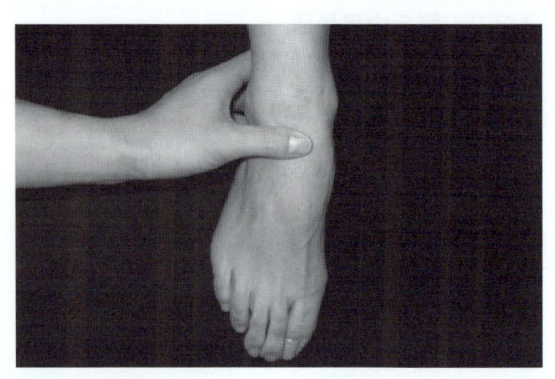

図63 距骨滑車

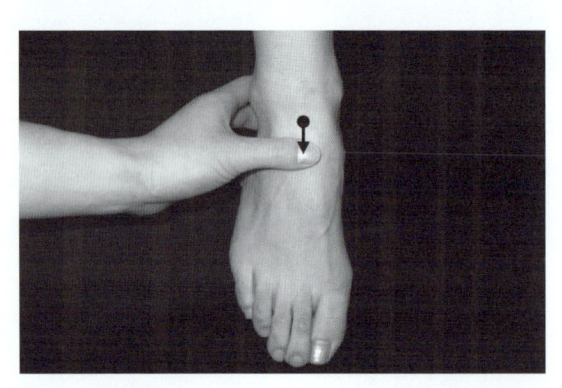

図64 舟状骨

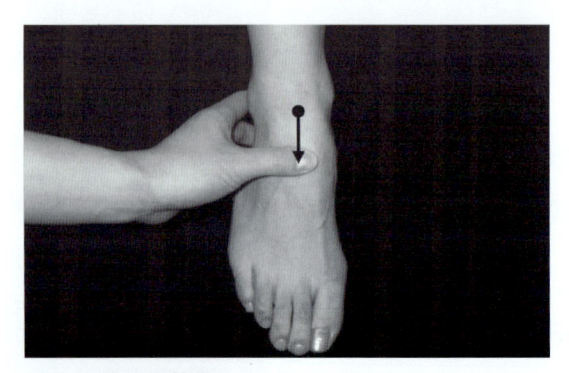

図65 第2楔状骨

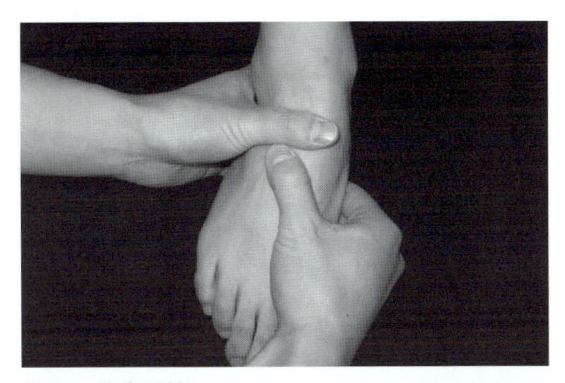

図66　楔舟関節

### 2.3.4　楔舟関節の確認
術者の左手の母指と示指で舟状骨を，右手の母指と示指で第2楔状骨をそれぞれ背側および底側から把持し，底背側方へ動かすことで楔舟関節を確認する（図66）．

### 2.3.5　第1楔状骨および第3楔状骨
第2楔状骨の内側には第1楔状骨，外側には第3楔状骨が位置する（図67）．

### 2.3.6　楔間関節の確認
術者の左手の母指と示指で第2楔状骨を，右手の母指と示指で第1楔状骨をそれぞれ背側および底側から把持し，底背側方へ動かすことで楔間関節を確認する（図68）．

### 2.3.7　楔立方関節の確認
術者の左手の母指と示指で立方骨を，右手の母指と示指で第3楔状骨をそれぞれ背側および底側から把持し，底背側方へ動かすことで楔立方関節を確認する（図69）．

### 2.3.8　足根中足関節（リスフラン関節）の確認
術者の左手の母指と示指で第2楔状骨を，右手の母指と示指で第2中足骨底をそれぞれ背側および底側から把持し，底背側方へ動かすことで足根中足関節（リスフラン関節）を確認する（図70）．

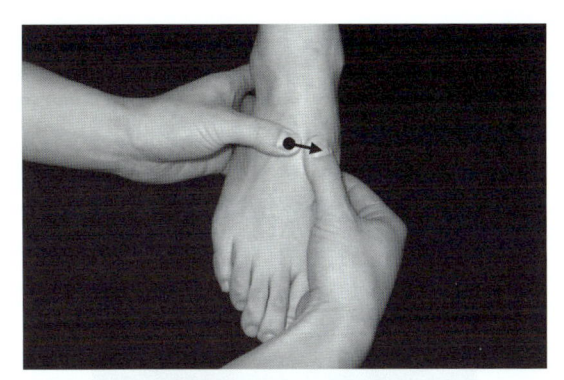

図67　第1楔状骨および第3楔状骨

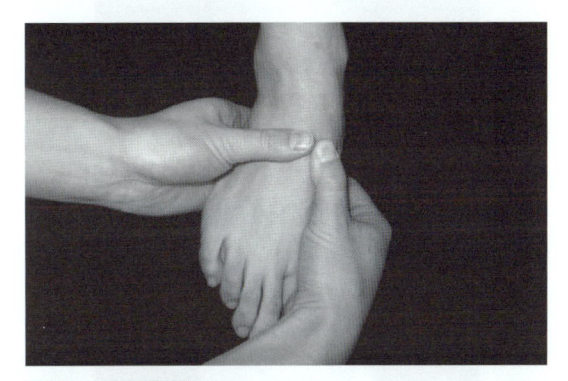

図68　楔間関節

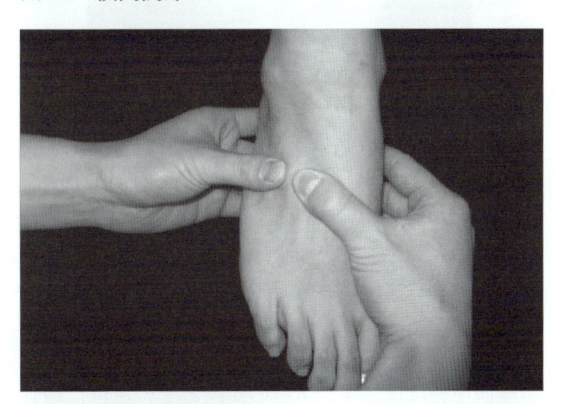

図69　楔立方関節

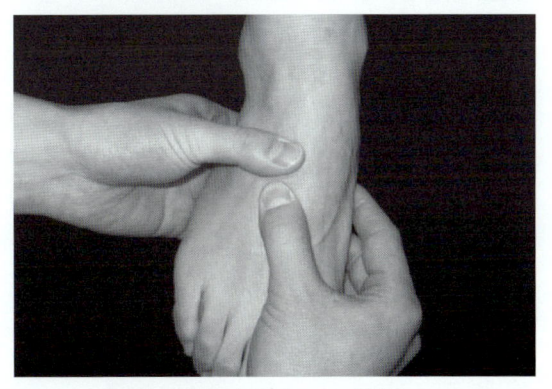

図70　足根中足関節（リスフラン関節）

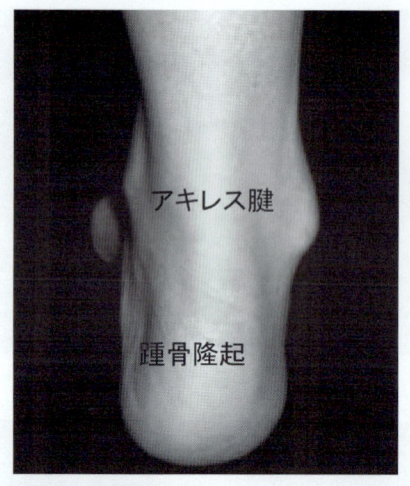

図71a　後面（右足）

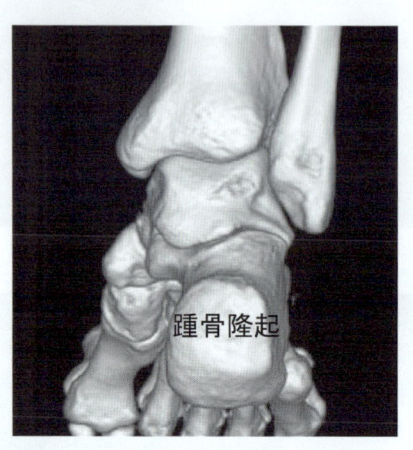

図71b　後面（右足，骨）

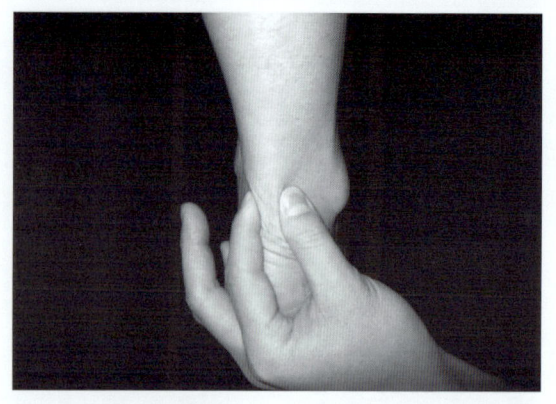

図72　アキレス腱

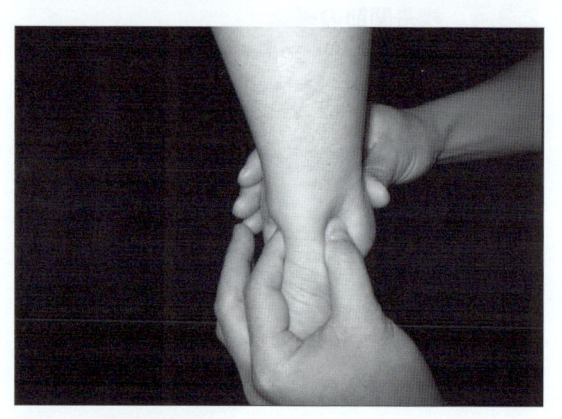

図73　距腿関節後面

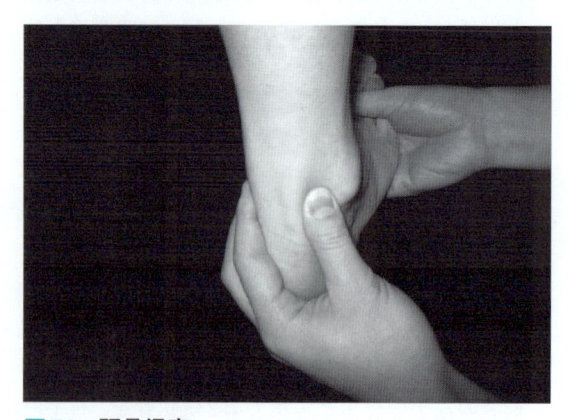

図74　距骨滑車

## 2.4　後面

後面中央にはアキレス腱の膨隆とその遠位に踵骨隆起が観察される（図71a, b）。

### 2.4.1　アキレス腱
内果と外果に挟まれた中央にある膨隆が，アキレス腱である（図72）。

### 2.4.2　距腿関節後面
その内果とアキレス腱，外果とアキレス腱の間の陥凹部に距腿関節後面が触知できる（図73）。

### 2.4.3　距骨滑車
さらに距腿関節を背屈させると距骨滑車が出現する（図74）。

## ③ 運動科学

　足部の骨運動は，前額面と水平面からなる X 軸での背屈−底屈運動，矢状面と水平面からなる Z 軸での内旋−外旋，および前額面と矢状面からなる Y 軸での内転−外転運動（図4）が組み合わさって複合的な運動を構成しているが，実際にはもう1つ踵骨の動きに伴う距骨下関節・距踵舟関節・踵立方関節での回内−回外運動が組み合わさる．この運動は，踵骨隆起の後外側から前上内側方に斜走し，距骨頚の内側を通る軸（Henke軸）で起こる回転運動で，足部の動きは，その軸を中心とした踵骨の動きに連動される（図75）．

　骨運動と関節内運動の関係は，表2に示すように，ある骨運動に対していくつかの関節が関与し，それぞれの関節内運動の総和によって1つの骨運動が行われる．

　以後，それぞれの骨運動を複合的に構成している個々の関節内運動について述べる．

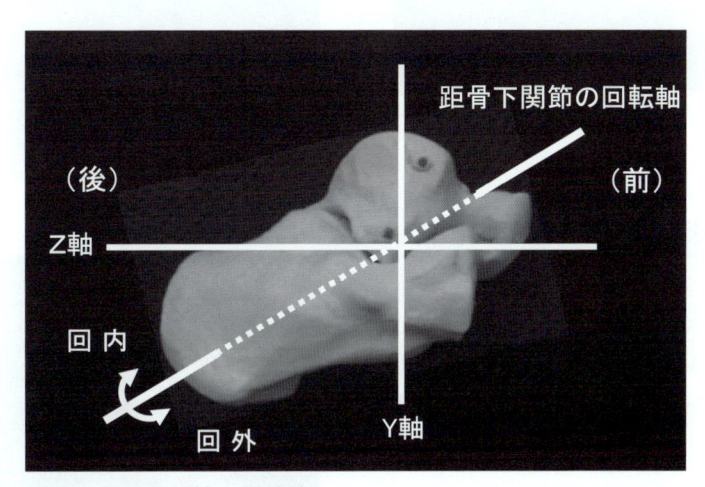

**図75　距骨下関節の運動軸**

### 表2　骨運動と関節内運動の関係

| | | 背屈−底屈 20°−45° | 内がえし−外がえし 30°−20° | 内旋−外旋 20°−10° | 内転−外転 20°−10° | （足指）屈曲−伸展 35°−40°* | LPP | CPP |
|---|---|---|---|---|---|---|---|---|
| 下腿部 | 遠位脛腓関節 | ++ | | | | | 軽度底屈位 | 背屈位 |
| 後足部 | 距腿関節 | ++ | | + | | | 半回外位 | 最大回内位 |
| | 距骨下関節 | + | ++ | ++ | | | | |
| 中足部 | 距踵舟関節 | + | ++ | + | + | | 半回内位 | 最大回外位 |
| | 踵立方関節 | + | ++ | + | + | | | |
| | 楔舟関節 | | | + | + | | | |
| | 楔間関節 | | | + | + | | | |
| | 楔立方関節 | | | + | + | | | |
| 前足部 | 足根中足関節 | | | + | ++ | + | 半回内位 | 最大回外位 |
| | 中足間関節 | | | + | + | + | | |
| 足指 | 中足指節関節 | | | | | ++ | 中間位 | 伸展位 |
| | 指節間関節 | | | | | ++ | 軽度屈曲位 | |

※「回外」は底屈＋内がえし＋内旋・内転，「回内」は背屈＋外がえし＋外旋・外転の複合運動である．
* 母指は60°（MP）．

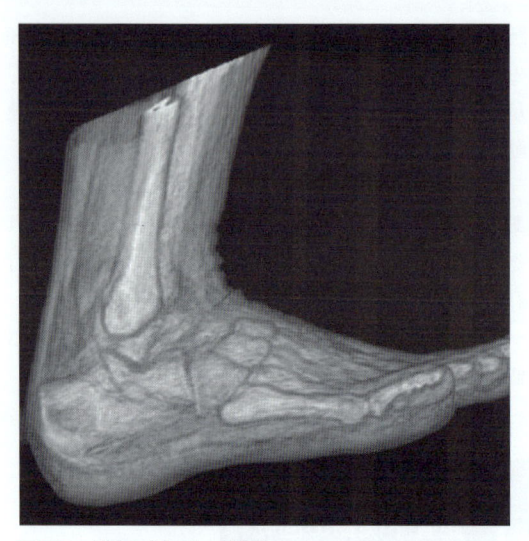

図76　背屈（右足，外側）

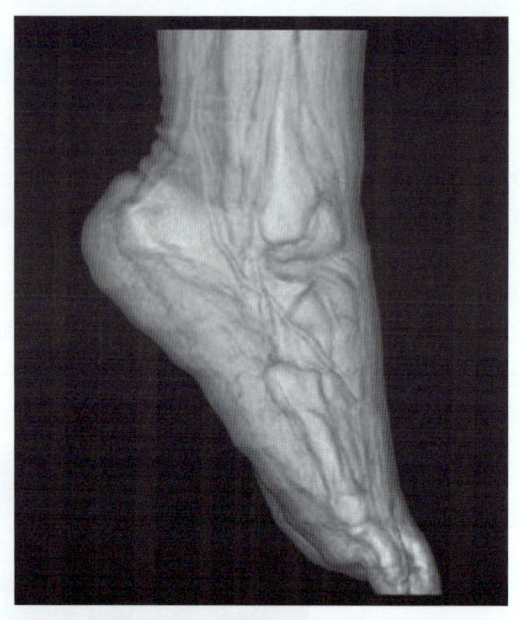

図77　底屈（右足，外側）

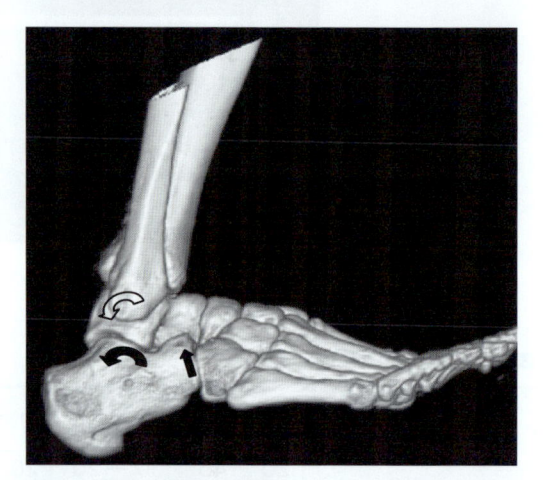

図78　背屈（右足，外側）

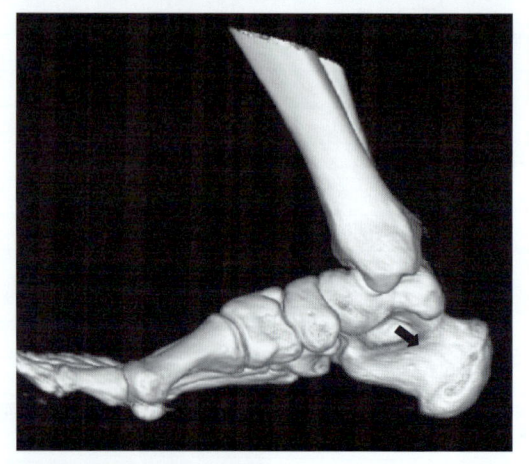

図79　背屈（右足，内側）

## 3.1 背屈-底屈運動（図76, 77）

　主として関与しているのは，遠位脛腓関節と距腿関節であるが，距骨には筋の起始停止がなく，踵骨の動きと連動するために，距骨下関節，距踵舟関節，踵立方関節も副次的に動く．

### 3.1.1 遠位脛腓関節
　背屈時，距骨滑車面に押し広げられるように腓骨は，外側へ広がりかつ頭側へ移動する．そのとき腓骨遠位端の関節面は，凸の法則に従い滑る．底屈時には逆の動きが起こる．

### 3.1.2 距腿関節
　背屈時，距骨滑車は脛骨の下関節面に沿って凸の法則で，後下方へ滑る．距腿関節は背屈位がしまりの位置（CPP）となる．これは距骨滑車の関節面の幅が，後方より前方になるほど幅広くなるため，背屈位で関節面の接触面積が大きくなるからである（図78, 79）．
　底屈時は，その逆の運動が起こり前下方へ滑る．背屈とは逆に距骨滑車面の接触面積が小さくなり関節は徐々に不安定になる．このときの軽度底屈位が最大ゆるみの位置（LPP）となる（図80, 81）．
　背屈角度が底屈角度の1/2程度なのは，①距骨滑車面の前方が幅広い，②後面の関節包・靱帯は，前面のそれより短いためである．

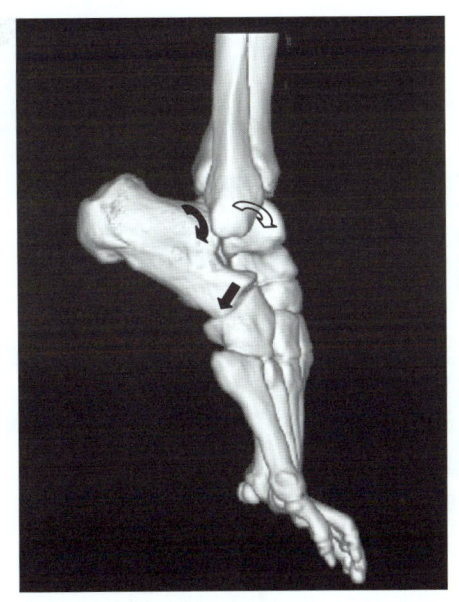

図80　底屈（右足，外側）

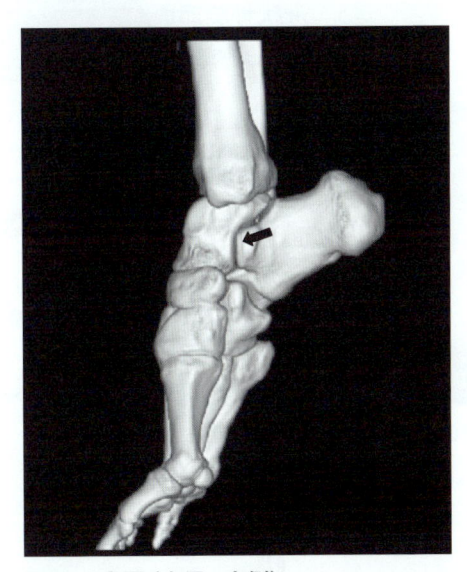

図81　底屈（右足，内側）

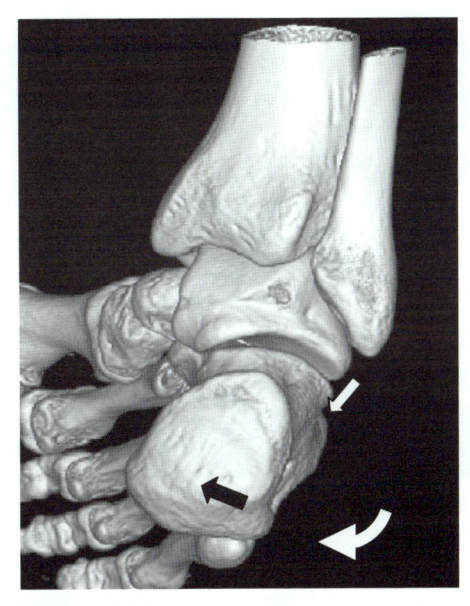

図82　距骨下関節（右足，後面）

### 3.1.3　その他副次的に関与する関節

背屈時には踵骨も動くため，その動きに連動して距骨下関節では後距骨関節面が後下方へ滑り，距踵舟関節では前・中距骨関節面が後下方へ滑り，さらに踵立方関節においては立方関節面が上方へ滑る．

## 3.2　回内－回外運動

回内－回外は，足部を後面からみたときの踵骨の内・外方向への動きで，平面的な動きではなく先に述べたHenke軸を中心とした踵骨の回転運動である．

またこの運動は，3つの基本面における複合的な動きで，矢状面での底背屈，水平面での内外転（内外旋），前額面での内がえし－外がえしの総和として起こる．

そのためこの運動は，前述したいずれかの運動が障害されると，表出できなくなる．

### 3.2.1　距骨下関節

回外時に，踵骨の後距骨関節面は距骨に対して，凸の法則によりわずかに内転・内旋方向に滑ると同時に前方にも滑ることが3D-CTにおいて確認される（図82）．それにより足根洞は開き，骨間距踵靱帯は伸張される（図83）．一方回内時には，逆方向の動きが起こり足根洞は閉じる（図84）．

なお，LPPは半回外位で，CPPは最大回内位となる．

### 3.2.2　距踵舟関節

足部の回外時に，舟状骨の後関節面は距骨に対して，回転しながら凹の法則により内方へ滑り距骨の舟状骨関節面は外側部分が露出される（図85）．同時に距骨の前・中距骨関節面は，距骨下関節の動きに相対して後方へ滑る．回内時には，逆の動きが起こる．

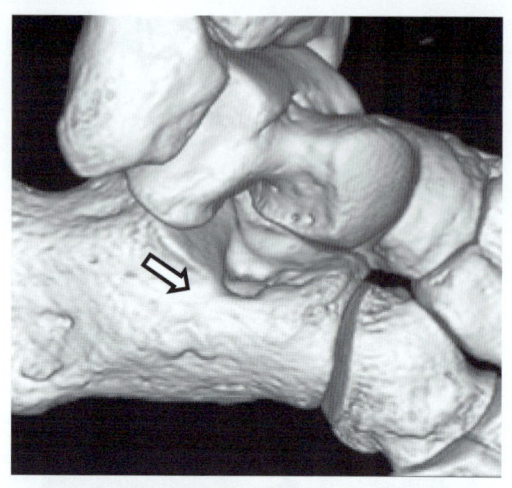

図83　回外時の距骨下関節（右足，外側面）

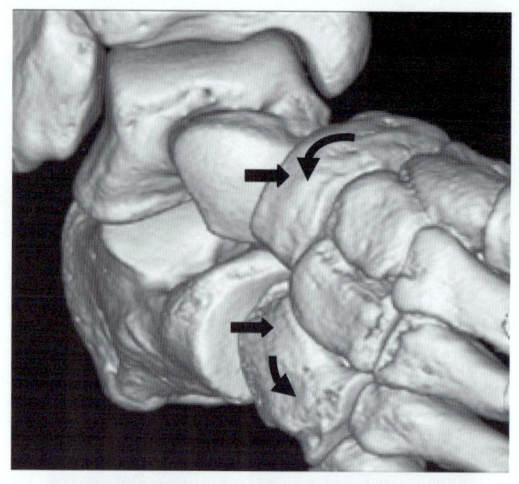

図85　回外時の距踵舟関節および踵立方関節（右足，前面）

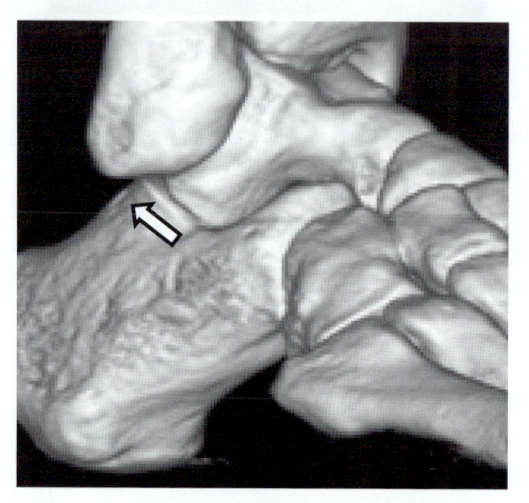

図84　回内時の距骨下関節（右足，外側面）

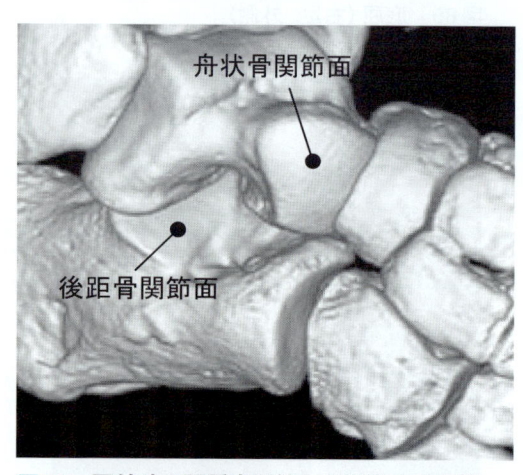

図86　回外時の距踵舟関節および踵立方関節（右足，外側）

舟状骨関節面
後距骨関節面

なお，LPPは半回内位で，CPPは最大回外位となる．

### 3.2.3 踵立方関節

距踵舟関節と併せてショパール関節（Chopart joint）と呼ばれ，連動して運動を行う．よって足部の回外時に距踵舟関節と同方向に動き，立方骨の後関節面は，凹の法則により内方へ滑ると同時に回転する（図86）．

## 3.3 内旋-外旋運動

内旋-外旋とは，矢状面と水平面からなるZ軸での回転運動のことで，この軸の中心は第2中足骨を通る．足底が内方に向く動きを外旋，外方に向く動きを内旋と呼ぶ．

実際には動きの大半を先の距腿関節と距骨下関節が占めており，その先にある中足部，前足部の関節は少しずれる程度で，なかでもショパール関節は内外転を伴う．

3. 運動科学　**167**

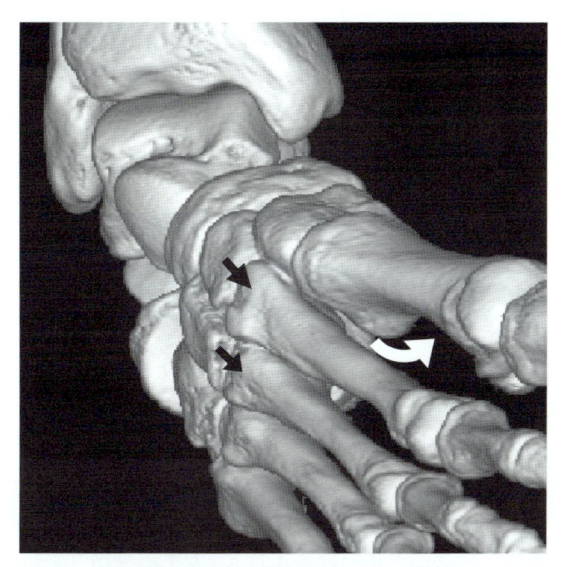

図87　外旋時の足根中足関節（右足，前面）

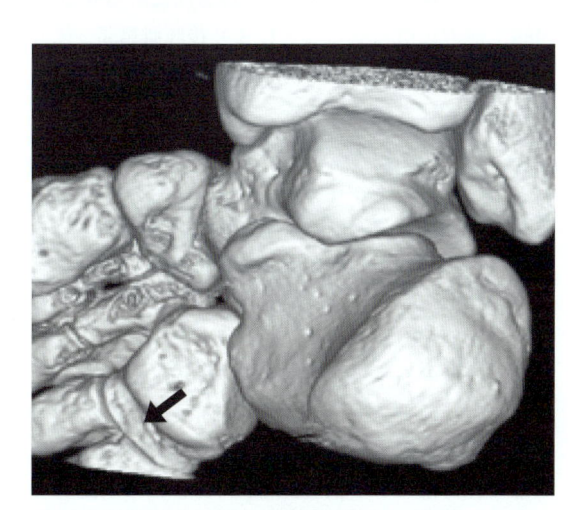

図88　外旋時の足根中足関節（右足，底面）

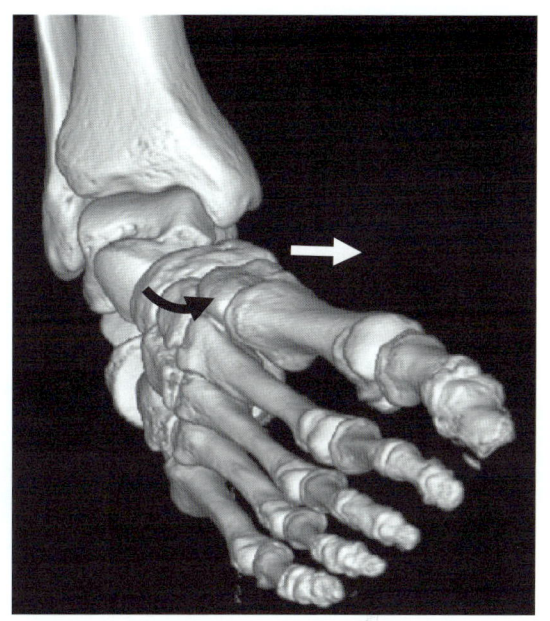

図89　内転時のショパール関節（右足，前面）

### 3.3.1　楔舟関節
　3つの楔状骨が一対となって，舟状骨関節面上をわずかに回転する．

### 3.3.2　楔間関節
　骨間楔間靱帯や骨の形状により，第1，第2，第3楔状骨は強固に連結しているため，わずかにずれる程度かほとんど動かない．

### 3.3.3　楔立方関節
　楔間関節と同様に連結が強固なため，ほとんど動きがなく，わずかにずれる程度である．

### 3.3.4　足根中足関節
　外旋すると，独立している第1楔状骨－第1中足骨の関節は，回転する．残りの第2〜5足根中足関節は，下方へずれる．その動きは，立方骨－第4・第5中足骨の関節がより大きい（図87，88）．

### 3.3.5　中足間関節
　この動きは足根中足関節と連動して起こり，第2中足骨を中心にわずかにずれる．

## 3.4　内転－外転運動

　ショパール関節（距踵舟関節＋踵立方関節）で生じるこの運動は，その形状を背側から見ると距舟部が凸，踵立方部が凹となるため，内外転方向の動きは制限される．しかし，内外旋を伴うことで，内外に偏位することを可能にしている．したがって，内転運動において，舟状骨後関節面および立方骨後関節面は，回転しながら内方へ滑る．外転運動ではその逆の動きが起こる（図89）．

## 3.5 内がえし－外がえし

前額面状で起こるこの動きは，第1中足骨頭を上げ第5中足骨頭を下げて足底を内にむける運動を「内がえし」とし，「外がえし」はその逆としている．

この運動では，距骨下関節，ショパール関節（距踵舟関節＋踵立方関節）が動きの大半を占めている．そのためこの運動は，前述した内反－外反，回内－回外，内転－外転のいずれかの運動が障害されると，表出できなくなる．

## 3.6 足指の屈曲－伸展運動

歩行時の推進力を発揮するためには，伸展位からの屈曲運動が円滑に行われることが重要で，次の2つの関節がこの運動を担っている．

### 3.6.1 中足指節関節

球関節であるが，関節周囲に筋が分化されておらず，かつ背側・底側・内外側を靱帯および腱で覆われているため運動は制限される．よって骨運動は屈曲－伸展運動が主であり，内転－外転運動は随意的に困難である．

屈曲運動時には，基節骨底の関節面が，凹の法則に従い下方へ滑るとともに，軽度内転－内旋を伴う．伸展時には，その逆となる．

また外転運動時には，凹の法則に従い外側に滑りながら軽度外旋する．内転時にはその逆となる．

### 3.6.2 足の指節間関節

中足指節関節とは形態が異なり，屈曲－伸展運動を行う運動自由度1の蝶番関節である．関節内運動は，指節骨底が凹の法則に従い下方へ滑る．伸展時にはその逆となる．

## ④ SJF検査技術

## 4.1 遠位脛腓関節

### 4.1.1 遊び滑り法（gliding）（図90）

**患者の肢位**：背臥位または椅坐位．
**方法**：術者の右手で脛骨を持ち，左手の母指と示指で腓骨の遠位端を把持し，前後方向に滑らせる．
**目的**：前方に滑らせることにより後脛腓靱帯，後方に滑らせることにより前脛腓靱帯の緊張をみる．

## 4.2 距腿関節

### 4.2.1 遊び滑り法（gliding）（図91）

**患者の肢位**：背臥位または椅坐位で，距腿関節を軽度底屈（LPP）．
**方法**：術者の右手で下腿遠位端を固定し，左手で距骨および踵骨を把持し，前後方向へ滑らせる．
**目的**：前方へ滑らせることにより内側にある三角靱帯の脛舟部および前脛距部，外側にある前距腓靱帯の緊張をみる．逆に後方へ滑らせると三角靱帯後脛距部，後距腓靱帯が緊張する．

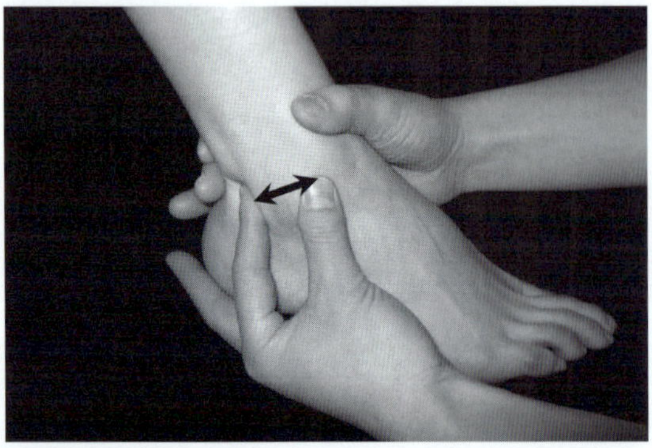

図90　遠位脛腓関節：遊び滑り法

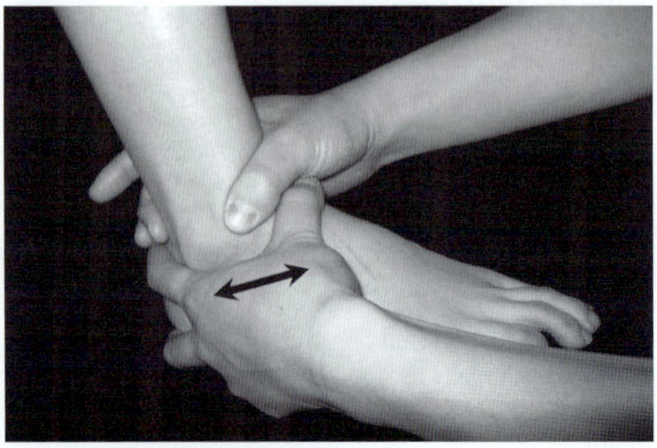

図91　距腿関節：遊び滑り法

4. SJF検査技術   **169**

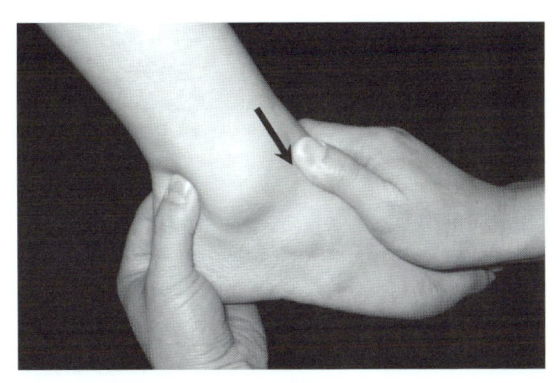

図92　距腿関節：前面の傾斜

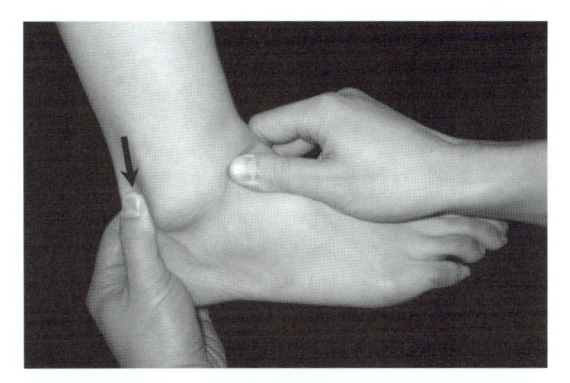

図93　距腿関節：後面の傾斜

### 4.2.2　傾斜法 (tilting)
**患者の肢位**：背臥位または椅坐位で，距腿関節を軽度底屈 (LPP)．
**方法**：術者の右手で距骨の前面を，左手で後面を把持し，前面のみを底側方向へ圧し，関節面を引き離す（前面の傾斜）（図92）．逆に後面のみを底側方向へ圧し，関節面を引き離す（後面の傾斜）（図93）．
**目的**：前面の傾斜により関節包の前面，後面の傾斜により関節包の後面の緊張をみる．

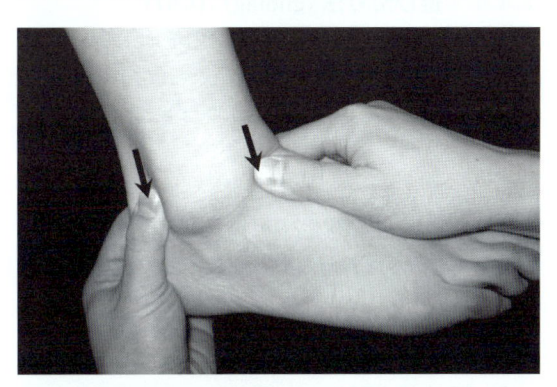

図94　距腿関節：引き離し法

### 4.2.3　引き離し法 (distraction)（図94）
**患者の肢位**：背臥位または椅坐位で，距腿関節を軽度底屈 (LPP)．
**方法**：術者の右手で距骨の前面を，左手で後面を把持し，距骨全体を底側方向へ圧し，関節面を引き離す．
**目的**：距腿関節全体の緊張をみる．

### 4.2.4　接近遊び滑り法 (close gliding)（図95）
**患者の肢位**：背臥位または椅坐位で，距腿関節を軽度底屈 (LPP)．
**方法**：術者の右手で下腿遠位端を固定し，左手の手掌で足部を足底から圧し，関節面同士を近づけた後，前後方向へ滑らせる．
**目的**：距腿関節の潤滑機構をみる．

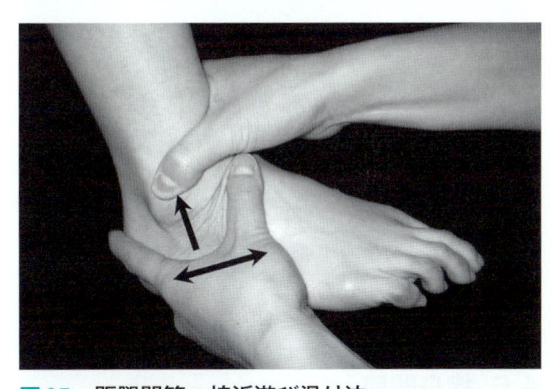

図95　距腿関節：接近遊び滑り法

## 4.3　距骨下関節

### 4.3.1　遊び滑り法 (gliding)（図96）
**患者の肢位**：背臥位または椅坐位で，距骨下関節を

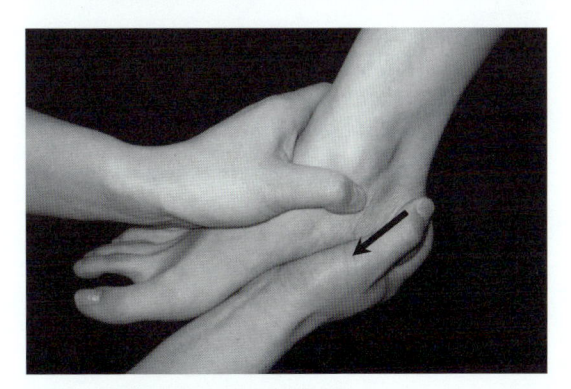

図96　距骨下関節：遊び滑り法

中間位あるいは半回外位（LPP）．
方法：術者の左手の母指で脛骨内果直下に触知できる距骨を固定し，右手で踵骨を把持し，前内側および前外側に滑らせる．
目的：前内側に滑らせ内側距踵靱帯，前外側に滑らせ外側距踵靱帯を緊張させる．

## 4.4 距踵舟関節

### 4.4.1 遊び滑り法（gliding）（図97）
患者の肢位：坐位で，足部を半回内位（LPP）．
方法：術者の右手で距骨頸部を挟み，左手の母指と示指で舟状骨を把持し，底背側および内外側に滑らせる．
目的：背側に滑らせ底側踵舟靱帯，底側に滑らせ距舟靱帯および内側に滑らせ踵舟靱帯を緊張させ硬さをみる．また外側に滑らせることで内側の関節包の硬さも検査できる．

## 4.5 踵立方関節

### 4.5.1 遊び滑り法（gliding）（図98）
患者の肢位：坐位で，足部を半回内位（LPP）．
方法：術者の左手で踵骨を持ち，右手で立方骨を把持し，底背側および内外側に滑らせる．
目的：背側に滑らせ底側踵立方靱帯，底側に滑らせ背側踵立方靱帯を緊張させ硬さをみる．また同時に関節包も緊張する．

## 4.6 楔舟関節

### 4.6.1 遊び滑り法（gliding）（図99）
患者の肢位：坐位で，足部を半回内位（LPP）．
方法：術者の左手の母指と示指で舟状骨を挟み，右手で楔状骨を把持し，底背側に滑らせる．
目的：背側に滑らせ底側楔舟靱帯，底側に滑らせ背側楔舟靱帯を緊張させ硬さをみる．また同時に関節包も緊張する．

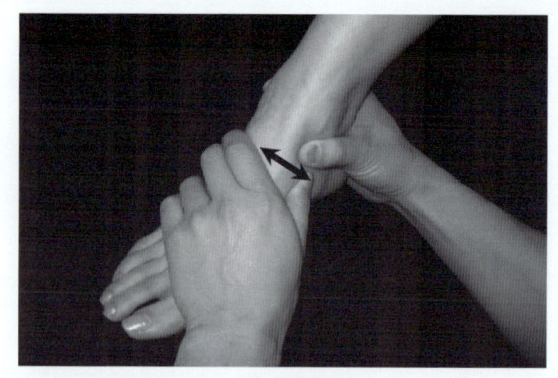

図97　距踵舟関節：遊び滑り法

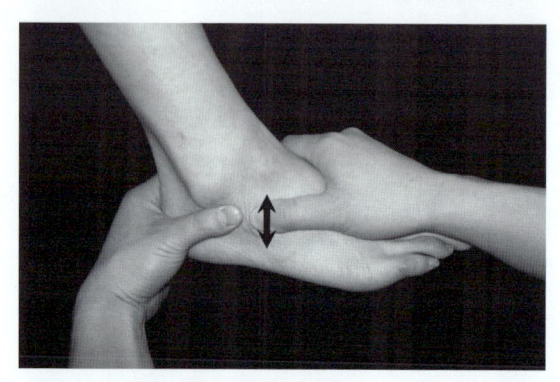

図98　踵立方関節：遊び滑り法

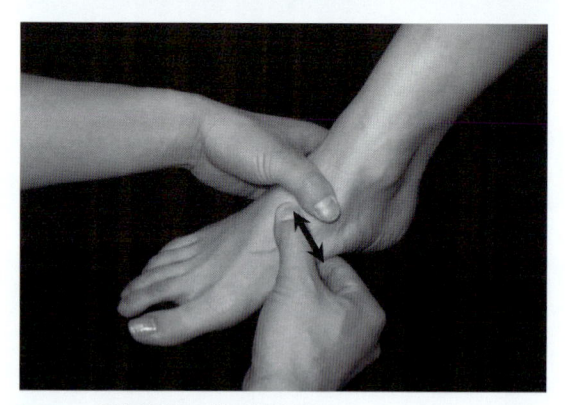

図99　楔舟関節：遊び滑り法

## 4.7 楔間関節

### 4.7.1 遊び滑り法（gliding）（図100）
**患者の肢位**：坐位で，足部を半回内位（LPP）．
**方法**：術者の左手の母指と示指で第2楔状骨を挟み，他側の手で隣接する第1楔状骨を把持し，底背側に滑らせる．
**目的**：背側に滑らせ底側楔間靱帯，底側に滑らせ背側楔間靱帯を緊張させ硬さをみる．なお，楔状骨同士は，骨間楔状靱帯で強固に連結されているため，滑りは他の骨に比してわずかである．

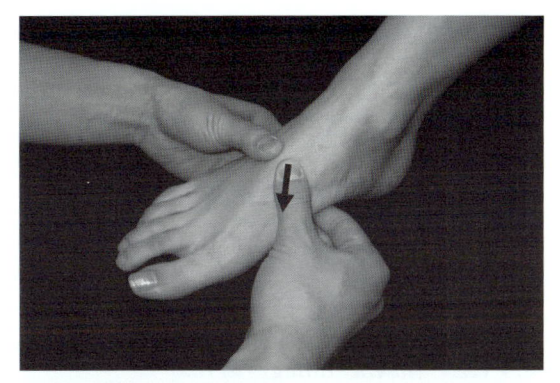

図100　楔間関節：遊び滑り法

## 4.8 楔立方関節

### 4.8.1 遊び滑り法（gliding）（図101）
**患者の肢位**：坐位で，足部を半回内位（LPP）．
**方法**：術者の右手で楔状骨全体を把持し，左手の母指と示指で立方骨を挟み，底背側に滑らせる．
**目的**：背側に滑らせ底側楔立方靱帯，底側に滑らせ背側楔立方靱帯を緊張させ硬さをみる．なお楔間関節同様，骨間楔立方靱帯で強固に連結されているため，滑りはわずかである．

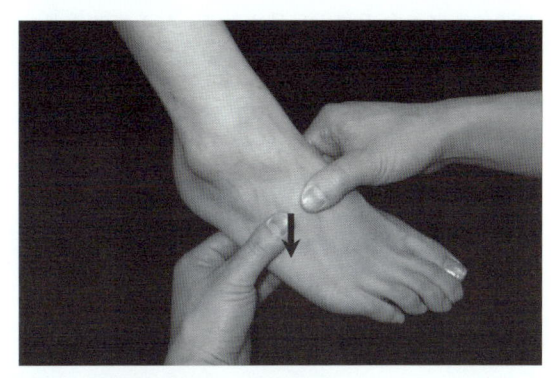

図101　楔立方関節：遊び滑り法

## 4.9 足根中足関節

### 4.9.1 遊び滑り法（gliding）（図102）
**患者の肢位**：坐位で，足部を半回内位（LPP）．
**方法**：術者の左手の母指と示指で楔状骨を挟み，右手で中足骨を把持し，底背側に滑らせる．
**目的**：背側に滑らせ底側足根中足靱帯，底側に滑らせ背側足根中足靱帯を緊張させ硬さをみる．

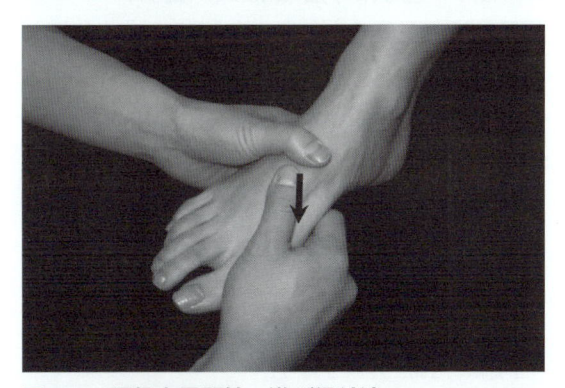

図102　足根中足関節：遊び滑り法

## 4.10 中足間関節

### 4.10.1 遊び滑り法（gliding）（図103）
**患者の肢位**：坐位で，足部を半回内位（LPP）．
**方法**：術者の左手で第2中足骨を挟み，右手で隣接する第1中足骨を把持し，底背側に滑らせる．
**目的**：背側に滑らせ底側中足靱帯，底側に滑らせ背側中足靱帯を緊張させ硬さをみる．

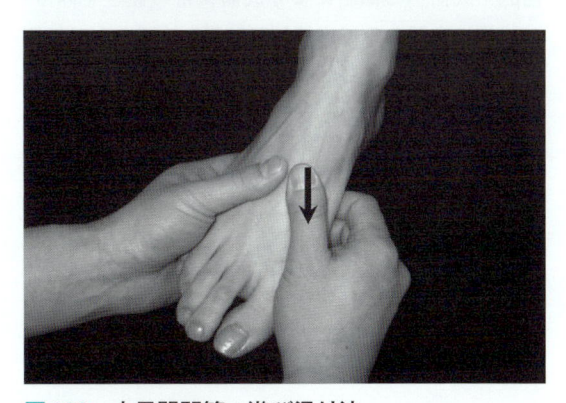

図103　中足間関節：遊び滑り法

## 4.11 中足指節関節

### 4.11.1 遊び滑り法 (gliding)（図104）
患者の肢位：坐位で，中足指節関節を中間位 (LPP)．
方法：術者の左手で中足骨を挟み，右手で基節骨を把持し，底背側に滑らせる．
目的：関節包の硬さをみる．

### 4.11.2 傾斜法 (tilting)（図105）
患者の肢位：坐位で，中足指節関節を中間位 (LPP)．
方法：術者の左手で中足骨を挟み，右手で基節骨を把持し，底側へ傾斜させる．同様に内側，外側も行う．
目的：底側へ傾斜させることにより底側靱帯の硬さをみる．同様に内側の傾斜で内側側副靱帯，外側の傾斜で外側側副靱帯の硬さもみる．

## 4.12 足の指節間関節

### 4.12.1 遊び滑り法 (gliding)（図106）
患者の肢位：坐位で，指節間関節を軽度屈曲位 (LPP)．
方法：術者の左手で基節骨（中節骨）を挟み，右手で中節骨（末節骨）を把持し，底背側に滑らせる．
目的：関節包の硬さをみる．

### 4.12.2 傾斜法 (tilting)（図107）
患者の肢位：坐位で，指節間関節を軽度屈曲位 (LPP)．
方法：術者の左手で基節骨（中節骨）を挟み，右手で中節骨（末節骨）を把持し，底側へ傾斜させる．同様に内側，外側も行う．
目的：底側への傾斜により底側靱帯の硬さをみる．同様に内側のみで内側側副靱帯，外側のみで外側側副靱帯の硬さもみる．

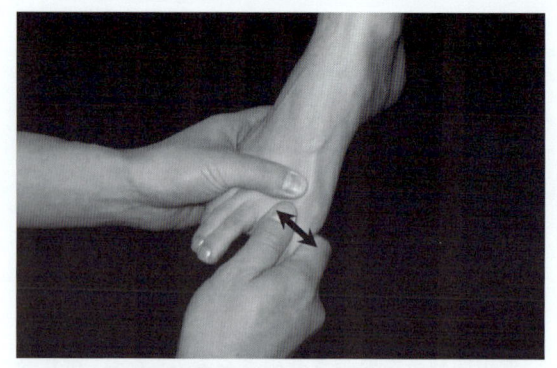

図104　中足指節関節：遊び滑り法

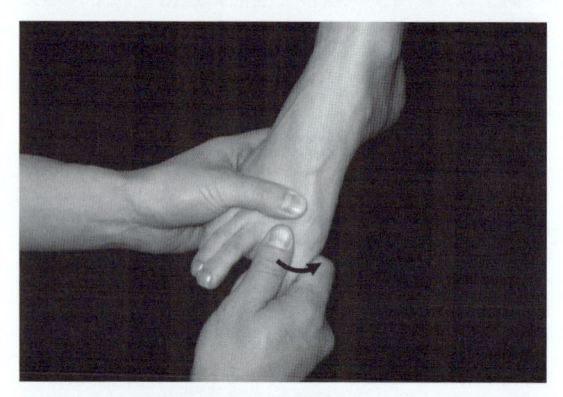

図105　中足指節関節：傾斜法

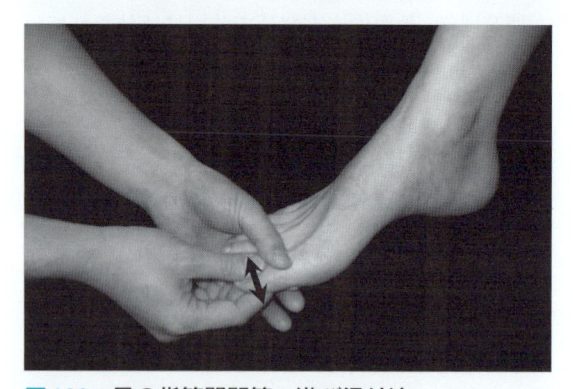

図106　足の指節間関節：遊び滑り法

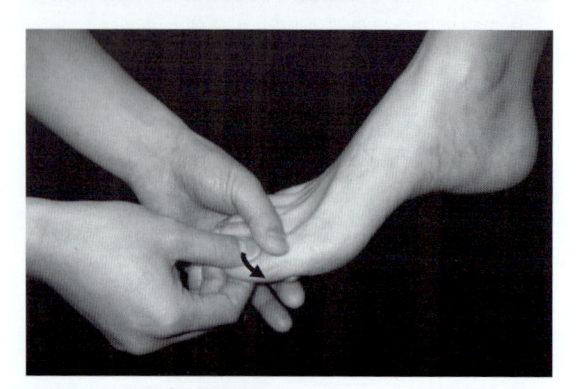

図107　足の指節間関節：傾斜法

## 5 SJF治療技術

　先の運動科学の項で述べたように，足部の骨運動には多数の関節が関与している．よってある方向の運動が制限されている場合には，その運動を構成している関節を優先的に治療していくとよい．本項では，関節の治療を背屈−底屈，回内−回外，外旋−内旋，足指の屈曲−伸展に大別し記載していく．

## 5.1 背屈−底屈

### 5.1.1 距腿関節

**ⓐ 接近構成滑り法（close direct sliding）（図108）**
患者の肢位：背臥位または坐位．
骨運動：背屈．
構成運動：背屈に伴う距骨滑車面の後方への滑り．
方法：術者の左手手指で踵を下腿骨に近づけ，左手手掌で背屈させるとともに，右手で距骨の上関節面が下腿骨の下関節面に沿うように後上方へ滑らせる．

**ⓑ 速い逆構成滑り法（quick inverse sliding）：底屈運動に対する場合（図109）**
患者の肢位：坐位．
骨運動：背屈．
構成運動：背屈に伴う距骨滑車面の後方への滑り．
方法：術者の左手で足部を背屈させるとともに，右手の母指と示指で距骨頸部をつまみ，下方から上方に向かって瞬時に引く．

**ⓒ 速い逆構成滑り法（quick inverse sliding）：背屈運動に対する場合（図110）**
患者の肢位：坐位．
骨運動：底屈．
構成運動：底屈に伴う距骨滑車面の前方への滑り．
方法：術者の右手で足部を底屈させるとともに，左手の母指と示指で距骨背側部を下方から上方に向かって瞬時に押す．

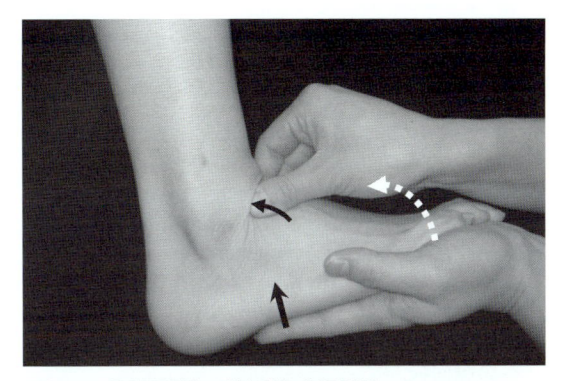

図108　距腿関節：接近構成滑り法

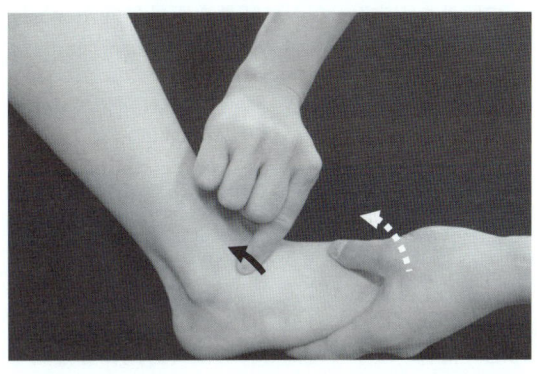

図109　距腿関節：底屈運動に対する速い逆構成滑り法

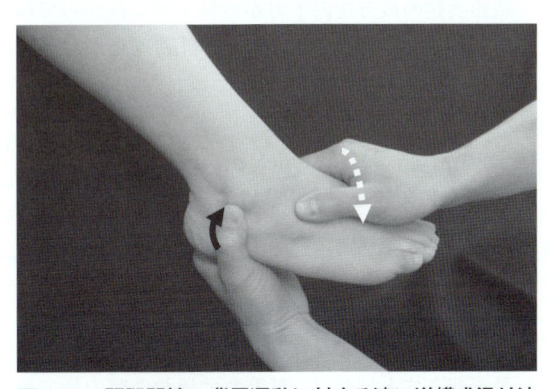

図110　距腿関節：背屈運動に対する速い逆構成滑り法

## 5.2 回内-回外

### 5.2.1 距骨下関節（距踵関節）

**ⓐ 接近軸回転法（close direct spinning）（図111）**
患者の肢位：背臥位または坐位．
骨運動：回内-回外．
構成運動：回内-回外に伴う後距骨関節面の内外側への軸回転．
方法：足部中間位で，術者の左手で内果下部において距骨を固定し，右手で踵骨を距骨に向かって圧した後，踵骨を水平面で外または内側に回転させる．

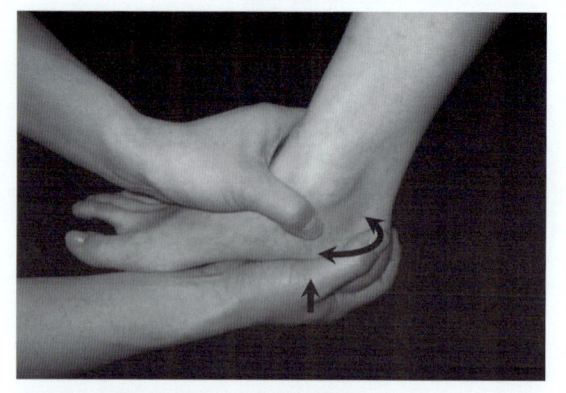

**図111　距骨下関節：接近軸回転法**

**ⓑ 速い逆構成滑り法（quick inverse sliding）：回外運動に対する場合（図112）**
患者の肢位：坐位．
骨運動：回外．
構成運動：回外に伴う後距骨関節面の内側への滑り．
方法：術者の左手で足部を持ち回外方向に骨運動を起こすと同時に，右手の示指および中指で踵骨の載距突起の後方を内下方から外上方に向かって瞬時に押す．治療後，回内方向の自動運動が容易になることを確認する．

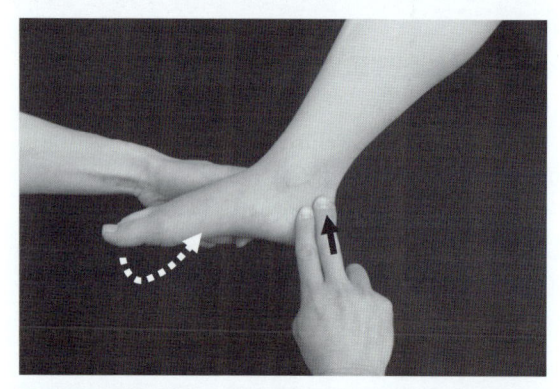

**図112　距骨下関節：回外運動に対する速い逆構成滑り法**

**ⓒ 速い逆構成滑り法（quick inverse sliding）：回内運動に対する場合（図113）**
患者の肢位：坐位．
骨運動：回内．
構成運動：回内に伴う後距骨関節面の外側への滑り．
方法：術者の右手で足部を把持し，回内方向に骨運動を起こすと同時に，左手の示指および中指で踵骨の外側面を外下方から内上方に向かって瞬時に押す．治療後，回外方向の自動運動が容易になることを確認する．

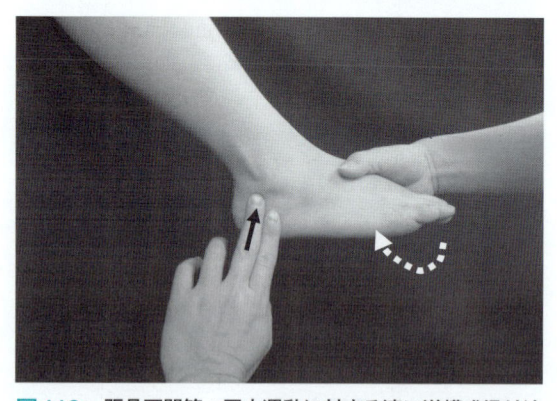

**図113　距骨下関節：回内運動に対する速い逆構成滑り法**

## 5.2.2 距踵舟関節

**ⓐ 接近軸回転法 (close direct spinning)（図114）**
患者の肢位：背臥位または坐位．
骨運動：回外に伴う内旋，内転，あるいは回内に伴う外旋，外転．
構成運動：回内－回外に伴う舟状骨後関節面の軸回転．
方法：足部中間位で，術者の左手で距骨を固定し，右手の母指と示指で舟状骨をつまむように保持し，距骨に向かって圧した後，舟状骨を回転させる．

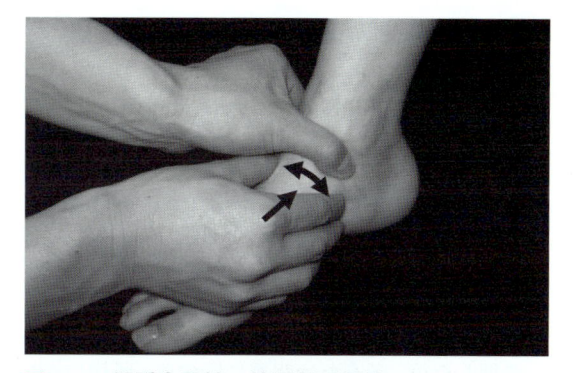

**図114** 距踵舟関節：接近軸回転法

## 5.2.3 踵立方関節

**ⓐ 接近軸回転法 (close direct spinning)（図115）**
患者の肢位：背臥位または坐位．
骨運動：背屈－底屈および回内－回外．
構成運動：背屈－底屈に伴う立方骨後関節面の上下方向への滑り，および回内－回外に伴う立方骨後関節面の内外方向への滑り．
方法：足部中間位で，術者の左手で踵骨を固定し，右手で立方骨を踵骨に向かって圧した後，回転させる．

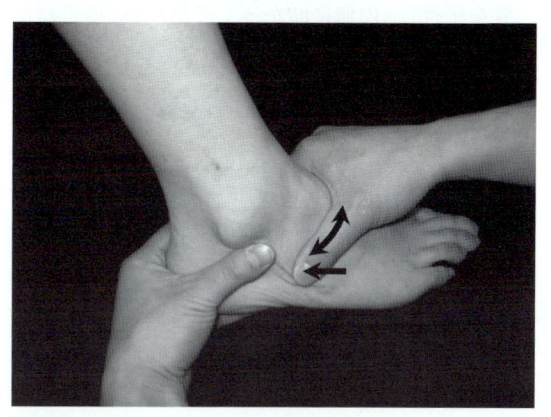

**図115** 踵立方関節：接近軸回転法

## 5.3 内旋－外旋

### 5.3.1 楔舟関節

**ⓐ 接近軸回転法 (close direct spinning)（図116）**
患者の肢位：背臥位または坐位．
骨運動：内旋－外旋．
構成運動：回外－回内に伴う楔状骨関節面の内外側への軸回転．
方法：足部中間位で，術者の左手で舟状骨を固定し，右手で楔状骨全体を保持し，舟状骨に向かって圧した後，第2楔状骨を中心に外または内側に回転させる．

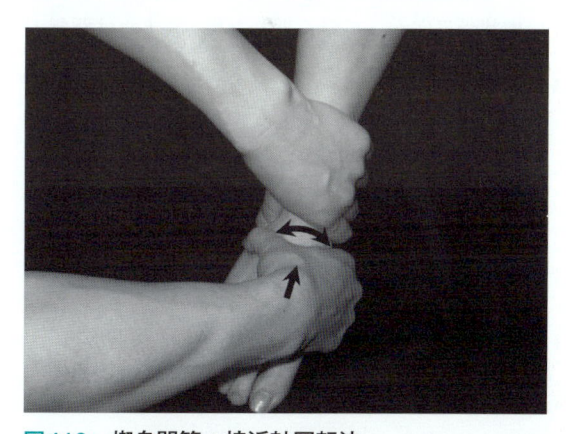

**図116** 楔舟関節：接近軸回転法

### 5.3.2 楔間関節（図117）

**ⓐ 接近軸回転法（close direct spinning）**
**患者の肢位**：背臥位または坐位.
**骨運動**：外旋－内旋.
**構成運動**：外旋－内旋に伴う楔状骨の軸回転. 靱帯による連結が強固なため, ほとんど動かない.
**方法**：足部中間位で, 術者の左手で第2楔状骨を固定し, 右手で第1楔状骨を把持し, 外側に向かって押した後, 底または背側に圧する. 同様に, 術者の右手で第2楔状骨を固定し, 左手で第3楔状骨を把持し, 内側に向かって押した後, 底または背側方向に圧する.

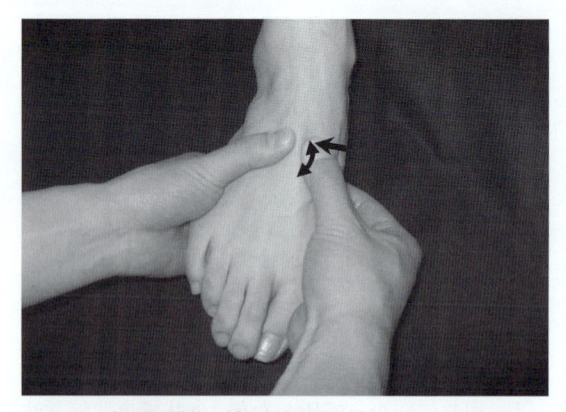

**図117** 楔間関節：接近軸回転法

### 5.3.3 楔立方関節

**ⓐ 接近軸回転法（close direct spinning）（図118）**
**患者の肢位**：背臥位または坐位.
**骨運動**：外旋－内旋.
**構成運動**：外旋－内旋に伴う立方骨の軸回転. 楔間関節同様, 靱帯による連結が強固なため, ほとんど動かない.
**方法**：足部中間位あるいは軽度底屈位で, 術者の右手で第3楔状骨を固定し, 左手で立方骨を把持し, 楔状骨に向かって軽く押した後, 底または背側方向に圧する.

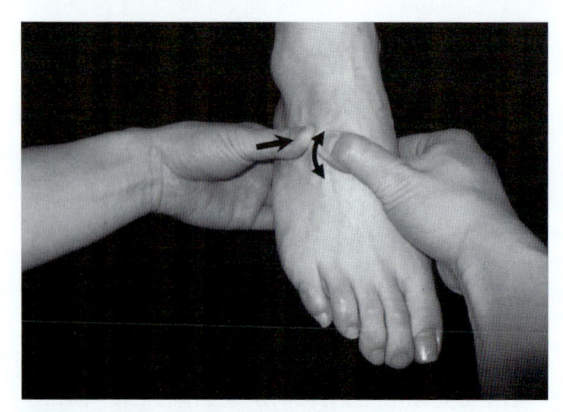

**図118** 楔立方関節：接近軸回転法

### 5.3.4 足根中足関節

**ⓐ 接近軸回転法（close direct spinning）：第1足根中足関節（図119）**
**患者の肢位**：背臥位または坐位.
**骨運動**：外旋－内旋.
**構成運動**：外旋－内旋に伴う中足骨の軸回転. 関節の形状により運動は制限される.
**方法**：第1楔状骨と第1中足骨を母指および示指で把持し, 近づけた後, 回転させる.

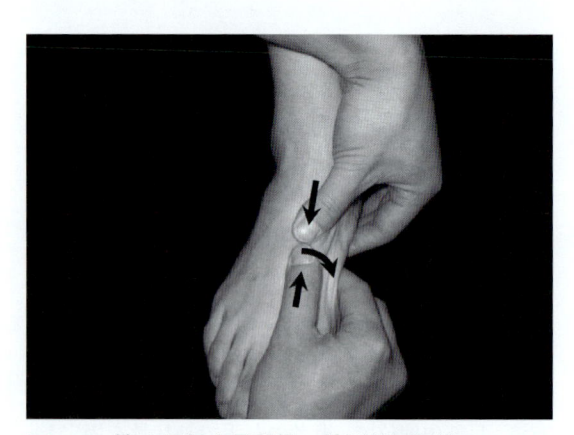

**図119** 第1足根中足関節：接近軸回転法

ⓑ **接近軸回転法（close direct spinning）：第2足根中足関節**（図120）

患者の肢位：背臥位または坐位.

骨運動：外旋－内旋.

構成運動：外旋－内旋に伴う中足骨の軸回転. 関節の形状により運動は制限される.

方法：術者の左手母指で第2楔状骨の背外側を圧し, 外底側に押す. 右手母指は第2中足骨背内側を圧し, 内底側方に押す. こうすることで関節内では回転が起こる.

ⓒ **接近軸回転法（close direct spinning）：第3足根中足関節**

患者の肢位：背臥位または坐位.

骨運動：外旋－内旋.

構成運動：外旋－内旋に伴う中足骨の軸回転. 関節の形状により運動は制限される.

方法：第2足根中足関節と同様に行う.

ⓓ **接近軸回転法（close direct spinning）：第4・第5足根中足関節**

患者の肢位：背臥位または坐位.

骨運動：外旋－内旋.

構成運動：外旋－内旋に伴う中足骨の軸回転. 関節の形状により運動は制限される.

方法：立方骨と第4・第5中足骨を母指および示指で把持し, 近づけた後, 回転させる.

### 5.3.5 中足間関節

ⓐ **接近軸回転法（close direct spinning）**（図121）

患者の肢位：背臥位または坐位.

骨運動：外旋－内旋.

構成運動：足根中足関節とともに機能するため, 体重負荷時にわずかにずれる程度にしか運動しない.

方法：第1中足骨と第2中足骨では, 術者の左手で第2中足骨を固定し, 右手で第1中足骨を近づけた後, 底外側（外旋）方向に圧する. 第2中足骨と第3中足骨では, 術者の右手で第2中足骨を固定し, 左手で第3中足骨を近づけた後, 底内側（内旋）方向に圧する.

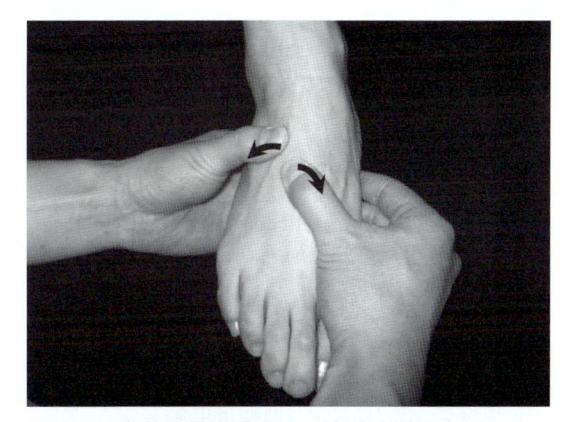

図120　第2足根中足関節：接近軸回転法

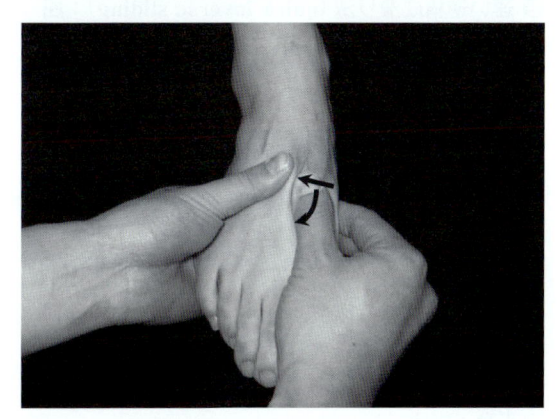

図121　中足間関節：接近軸回転法

## 5.4 足指の屈曲−伸展

### 5.4.1 中足指節関節

**ⓐ 接近軸回転法（close direct spinning）（図122）**
患者の肢位：背臥位または坐位.
骨運動：屈曲に伴う軽度の内転・内旋. 伸展時は逆.
構成運動：屈曲−伸展に伴う基節骨の軸回転.
方法：術者の右手で中足骨を固定し，左手で基節骨を把持し，近づけながら回転させる.

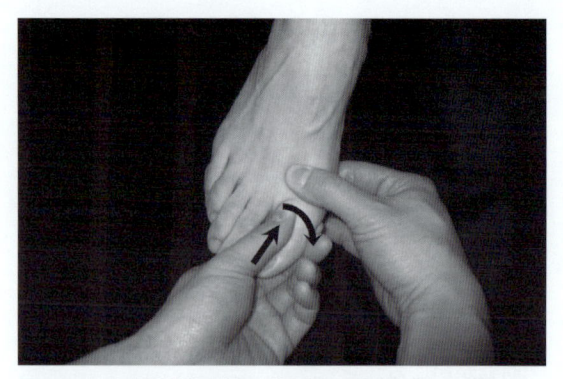

図122　中足指節関節：接近軸回転法

**ⓑ 速い逆構成滑り法（quick inverse sliding）：屈曲運動に対する場合（図123）**
患者の肢位：坐位.
骨運動：伸展.
構成運動：伸展に伴う基節骨の背側方への滑り.
方法：術者の左手で足部を固定し，右手の指で基節骨を底側方から背側方に向かって瞬時に押す.

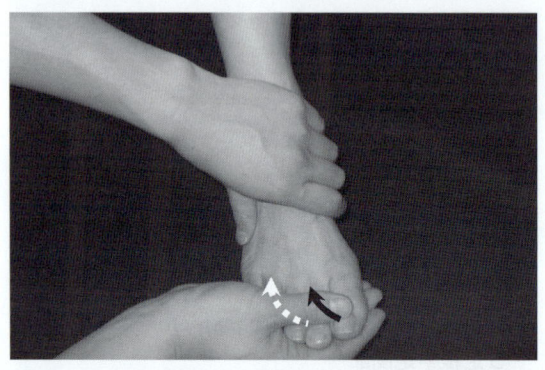

図123　中足指節関節：屈曲運動に対する速い逆構成滑り法

**ⓒ 速い逆構成滑り法（quick inverse sliding）：伸展運動に対する場合（図124）**
患者の肢位：坐位.
骨運動：屈曲.
構成運動：屈曲に伴う基節骨の底側方への滑り.
方法：術者の左手で足部を固定し，右手の指で基節骨を背側方から底側方に向かって瞬時に押す.

### 5.4.2 足の指節間関節

**ⓐ 接近軸回転法（close direct spinning）（図125）**
患者の肢位：背臥位または坐位.
骨運動：内旋−外旋.
構成運動：基節骨の軸回転.
方法：術者の右手で基節骨を固定し，左手で中節骨を把持し，近づけながら回転させる（図125は第1基節骨−第1末節骨間を示す）.

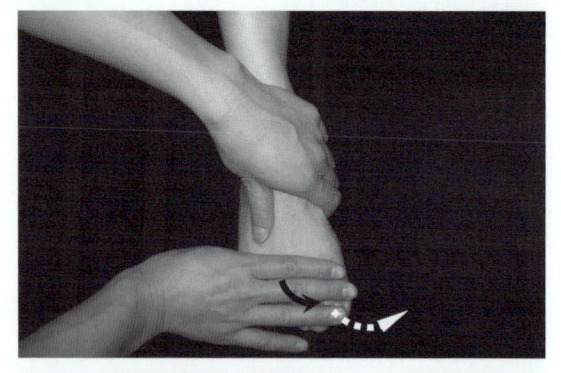

図124　中足指節関節：伸展運動に対する速い逆構成滑り法

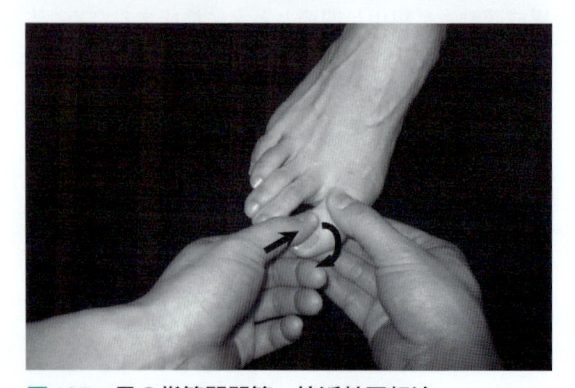

図125　足の指節間関節：接近軸回転法

# VII. 脊椎：頸部

## 1 関節の構造

### 1.1 概観

頸部の運動は7つの椎骨と，第1頸椎により支えられる頭蓋骨でなされる．

6方向（前屈，後屈，左右側屈，左右回旋）の運動が頸部全体の可動域（ROM）として表されるが，実際には各椎体によってその役割が限定され固有の可動性をもっている．

各椎体の形態的特徴から頭蓋骨底後頭顆関節面を含む上位頸椎（環椎および軸椎）と第3頸椎から第7頸椎により構成される下位頸椎とに大きく分けることができる（図1, 2）．

上位頸椎と下位頸椎は相互に関節面の形状，組織の制限などから起こる可動性の不足分を補い，運動が一方向だけで起こることは少なく，大抵の場合複合して運動が起こる．

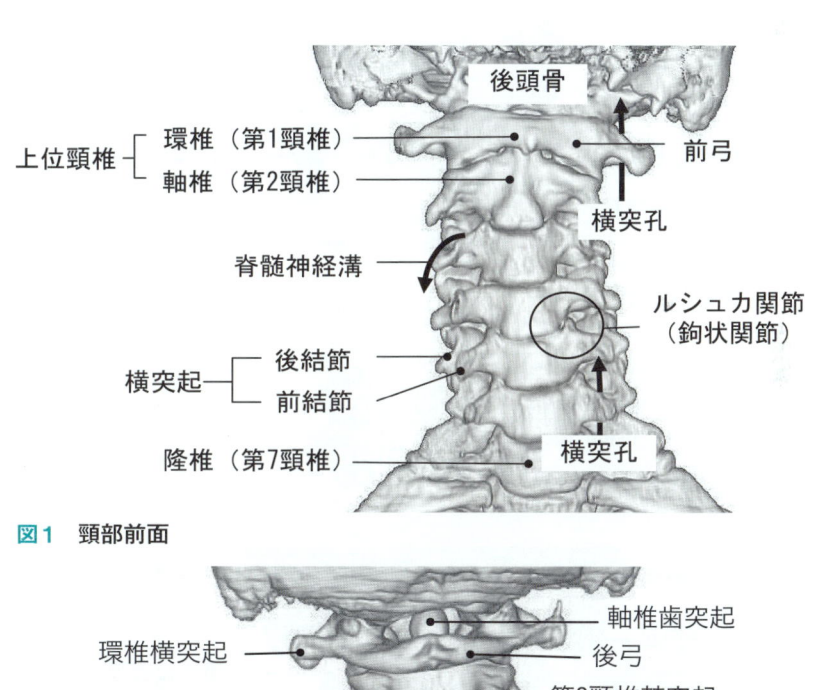

**図1** 頸部前面

**図2** 頸部後面

また，頭部と体幹を連結し生命維持に重要な脳幹および頸髄の「安定性」と，視野の確保に必要な「可動性」という2つの相反する機能を得るため次のような特徴をもっている．

#### 1.1.1 頸部前面

まず安定性を得るため頸椎は椎体と棘突起にそれぞれ特徴がある．第2頸椎以下の椎体上面は胸椎，腰椎と異なり平坦ではなく両面の椎体縁がせり上がり，上位椎体の下面にある外側軟骨部と鈎状関節（ルシュカ関節）を形成する（図1○印）．

鈎状関節は頸椎側屈時の側方への運動を制限する．側方には椎骨動脈が通る横突孔（図1↑矢印）を有し，さらに前結節と後結節が区別され，その間には脊髄神経節を通す脊髄神経溝（図1↓矢印）がある．これらの神経，血管を守る側方安定性を得るため鈎状関節は重要である．また屈曲，伸展および回旋においては運動を誘導するように働き，各運動方向への安定性を保つ役割を果たしている．

#### 1.1.2 頸部後面

第2頸椎から第7頸椎までの棘突起の先端は結節状に肥厚するか二股に分かれている．これは頸椎伸展時に上位椎体の棘突起が下位椎体の棘突起に重なり，挟むような形となることで運動を骨性に制限するのに都合のよい形状となっている（図2○印）．

#### 1.1.3 頸部の靱帯

さらに周囲を多くの靱帯および筋群で補強されている．靱帯は前方に頭蓋底から仙骨まで走る前縦靱

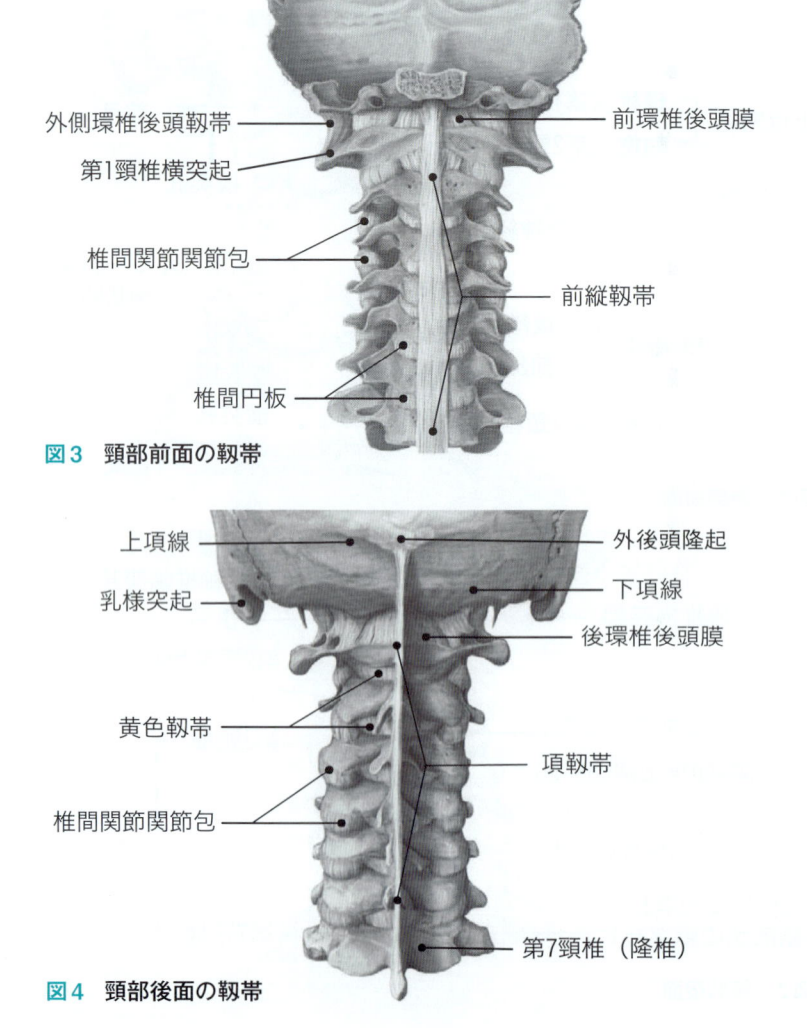

**図3 頸部前面の靱帯**

**図4 頸部後面の靱帯**

帯（図3），後方に外後頭隆起から第7頸椎の間に張る項靱帯（棘上靱帯が上方に広がったもの）などがあり，頭蓋と7つの頸椎を連結している（図4）．

筋も深層から表層までかなりの厚みで頸部の保護を担っている．

### 1.1.4 軟部組織の厚み

棘突起先端から皮膚表面までの距離は図5で示すように，環椎後結節まで約4cm（身長170cm，体重60kg，男性）表層部で触知が容易な第7頸椎（隆椎）でさえ2.5cmの厚みを有す（図5）．

しかし，前面には頸部の運動にかかわる筋がほとんどなく側面に胸鎖乳突筋，斜角筋が鎖骨に付着しているのみである．つまり頸部伸展方向へは棘突起による骨性の制限と前縦靱帯，椎間円板による軟部組織性の安定性，屈曲方向へは後面に付着する筋群および靱帯により運動が規定される．

### 1.1.5 椎間円板

椎間円板は脊柱の各部位によってその大きさが異なるが，椎体の高さに対する椎間円板の厚みは比率で表せば頸椎が最も大きい（図6）．つまり頸椎の椎間円板によって得られる可動性は他の椎体と比べて大きくなる（ただし環椎後頭関節，環軸関節には椎間円板は存在しない）．また，荷重に対する衝撃吸収が重要な頸椎，腰椎において椎間円板が厚くなっている．

このような安定性を得るための特長に対し，視野の確保に必要な頭部の回旋可動性は主として環軸関節によって得られる．

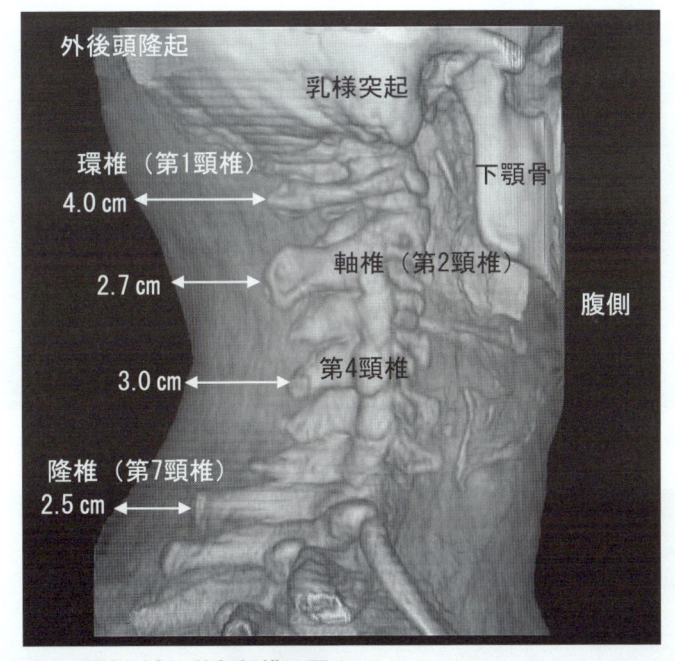

図5　頸部外郭，軟部組織の厚み

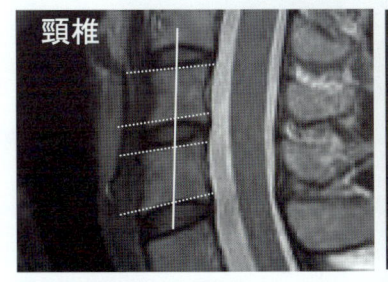

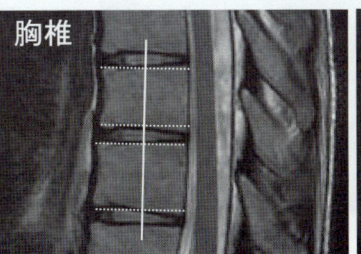

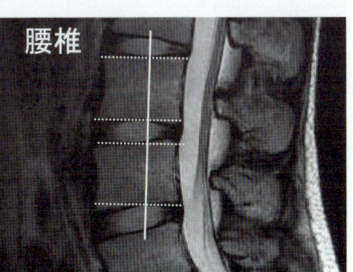

図6　椎間円板の比較

## 1.2 環椎後頭関節（C0/1）
### atlantooccipital joints

　頭蓋骨と頸椎の連結である環椎後頭関節（C0/1）は左右2対の関節面からなり，凸面である頭蓋骨底後頭骨顆（図8）と凹面である環椎上関節窩（図9）により構成される楕円関節である．関節面は背側に開いたハの字で（図9矢印），椎体の中心に向かって傾いており（図10矢印），その上に頭蓋骨が載る構造となっている（図7）．

　頭蓋骨の大きさと比べると，頭蓋骨底の関節面はあまりにも小さく安定性に欠ける．これを補うために上位頸椎と頭蓋骨の間には外側環椎後頭靱帯，前・後環椎後頭膜（図3, 4）を外装として関節周囲を強固な多くの靱帯（図11）と，頭蓋底，環椎，軸椎の上位頸椎を覆う短い項筋群，頸椎関節筋群が存在している．また前方を頸長筋，頭長筋などの筋群が覆う形で安定性と可動性を確保している．

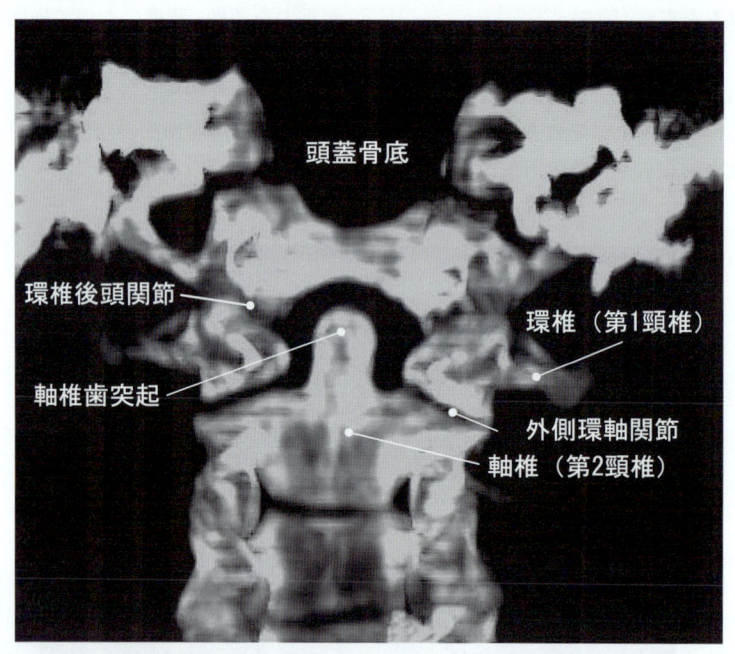

**図7　上位頸椎前額断面**

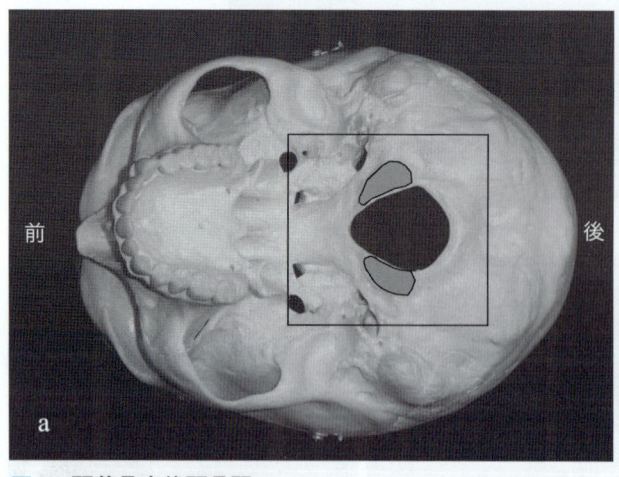

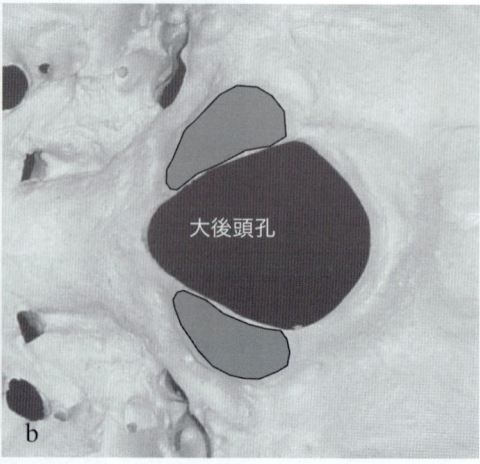

**図8　頭蓋骨底後頭骨顆**
a. 凸面，b. 拡大図．

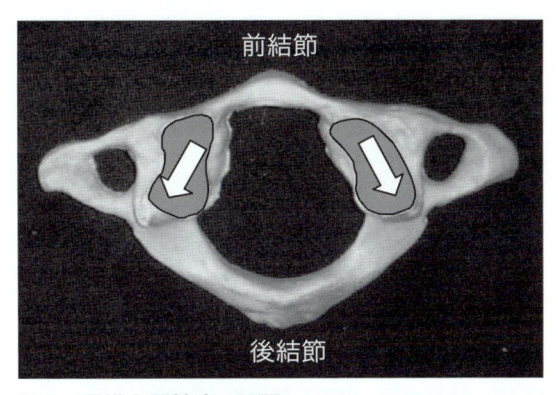

図9　環椎上関節窩，凹面

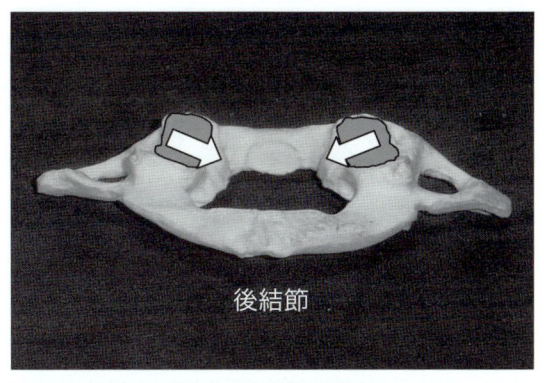

図10　環椎上関節窩，関節面の傾き

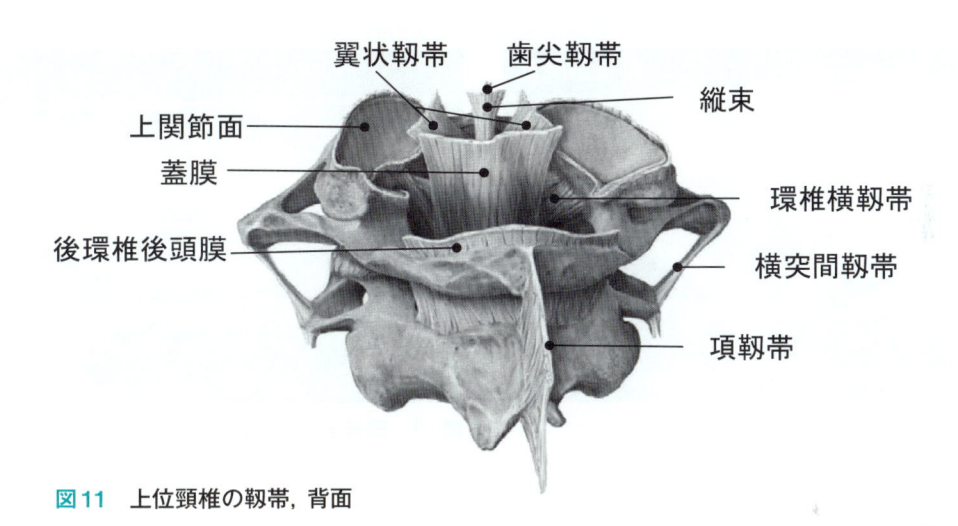

図11　上位頸椎の靱帯，背面

## 1.3 環軸関節（C1/2）
atlantoaxial joints

　環軸関節（C1/2）は左右2対の外側環軸関節と，中心にある1対の正中環軸関節から成り立っている（図7, 12）．外側環軸関節は環椎下関節面（凸面）と軸椎上関節面（凸面）により形成される（図13, 14）．通常関節面は一方を凹面として形成され，運動は必ず凹凸の法則に従う．しかし外側環軸関節の場合どちらの関節面も凸面であり（CTによる断層撮影で見た場合，部分的に環椎下関節面が凹面となっている部分もあるが関節面中央部の矢状断面は10例中9例が両面を凸面として外側環軸関節が形成されている），したがってここでは凹凸の法則は該当しない．

　正中環軸関節は軸椎歯突起（凸面）と環椎歯突起窩（前弓関節面，凹面）により形成される車軸関節で（図15, 16），後方を環椎横靱帯により閉鎖し歯

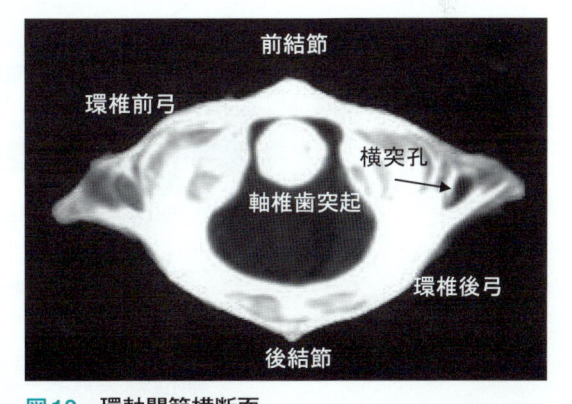

図12　環軸関節横断面

突起を取り囲む状態で固定されている．
　さらに歯突起の外側から起こり後頭顆の内面に対の翼状靱帯と，歯突起先端から起こり大後頭孔の前縁につく不対性の歯尖靱帯により，回旋時の正中環軸関節の安定性が得られる（図17）．

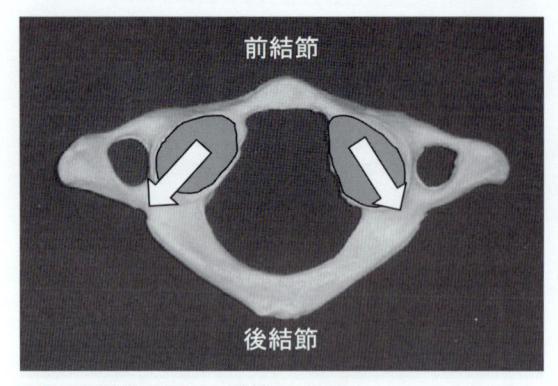

図13 環椎下面, 下関節面（灰色）

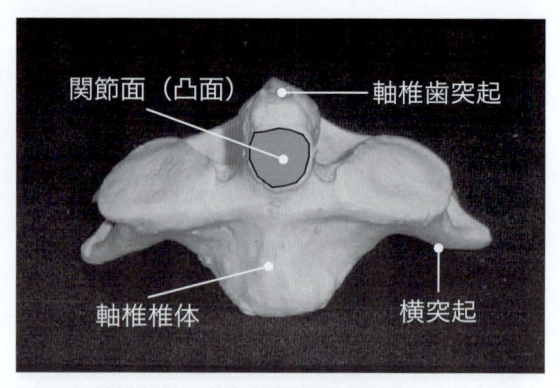

図15 軸椎前面, 歯突起関節面（灰色）

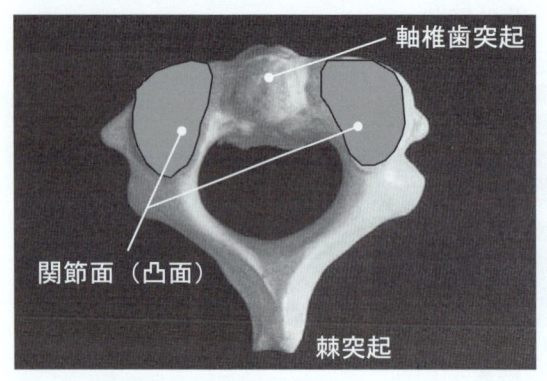

図14 軸椎上面, 上関節面（灰色）

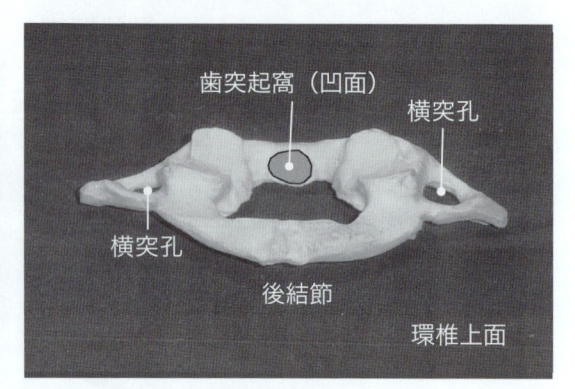

図16 環椎上面, 歯突起窩（灰色）

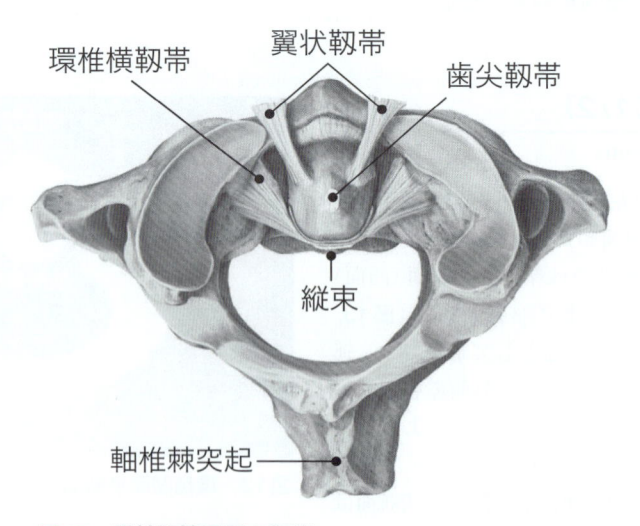

図17 環軸関節周囲の靱帯

## 1.4 頸椎椎間関節（C2/3 ～ C7/T1）
### cervical intervertebral joints

頸椎のうち上位2椎は特異的な形状をなし，第3頸椎以下第7頸椎まで関節面の形状は相似であるが，矢状面の傾きが水平面に対しC3/4椎間関節で45°，C6/7椎間関節で60°と垂直に近づく（図18）．関節面の形状は上位椎体の下関節面が凹（図19），下位椎体の上関節面が凸となっている（図20）．

第3から第5頸椎までの棘突起は短く小さいが，椎体は下位になるに従い大きくなる．横突起は胸・腰椎と違い短く，横突孔と脊髄神経溝を有し，椎骨動脈，脊髄神経を通す．また横突起には頸横突間筋，多裂筋，半棘筋がつきさらに安定性を高めている．第6，第7頸椎では棘突起が触知しやすく，特に隆椎とも呼ばれる第7頸椎棘突起は外観からその先端が見てとれる．また横突起も頸椎中最大である（図21）．

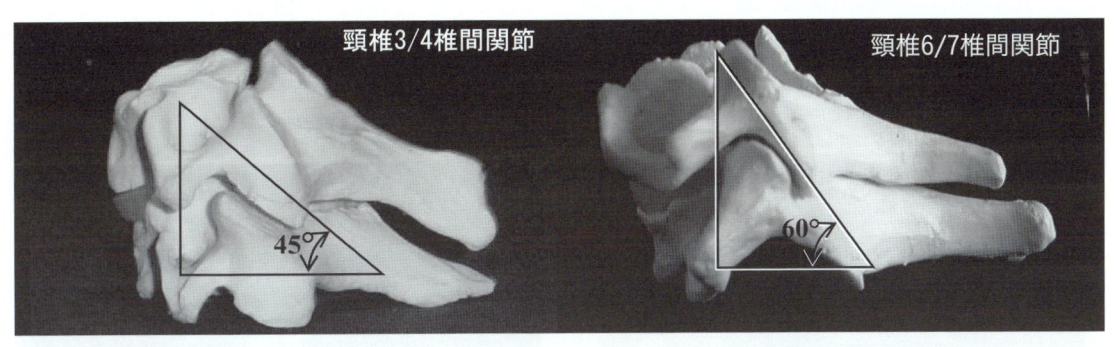

図18　椎間関節の傾き

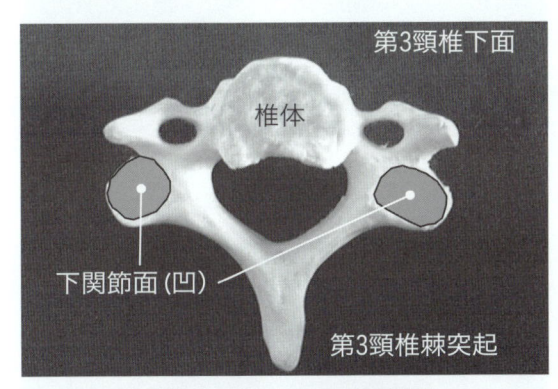

図19　第3頸椎下関節面，凹面（灰色部）

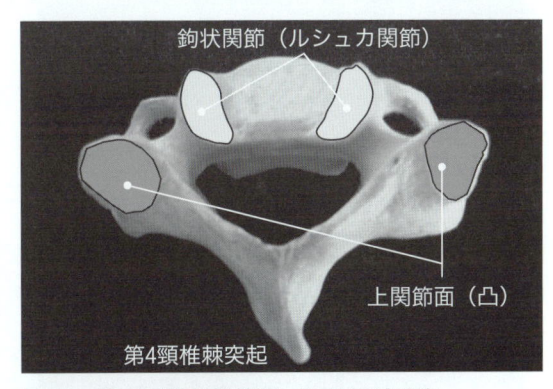

図20　第4頸椎上関節面，凸面（灰色部）

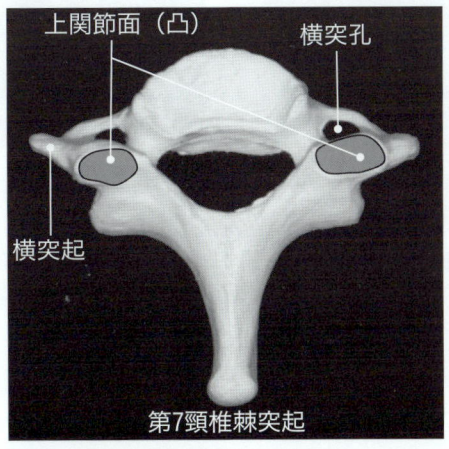

図21　第7頸椎（隆椎）

## ② 触診

### 2.1 背面

背側には外後頭隆起（図22, 23③）を中心に両側に広がる上項線（図22①）に沿って僧帽筋（図22, 23②）が触知できる．また外後頭隆起から棘突起に沿って正中線上に項靱帯（図22, 23④）がある．項靱帯は左右の境界で棘突起の並びが左右対称にあるかを確認するための指標となる．触知は軽く頸部を屈曲した状態で両側の僧帽筋を分けるようにすることで触知できる．

頸部両側には乳様突起（図23⑦）が触れられる．そこから胸鎖乳突筋（図22, 23⑤）をたどると鎖骨と胸骨の付着部がわかる．頸部の左回旋により右側胸鎖乳突筋を収縮させると容易に触知できる（図24白矢印）．

僧帽筋上部線維と頭半棘筋を両側からつまみ頭蓋底に向けて圧すると，上頭斜筋，後頭直筋の起始部である下項線にあたる（図25白線）．

外後頭隆起から下項線までの距離は正中線上に沿って約3cmある（図25白矢印）．

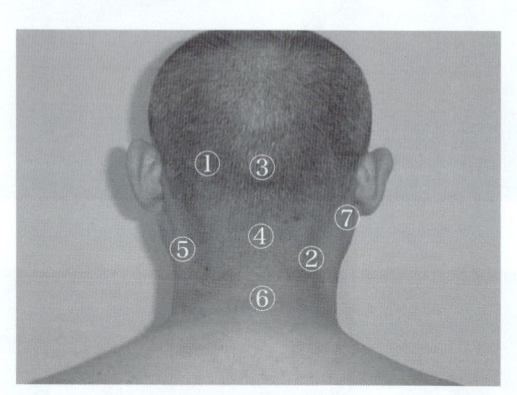

図22　頸部背面*

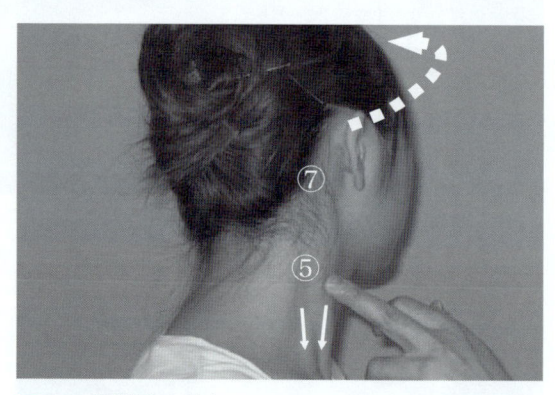

図24　胸鎖乳突筋*

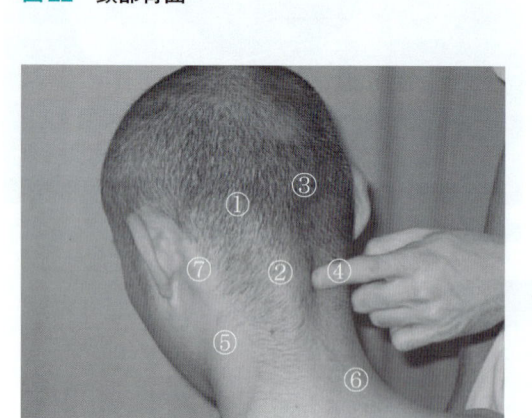

図23　頸部背側面*

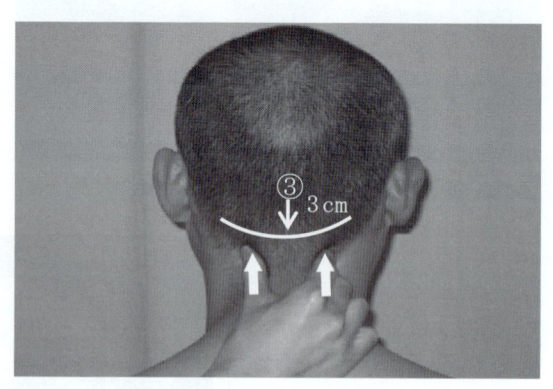

図25　下項線*

\* 図22〜25　①上項線，②僧帽筋，③外後頭隆起，④項靱帯，⑤胸鎖乳突筋，⑥第7頸椎棘突起，⑦乳様突起．

## 2.2 環椎（第1頸椎）

　環椎（第1頸椎）は外後頭隆起と第2頸椎の間に位置する．母指または示指で第2頸椎棘突起から上方に向け触知していく（図26 A矢印）．

　母指が後頭骨に当たった状態で頭部伸展あるいは屈曲［顎を前後に動かす（図26 B矢印）］により指先に第1頸椎の後結節が触知できる．皮膚上から第1頸椎後結節までCTスキャンによる画像では約4cm程度組織の厚みがある（図5）．環椎（C1）椎弓板は僧帽筋，頭半棘筋の起始部上項線の奥（図27a），下項線の直下に触知できる．頸部を伸展し僧帽筋，頭半棘筋をゆるめ，さらに回旋することで反対側（右回旋の場合左側）の後頭直筋が弛緩するため触知しやすくなる（図27b）．環椎横突起は乳様突起と下顎骨の間で耳孔の直下に触れられる．この位置が環椎の前後径の中心となる．また高さの目安としては坐位で両側の乳様突起先端を結んだ線上にある（図27a）．

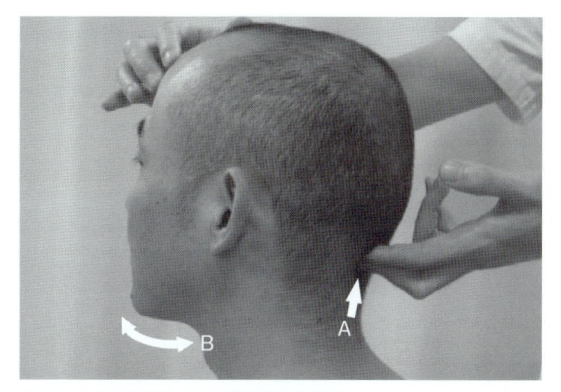

**図26** 環椎（第1頸椎）後結節

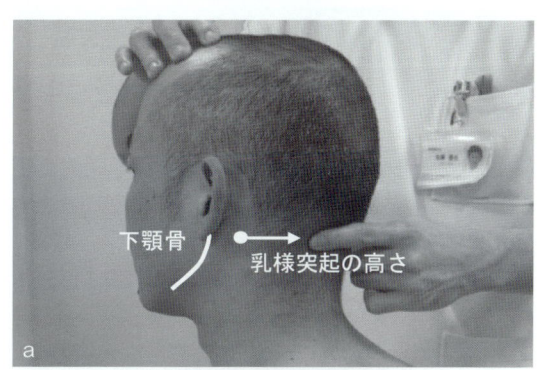

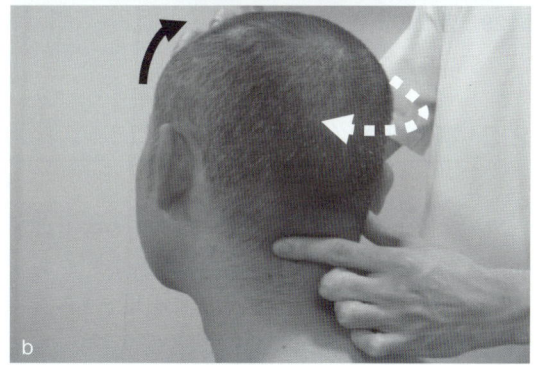

**図27** a．環椎（第1頸椎）後弓，b．頸部右回旋，伸展筋．

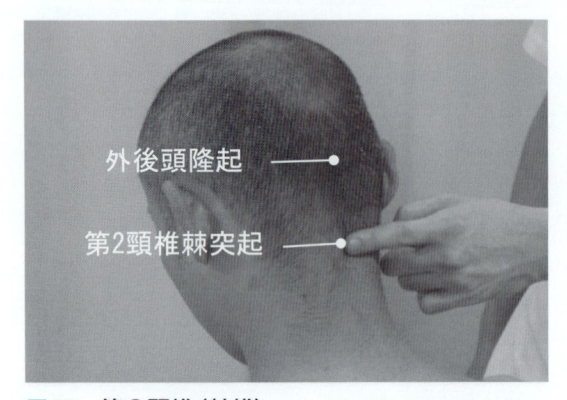

図28　第2頸椎(軸椎)

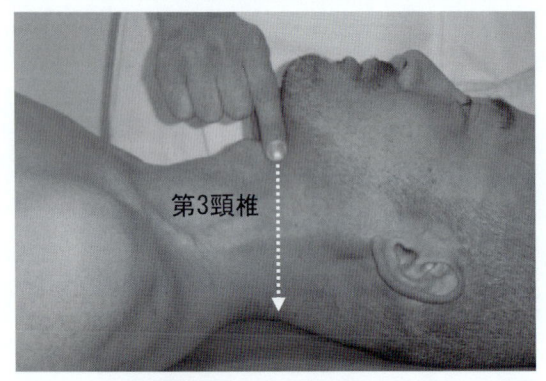

図29　舌骨の高さ

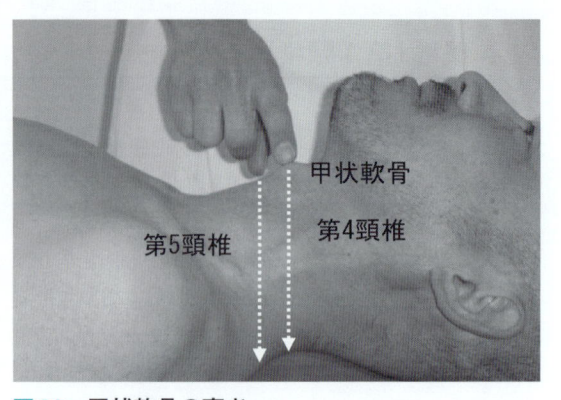

図30　甲状軟骨の高さ

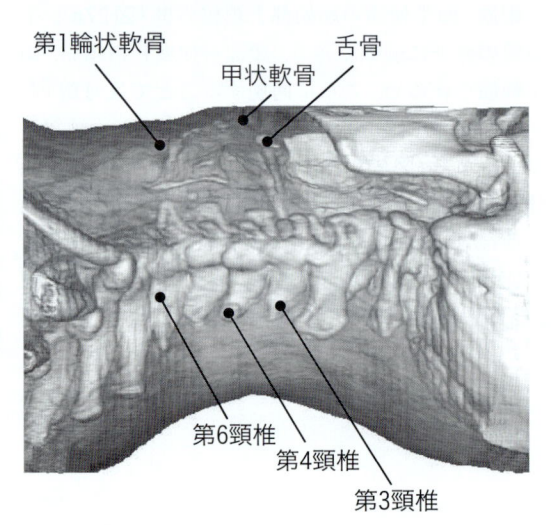

図31　頸部CT画像

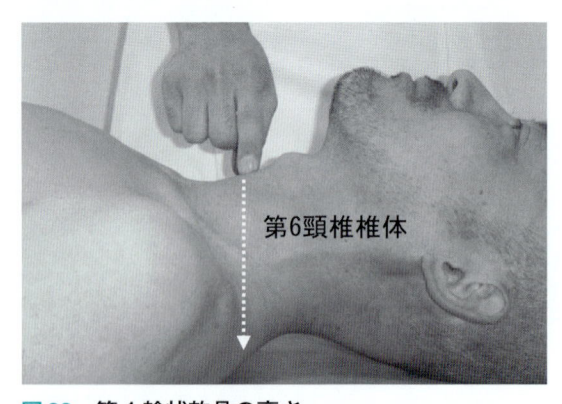

図32　第1輪状軟骨の高さ

## 2.3　第2頸椎(軸椎)

　第2頸椎(軸椎)は外後頭隆起から正中線上に下がっていくと初めに大きく突出した棘突起があり(図28)、頸部前屈によりより明確に触知できる.

## 2.4　第3頸椎から第7頸椎

　第3頸椎から第5頸椎は棘突起が短いため触知が困難なことも多い. この場合背臥位になり筋緊張の低い状態であれば触知が容易になる. 頸部前面の指標をもとに触診を行う. 甲状軟骨の上部に位置する舌骨は第3頸椎椎体の高さに位置する. 甲状軟骨の直上を指でつまむようにすることで容易に触知できる(図29, 31).
　頸部前面で最も特徴的なのは甲状軟骨で, 突出した上甲状切痕が触知できる(図30, 31). この高さは第4頸椎棘突起に位置し, 甲状軟骨の下部は第5頸椎の高さになる(図30). 第1輪状軟骨は甲状軟骨の直下に触れることができる. この高さは第6頸椎椎体と対応している(図32).
　坐位で頸部を屈曲すると第6, 第7頸椎棘突起および第1胸椎棘突起が突出している. ほとんどの解

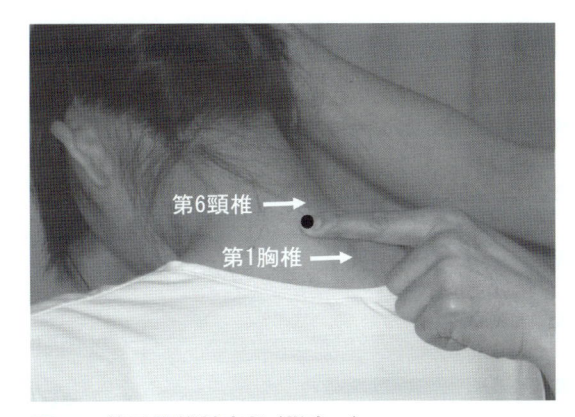

図33　第7頸椎棘突起（指尖●）

剖学書で頸椎を屈曲したとき最初に触れるのが第7頸椎（隆椎）棘突起であるとしているが，第6頸椎棘突起であるので注意する（図33）．これは頸部屈曲の際第6頸椎棘突起が前上方に移動隆起し突出してくるためで，伸展では第7頸椎棘突起にぶつかるまで下がり，皮膚上からは触れにくくなる．このときは第7頸椎が触れやすい．明確にするためには頸部屈曲，伸展運動により棘突起の運動を確認し，動きが起これば第6頸椎，動かなければ第7頸椎である．

## ③ 角運動学

### 3.1 頸部としての可動域

頸椎全体としての可動域は以下のようになる．
屈曲－伸展135°（屈曲位から最終伸展位までの合計）．
側屈35°．
回旋（片側）80°．
表1は頸椎の各運動節における可動域であるが，実際には1つの運動節において単一方向の骨運動が起こることはなく複合して運動が起こる．

### 3.2 環椎後頭関節（C0/1）
**atlantooccipital joints**

最大ゆるみの位置（LPP）：屈曲－伸展の中間位．
しまりの位置（CPP）：骨運動最終域．

#### 3.2.1 矢状面の運動（屈曲－伸展）

**ⓐ 骨運動**

可動域：屈曲，伸展各10°から15°（表は屈曲から伸展までの合計で25°としている）．
瞬時の回旋軸（instantaneous axes of rotation：IAR）：後頭骨（図34）．

**ⓑ 関節内運動**

図34は頸部中間位から伸展時の関節内運動の画像であるが，頸部伸展が起こる場合（図34b破線矢印），関節内運動は凸面である頭蓋骨底後頭骨顆が，凹面である環椎上関節窩に対し凸の法則に従い腹側に滑る（図34b黒矢印）．屈曲の場合逆に後頭顆は背側に滑る．頸部全体としての運動ではなく顎を突き出す，あるいは頷くような運動となる．

#### 3.2.2 前額面の運動（側屈）

**ⓐ 骨運動**

可動域：片側5°以内．
IAR：頭蓋骨底内（図35）．
環椎後頭関節単独での側屈は軸椎の歯突起と周囲の靱帯により強く制限されている．

**ⓑ 関節内運動**

右側屈の場合，右側後頭骨顆関節面は右側環椎上関節窩に対し凸の法則に従い内側に滑り，対側の関節面は外側に滑る（図35）．左側屈の場合その逆となる．

表1 頸椎の各運動節における可動域

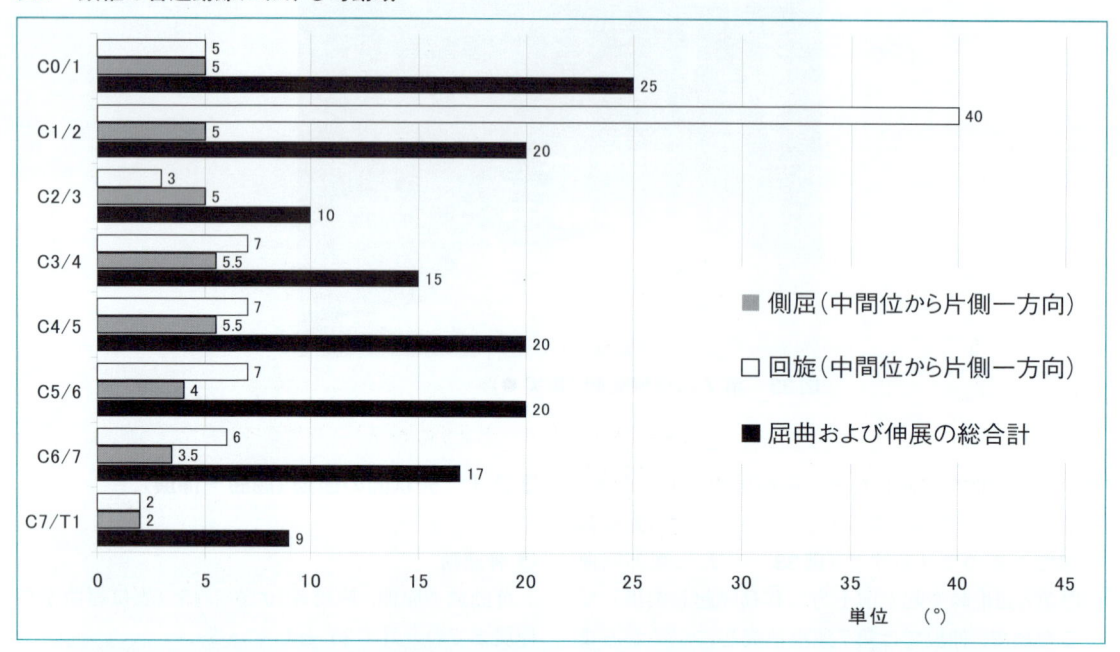

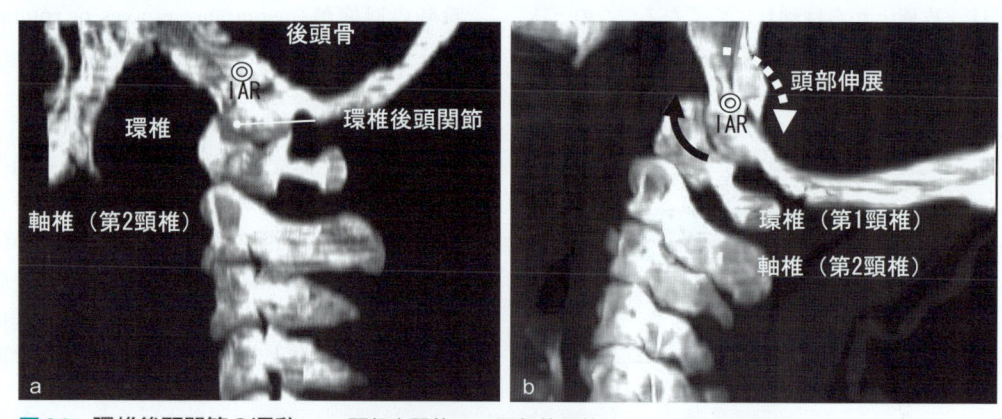

| 運動節 | 側屈（中間位から片側一方向） | 回旋（中間位から片側一方向） | 屈曲および伸展の総合計 |
|---|---|---|---|
| C0/1 | 5 | 5 | 25 |
| C1/2 | 5 | 40 | 20 |
| C2/3 | 5 | 3 | 10 |
| C3/4 | 5.5 | 7 | 15 |
| C4/5 | 5.5 | 7 | 20 |
| C5/6 | 4 | 7 | 20 |
| C6/7 | 3.5 | 6 | 17 |
| C7/T1 | 2 | 2 | 9 |

単位（°）

図34 環椎後頭関節の運動　a. 頸部中間位，b. 頸部伸展位．

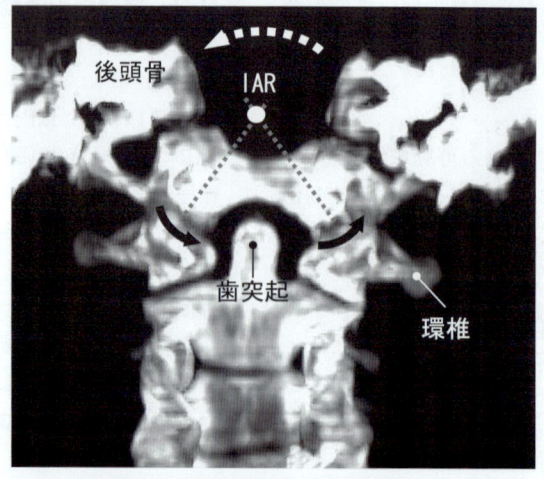

図35 環椎後頭関節の運動，頸部側屈

3. 角運動学

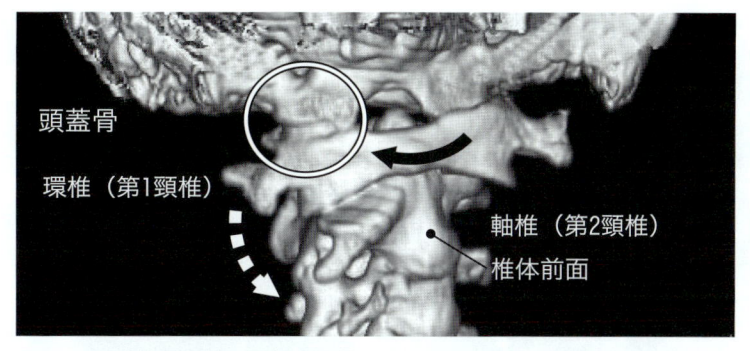

**図36 環椎後頭関節，頸部右回旋**

### 3.2.3 水平面での運動（回旋）

**ⓐ 骨運動**
　ROM：片側5°以内．
　IAR：環椎椎孔内（歯突起の後方）（図36）．

**ⓑ 関節内運動**
　頭部が右側を向く場合，右側後頭骨顆関節面（凸面）は右側環椎上関節面（凹面）に対して背側に，左側の関節面が腹側に滑る（図36○印）．左側回旋の場合は逆の運動が起こる．しかし実際には靱帯の緊張と関節面の形状により可動性は極めて少ない．

## 3.3 環軸関節（C1/2）
atlantoaxial joints

　LPP：各骨運動の中間位．
　CPP：骨運動最終域．

### 3.3.1 矢状面の運動（屈曲－伸展）

**ⓐ 骨運動**
　ROM：屈曲から伸展まで併せて20°．
　IAR：軸椎歯突起の中央で環椎歯突起窩の高さ（図37）．

**ⓑ 関節内運動**
　正中環軸関節と外側環軸関節からなる複合関節である正中環軸関節は歯突起関節面（凸面）に対し環椎前弓関節面（環椎歯突起窩，凹面）が動く場合，凹の法則に従って関節内運動が起こる．頸部屈曲に伴い下方への滑りが起こり，頸部伸展に伴い環椎前弓

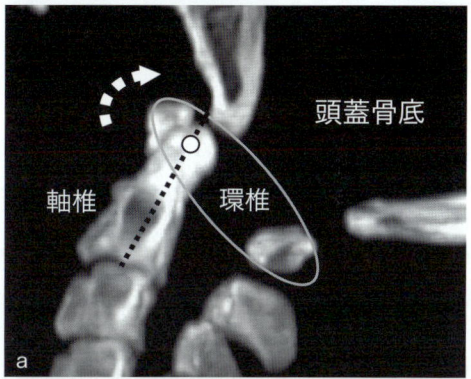

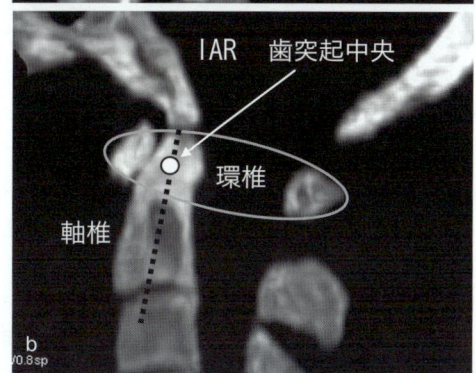

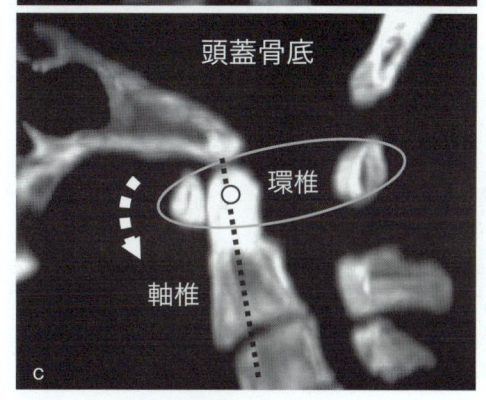

**図37 正中環軸関節**
a．頸部伸展，b．中間位，c．頸部屈曲．

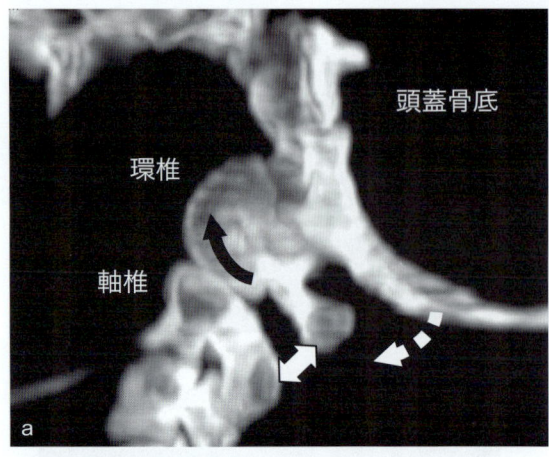

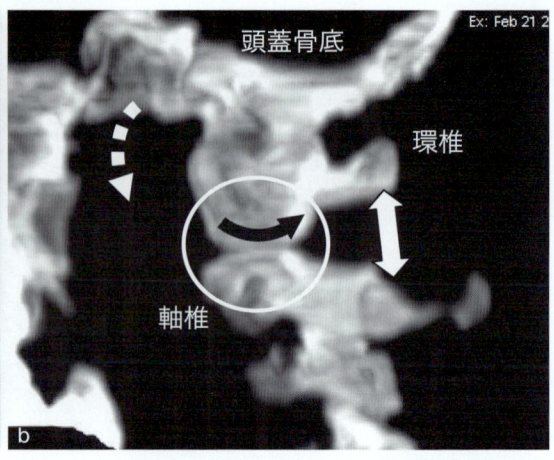

**図38 外側環軸関節**
a. 頸部伸展. b. 頸部屈曲.

関節面は上方へ滑る．しかしその動きは周囲の靱帯の影響により極めて少なく環椎後頭顆関節，その他頸椎の椎間関節と連動して動く．

図37は正中環軸関節の屈曲−伸展における環椎（図中楕円部）と軸椎（図中点線）の傾きを記したものである．軸椎歯突起先端にあるIARを中心に環椎が傾いているのがわかる．しかし頸部全体としても屈曲−伸展をしているため，正中環軸関節単独での可動域は図中aからcまでの運動で約15°である．

図38は外側環軸関節の関節内運動と骨運動を示している．外側環軸関節は軸椎上関節面と環椎下関節面がどちらも凸面であるが環椎下関節面は凸の法則に従う．頸部屈曲に伴い関節面は後方への滑りが起こり，伸展の場合前方への滑りが起こる．

伸展に伴い環椎と軸椎の棘突起間が狭まっていることがわかる．図38bの○印は外側環軸関節の関節面が凸の法則に従って動いていることを示している（CT矢状断面，関節面中央）．

### 3.3.2 前額面の運動（側屈）

#### ⓐ 骨運動
ROM：5°以内．
環軸関節単独での側屈は軸椎により制限されるためごくわずかである．
骨角運動としては側屈に伴い，回旋が起こる．

#### ⓑ 関節内運動
図39は頸部左側屈時の環軸関節であるが，正中

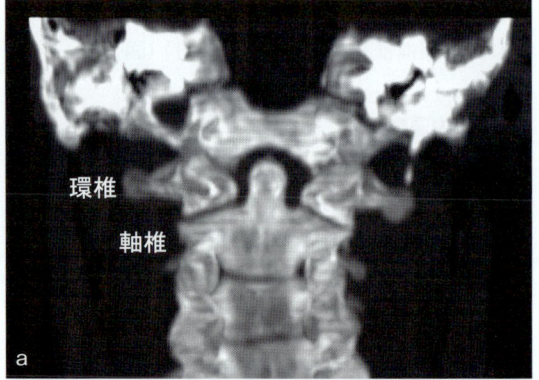

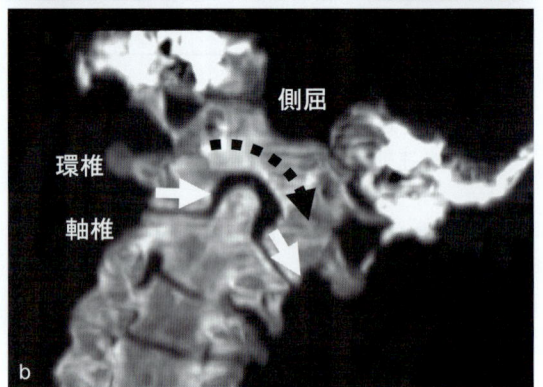

**図39 環軸関節**
a. 正中位. b. 側屈.

位と左側屈位とを比較しても関節内運動がほとんど起こっていないことがわかる．わずかに左側屈方向へ軸椎下関節面が環椎上関節面に対し滑っている（図39b）．右外側環軸関節では逆の関節内運動が起こっている．

## 3.3.3 水平面での運動（回旋）

#### ⓐ 骨運動

可動域：片側40°．
IAR：軸椎歯突起．

図40aは頸部右回旋運動時の環椎と軸椎の関係を表している（CTによる映像のため写真では左右反対になっていることに注意）．計測値で頸部80°回旋に対し同方向へ環椎は75°の回旋が，軸椎は40°の回旋が起こっている．表1からもわかるように頸部回旋可動域の半分は環軸関節の運動による．また日常生活で後方を見るような頸部回旋の場合，下位頸椎と連動（側屈，伸展あるいは屈曲）することで，さらに大きな可動域を確保している．

#### ⓑ 関節内運動

図41は頸部80°回旋時の環軸関節における各関節面の運動を表している．正中環軸関節は環椎の前弓関節面（凹面）が軸椎歯突起関節面（凸面）に対し凹の法則に従って回旋方向に滑る（図41白矢印）．外側環軸関節は軸椎上関節面，環椎下関節面ともに凸面であるため転がりは起こらず，回旋と同時に左右逆方向への滑りが起こる（図41黒矢印）．実際の関節面の動きは図40bの○印でわかるように他の頸椎の関節運動ではみられないほどの大きな滑りである．

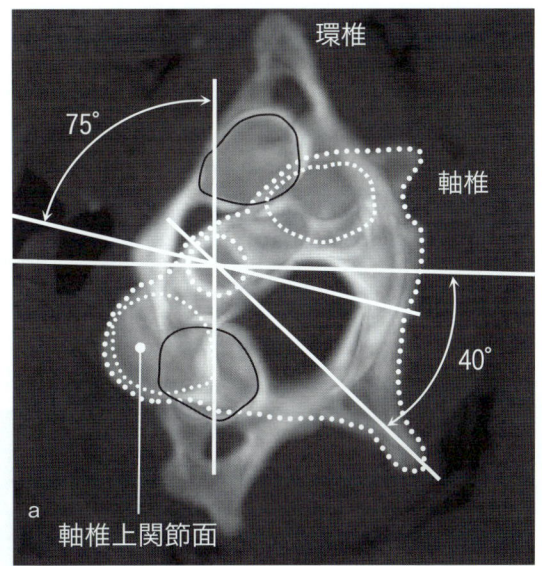

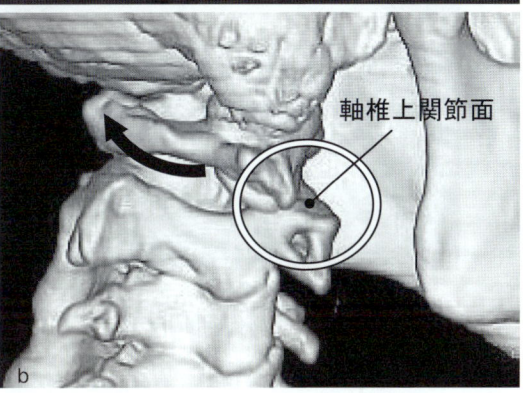

図40 a．頸部右回旋80°．b．頸部右回旋80°．

## 3.4 頸椎椎間関節（C2/3～C7/T1）
cervical intervertebral joints

LPP：各骨運動の中間位．
CPP：骨運動最終域．

### 3.4.1 矢状面での運動（屈曲－伸展）

#### ⓐ 骨運動

屈曲－伸展の可動域は全体（屈曲位から伸展位まで）で100°，各運動節では表1のようになっている．各椎体は椎間円板により連結され運動は連動して起こる．
C2/3椎間関節は屈曲位から伸展する場合，正中位を越えた時点で骨運動は終了する．その後ドミノ倒しのようにC3/4，C4/5の運動が連続して起こり頸部の伸展が行われる．伸展位からの屈曲ではその

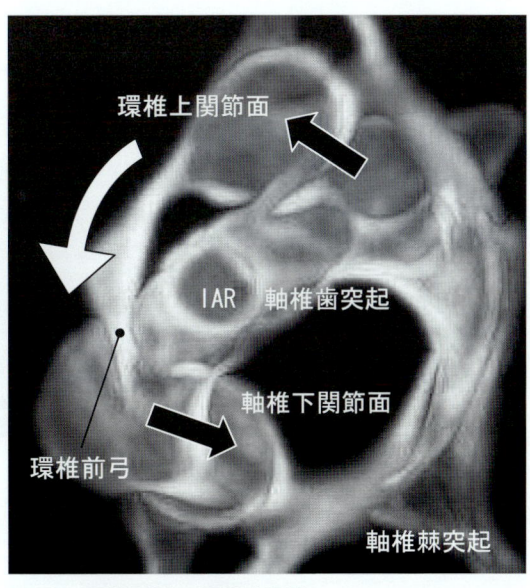

図41 環軸関節の関節内運動

反対の運動が起こる（図42, 43）．

IARは下位椎体前方にある（図42b, 43b）．

#### ⓑ 関節内運動

頸部伸展におけるC3/4椎間関節の関節内運動は上位椎体である第3頸椎の下関節面（凹面）が下位椎体である第4頸椎上関節面（凸面）に対し後下方（背側・尾側方向）へ滑る．屈曲では逆に前上方（腹側・頭側）へ滑る（図42c, 43c）．

表1でもわかるように各運動節の可動域はC4/5, C5/6で大きくC2/3, C7/T1で小さい．この運動範囲は上下椎体間の関節面同士がぶつかることで規定される．通常水平になるほど関節内運動は制限されにくくなり可動範囲も大きくなる（図18）．C7/T1においては棘突起同士のぶつかりによる伸展制限があり運動が止められる．

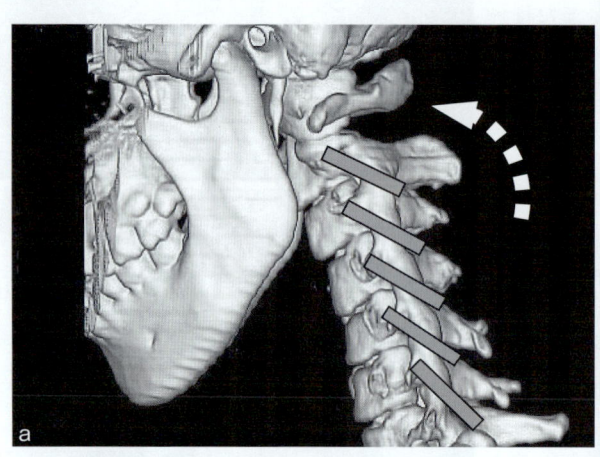

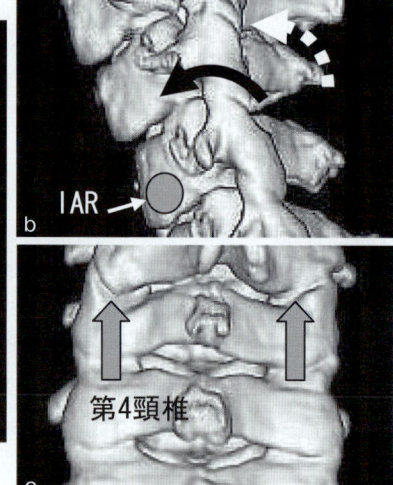

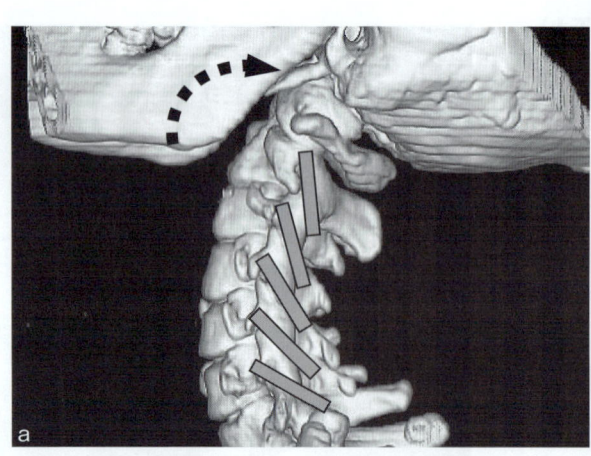

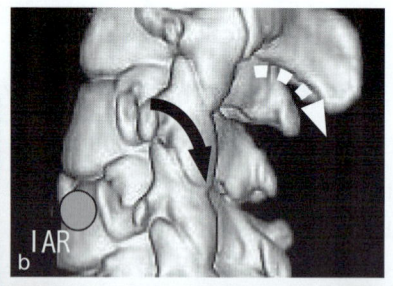

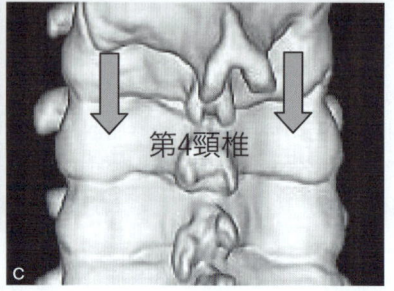

図42 頸部屈曲時の椎間関節の傾き

図43 頸部伸展時の椎間関節の傾き

## 3.4.2 前額面での運動（側屈）

### ⓐ 骨運動

側屈はC2/3椎間関節からC7/T1椎間関節まで25.5°（表1より総和）．運動節ごと（図44）の実測値では上位椎体と下位椎体の側屈角度の差は32°−28°＝4°である（表1では5.5°以内となっている）．IARは下位椎体内にあり両側椎間関節のおよそ中央にある．側屈単独でのROMは鉤状関節（ルシュカ関節）などによる制限（図44○印）で少ないため，ほとんどの場合回旋を伴う．このことは図45（破線矢印）により棘突起が側屈と逆方向へ向いていることでわかる．

### ⓑ 関節内運動

頸部側屈に伴い上位椎体の下関節突起関節面（凹面）が下位椎体上関節突起関節面（凸面）に対し凹の法則で関節内運動が起こる．左側屈が単独で起これば関節内運動は左側下関節突起関節面が尾側へ滑り，逆に右側下関節突起関節面は頭側へ滑る．これに回旋要素が加われば左側下関節突起関節面が尾側内方へ滑り，右側は頭側外方へ滑ることになる（図45）．

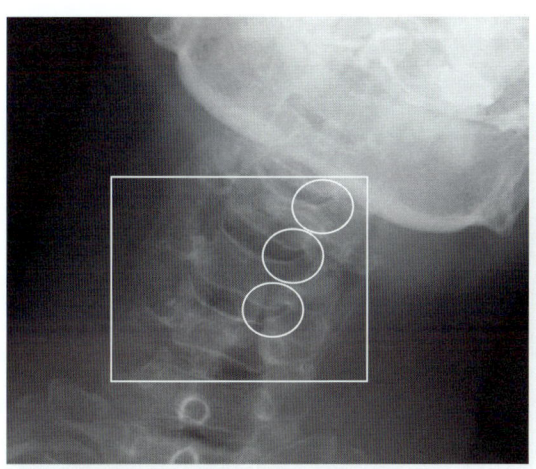

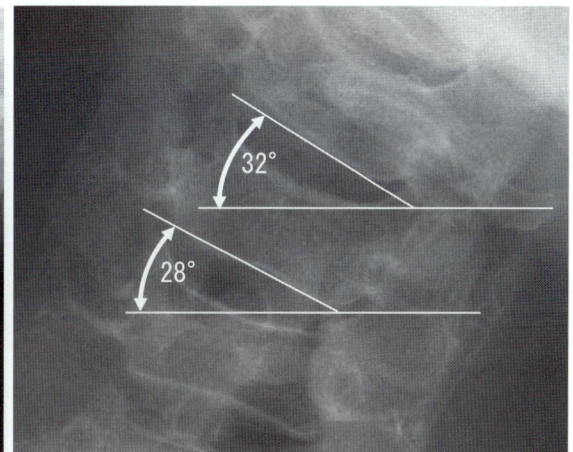

**図44** 頸部右側屈　運動節での可動域

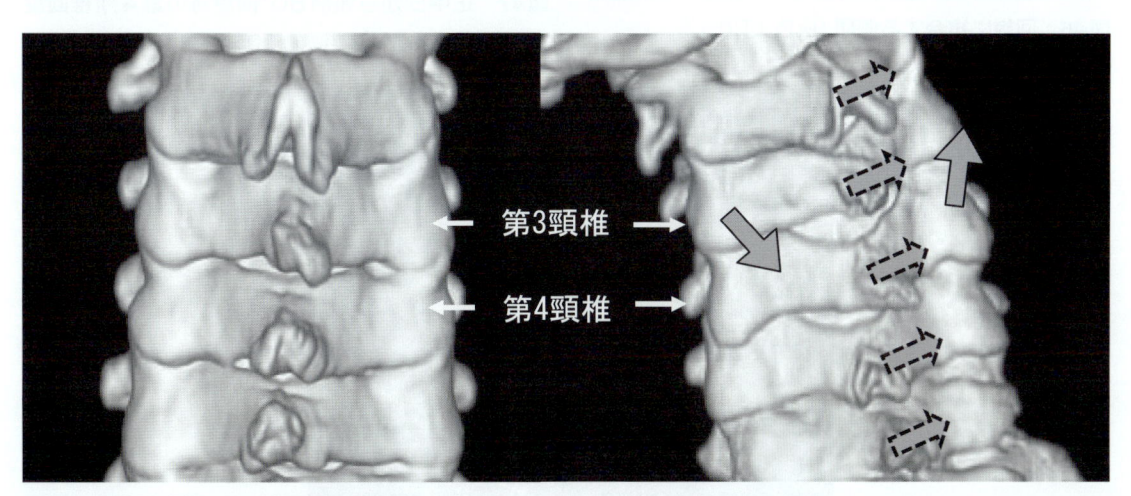

**図45** 頸部左側屈時の椎間関節の運動

### 3.4.3 水平面での運動（回旋）

#### ⓐ 骨運動

ROMはC2/3椎間関節からC7/T1椎間関節まで32°（表1の総和），頸椎回旋に伴って側屈が複合して起こり回旋単独でのROMは極めて小さい（図46）．各運動節の可動域は最大7°，最小で3°である．IARは椎体の前方に位置する（図47）．

先にも述べたが，頸部回旋可動域80°のうち約半分が環軸関節によりまかなわれる．環軸関節の運動が靱帯など軟部組織の影響により制限されるに従いC2/3以下の椎間関節で回旋が起こる．図47は正中位から頸部回旋80°の場合の第4頸椎回旋位置（実測25°）を示している．

可動域が頸椎全体の総和として表されるため，見かけ上第4頸椎は25°の回旋が起こっていることになる（図46，47）．しかし第3頸椎に対する第4頸椎の回旋角度（運動節単独での回旋）は第3頸椎棘突起を通る線aa¹と第4頸椎棘突起を通る線bb¹のなす角の実測で7°である（図48）．

#### ⓑ 関節内運動

頸部の右回旋に伴って上位椎体の右下関節突起関節面は背側内方向への滑り，左下関節突起関節面は腹側外方向への滑りが生じる．図48は第4頸椎上関節突起関節面（凸面，図中灰色部破線）に対する第3頸椎下関節突起関節面（凹面，図中灰色部）の関節内運動を示す．

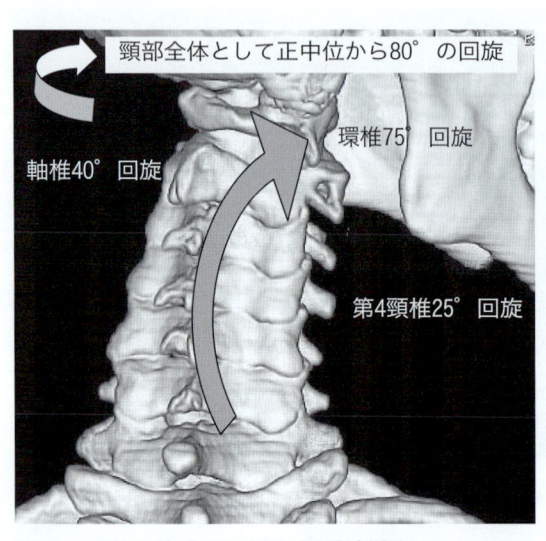

**図46** 回旋に複合する側屈（灰色矢印）

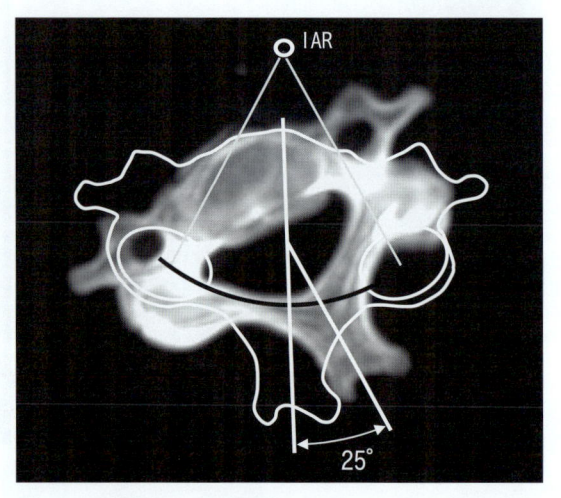

**図47** 正中位から頸部80°回旋時の第4頸椎回旋角度とIAR

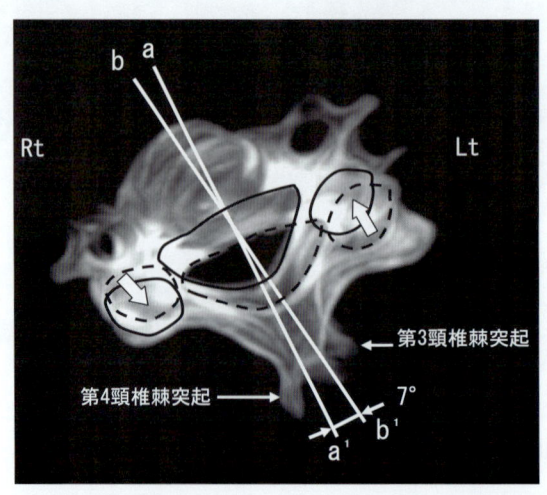

**図48** 頸部回旋におけるC3/4椎間関節の関節内運動と回旋角度

4. SJF治療技術　**197**

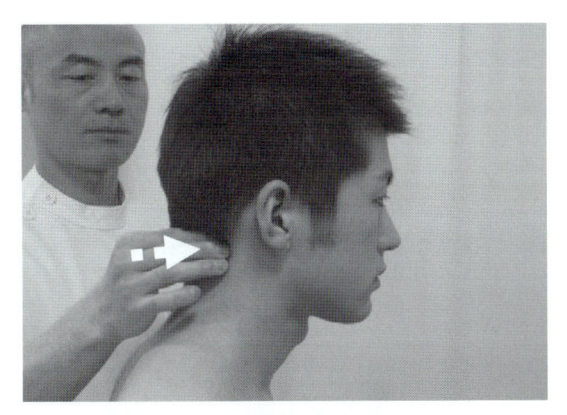

図49　環椎（C1）の把持

# ④ SJF治療技術

## 4.1 環椎後頭関節
atlantooccipital joints

### 4.1.1 頸部屈曲に伴う環椎後頭関節接近滑り法（C0/1 close backward sliding with cervical flexion）

**患者の肢位**：坐位または背臥位（背臥位は図示せず），頸部軽度伸展位．
**骨運動**：頸部屈曲．
**構成運動**：環椎上関節窩に対し後頭顆背側滑り（凸の法則）．
**方法**：
1) 環椎（C1）椎弓板を術者の右手母指と示指の指腹で挟み，僧帽筋を圧するように後方から押す（図49）．
2) 頭部を軽く伸展した位置（顎を軽く突き出した状態）で，術者の左手で前頭部を把持する（図50a）．
3) 右手は軟部組織を考慮し左手と相対するように圧するが，決して指尖で強く押さないよう注意する（図50b）．

ここまでは頸部屈曲のための準備である．

4) 前頭部（左手）の操作により頭蓋骨を屈曲させ後頭骨顆を背側へ滑らせる（図51）．骨運動は頸部屈曲開始時に「顎を引くような動き」を意識するとよい（図52黒波線矢印）．
5) 環椎後頭関節の可動域は伸展位から屈曲まで

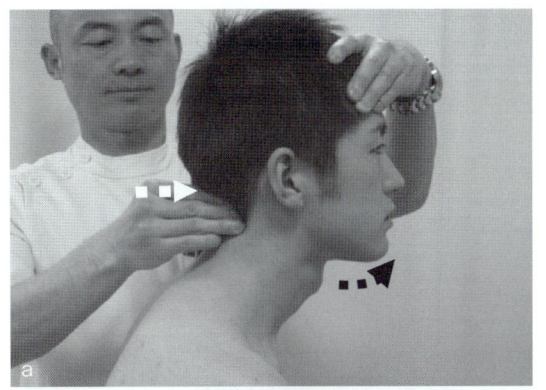

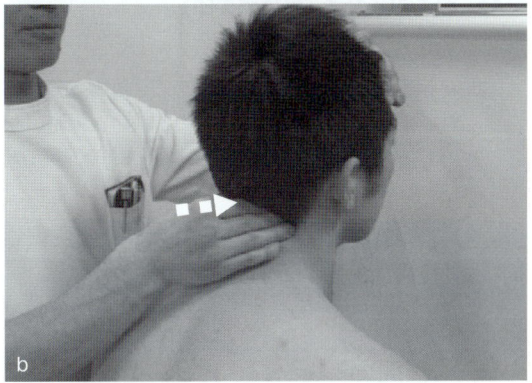

図50　治療開始肢位　a．側面．b．右背面．

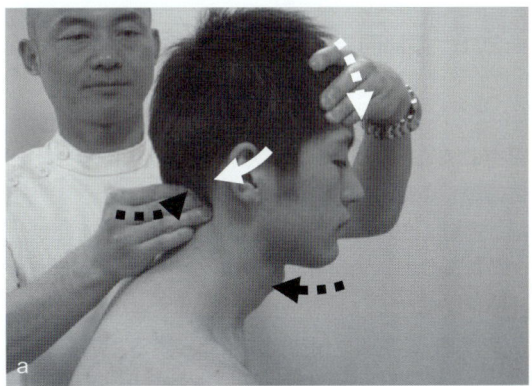

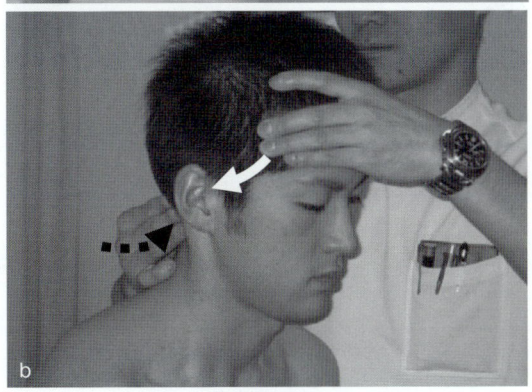

図51　後頭顆関節面背側滑り　a．側面．b．右正前．

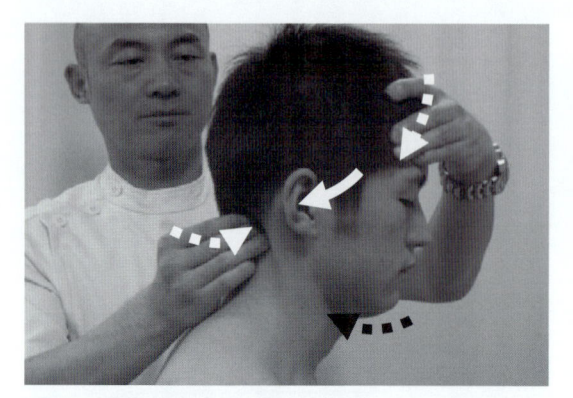

図52　顎を引く動き（黒破線矢印）

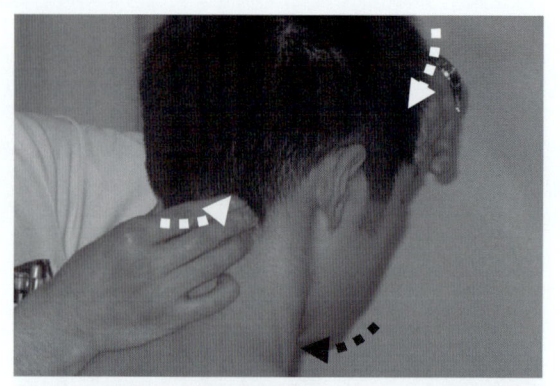

図53　顎を引く動き（右背面）

併せて25°であり，その範囲内での運動となる．これを超えるとC2/3以下の椎間関節が動くことになり，環椎後頭関節の治療とはならないので注意する．
6) これに対し右手は環椎を止めるようにし決して強く腹側に押してはならない（図53）．

## 4.2　環軸関節
atlantoaxial joints

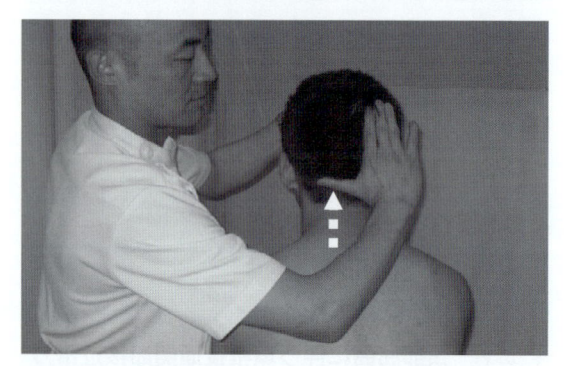

図54　下項線の触知

### 4.2.1　頸部回旋に伴う環軸関節接近滑り法
（C1/2 close forward sliding with cervical rotation）

**患者の肢位**：坐位または背臥位（背臥位は図示せず）．
**骨運動**：頸部右回旋．
**構成運動**：正中環軸関節は軸椎歯突起関節面に対し環椎歯突起窩の滑り（凹の法則）．外側環軸関節は軸椎上関節面に対し環椎下関節面の右側の関節面が背側へ，左側の関節面が腹側に滑る．
**方法**：
1) 頸部右回旋を治療する場合，環椎の左椎弓板を触知するため僧帽筋起始部で下項線に向け右側母指を後頭骨に突きあたるまで滑らせる（図54）．
2) 術者の母指が止まれば上方を向いている母指の指腹を環椎（C1）椎弓板にあてるように前方に向け止める．このとき肘を挙げるよう意識するとよい．
3) 強く抑えると患者の僧帽筋が防御収縮を起こし触知ができなくなるため注意する．術者の左手は頭部を把持し固定する（図55）．

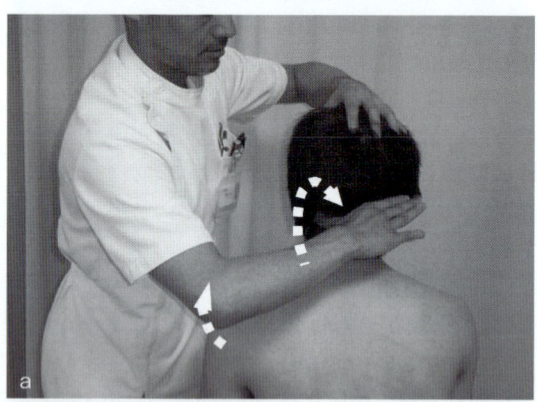

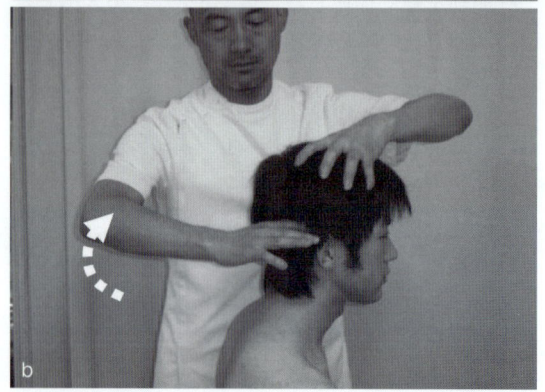

図55　左環椎椎弓板の触知　a．背面．b．右側面．

4. SJF治療技術　**199**

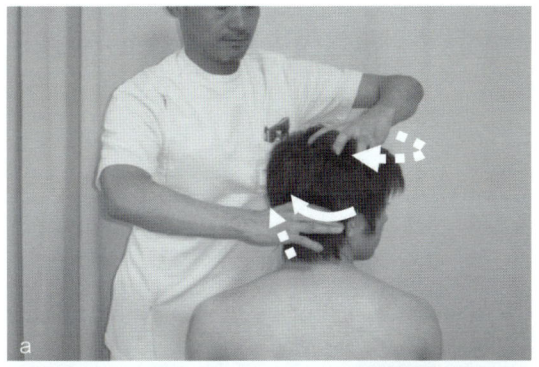

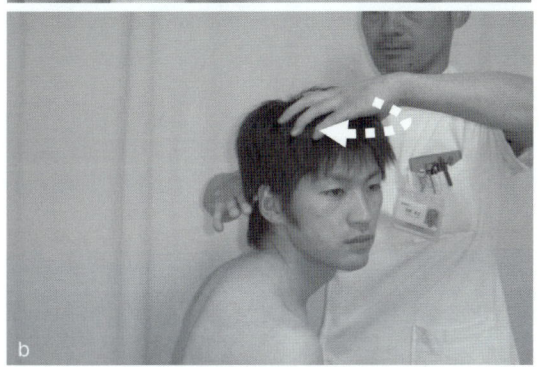

**図56** 頸椎右回旋と環椎左側椎弓板の操作
a. 背面．b. 右側面．

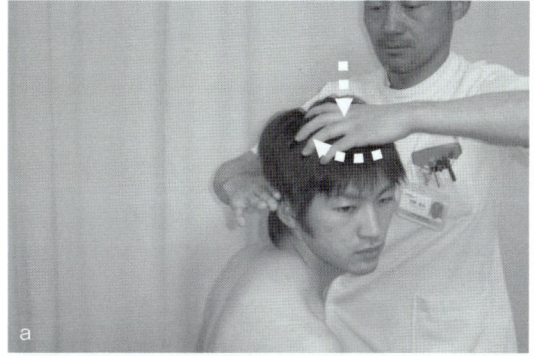

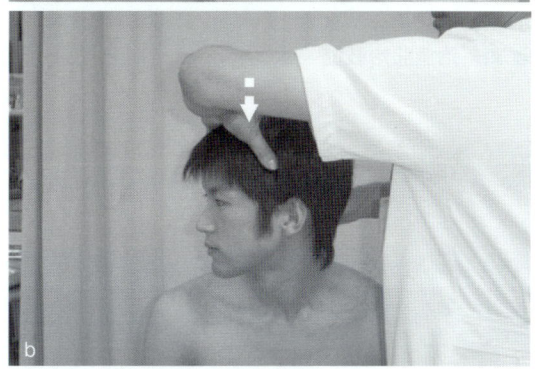

**図57** 環軸関節接近（close）
a. 側面．b. 正面．

ここまでが頸部回旋のための準備である．
4) 環椎（C1）左側椎弓板を軽く圧した（約1kgの強さ）状態で，左手で頸部を右回旋させる．同時に椎弓板を回旋が可能な範囲まで腹側へ押す（図56）．
5) 回旋運動が止まれば，左手で把持した頭蓋骨を尾側へ軽く押し環軸関節の関節面を接近（close）させる．さらに可能なところまで回旋させ止まったところで終了する（図57）．

## 4.3　頸椎椎間関節（C2/3～C7/T1）
cervical intervertebral joints

### 4.3.1　頸部屈曲に伴う椎間関節滑り法
（C2/3 forward upward sliding with cervical flexion）

**患者の肢位**：坐位または背臥位（背臥位は図示せず）．
**骨運動**：頸部屈曲．
**構成運動**：第2頸椎下関節突起関節面が第3頸椎上関節突起関節面に対し前方に滑る．

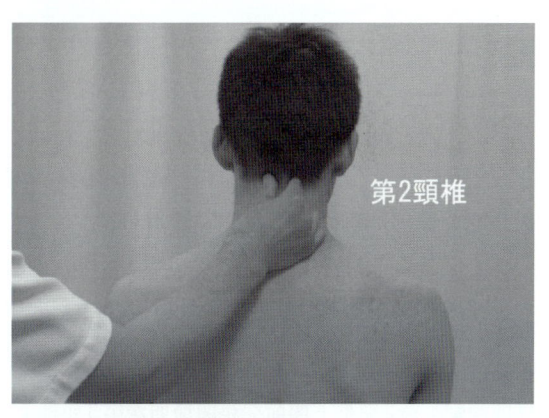

**図58** 軸椎（第2頸椎）の触知

**方法**：
1) 術者の右手母指と示指で第2頸椎棘突起を僧帽筋より外側，胸鎖乳突筋より内側の部分で挟み込む（図58）．
2) 左手で頭部を把持する（図59）．
3) 左手で頸部を屈曲させ，同時に第2頸椎棘突起を前上方に押す（図60）．頸部の屈曲に伴って起こるC2/3椎間関節の関節内運動は10°付近

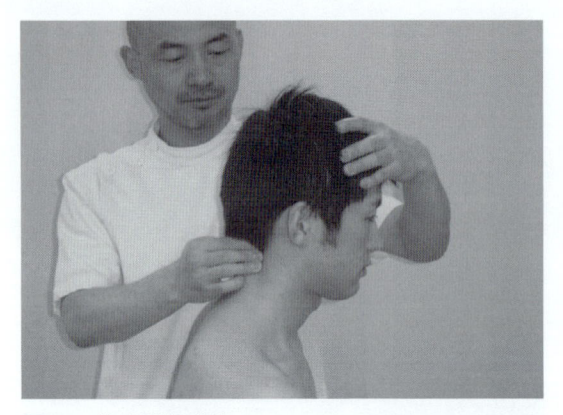

図59　治療開始肢位

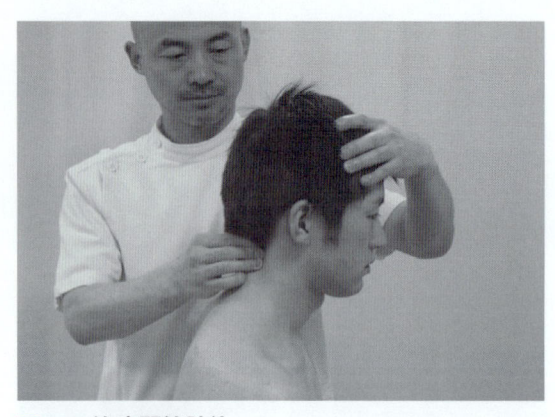

図61　治療開始肢位

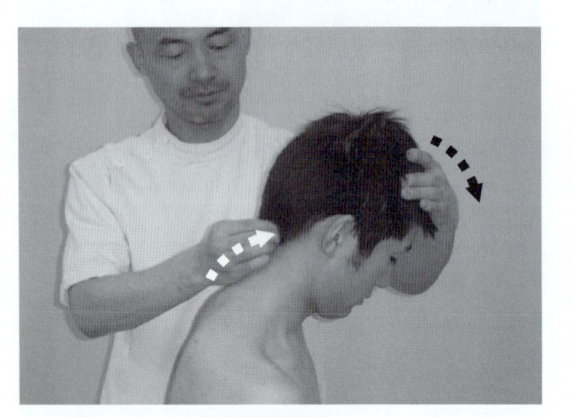

図60　軸椎（第2頸椎）の操作

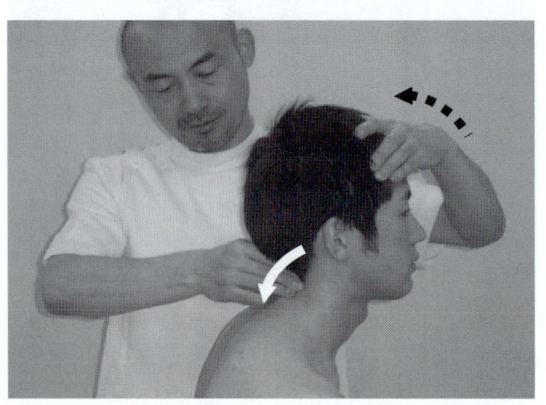

図62　第2頸椎の操作

であることに注意する．

### 4.3.2　頸部伸展に伴う椎間関節滑り法
　　　　（C2/3 backward downward sliding with cervical extension）

**患者の肢位**：背臥位または坐位．
**骨運動**：頸部伸展．
**構成運動**：第2頸椎下関節突起関節面が第3頸椎上関節突起関節面に対し後下方に滑る．
**方法**：
1) 右手の母指と示指の指腹で僧帽筋を両側から挟むように第2頸椎棘突起を把持し，左手で頭部を把持する（図61）．
2) 術者の左手で頸部を伸展していくと同時に第2頸椎棘突起を後下方に引く（図62）．
3) さらに頸部伸展を誘導し運動が止まれば終了し，決して強く押さない（図63）．

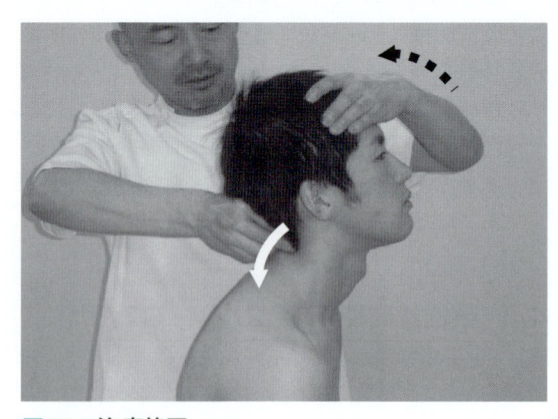

図63　治療終了

4. SJF治療技術

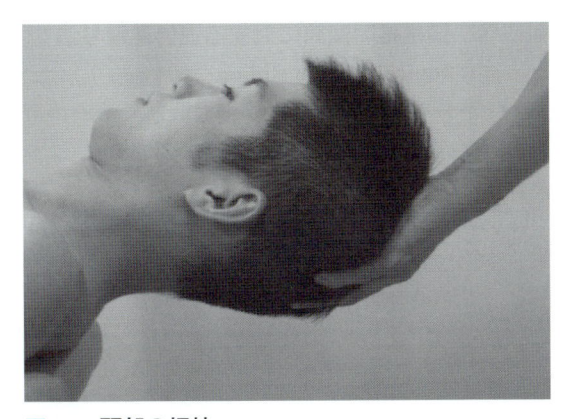

図64 頭部の把持

### 4.3.3 頸部側屈・回旋・伸展に伴う椎間関節滑り法（C2/3 close backward downward sliding with cervical lateral bending, rotation and extension）

**患者の肢位**：背臥位または側臥位（背臥位は図示せず）．
**骨運動**：頸部側屈・回旋・伸展．
**構成運動**：第2頸椎下関節突起関節面が第3頸椎上関節突起関節面に対し後下方に滑る（凹の法則）．
**方法**：（右回旋の場合）
1) 術者の右手で頭部を把持する（図64）．
2) 術者の左手中指を第2頸椎棘突起の右側にあてる（図65）．図65aは背部からの図である．左手は頸部の正中を越えて右側から棘突起に触れている（○印）．
3) 頸部を右に①側屈，②回旋させながら③伸展させる（図66）．骨運動と同時に第2頸椎棘突起にあてた左手中指で関節内運動を触知しながら第2頸椎棘突起を左側へ引く（図66b）．
4) 頭部の運動が止まれば患者の頭部を尾側へ押すことで接近（close）させる．さらに可能となった頸椎の運動とともに第2頸椎棘突起を後下方へ動かす（図67a）．このとき頸部の運動は顎を左前方へ突き出すような動きとなる（図67b）．

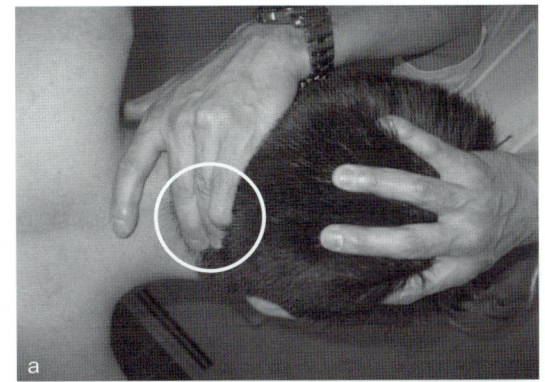

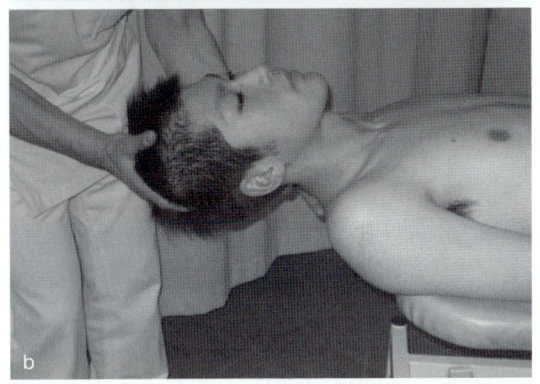

図65 a. 第2頸椎の触知（○印），b. 治療開始肢位．

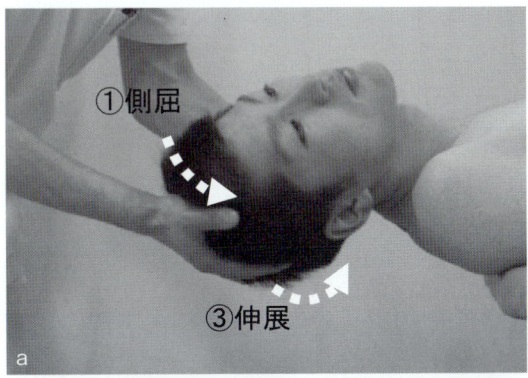

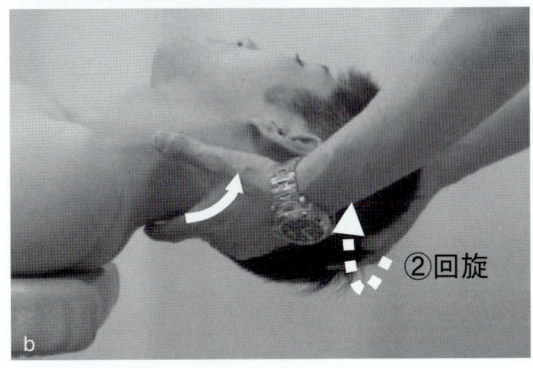

図66 頸部側屈・回旋・伸展
a. 右側面，b. 左側面．

### 4.3.4 頸椎椎間関節に対する速い逆滑り法
（quick inverse sliding）（図示せず）

4.3.1から4.3.3で示した頸椎椎間関節の治療技術にある構成運動を用い，動かす速さを1/100秒にすることで，筋収縮が活性化され収縮が起こりやすくなる．この治療技術は難易度も高く実施に際しては十分注意をする必要がある．

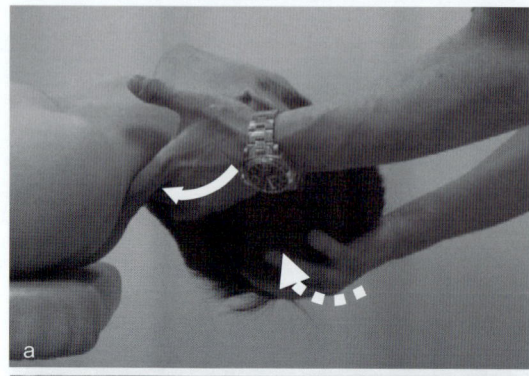

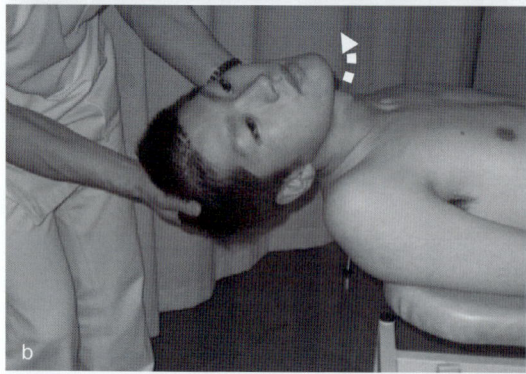

**図67　接近（close）の操作**
a．左側面．b．右側面．

# Ⅷ. 脊椎：胸部

## 1 関節の構造

　胸椎は，前方の椎体と椎間板，後方の椎間関節と棘突起，側方の肋骨，この3つの構造によって構成されている．胸椎の特徴は，肋骨と胸骨からなる胸郭の存在により，可動範囲や運動が極端に制限されていることにある．

　胸椎椎間関節は，上下に重なる椎骨の各関節突起の間にある平面な関節で関節包に覆われる．1個の胸椎に存在する関節数は10に及ぶ（第2～第9胸椎）．椎体の側面部で椎弓根の前には肋骨頭を受ける関節面がある（肋骨窩）．棘突起は長く互いに重なり，第3および第4胸椎から尾側への傾斜度が増し第5胸椎から第8胸椎まで次第にその角度を増すが，それ以下では再び減少し第12胸椎では腰椎に似てほぼ水平となる（図1）．

　左右両側の関節面をみると矢状面では軽度に前傾し，横断面では腹側開きの「ハの字」の形をしている（図2）．この形状からすると回旋運動が有利となっているが，先述したように肋骨の存在により，運動は極端に制限されている．

　胸椎間の靱帯は，棘間靱帯，棘上靱帯，黄色靱帯，後縦靱帯，前縦靱帯，関節包靱帯，横突間靱帯がある（図3）．

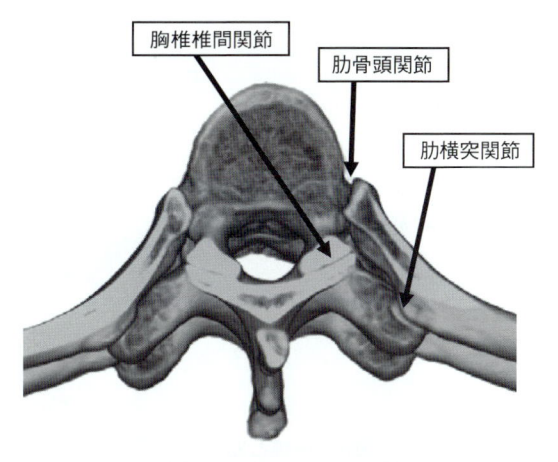

**図2　T5/6 横断面における椎間関節の傾き**

**図1　胸椎側面図**

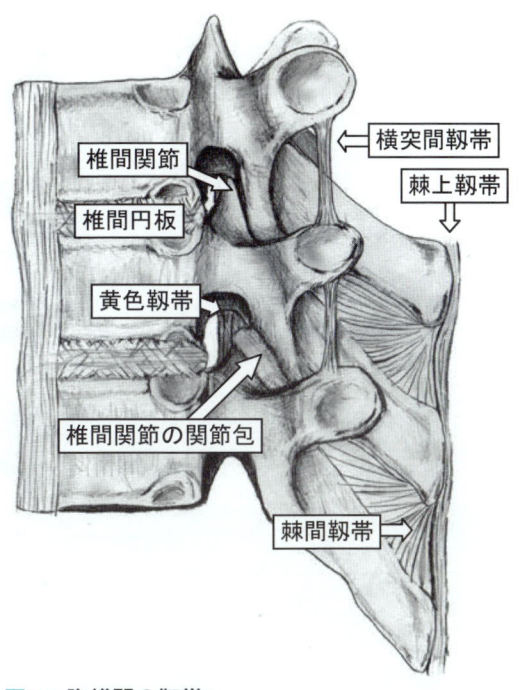

**図3　胸椎間の靱帯**

横突起はよく発達し，上位胸椎では外側方に，下位では後外側方に突出し，上位から下位にいくにかけて大きくなり，第7または第8胸椎で最もよく発達する．それ以下は，再び短く小さくなる．

肋椎関節には肋骨頭関節と肋横突関節がある．肋骨頭関節は各肋骨頭とこれに相当する胸椎の肋骨窩との間にできる半関節である．第2～第9胸椎の椎体には両側にそれぞれの関節窩があり隣りあう椎骨の上下が1本の肋骨と連結する．第1胸椎および第11～第12胸椎は単独で肋骨と連結する．第10胸椎は上肋骨窩のみをもつ．

肋横突関節は，各肋骨結節とそれに相当する胸椎肋横突起（横突肋骨窩）との間にできる関節である．

第1～第10胸椎には肋横突関節が存在するが，第11～第12胸椎は肋横突関節をもたない．上位5ないし6までの肋横突関節はカーブしているが，下位肋横突関節は平坦である．

肋骨頭関節，肋横突関節，およびその周囲には，関節内靱帯，放射状肋骨頭靱帯，肋横突靱帯，外側肋横突靱帯，上肋横突靱帯が存在する（図4，5）．

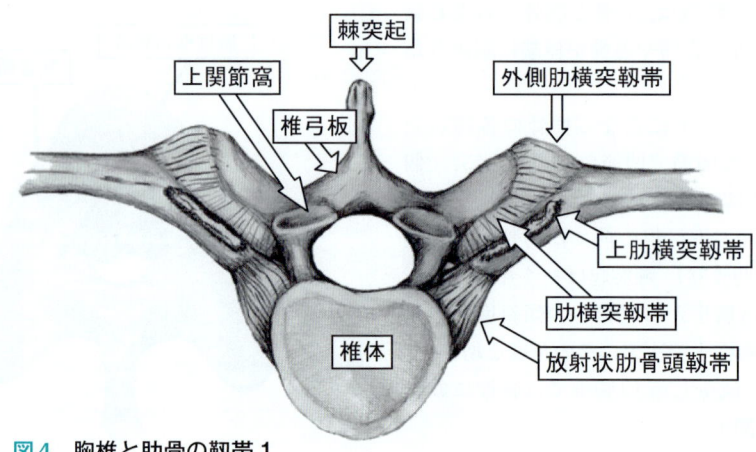

**図4　胸椎と肋骨の靱帯1**

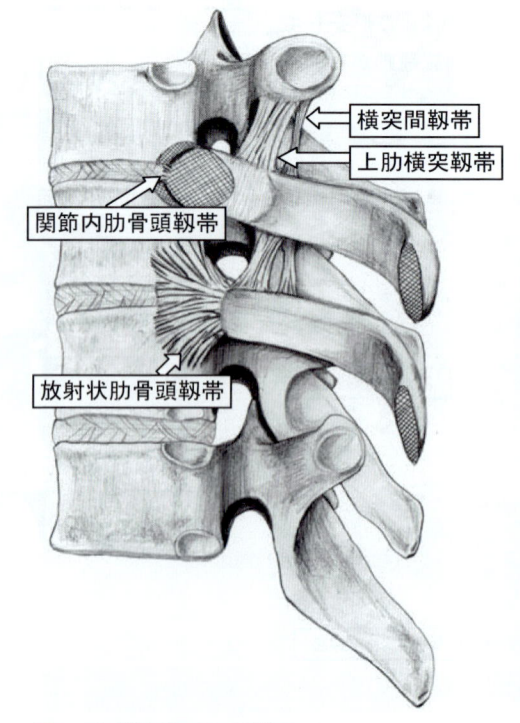

**図5　胸椎と肋骨の靱帯2**

図にはないが，腰肋靱帯は第12肋骨と第1および第2腰椎肋骨突起の間にある膜状の靱帯で，内肋間膜の続きともみられる．多くは腹横筋の起始腱膜と結合する．

胸肋関節は，上位7対の肋軟骨が個々に胸骨と連結をなす．第2胸肋関節は，関節内胸肋靱帯が存在し，関節腔を二分する．下方の胸肋関節では加齢に伴い消失する傾向にある．放線状胸肋靱帯，肋剣靱帯が存在する（図6）．

肋軟骨関節では，第8～第10肋軟骨は順次すぐ上の肋軟骨と連結をなす．第5～第9肋骨軟骨の間は関節隆起間にみられる半関節で，滑膜関節である．薄い関節包に包まれる（軟骨間関節）．

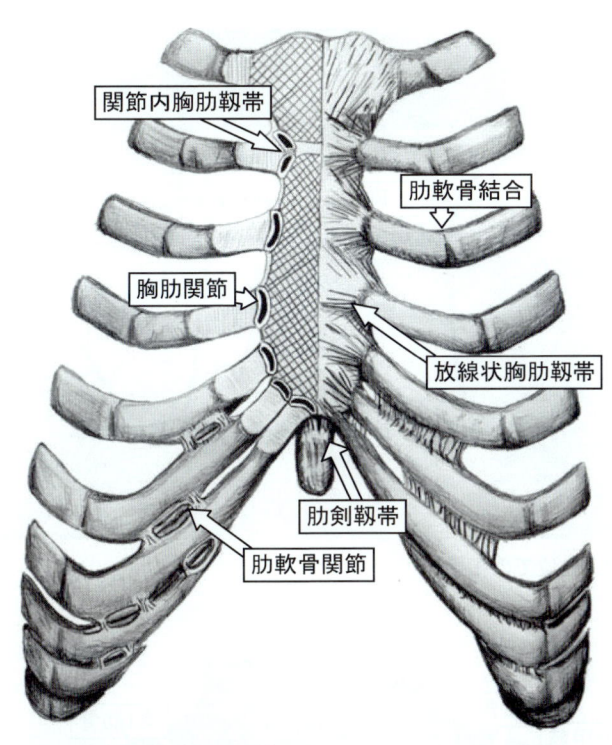

**図6** 胸骨，肋骨間の靱帯

## ② 触診

### 2.1 後面

立位において，左右の肩甲骨上角を結ぶ線上に第2胸椎棘突起，肩甲棘三角を結んだ線上に第3胸椎棘突起，下角を結ぶ線上に第7胸椎棘突起がそれぞれ位置している（図7）．しかし実際の臨床においては，触診を行う肢位は様々であるため，立位のみでなく他の肢位でも触診を行うことがある．その場合には，肩甲骨の位置が，立位のときの状態と同じになるように設定しなければならない．

図8は，仰臥位で撮影した3D-CT像である．肩甲骨が軽度挙上して，図7の高さより1椎体分頭側に移動している．そのために，立位での指標とは一致しない．

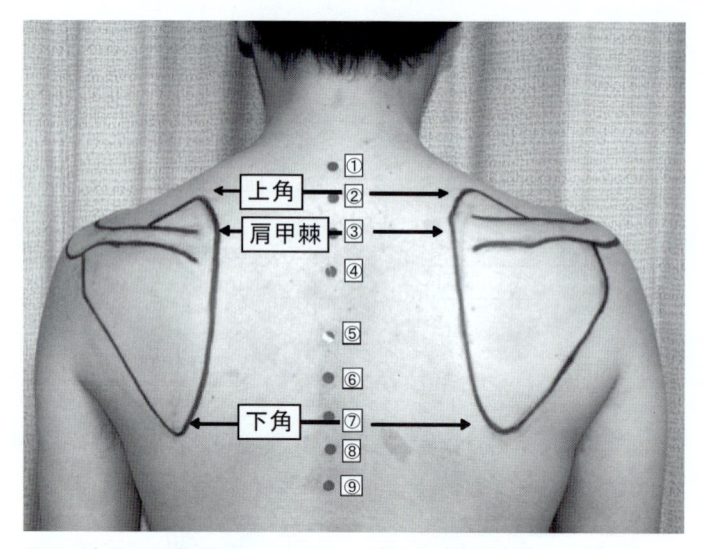

**図7 立位での指標**

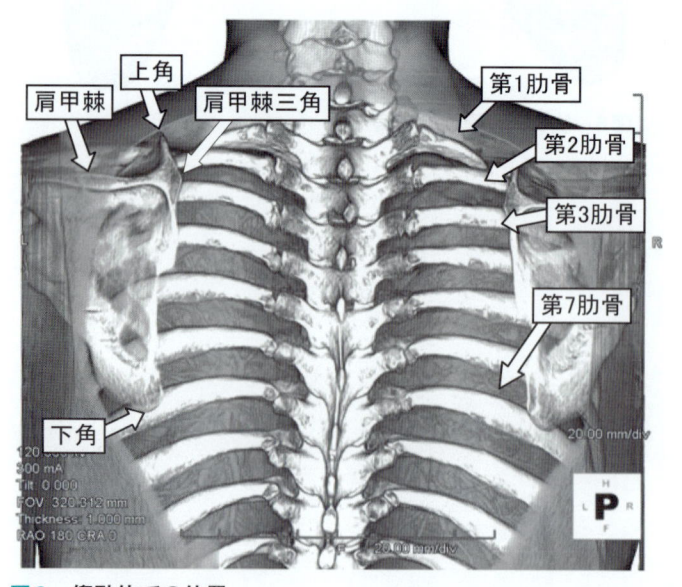

**図8 仰臥位での位置**

### 2.1.1 触診の手順および確認（後面）

①肩甲棘→肩甲棘三角→肩甲骨内側縁→下角・上角→肩甲骨外側縁．

　肩甲棘に沿って術者の指を内側へ移行すると，肩甲骨内側縁との交点に肩甲棘三角を触知できる．肩甲骨内側縁に沿って頭側へ移行すると上角，尾側へ移行すると下角を触診することができる．下角より肩甲骨の外側に沿って上行すると外側縁が触知できる．肩甲骨の部位が肋骨の高さを確認する指標となる（図7, 8）．

②第7頸椎棘突起→第1胸椎棘突起→第2胸椎棘突起～第12胸椎棘突起．

　第7頸椎棘突起を確認後，第1胸椎棘突起から順に棘突起を触診しながら下位に進むと容易に確認できる．棘突起は第3，第4胸椎から徐々に長く，下方に向かって急な傾斜となる．第5胸椎棘突起からは，その傾向が大きく上位と下位の棘突起は重なってくる．確実に棘突起を触知するには尾側から頭側へ押し上げるように触診すると容易に可能となる（図9）．

　胸郭後面からの触診において棘突起，肋骨および横突起の位置関係は，棘突起外側面から2横指外側の部位に横突起が触知できる．3横指外側部位で肋骨を触知することができる（図10）．

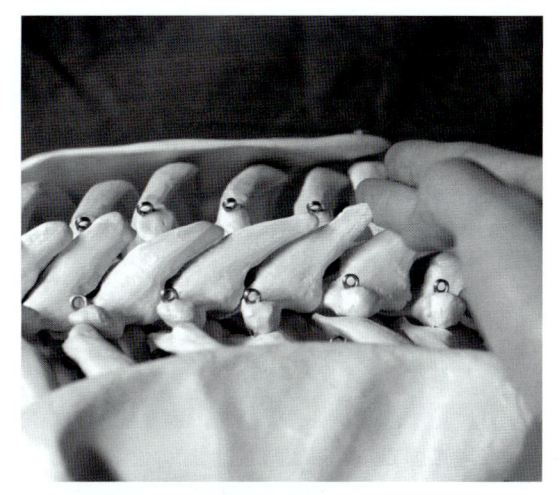

図9　尾側からの棘突起の触診

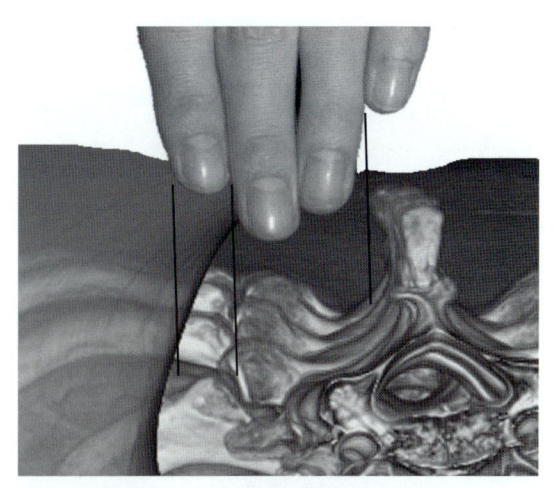

図10　棘突起と肋骨の位置関係

## 2.2 横断面：頭側より

　第1肋骨は奥深くにあり，背面からの触診は不可能である．第1肋横突関節は矢状面では耳孔からの重垂線上に存在し，前額面では頸部外側皮膚のラインより内側に存在する．頸部より外に外れると第2肋骨と同じ高さになり触診が困難となる．第2肋骨は肩甲骨の上角の高さで触知することができる（図11, 12）．

### 2.2.1 触診の手順および確認（側面：第1肋骨）

①外耳孔から尾側へ→（後方）後頸三角（のくぼみ）→第1胸椎棘突起の水平線の交わる箇所．

　立位・坐位にて外耳孔から尾側への重垂線と第1胸椎棘突起の水平線の高さ，後頸三角のくぼみの奥に第1肋骨を触知することができる（図13a, b）．斜角筋の緊張が高い場合は，肩甲帯を他動的に挙上もしくは頸部を側屈し筋の起始停止を近づけることで緊張をゆるめると触診が容易となる．

### 2.2.2 触診の手順および確認（側面）

①腸骨稜最上部→第11肋骨→第12肋骨．

　側臥位において，腸骨稜の最上端部から頭側に4横指（約5 cm）進み，胸郭下縁の肋骨に触れると第11肋骨の自由端が確認でき，その後方に第12肋骨を触れることができる（図14a, b）．また，後面から第12肋骨に触れるには，第10肋骨肋骨角より第11肋骨に触れ，第11肋骨下縁より第12肋骨先端を触知する（図15）．第12肋骨は，特にその形状に個体差がある（図16）．図17は，第12肋骨が顕著に小さい例である．確認するには，骨盤の挙上を行わせ腰方形筋の収縮の有無を観察する．腰方形筋は第12肋骨にのみ附着するため収縮を触知できれば第12肋骨であることを確認できる．

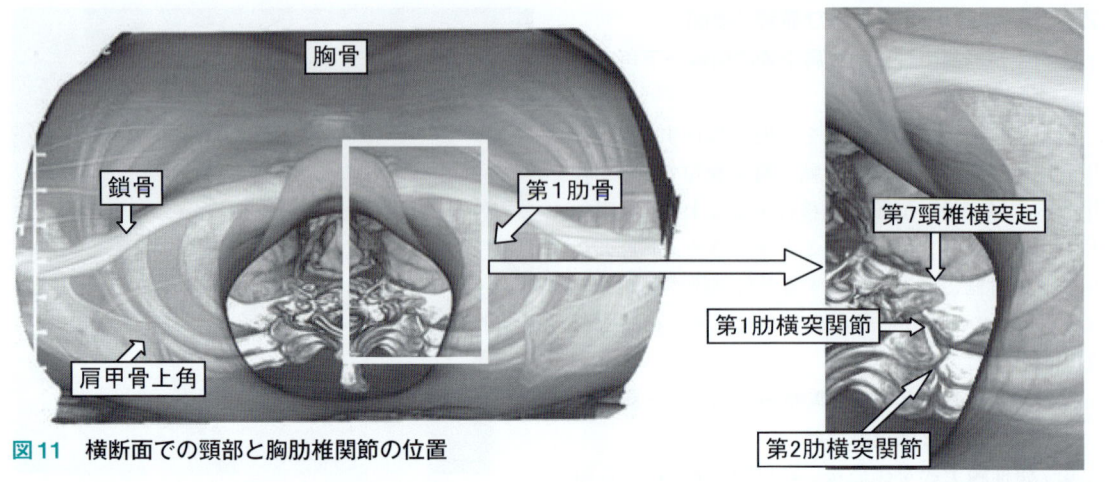

図11 横断面での頸部と胸肋椎関節の位置

（ラベル：胸骨、鎖骨、肩甲骨上角、第1肋骨）

図12 第1肋横突関節部拡大図

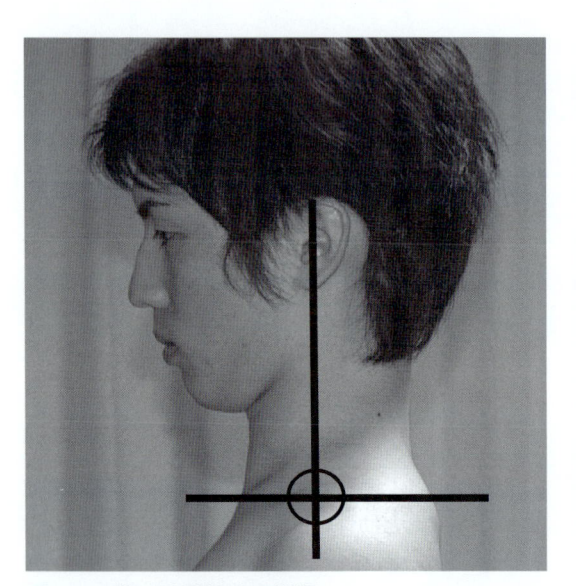

（ラベル：第7頸椎横突起、第1肋横突関節、第2肋横突関節）

図13a 第1肋骨触診の指標

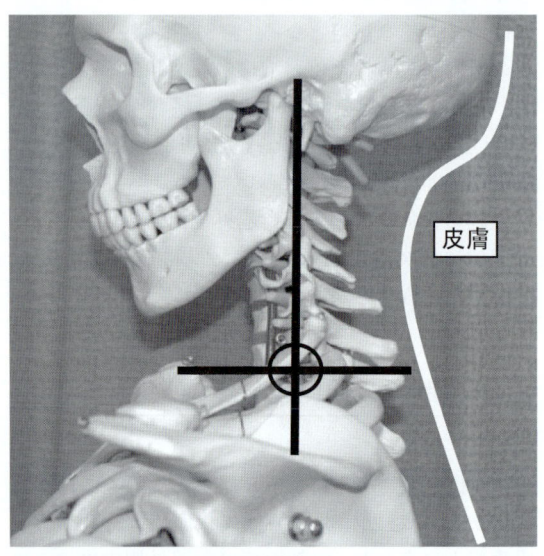

図13b 第1肋骨触診の指標

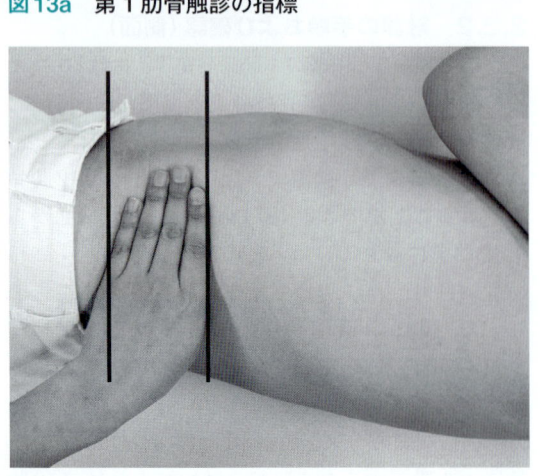

（ラベル：皮膚）

図14a 第11肋骨触診の指標

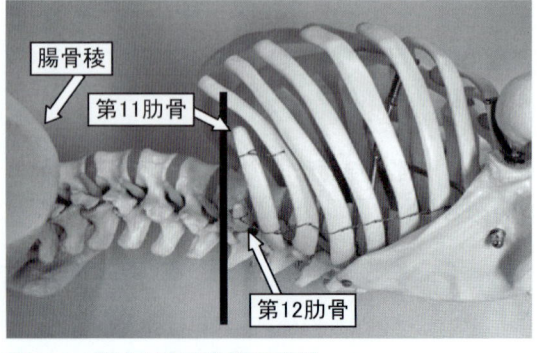

図14b 第11肋骨触診の指標

（ラベル：腸骨稜、第11肋骨、第12肋骨）

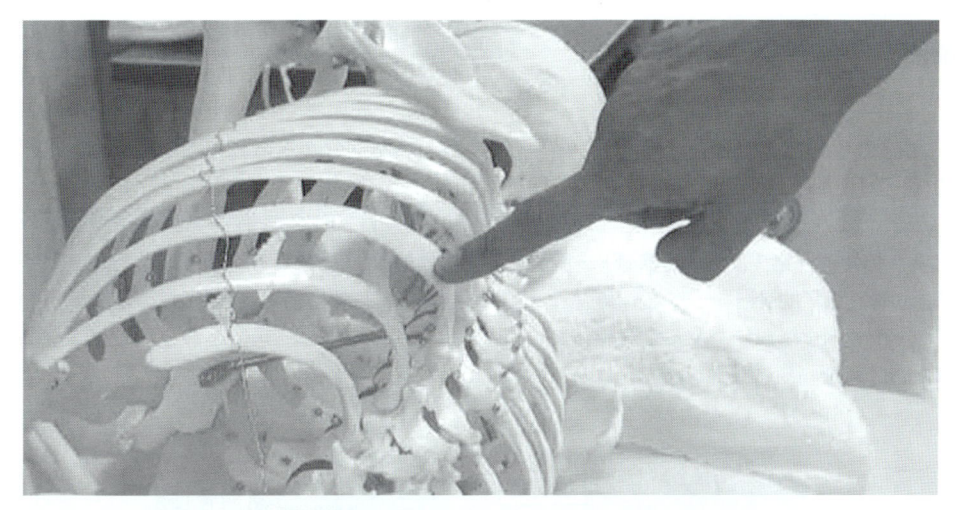

図15 第10肋骨：肋骨角（尾側より）

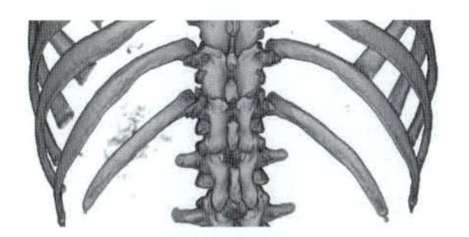

図16 第12肋骨の形状

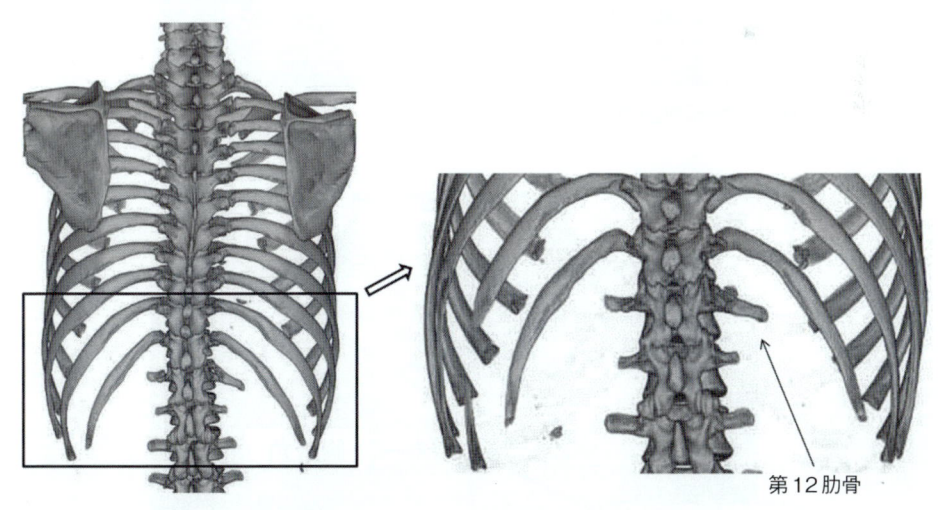

図17 第12肋骨が小さい例

第12肋骨

## 2.3 前面

### 2.3.1 触診の手順および確認（前面）
①頸切痕→胸骨端→胸鎖関節→第1肋骨（肋軟骨）．
②頸切痕→胸骨柄→第1肋骨（肋軟骨）→胸骨角→第2肋骨〜第7肋骨．

頸切痕から胸骨柄を尾側にたどると胸骨体との連結部である胸骨角を容易に触知できる．この高さに第2肋骨が連結する．その直上部と鎖骨の間に第1肋骨の連結部を，第2肋骨の下部に第3肋骨を触知できる．乳頭を結ぶ線上に第5肋骨がある（図18, 19）．第8肋骨から第12肋骨までのうち，第8から第10肋骨の肋軟骨は第7肋軟骨につき，その下縁を弓状に連ねて肋骨弓を作る．胸骨の下縁を構成する肋軟骨は，第7肋軟骨へ合流する．第7肋軟骨の下縁を触知し，肋骨に沿って正中まで進むと，胸骨と同じ高さに胸骨体と剣状突起を分ける溝を触診できる．この溝より頭側は胸骨体，尾側は剣状突起である．

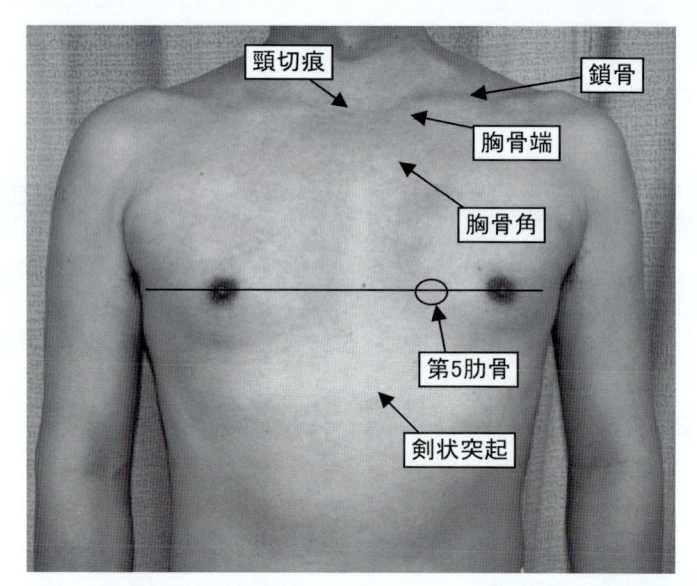

**図18** 胸部前面の骨性指標

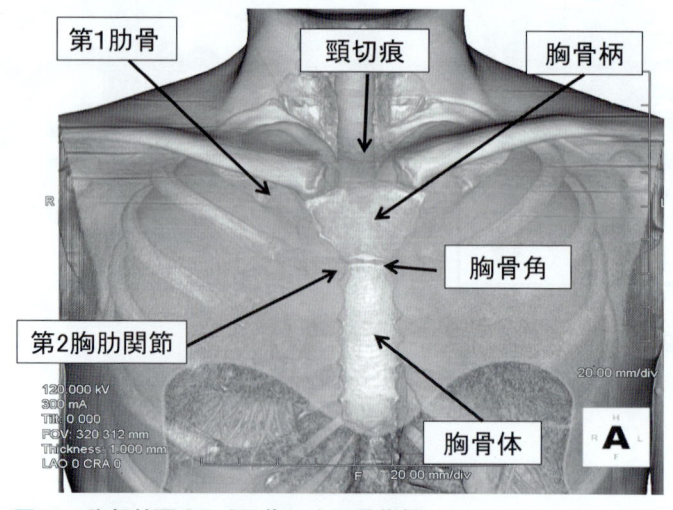

**図19** 胸部前面3D-CT像による骨指標

## 2.4 第2および第3胸肋関節における動的触診

　第2および第3胸肋関節は上肢を動かすことによって確認することができる.
　第2胸肋関節は,第2肋軟骨を示指と中指で挟んだままで肩複合体を屈曲させると,約120°から動き始め(図20),160°ではっきりと第2肋軟骨関節面が,凸の法則に基づき下方に滑ることを触知することができる(図21).第3胸肋関節は,第3肋軟骨を示指と中指で挟んだままで肩複合体を外転させると,約100°から動き始め(図22).120°で第3肋軟骨関節面が凸の法則に基づき下方に滑ることを触知することができる(図23).

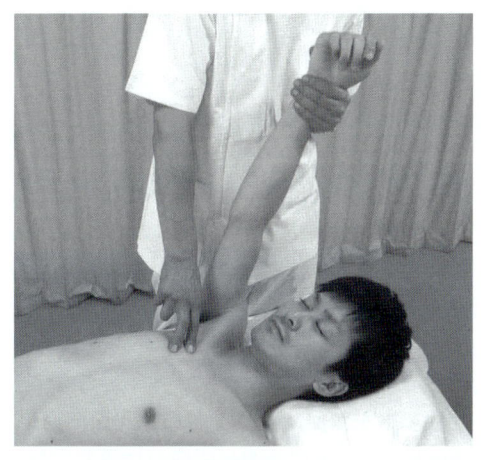

**図20** 肩複合体の屈曲に伴う第2胸肋関節の動的触診：屈曲120°

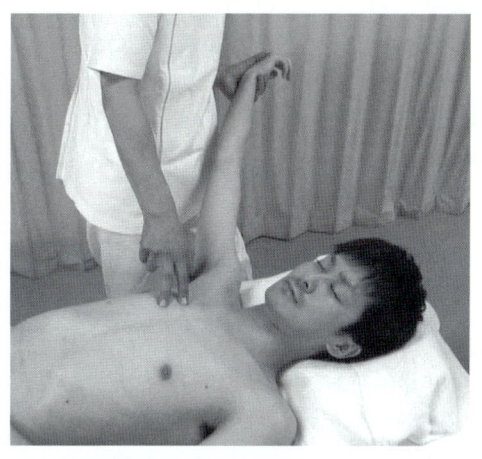

**図22** 肩複合体の外転に伴う第3胸肋関節の動的触診：外転100°

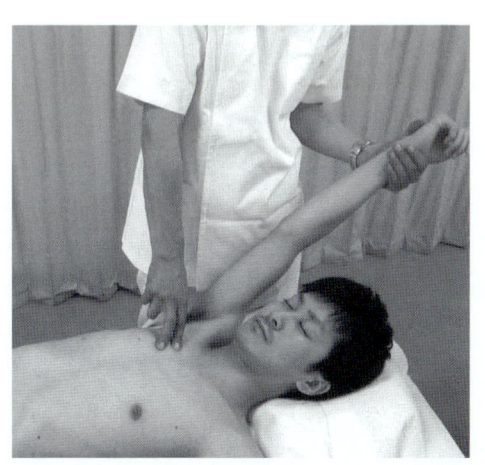

**図21** 肩複合体の屈曲に伴う第2胸肋関節の動的触診：屈曲160°

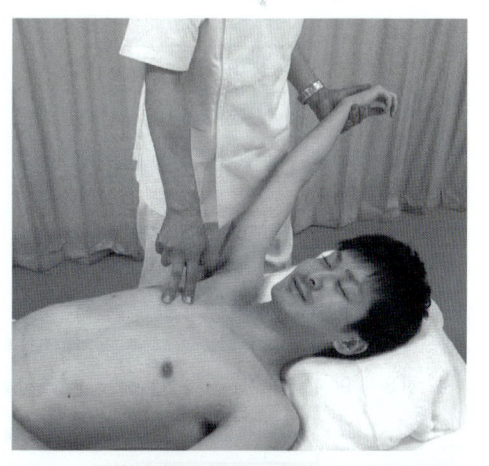

**図23** 肩複合体の外転に伴う第3胸肋関節の動的触診：外転120°

## 3 角運動学

### 3.1 胸椎椎間関節
thoracic intervertebral joints

胸椎椎間関節は，平面関節に分類される．凸面は上関節突起関節面，凹面は下関節突起関節面（第12胸椎のみ腰椎に対応し凸面を示す）．運動自由度は6度．最大ゆるみの位置（LPP）は，運動の中間位．しまりの位置（CPP）は各骨運動の最終可動域付近である．各運動節における関節の運動範囲の比較を表1に示す．下位になるほど回旋は減少していくが，側屈は変化せず，逆に屈曲伸展の運動範囲が大きくなり，腰椎にその特徴が類似してくる．

#### 3.1.1 矢状面の動き：屈曲－伸展

**ⓐ 骨運動**
瞬時の回旋軸（IAR）は下位胸椎椎体内．
胸椎全体の可動域は屈曲で30〜40°であり，伸展は20〜30°である．

各椎骨間の可動域はT1〜10で小さく，T11/12およびT12/L1で大きい．

**ⓑ 関節内運動**（図24，25）
屈曲時：下関節突起関節面が下位椎骨の上関節突起関節面に対して腹側頭側へ滑る．
伸展時：下関節突起関節面が下位椎骨の上関節突起関節面に対して背側尾側へ滑る．

#### 3.1.2 前額面での動き：側屈

**ⓐ 骨運動**
IARは下位胸椎椎体内．
胸椎全体の可動域は各方向で約40°．
側屈には回旋運動が組み合わされて起こる．椎体の回旋は凹側へ向かい，左側屈時には右（凸側）へ棘突起が移動する．回旋との組み合わせ運動は，頸椎よりも明確に出現する（図26）．

**ⓑ 関節内運動**
骨運動左側屈時：左下関節突起関節面が尾側内側へ滑り，右下関節突起関節面は頭側内側へ滑る．

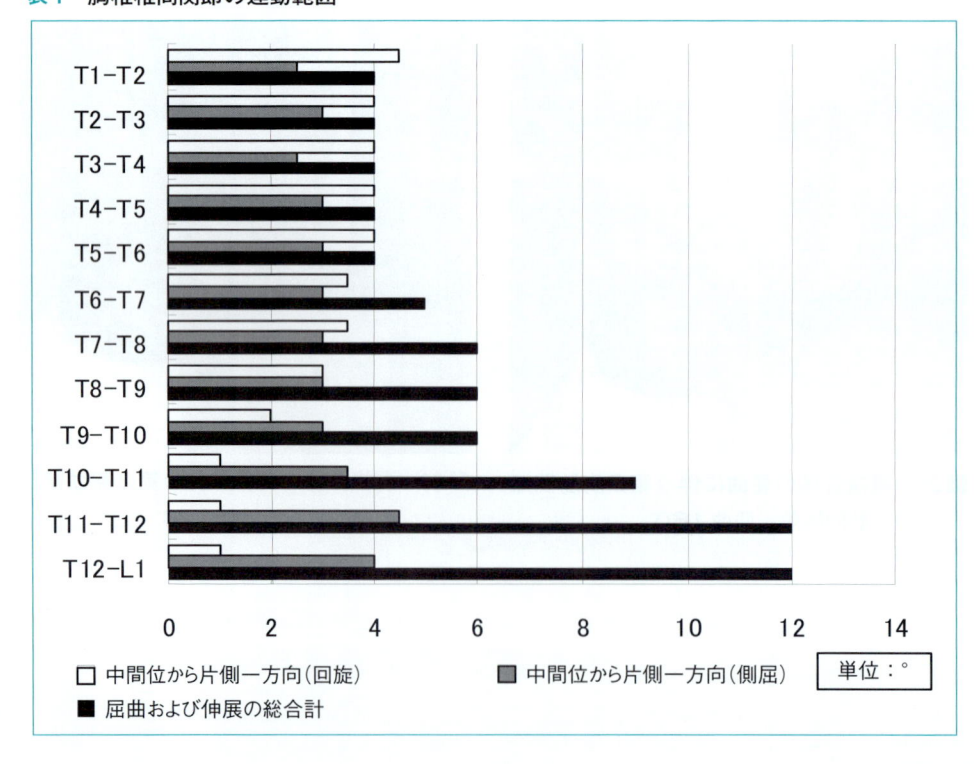

**表1 胸椎椎間関節の運動範囲**

□ 中間位から片側一方向(回旋)　■ 中間位から片側一方向(側屈)　■ 屈曲および伸展の総合計　単位：°

3. 角運動学

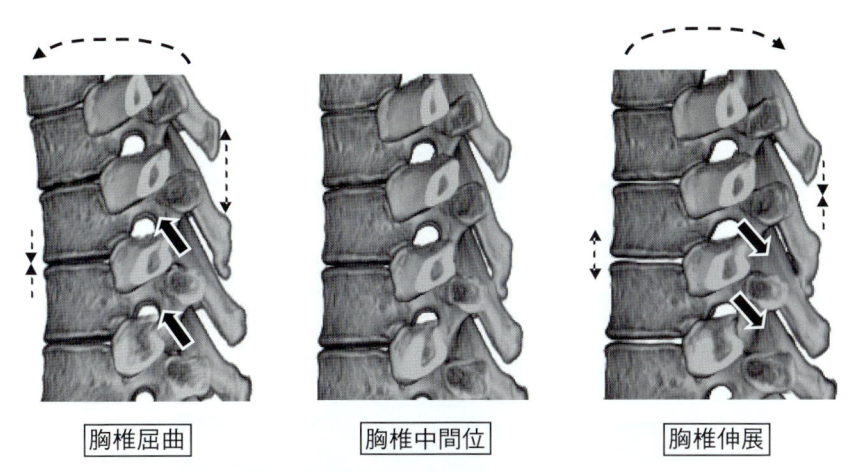

胸椎屈曲　　　　　胸椎中間位　　　　　胸椎伸展

図24　胸椎屈曲・伸展の骨運動と関節内運動

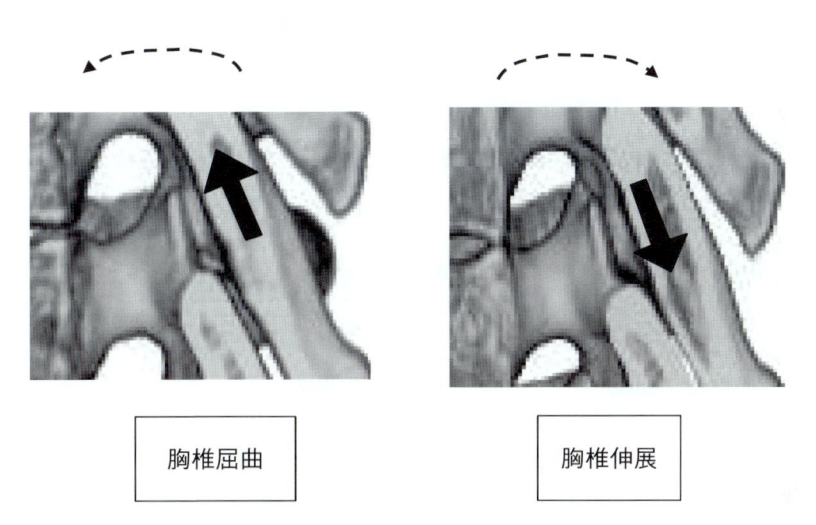

胸椎屈曲　　　　　　　　胸椎伸展

図25　胸椎椎間関節の関節内運動

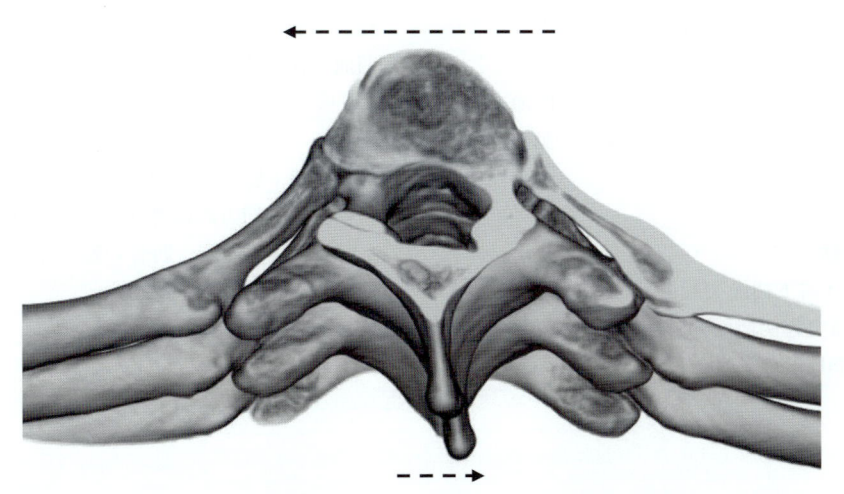

図26　左側屈における胸椎椎間関節の骨運動と関節内運動（頭側からの観察）

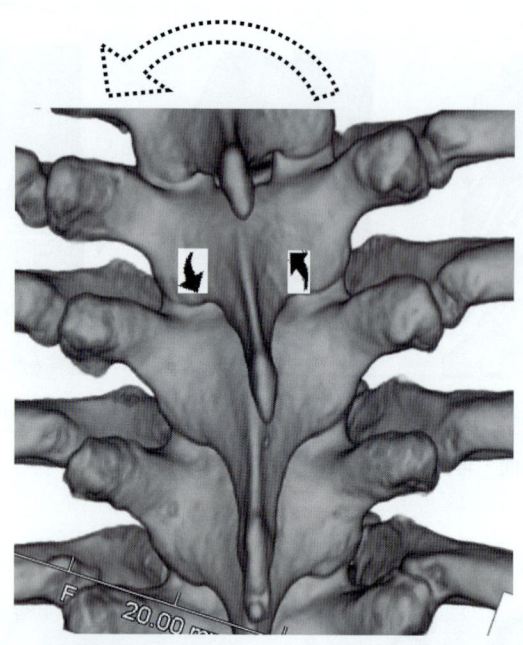

**図27　左側屈における胸椎椎間関節の骨運動と関節内運動**

棘突起は凸側（左側屈の場合は右）へ移動する（図27）．

### 3.1.3　水平面での動き：回旋

#### ⓐ 骨運動

IARは胸椎椎体の前方．
胸椎全体の可動域は各方向で約35°．
上位胸椎において，関節突起関節面は腹側開きのハの字型を呈しており回旋に有利な形状となっている．
T1〜9で均一に動き，T10〜L1では関節面の傾きが矢状面に近くなるため制限され，2°動くのみである．

#### ⓑ 関節内運動

右回旋時は右下関節突起関節面の内側への滑りと，左下関節突起関節面の外側への滑りが生じる．回旋運動は側屈との組み合わせで起こる（図28）．

## 3.2　肋横突関節
costotransverse joints

#### ⓐ 骨運動

関節面は楕円形をなす．
運動自由度2度．
肋骨体の挙上・下制．

#### ⓑ 関節内運動

凸面：肋骨結節関節面（矢状面上）．
凹面：横突肋骨窩．
1) 呼吸時：凸の法則に従い滑りが起こる（図29〜31）．
2) 側屈時：肋骨側の関節面は凸面であるが，肋骨の動きと同方向に滑りが起こる（図32）．
3) 肩複合体屈曲時：肋骨の動く方向に従い頭側への滑りが起こる（図33）．

3. 角運動学

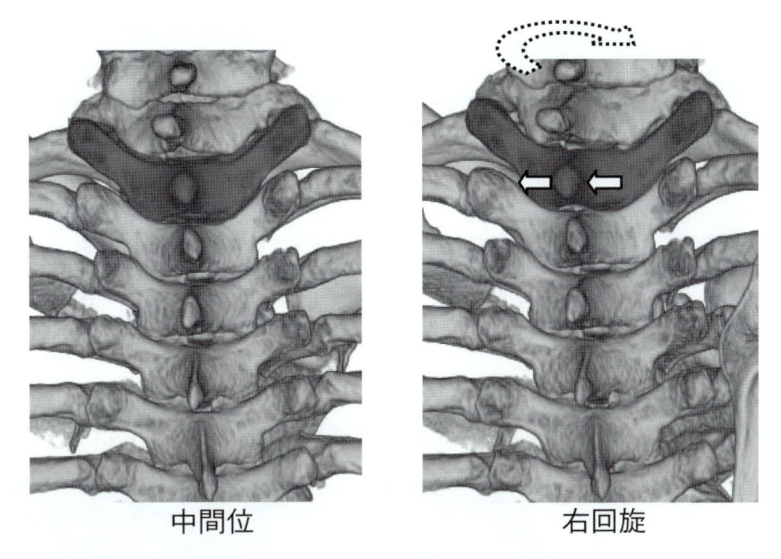

中間位　　　　　　　　右回旋

図28　回旋における胸椎椎間関節の骨運動と関節内運動

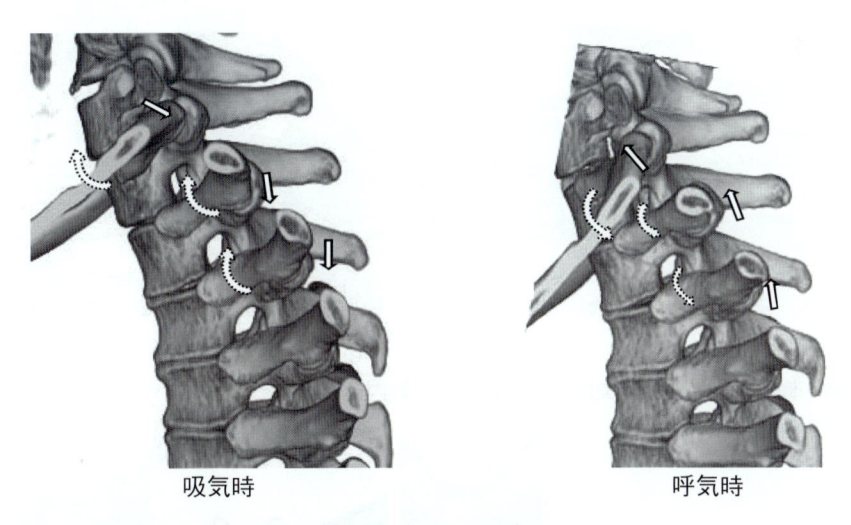

吸気時　　　　　　　　呼気時

図29　呼吸における肋横突関節の骨運動と関節内運動

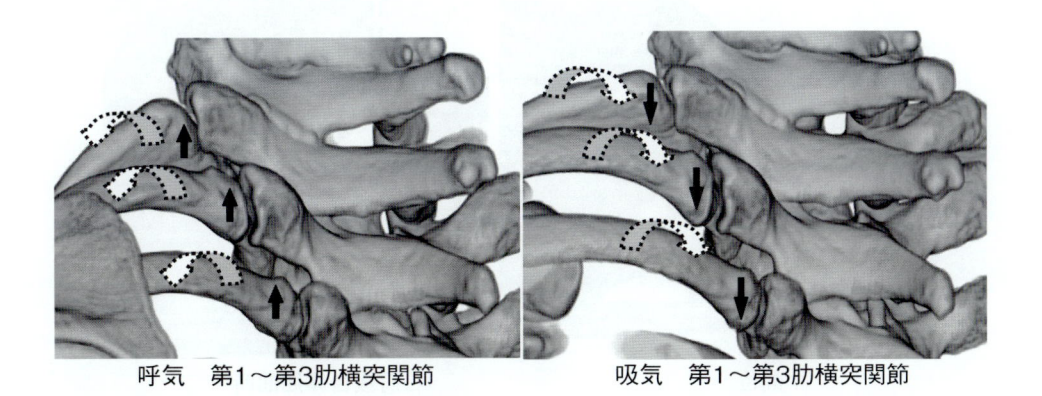

呼気　第1〜第3肋横突関節　　　吸気　第1〜第3肋横突関節

図30　呼吸運動における上位肋横突関節の骨運動と関節内運動

吸気時　　　　　　　　　　　　　呼気時

図31　呼吸運動における下位肋横突関節の骨運動と関節内運動

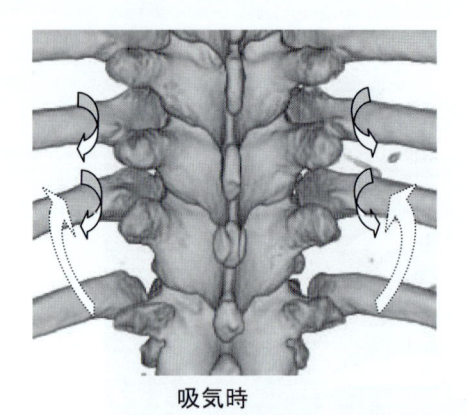

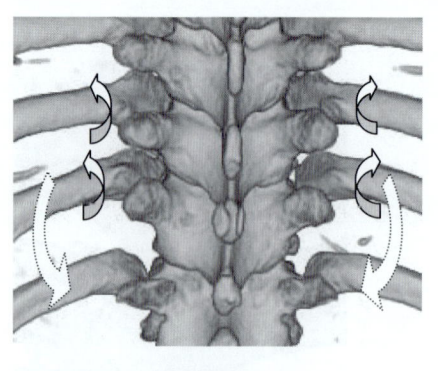

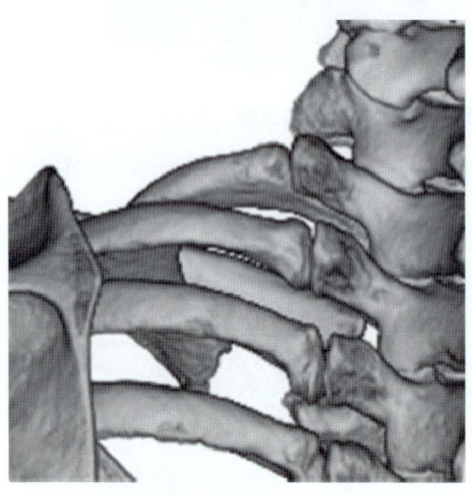

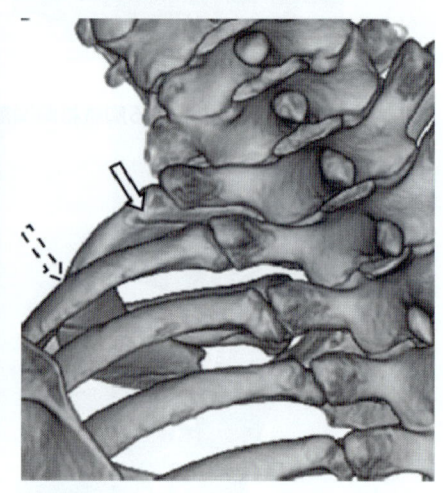

中間位　　　　　　　　　　　　　左側屈時

図32　側屈における肋横突関節の骨運動と関節内運動

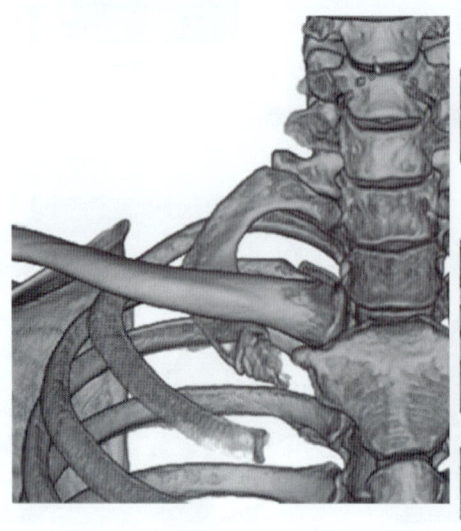

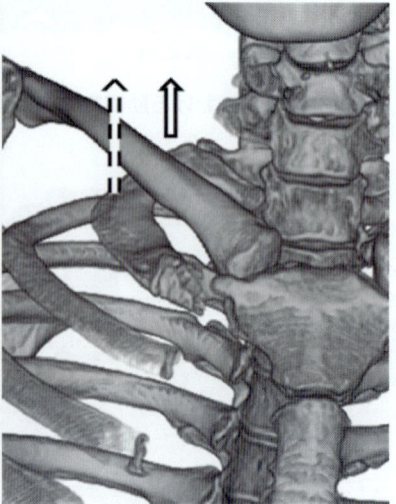

中間位　　　　　　　　　　　　　右肩複合体屈曲時

図33　肩複合体屈曲における第1肋横突関節の骨運動と関節内運動

## 3.3 胸肋関節（第2～第7胸肋関節）
sternocostal joints

### ⓐ 骨運動
運動自由度2度.

### ⓑ 関節内運動
凸の法則：
1) 凸面：肋軟骨.
2) 凹面：胸骨肋骨切痕，胸骨柄と胸骨体の接合部.
3) LPP：運動の中間位.
4) CPP：各骨運動の最終可動域付近.

肋骨の動きに伴い肋軟骨骨頭関節面が胸骨肋骨切痕に対して凸の法則に従って頭側尾側に滑る（図34）. 第2胸肋関節の動きが一番大きく，下位胸肋関節になるほど動きは小さくなる.

## 3.4 肋軟骨関節（第6～第9肋骨）
costochondral joints

骨運動，関節内運動：互いに小さな長方形の関節面，平面関節または半関節.
わずかな前方への滑り運動.
LPP：運動の中間位.
CPP：各運動の最終可動域付近.

## 3.5 肩複合体の運動に伴う胸肋関節の選択的な下方滑り

肩複合体の運動によって肋骨の挙上が起こるが運動方向によって選択的運動が起こる. 特に肩複合体屈曲時には第2肋骨が挙上し，第2肋軟骨骨頭関節面が凸の法則に従い尾側に滑る. 肩複合体外転時には第3肋骨が挙上し，第3肋軟骨骨頭関節面が凸の法則に従い尾側に滑る（図35）.

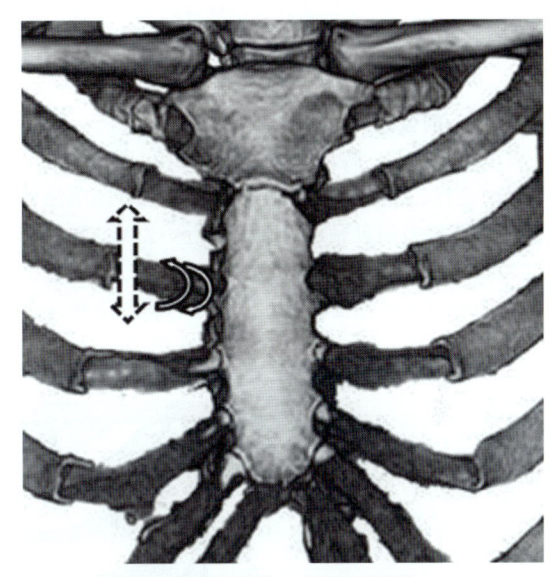

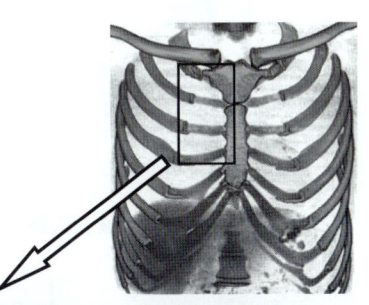

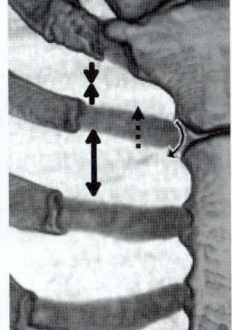

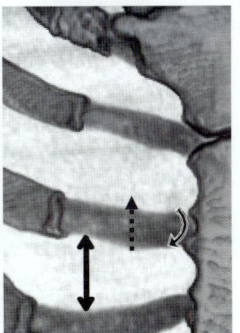

図34 胸肋関節の骨運動と関節内運動

中間位　　肩複合体屈曲時　　肩複合体外転時
図35 肩複合体の運動に伴う胸肋関節の骨運動と関節内運動

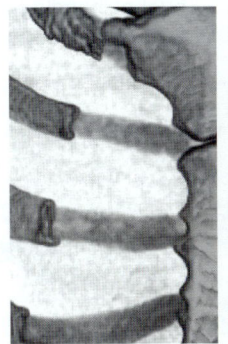

## 3.6 呼吸運動における肋骨の骨運動と関節内運動

図36は呼吸時の胸郭の動きを示す．黒色の骨が吸気時，灰色が呼気時である．上位肋骨では前後径の変化が大きく，下位肋骨では横径の変化が著明である．

### 3.6.1 前後方向の拡大

上位肋骨では，胸骨に対して斜めに（頭側から尾側）に走行し，胸骨に連結している．肋骨頭関節と肋横突関節の運動軸が前額面に近いため，胸郭背側の肋椎関節において肋骨が下方に滑ると，前方にある肋骨は水平面で頭側に上がり，胸郭前後径が増大する．これに伴い胸骨の前方挙上が起こる．この肋骨の動きはポンプハンドル運動（pump-handle motion）（図37）と呼ばれる．

### 3.6.2 左右方向の拡大

下位肋骨では，肋骨頭関節と肋横突関節を結んだ運動軸が矢状面に近いため，下位肋骨の挙上で胸郭横径（左右方向）の拡大が増大する．この肋骨の動きはバケツハンドル運動（bucket-handle motion）（図37）と呼ばれる運動である．

### 3.6.3 上下方向の拡大

第1・第2肋骨の挙上と横隔膜の収縮による，下方移動で上下方向の胸部内腔の拡大を行う．

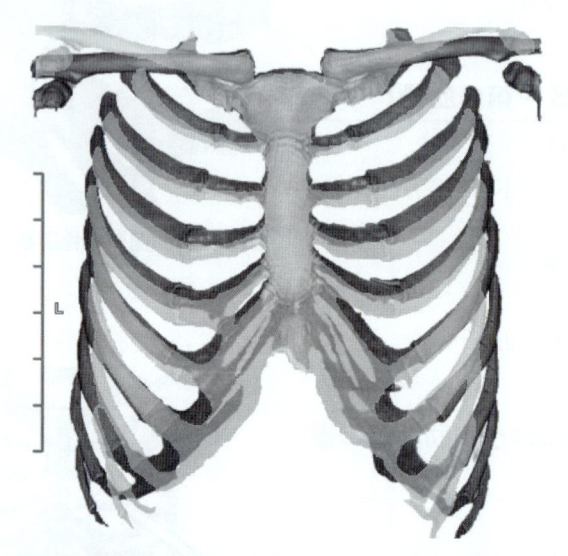

図36 呼吸時の胸郭の動き　黒色が吸気時，灰色が呼気時．

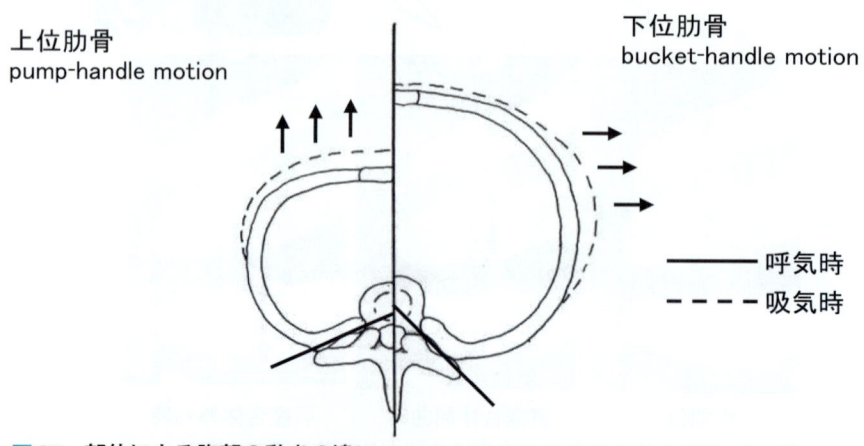

図37 部位による胸郭の動きの違い

## 4 胸椎椎間関節検査

他の脊柱と同じように，胸椎椎間関節も遊びを用いた検査は不可能である．脊柱全体の動きのなかで体幹運動リズムの乱れを観察することが重要となる．

触診をすると，問題のある椎間関節のすぐ外側の筋にスパズムを確認できることがある．治療時に直接，胸椎の回旋や伸展を他動的に行い，棘突起を介して胸椎椎間関節の動きの堅さを正常と比較することが可能である．まれにではあるが，高齢者で第11肋骨が第10肋骨に重なり合っている場合もあり，棘突起部より外側方向に第10肋骨と第11肋骨の肋間をたどっていくと，その重なりが触知されることがある．

## 5 SJF治療技術

### 5.1 胸椎椎間関節
thoracic intervertebral joints

第2章で述べた体幹運動リズムに従い，主に回旋と伸展の骨運動を利用した治療技術を用いる．図38に胸椎における各運動方向の可動範囲の比較を示す．回旋運動を起こすと体幹運動リズムに従い上位から回旋運動が起こる．Whiteらによる運動節の可動範囲を改変し，各レベルの棘突起の動きが起こるときに動かす．回旋の累計値は第2/3胸椎椎間関節で10°，第5/6胸椎椎間関節で20°，第8/9胸椎椎間関節で30°となる．これらの角度を指標に治療を行う．

第9胸椎椎間関節以下では伸展のほうが治療を行いやすい．また，骨盤の回旋を利用して尾側から実施することもできる．

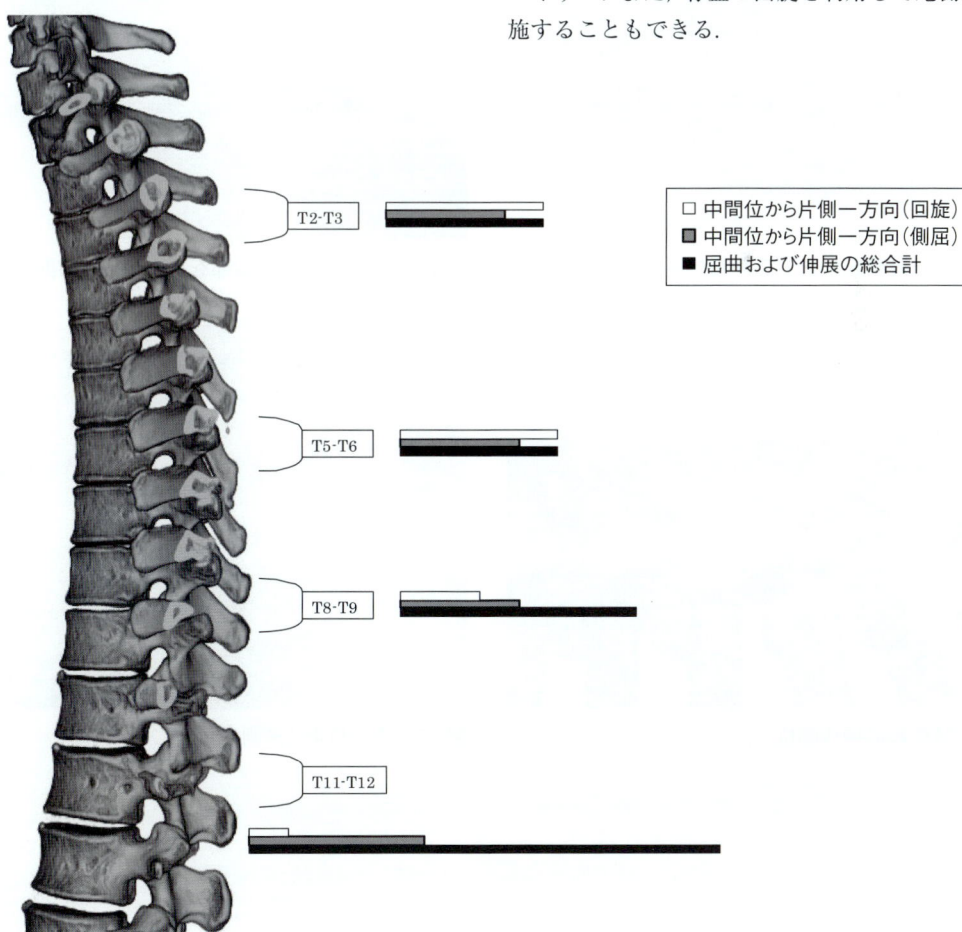

□ 中間位から片側一方向（回旋）
▨ 中間位から片側一方向（側屈）
■ 屈曲および伸展の総合計

図38 胸椎における各運動方向の可動範囲の比較

### 5.1.1 関節機能に対して体幹回旋に伴う胸椎椎間関節内側構成滑り法
（thoracic intervertebral joint inward sliding with trunk rotation）

**患者の肢位**：患側上の側臥位.
**骨運動**：体幹の回旋（左回旋）.
**構成運動**：左下関節突起関節面の内側構成滑り.　右下関節突起関節面の外側構成滑り.
**方法**：
1) 治療者は左母指球内側（図39）を治療対象の胸椎棘突起にあてる．棘突起の操作部位はできるだけ起始部に近づける．下位胸椎になるほど棘突起は長くなり，より注意が必要である（図40）．
2) 左母指を対立位にし，棘突起の起始部を腹側に圧する．
3) 右手で肩甲骨を頭側から体幹に固定し前面の指先は鎖骨を越え肋骨にあてる（図41, 42）．前胸部を背側に押し体幹の回旋運動を起こす．
4) 体幹を回旋させると，その角度に応じて上位胸椎から順に回旋が起こる．この回旋運動と同時に，該当する棘突起をベッド側に圧する．

効果判定は，該当する椎間関節の高さに位置する脊柱起立筋のスパズムの有無で確認できる．

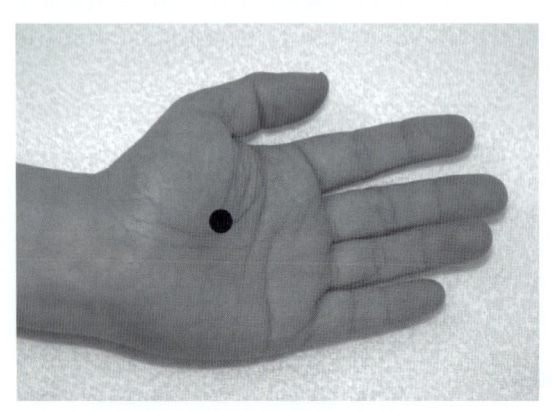

**図39** 胸椎棘突起にあてる術者の手の位置

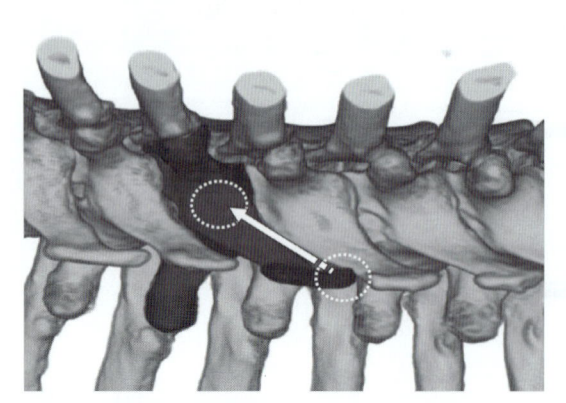

**図40** 棘突起の操作部位

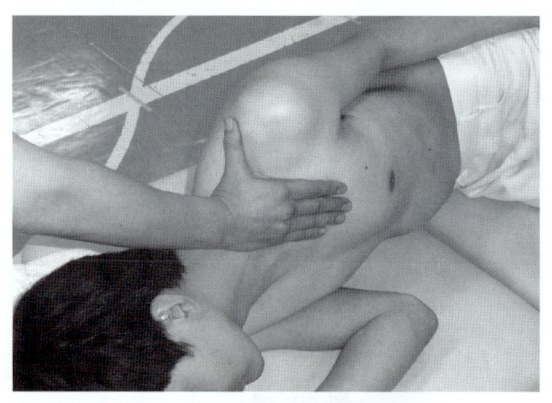

**図41** 鎖骨を越え前胸部を操作する（前面より）

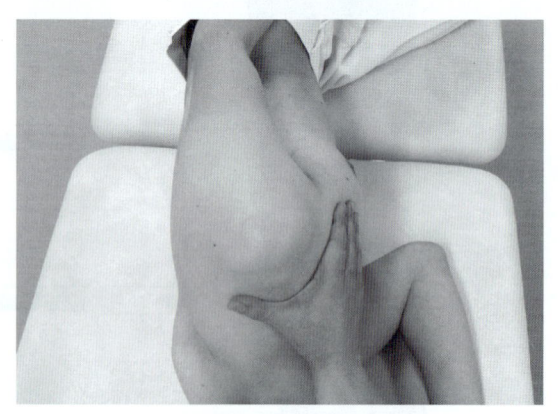

**図42** 手の位置（頭側より）

### ⓐ 体幹左回旋に伴う左第2/3胸椎椎間関節内側構成滑り法（T2/3 inward sliding with trunk rotation）

方法：
1) 左母指球内側を第2胸椎棘突起にあてる（図43）.
2) 左母指を対立位にし，第2胸椎棘突起の起始部を腹側に圧する（図44）.
3) 術者の右手で体幹を回旋させると，回旋10°手前で第2胸椎棘突起が回旋し始める.
4) 棘突起がベッド側に動くのを確認したうえで，左手母指球内側で第2胸椎棘突起をベッド側に圧することで，第2胸椎椎間関節面を内側へ滑らせる（図45）.このとき前腕を回内すると操作しやすい.

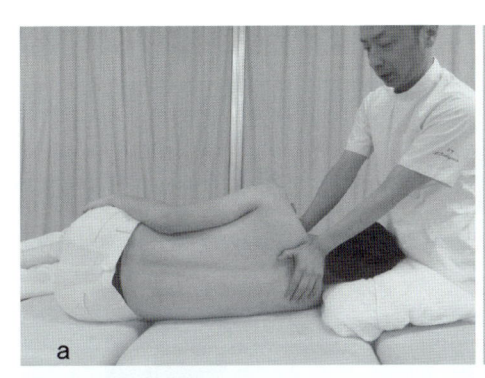

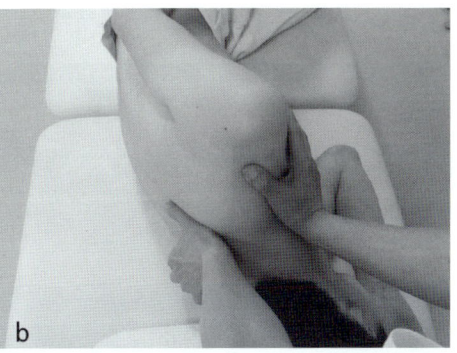

図43 体幹左回旋に伴うT2/3内側構成滑り法における開始肢位
a. 背側から，b. 頭側から.

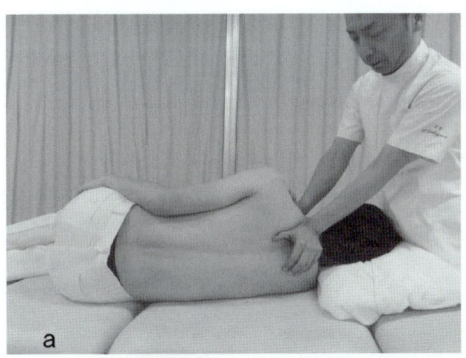

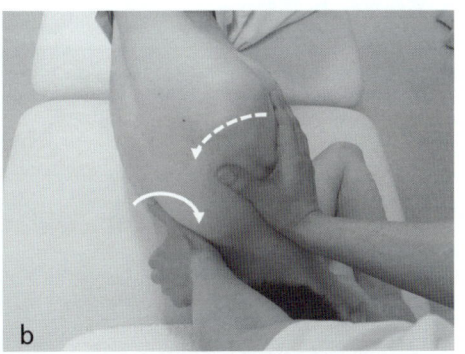

図44 体幹左回旋に伴うT2/3内側構成滑り法
a. 左手母指を対立位にする，b. 体幹左回旋を行う.

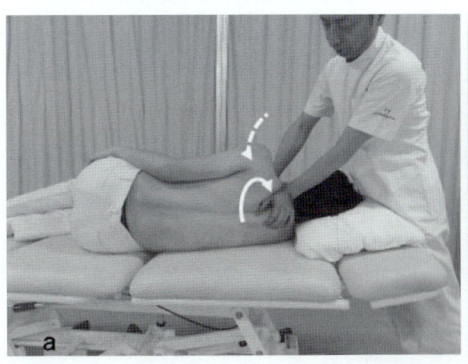

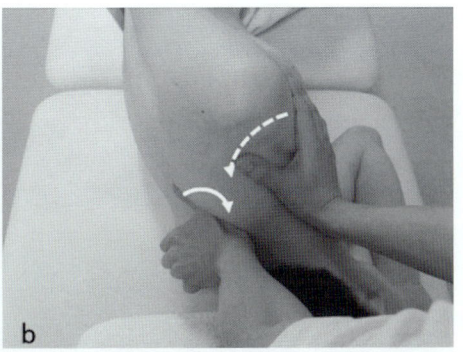

図45 体幹左回旋に伴うT2/3内側構成滑り法における骨運動と関節内運動の操作方向
a. 背側から，b. 頭側から.

### ⓑ 体幹左回旋に伴う左第5/6胸椎椎間関節内側構成滑り法（T5/6 inward sliding with trunk rotation）

**方法：**

1) 左母指球内側を第5胸椎棘突起にあてる（図46）.
2) 左母指を対立位にし，第5胸椎棘突起の起始部を腹側に圧する．第5胸椎棘突起は長くなるので操作部位はできるだけ起始部に沿って近づける．
3) 術者の右手で体幹を回旋させると，回旋20°手前で第5胸椎棘突起が回旋し始める．右手の操作部位は胸部を操作し確実に骨運動を起こす（図47）.
4) 棘突起がベッド側に動くのを確認したうえで，左手母指内側で第5胸椎棘突起をベッド側に圧することで，第5胸椎椎間関節面を内側へ滑らせる（図48）．このとき前腕を回内すると操作しやすい．

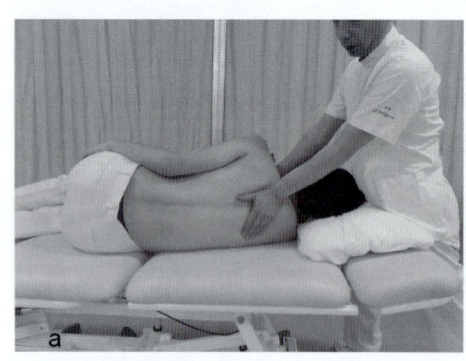

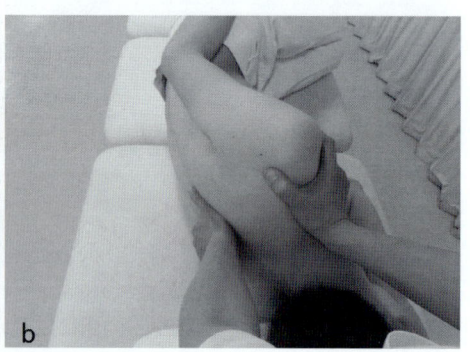

**図46** 体幹左回旋に伴うT5/6内側構成滑り法における開始肢位
a. 背側から，b. 頭側から．

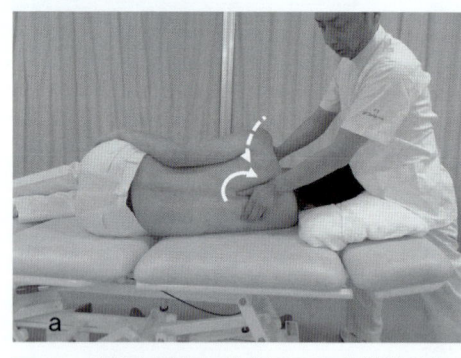

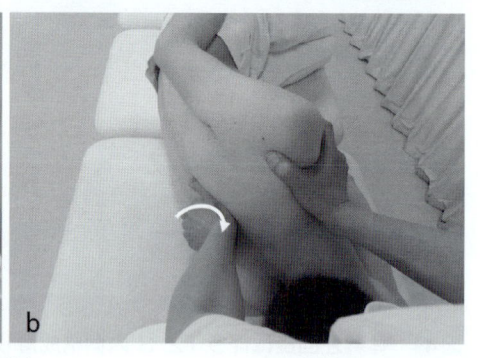

**図47** 体幹左回旋に伴うT5/6内側構成滑り法
左手母指を対立位にし，第5胸椎棘突起の起始部を腹側に圧する．a. 背側から，b. 頭側から．

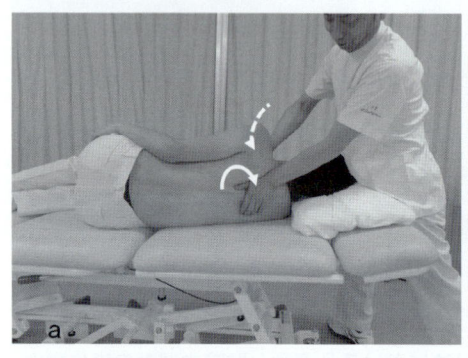

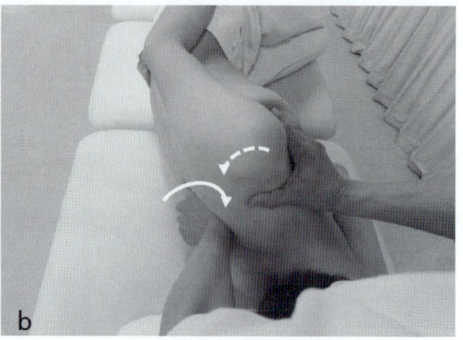

**図48** 体幹左回旋に伴うT5/6内側構成滑り法における骨運動と関節内運動の操作方向
a. 背側から，b. 頭側から．

## ⓒ 体幹左回旋に伴う左第8/9胸椎椎間関節内側構成滑り法（T8/9 inward sliding with trunk rotation）

**方法：**
1) 左母指球内側を第8胸椎棘突起にあてる（図49）．
2) 左母指を対立位にし，第8胸椎棘突起の起始部を腹側へ圧する．
3) 術者の右手で体幹を回旋させ，回旋30°手前で第8胸椎棘突起が回旋し始める（図50）．
4) 棘突起がベッド側に動くのを確認したうえで，左手母指球内側で第8胸椎棘突起をベッド側に圧することで，第8胸椎椎間関節面を内側へ滑らせる（図51）．このとき前腕を回内すると操作しやすい．

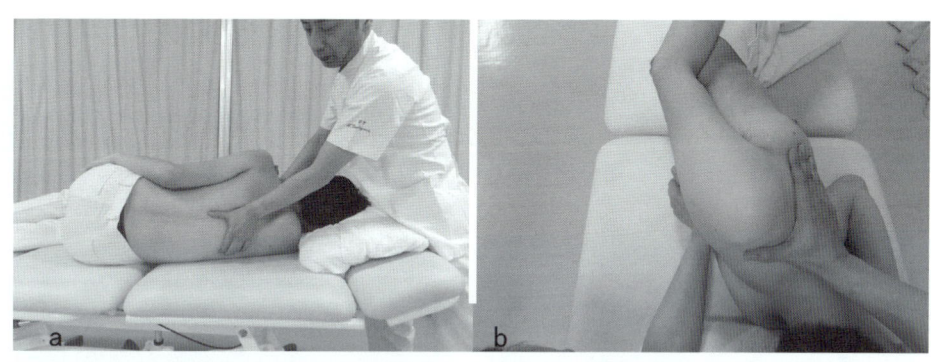

**図49 体幹左回旋に伴うT8/9内側構成滑り法における開始肢位**
a. 背側から，b. 頭側から．

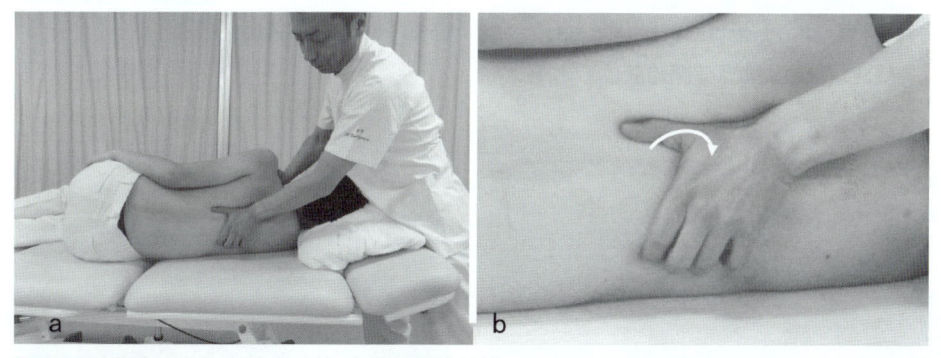

**図50 体幹左回旋に伴うT8/9内側構成滑り法**
左手母指を対立位にし，第8胸椎棘突起の起始部を腹側に圧する．a. 背側から，b. 左手操作方向．

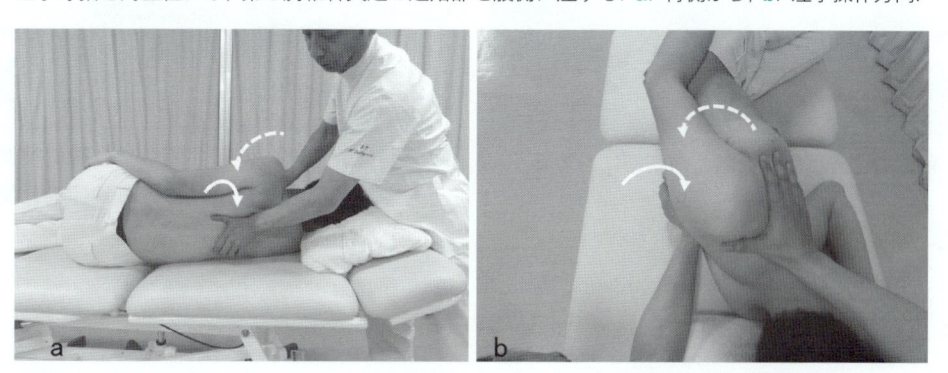

**図51 体幹左回旋に伴うT8/9内側構成滑り法における骨運動と関節内運動の操作方向**
a. 背側から，b. 頭側から．

### 5.1.2 関節機能に対して体幹伸展に伴う左第9/10胸椎椎間関節背尾側構成滑り法
（T9/10 backward downward sliding with trunk extension）

**患者の肢位**：患側上の側臥位．
**骨運動**：体幹の伸展．
**構成運動**：下関節突起関節面の背尾側構成滑り．
**方法**：

1) 術者は左母指球内側を治療対象の第9胸椎棘突起に頭側からあてる（図52）．操作部位はできるだけ起始部に沿って近づける．
2) 右手で肩甲骨を頭側から体幹に固定し，前面の指先は鎖骨を越え前胸部にあてる（図53）．
3) 術者の右手で体幹を伸展させると，その角度に応じて上位胸椎から伸展が起こる（図54）．
4) この伸展運動と同時に，第9胸椎棘突起を左手で尾側に圧する（図55）．この操作で，第9胸椎の下関節突起関節面の背尾側滑りが生じる．

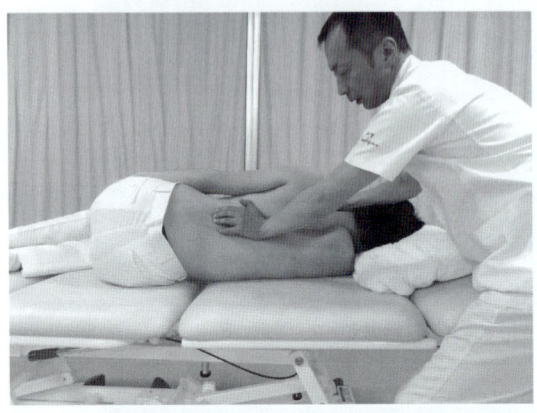

図52 体幹伸展に伴う左第9/10胸椎椎間関節背尾側構成滑り法における開始肢位

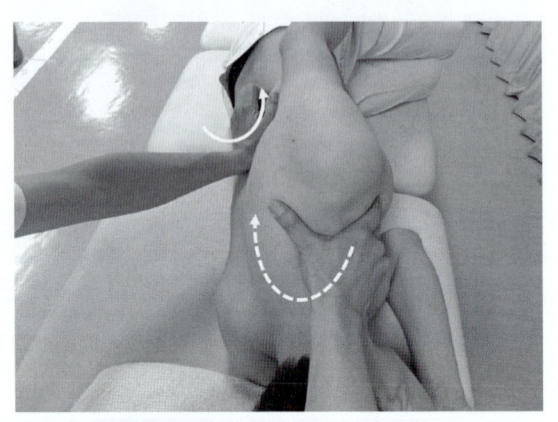

図54 体幹伸展運動を行う

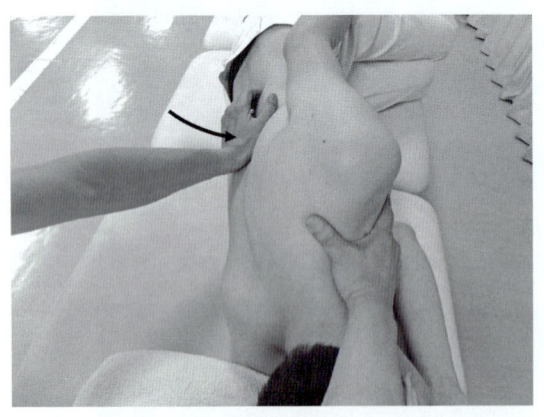

図53 前面の指先は鎖骨を越え前胸部にあてる

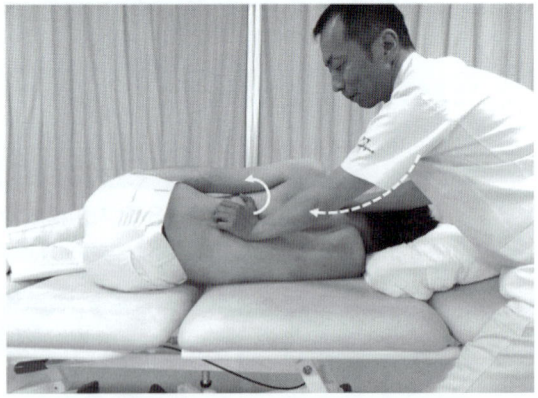

図55 体幹伸展に伴う左第9/10胸椎椎間関節背尾側構成滑り法における骨運動と関節内運動の操作方向

### 5.1.3 筋機能に対して

#### ⓐ 第2/3胸椎椎間関節回旋：速い逆構成滑り法
　（T2/3 quick inverse sliding）

**目的**：体幹右回旋筋（主に腹斜筋）の活性化，体幹左回旋筋（主に腹斜筋）の不活性化．

**患者の肢位**：坐位または患側上の側臥位．

**方法**：

1) 術者は治療側に立ち，反対側の肩を術者の左手で把持する．
2) 右母指球内側を第2胸椎棘突起にあてる（図56）．
3) 右母指を対立位にし，第2胸椎棘突起の起始部を腹側に圧する．
4) 体幹の左回旋運動を他動的に行い，回旋10°手前で第2胸椎棘突起が回旋し始める．このとき右手母指球で棘突起を対側に向けて素早く（1/100秒）押す（図57）．確実に棘突起を操作するため，右MP関節を屈曲させる（図58）．

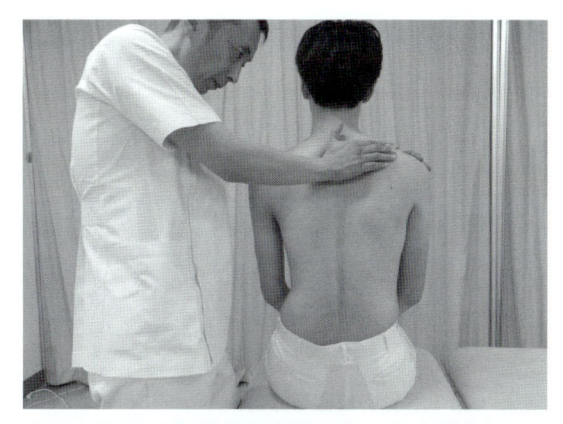

図56　第2/3胸椎椎間関節回旋：速い逆構成滑り法における開始肢位

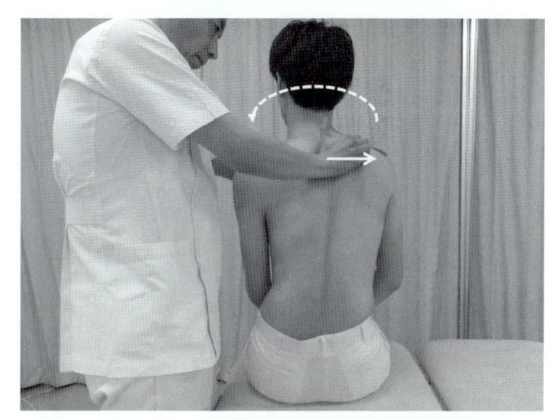

図57　第2/3胸椎椎間関節回旋：速い逆構成滑り法における骨運動と関節内運動の操作方向

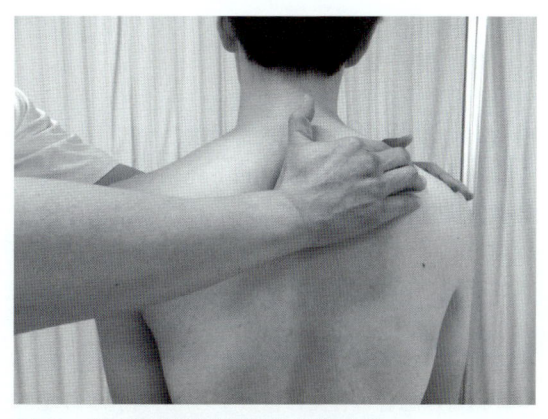

図58　右MP関節を屈曲し操作する

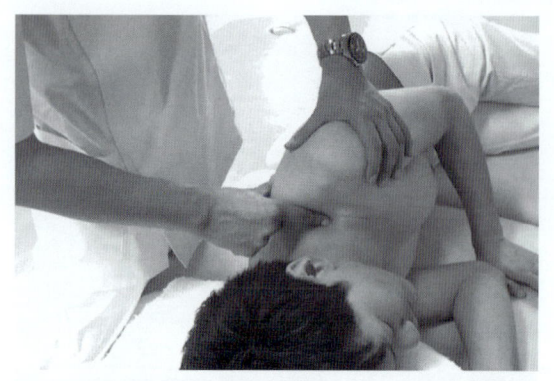

図59　第1肋骨の位置を確認

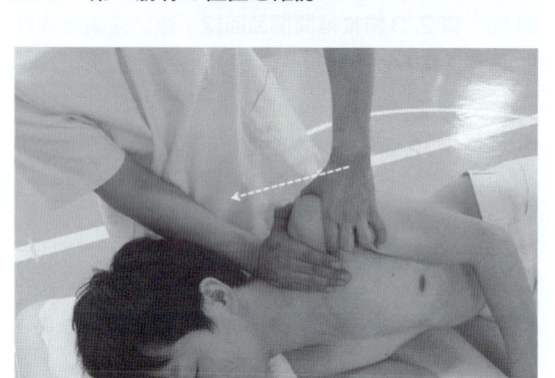

図60　肩甲骨を挙上し僧帽筋をゆるめる

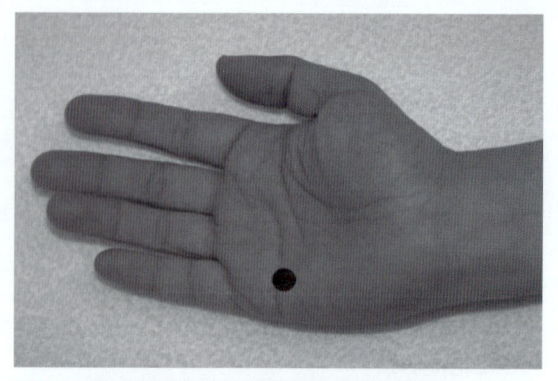

図61　第1肋骨にあてる術者の手の位置

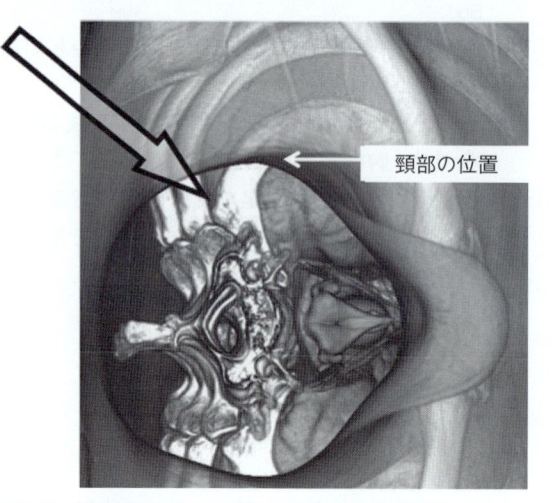

図62　横断面における第1肋骨の操作位置

## 5.2 肋椎関節（肋横突関節，肋骨頭関節）
costovertebral joints (costotransverse joints, joints of head of rib)

### 5.2.1 関節機能に対して

#### ⓐ 第1肋横突関節上方構成滑り法
（1st costotransverse joint upward sliding）

**患者の肢位**：患側上の側臥位．
**骨運動**：胸骨の下制．
**構成運動**：第1肋横突関節における肋骨結節関節面の上方構成滑り．
**方法**：
1) 術者は患者の背側に位置する．外耳孔より尾側への垂線上で後頸三角の凹みより第1肋横突関節の位置を確認する（図59）．
2) 左手で肩甲骨を挙上して，僧帽筋の起始・停止を近づけてゆるめる（図60）．
3) 右手MP関節を軽度屈曲し，背側から第1肋骨の近位部に小指MP関節をあてる（図61）．
4) 図62は第1肋骨の位置を横断面で示す．矢印の部位を圧するが頸部より内側に位置することがわかる．
5) 肩甲骨を腹側尾側に引き下げ胸骨が下制するのに合わせ，右手で第1肋骨を背側から腹側に圧する．この操作により，第1肋横突関節の肋骨関節面を頭側へ滑らせる（図63a, b）．

　MP関節の手掌側（谷折り）以外の部位で強く肋骨を圧すると，痛みを引き起こす場合があるため注意する．
　斜角筋のスパズムの有無で効果判定を行う．

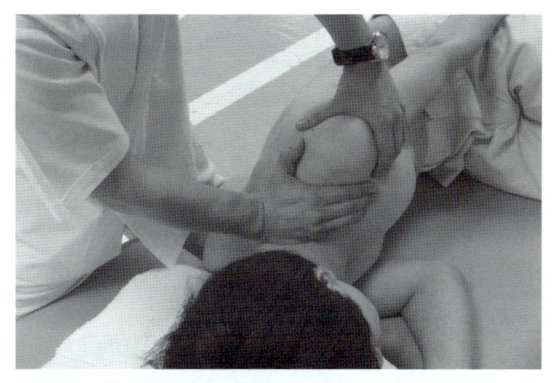

**図63a** 第1肋横突関節上方構成滑り法における開始肢位

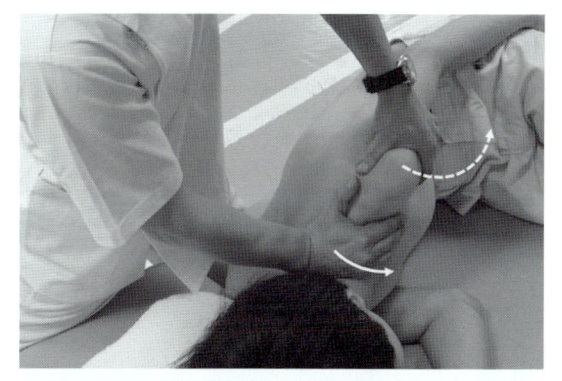

**図63b** 第1肋横突関節上方構成滑り法における骨運動と関節内運動の操作方向

**ⓑ 第1肋横突関節下方構成滑り法**
（1st costotransverse joint downward sliding）

**患者の肢位**：患側上の側臥位．
**骨運動**：胸骨の挙上．
**構成運動**：第1肋横突関節における肋骨結節関節面の下方構成滑り．
**方法**：
1) 前述の第1肋横突関節上方構成滑り法を行い，肩甲骨を腹側尾側に引き下げ胸骨が下制した位置から始める．
2) 頭側から第1肋骨の近位部に小指MP関節をあて，引き下げた胸骨が元の位置に挙上するのに合わせ尾側へ圧する（図64）．
　この操作により，第1肋横突関節の肋骨関節面を尾側へ滑らせる．
　斜角筋のスパズムの有無で効果判定を行う．

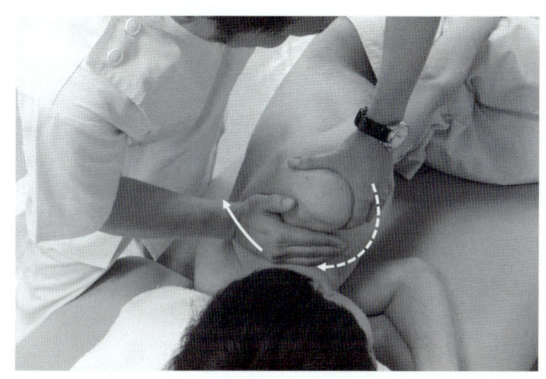

**図64** 第1肋横突関節下方構成滑り法における骨運動と関節内運動の操作方向

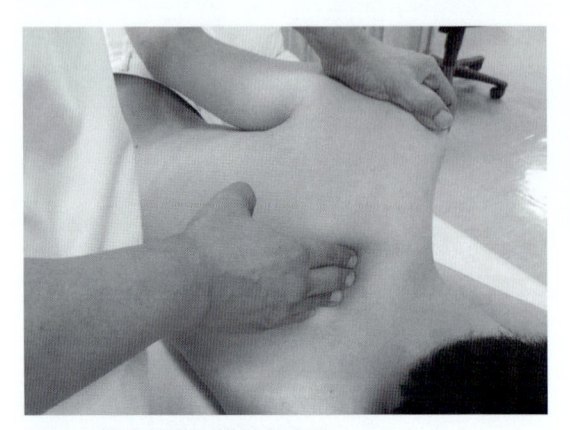

図65 第2肋骨の位置を確認

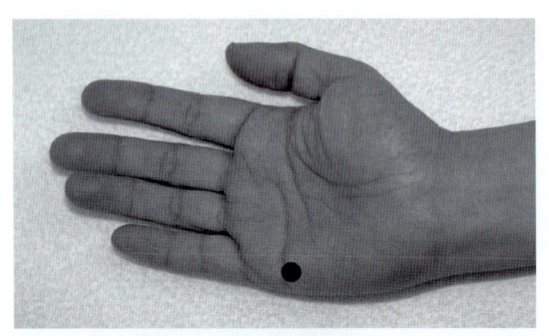

図66 第2肋骨にあてる術者の手の位置

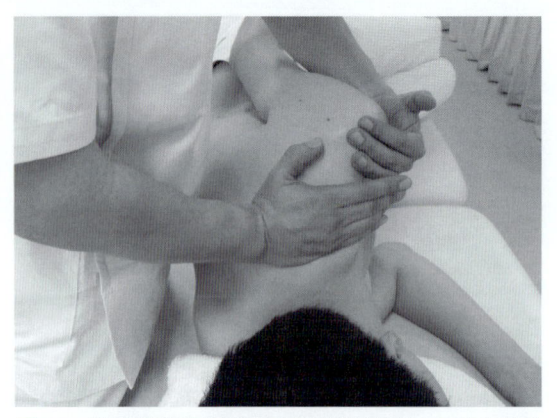

図67 第2肋横突関節上方構成滑り法における開始肢位

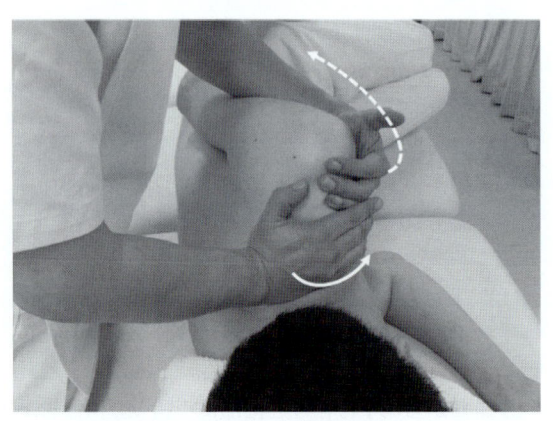

図68 第2肋横突関節上方構成滑り法における骨運動と関節内運動の操作方向（頭側より）

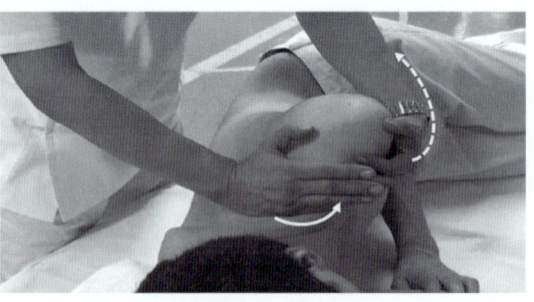

図69 第2肋横突関節上方構成滑り法における骨運動と関節内運動の操作方向（頭腹側より）

### ⓒ 第2肋横突関節上方構成滑り法
（2nd costotransverse joint upward sliding）

**患者の肢位**：患側上の側臥位．
**骨運動**：胸骨の下制．
**構成運動**：第2肋横突関節における肋骨結節関節面の上方構成滑り．
**方法**：
1) 術者は患者の背側に位置する．肩甲骨上角の位置を目安にし，棘突起から3横指外側に離れた位置（図65）に右小指球をおき（図66），右小指球を第2肋骨下縁に直交する角度であて腹側へ圧する（図67）．
2) 肩甲骨を腹側尾側に引き下げ胸骨が下制するのに合わせ，右手で第2肋骨を背側から腹側に圧する．この操作により，第2肋横突関節の肋骨関節面を頭側へ滑らせる（図68，69）．

呼気時の胸郭の動きで第2肋横突関節の運動方向を確認できる．僧帽筋上部線維のスパズムの有無で効果判定を行う．

#### ⓓ 第2肋横突関節下方構成滑り法
　（2nd costotransverse joint downward sliding）

**患者の肢位**：患側上の側臥位.
**骨運動**：第2肋骨の下制.
**構成運動**：第2肋横突関節における肋骨結節関節面の下方構成滑り（注：凹凸の法則に従わない運動）.
**方法**：
1) 術者は患者の頭腹側に位置する. 肩甲骨上角の位置を目安にし, 棘突起から3横指外側に離れた位置（図70）に左小指球をおく（注：腹側に押すと離開するため極力押さないほうがよい）.
2) 右手で僧帽筋上部線維をゆるめるように肩甲骨を挙上させながら, 左手MP関節を軽度屈曲し左小指球を第2肋骨に直交する方向に位置を定める（図71）.
3) 術者の右手で左肩甲帯を内側下方に押すことで体幹を側屈させ, 第2肋骨を下制させる.
4) 第2肋骨が下制するのに合わせて, 左手で内側尾側へ圧することで, 第2肋横突関節の肋骨関節面を内側尾側へ滑らせる. 右手は肩甲骨を介して体幹の側屈を行うので肩甲骨を十分に体幹に固定しなければならない（図72）.

　僧帽筋上部線維のスパズムの有無で効果判定を行う.

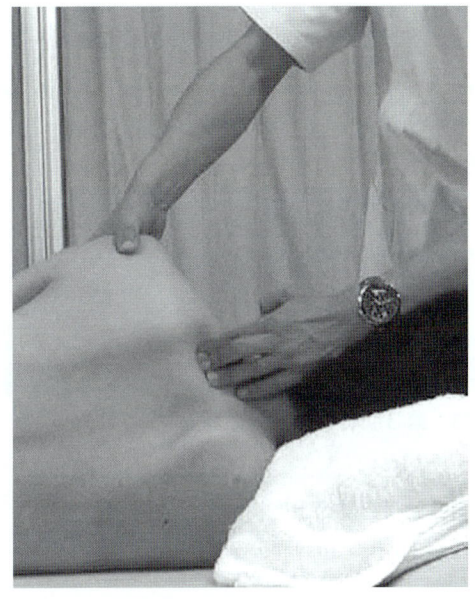

図70　棘突起から3横指外側を確認する

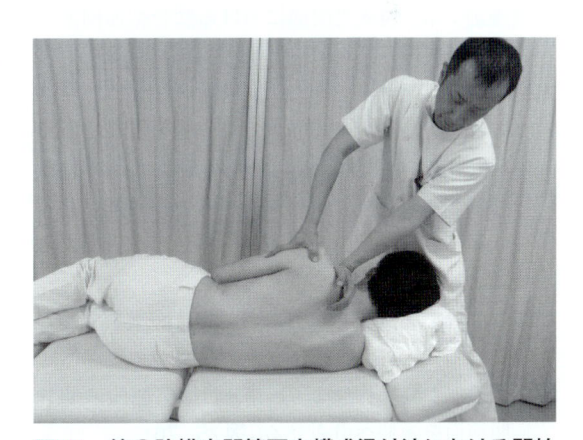

図71　第2肋横突関節下方構成滑り法における開始肢位

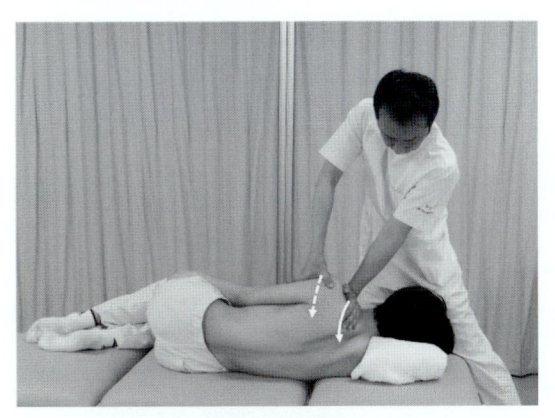

図72　第2肋横突関節下方構成滑り法における骨運動と関節内運動の操作方向

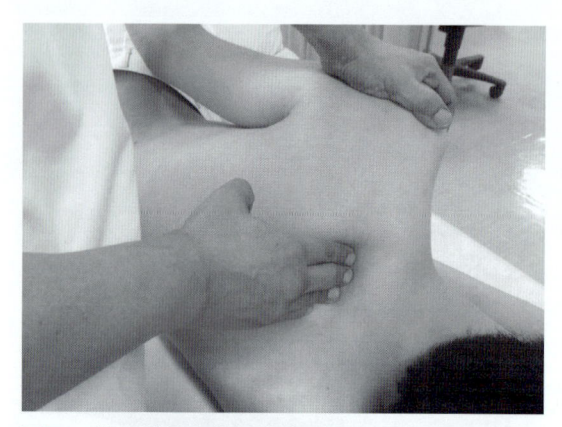

図73 第3肋骨の位置を確認

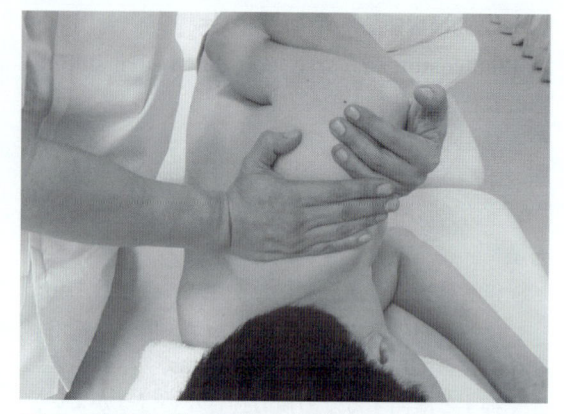

図74 第3肋横突関節上方構成滑り法における開始肢位

### e 第3肋横突関節上方構成滑り法
(3rd costotransverse joint upward sliding)

**患者の肢位**：患側上の側臥位.
**骨運動**：胸骨の下制.
**構成運動**：第3肋横突関節における肋骨結節関節面の上方構成滑り.
**方法**：
1) 術者は患者の背側に位置する．肩甲棘の位置を目安にし，棘突起から3横指外側に離れた位置（図73）に右小指球をおき，右小指球を第3肋骨下縁に直交する方向に頭側へ圧しながらあてる（図74）.
2) 肩甲骨を腹側尾側に引き下げ胸骨が下制するのに合わせ，右手で第3肋骨を背側から腹側へ圧する．この操作により，第3肋横突関節の肋骨関節面を頭側へ滑らせる（図75, 76）.

呼気時の胸郭の動きで第3肋横突関節の運動方向を確認できる．僧帽筋中部線維のスパスムの有無で効果判定を行う.

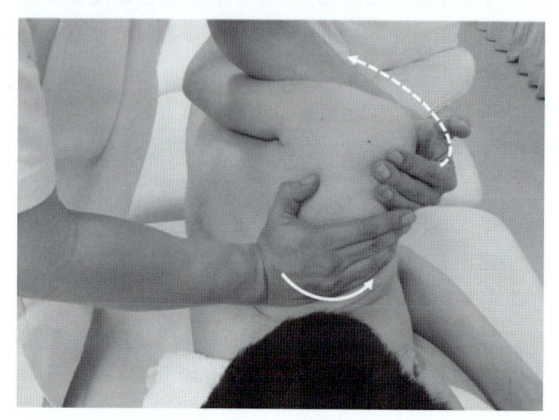

図75 第3肋横突関節上方構成滑り法における骨運動と関節内運動の操作方向（頭側より）

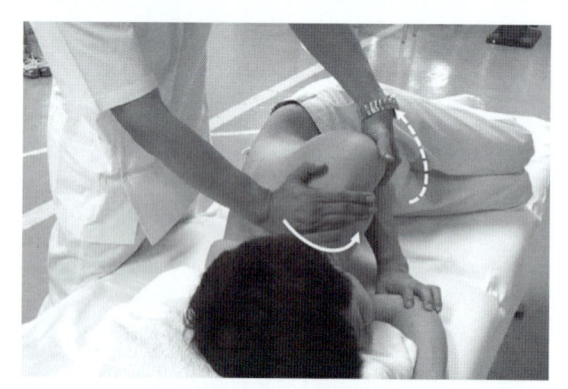

図76 第3肋横突関節上方構成滑り法における骨運動と関節内運動の操作方向（頭腹側より）

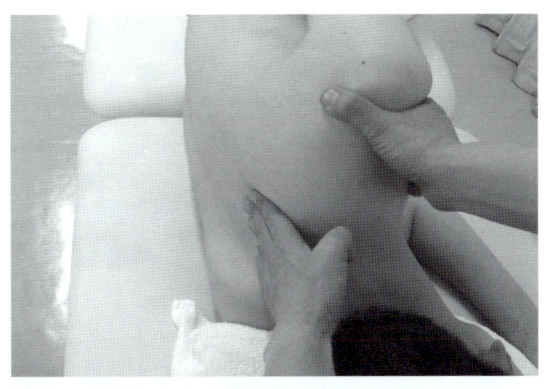

図77　棘突起から3横指外側を確認する

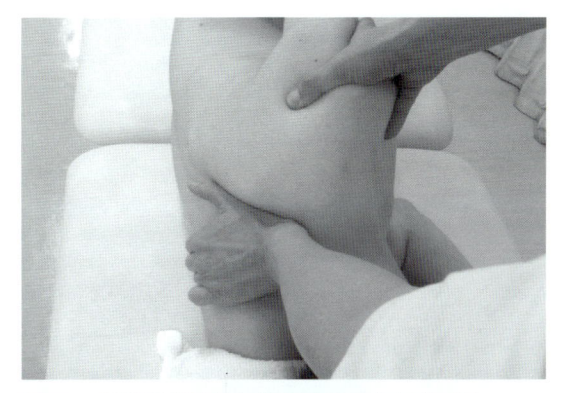

図79　母指球を肋骨に直交する方向にあてる

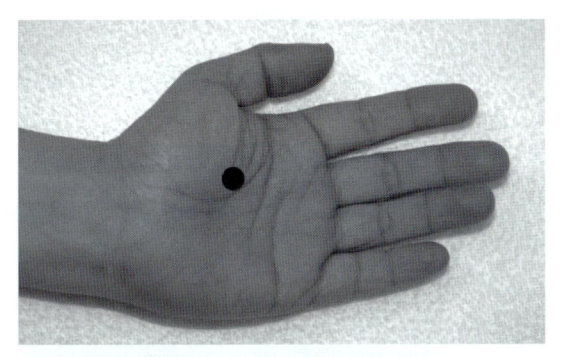

図78　第3肋骨にあてる術者の手の位置

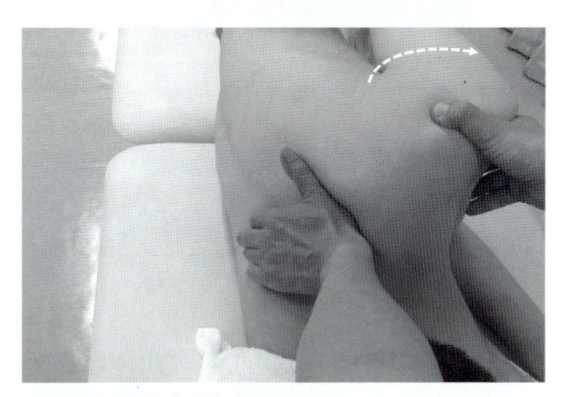

図80　肩甲骨を外転位にする

### ❺ 第3肋横突関節下方構成滑り法
（3rd costotransverse joint downward sliding）

**患者の肢位**：患側上の側臥位.
**骨運動**：第3肋骨の下制.
**構成運動**：第3肋横突関節における肋骨結節関節面の下方構成滑り（注：凹凸の法則に従わない運動）.
**方法**：
1) 術者は患者の頭側に位置する．肩甲棘の位置を目安にし，棘突起から3横指外側に離れた位置を確認し（図77），左母指球内側（図78）を第3肋骨に直交する方向にあて位置を定める（図79）．肩甲骨が内転していると，第3肋骨が触知困難となるため外転位にする（図80）.
2) 右手で左肩甲骨を内側下方に押すことで体幹を側屈させ，第3肋骨を下制させる.
3) 肩甲帯が内転すると，左母指球で第3肋骨の操作がしづらいため，上角の位置を中心として下角が内側下方へ下がるように術者の右手で肩甲

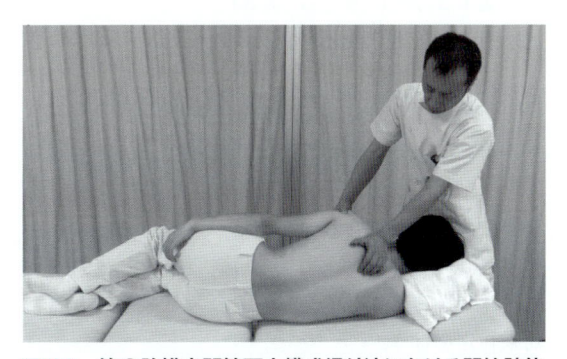

図81　第3肋横突関節下方構成滑り法における開始肢位

骨を操作する（図81）.
4) 第3肋骨が下制するのに合わせて，左手で第3肋横突関節の肋骨関節面を尾側に滑らせる．左母指球の押す方向は第5胸椎棘突起に向かう（図82）.

僧帽筋中部線維のスパズムの有無で効果判定を行う.

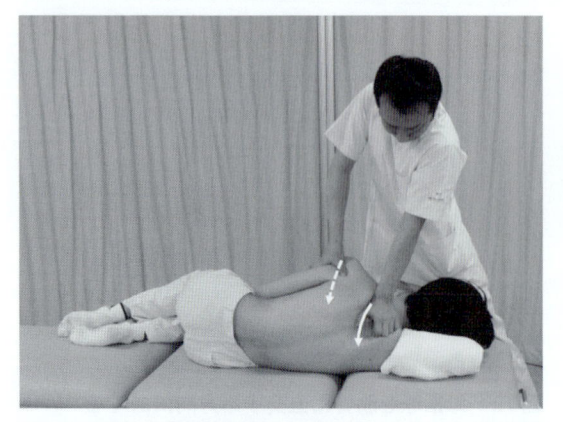

図82 第3肋横突関節下方構成滑り法における骨運動と関節内運動の操作方向

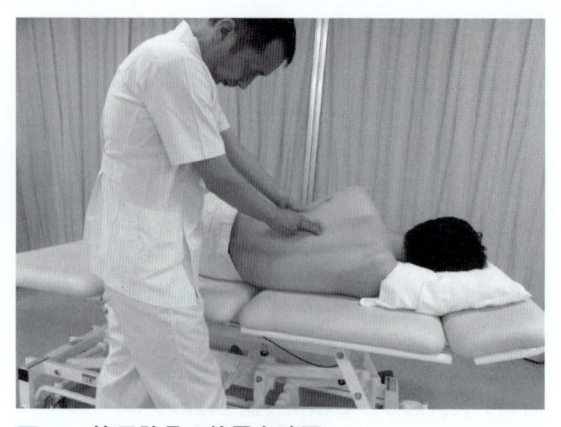

図83 第7肋骨の位置を確認

### ⓕ 第7肋横突関節上方構成滑り法
(7th costotransverse joint upward sliding)

**患者の肢位**：患側上の側臥位．
**骨運動**：胸骨の下制．
**構成運動**：第7肋横突関節における肋骨結節関節面の上方構成滑り．
**方法**：
1) 術者は患者の背側に位置する．肩甲骨下角の位置を目安にし，棘突起から3横指外側に離れた位置に右示指・中指をおき，第7肋骨下縁に直交する方向にあてる（図83）．
2) 術者の左母指と示指を第7肋骨に沿っておき（図84），胸郭前面を尾側へ引き下げることで第7肋骨を下制させる．
3) 第7肋骨が下制するのに合わせて，右手で頭側へ圧することで，第7肋横突関節の肋骨関節面を頭側へ滑らせる（図85）．

呼気時の胸郭の動きで第7肋横突関節の運動方向を確認できる．僧帽筋下部線維のスパズムの有無で効果判定を行う．

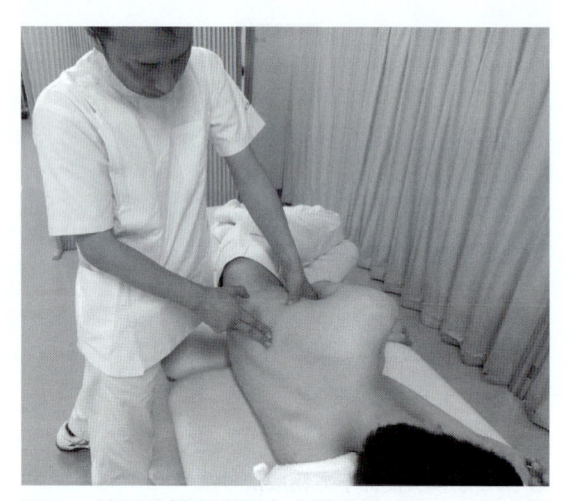

図84 第7肋横突関節上方構成滑り法における開始肢位

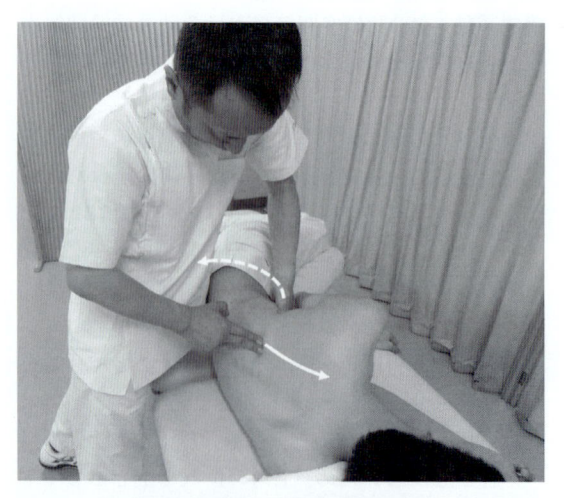

図85 第7肋横突関節上方構成滑り法における骨運動と関節内運動の操作方向

### ⓖ 第7肋横突関節下方構成滑り法
　（7th costotransverse joint downward sliding）

**患者の肢位**：患側上の側臥位．
**骨運動**：第7肋骨の下制．
**構成運動**：第7肋横突関節における肋骨結節関節面の下方構成滑り（注：凹凸の法則に従わない運動）．
**方法**：
1) 術者は患者の頭側に位置する．肩甲骨下角の位置を目安にし，棘突起から3横指外側に離れた位置に左母指球をおき，第7肋骨に直交する方向にあて位置を定める（図86）．
2) 右手で胸郭を下方に押すことで体幹を側屈させ，第7肋骨を下制させる．
3) 第7肋骨が下制するのに合わせて，左手で内側尾側へ圧することで第7肋横突関節の肋骨関節面を尾側に滑らせる（図87）．

　僧帽筋下部線維のスパズムの有無で効果判定を行う．治療後，スパズムが消失すると肩甲骨内側縁より肩甲骨と胸郭との間に容易に指が入る（図88）．

### ⓗ 第12肋骨頭関節上方構成滑り法
　（12th costovertebral joint upward sliding）

**患者の肢位**：患側上の側臥位．
**骨運動**：第12肋骨の下制．
**構成運動**：第12肋頭関節における肋骨頭関節面の上方構成滑りと前方軸回転．
**方法**：
1) 術者は患者の背側に位置する．第11肋骨下縁より第12肋骨先端を触知する．第12肋骨上縁に左母指をおき，母指以外の他指で胸郭を把持する（図89，90）．
2) 右示指・中指を棘突起から2横指外側に離れた位置より，第12肋骨に対して45°の方向にあてる（図91）．
3) 術者の左手で第12肋骨下制させるのに合わせて，右手で頭腹側方向へ圧することで，第12肋骨頭関節の肋骨関節面を滑らせる（図92，93）．

　腰方形筋のスパズムの有無で効果判定を行う．

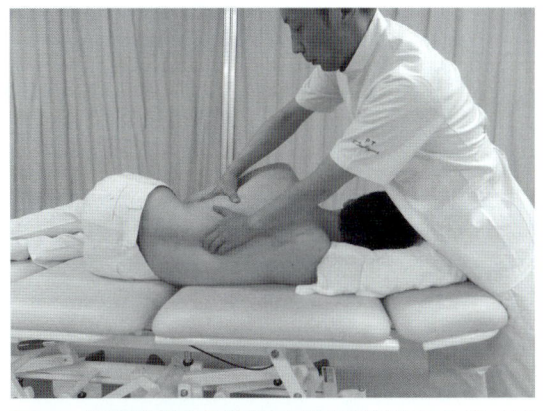

図86　第7肋横突関節下方構成滑り法における開始肢位

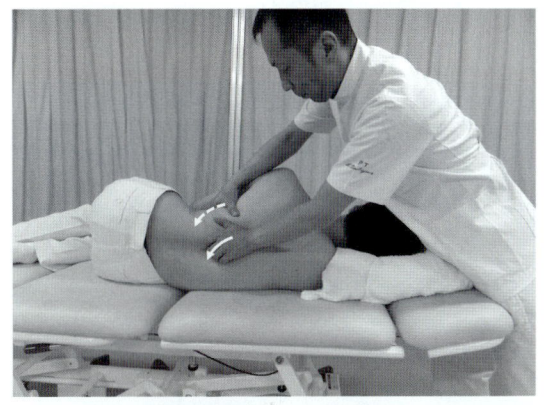

図87　第7肋横突関節下方構成滑り法における骨運動と関節内運動の操作方向

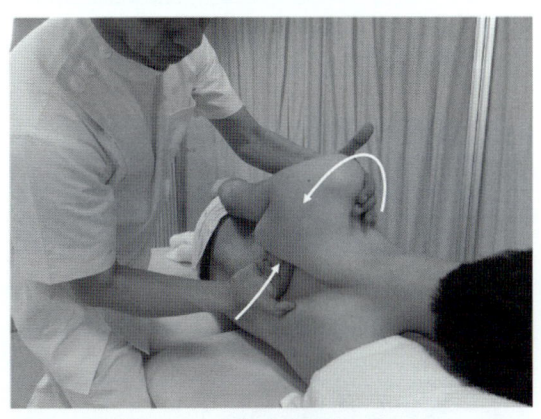

図88　僧帽筋のスパズムの有無を確認する

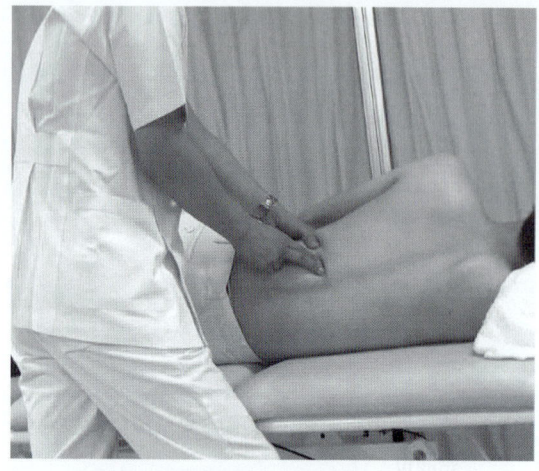

図89　第12肋骨頭関節上方構成滑り法における開始肢位（背側より）

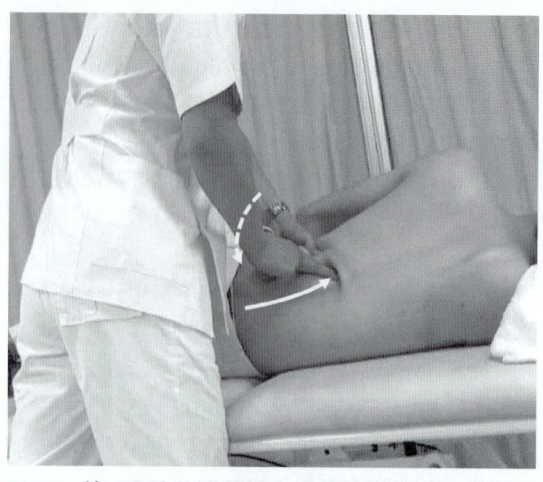

図92　第12肋骨頭関節上方構成滑り法における骨運動と関節内運動の操作方向（背側より）

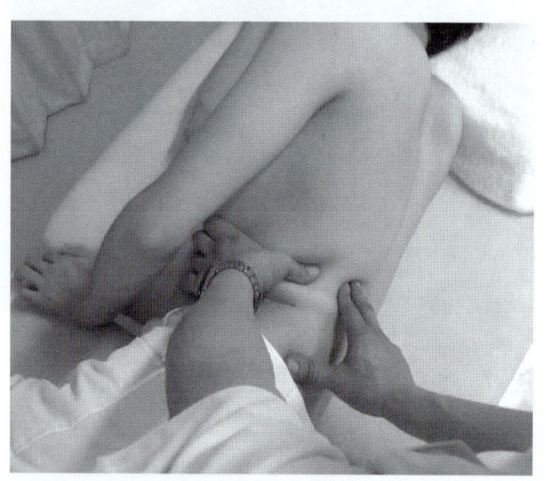

図90　第12肋骨頭関節上方構成滑り法における開始肢位（側方より）

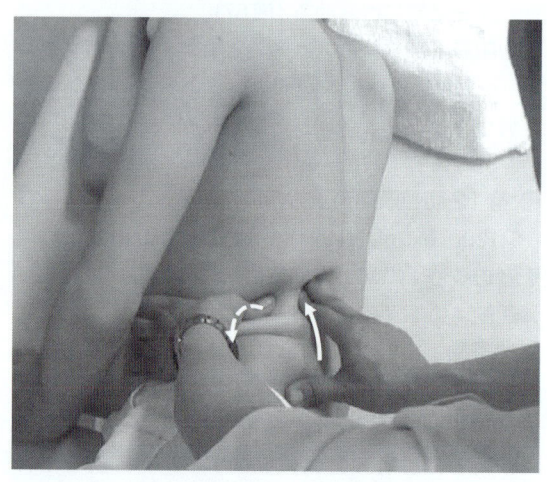

図93　第12肋骨頭関節上方構成滑り法における骨運動と関節内運動の操作方向（側方より）

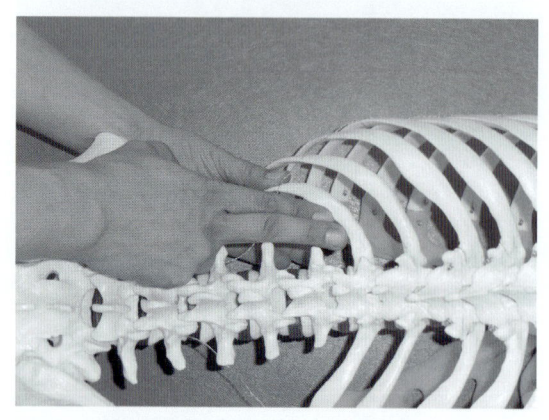

図91　肋骨に対して45°の方向を示す

## 5.2.2 筋機能に対して

### ⓐ 第11肋骨頭関節：速い逆構成滑り法
（11th costovertebral joint quick inverse sliding）

**目的**：横隔膜の活性化.
**患者の肢位**：患側上の側臥位.
**方法**：
1) 術者は患者の背側に位置する．第11肋骨上縁に沿って左母指と示指をあてる．
2) 棘突起から2横指外側に右示指・中指をおき，第11肋骨下縁に沿わせる（図94）.
3) 軟部組織を圧する（図95）.
4) 患者の呼気に合わせて，凸の法則に基づき，右手で第1肋骨頭関節の肋骨関節面を1/100秒の速さで頭側へ滑らせ，同時に左手で第11肋骨の下制を行う（図96，97）.

この操作により患者の左横隔膜を活性化させる．吸気時における腹部の挙上に対する抵抗力で効果判定する．また，最大呼気時と吸気時における腹部周径の拡張差を計測することにより，効果判定を行うことができる．

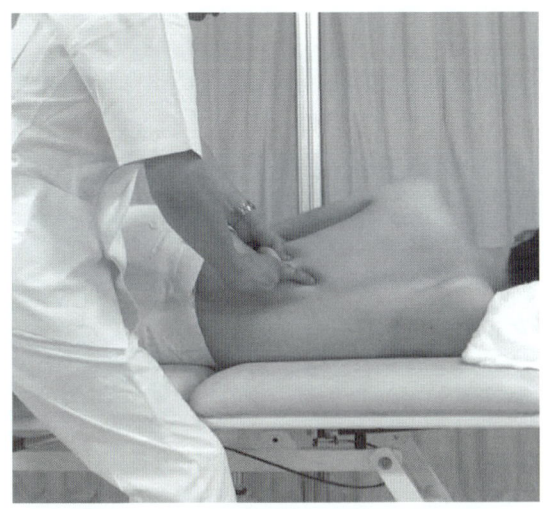

**図94** 第11肋骨頭関節：速い逆構成滑り法における開始肢位（背側より）

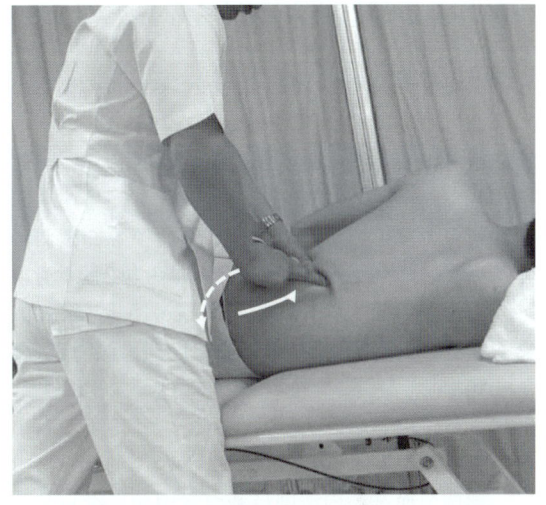

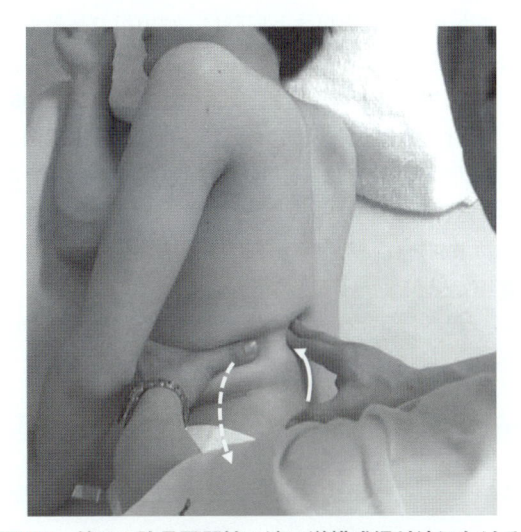

**図96** 第11肋骨頭関節：速い逆構成滑り法における骨運動と関節内運動の操作方向（背側より）

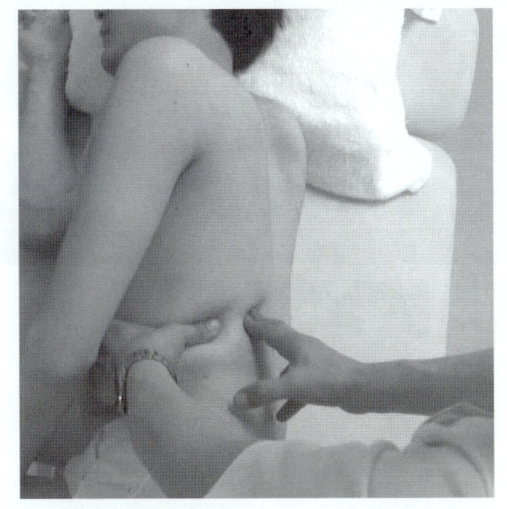

**図95** 第11肋骨頭関節：速い逆構成滑り法における開始肢位（側方より）

**図97** 第11肋骨頭関節：速い逆構成滑り法における骨運動と関節内運動の操作方向（側方より）

## 5.3 胸肋関節
sternocostal joints

### 5.3.1 関節機能に対して

**ⓐ 第2胸肋関節上方および下方構成滑り法**
（2nd sternocostal joint upward and downward sliding）

患者の肢位：仰臥位または側臥位．
骨運動：第2肋骨下制および挙上．
構成運動：第2胸肋関節における肋軟骨自由端関節面の上方構成滑りおよび下方構成滑り．
方法：
1) 頸切痕から尾側へ手を沿わせ，胸骨角の高さの側方に第2胸肋関節を触知する（図98）．
2) 術者の右示指・中指を第2肋骨に沿わせる（図99）．
3) 術者の左手で患者の背面から肩甲骨を腹側に引き，体幹を左回旋することにより第2肋軟骨自由端関節面を胸骨に接近（close）させ（図100, 101），右示指・中指の指腹を肋間に沈める（図102）．
4) さらに左手で肋骨を下制させると同時に，右中指で長軸方向へ圧することで，第2肋軟骨自由端関節面を凸の法則に基づき頭側に滑らせる（図103, 104）．
5) 第2胸肋関節下方構成滑り法の後に左手で下制させた肋骨を戻すと同時に，右中指で長軸方向へ圧することで，第2肋軟骨自由端関節面を凸の法則に基づき尾側に滑らせる（図105, 106）（注：第2肋骨挙上に伴う第2肋軟骨自由端関節面の下方滑りは，下制に伴う上方滑り後に引き続き行う）．
効果判定は，大胸筋上部（鎖骨部）のスパズムの有無で行う．

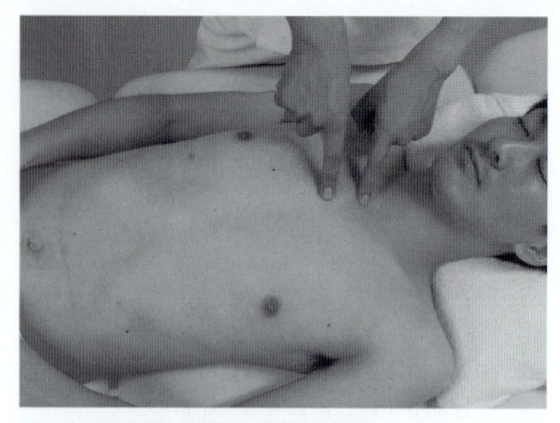

図98　第2胸肋関節の位置を確認

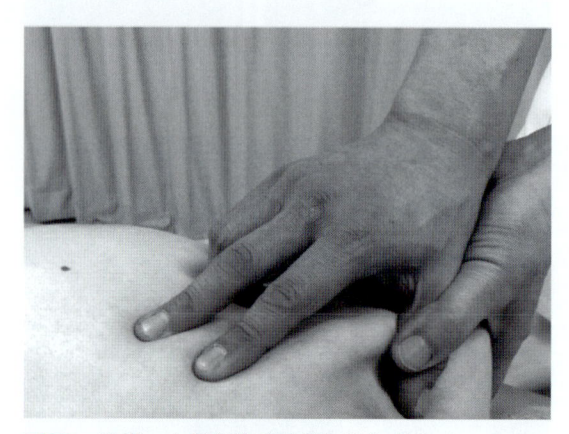

図99　示指・中指を第2肋骨に沿わせる

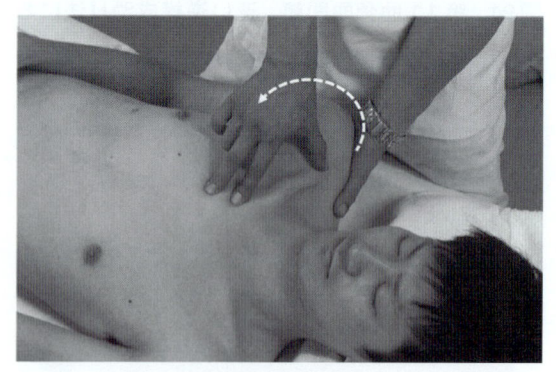

図100　第2胸肋関節を接近させる

## 5. SJF治療技術

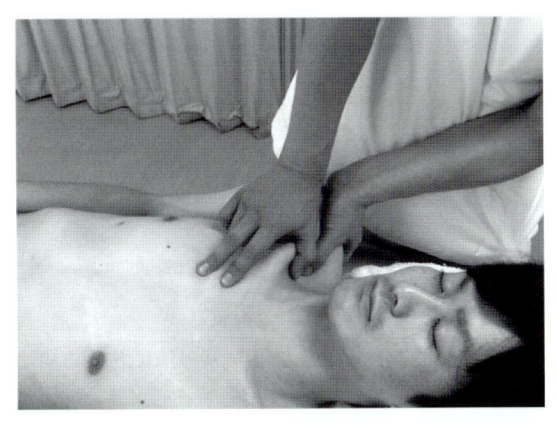

図101　第2胸肋関節上方構成滑り法における開始位置

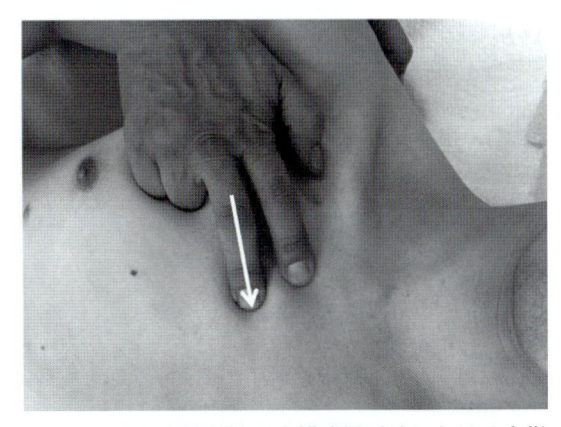

図104　第2胸肋関節上方構成滑り法における中指の操作方向

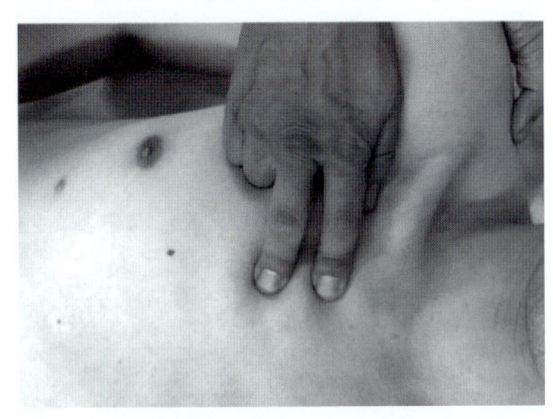

図102　指腹を肋間に沈める

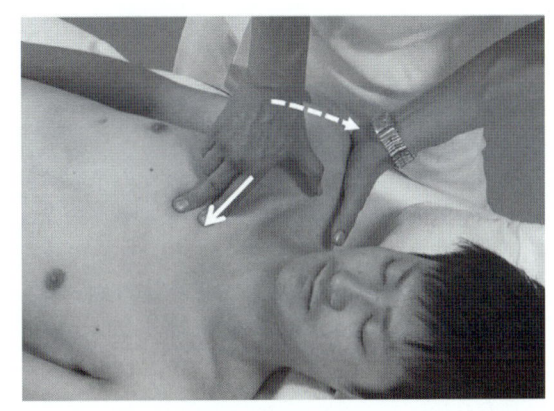

図105　第2胸肋関節下方構成滑り法における骨運動と関節内運動の操作方向

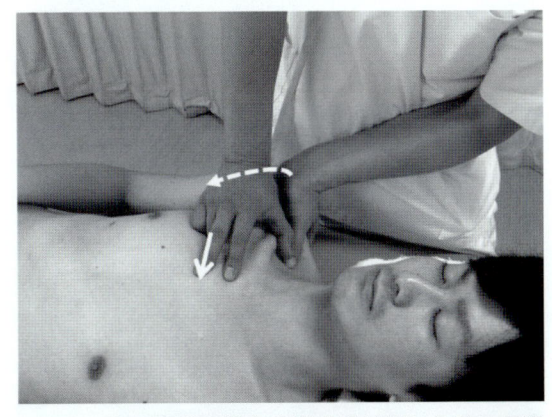

図103　第2胸肋関節上方構成滑り法における骨運動と関節内運動の操作方向

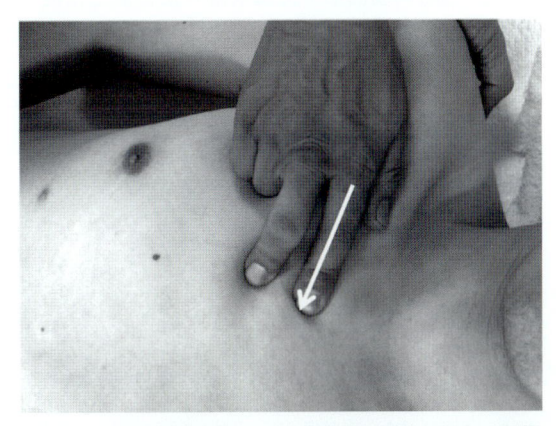

図106　第2胸肋関節上方構成滑り法における示指の操作方向

### ⓑ 第3胸肋関節上方および下方構成滑り法
（3rd sternocostal joint upward and downward sliding）

**患者の肢位**：仰臥位または患側上の側臥位．
**骨運動**：第3肋骨の下制および挙上．
**構成運動**：第3胸肋関節における肋軟骨自由端関節面の上方構成滑りおよび下方構成滑り．
**方法**：
1) 第2胸肋関節より第3胸肋関節を触知する．
2) 術者の右示指・中指を第3肋骨に沿わせる（図107）．
3) 術者の左手で患者の背面から肩甲骨を腹側に引き，体幹を左回旋させることにより第3肋骨を胸骨に接近（close）させる（図108）．
4) さらに左手で肋骨を下制させると同時に，右中指で長軸方向へ圧することで，第3肋軟骨自由端関節面を凸の法則に基づき頭側に滑らせる（図109）．
5) 第3胸肋関節下方構成滑り法の後に左手で下制させた肋骨を戻すと同時に，右示指で長軸方向へ圧することで，第3肋軟骨自由端関節面を凸の法則に基づき尾側に滑らせる（図110）（注：第3肋骨挙上に伴う第3肋軟骨自由端関節面の下方滑りは，下制に伴う上方滑り後に引き続き行う）．

効果判定は，大胸筋下部（胸骨部）のスパズムの有無で行う．

第2・第3胸肋関節下方構成滑り法の別法は後述する．

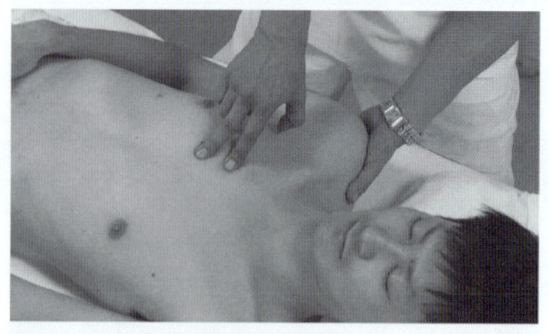

**図107** 第3胸肋関節上方構成滑り法における開始肢位

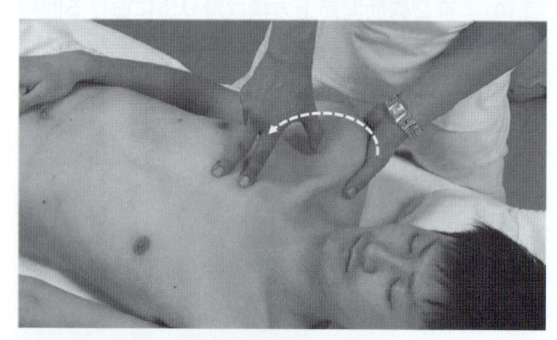

**図108** 第3胸肋関節を接近させる

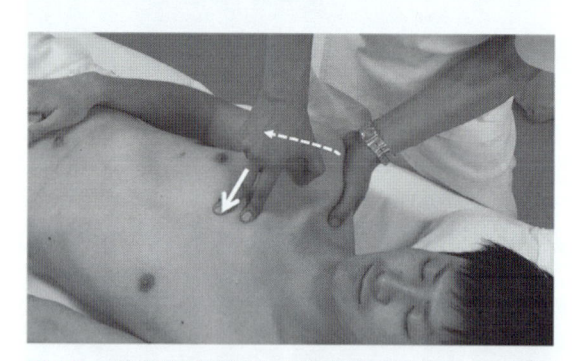

**図109** 第3胸肋関節上方構成滑り法における骨運動と関節内運動の操作方向

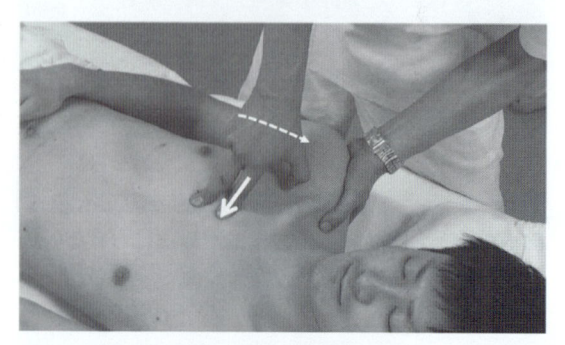

**図110** 第3胸肋関節下方構成滑り法における骨運動と関節内運動の操作方向

#### ⓒ 第5胸肋関節上方構成滑り法
　（5th sternocostal joint upward sliding）

**患者の肢位**：仰臥位または患側上の側臥位．
**骨運動**：第5肋骨の下制．
**構成運動**：第5胸肋関節における肋軟骨自由端関節面の上方構成滑り．
**方法**：

1) 術者は患者の治療側に位置する．胸骨角または剣状突起よりたどって，第5胸肋関節を触知する．
2) 術者の右示指・中指を第5肋骨に沿わせる．
3) 左母指と示指を第5肋骨に，他指を肋間に沿わせ，胸郭を外側より把持する（図111）．
4) 左手で第5肋骨を下制させると同時に，右示指・中指で肋骨を長軸方向へ圧すことで第5肋軟骨自由端関節面を凸の法則に基づき頭側へ滑らせる（図112）．

腹直筋のスパズムの有無で効果判定を行う．

#### ⓓ 第7胸肋関節上方構成滑り法
　（7th sternocostal joint upward sliding）

**患者の肢位**：仰臥位または患側上の側臥位．
**骨運動**：第7肋骨の下制．
**構成運動**：第7胸肋関節における肋軟骨自由端関節面の上方構成滑り．
**方法**：

1) 術者は患者の治療側に位置する．剣状突起よりたどって，第7肋骨を触知する．
2) 術者の右示指から環指の指尖を揃え，第7肋骨下縁に沿わせる．
3) 左母指と示指を第7肋骨に，他指を肋間に沿わせ，胸郭を外側より把持する（図113）．
4) 左手で第7肋骨を下制させると同時に，右示指から環指で肋骨を長軸方向へ圧すことで第7肋軟骨自由端関節面を凸の法則に基づき頭側へ滑らせる（図114）．

腹直筋のスパズムの有無で効果判定を行う．

**図111** 第5胸肋関節上方構成滑り法における開始肢位

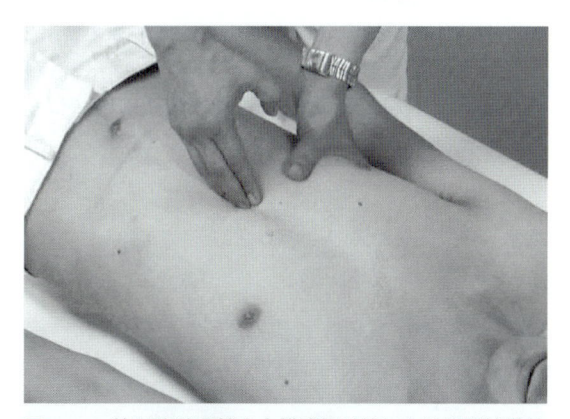

**図113** 第7胸肋関節上方構成滑り法における開始肢位

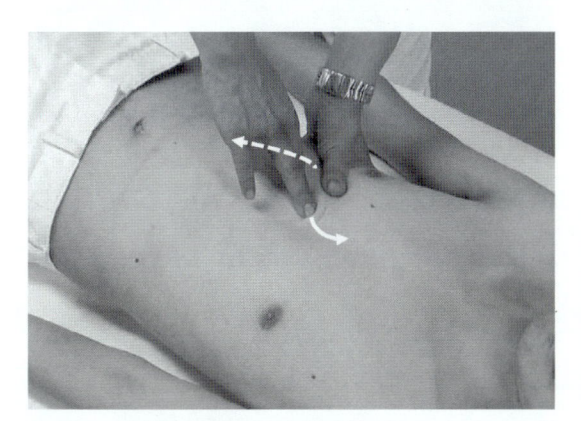

**図112** 第5胸肋関節上方構成滑り法における骨運動と関節内運動の操作方向

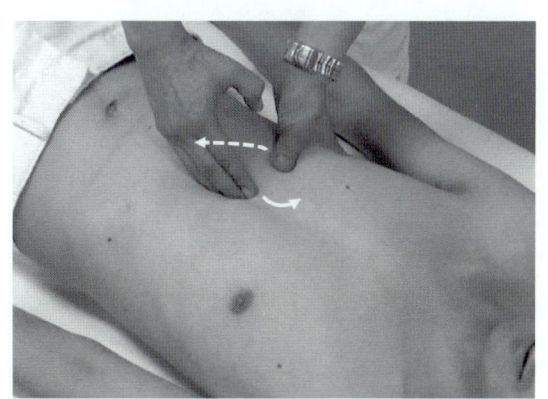

**図114** 第7胸肋関節上方構成滑り法における骨運動と関節内運動の操作方向

## 5.3.2　胸肋関節下方構成滑り法（別法）

　肩複合体の動きに伴い，第2および第3胸肋関節に選択的な下方滑りが起こる．このことをもとに，患者の肩複合体のROM制限がなければ，次の技術が使用できる．屈曲時には第2胸肋関節，外転時には第3胸肋関節に同様の治療を実施する．

### ⓐ 第2胸肋関節下方構成滑り法（別法）

**患者の肢位**：仰臥位．
**骨運動**：肩複合体の屈曲による第2肋骨挙上．
**構成運動**：第2胸肋関節における肋軟骨自由端関節面の下方構成滑り．
**方法**：
1) 術者の左手で患者の右肩複合体を屈曲させる．
2) 術者の右示指・中指で第2肋骨を挟むように沿わせる（図115）．
3) 肩屈曲120°前後より，第2肋骨が挙上し始めると同時に，術者の左手で上腕骨を長軸方向に牽引する（図116）．
4) 上腕骨を長軸方向に牽引することにより，第2肋骨の挙上を起こし，右示指を第2肋骨に沿わせ第2肋軟骨自由端関節面を凸の法則に基づき尾側へ滑らせる（図117）．

### ⓑ 第3胸肋関節下方構成滑り法（別法）

**患者の肢位**：仰臥位．
**骨運動**：肩複合体の外転による第3肋骨挙上．
**構成運動**：第3胸肋関節における肋軟骨自由端関節面の下方構成滑り．
**方法**：
1) 術者の左手で患者の右肩複合体を外転させる．
2) 術者の右示指・中指で第3肋骨を挟むように沿わせる．
3) 外転100°前後より，第3肋骨が挙上し始めると同時（図118）に，術者の左手で上腕骨を長軸方向に牽引する．

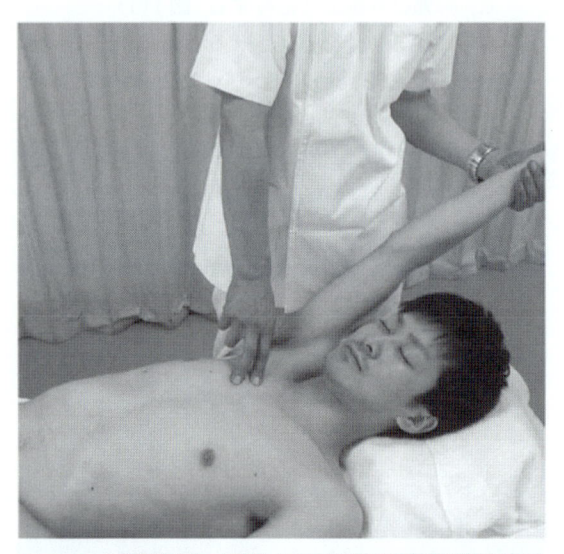

**図116**　肩複合帯の屈曲120°で第2胸肋関節の動きを確認

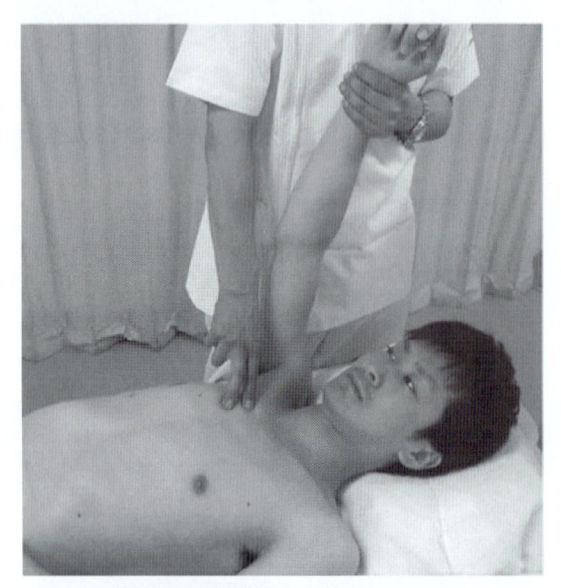

**図115**　第2胸肋関節下方構成滑り法（別法）における開始肢位

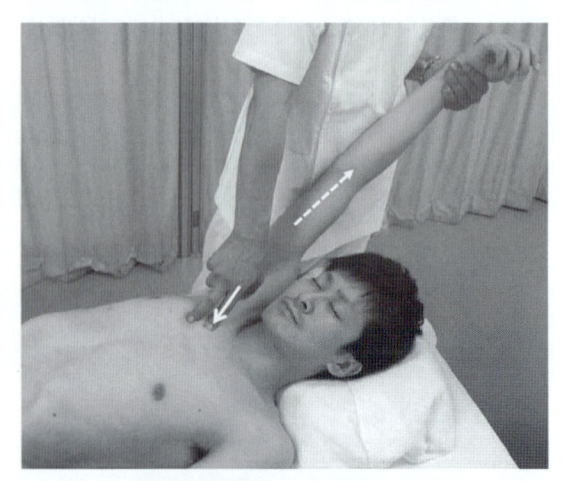

**図117**　第2胸肋関節下方構成滑り法（別法）における骨運動と関節内運動の操作方向

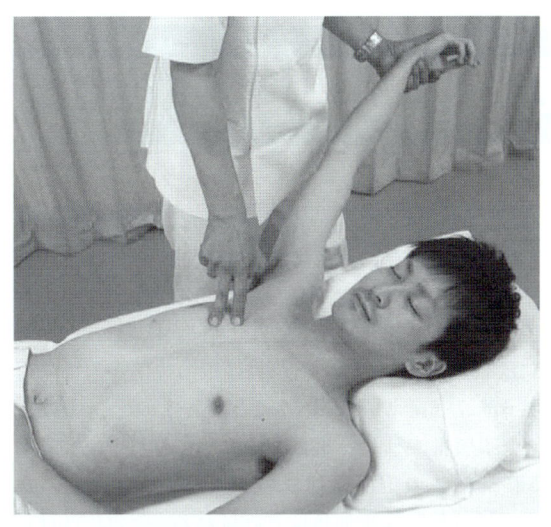

図118 第3胸肋関節下方構成滑り法(別法)における開始肢位

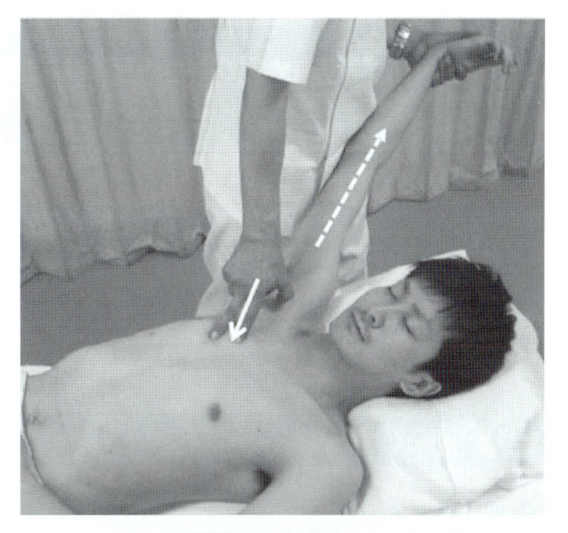

図119 第3胸肋関節下方構成滑り法(別法)における骨運動と関節内運動の操作方向

4) 上腕骨を長軸方向に牽引することにより,肋骨の挙上を起こし,右示指を第3肋骨に沿わせ第3肋軟骨骨頭関節面を凸の法則に基づき尾側へ滑らせる(図119).

### 5.3.3 筋機能に対して

**ⓐ 第7胸肋関節:速い逆構成滑り法**
 (7th sternocostal joint quick inverse sliding)
目的:横隔膜の活性化.
患者の肢位:仰臥位.
方法:両側の場合
1) 術者は体側へ位置する.剣状突起よりたどって第7肋骨を触知する.
2) 術者の両母指を第7肋骨下縁に沿わせる.
3) 両母指以外の他指を肋間に沿わせて胸郭を外側より把持する(図120).
4) 呼気に合わせて,第7肋軟骨自由端関節面を凸の法則に基づき頭側へ1/100秒の速さで滑らせ,同時に第7肋骨を下制させる(図121).

この操作により患者の左右横隔膜を活性化させる.吸気時における腹部の挙上に対する抵抗力で効果判定する.

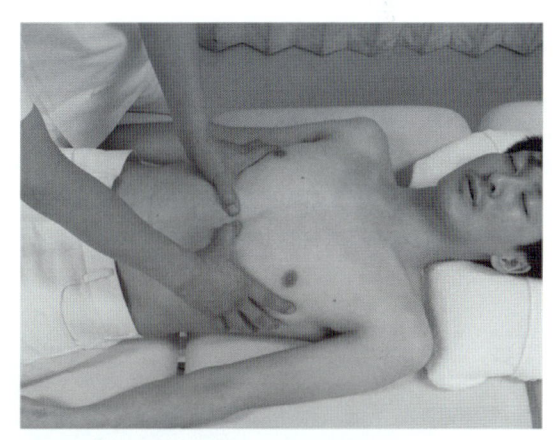

図120 第7胸肋関節:速い逆構成滑り法における開始肢位

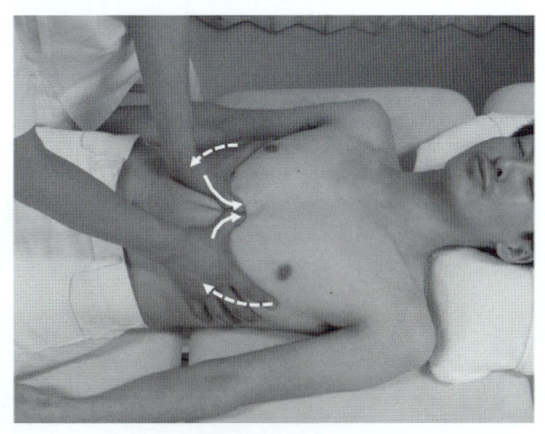

図121 第7胸肋関節:速い逆構成滑り法における骨運動と関節内運動の操作方向

# IX. 脊椎：腰部・骨盤部

腰部は5つの腰椎骨で構成される．骨盤部は腸寛骨・仙骨の複合体であり，仙腸関節（sacroiliac joint）・恥骨結合で連結されている．

## 1 関節の構造

### 1.1 腰椎および腰椎椎間関節
lumbar zygapophysial joint or lumbar facet joint

5つの腰椎は，頸椎・胸椎よりも大きく，胸椎でみられる肋骨窩や頸椎のような横突孔などはみられない（図1）．

椎体は頸胸椎よりも横方向に広い．下位にいくほど横幅は大きくなる（図2 A）．前部が後部よりも厚い楔状（特に第5腰椎椎体で顕著である．後部が3 mmほど前部に比して薄い）で，腰椎全体の構造として，生理的前彎を作っている（図3）．この生理的前彎が起こる要因としては，各椎体の形状と同様に腰仙椎の椎間板も楔形（椎間板の後部が前部に対し6〜7 mm薄い）であることがあげられる（図3）．

第5腰椎が仙骨と椎間板を介して結合する際，第5腰椎椎体の下面は仙骨の上面と平行にはならない．この角度は腰仙角度と呼ばれる．その角度は個体によって様々で，平均16°である（図4 A）．

この生理的前彎は測定者によって様々な測定方法が用いられている．第1腰椎椎体の上面と仙骨上面の角度で表す方法（L1-S1前彎角度）（図4 B）では，立位時において20〜60°と様々で，平均では50°となる（小児67±3°，若年女性74±7°）．また，安静立位時の仙骨上面と水平面とのなす角度は，平均50°である（図4 C）．

棘突起は，おおよそ水平（図5 A）で頸椎・胸椎棘

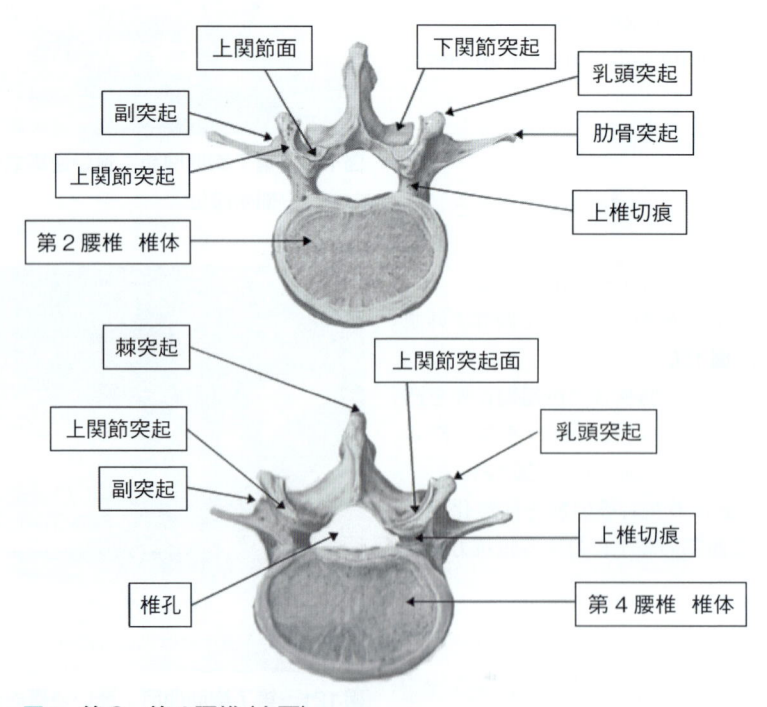

図1　第2・第4腰椎（上面）

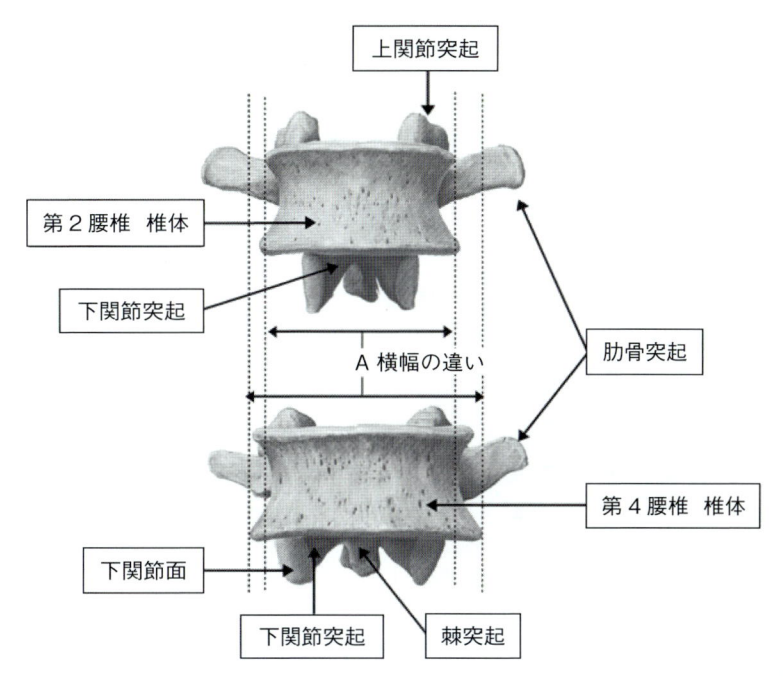

**図2　第2・第4腰椎（前面）**

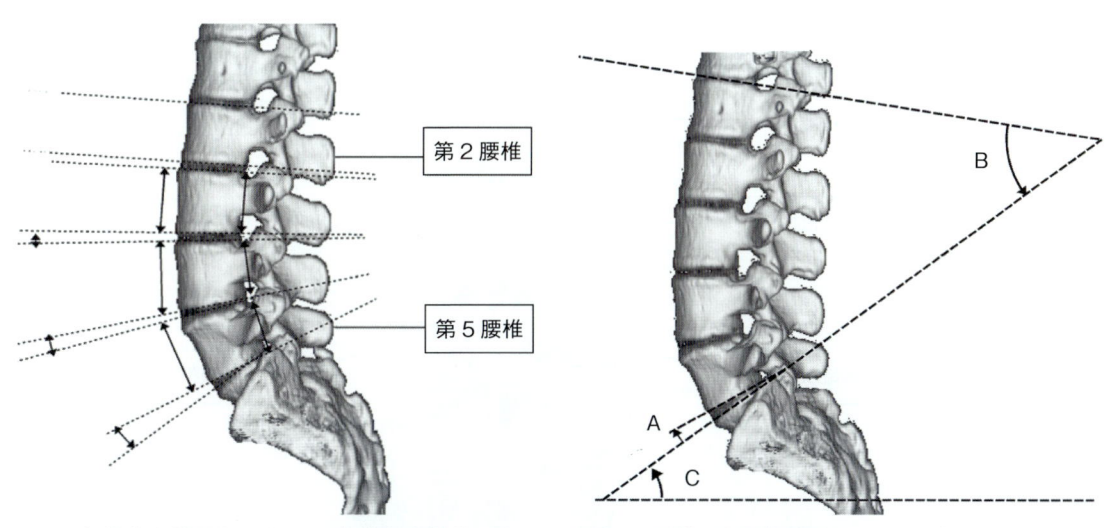

**図3　各椎体と椎間板における前後の高低差による角度の相違**

**図4　腰椎，生理的前彎**

突起よりも上下に広い（図5 B）.

　上下椎体間は椎間板で結合され，各腰椎椎体の前・後面は，それぞれ前縦靱帯と後縦靱帯で覆われる．上下椎弓間は，黄色靱帯，棘間靱帯，棘上靱帯，横突間靱帯で結合される（図6）.

　前縦靱帯は，腰椎椎体と椎間板の前部を覆うように頭尾側へ走行する帯状の靱帯である．尾側方向へ走行し，仙骨前面まで到達する．この靱帯は，腰部でより発達しているが，この靱帯が腰部の動きを制限することはない．この靱帯の主な役割は，体幹伸展時に上下椎体前部の過度な引き離しを防ぐことである．

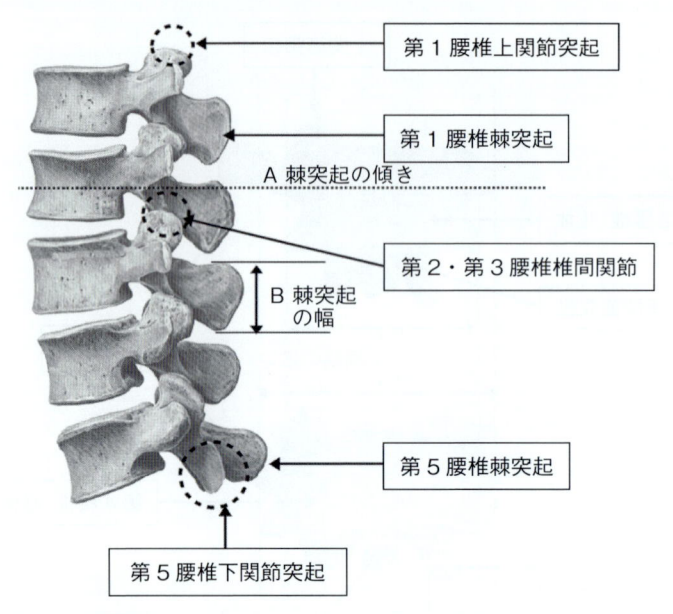

図5 腰椎側面

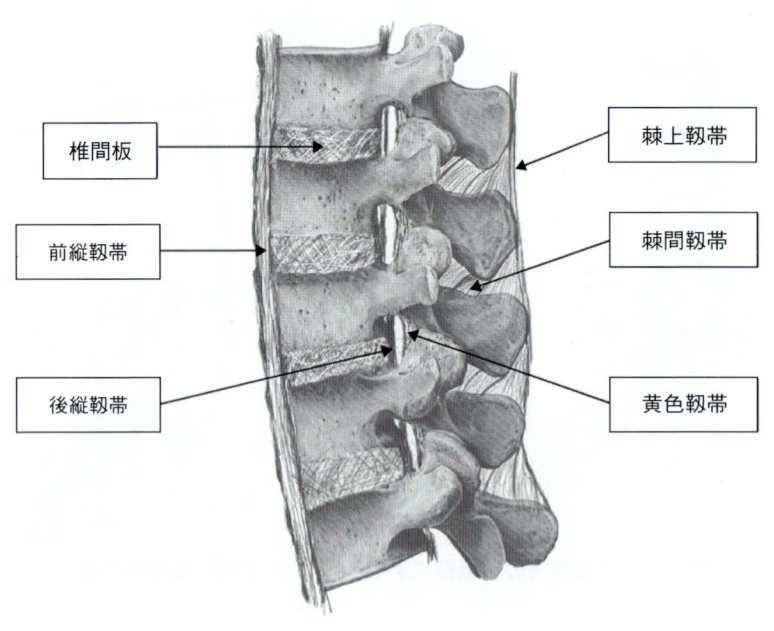

図6 腰椎の靱帯

後縦靱帯は，前縦靱帯と同様に頭尾側方向へ走行し，椎体後部を覆う靱帯である．役割としては，椎体後部の頭尾側方向への過度の引き離しを防止することである．

黄色靱帯は，椎弓板に付着する短くて厚みのある弾性に富んだ靱帯である．左右に分かれており，それぞれ内側線維と外側線維に分類される．内側線維は主に椎弓板につくが，外側線維は特に上下の関節突起前面を覆い前部の関節包としての役割をもつ．外側線維は，上関節面に沿って広がり，上位椎骨の下椎弓根に付着する．黄色靱帯は，弾性に富んだその性質から，他の靱帯とは機能的に異なっている．屈曲された位置から，腰椎を伸展方向へ戻す助けをするといわれ，外側線維は特に関節の前方への逸脱を防いでいる．

棘間靱帯は，上下棘突起間をつなぐ靱帯で，腹側部，中間部，背側部の3部からなる．その付着より，屈曲時に起こる上下棘突起の引き離しを最も制限するものと考えられてきた．しかし，線維分布などの組織学的な分析から，屈曲運動時の制限としての役割は，考えられているよりもわずかである．

棘上靱帯は，正中線上に位置し，腰椎棘突起の後縁を走行し，上下棘突起間を結ぶ．表層・中間層・深層の3層構造をもつ．深層は非常に強い．上位腰椎ではよく発達しているが，下位腰椎では，欠落している場合もある．棘上靱帯の下限は，第3腰椎棘突起までが22％，第4腰椎棘突起までが73％であり，第4・第5腰椎間まで達しているものは5％に満たない．第5腰椎・第1仙椎間では完全に欠落している．

腰椎椎間関節は，上位と下位椎骨の上下腰椎関節突起間の滑膜性連結で関節包によって覆われる（図7）．

腰椎において，前関節包は黄色靱帯によって完全に置き換えられている．

腰椎上関節突起関節面の全体の形状は卵型，高さ16 mm，幅14 mmであり，160 mm²の面積を有する．上関節突起関節面は，垂直に立ち，水平面での形状は背内側方向に向いている．この形状には，個体差および各運動節で差があり，平面もしくは曲面のどちらかの形状をもつ．各運動節での関節面の形状の比率は，L2/3，L3/4で70％以上が曲面，L5/S1では80％以上が平面である．L1/2およびL4/5では，平面・曲面の比率はおおよそ50％である．また，矢状面に対する関節面の角度も様々であり，矢状面に対して，平面では60°または90°に近い角度となるものが多いが，まれに平行となっているものもある．曲面では，45°もしくは30°となるものが多く，平面に近いものでは，90°となる（図8）．

この椎間関節面の形状は，棘突起などの硬部組織および椎間板・靱帯・筋などの軟部組織とともに，運動節の可動範囲の規定に大きくかかわってくる．

各運動とこれらの要素との関係は，角運動学の項で述べる．

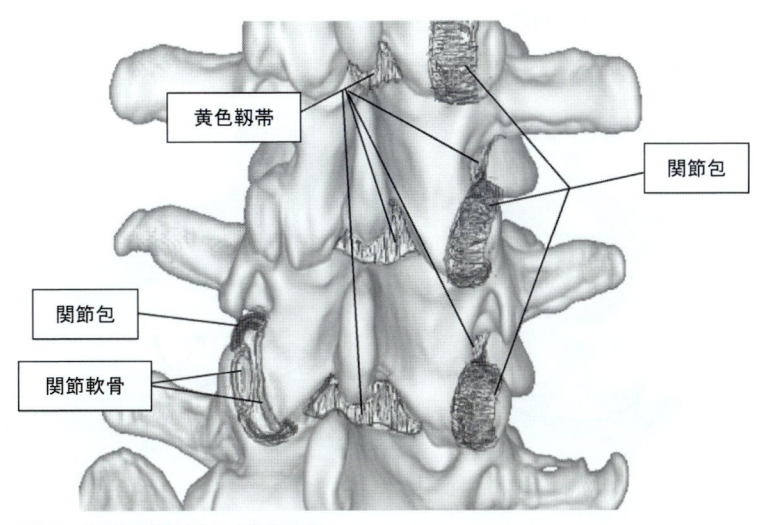

図7　腰椎の関節包，関節軟骨

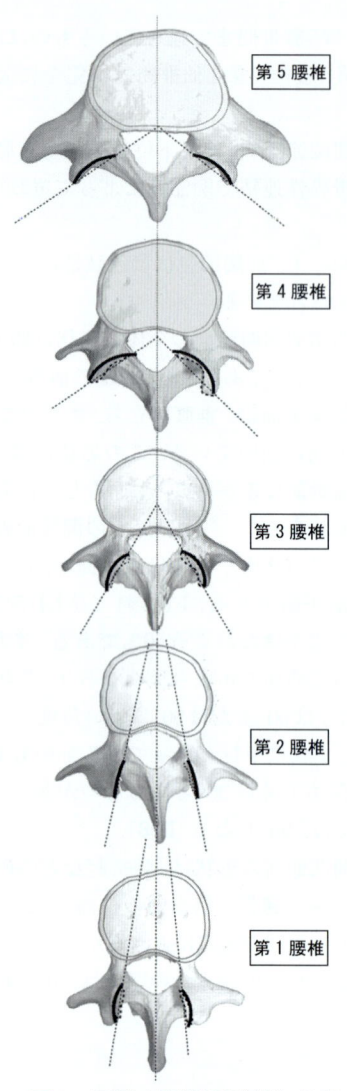

図8　腰椎上関節面形状と角度

## 1.2 第5腰椎および仙骨と腰仙関節
### L5/S1 and lumbosacral joint

第5腰椎は他の腰椎に比較してさらに大きく，また椎体の前部は後部よりさらに厚く腰仙角度を作り出している．仙骨は5つの仙椎が結合し三角の形状をなす．

腰仙関節は，第5腰椎下関節面と第1仙椎上関節面により構成される滑膜性の連結である．第5腰椎下関節面と仙骨上関節面の形状はほぼ平面に近い形状となっているが，わずかに第5腰椎下関節面は，腹外側へ凸の形状をとり，仙骨上関節面は背内側へ凹となっている．双方の関節面ともに矢状面に対し，約45〜60°外側へ開いた形状をとる（図9）．

## 1.3 骨盤帯および仙腸関節
### sacroiliac joint and pelric girdle Sl

#### 1.3.1　骨盤部
骨盤帯は，仙腸関節，恥骨結合，股関節の3つの関節より構成されている．股関節は大きな可動範囲をもつ関節であるが，仙腸関節と恥骨結合では，その役割から可動範囲はわずかである．ここでは仙腸関節の構造を中心とし，股関節については除外する．

骨盤は，仙骨および腸骨によって構成される（図10〜12）．

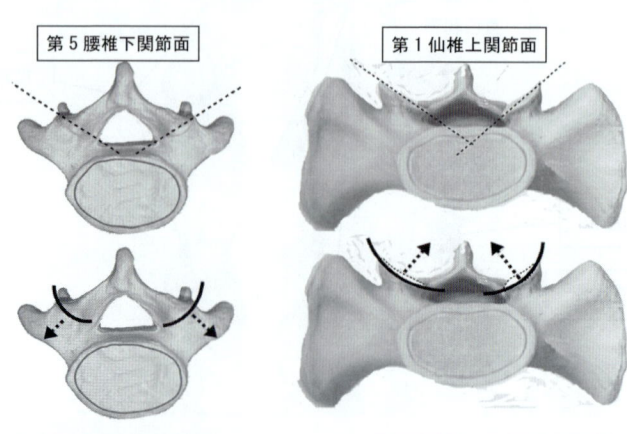

図9　仙骨上関節面の形状（凹面）
矢印は関節面の向きを表している．腰椎下関節面は腹側，仙骨上関節面は背側を向いている．

1. 関節の構造

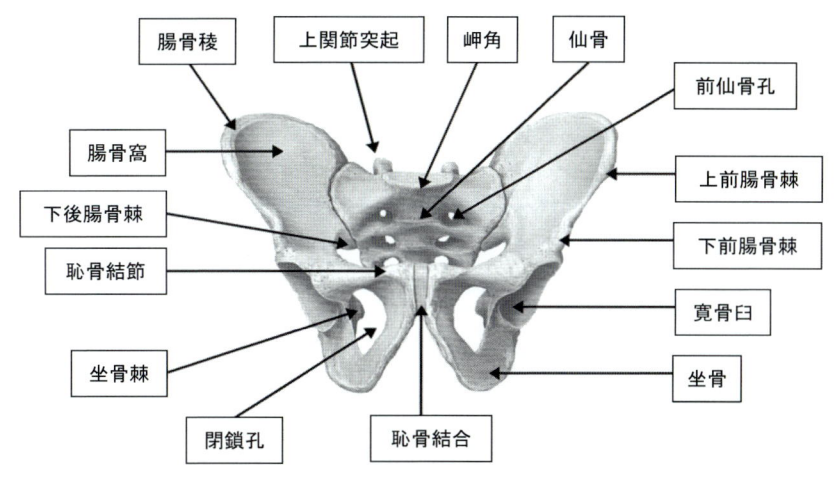

図10　骨盤前面

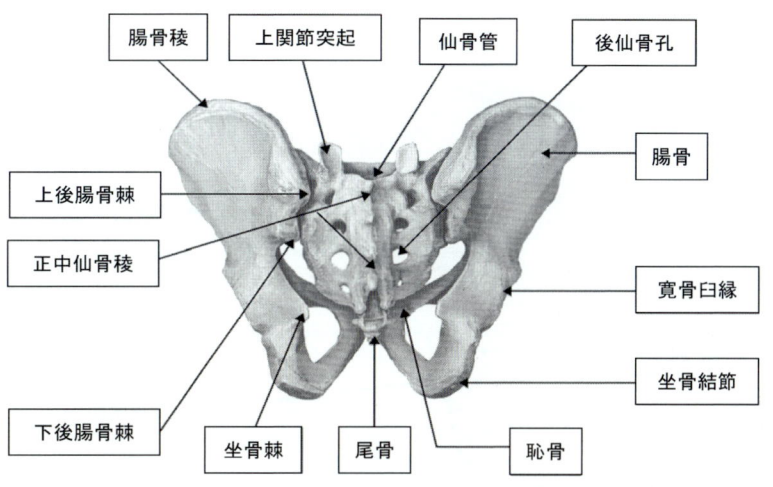

図11　骨盤後面

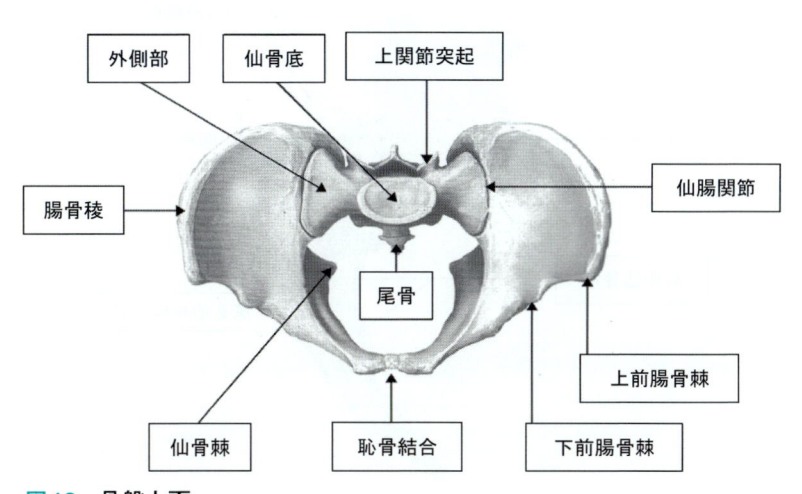

図12　骨盤上面

## 1.3.2 仙骨

仙骨は，脊柱を支持する基盤となる5つの椎骨が融合した大きな骨の塊である．その三角形の形状と彎曲によって腰部脊柱を支持するとともに体幹からの負荷を骨盤帯および下肢へ分散させる働きをもつ．仙骨上部は，幅広く厚みがあり，尾側へ向かうに従い先細りとなる．前面は，滑らかな凹面で，後面は逆に粗い凸面となる．前方には前仙骨孔，後方には後仙骨孔がある（図13）．

外側部は発生学的に横突起であり，仙骨の外側の体積を増すのに役立っている．また，上位3節間の外側部は肥厚し，外側面で腸骨と連結する耳介状の滑らかな面をもつ関節面（耳状面）と背側面では靱帯の付着する粗い面（仙骨粗面）を有する．耳状面は腸骨の関節面とともに仙腸関節を形成する．仙骨粗面には，骨間仙腸靱帯が付着する．

脊柱の棘突起に相当するものは，仙骨棘結節として存在する．第1仙骨棘結節が最も突出しているが，下位になるにつれて小さくなる（図14）．

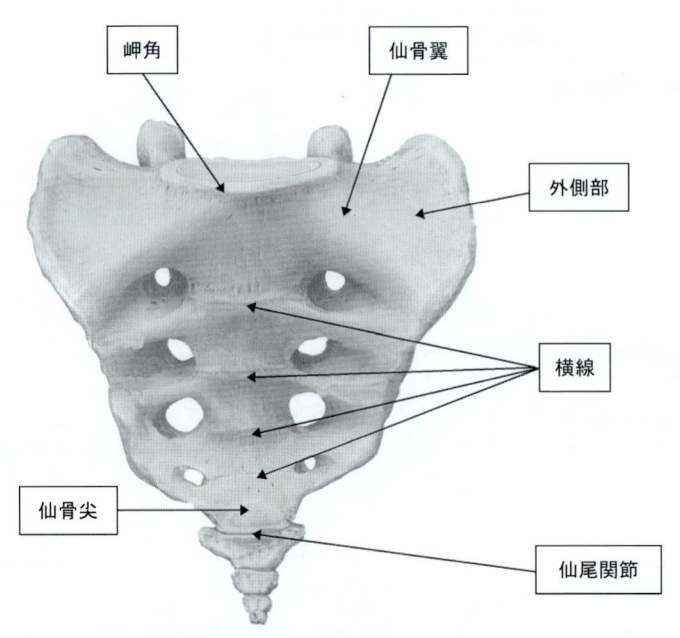

図13　仙骨（前面）

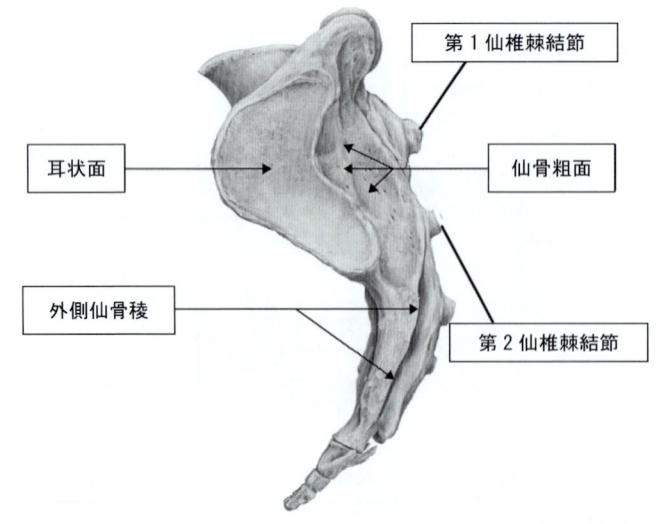

図14　仙骨（側面）

### 1.3.3 仙腸関節

仙腸関節は，楔状の仙骨とそれを受ける台座となる腸骨からなり，仙骨の仙骨関節面と腸骨の腸骨関節面で構成される滑膜性の連結である（図15）．

仙腸関節面の形状は矢状面で，第1仙椎棘結節の高さから腹頭側から背尾側へ下降し第2仙椎から第3仙椎棘結節までゆるやかに下降する耳介状で，L字型または長楕円の形状をなす（図16）．その長径は腹頭外側から背尾側へ傾斜し，尾側に下降するに従ってねじれる．

仙腸関節は，仙骨の仙骨粗面から腸骨の腸骨粗面へ張る骨間仙腸靱帯と，それを補強するように表層へと続く後仙腸靱帯のほか，第4および第5腰椎横突起より腸骨へ張る腸腰靱帯，坐骨結節内側縁から仙骨および腸骨へ張る仙結節靱帯など，多数の強力な靱帯で固定されている（図17, 18）．

仙骨関節面は薄い硝子軟骨，腸骨関節面は線維軟骨で覆われており，線維ないし線維軟骨によって結

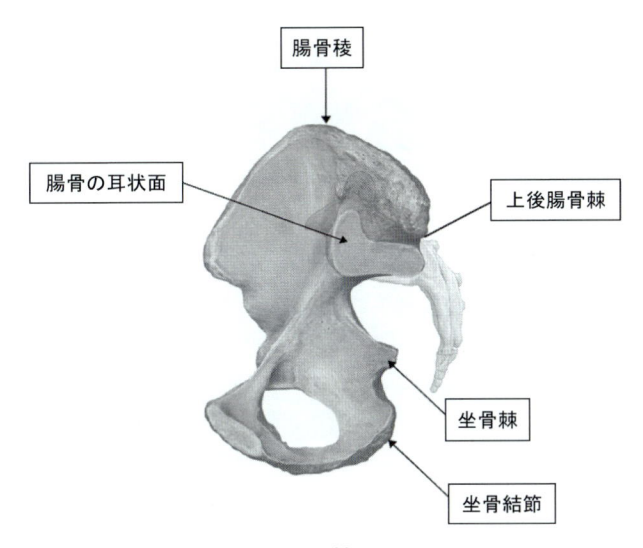

**図15 仙骨耳状面と腸骨の関節**

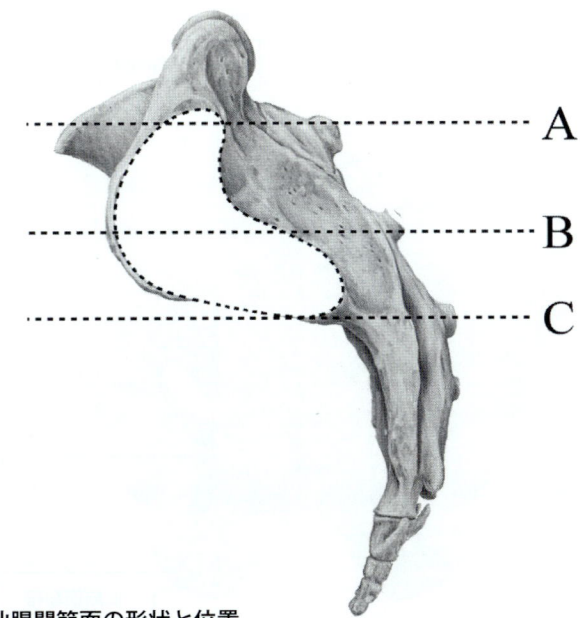

**図16 仙腸関節面の形状と位置**
A；第1仙椎棘結節の高さ，B；第2仙椎棘結節の高さ，C；第3仙椎棘結節の高さ．

合されている．また，関節面の形状は新生児では平面であるが，成人では関節面は不規則となり，全体として鞍関節に近い形状となる．したがって，仙腸関節の運動は大きく制限され，可動範囲は屈曲伸展で1.7°ときわめて小さい．

仙骨関節面は前額面で，第1仙椎では凹面，第2仙椎は凸面，第3仙椎は凹面という複雑な形状を呈している．横断面では第1～第2仙椎棘結節の高さで中央部が凹面，第3棘結節の高さで凸面である．

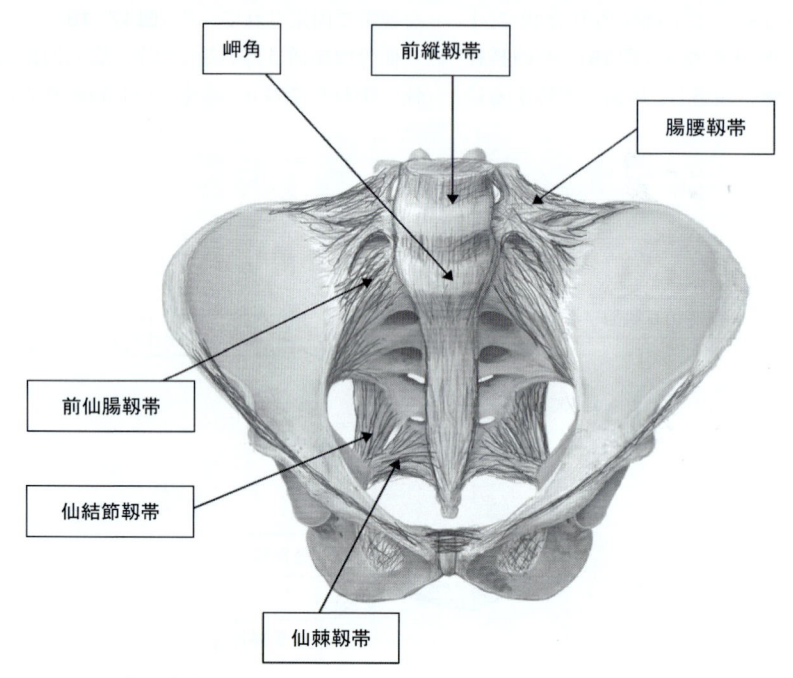

**図17　骨盤の靱帯（前面）**

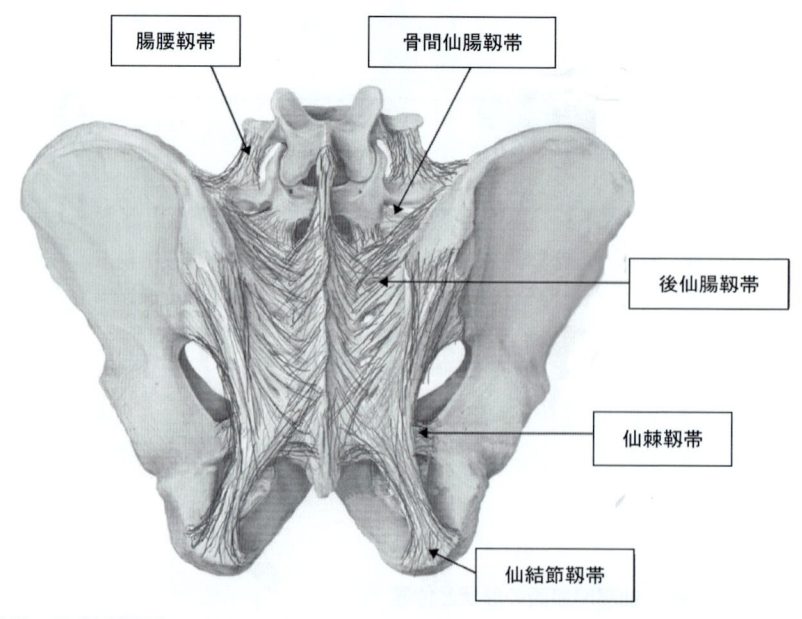

**図18　骨盤の靱帯（後面）**

## ② 触診

骨盤部の後面より触診可能な骨指標は，①上後腸骨棘，②腸骨稜（③腸骨稜最上部），④第4腰椎棘突起，他上位椎骨棘突起，⑤第5腰椎棘突起，⑥第1仙椎棘結節，⑦第2仙椎棘結節，⑧第3仙椎棘結節，⑨尾骨，⑩坐骨結節があげられる（図19）．

上後腸骨棘（図20①）は，正中線より外側1横指分のところにある陥窩（ヴィーナスのえくぼ：dimple of Venus）の奥に位置するため，これによっておおよその位置を特定する．

上後腸骨棘を基点として，頭腹外側へ指を滑らせながら，腸骨稜を触診し最上端（図20②）を探す．逆に，腸骨稜最上端を頭外側より尾側へ挟み込むように触診し，そこを基点として尾側へ腸骨稜に沿って下降し，上後腸骨棘を探すこともできる．

左右の上後腸骨棘を結ぶ線（図20 A）と正中線の交点には，第2仙椎棘結節（図20③）が位置する．また，両腸骨稜の最上端を結んだ線はJacoby's line（ヤコビー線）（図20 B）と呼ばれ，第4・第5腰椎棘突起間を通る（図20④）．

Jacoby's line（図21 A）よりも尾側で第5腰椎棘突起（図21①）を触知し，次に頭側で第4腰椎棘突起（図21②）を触知する．第4腰椎棘突起を基点とし，頭側へ移動しながら，順に上位椎骨の棘突起を触れることが可能である（図21③；第3腰椎棘突起）．また，頭側へ上行する際に各椎骨の棘突起間で，棘上靱帯（図21 SS）を触診できる．

体幹を伸展位にすると，上下の棘突起間が狭くなり，棘上靱帯の触知は困難となる．屈曲位では，上下棘突起間が開き，棘上靱帯は緊張する．正中位，伸展位，屈曲位と体幹の位置を変えて，上下棘突起の距離，棘上靱帯の緊張の比較や断裂の有無などをみる．

第2腰椎棘突起（図22①）の高さと第12肋骨端（図22②）の高さは一致する．

また，棘突起の外側で脊柱起立筋（図23②）が触知できる．脊柱起立筋は，棘筋・最長筋・長肋筋の3層からなるが，その最表層部分のみが触知できる．体幹を伸展させると脊柱起立筋のほかに，腸骨稜，腸骨結節，仙骨稜に起始をもつ腰腸肋筋および胸最長筋（図23①）なども触知できる．

左右の上後腸骨棘（図24①）を結ぶ線と正中線が

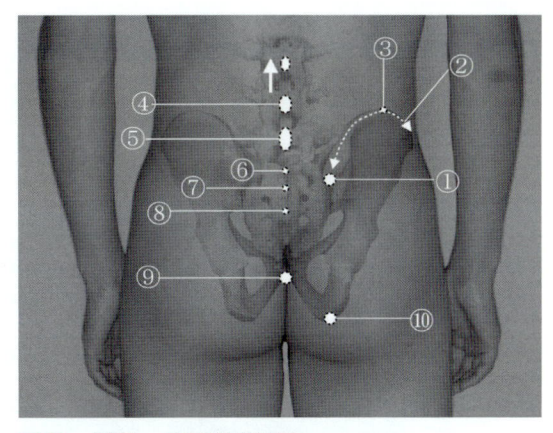

**図19 腰部・骨盤帯（後面）**
①上後腸骨棘，②腸骨稜（③腸骨稜最上部），④第4腰椎棘突起，他上位椎骨棘突起，⑤第5腰椎棘突起，⑥第1仙椎棘結節，⑦第2仙椎棘結節，⑧第3仙椎棘結節，⑨尾骨，⑩坐骨結節．

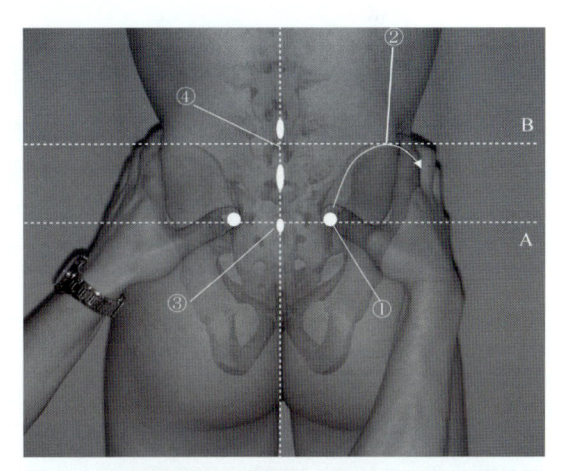

**図20 上後腸骨棘・腸骨稜・第2仙椎棘結節の触診とJacoby's line**
A；左右上後腸骨棘を結んだ線，B；Jacoby's line，①；上後腸骨棘，②；腸骨稜の最上端部，③；第2仙椎棘結節，④；第4・第5腰椎棘突起間．

交わる位置に第2仙椎棘結節（図24②）がある．第2仙椎棘結節を基準として，頭側へ順に第1仙椎棘結節（図24④），第5腰椎棘突起（図24③）を触れることができる．また，尾側へは第3仙椎棘結節を触れる．

その他の方法として，Jacoby's lineを基準に第5腰椎棘突起（図24③）を触れ，尾側へ順に第2仙椎まで触知してもよい．それぞれの骨指標の位置をより正確に判断するためには，複数の指標をとって触知するべきである．

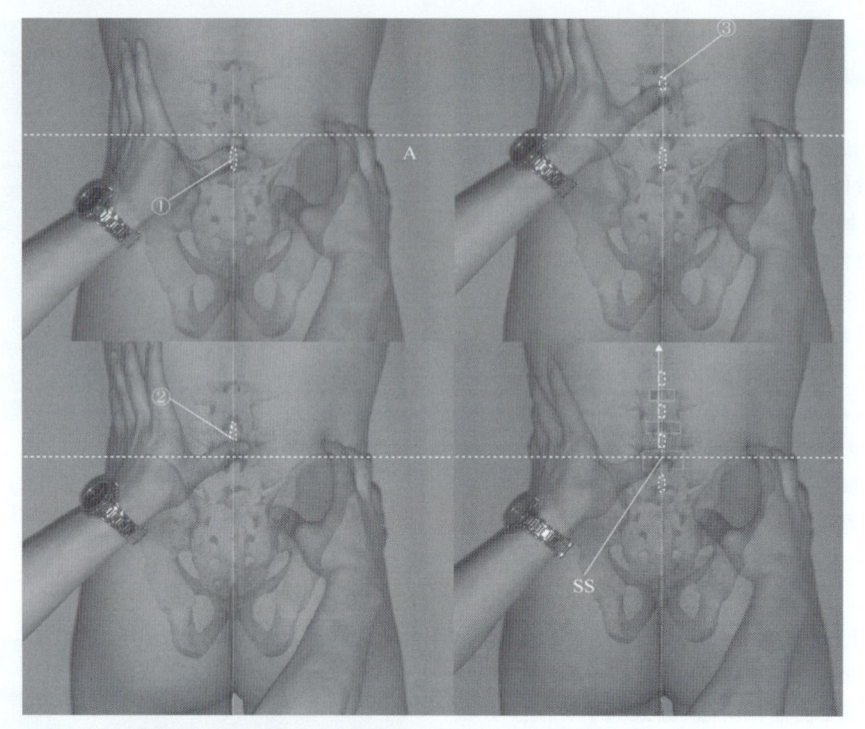

**図21 第5腰椎・第4腰椎・第3腰椎棘突起および棘上靱帯の触診**
①；第5腰椎棘突起，②；第4腰椎棘突起，③；第3腰椎棘突起，SS；第4・第5棘突起間の棘上靱帯，A；Jacoby's line.

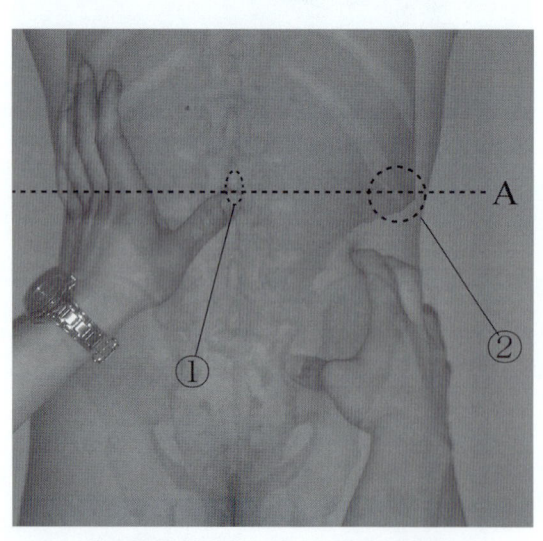

**図22 第2腰椎棘突起と第12肋骨の関係**
A；第2腰椎棘突起を通る水平線，①；第2腰椎棘突起，②；第12肋骨端.

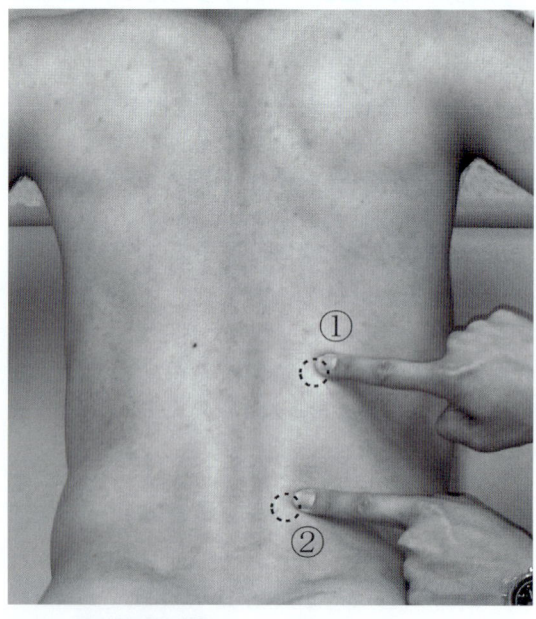

**図23 腰椎周囲の筋**
①；腰腸肋筋・胸最長筋，②；脊柱起立筋.

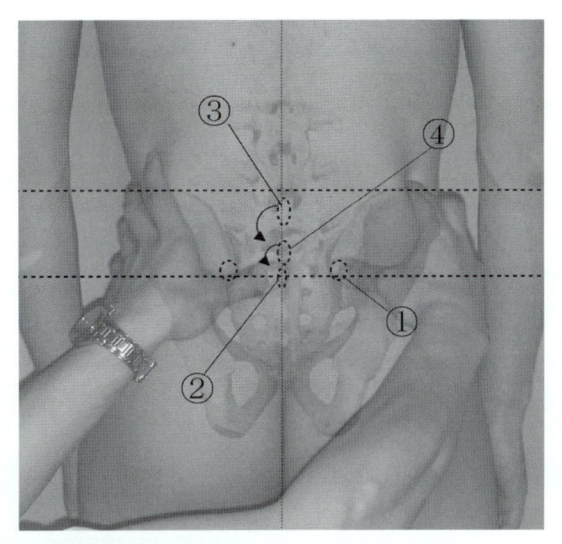

**図24　第2仙椎棘結節の触診および周囲の骨指標の触診**
①；上後腸骨棘，②；第2仙椎棘結節，③；第5腰椎棘突起，④；第1仙椎棘結節．

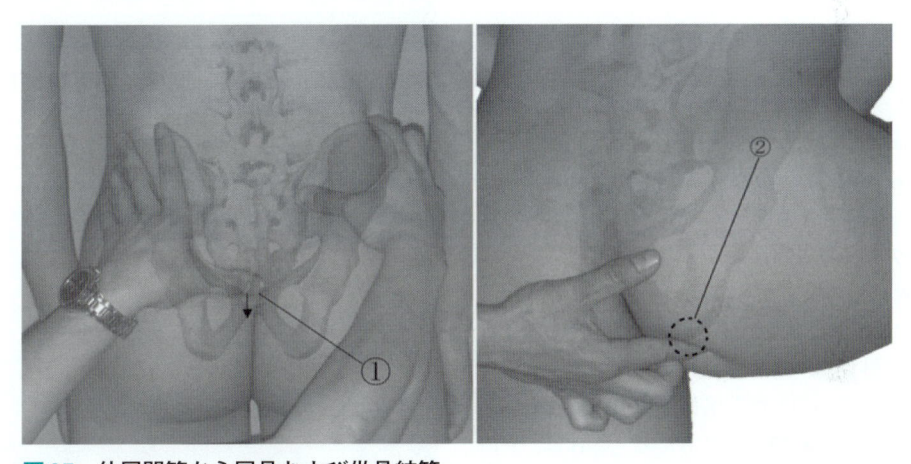

**図25　仙尾関節から尾骨および坐骨結節**
①；仙尾関節，②；坐骨結節．

　第2仙骨棘結節より尾側へいくと，仙骨と尾骨で構成される仙尾関節（図25①）へ至る．さらに尾側へ下降すると尾骨に触れる．尾骨を完全に触診するためには，直腸診でなければ困難である．股関節屈曲位で，尾骨部より腹尾外側で坐骨結節（図25②）を触知できる．

　前面で指標となるものには，臍，腸骨稜最上端部，上前腸骨棘，恥骨部があげられる．臍の高さに第3・第4腰椎椎間（図26①）が位置する．

　左右の腸骨稜上端を結ぶ線であるJacoby's line（図26 B）の高さに，第4・第5腰椎椎間（図26②）が位置する．

　左右の上前腸骨棘を結ぶ線（図26 C）の高さは，第5腰椎・第1仙椎間または第1仙椎の高さと一致する（図26③）．この線の頭尾側にて，腹部をリラックスさせた状態で腹側から背側へ圧していくと，第5腰椎の椎体および第1仙椎の椎体（岬角部分）に触れることが可能ある．

　上前腸骨棘（図27①）よりおよそ3横指分尾内側に下前腸骨棘（図27②）が位置する．下前腸骨棘を結ぶ線の高さは，第3仙椎の高さと一致する．

　骨盤帯の側面では，腸骨稜の最上部（図28①）より，腸骨稜に沿って腹側へ触診していくと，最初に腸骨稜の最も幅の広い部分である腸骨結節（図28

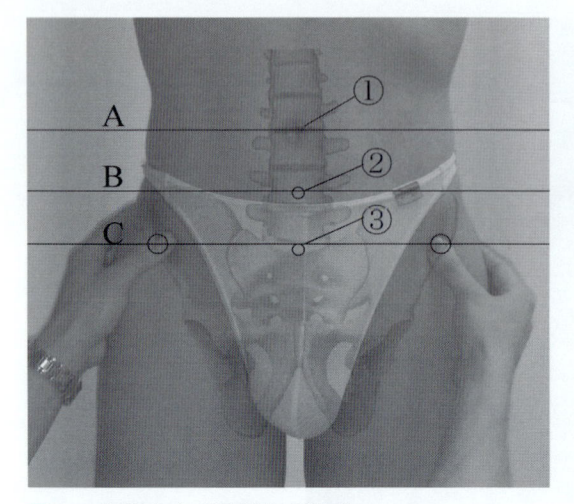

**図26 腰部および骨盤部（前面）**
A；臍の高さ，B；Jacoby's line，C；上前腸骨棘の高さ，①；第3・第4腰椎の椎間，②；第4腰椎椎体（後面では第4・第5腰椎の棘突起間にあたる），③；第5腰椎と第1仙椎の椎間または第1仙椎．

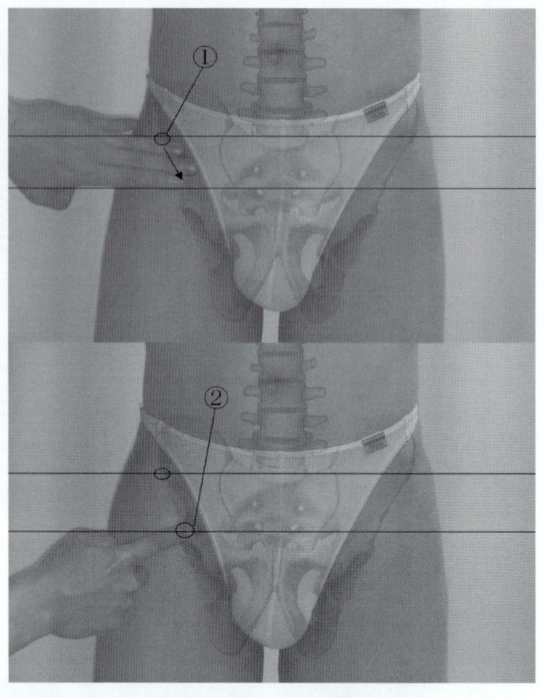

**図27 腰部・骨盤部前面．上前腸骨棘と下前腸骨棘の位置**
①；上前腸骨棘，②；下前腸骨棘．

②）を触れる．
　さらに腹側で腸骨稜は，尾側へ曲がり，その先で上前腸骨棘（図28③）を触れることができる．立位において，上前腸骨棘を通る水平線上（図28 A）には上後腸骨棘（図28④）が位置する．したがって，第2仙椎棘結節の高さともほぼ一致する．
　腸骨稜の最上端（図29①）から腹側で触れられる腸骨結節の外側縁の最突起部（図29②；右示指指腹橈側で触れている）から尾側へ触知していくと，大転子の尖端部（図29⑤）にあたる．これは，上前腸骨棘（図29③）と坐骨結節（図29④）を結んだ線 Roser-Nelaton's line（ローゼル ネラトン線）（図29 A）上に位置する大転子の尖端部分（図29⑤；右示指の指先腹側に示した部分）と一致する．

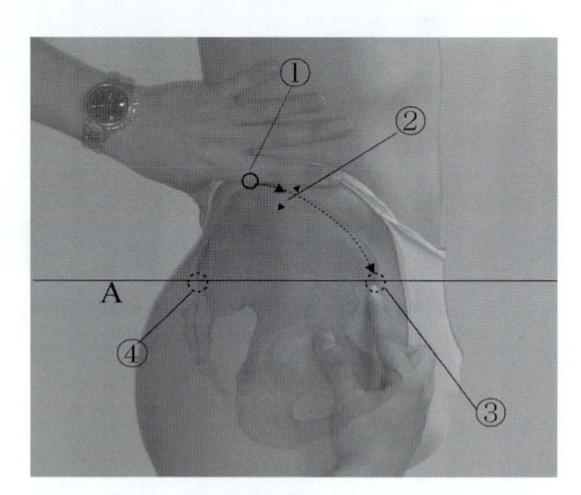

**図28 腰部・骨盤部の側面**
A；上前腸骨棘上においた水平線，①；腸骨稜の最上端部，②；腸骨結節，③；上前腸骨棘，④；上後腸骨棘．

## 3. 角運動学

### 3 角運動学

#### 3.1 腰椎椎間関節
lumbar zygapophysial joint or lumbar facet joint

#### 3.1.1 運動節（motion segment）と運動の種類

上下椎骨の連結によって構成される脊柱の運動は分節的であり，体幹全体の可動範囲は上下椎骨間での可動範囲の累積である．この分節的運動は四肢には存在せず，脊柱の運動における特長といえる．これらの分節的運動は，2つの椎体を1単位とした運動で，下位椎体を固定したとき，上位椎体の動く方向で名称を定める「運動節（motion segment）」と呼ばれる（図30）．

体幹の骨角運動は，普通，屈曲に際しては上位から下位の運動節へ，逆に伸展時には，下位から上位の運動節へとリズムに従って順番に起こる．これを体幹運動リズムという．

頸部・胸部と同様に腰部における屈曲−伸展，側屈，回旋の全体としての運動も，5つの腰椎椎骨で構成される各運動節で起こる骨運動要素の集合である．

全体で45°の運動をするとき，四肢ではある軸を基点とした回転運動となる．脊柱においては，運動節ごとに基点となる軸が異なる．図30bの運動節に

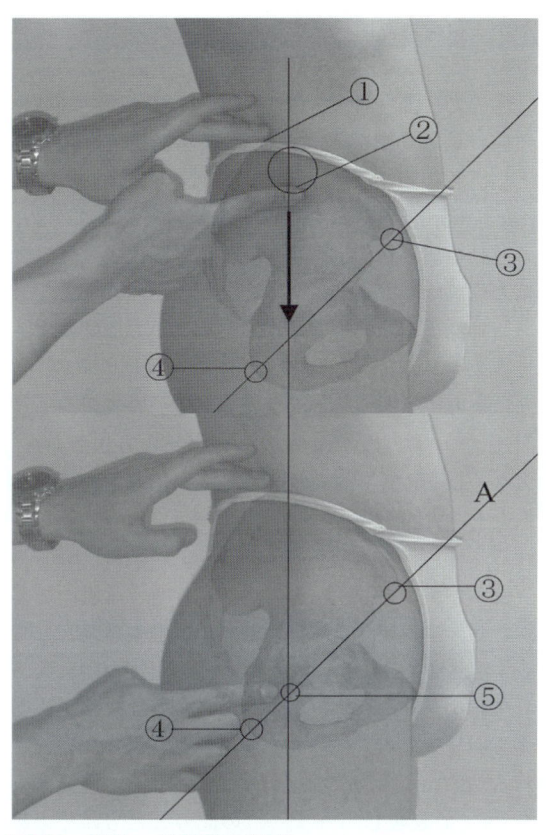

**図29　腰部・骨盤帯の側面**
上前腸骨棘，坐骨結節および大転子の関係．A；Roser-Nelaton's line，①；腸骨稜の最上端部，②；腸骨結節外側縁の最突出部，③；上前腸骨棘，④；坐骨結節，⑤；大転子尖端部．

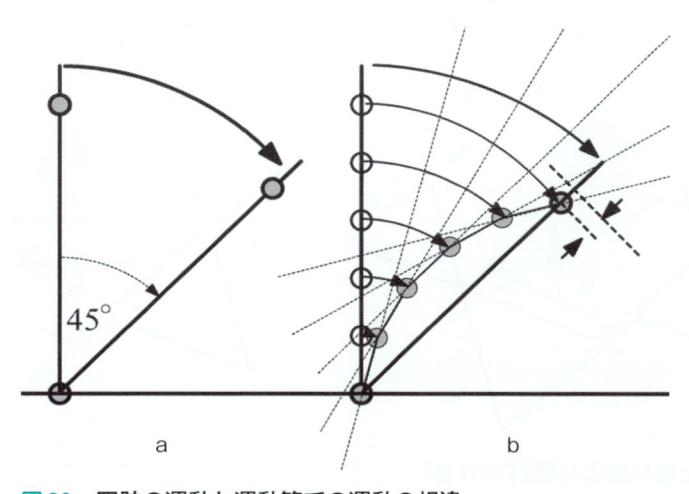

**図30　四肢の運動と運動節での運動の相違**
**a**. 四肢での骨運動，**b**. 運動節での運動．

おいて，全体として45°の範囲まで到達するには，運動節間の距離が一定の場合，各運動節で15°の可動範囲を必要とする．また，上部の最終到達位置は，四肢での最終位置に比して低くなる．実際には，各運動節で運動軸の前後移動が起こるため，これよりも必要とされる可動範囲は小さい．また，各支点にかかる負荷は，レバーアームの短さから力学的に小さい．

体幹の屈曲－伸展，側屈，回旋に伴う腰椎の各運動節で起こる骨運動は2種類で，「回旋（rotation）」と「並進運動（直線運動，直進運動ともされる，translation）」がある（図31）．脊柱の運動はこの2つの運動の組み合わせであり，並進運動によって運動軸の位置は変えられる．

運動節における骨運動は，この2つの運動によって構成されるが，基準とする面や運動軸の位置，方向により，運動の名称が異なる．運動の表現および記述については，定義によって様々な方法があり，大きくは「解剖学的表現体系」，「生体力学的表現体系」，「一般的な運動学的表現体系」の3つに分類される．

解剖学的表現では，矢状面，水平面，前額面を基準とし，各面上での回旋運動または並進運動として表す（図32）．

生体力学的表現では，x，y，zの運動軸を中心とする回旋運動と，長軸への並進運動によって定義される（図33）．物体の中心より腹側，頭側，左側方向を「＋」で表現し，「＋」「－」の記号とともにその軸を中心とした回旋もしくは並進運動として示す（図34）．これら解剖学的表現，生体力学的表現，一般的な運動学的表現方法との関係は，表1に示す．運動

**図31 （軸）回旋運動（rotation）と並進運動（translation）**
a．回旋運動．b．並進運動．

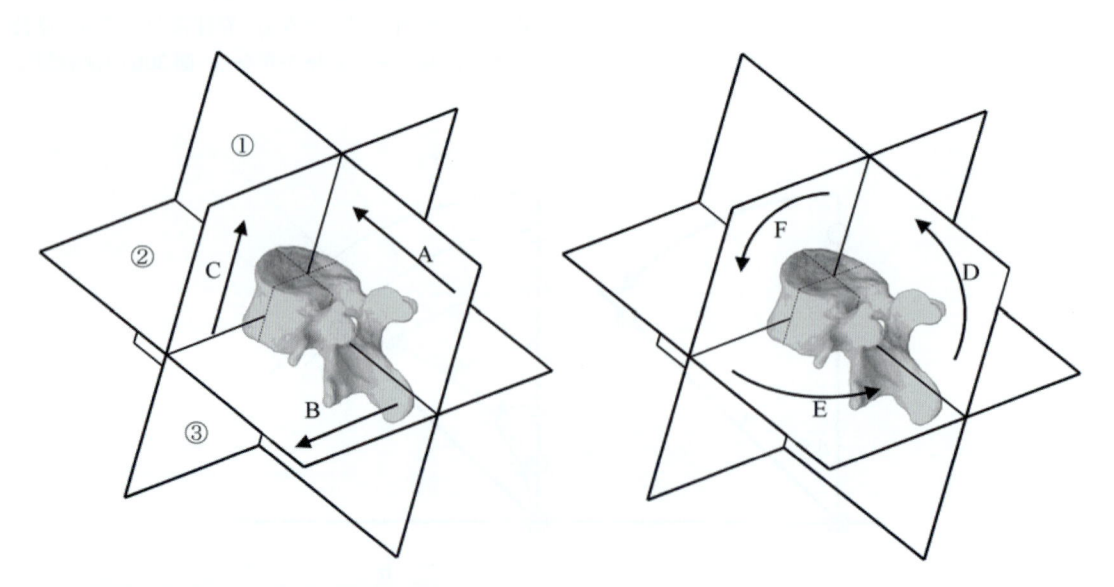

**図32 腰椎の運動と面の関係（解剖学的体系）**
①；矢状面，②；水平面，③；前額面．A；矢状面上での前方並進運動，B；水平面上での左側並進運動，C；前額面での頭側並進運動．D；矢状面上での前方回旋．E；水平面上での左回旋．F；前額面上での左回旋．

自由度は，2つの運動で1度と表されるため，脊柱における運動自由度は6度である．

この項では，体幹全体としての運動方向を屈曲伸展，左右側屈，左右回旋として記述する．また，運動節の各運動の表現は，主となる運動をあげ「解剖学的表現（生体力学的表現），一般的運動学的表現」という形をとっている．

腰椎椎間関節での骨運動の特長は，腰椎の棘突起は水平に近く，腰椎椎間関節面の形状により屈曲・伸展方向への運動に優れている（1.1 腰椎および腰椎椎間関節の構造，図5，8参照）．これに対し，側屈・回旋では，頸椎・胸椎に比べて可動範囲は少ない．これは，関節面が水平面に対し垂直であり，上関節面が背内側，下関節面が腹外側を向き，上下の関節面同士がぶつかり合うためである（1.1 腰椎および腰椎椎間関節の構造，図8参照）．各運動節の運動方向と運動範囲の関係は表2に示す．

体幹の運動に伴う関節内運動学としての記述は，

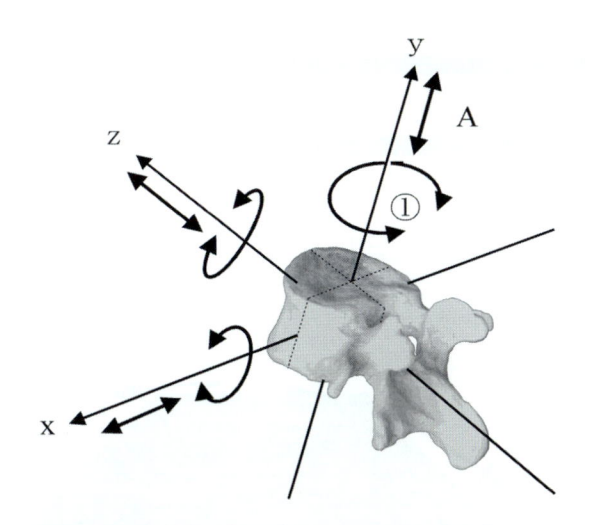

#### 図33 腰椎の運動軸と運動方向の関係（生体力学的体系）

A（直線矢印）；その軸の長軸方向への並進運動（直線運動）．①（曲線矢印）；その軸を運動軸とした回旋運動．

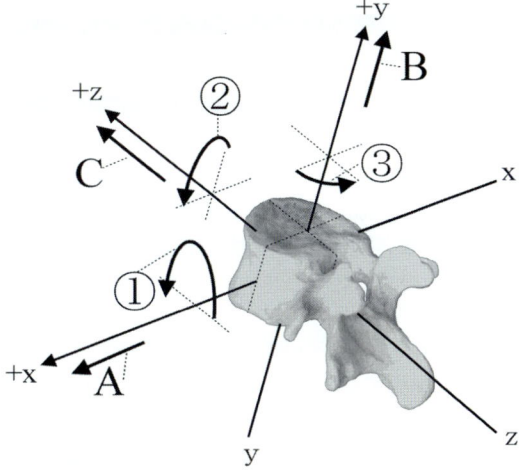

#### 図34 腰椎の運動軸と運動方向の生体力学的定義

A；＋x方向への並進運動（直線運動），B；＋y方向への並進運動，C；＋z方向への並進運動，①；＋x軸を運動軸とする＋x回旋運動，②；＋z軸を運動軸とする＋z回旋運動，③；＋y軸を運動軸とする＋y回旋運動．

#### 表1 解剖学的表現および生体力学的表現と一般的な運動学で使用される表現との関係

| 解剖学的体系での表現 | 生体力学的体系での表現 | 一般的な運動学的表現 |
|---|---|---|
| 矢状面での前方並進運動 | z並進運動 | 腹側滑り |
| 矢状面での後方並進運動 | －z並進運動 | 背側滑り |
| 前額面での頭側並進運動 | y並進運動 | 長軸方向への引き離し |
| 前額面での尾側並進運動 | －y並進運動 | 長軸方向への圧縮 |
| 水平面での左側並進運動 | x並進運動 | 左外側への滑り |
| 水平面での右側並進運動 | －x並進運動 | 右外側への滑り |
| 矢状面での前方回旋 | x回旋運動 | 屈曲 |
| 矢状面での後方回旋 | －x回旋運動 | 伸展 |
| 前額面での左回旋 | z回旋運動 | 左側屈 |
| 前額面での右回旋 | －z回旋運動 | 右側屈 |
| 水平面での左回旋 | y回旋運動 | 左（軸）回旋 |
| 水平面での右回旋 | －y回旋運動 | 右（軸）回旋 |

表2 腰椎椎間関節・腰仙関節の運動範囲

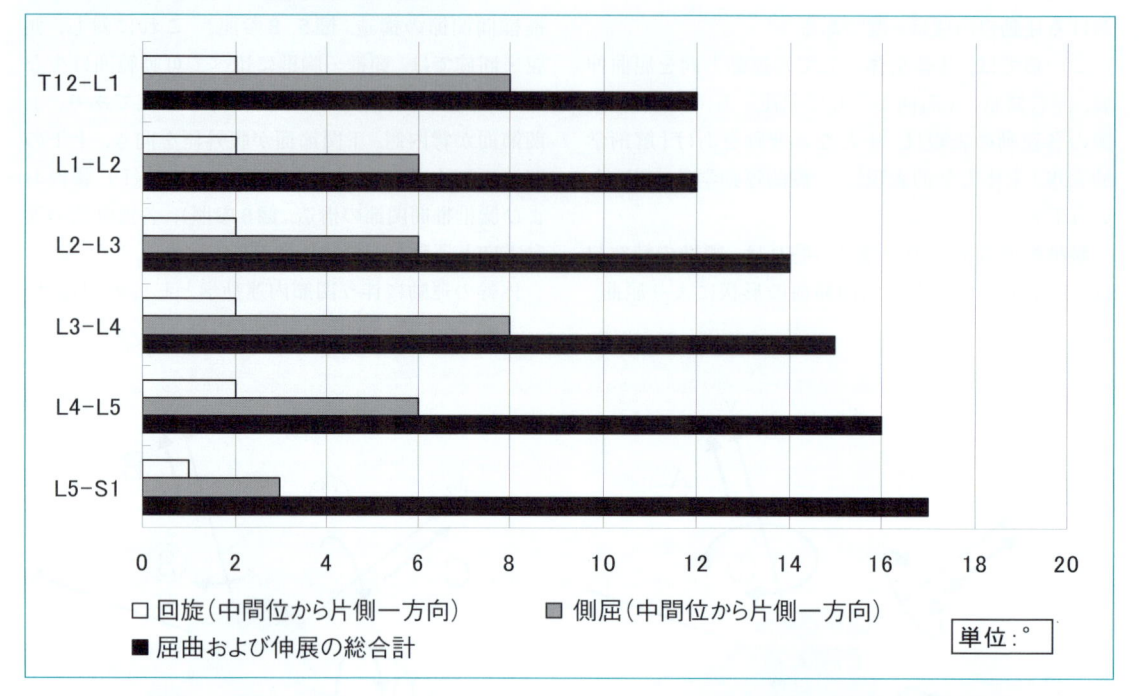

（グラフ：T12-L1、L1-L2、L2-L3、L3-L4、L4-L5、L5-S1の各椎間について、回旋（中間位から片側一方向）、側屈（中間位から片側一方向）、屈曲および伸展の総合計を示す棒グラフ。単位：°）

□ 回旋（中間位から片側一方向）　■ 側屈（中間位から片側一方向）
■ 屈曲および伸展の総合計

骨運動が起こる椎骨の下関節突起面の運動方向を基準として表現する．

### 3.1.2 矢状面での回旋運動（±x回旋運動）：屈曲－伸展

#### a 骨運動

体幹の屈曲と伸展（図35）によって起こる腰椎間関節の運動節での運動は，矢状面上で起こり，x軸を運動軸とした回旋運動とy軸およびz軸での並進運動の複合運動である．瞬時の回旋軸（IAR）は下位椎体の中央よりやや背側上部から椎間板背側部内付近に位置する（図36）．この軸は，椎体の運動に伴って随時その位置が変化する．

屈曲では，運動節の前額軸（x軸）を中心とした回旋運動（+x回旋運動）と関節面の形状により矢状面と前額面上でわずかな並進運動（+y並進運動，+z並進運動）が起こる．屈曲に伴って椎骨は，矢状面上を前方回旋しながら，頭腹側へ滑るように運動する（図37）．

平均10°の回旋運動と1～3mmの並進運動の複合運動である．第5腰椎・第1仙椎間での運動範囲が17°と最大であり，各腰椎椎間関節の屈曲伸展運動ではすべて10°前後の可動範囲を有する（表2）．

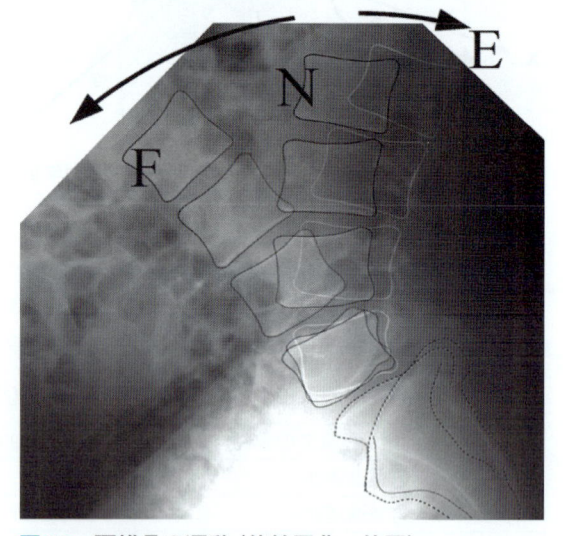

**図35　腰椎骨の運動（体幹屈曲－伸展）**
F：屈曲位，N：正中位，E：伸展位．

屈曲では関節面同士が衝突することによる骨性制限（図38①）に加え，棘上靱帯，棘間靱帯や黄色靱帯，および靱帯様の働きをする関節包によって制限を受ける．また，前方の椎間板も制限因子となる．これらの軟部組織の可動範囲制限における割合は，関節包が39％と最も高く，ついで椎間板が29％を

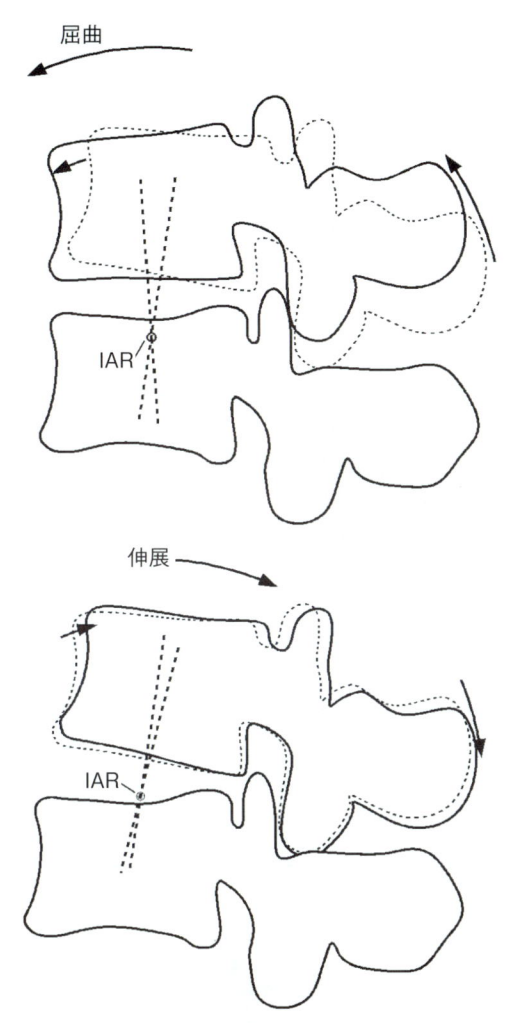

### 図36 矢状面での運動（屈曲－伸展のIAR）
屈曲－伸展ではIARの位置が異なる．

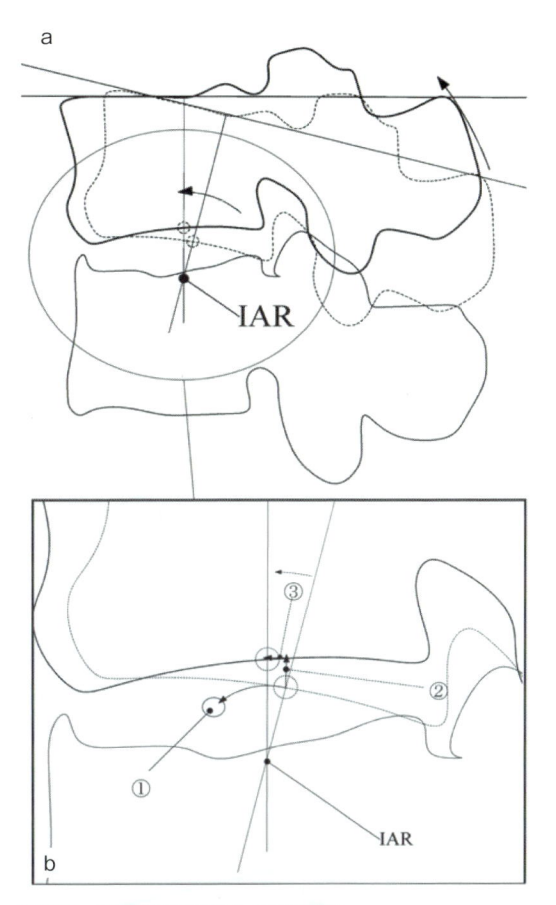

### 図37 屈曲時の回旋と並進運動
**a**．IARを中心に回旋運動が起こる．棘突起間は開き，椎体前面が腹側へ移動する．**b**．IAR付近の拡大図．
①はIARを中心とした回旋運動時に基点が本来たどる軌跡と到達位置．しかし，前額面・矢状面での並進運動（②＋y並進運動，③＋z並進運動）が起こるため，運動後の基点は本来の到達すべき位置にはない．

担う．棘上靱帯および棘間靱帯は19％，黄色靱帯が13％程度の役割を果たすといわれている．

伸展では椎間関節により近い位置を通る前額軸（x軸）を中心とした回旋運動（－x回旋運動）と関節面の形状により前額面と矢状面上でわずかな並進運動（－y並進運動，－z並進運動）が起こる．伸展に伴って，椎骨は矢状面上を後方に回旋しながら背尾側へ直線的に動く（図39）．

伸展では，屈曲でみられる関節包や靱帯など軟部組織性の制限よりも，棘突起同士の衝突という硬部組織性制限が最大の可動範囲制限因子となる（図39①）．個体によっては，棘突起の上下幅が狭く，棘突起同士の衝突よりも，上位椎体下関節突起面と下位椎体上関節突起面が先に衝突するものもある．

#### b 構成運動

脊椎の骨運動に伴う構成運動では，常に左右の関節面の動きが関与する．屈曲および伸展では，左右ともに同じ方向に滑ることとなる．また，椎骨には関節面が上下にあるが，ここでは下関節突起面の運動を基準とし，その関節内運動の方向を記述している．

体幹の屈曲に伴い矢状面での腹側への回旋と並進運動，わずかな頭側への並進運動が起こるため，各上部椎骨の左右の下関節突起面は頭腹側へ滑る（図40①）．

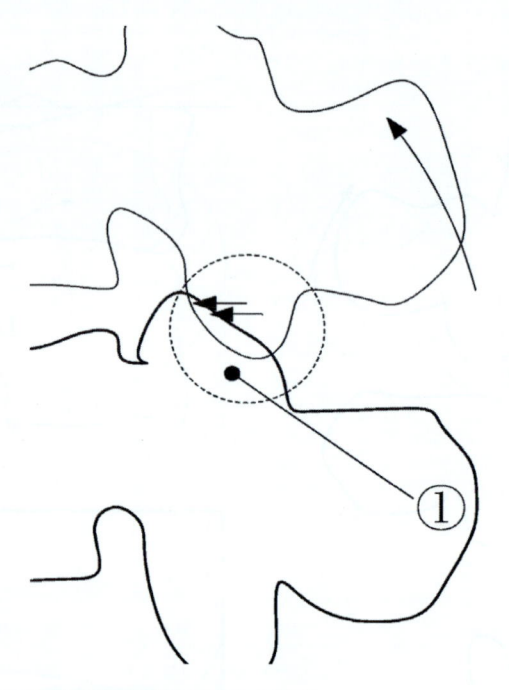

図38 上下の腰椎椎間関節面同士の衝突
①：屈曲に伴って，上位椎骨の下関節面が下位椎骨の上関節面に衝突する．

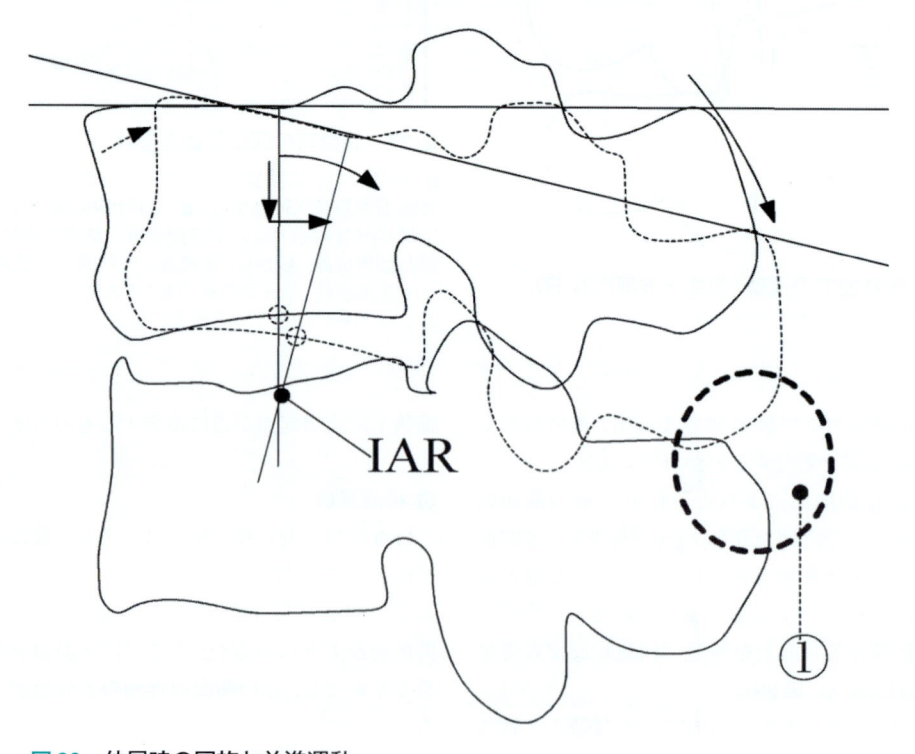

図39 伸展時の回旋と並進運動
①：棘突起同士の衝突．

体幹の伸展に伴い矢状面での背側への回旋と並進運動が起こるため、各上部椎骨の左右の下関節突起面は背尾側へ滑る（図40②）．

前額面では屈曲－伸展に伴って各椎体の下関節突起面は，左右ともに同方向へ滑っていることがわかる（図41）．

### 3.1.3 水平面での回旋運動（±y軸回旋）：軸回旋

#### ⓐ 骨運動

腰椎における軸回旋運動では左右の椎間関節面の形状と椎間板の弾性力によって制限され，可動範囲は平均2°程度と屈曲－伸展・側屈に比較して小さい．

制限因子としては，椎間板のねじれによる弾性抵抗が35％で，残りの65％は後部にある組織によって制限を受ける．靱帯など軟部組織の要素はわずかであり，大部分は上下関節面のぶつかりによる制限である．

腰椎の軸回旋では，腰椎椎体の腹側の垂直軸を中心とした水平面上での回旋運動となる（図42）．この回旋運動は，初期回旋相と後期回旋相の2相よりなる．体幹の右回旋のとき初期回旋相では，椎体の背中央側部分の運動軸を中心に上位椎骨は右回旋（－y軸回旋）する（表1）．上位椎骨の椎体前面は右を向き，棘突起は左を向く．初期回旋相は，上位椎骨の左下関節突起面が下位の左上関節突起面と接触するまで続く．その回旋角度は最大でも3°程度である．3°以上の回旋をしようとしたときには，左上

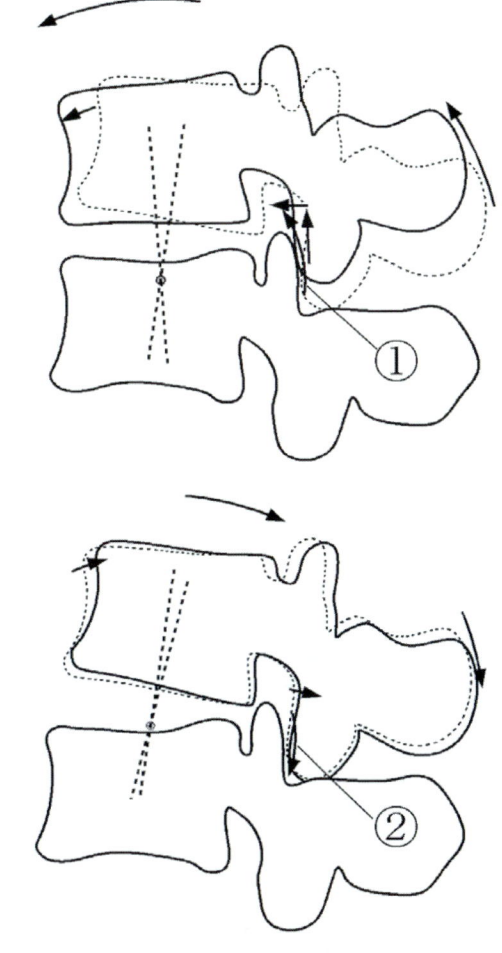

**図40** 屈曲（上）および伸展（下）時の腰椎椎間関節の構成運動（矢状面）

①：腰椎椎間関節で上位椎体の下関節突起面は屈曲に伴い頭腹側へ滑る．②：腰椎椎間関節で上位椎体の下関節突起面は伸展に伴い背尾側へ滑る．

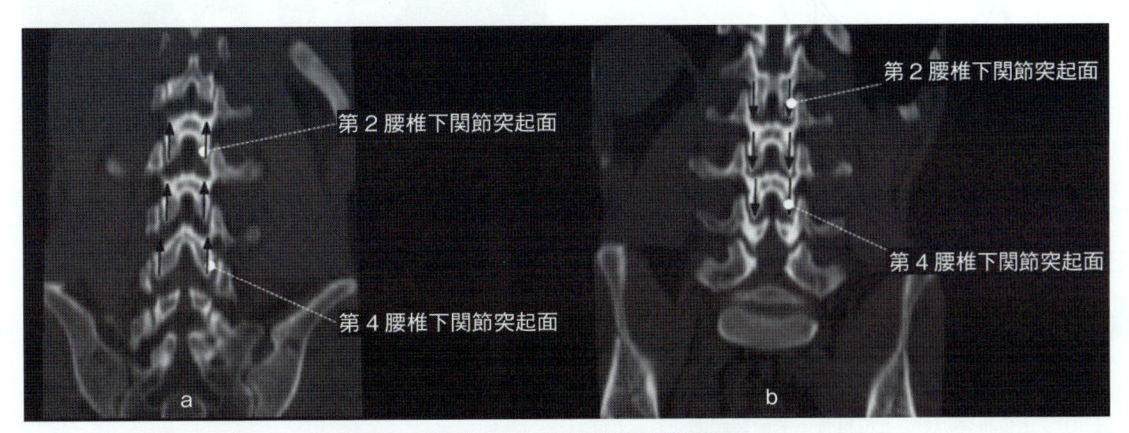

**図41** CT画像．屈曲および伸展時の下関節突起面の構成運動（前額面）
a．屈曲時，b．伸展時．屈曲－伸展では，各椎体の下関節突起面は左右とも同方向に滑る．

下の関節面同士が接触しているため，同一軸での回旋は不可能である．そこで後期回旋相では，左上関節面の接点付近を中心とした新たな回旋が生じる．正中線を基準とするとこの運動は，軸回旋というよりも右側方向と背側方向への並進運動といえる．また，回旋角度が増すと，側屈要素が加わる（図43）．

#### ⓑ 構成運動

体幹の右回旋では，左下関節面は右腹側へ滑り（図44①），右は背側へ滑る（図44②）．腰椎椎間関節の垂直に近い関節面の形状により，左下関節突起面が右腹側へ滑るとき，早い段階で関節面同士が近づくことで動きを止める．

**図42　体幹の回旋時の骨運動（水平面上　尾側より）**
A；回旋初期の運動軸，A'；回旋後期の運動軸，R；右，L；左．①；上位椎体，②；上位椎骨下関節突起面，③；上位椎骨棘突起，④；下位椎体上関節突起面．

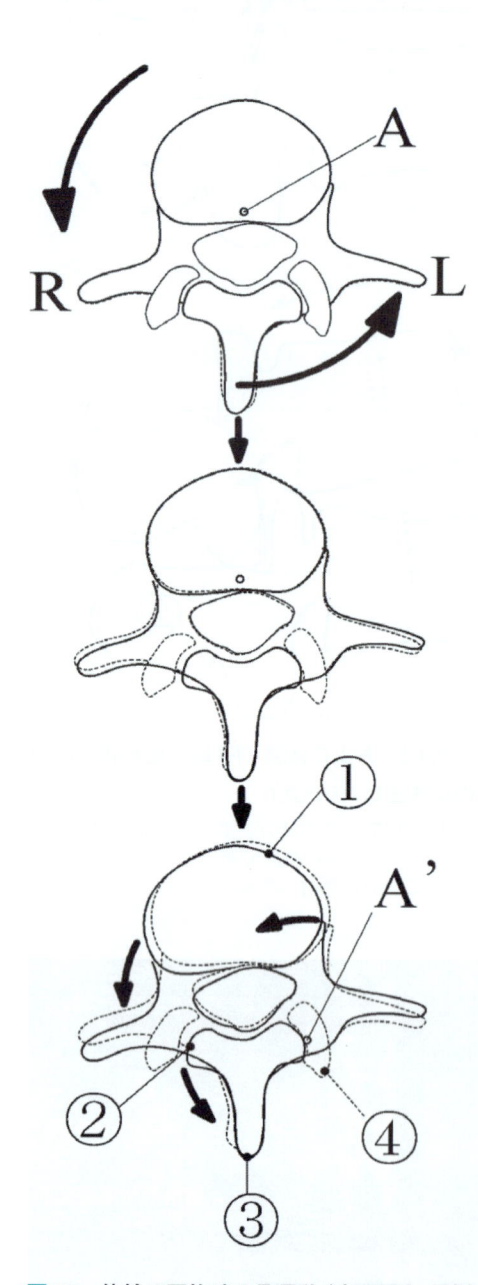

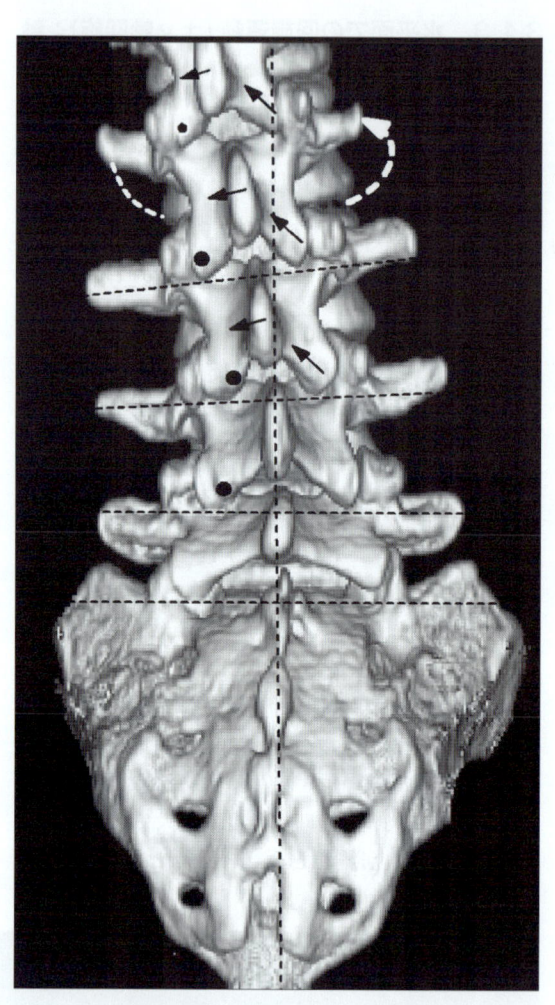

**図43　体幹回旋の骨運動（前額面，背側より）**
3°以上の回旋に伴う側屈運動．

3°以上の回旋でさらに，左下位椎体の上関節突起面上を運動軸とした椎骨の回転運動が起こり，右関節面が左背側方向へ引き離されるような運動となる．このとき，右椎間関節では右下関節突起面が右上関節突起面より引き離されるような運動となる（distraction）（図45）．また，このとき左側屈を伴い，わずかではあるが左関節突起面は尾側へ滑り，右関節突起面は頭側へ滑る（図46）．

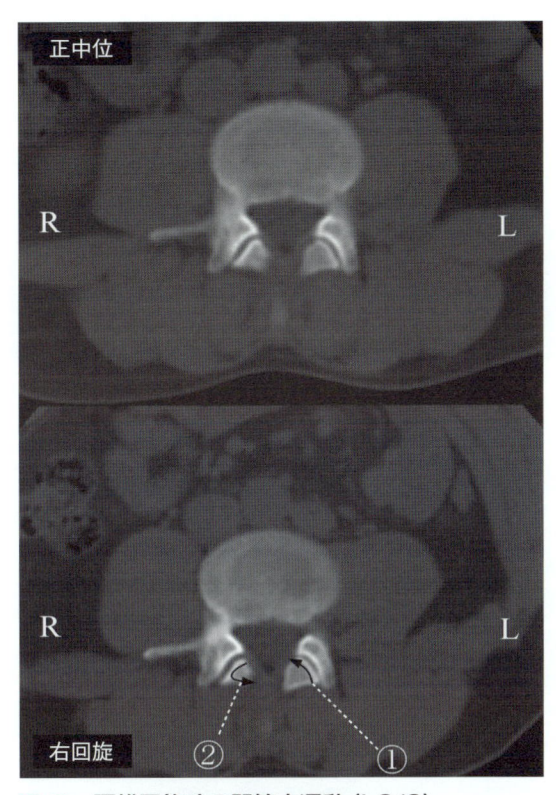

**図44 腰椎回旋時の関節内運動（L2/3）**
①：左L2下関節突起，②：右L2下関節突起．

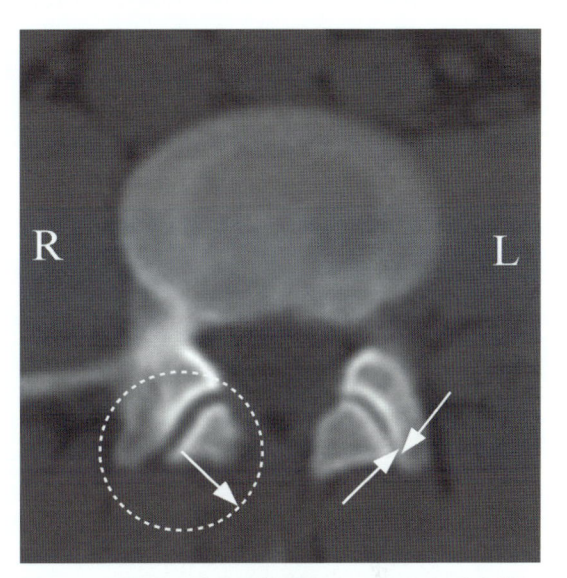

**図45 右回旋に伴う関節面のぶつかりと引き離し（distraction）**

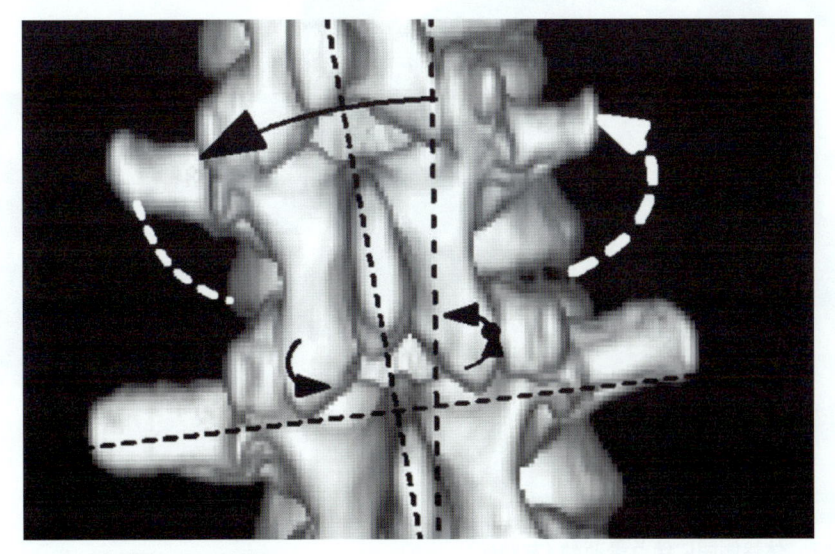

**図46 右回旋に伴う側屈**

## 3.1.4 前額面での回旋運動（±z軸回旋）：側屈

### ⓐ 骨運動

左側屈では，右椎間関節付近を通る前額軸を中心とした前額面上での回旋運動（+z軸回旋）となる（図47）.

関節面の形状により側屈運動は，前額面上での単独運動ではなく，必ず水平面と矢状面での回旋運動である軸回旋と伸展運動を伴う．したがって，側屈運動での可動範囲制限因子は，伸展・軸回旋の要素を含む．左側屈のとき，右軸回旋と伸展運動が複合して起こる（図48，49）.

下位椎骨（第4・第5腰椎）では，伸展よりも回旋要素が強い（図49 Aより下）．上位2椎骨では伸展要素が大きく，回旋は下位ほど大きくはない（図49 Aより上）．第3腰椎で最も側屈要素が大きく，第3・第4腰椎間関節での可動範囲は最大で8°，平均で5°程度の可動範囲となる.

### ⓑ 構成運動

側屈・軸回旋においては左右の関節面で非対称な運動が起こる.

先に述べたように側屈・軸回旋では，主となる運動に伴い側屈，または軸回旋の運動が同時に起こる．特に側屈運動では，前額面上のみの純粋な運動はなく，必ず反対方向への軸回旋と伸展を伴っている.

体幹の左側屈によって，右への軸回旋と伸展が起こる．骨運動では右上関節突起面の高さはほぼ変化していないので，関節内ではまず左上位下関節突起面が尾側へ滑り，つられて右関節突起面がわずかに頭内側へ滑る．左上位下関節突起面の上部が左下位上関節突起面にぶつかり動きを止める（図50①）が，さらに側屈を強めると左関節突起面が腹側右方向へわずかに移動しつつ，右下関節突起面が頭方へ滑る．最終的に右下関節突起面の下部が上関節突起面にあたり運動を停止する（図50②）．左では椎間関節の下部が開かれ，右では上部が開かれる状態となる.

## 3.2 腰仙関節
### lumbosacral joint

仙骨の尾骨側が腹側へ移動することを屈曲，背側へ移動することを伸展とすると，体幹の屈曲・伸展に伴う仙骨の屈曲・伸展は17°である（屈曲伸展角度）（表2）．骨盤の前傾・後傾に伴う仙骨の屈曲・伸展では，上部椎骨の運動時の可動範囲より3°程度大きくなる．この違いは，運動様式の相違による．仙骨の下方は尾骨との連結で終わり，さらに尾骨は

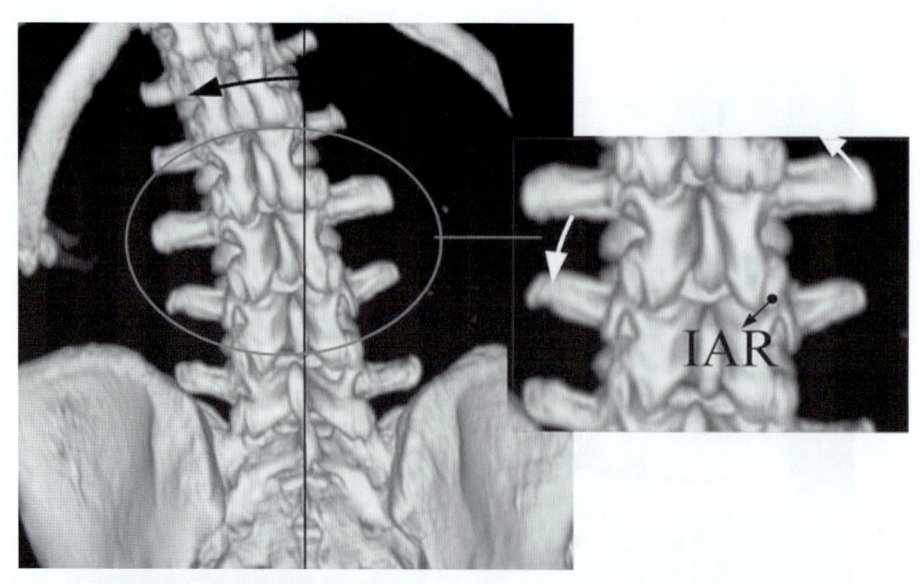

**図47 体幹側屈に伴う骨運動（左側屈）**
右図はL3/4部の拡大図.

3. 角運動学 **265**

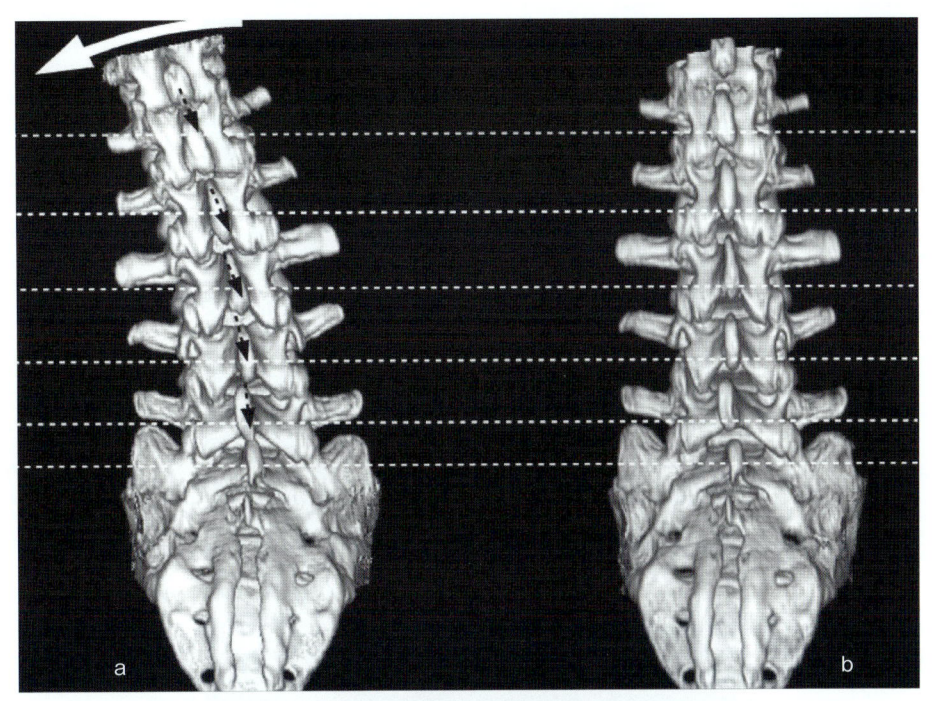

**図48 体幹正中位と側屈位での各運動節の位置関係と側屈に伴う複合運動（伸展）**
a. 体幹側屈位, b. 体幹正中位. 各棘突起は正中位より伸展方向に偏位している.

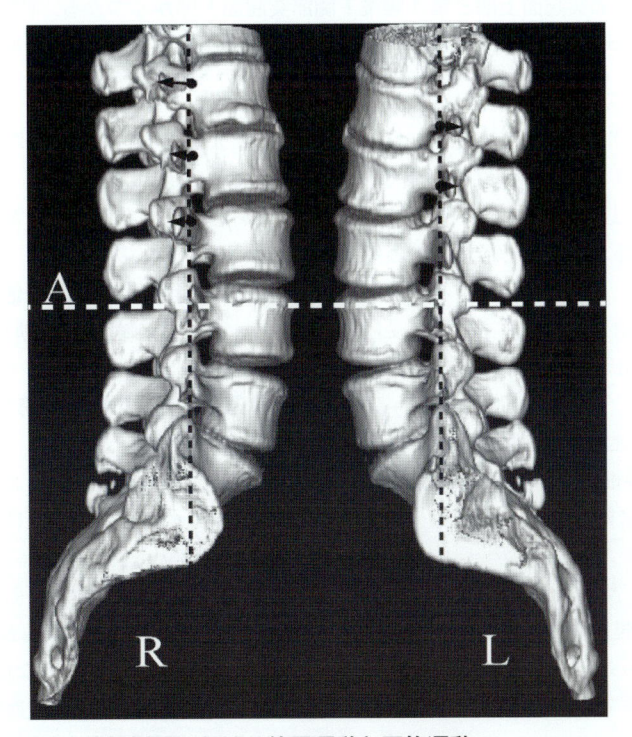

**図49 体幹側屈における伸展運動と回旋運動**
A：第4腰椎棘突起の上縁に引いた線, R；右側面図, L；左側面図.

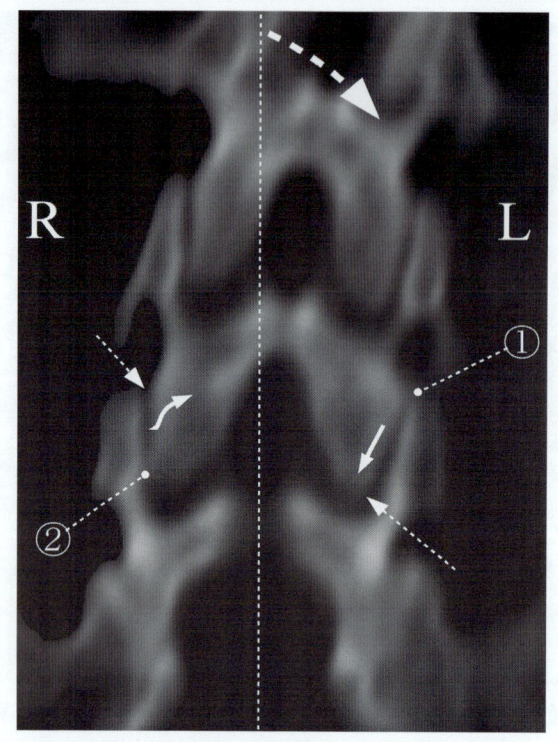

**図50** 体幹側屈における構成運動（前額面図，L4/5，L3/4）．左第5腰椎上関節突起面上部と第4腰椎下関節突起面上部がぶつかる．下部は開く
①：右第5腰椎下関節突起面下部と第4腰椎下関節突起面下部がぶつかる．②：上部は開く．左右下関節突起面の高さの差は実測値で3mmである．

その下方で連結する硬部組織がなく，動きが自由である．また，腸骨と関節をなして骨盤を形成し，自由下肢骨とも腸骨を介して連結するが，上下で関節構造をもつ第5腰椎椎骨よりも上下構造体の運動から受ける影響は少ない．立位では，重力とその反力によって上部構造と自由下肢骨からも影響を受けるが，側臥位では下位構造より受ける影響は少なくなる．

腰仙関節における骨運動は，骨盤を固定したときの「仙骨に対する第5腰椎の運動」と第5腰椎を固定したときの「第5腰椎に対する仙骨の運動」に分けて考える必要がある．

これまでの骨角運動学では，骨盤の前傾・後傾は尾骨を中心に腸骨稜が腹尾側・背尾側へ動くように処理されることが多かった．しかし，実際の骨盤前後傾は，仙骨が第5腰椎に対して屈曲・伸展方向に運動することによって起こる．

同様に，第5腰椎を固定した場合の仙骨の側屈は，前額面上で仙骨の傾く方向によって規定される．仙骨の頭側部が右に尾骨側が左に偏位すれば右側屈となる．また，回旋方向は仙骨の腹側面の向く方向によって決定される．この場合，仙骨が回旋し，腹側面が右を向けば右回旋となる．

### 3.2.1 第5腰椎および仙骨の矢状面での運動（±x軸回旋運動）：屈曲－伸展

#### ⓐ 骨運動：仙骨に対する第5腰椎の屈曲と伸展運動

立位における体幹屈曲と伸展では，体幹運動リズムに従って上位椎体から順に屈曲または伸展運動が起こる．

体幹屈曲において仙骨上面を基準として正中位での位置関係をみると，屈曲最終域の第5腰椎では，上位椎骨でみられるような腹側への並進運動はなく，自椎体内に位置する運動軸を中心にその位置を変えずに腹側へ回旋運動（+x軸回旋運動）する．これは上位運動節から順に運動が終わり，L4/5からL5/S1に運動節の運動が移行するとき，L5は上位椎骨により固定され，脊柱は1本の棒となり，脊柱の

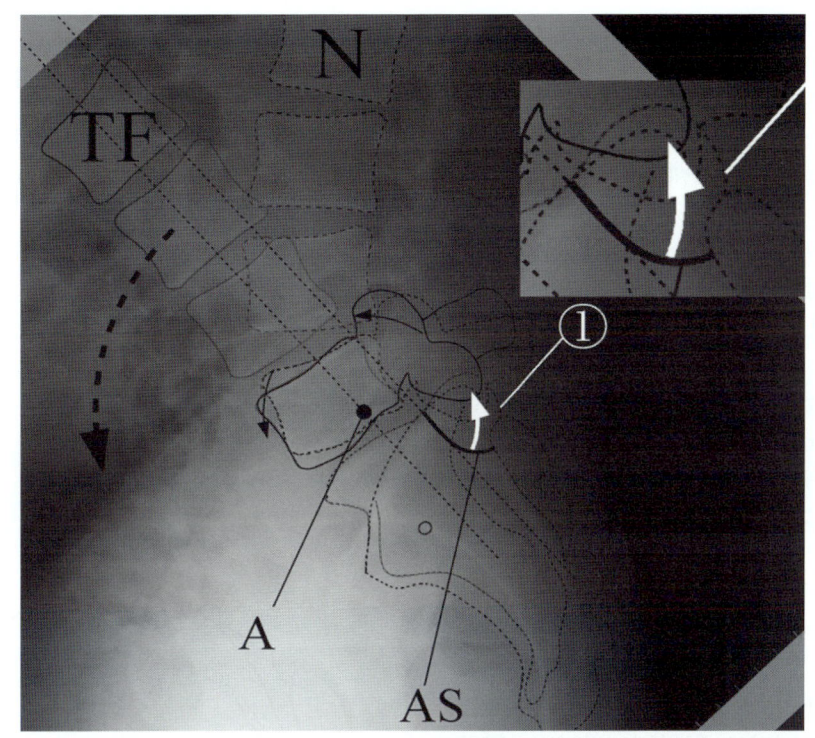

**図51 立位体幹屈曲－正中位における仙骨を基準としたときの第5腰椎位置の相違**
TF；体幹屈曲位．N；正中位，A；運動軸，AS；第1仙椎上関節突起面．①；矢状面上で第5腰椎下関節面は，第1仙椎上関節面より引き離される．

腹側への回転力がそのまま第5腰椎を回転させるためである．

椎体下面の背側部は仙骨上面より引き離されるような状態となる（図51）．このとき第5腰椎下関節突起面は第1仙椎上関節突起面より背側方向へ引き離される（distraction）（図51①）．

立位における体幹伸展では，椎間板背側上部をIARとした背側回旋運動（-x軸回旋）となる．屈曲と同様に上位の運動節の運動が終わりL5/S1に運動が移行すると動きの止まった上位脊柱の回転力につられ，その位置で軸回旋する．背側への並進運動などはみられない．体幹の伸展に伴う背側回旋運動は，第5腰椎の下関節突起面が第1仙骨上関節突起面にぶつかることで制限される（図52）．

#### ⓑ 骨運動：第5腰椎に対する仙骨の屈曲と伸展運動

第5腰椎を固定して，上位椎体と仙骨上面の位置関係を比較したとき，体幹屈曲，仙骨屈曲でも角度に多少の差はあるが，正中位より椎体自体は腹側回旋をしている（図53）．これは，仙骨の屈曲によって

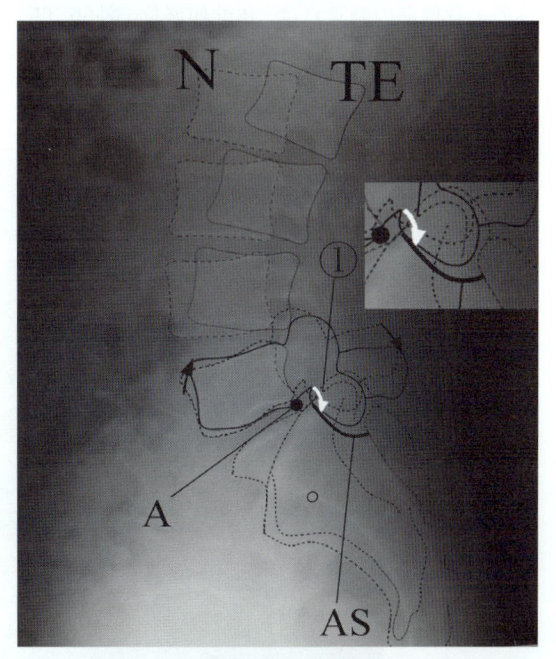

**図52 立位での体幹伸展－正中位における仙骨を基準としたときの第5腰椎位置の相違**
N；正中位，TE；体幹伸展位，A；IAR，AS；第1仙椎上関節突起面．①；矢状面上で第5腰椎下関節面が第1仙椎状関節突起面にあたる．

上位椎骨も影響を受け，体幹運動リズムのように仙骨より頭側へ向かって順に運動節での運動が起こることを意味する．

体幹屈曲では，仙骨屈曲に比べて腹側への並進運動が大きく，特にL3/4で著明である．上位運動節の運動が終わり，下位運動節へと動きが移行するとき上位運動節に加わった力がそのまま下位へ伝達され，下位運動節の運動に影響を与えるためである．特に牽引力として頭側方向への並進運動に大きく影響する．

仙骨屈曲位でのS1上関節突起の頂点（図54 SFP）は，正中位と比べ高さは変化するものの前後方向の位置は変わらず，腹側部分は第5腰椎椎体の下面に近づくようになっている．体幹屈曲では，逆にS1上関節突起の頂点（図54 TFP）は背尾側へ移動し，全体に尾側へ引き離される状態となる．体幹正中位，仙骨屈曲位に比べて仙骨上面の背側部分が尾側へ移動する．

伸展では，正中位，体幹伸展位，仙骨伸展位で下位椎体の位置に大きな差はほとんどない（図55）．上位椎体では，次第に角度変化の差は大きくなる．第5腰椎椎体を基準としたとき，伸展に伴う上位椎体の上背側部の到達点は，体幹伸展位（図55 TE）でより背側となり，他に比較して高い．仙骨伸展位（図55 SE）では正中位よりも背側への運動は少ない

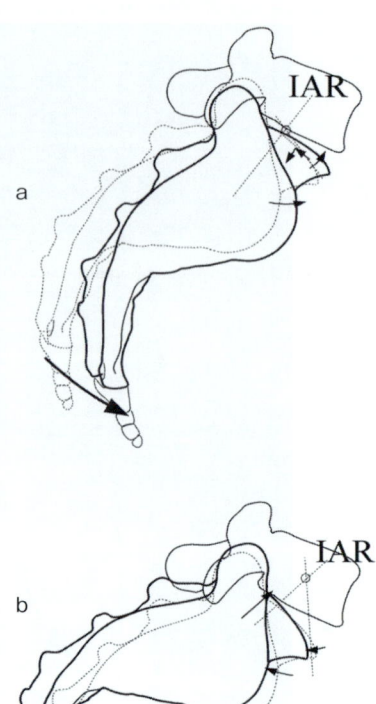

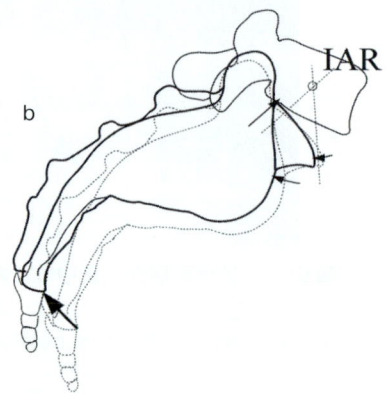

**図53　仙骨の屈曲および伸展での骨運動**
a. 仙骨の屈曲，b. 仙骨の伸展．

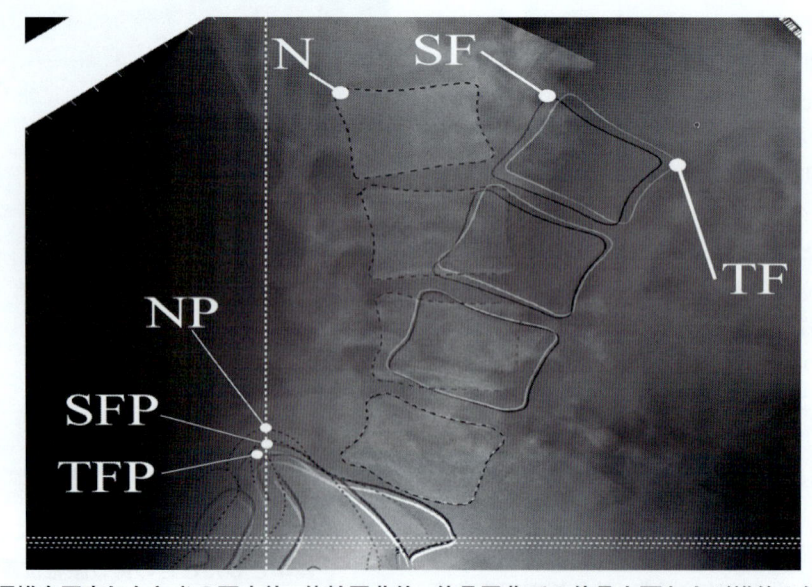

**図54　第5腰椎を固定したときの正中位，体幹屈曲位，仙骨屈曲での仙骨上面および椎体の位置関係**
N：正中位（立位：点線部分），TF：体幹屈曲位（立位：白線部分），SF：仙骨屈曲位（側臥位），NP：正中位でのS1上関節突起頂点，TFP：体幹屈曲位のS1上関節突起頂点，SFP：仙骨屈曲位でのS1上関節突起頂点を表す．

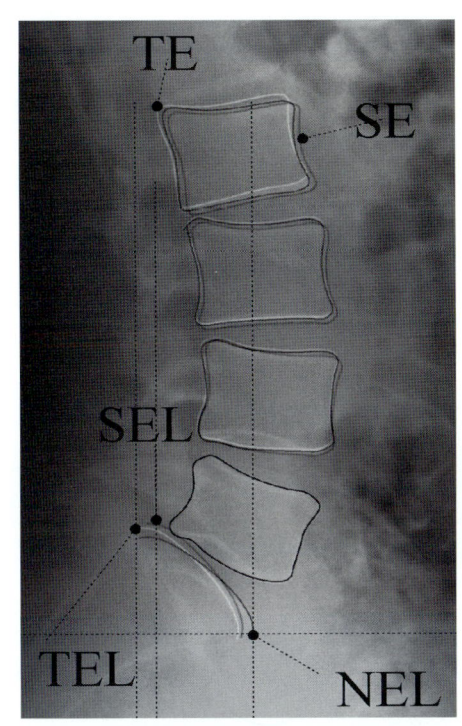

**図55** 第5腰椎を固定したときの正中位，体幹伸展位，仙骨伸展での仙骨上面および椎体の位置関係

TE；体幹伸展位（立位），SE；仙骨伸展位（側臥位），NEL；正中位での仙骨上面，TEL；体幹伸展位の仙骨上面，SEL；仙骨伸展位での仙骨上面．

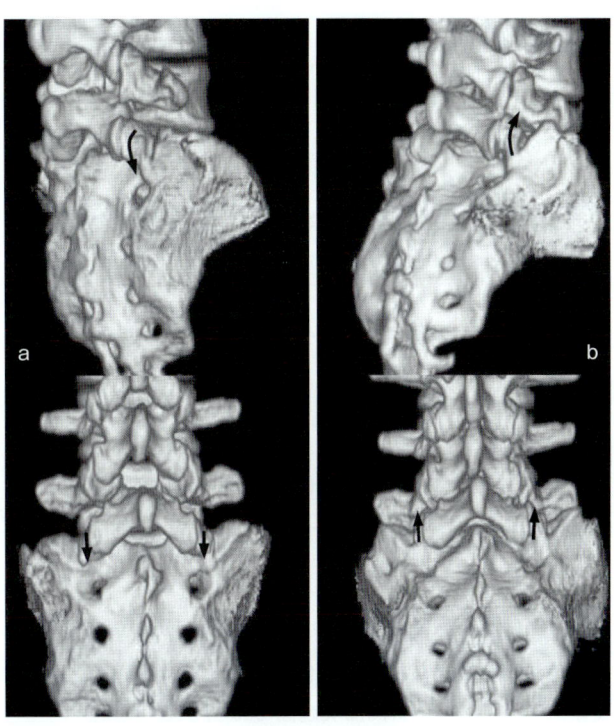

**図56** 仙骨の屈曲と伸展時の構成運動
a．仙骨屈曲時．b．仙骨伸展時．

が，上下椎体の背側上下面部がより近づき腰椎全体としては体幹伸展よりも前彎する．したがって各運動節における伸展運動の角度も体幹伸展に比べて大きくなる．仙骨伸展では，仙骨上面の背側部が第5腰椎椎体下面により接近し，逆に腹側部が開く状態となる．仙骨上面とL5椎体下面とがなす角度は，3つの肢位のうちで最大となる．体幹伸展の仙骨上面は，仙骨屈曲のときの角度と類似するが，やや背側部に位置する．相対的に第5腰椎椎体は腹側へ移動した形となる．このとき，第5腰椎下関節突起面と第1仙椎上関節突起面は，近づいて早い段階で関節面同士がぶつかって運動を止める．

仙骨屈曲の骨運動では，IARはL5/S1椎間板内中央部に位置する．IARを中心とした+x軸方向である腹側への回旋運動とわずかな背側および尾側への並進運動が起こる．このとき尾骨側は腹側へ移動し，椎間板腹側部は圧縮，背側部はやや拡張され

仙骨上面は第5腰椎椎体下面に対し平行になる（図53a）．仙骨伸展の骨運動では，IARはL5腰椎椎体内に位置する．その軸を中心とした−x軸方向である背側へ回旋運動をする．仙骨伸展では頭側へのわずかな並進運動があるが腹背側へはほとんど動かずその位置で回旋運動をする．椎間板背部は圧縮され，逆に腹側部は拡張される（図53b）．

### ⓒ 構成運動

腰仙関節の構成運動は，体幹の運動時だけではなく，骨盤前後傾などの運動時にも起こる．骨盤を固定したとき，体幹の伸展に伴って第5腰椎の下関節突起面が尾側へ滑り，逆に体幹の屈曲に伴って頭側へ滑る．この場合，両側の第1仙椎の上関節突起面では，相対的に逆方向の滑りが起こっている．

第5腰椎を固定し，骨盤の前傾・後傾に伴う仙骨の屈曲・伸展運動が起こるときには，仙骨の屈曲で両側の第1仙骨上関節突起面は尾側へ滑り，伸展では頭側へ滑る（図56a, b）．

運動方向は，第1仙骨上関節突起面を基準として記述する．第5腰椎下関節突起面の運動は，相対的

に逆方向となる．
　仙骨の屈曲に伴って，第1仙椎上関節突起面は尾腹側へ滑る（図57a，58a）．
　仙骨の伸展に伴って，第1仙椎上関節突起面は頭側へ滑る（図57b，58b）．
　第5腰椎下関節突起面は相対的に屈曲では頭腹側へ滑り，伸展では尾側へ滑る．

### 3.2.2 第5腰椎および仙骨の水平面での運動（±y軸回旋運動）：軸回旋

#### ⓐ 骨運動
　体幹の右回旋では第5腰椎は右回旋し，相対的に仙骨は左回旋となる（図59）．

#### ⓑ 構成運動
　第5腰椎下関節突起面では，上位運動節と同様に左が腹内側に滑り，右が背内側方向へ滑る．回旋角度が大きくなると，右関節突起面では引き離しが起こる．仙骨の上関節突起面を基準とすると，その運動は下関節突起面と逆方向となる．したがって，第1仙骨上関節突起面の左は背内側へ，右は腹内側へ滑る．

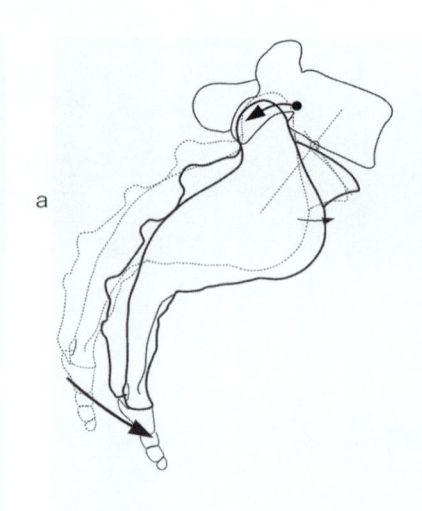

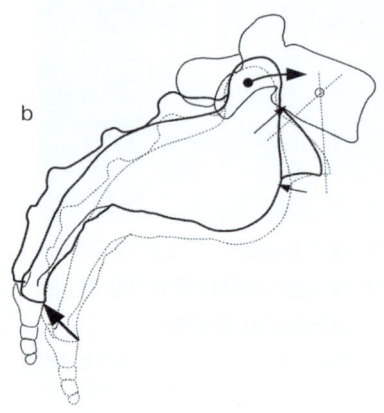

**図57** 仙骨屈曲と伸展での第1仙椎上関節突起面の構成運動（矢状面）
ⓐ．仙骨屈曲．ⓑ．仙骨伸展．

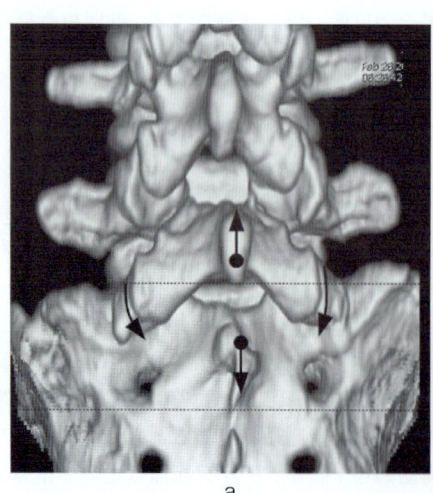

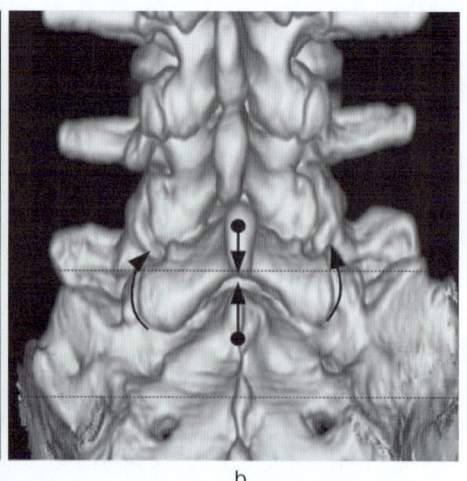

**図58** 仙骨屈曲と伸展での第1仙椎上関節突起面の構成運動（前額面：背側より）
ⓐ．仙骨屈曲．ⓑ．仙骨伸展．第5腰椎棘突起と第1仙椎棘結節間の距離が異なる．

3. 角運動学

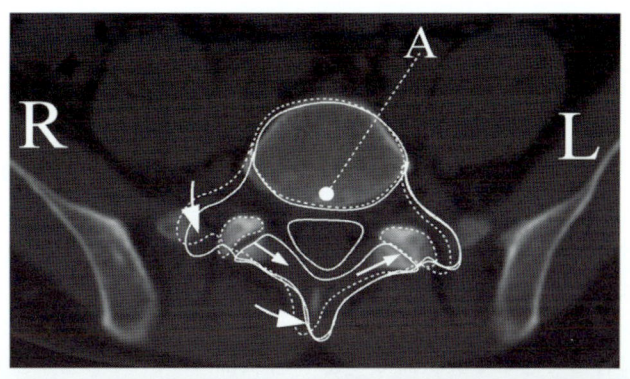

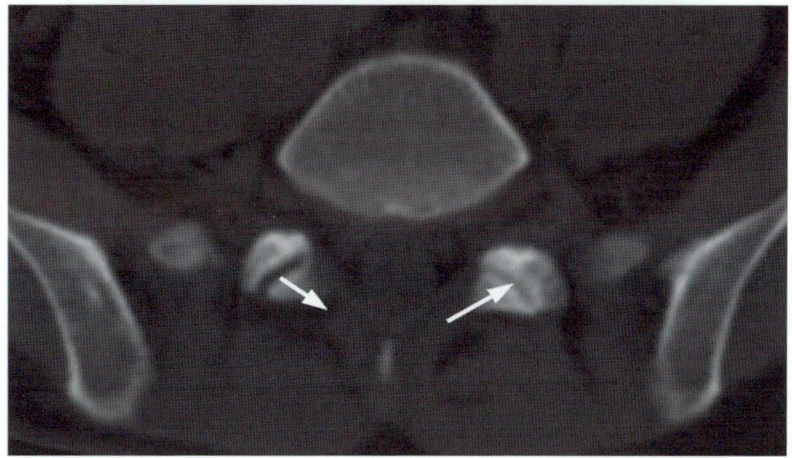

**図59** 体幹回旋時の腰仙関節における回旋の骨運動（右回旋）（水平面）
A：運動軸．

### 3.2.3 第5腰椎および仙骨の前額面での運動（±z軸回旋運動）：側屈

#### ⓐ 骨運動
体幹の左側屈では，第5腰椎が左側屈となり，相対的に仙骨は右側屈となる．

#### ⓑ 構成運動
第5腰椎下関節突起面では，上位運動節と同様に左が尾腹内側へ滑り，右はわずかに頭側へ滑る．
仙骨の上関節突起面を基準とすると，その運動は逆となり，左上関節突起面は，頭側背内側へ滑り，右ではわずかに尾側へ滑る（図60）．

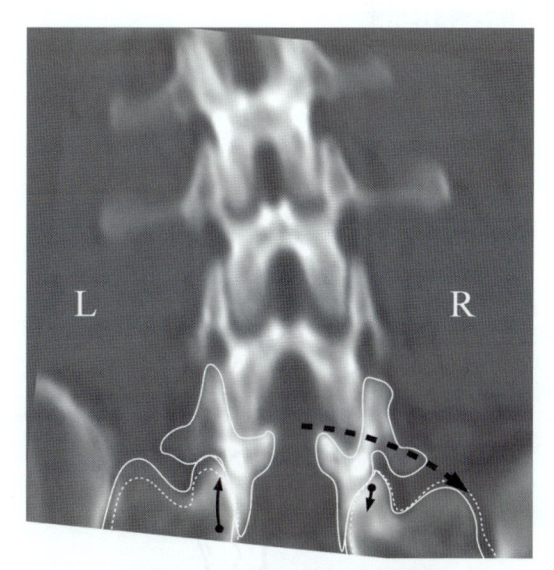

**図60** 仙骨の側屈時の構成運動（前額面）

## 3.3 仙腸関節
sacroiliac joint

### ⓐ 骨運動

主動作筋と考えられるものがない仙腸関節の骨運動は，体幹や下肢の運動に伴って起こる．仙腸関節における運動の名称は，腸骨に対する仙骨の運動方向によってつけられる．

体幹の屈曲・伸展に伴って起こる矢状面での運動には，腸骨に対し仙骨が腹側へ倒れる「おじぎ（nutation）」と，その反対運動方向である「逆おじぎ（counter-nutation）」がある．運動学的ではないこれらの名称は，この関節に関する研究が非常に少ないために存在している（図61）．

運動軸は第2仙椎棘結節と仙骨関節面の腹側を結ぶ線上の背側1/3に位置する．

nutation，counter-nutationのような左右対称的な運動のほかに，体幹の側屈・回旋に伴った非対称的な運動が起こる．回旋・側屈もしくは上下移動・前後回旋など骨運動の方向には諸説があるが，いずれも前屈・後屈，回旋，側屈または前屈・後屈，上下移動，前後回旋の運動自由度3度と表記されている．

体幹および股関節の運動と仙腸関節の骨運動との関係は表3に示す．

骨運動と構成運動との関係は，表4に示す．

### ⓑ 構成運動

仙腸関節の関節内運動は，仙骨の骨運動による仙骨関節面の運動方向で規定される．前屈・後屈のような矢状面での回転運動の場合，両側の関節面は同方向に滑る．回旋または側屈運動のような水平面・前額面での回転運動では，左右の関節面は逆方向に滑る．前屈・後屈の場合，仙骨関節面のどこを移動点にするかで，運動の記載方法が変わるため，ここでは，第2仙椎棘結節の高さにあたる仙骨関節面の中央部分の1点を移動点とする．

前屈の場合，仙骨関節面は尾側方向へ滑り，後屈では頭側へ滑る（図61）．一方へ側屈した場合，同側では前屈を伴うため，仙骨関節面は尾側に滑り，反対側では頭側へ滑る．

### 表3 体幹および股関節の運動と仙腸関節の骨運動との関係

| 体幹および股関節の運動 | 仙腸関節の骨運動 |
|---|---|
| 股関節屈曲 | 同側で前方屈曲<br>反対側で後方屈曲 |
| 股関節伸展 | 同側で後方屈曲<br>反対側で前方屈曲 |
| 股関節外転および外旋 | 同側で前方屈曲，反対側で後方屈曲<br>※腸骨の後方回旋および上方回旋が起こるため |
| 仰臥位からの起き上がり | 起き上がりの初期は両側で後方屈曲<br>その後前方屈曲 |
| 膝立仰臥位からの起き上がり | 両側で前方屈曲 |

### 表4 仙骨の骨運動と仙腸関節の構成運動との関係

| 仙骨の骨運動 | 仙腸関節の関節内運動（仙骨の耳状面） |
|---|---|
| 前方屈曲 | 後下方（背尾側）へ滑る |
| 後方屈曲 | 後上方（背頭側）へ滑る |
| 右回旋 | 右：後方へ滑る<br>左：前方へ滑る |
| 左回旋 | 右：前方へ滑る<br>左：後方へ滑る |
| 右側屈 | 右：前方屈曲を伴う下への滑り<br>左：後方屈曲を伴う上への滑り |
| 左側屈 | 右：後方屈曲を伴う上への滑り<br>左：前方屈曲を伴う下への滑り |

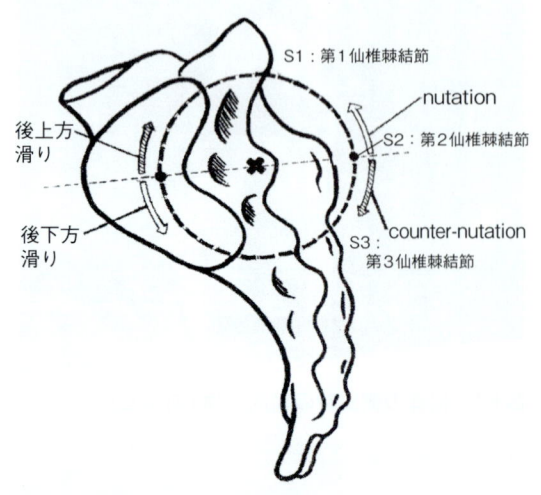

図61 仙腸関節の構成運動

## ④ 腰部・骨盤帯の検査技術

### 4.1 腰椎

　腰椎も含め脊柱の関節においては，四肢のような遊び技術を用いた特別な検査技術はない．

　ここでは，体幹運動リズムに準じて体幹の屈曲・伸展・回旋・側屈による各運動節のスクリーニングを行う．体幹運動時の各運動節の動きを各椎体の棘突起などを触知・観察しながら，運動リズムに問題があるかどうかを検査する．

### 4.2 腰仙関節

　腰仙関節に対する検査表は，第5章参照．

#### 4.2.1　体幹屈曲検査：指床間距離測定
　　　　　（finger-floor distance：FFD）

　体幹屈曲時に脊柱の運動がリズム正しく起こっているかを観察する．患者の中指から床までの距離（指床間距離：FFD）を計測し，治療前後の変化をみる．「cm」で表記する．膝関節の屈曲などの代償運動が出ないように注意する．

**患者の肢位**：安静立位．
**検査**：患者に中指の先が床に向かうように体幹を屈曲させる．このときの中指尖端と床面との距離（図62①）を計測する．また，側方より屈曲時の体幹リズムを観察する．図62②のように他の部位と比較して，平坦となっているところはないかを観察する．さらに前面から図62 Aのように左右均等ではなく，右が上がっているような状態がないかどうかを併せて観察する．この患者では，下位腰椎部分の運動と右側の関節面の運動に制限を有している可能性が示唆される．

#### 4.2.2　体幹伸展検査・側屈検査

　屈曲同様，伸展・側屈にて運動のリズムが正しく起こっているかを観察する．疼痛や違和感などが，どの部位に出るかを記録する．

##### ⓐ 体幹伸展検査（図63）
**患者の肢位**：安静立位．
**検査**：膝の屈曲など代償運動を伴わないように注意しながら体幹を伸展させる．骨盤部を背側より固定すると代償運動を防ぐことができる．体幹リズムを確認するとともに背部の筋スパズム，疼痛の有無なども調べる．

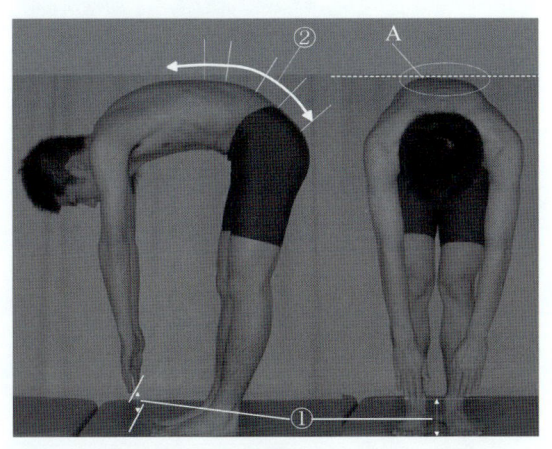

図62　体幹の屈曲，指床間距離（FFD）の測定

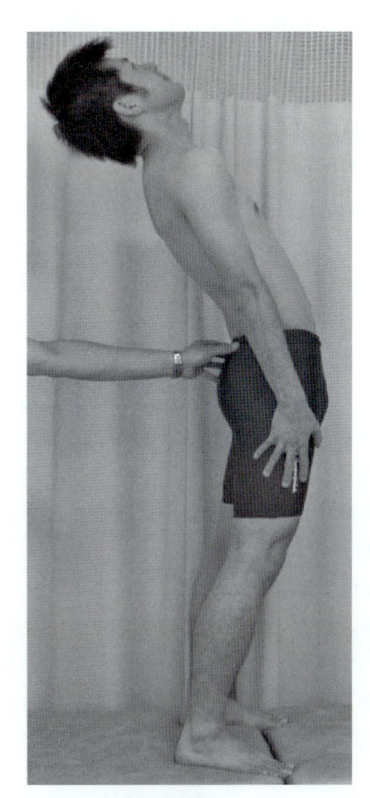

図63　体幹の伸展

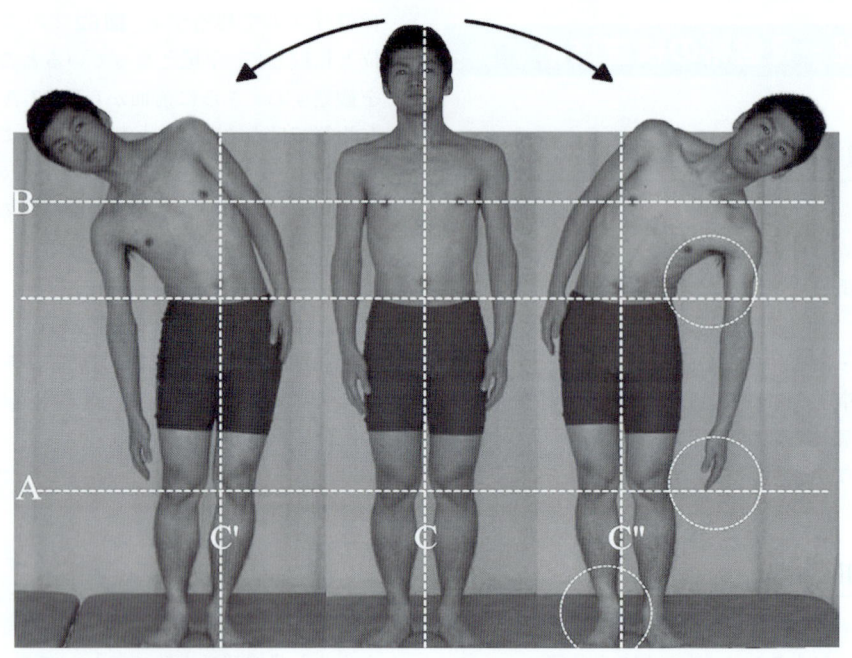

**図64 体幹の側屈検査**
A；膝の高さ，B；乳頭の高さ，C；臍を中心とした正中線（C'；右側屈時，C''；左側屈時）．

### b 体幹側屈検査（図64）

**患者の肢位**：安静立位．

**検査**：回旋などの代償運動が伴わないように注意しながら体幹を側屈させる（図64 C'）．体幹側屈では，可動範囲の左右比較には，膝関節の高さ（図64 A）と体側に下垂した手の距離でみるとよい．
　図64ではC''がC'よりも手の位置から側屈範囲が広いように思えるが，体幹の右回旋と屈曲の代償運動が認められる．

### 4.2.3　膝伸展下肢挙上角度検査
（straight leg raising test：SLR test）

膝関節を伸展したままで，股関節を屈曲させる．大腿後面でハムストリングスの短縮の有無を調べ，膝関節を伸展したまま股関節屈曲角度を記録する（図65）．

**患者の肢位**：仰臥位．

**検査**：術者の左手を前面より患者の膝にあて，膝が屈曲しないようにする．術者の右手で患者の足部を背側より保持し，患者の股関節を屈曲するように挙上していく．屈曲運動が自然に止まったところで股関節の屈曲角度を計測する．併せて挙上時の被動抵抗もみる．膝関節の屈曲，挙上側骨盤部の腹側への挙上などの代償運動が出ないように注意する．

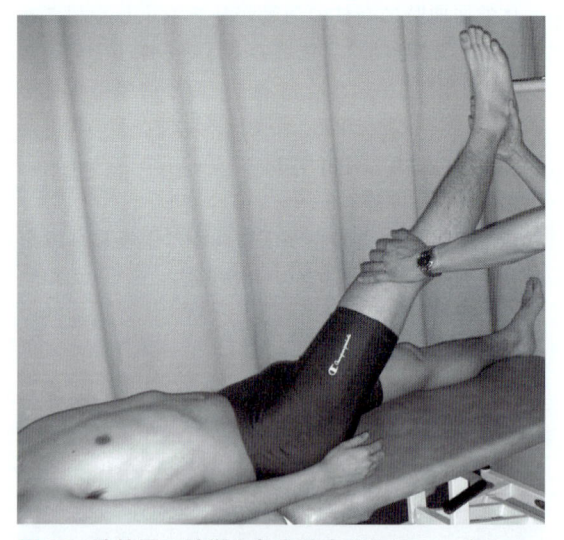

**図65 膝伸展下肢挙上角度検査（SLR test）**

## 4.2.4 殿踵間距離検査
（buttock heel distance test：BHD test）

仰臥位または側臥位で患者の膝関節を他動的に屈曲していき，殿部と踵の距離を記録する．同時に被動抵抗をみることも極めて重要である．大腿前面の筋である大腿四頭筋に短縮があるかを調べる．ただし，股関節を屈曲させるため，大腿直筋の影響は少ない（図66）．

この検査法は，SLR，fadire，fabereといった他の検査と相関性があり，側臥位にて治療する体幹のSJF技術において，他の検査法のように患者の姿勢を変えることなく，治療前後での効果判定が可能である．患者への負担が少なく，簡便であり，より正確な治療効果判定が可能な検査法である．

**患者の肢位**：仰臥位または側臥位．

**検査**：仰臥位では，術者は右膝部を保持し，腹側より脛骨遠位部を軽くつまみ，重力にまかせて膝関節を屈曲していく（図66①）．自然に動きが止まった時点で，距離を計測する（図66②）．決して，押し込むような力を加えてはならない．大腿前面で内側，中間，外側の筋に筋スパズムがあるかも併せて触診する．

側臥位では，術者は，患者の膝関節を軽く保持し，患者の脛骨遠位部を腹側より軽く圧しながら，膝関節の運動が自然に止まるまで屈曲していく．加える力を一定にし，止まった位置から強い力でさらに押し込むことがないよう注意する．

仰臥位と同様に，BHD，被動抵抗と大腿前面で筋スパズムの有無を調べる．

## 4.2.5 股関節屈曲内転内旋伸展検査（flexion-adduction-internal rotation-extension test：fadire test），股関節屈曲外転外旋伸展検査（flexion-abduction-external rotation-extension test：fabere test）

この2つの検査は，本来，Williamsが考案した仙腸関節に対するストレステストである．しかし，このテストでは股関節の運動を介すため，仙腸関節への直接的なストレステストとはなりにくい．したがって，SJF技術において，fadire testは大腿筋膜張筋の，fabere testは股関節内転筋群の短縮の有無を調べる検査として用いる．

### ⓐ fadire test（図67）

**患者の肢位**：仰臥位．

**検査**：術者の左手で患者の下腿骨遠位部を保持する．術者の右手は患者の右大腿遠位腹外側部にあてる．膝関節90°屈曲位にて股関節を屈曲させながら内転・内旋する（図67①）．その後股関節を

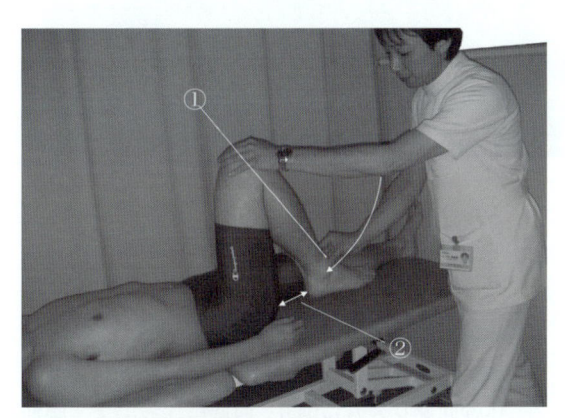

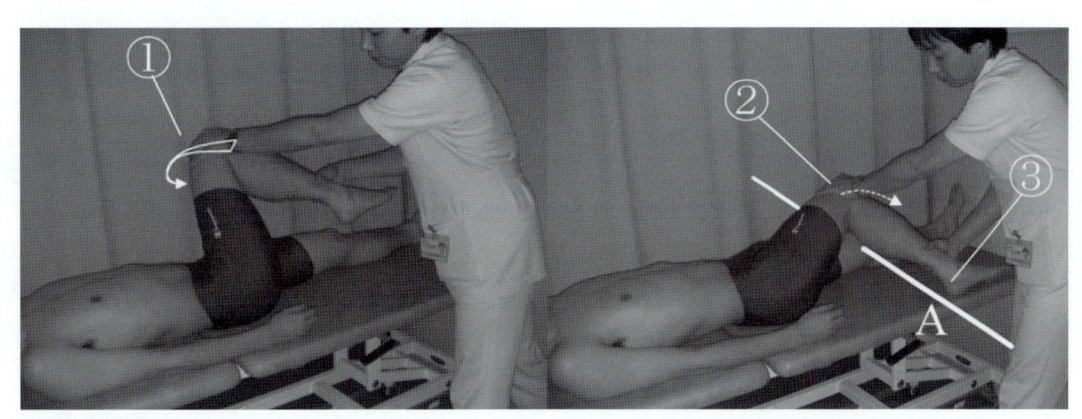

**図66** 殿踵間距離検査（BHD test）

**図67** fadire test

**図68** fabere test

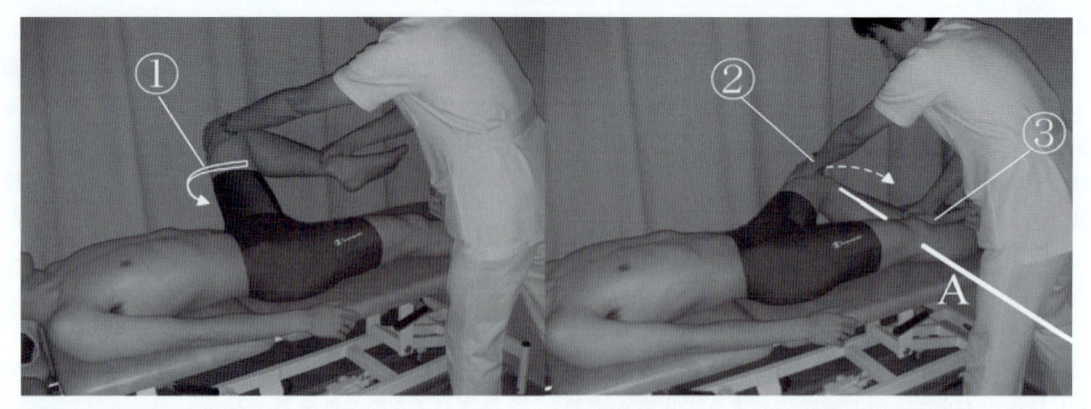

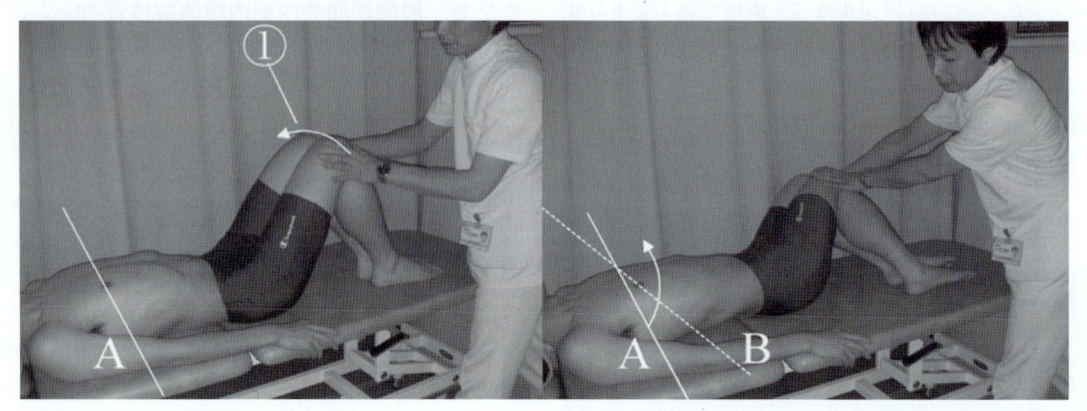

**図69** 膝立て仰臥位での骨盤回旋

伸展させ，ストレスを加える（図67②）．検査の終了位置は，右足部が左膝関節の位置（図67 A）よりも遠位となるようにしなければならない（図67③）．

### ⓑ fabere test（図68）

**患者の肢位**：仰臥位．
**検査**：術者の右手で患者の左下腿骨遠位部を保持する．術者の左手を患者の大腿骨遠位腹内側部にあてる．膝関節90°屈曲位で，股関節を屈曲させながら外転・外旋する（図68①）．その後，股関節を伸展させ，ストレスを加える（図68②）．検査の終了位置は，右足部が左膝関節の位置（図68 A）よりも遠位となるようにしなければならない（図68③）．

### 4.2.6　膝立て仰臥位での骨盤回旋検査：左右 (rotation on hook lying test)

立てた膝を左右に倒し，骨盤を左右に回旋させる．体幹回旋リズムに則り，回旋に伴ってまず腰仙関節が動く．構成では，第1仙骨上関節面が膝を倒したほうと逆の関節で腹側に滑るのが正常である．この関節に障害があるとき，膝を倒すと同時に反対側の体幹上部が動く現象が観察される（図69）．

**患者の肢位**：仰臥位，膝立て位とする．
**検査**：術者は両手で患者の両膝を保持し，下肢を左側方へ倒すことで，骨盤帯の左回旋をさせる（図69①）．相対的に体幹の右回旋となる．このとき，初期の段階で骨盤帯の左回旋につられて，乳頭の高さ（図69 A）で右体幹部分が腹側へ浮き上がるかどうかを観察する（図69 AからBへ）．

4. 腰部・骨盤帯の検査技術 **277**

## 4.3 仙腸関節

　仙腸関節に対するストレステストはWilliamsなどによって数種類考案されているが，自由下肢骨の運動をテストに使用するものが多く，股関節の影響を受ける．したがって，厳密には仙腸関節へのストレステストとは言い難い．

　SJF技術では，股関節の影響を排除するため自由下肢骨の運動を用いず，腸骨を操作することによって直接的に仙腸関節にストレスを加える方法を用いる．

　関節の遊び技術の傾斜法（tilting）を用いて腸骨を腹側または背側に傾け腹側面・背側面へのストレスを与える方法（図70a）と，腸骨を前傾または後傾させることで仙骨の前屈・後屈運動のストレスを与え，症候の有無を検査する方法がある（図70c）．

### 4.3.1 腹側面へのストレステスト：後方傾斜法（posterior tilting）（図70a）

　仰臥位にて，左右の腸骨腹側縁を内側から外側へ圧し，腸骨を背側へ傾けることで，仙腸関節腹側面を広げストレスを与える．腸骨に力を加えるときは，図のように両上肢を交差して，力を加えると効率がよい（図71）．

### 4.3.2 背側面へのストレステスト：前方傾斜法（anterior tilting）（図70c）

　仰臥位にて，左右の腸骨を背外側から腹内側へ圧し，腸骨を腹側へ傾けることで，仙腸関節背側面を広げストレスを与える．図のように，腸骨結節から上前腸骨棘付近までを手掌面で覆うようにし，体幹を引き離しながら，絞るように力を加える（図72）．

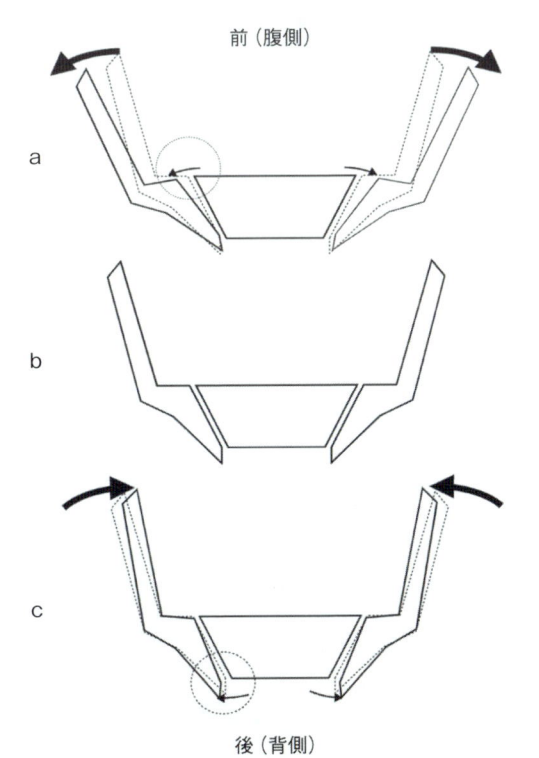

**図70** 仙腸関節ストレステスト：傾斜法（tilting）
a. 腸骨の後方傾斜（仙腸関節前面にストレスが加わる），
b. 中間位，c. 前方傾斜（仙腸関節後面にストレスが加わる）．

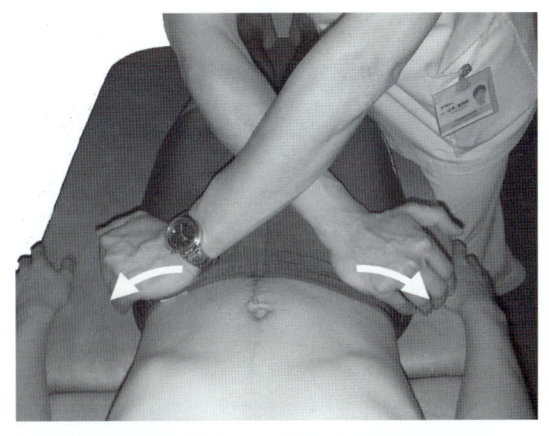

**図71** 仙腸関節ストレステスト：後方傾斜法（posterior tilting）
矢印は，腸骨に加える力の方向を示す．

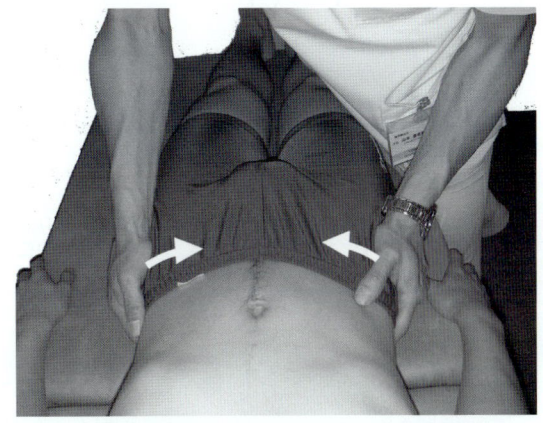

**図72** 仙腸関節ストレステスト：前方傾斜法（anterior tilting）
矢印は，腸．骨に加える力の方向を示す．

### 4.3.3 前屈・後屈方向のストレステスト
（図73a；nutation，図73b；counter-nutation）

仰臥位にて，一方の腸骨を後傾，他方を前傾させるように力を加え仙腸関節にストレスを加える．このとき，腸骨を後傾した側の仙骨は前屈方向，逆に前傾した他方は，後屈方向のストレステストとなる．両側仙腸関節に左右逆方向のストレスを同時に加えることとなる．図74では，右手で腸骨を後傾させることで仙骨の右側をnutationに，左手で腸骨を前傾させることで仙骨の左をcounter-nutationにしている．

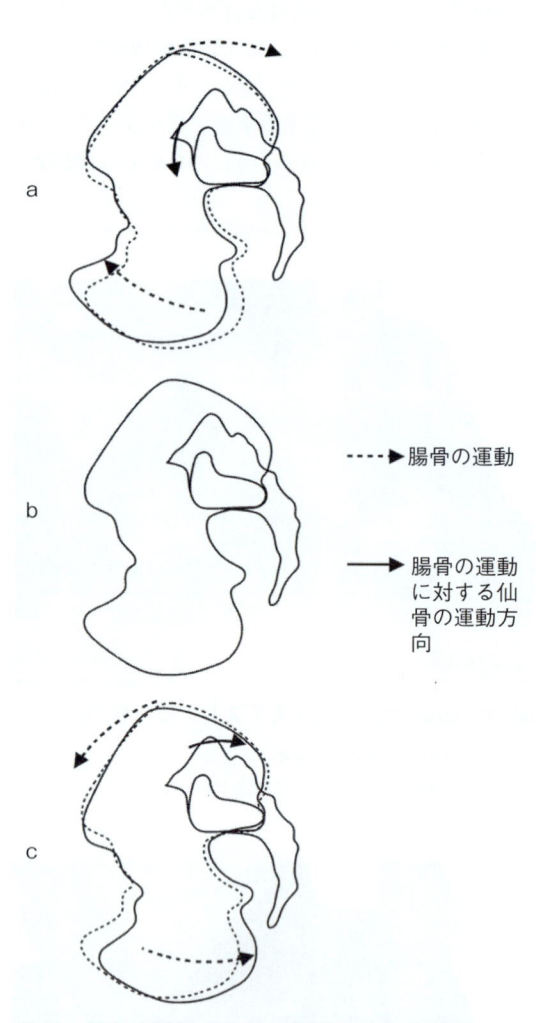

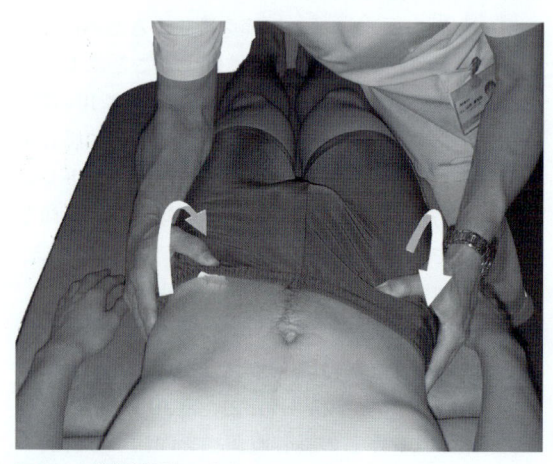

**図74 仙腸関節ストレステスト**
仙骨の運動は右がnutation，左がcounter-nutationとなる．矢印は腸骨に加える力の方向を示す．

**図73 腸骨の運動と仙骨の運動方向との関係**
a. 腸骨を後傾させたとき，仙骨は相対的にnutationとなる．b. 中間位．c. 前傾させたとき，仙骨は相対的にcounter-nutationとなる．

## ⑤ SJF治療技術

　各治療技術における名称と構成運動の記述は，体幹運動リズムに従って，上位運動節から順に骨運動をさせた場合，上位椎体の下関節突起面の運動方向を基準とする．逆に下位運動節から骨運動をさせた場合，下位椎体の上関節面の運動方向を基準とする．

### 5.1　腰椎椎間関節

#### 5.1.1　体幹伸展に伴う第2/第3腰椎椎間関節接近尾側構成滑り法
　　　　（L2/3 close downward sliding）（図75）

**患者の肢位**：患者は側臥位で，両股関節を70°以上屈曲位，腰椎は軽度前彎位，両膝90°屈曲位とする．

**骨運動**：体幹伸展．

**構成運動**：第2腰椎下関節突起面の第3腰椎上関節突起面に対する下方滑り．

**方法**：術者の右手で体幹上部を固定，背側に引き体幹を伸展位におく．術者の左手母指球でL2棘突起を腹側に圧する．これにより，第2腰椎下関節突起面は第3腰椎上関節突起面に近づく（close）．体幹上部を術者の右手で尾側に押し体幹を伸展させると同時に，術者の左手小指球でL2棘突起を尾側に押す．

#### 5.1.2　体幹回旋に伴う第2/第3腰椎椎間関節接近背内側構成滑り法（L2/3 close backward inward sliding）（図76）

**患者の肢位**：患者は側臥位で，両股関節を70°以上屈曲位，腰椎は軽度前彎位，両膝90°屈曲位とする．

**骨運動**：体幹右回旋．

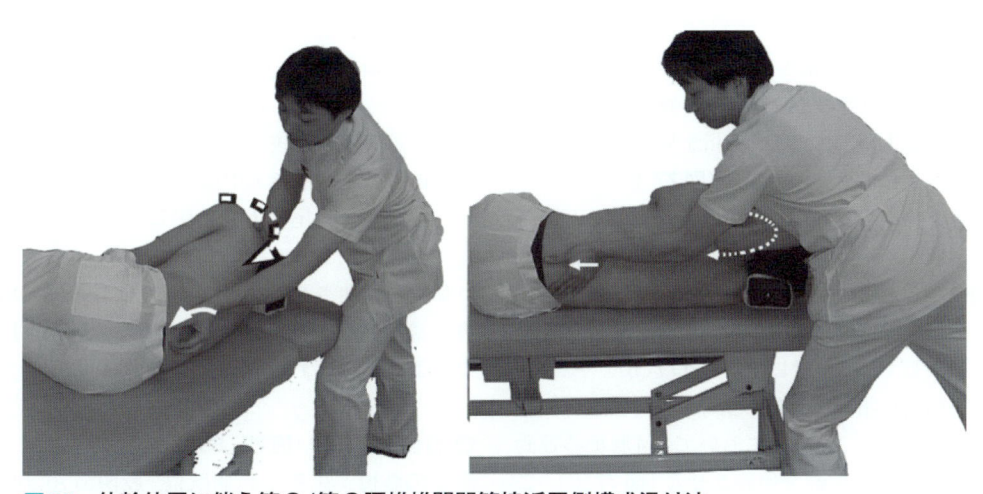

**図75**　体幹伸展に伴う第2/第3腰椎椎間関節接近尾側構成滑り法

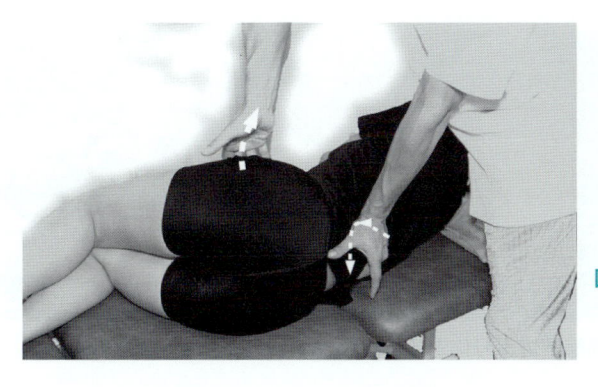

**図76**　体幹回旋に伴う第2/第3腰椎椎間関節接近背内側構成滑り法

構成運動：第3腰椎左上関節突起面の背内側滑り，右上関節突起面の腹外側滑り．
方法：術者の右手で腸骨前面を引っかけ，外側へ引き骨盤を回旋させる．術者の左手で骨盤の回旋に伴って，体幹が倒れないようにしながら，左手母指球で患者の第3腰椎棘突起を右側へ押す．

### 5.1.3 体幹伸展に伴う第4/第5腰椎椎間関節下方滑りに対する速い構成滑り法
（quick direct sliding for L4/5 downward sliding on trunk extension）
（筋機能に対する技術：外側ハムストリングスの不活性化）（図77）

患者の肢位：患者は側臥位で，両股関節を70°以上屈曲位，腰椎は軽度前彎位，両膝90°屈曲位とする．
骨運動：体幹伸展．
構成運動：第4腰椎下関節突起面の第5腰椎上関節突起面に対する下方滑り．
方法：
1) 5.1.1（図75）の技術と同様に体幹の伸展を操作する場合，術者の4指を患者の腹側より鎖骨部を越えて上胸部にあて，母指を肩甲棘部に添えて挟み込むように把持する（図77①）．
2) 体幹を伸展する際には，背側へやや引くと同時に尾側へ圧し体幹をたわませることで腰椎を伸展させる（図77②）．
3) このとき操作する手の手掌面を患者の身体に軽く接触しているだけにする（図77③）．
4) 術者の右母指球または小指球で第4腰椎棘突起を腹側に圧し，運動節において第4腰椎の運動が起こるまで体幹を伸展させる（図77④）．このとき操作側の手関節は軽度背屈，MP関節軽

度屈曲位をとる．その状態から体幹をさらに伸展させると同時に第4腰椎棘突起にかけた右母指球または小指球で尾側へ1/100秒の速度で圧し，第4腰椎下関節突起面を下方へ滑らせる．

## 5.2 腰仙関節

### 5.2.1 腰仙関節：仙骨の屈曲に伴う下方構成滑り法 [L5/S1 downward sliding (ds)]

**ⓐ 背尾側より操作**（図78）
患者の肢位：患側上の側臥位，股関節70°屈曲位，膝関節90°屈曲位とする．
骨運動：骨盤の後傾に伴う仙骨の屈曲．
構成運動：第1仙椎上関節突起面の尾側への滑り．
方法：
1) 腹側より術者の右示指を患者の腸骨稜最上部にかけ，腸骨全体をつまむように把持する（図78①）．
2) 術者の左示指，中指で患者の第1仙椎棘結節を挟み，手掌面を仙骨下部にあてる．術者の右手で患者の腸骨稜最上部を背尾側へ押す．同時に術者の左手示指・中指で患者の第1仙骨棘結節を頭側から尾側方向に圧し，腹尾側へ押す（図78②）．

仙骨を屈曲させることで，第1仙骨上関節面を下方へ滑らせる．このとき，左右の手の動きは同時になるように注意する．

**ⓑ 背側より操作**（図79, 80）
患者の肢位：患側上の側臥位，股関節70°屈曲位，膝関節90°屈曲位とする．

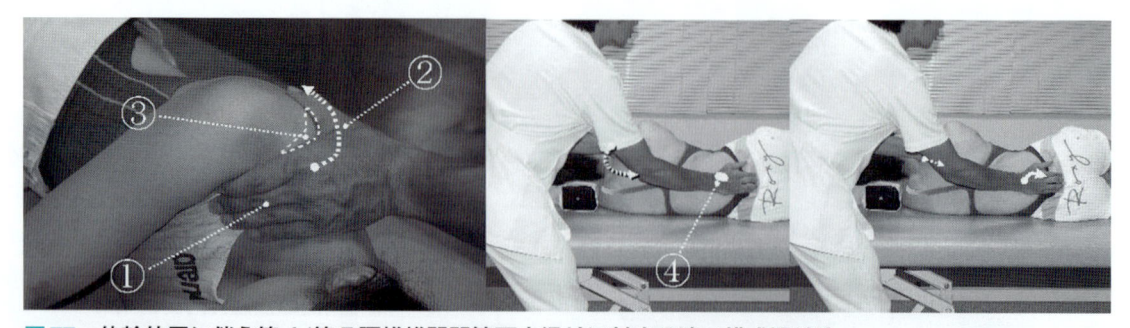

図77　体幹伸展に伴う第4/第5腰椎椎間関節下方滑りに対する速い構成滑り法

5. SJF治療技術   **281**

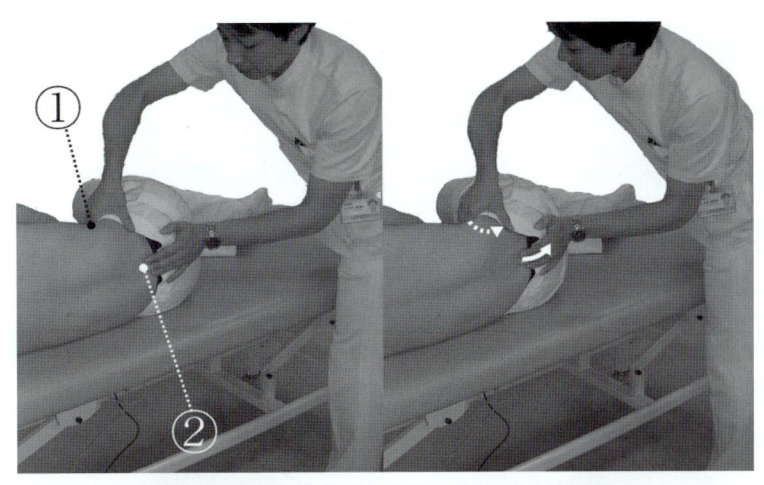

**図78** 仙骨の屈曲に伴う下方構成滑り法. 背尾側より操作

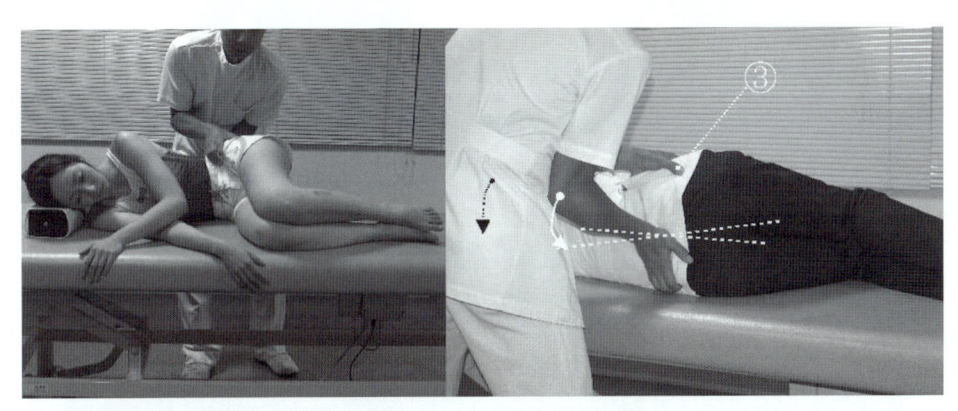

**図79** 仙骨の屈曲に伴う下方構成滑り法. 術者の位置と準備

**骨運動**：骨盤の後傾に伴う仙骨の屈曲.
**構成運動**：第1仙椎上関節突起面の尾側への滑り.
**方法**：術者は患者の背側，骨盤帯の位置で正面に立つ（図79左）. 術者は右前腕回外位，肘部屈曲90°位で肘部を自身の腹部にあてて固定し，前腕部が体幹と水平になる位置まで術者の重心を下げる（図79右）.

1) 右母指球または小指球を患者の第3仙椎棘結節にあてる. 母指以外の指は対側の腸骨部に軽く添える. 術者は前方へもたれかかるようにすることで仙骨部を圧する（図80①）.
2) 術者の左小指球と母指球で腸骨稜を包み込むように把持し腹側から背側へ向かって圧する（図80②）.
3) 左母指は腸骨稜部に添える程度でおく. 仙骨部を圧しすぎると患者の身体が前方へ傾こうとするので傾かないように留意する（図79③）.
4) 術者が左肘部と右肘部を合わせるようにすることで，腸骨稜側は背側へ，仙骨第3棘結節側は腹側へ圧せられ，結果として骨盤帯の後傾が起こる. 仙骨を屈曲させることで第1仙椎上関節突起面が下方へ滑る（図80④）.

この技術の利点は，術者の立ち位置を変えず，続く5.2.3の上方滑り法へ円滑に移行できることである.

### ⓒ 腹側より操作（図81）

**患者の肢位**：患側上の側臥位，股関節70°屈曲位，膝関節90°屈曲位とする.
**骨運動**：骨盤の後傾に伴う仙骨の屈曲.
**構成運動**：第1仙椎上関節突起面の尾側への滑り.
**方法**：
1) 術者の右手で腸骨稜最上部を背尾側へ圧する（図81①）.

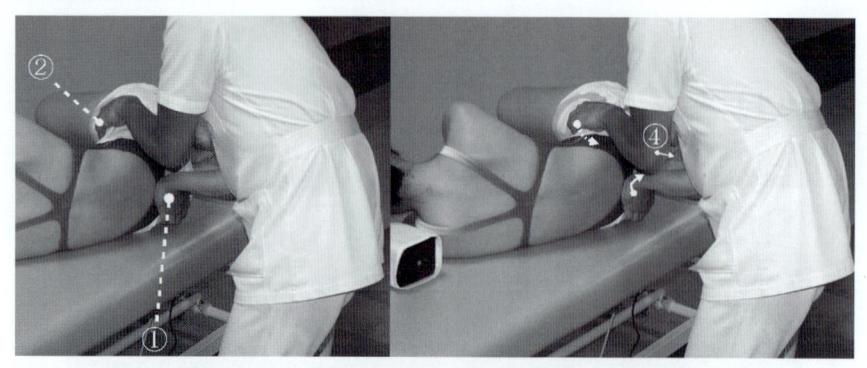

図80　仙骨の屈曲に伴う下方構成滑り法．背側より操作

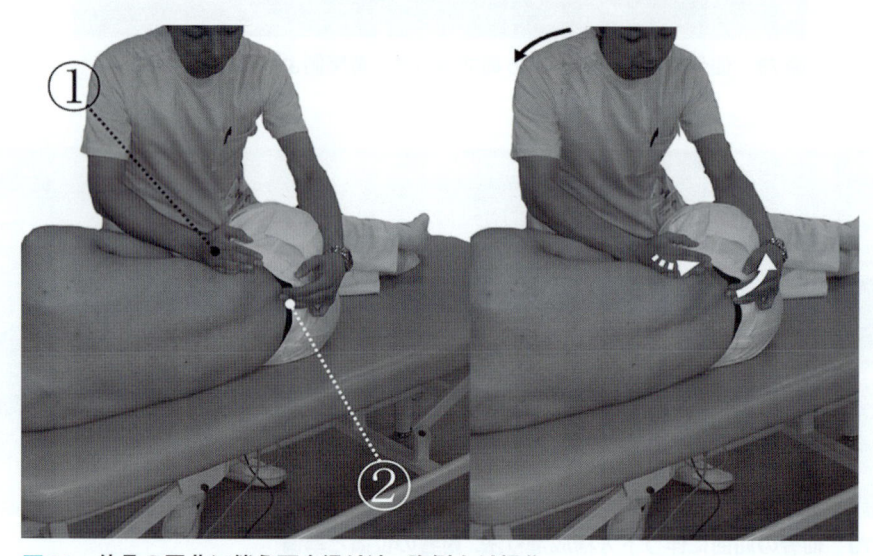

図81　仙骨の屈曲に伴う下方滑り法．腹側より操作

2) 術者の左手示指・中指で第1仙骨棘結節を頭側から尾側方向に圧し，手掌面を第5仙骨棘結節以下にあてる．術者の体幹を左回旋させながら，頭側へ重心移動する．同時に右上肢で腸骨稜を圧し，左手で仙骨を腹尾側へ引っぱる．仙骨を屈曲させることで，第1仙骨上関節面を下方へ滑らせる（図81②）．

### 5.2.2　腰仙関節：仙骨の伸展に伴う第1仙椎上関節突起面の上方構成滑り法
［L5/S1 upward sliding（us）］（図82）

#### a 背側より操作
**患者の肢位**：患側上の側臥位，股関節70°屈曲位，膝関節90°屈曲位とする．
**骨運動**：骨盤の前傾に伴う仙骨の伸展．

**構成運動**：第1仙椎上関節突起面の頭側への滑り．
**方法**：
1) 術者は患者の背側，骨盤帯の位置で正面に立つ．術者の左前腕は回外位，肘部屈曲90°位で肘部を内側へ絞り込みながら体側につける．小指球を患者の第1仙椎棘結節にあてる．術者が前方へもたれかかるようにすることで仙骨部を圧する（図82①）．
2) 術者の右小指MP関節を90°屈曲し，小指外側面で腹側より下前腸骨棘下部にかける．母指は腸骨部に軽く添える．仙骨部を圧しすぎると患者の身体が前方へ傾こうとするので傾かないように留意する（図82②）．
　術者の体幹を右回旋し，重心を尾側へ移動させながら左肘部と右肘部を合わせるように絞る．下前腸骨棘部は背側へ圧し，同時に左前腕を回外すると仙

5. SJF治療技術 **283**

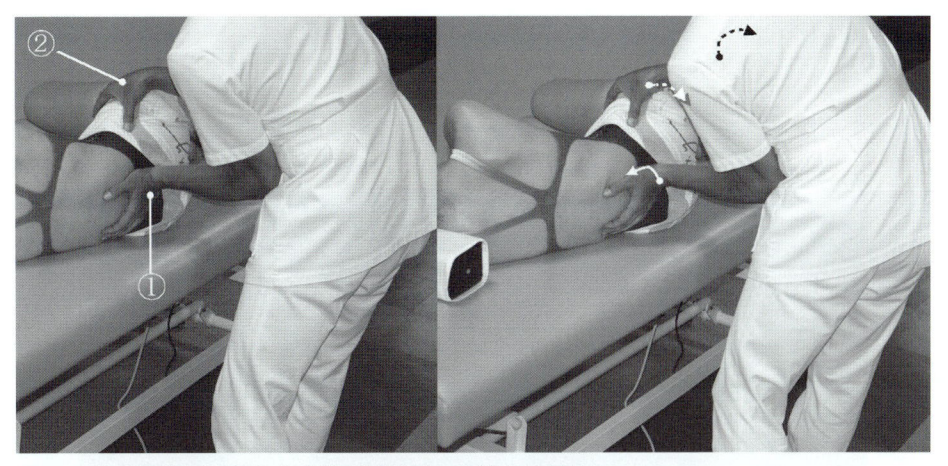

**図82** 仙骨の伸展に伴う上方構成滑り法. 背側より操作

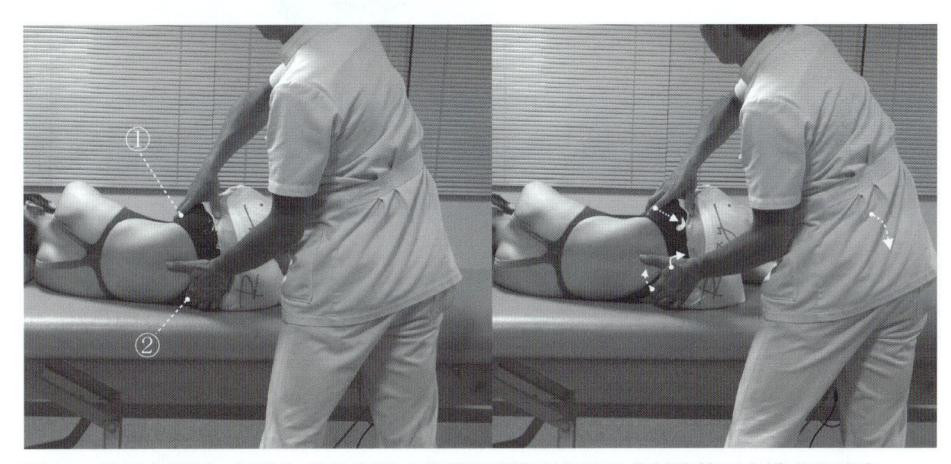

**図83** 仙骨の側屈・屈曲に伴う右第1仙椎上関節突起面の非対称性下方構成滑り法

骨第1棘結節側は頭腹側へ圧せられ，結果として骨盤帯の前傾が起こる．仙骨を伸展させることで第1仙椎上関節突起面が上方へ滑る．第1仙椎棘結節の操作にあたっては腹側へ押すと腰仙関節では引き離し（distraction）が起こる．したがって，仙骨側の操作方向は腹側ではなく頭側へ向かうように注意する．

### 5.2.3 腰仙関節：仙骨の側屈・屈曲に伴う右第1仙椎上関節突起面の非対称性下方構成滑り法（L5/S1 asymmetrical downward sliding）（ads）（図83）

5.2.1の下方滑り技術では両側の第1仙椎上関節突起面が同時に下方へ滑るが，この技術では，どちらか一方の関節内運動を選択的に行う．

**患者の肢位**：側臥位，股関節70°屈曲位，膝関節90°屈曲位とする．

**骨運動**：骨盤帯の側屈・後傾に伴う仙骨の側屈・屈曲．
**構成運動**：第1仙椎右側上関節突起面の下方滑り．
**方法**：
1) 術者は患者の背尾側に立つ．腹側より術者の右示指橈側面を骨稜最上部にかけ，腸骨全体をつまむように把持する（図83①）．
2) 術者の左示指を患者の左腸骨稜部に下からすくい上げるようにかけ（図83②）．
3) 母指球を第1仙椎棘結節の左外側から右へ向かって圧する．

術者が重心を自身の尾側へ移すことで，骨盤帯を右側屈させると同時に左母指球で第1仙骨棘結節を右方向へ圧し，腸骨稜にかけた右示指で腹側より背尾側方向へ押すことで仙骨を右側屈・屈曲させる．このとき，第5腰椎の左側が支点となり右下関節突起面のみ下方へ滑る．

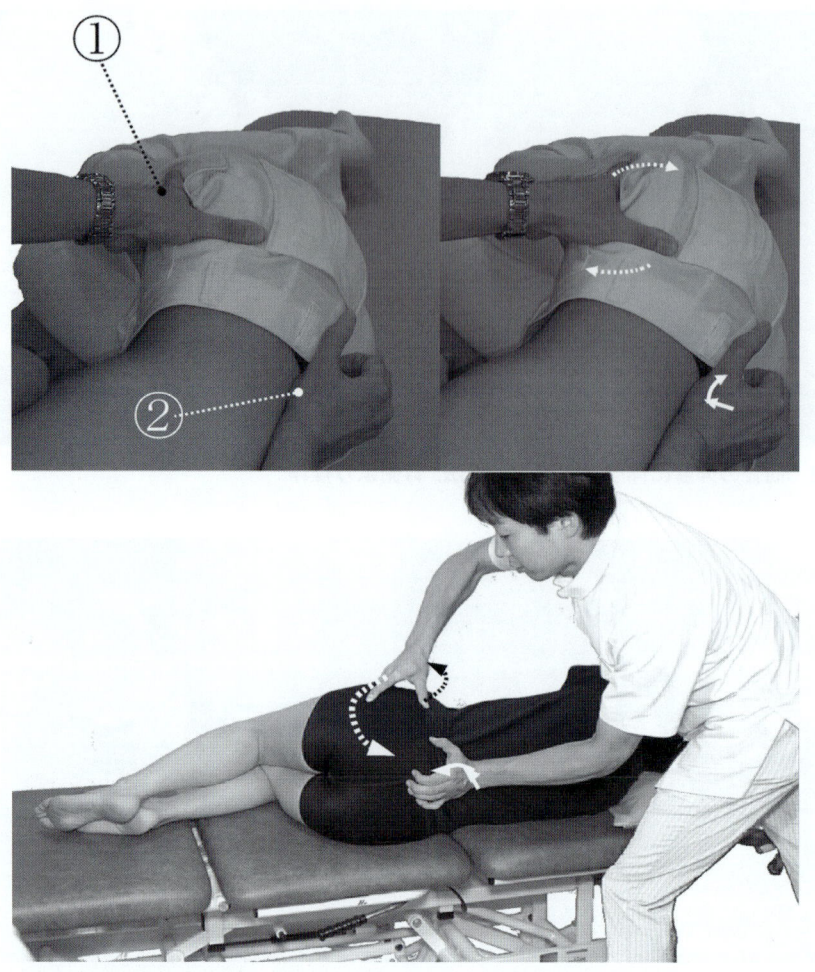

**図84 仙骨の伸展に伴う接近上方構成滑り法. 頭背側より操作**

### 5.2.4 腰仙関節：仙骨の伸展に伴う接近上方構成滑り法（L5/S1 close upward sliding）（図84）

#### ⓐ 頭背側より操作
**患者の肢位**：患側上の側臥位，股関節70°屈曲位，膝関節90°屈曲位とする．
**骨運動**：骨盤の前傾に伴う仙骨の伸展．
**構成運動**：第1仙椎上関節突起面の頭側への滑り．
**方法**：
1) 術者の右手母指を背側より患者の腸骨稜におき，腹側より中指橈側面を患者の下前腸骨棘下部にかける（図84①）．
2) 術者の左手母指球を頭側より患者の第5腰椎棘突起にかける（図84②）．術者の左手母指で第5腰椎棘突起を頭側より腹尾側方向に圧し第1仙椎上関節面に第5腰椎下関節面を近づける（close）．術者の右手母指で頭腹側，中指橈側面で背尾側方向に押して骨盤を前傾させる．骨盤の前傾と同時に第5腰椎棘突起を尾側方向へ押すことで，第5腰椎下関節面を尾側に滑らせる．相対的に第1仙椎上関節面は頭側方向へ滑ることとなる．

#### ⓑ 腹側より操作（図85）
**患者の肢位**：患側上の側臥位，股関節70°屈曲位，膝関節90°屈曲位とする．
**骨運動**：骨盤の前傾に伴う仙骨の伸展．
**構成運動**：第1仙椎上関節突起面の頭側への滑り．
**方法**：
1) 術者の左母指橈側面で下前腸骨棘下部を腹側より背側へ圧する（図85①）．

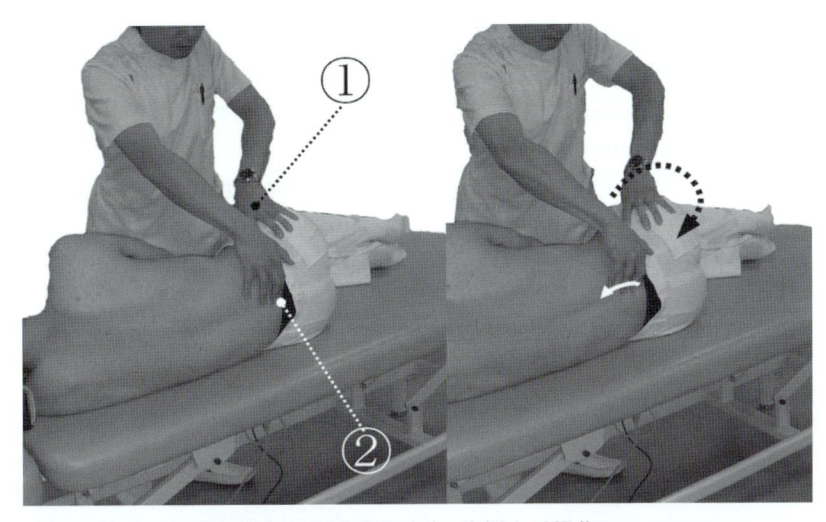

図85　仙骨の伸展に伴う上方構成滑り法．腹側より操作

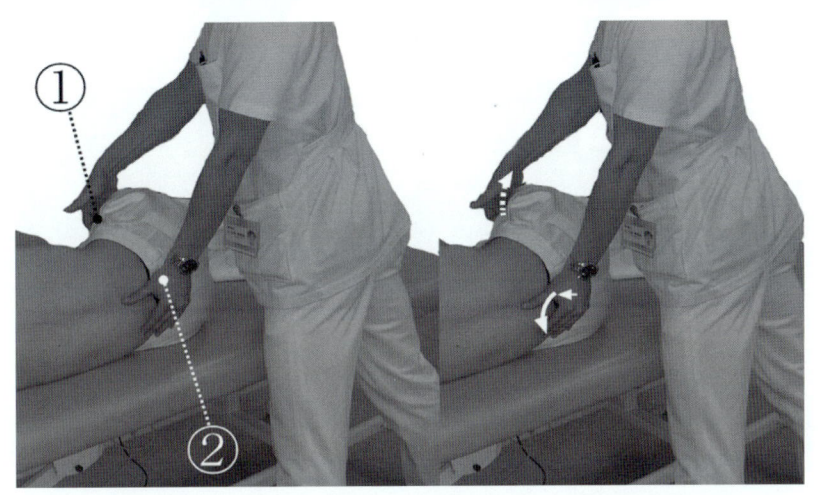

図86　骨盤の回旋に伴う第1仙椎右上関節突起面の背外側構成滑り法

2) 術者の右示指尺側面で第1仙椎棘結節を尾側から頭側へ圧する（図85②）．術者の左母指で左腸骨を把持し下前腸骨棘側を尾背側，腸骨稜側を腹頭側へ押し骨盤を前傾させる．同時に，術者の右示指で第1仙椎棘結節を頭側方向へ押し，第1仙椎上関節面を頭側へ滑らせる．

### 5.2.5　腰仙関節：骨盤の回旋に伴う第1仙椎右上関節突起面の背外側構成滑り法
（L5/S1 backward outward sliding on pelvic rotation）（図86）

**患者の肢位**：患側上の側臥位，股関節70°屈曲位，膝関節90°屈曲位とする．
**骨運動**：仙骨の右回旋．
**構成運動**：第1仙椎右上関節突起面の背外側滑り．
**方法**：
1) 術者は右手指を屈曲させ，腹側内方より上前腸骨付近にかける（図ではベッド側から上方向）（図86①）．
2) 術者の左母指球を患者の右側から第1仙骨棘結節にかける（図86②）．術者の右手指で骨盤帯を引き起こすようにすることで，骨盤帯を右回旋させる．同時に術者の左母指球で第1仙骨棘結節を左側に圧することで，仙骨を右回旋させる．第1仙椎右上関節突起面が背外側へ滑る．このとき第5腰椎右下関節突起面は，相対的に腹内側へ滑る．

### 5.2.6 腰仙関節：仙骨の右側屈に伴う右第1仙椎右上関節突起面尾内側構成滑り法
（L5/S1 downward inward sliding on sacral lateral bending to the right）
（図87）

**患者の肢位**：患側上の側臥位，股関節70°屈曲位，膝関節90°屈曲位とする．
**骨運動**：仙骨の右側屈．
**構成運動**：第1仙椎右上関節突起面の尾内側滑り．
**方法**：
1) 腹側より術者の右小指を患者の下前腸骨にかけ，右示指と母指で腸骨を把持する（図87①）．
2) 術者の左母指球を患者の左側からすくいあげるように患者の第1仙骨棘結節にかける（図87②）．

術者が重心を自身の尾側へ移すことで，骨盤帯を右側屈させる．同時に術者の左母指球で第1仙骨棘結節を患者の右側へ引き，仙骨を側屈させ第1仙椎右上関節突起面を尾内側へ滑らせる．このとき第5腰椎右下関節突起面は，相対的に頭内側へ滑る．

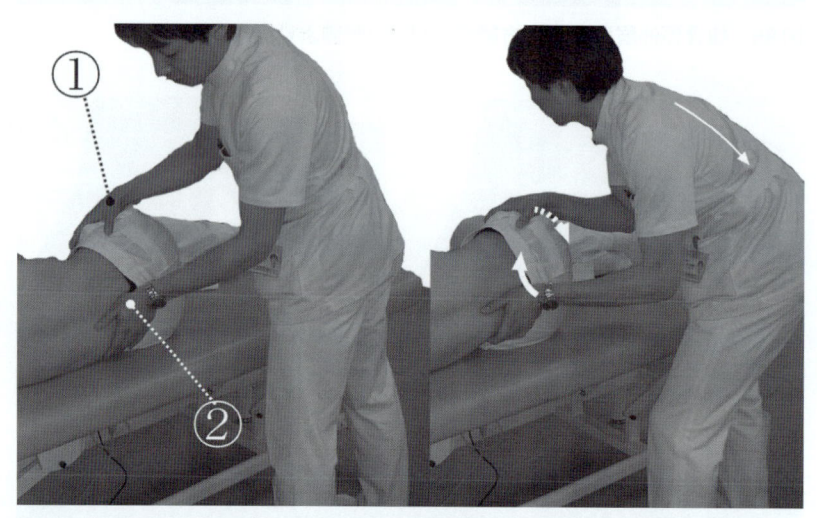

**図87** 仙骨の右側屈に伴う第1仙椎右上関節突起面尾内側構成滑り法

### 5.2.7 腰仙関節：仙骨の左側屈に伴う第1仙椎右上関節突起面の頭内側構成滑り法（L5/S1 upward inward sliding on sacral lateral bending to the left）（図88）

**患者の肢位**：患側上の側臥位，股関節70°屈曲位，膝関節90°屈曲位とする．
**骨運動**：仙骨の左側屈．
**構成運動**：第1仙椎右上関節突起面の頭内側滑り．
**方法**：

1) 術者は右母指示指橈側面で患者の右側から腸骨稜最上端部を圧する．他の手指は腹側より患者の腸骨前面に添える（図88①）．
2) 患者の右側から術者の左母指球を第1仙骨棘結節にかける（図88②）．術者は患者の腸骨においた右母指と示指部に体重をかけるように患者の右側より腸骨稜最上端部付近を左側へ圧し，骨盤を左側屈させる（このとき仙骨は左側屈となる）．同時に術者の左母指球で患者の第1仙椎棘結節を右側から左側へ押すことで，第1仙椎右上関節突起面を頭内側へ滑らせる．このとき第5腰椎右下関節突起面は相対的に尾内側へ滑る．

### 5.2.8 腰仙関節：体幹伸展に伴う第5腰椎下関節突起面下方滑りへの速い逆構成滑り法（L5/S1 quick inverse sliding on trunk extension）（筋機能に対する治療技術：腹直筋の活性化）（図89）

**患者の肢位**：長坐位とする．股関節，膝関節は屈曲位でもよい．滑り落ちる危険があるため，端坐位で行ってはならない．
**骨運動**：体幹伸展（第5腰椎－x軸回旋）．
**構成運動**：第5腰椎下関節突起面の下方滑り．
**方法**：体幹をできるだけ伸展位とし運動節において第5腰椎の運動が起こる手前までを準備肢位とする．

1) 第5腰椎棘突起を頭側から腰椎を前弯させるように母指球で腹側に圧する（図89①）．
2) このとき圧する側の術者肘部は伸展位でなければならない（図89②）．
3) 対側の腕は患者腹側より胸部をまたいで肩部を保持し上胸部に前腕部を接し，体幹をやや後方へ傾けて術者にもたれかけさせ，体幹伸展の骨角運動をさせる準備とする（図89③）．

術者が患者を後方へ倒すように圧することで体幹を伸展させると同時に第5腰椎棘突起にかけた母指球で尾側方向へ1/100秒の速度で素早く圧し，第5腰椎下関節面を下方へ滑らせる．

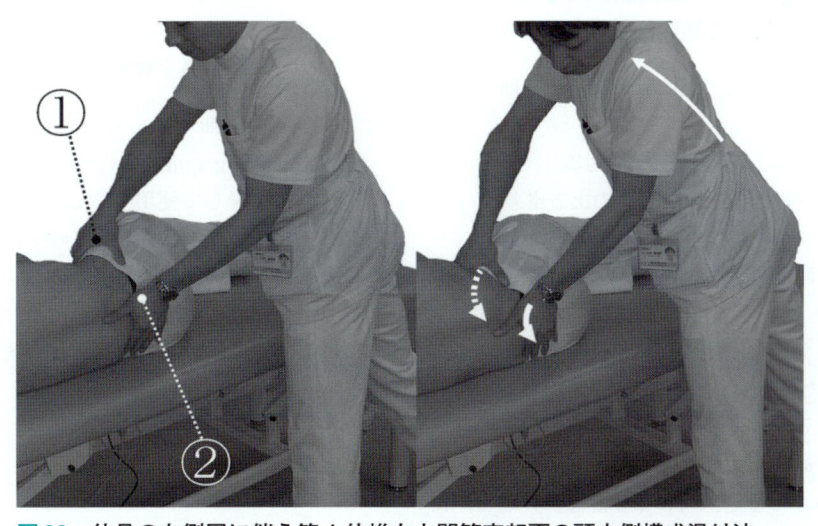

**図88** 仙骨の左側屈に伴う第1仙椎右上関節突起面の頭内側構成滑り法

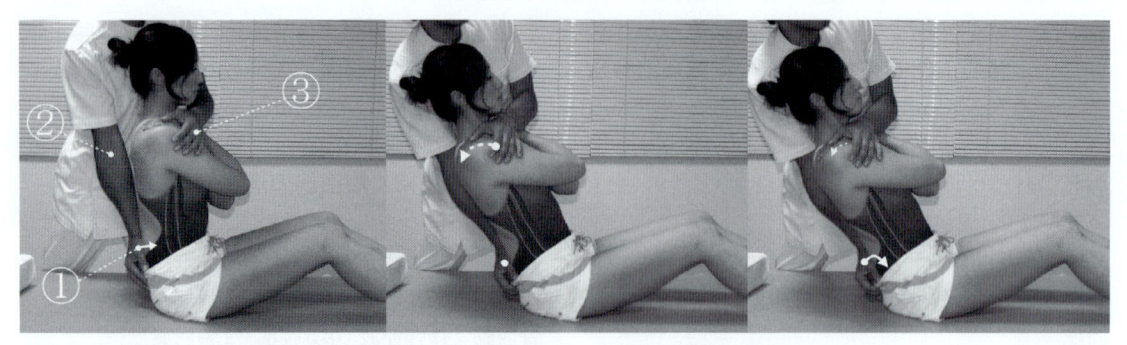

**図89** 体幹伸展に伴う第5腰椎下関節突起面下方滑りへの速い逆構成滑り法

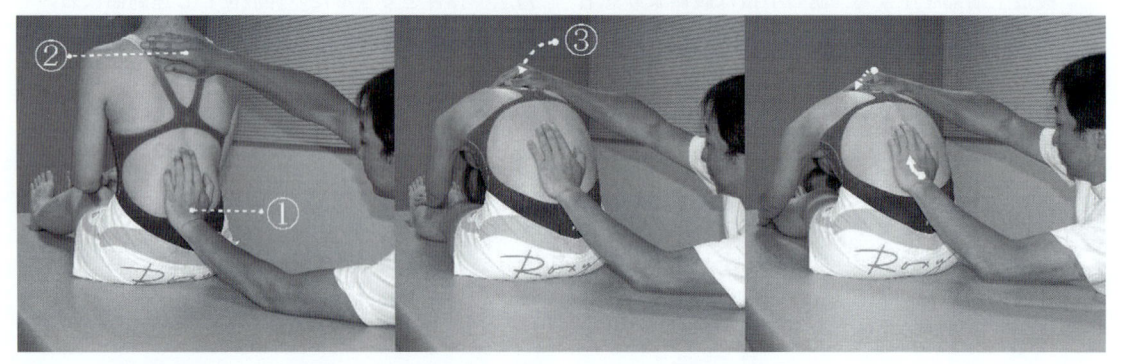

**図90** 体幹屈曲に伴う第5腰椎下関節突起面上方滑りへの速い逆構成滑り法

### 5.2.9 腰仙関節：体幹屈曲に伴う第5腰椎下関節突起面上方滑りへの速い逆構成滑り法（L5/S1 quick inverse sliding on trunk flexion）（筋機能に対する治療技術：脊柱起立筋の活性化）（図90）

**患者の肢位**：長坐位とする．股関節，膝関節は屈曲位でもよい．
**骨運動**：体幹屈曲（第5腰椎＋x軸回旋）．
**構成運動**：第5腰椎下関節突起面の上方滑り．
**方法**：
1) 第5腰椎棘突起を尾側から頭側へ向かって圧する（図90①）．
2) 対側の手で体幹屈曲の骨角運動をさせるため第2胸椎あたりにおく（図90②）．
3) 運動節の運動が第5腰椎で起こる手前まで体幹を屈曲させる（図90③）．

体幹を屈曲させると同時に第5腰椎棘突起を尾側から頭腹側へ1/100秒で素早く圧し，第5腰椎下関節突起面を上方へ滑らせる．

### 5.2.10 腰仙関節：体幹屈曲・伸展に伴う第5腰椎下関節突起面上・下滑りに対する両側速い逆半構成滑り法（L5/S1 bilateral quick inverse semi-sliding on trunk flexion and extension）（腹直筋・脊柱起立筋の活性化）

**方法**：四肢の関節で用いられる往復速い逆半滑り法（alternating quick inverse semi-sliding）は体幹の関節に対して使用することは困難である．したがって，主動作筋・拮抗筋の活性化を同時に図る場合は5.2.8（図89）および5.2.9（図90）に示した方法を，屈曲・伸展の方向に分けて個別に両側に対して行う．実施するにあたり運動させる範囲がquick inverse slidingの際の半分（semi-sliding）であることに十分注意を払わなければならない．

## 5.3 仙腸関節

　仙腸関節を治療するとき，腸骨を固定し仙骨を動かすと，仙骨に軟骨性の連結をしている第5腰椎も同時に動く．この結果，L5/S1椎間関節にも動きが起こることは必然となる．それゆえ，このような技術では仙腸関節の治療か，L5/S1椎間関節の治療によって症候が消失したかの鑑別が困難である．SJFではこのような状況を避けるために，仙骨を操作せず，自由に動く腸骨を操作することで，仙腸関節の単独運動を起こす技術を使用することにした．

　技術の名称は，腸骨の運動方向と操作する関節面の高さによって規定される．腸骨の運動方向は，後方（backward），前方（forward），上方（upward），下方（downward）のそれぞれの頭文字であるb, f, u, dで表記される．関節面の操作部位は，第1～3仙骨棘結節までの高さをそれぞれ1～3の数字で示される．

　仙腸関節の関節面は，その高さが第1仙椎棘結節から第3仙椎棘結節の高さに相当している．そこで腸骨を操作する母指球の位置が第1仙椎棘結節の高さにあるとき，その技術の名称を上位滑りとし，第2仙椎棘結節の高さでの技術を中位滑り，第3仙椎棘結節の高さでの技術を下位滑りと表現することにした．

　また，術者の腸骨側操作の手は，関節面全体を覆う位置となる．この位置で，腸骨を外側から圧する力を加えながら治療を行うため，腸骨と仙骨の関節面は接近（close）することとなる．したがって，仙腸関節の治療では，必然的にclose技術が使用される．ゆえに，治療技術の名称は「close＋腸骨の運動方向＋操作部位の高さ」という形をとる．

　仙骨の骨運動および構成運動と使用する治療技術の関係を表5および図91に示す．

**表5　仙骨の骨運動と治療技術の関係**

| 骨運動 | 治療技術（右仙腸関節） |
|---|---|
| 前方屈曲 | close b-1 sliding |
| 後方屈曲 | close f-1 sliding |
| 左回旋 | close b-2 sliding |
| 右回旋 | close f-2 sliding |
| 左側屈 | close d-3 sliding |
| 右側屈 | close u-3 sliding |

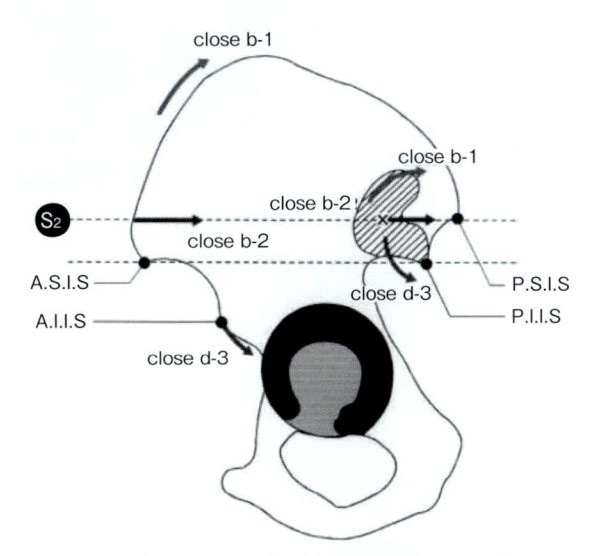

**図91　仙腸関節の治療技術と構成運動との関係**

### 5.3.1 接近上位後方構成滑り法
（close b-1 sliding）（図92）

**患者の肢位**：治療側上の側臥位，股関節60°屈曲位，膝関節90°屈曲位とする．
**骨運動**：nutation.
**構成運動**：後方滑り．
**方法**：仙骨部には触れないで腸骨のみの操作となる．術者の右手で上前腸骨棘より上部腸骨稜を把持する．左母指球で下後腸骨棘より1横指頭側を後下部に向け圧する．腸骨を右手で後方に向け動かすことで骨盤を後傾させる．左母指球はその腸骨の動きに合わせて動かす．母指球の位置は，S1仙骨棘結節の高さで関節面をcloseしている．

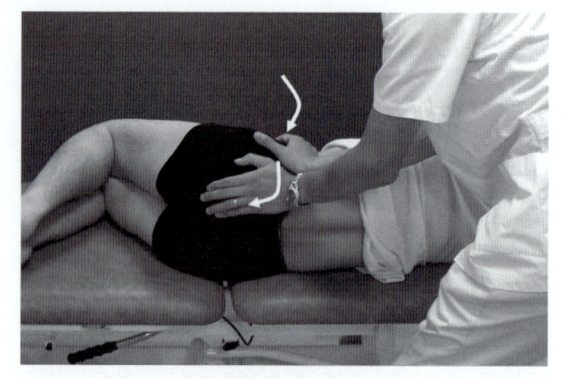

図92 接近上位後方構成滑り法（close b-1 sliding）

### 5.3.2 接近上位前方構成滑り法
（close f-1 sliding）（図93）

**患者の肢位**：治療側上の側臥位，股関節60°屈曲位，膝関節90°屈曲位とする．
**骨運動**：counter-nutation.
**構成運動**：後上方への滑り．
**方法**：術者の右手で腸骨を前方に押すことで骨盤の前傾を起こす．左の母指球は仙腸関節面を上部で圧し，前上方へ動かす．

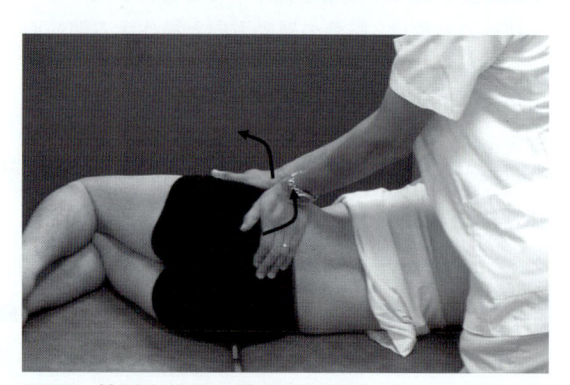

図93 接近上位前方構成滑り法（close f-1 sliding）

### 5.3.3 接近中位後方構成滑り法
（close b-2 sliding）（図94）

**患者の肢位**：治療側上の側臥位，股関節60°屈曲位，膝関節90°屈曲位とする．
**骨運動**：右回旋．
**構成運動**：前方への滑り．
**方法**：術者の右手で上前腸骨棘を把持し後方へ引く．左の母指球で仙腸関節面の中央部を圧し後方へ引く．骨格でみると，母指球の位置はS2仙骨棘結節の高さで関節面を接近（close）させている．

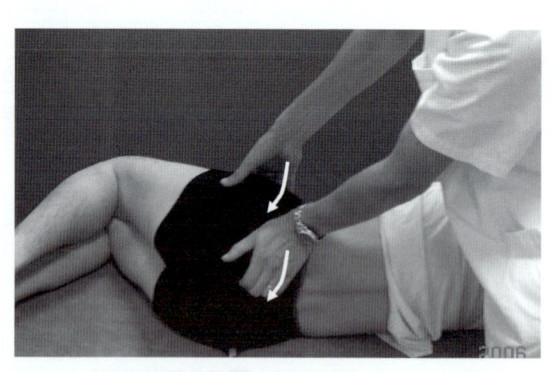

図94 接近中位後方構成滑り法（close b-2 sliding）

### 5.3.4 接近中位前方構成滑り法
　　　　（close f-2 sliding）（図95）

**患者の肢位**：治療側上の側臥位，股関節60°屈曲位，膝関節90°屈曲位とする．
**骨運動**：左回旋．
**構成運動**：後方への滑り．
**方法**：術者の右手で上前腸骨棘を把持し，前方へ押す．左の母指球は仙腸関節面の中央部を圧し前方へ押す．

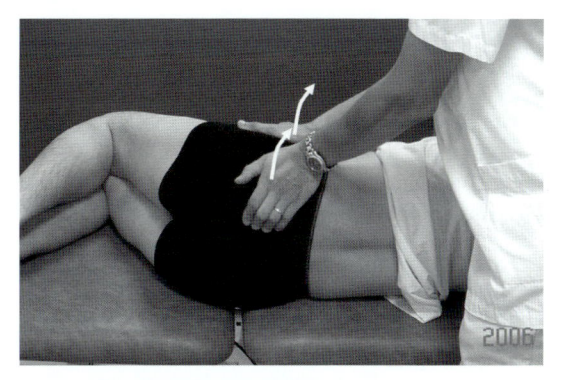

**図95**　接近中位前方構成滑り法（close f-2 sliding）

### 5.3.5 接近下位下方構成滑り法
　　　　（close d-3 sliding）（図96）

**患者の肢位**：治療側上の側臥位，股関節60°屈曲位，膝関節90°屈曲位とする．
**骨運動**：右側屈．
**構成運動**：後上方．
**方法**：術者の右手で下前腸骨棘を後下方に引くことで骨盤を左側屈させる．同時に左母指球で仙腸関節下部を圧し後下方へ引く．母指球の位置はS3仙骨棘結節の高さで関節面を接近（close）させている．

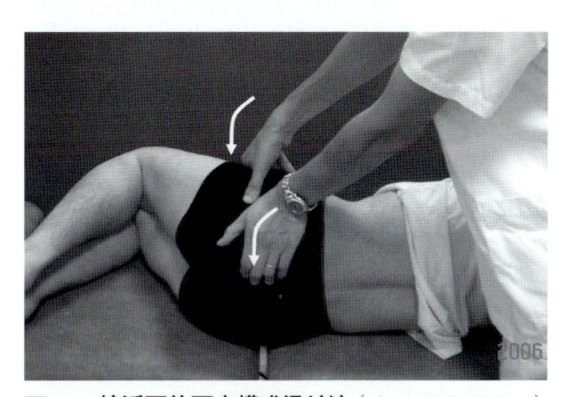

**図96**　接近下位下方構成滑り法（close d-3 sliding）

### 5.3.6 接近下位上方構成滑り法
　　　　（close u-3 sliding）（図97）

**患者の肢位**：治療側上の側臥位，股関節60°屈曲位，膝関節90°屈曲位とする．
**骨運動**：左側屈．
**構成運動**：後下方の滑り．
**方法**：術者の右手で腸骨上部を把持し頭側へ引く．左母指球で仙腸関節下部（下後腸骨棘の高さ）を圧し上方へ引く．

　5.3.1, 5.3.3, 5.3.5が臨床で使用されることがある．

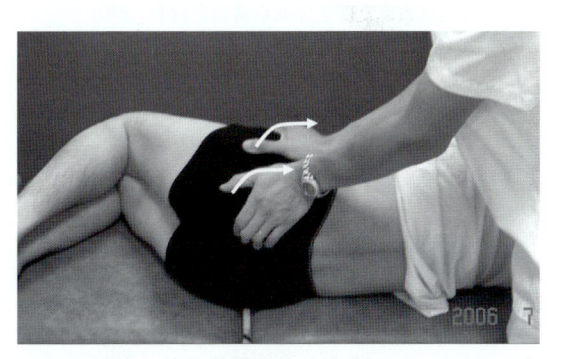

**図97**　接近上位上方構成滑り法（close u-3 sliding）

## 参考文献

1) MacConaill MA, et al : Muscles and Movements. 2nd ed, Robert E Krieger Publishing Co., Huntington, 1977.
2) Agur AMR, et al : Grant's Atlas of Anatomy, 12th ed, Wolters Kluwer, Lippincott Williams & Wilkins, 2005.
3) 宇都宮初夫：関節ファシリテーション，第1, 2, 3, 4, 5版，シュプリンガー・フェアラーク東京，2000-2004.
4) Smith LK, et al : Brunnstrom's Clinical Kinesiology, 5th ed, FA Davis Co., 1996.
5) Levangie PK, et al : Joint Structure and Function: A Comprehensive Analysis, 4th ed, FA Davis Co., 2005.
6) Neumann DA : Kinesiology of the Musculoskeletal System, Foundations for Physical Rehabilitation, Mosby, 2002.
7) 宇都宮初夫：関節ファシリテーション．柳澤　健（編）：DVDで学ぶ理学療法特殊テクニック—215の動画でよくわかる，pp61-92, 南江堂，2007.
8) Standring S, et al : Gray's anatomy, 39th ed, Elsevier, Churchill Livingstone, 2005.
9) Steindler A : Kinesiology of the Human Body under Normal and Pathological Condition, Charles C Thomas Publisher, 1955.
10) 宇都宮初夫：治療的検査法—機能障害の原因を確定するために—．関節ファシリテーション（SFJ）研究会関東支部主催東京講演会資料，2006.
11) 金子丑之助：日本人体解剖学，1～3巻，第18版，南山堂，1982.
12) Williams PL, et al (ed) : Gray's Anatomy, 36th ed, Churchill Livingstone, 1980.
13) Beetham WP : Physical Examination of the Joint. W.B. Saunders, 1965.
14) Williams PL : Gray's Anatomy, 38th ed, pp522-546, Elsevier Health Science, 1995.
15) Hollinshead WH : Functional Anatomy of the Limbs and Back, 3rd ed, pp381-382, W.B. Saunders Co., 1969.
16) Netter FH : The Ciba Collection of Medical Illustrations. Vol. 8, p14, CIBA-GEIGY Corporation, 1987.
17) Schafer RC : Clinical Biomechanics: Musculoskeletal Actions and Reactions. p184, pp328-335, Williams & Wilkins, 1983.
18) White AA Ⅲ, et al : Clinical Biomechanics of the Spine, pp42-46, pp74-78, p84, JB Lippincott Co., 1978.
19) Wells KF : Kinesiology: The Scientific of Human Motion, 5th ed, pp316-327, pp351-356, W.B. Saunders Co., 1971.
20) Palastanga N : Anatomy and Human Movement Structure and Function, pp666-667, pp674-681, pp718-725, pp770-775, Heinemann Medical Books, 1989.
21) Synovial Joints Facilitation. 技術研修会コース7資料，2006.
22) Nikolai B, et al : Clinical Anatomy of the Lumbar Spine and Sacrum, 4th ed, Elsevier, Churchill Livingstone, 2005.
23) 金子丑之助：日本人体解剖学，上・下巻，改訂19版，南山堂，1989.
24) Hoppenfeld S（著），野島元雄（監訳）：図解四肢と脊椎の診かた，医歯薬出版，1984.
25) Kapandji IA：The Physiology of the Joints, 2nd ed, Churchill Livingstone, 1973.
26) 岡山金曜真実会会報．第2号，2002.

# 第4章 治療的運動とSJF

　SJFはもとより治療的運動の技術として開発されたが，SJFによってこれまでの古い学問体系では解決ができなかった問題を解決できるようになっている．これは先述したように，治療的運動の基本となっている運動科学の発達によるものが，非常に大きな基盤になっていることは間違いのない事実である．それは1970年代に登場した関節内運動学と生物摩擦学という学問体系の成立による理論の臨床的応用によるものである．ここでは1950年代までの伝統的な技術から現在の技術までに治療的運動がたどってきた道程と，解決すべき問題点について述べる．

## 1 治療的運動の定義

　治療的運動とは「運動器系および運動に関する呼吸・循環器系の機能を回復するために処方された身体の運動をいう」と定義され，単に「運動をする」ことをいうのではない．治療技術としての治療的運動は医学のなかでは物理医学の治療手段として位置づけられている．治療としての存在価値は，治療目的を達成するために，それぞれに適応となる技術があることに意味がある．

## 2 治療的運動の目的

　治療的運動は，単にできない運動をできるようにすることではない．次の治療目的を達成させるために，患者の呈する症候により様々な運動の種類を，適応に応じて医師によって処方され使用するものである．治療的運動の治療目的とは，①ROMの維持・増大，②筋力の維持・増大，③筋持久性の維持・増大，④協調性の改善，および⑤全身の生理的機能の維持・増大である．その治療目的のなかに痛みの軽減という目的は含まれていない．治療技術としての理学療法はその治療目的によって，物理療法と治療的運動に分類されていて，痛みの軽減を目的とした治療は物理療法に含まれている．徒手を使って治療するから治療的運動というのではない．したがって，痛みを治療目的としている徒手療法は当然治療的運動には含まれない．

## 3 治療的運動の歴史

　治療的運動で使用される運動は治療目的に応じて異なるが，運動を治療として使用したのは歴史的にはヒポクラテスの時代までさかのぼる．しかしこれらの運動はたとえば散歩であったり，乗馬であったりという記述があり，全身を使用するため，現在使用されている運動とは異なる．近代における運動の使用は，1950年代までに使用されていたいわゆる「伝統的な治療的運動」と呼ばれる運動の種類から，現在使用されている運動までを歴史的に展望する．表1は治療的運動が何を基礎として実施されたかのまとめであるが，古くから使用されているこれらの技術は臨床応用で問題点や不足する理論が存在したため，考えられたほどの効果を生み出すことができなかった．以下に何が問題点であったかについて述べる．

### 3.1 伝統的な治療的運動
traditional therapeutic exercise

　これは主として筋の生理学的機能の原理を治療に応用した技術の総称である．

#### 3.1.1 ROM運動（ROM exercise）

　ROMを維持するために関節を動かす運動からなり，他動運動と自動運動に分類される．関節は動かされることなしに安静を強いられるとその可動域が失われると考えられていた．そのため1日に10回以上関節を動かす必要があるといわれてきたが，まったく動かされないままの関節でも，何年もその可動

表1 治療的運動の歴史

| 医業 | 治療的運動 | | | | | |
|---|---|---|---|---|---|---|
| 利用学問 | 基礎医学 | | | biology（生物学） | | |
| 治療対象 | anatomy<br>解剖学<br>kinesiology<br>運動科学 | physiology<br>生理学<br>pathology<br>病理学 | | histology<br>組織学<br>gross anatomy<br>解剖学 | physiology<br>生理学<br>biochemistry<br>生化学 | physics<br>物理学<br>biomechanics<br>生体機構学 |
| muscle<br>筋 | 1950<br>traditional therapeutic exercise<br>伝統的な治療的運動<br><br>1) ROM exercise<br>2) stretching exercise<br>3) muscle strengthening exercise<br>4) muscular endurance exercise<br>5) co-ordination exercise<br>6) relaxation exercise<br>7) general conditioning exercise<br>8) neuromuscular re-education | | → | 1980<br>muscle biological approach（MBA）<br>筋生物学的アプローチ | | |
| nerve<br>神経 | 1960<br>neurophysiological approach（NPA）<br>神経生理学的アプローチ<br><br>1) Temple Fay<br>2) PNF<br>3) Brunnstrom<br>4) Bobaths<br>5) Rood | | → | 1990<br>neurobiological approach（NBA）<br>神経生物学的アプローチ | | |
| joint<br>関節 | 1970<br>arthrokinematic approach（AKA）<br>関節運動学的アプローチ（広義）<br><br>1) joint mobilization（物理療法）<br>2) arthrokinematic approach（狭義）<br>3) joint facilitation | | → | 2000<br>arthrobiological approach（ABA）<br>関節生物学的アプローチ<br><br>biotribology, synovial joints facilitation | | |

範囲を維持していたり，1日1回のみ全可動域を動かしていると10回以上動かしていた場合と差がないということが判明してきた．そのためROMを維持するためには，1日1回全可動域を他動的に動かしていれば十分である．1日10回以上の運動をすることによって可動域の減少が生じるという弊害が生じている．

### 3.1.2 伸張運動（stretching exercise）

ROMが正常より制限された場合，これを改善するためには，強制他動的に軟部組織を引き伸ばさなければならないとされていた．しかし，特に関節が病的状態にある場合，こうした強制的な伸張運動は関節自体を損傷するので，遠い昔から整形外科医あるいはPTから禁忌とされてきた．これは骨体の動きに伴って存在する関節内運動を考慮しないために，関節自体を損傷する危険性が発生するためである．最近になって電子顕微鏡の観察により，伸張後の軟部組織に損傷の事実が発見され，軟部組織に対する伸張運動はむしろ禁忌とされている．Kottkeによって軟部組織を長くするための伸張運動は，大きな力で短時間引っ張るよりも，弱い力で長時間伸張（prolonged stretching）のほうが効率がよいとされている．しかし臨床での使用では，こうした長時間伸張法の後でも改善される拘縮はみられないことが多い．

### 3.1.3 筋の強さ増強運動
#### (muscle strengthening exercise)

筋の強さとは筋収縮時に発生する張力で，筋の横断面積に比例し，活動する筋線維が多いほど大である．筋の強さを増大させる運動の一般原則としては，最大収縮（最大筋力の66％以上の負荷）で1ないし数回の運動とされている．Zinovieff, Elkins, Luscombe, Roseらの報告で効果が得られているが，これらはいずれも正常人におけるデータであり，麻痺からの回復段階にある筋の収縮では適応されない．さらに筋張力の強さは線維タイプⅡaとⅡxによっていて，単に負荷をかけて収縮させる方法では増強しない．これまでの治療的運動の技術では神経に与える刺激速度が遅いために，これらの筋の収縮が効果的には起こっていないということである．筋線維タイプによって異なる刺激に反応するということが重要なのであり，筋線維別抵抗運動の開発が必要とされている（筋生物学の項参照）．

### 3.1.4 筋持久性運動
#### (muscular endurance exercise)

持久性とは比較的長時間筋が収縮し，張力を発生しうる能力のことで，方法としては中等度の負荷（最大筋力の15〜40％の負荷）で中等度反復，疲労が起こるまで行うとされているが，これも正常人における実験の結果であり，筋の強さ同様病的な状態の筋に対しては適応できない．ただし筋持久性に関与する筋線維タイプはⅠ線維であり，日常の活動によって与えられる負荷の量はこの筋線維タイプには適刺激となるため，過労に至らないかぎり，繰り返しの動作のなかで増大が得られているようである．

### 3.1.5 協調性運動 (coordination exercise)

協調性とは，正常な状態での多くの筋の同時収縮や連続した収縮およびリラックスしたスムーズなパターンを組み合わせるプロセスである．欲する行動をなしうるため，適切な力，組み合わせ，順序と同時に起こる他のすべての筋の抑制をもって，多数の筋群における多くの運動単位の収縮パターンの活性化に至る過程である．協調性が失われた状態は非協調性というが，筋力低下や麻痺がないのに筋群相互間のバランスや協調運動の障害により随意運動を円滑に行えない状態は失調症といわれ，非協調性の一部に含まれている．この場合にも協調性獲得のための運動が必要である．協調性の獲得運動の原則は最小負荷で，最大反復とされ，おおよそ200万回の反復が必要とされている．固有受容性神経筋促進法（proprioceptive neuromuscular facilitation：PNF），弾力包帯などの利用でアプローチされているが効果的との報告はなく，100年前に提唱されたFrenkelの運動が利用されているのが現状であり，今後痛みのない運動や筋の線維タイプ別抵抗運動の完成を必要としている．

### 3.1.6 リラクセーション運動
#### (relaxation exercise)

無駄のない運動あるいは協調性の獲得のためには，筋の弛緩された状態を獲得することが重要である．生理学的にはinduction（誘導）を利用し収縮させた後，弛緩させる技術を利用したのがJacobsonの方法である［漸増的弛緩法（progressive relaxation technique：PRE）］．この方法は現在でも十分利用できる技術である．

### 3.1.7 全身調整運動
#### (general conditioning exercise)

全身の生理的機能の低下（deconditioning）を回復する目的で行われる運動方法が全身調整運動であるが，ここでは特殊な手技は不要で，坐位，立位そのものが心臓・肺に対する負荷として使用されるためその方法は現在でも有効である．負荷の量が適切であるかどうかの判定にはAndersonの判定基準を利用する．

### 3.1.8 神経筋再教育
#### (neuromuscular re-education)

神経筋再教育とは，神経系の一部が一度失われて，筋の機能である収縮，弛緩，協調性という機能がすべてもしくは一部失われたものに対して，再びその機能を回復するために行われる治療的運動である．Bennett RLによれば，この技術が成功するためには次のような条件が必要であったとされている．
①患者の協力がある
②知的能力に問題がない
③筋・腱に構築学的異常がない
④神経筋再教育に必要なROMが存在する（他動的に30°以上）
⑤痛みがないこと

とされ，これらの条件を満たす状態において，治療の進め方は次のような順序で行われた．
　①筋収縮の認知，誘発
　②筋力増強
　③協調性の改善
　④持久性の増大
　⑤スピード化

　これらの条件と治療順序は現在でもそのまま活かされなければならない原則となっている．しかし，治療対象患者の原疾患が神経系にあり，疾患の予後が悪いこと，加えて関節可動域の制限に対する効果的治療がないこと，痛みの問題が解決できないことなどの条件が重なり，考えられたような治療効果をあげることはできなかった．

　以上のように伝統的な治療的運動には問題点が多く存在していたため，現在ではほとんどの技術がそのままの形では使用できない状況である．とはいえ，1950年代当時には最も新しく効果的な技術として使用されていたのも事実である．治療的運動技術として，これを改善するために次の10年間で登場したのが神経生理学的アプローチである．

## 3.2 神経生理学的アプローチ
### neurophysiological approach（NPA）

　これらのアプローチは神経に対する生理学的に基づく理論を治療に応用した治療技術である．神経生理学的アプローチとは，「神経生理学and/or発達学的理論に基づく治療法で，神経筋再教育の特殊な技術である」とStern PHによって定義されている．1940年代より種々の治療者によってその理論および技術の開発がなされてきている．

　発表の年代順にその名を列挙すれば，
　①Temple Fay, Delacato, Dorman, Dorman
　②Kabat, Knott, Voss（PNF）
　③Brunnstrom
　④Bobaths
　⑤Rood

などである．1966年Northwestern University Special Therapeutic Project（NUSTEP）会議において，当時これらの治療法を実際に実施している治療者によって，物理医学専門医たちに一斉に紹介された．その後1970年代当初SternやQuinら専門医によって，伝統的な治療的運動と神経生理学的アプローチ

との比較研究が脳卒中患者においてなされた．結果は有意差なしというものであった．それ以来これらの治療法は神経筋再教育における特別効果のある技術ではないという認識がなされている．わが国でも最近になって，5学会合同脳卒中治療ガイドラインのなかで，神経生理学的アプローチの否定的な見方が発表されている．

## 3.3 関節運動学的アプローチ
### arthrokinematic approach（AKA）

　これは関節に対する新しい学問領域である関節内運動学（arthrokinematics）を治療に応用した技術である．関節の中で起こる関節面の動きを研究対象とする運動科学の分野が治療的運動に取り入れられた．諸外国の取り組みはjoint dysfunctionの治療として，痛みを消失させる目的での使用が多く，治療的運動としての使用は少ない．AKAは関節内運動を治療に用いたアプローチの総称であり，表2はParisによる諸外国における代表的なAKAの技術である．このように諸外国では徒手療法（manual therapy）と同意である．痛みの治療を目的とすることから理学療法では物理療法に属するものである．これに対してわれわれは関節内運動学を当初より治療的運動のなかに位置づけ，ROMの増大，筋力の増大，筋持久性の増大，協調性の獲得のためにこれまでの治療的運動技術を修正するために新しい技術の開発に取り組んできた．当初は関節ファシリテーションをjoint facilitation（JF）として次のように考えた．

　関節が正常の範囲で動くためには，関節の構成体である骨・軟骨・関節包・靱帯に異常がないだけでは得られない．骨運動が起こればその運動の拮抗側に存在する筋・神経・皮膚などの軟部組織に十分な伸展性（elasticity）が必要となる．ROMとは「関節」の可動範囲とされていて，可動域制限は機能障害としてとらえられるが，器官（organ）としての「関節」には筋・神経など他の器官は含まれない．「関節」の機能は「動かされる」という他動的な機能のみである．ところがROMを制限する原因には，関節を取り巻くこれら関節包外器官の伸展性の喪失も含まれるため，治療にあたってはその原因を検査によって明確にしなければならない．もちろん原因によってその治療法が異なるので，単に「動かない」から「動

表2　ParisによるAKAの分類

| 関節の運動科学的研究成果に基づく技術 |
|---|
| —arthrokinematic approach— |
| 「関節モビリゼーション」(joint mobilization)＝物理療法 |
| 〔定義〕(by Paris SV, 1979)　関節モビリゼーションとは，機能障害（dysfunction）を呈している関節に対して，その関節内運動を回復させるために使用される治療技術である． |

| | |
|---|---|
| A. 神経根の圧迫を取り除くことを目的とする学派 | Chiropractics (Palmer DD, 1896)<br>Cyriax（英国，整形外科医） |
| B. 痛みの軽減を目的とする学派 | Maitland（オーストラリア，PT）<br>Maigne（フランス，整形外科医） |
| C. 関節内運動の正常化を目的とする学派 | Osteopathy (Still AT, 1874)<br>Mennell（米国，整形外科医）<br>Kaltenborn（ノルウェー，PT）<br>Paris（米国，PT） |

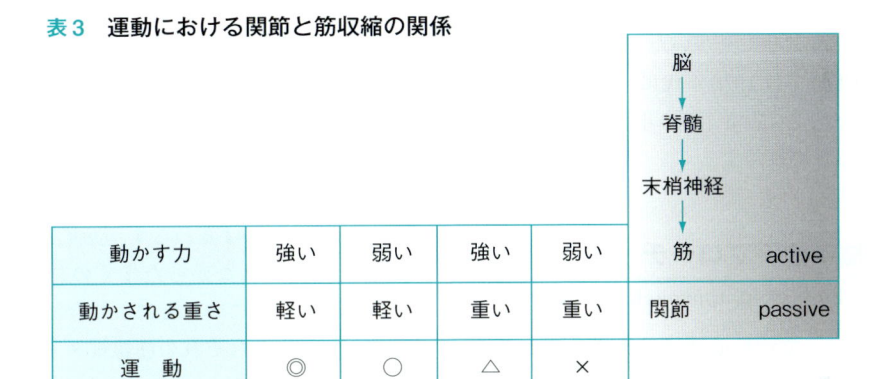

表3　運動における関節と筋収縮の関係

| 動かす力 | 強い | 弱い | 強い | 弱い |
|---|---|---|---|---|
| 動かされる重さ | 軽い | 軽い | 重い | 重い |
| 運　動 | ◎ | ○ | △ | × |

脳 → 脊髄 → 末梢神経 → 筋　active
　　　　　　　　　　　関節　passive

かす」では治療効果は望めない．検査によってROMの制限因子を確定することは，臨床では必ずしも容易ではないが，他動的に骨運動とは別に関節内運動のみを起こすことが可能なため，これを利用すれば関節包外と包内の原因を区別するときの助けとなる．

ROMの改善は治療的運動の治療目的のなかで最初になされなければならない．関節内運動を利用した治療技術の臨床応用で得られた効果は，単にROM拡大のみにとどまらず，体幹の関節治療によって四肢にある痛み（関連痛）の消失，筋スパズムの消失，しびれ感の消失など想像を上回るものがあった．しかしPTとしてどうしても見逃せなかったものに，治療後ROMの拡大はないが，制限域内で得られる運動の「軽さ」があった．これは量的には表現が困難であり質的な改善といえよう．関節に対する直接的な治療技術の効果が，関節運動の量的・質的な動きの改善にあり，関節運動を「容易にする」ことから，この治療技術の名称を「関節ファシリテーション」とした．運動を動かす側である「筋の強さ」と動かされる側である関節の「動きの軽さ」としてその関係を考えてみると，表3のようになり，関節の「動きの軽さ」が運動にとって最も重要だということがわかる．さらにその治療効果が得られたとき，他動的な関節の問題点の解決はすべてその術者の行為によるものであるといえる．ところが筋の問題点の解決には，患者自身の動機づけをはじめとして，脳の命令を受けた筋自体の収縮なしでは得られない．すなわち患者の努力の結果が効果として現れるのみである．関節以外に対する治療的運動においては，PTの技術の優劣はそれほど影響しない．この点が治療者にとっては意味があり，関節に

表4 筋線維タイプ（muscle fiber type）

| タイプⅠ | 遅い収縮，好酸性，抗疲労 |
|---|---|
| タイプⅡb | 速い収縮，解糖性，易疲労 |
| タイプⅡa | 速い収縮，好酸性，解糖性，抗疲労<br>タイプⅠとⅡbの中間 |
| タイプⅡc | ？少数 |

対する治療技術をなぜ努力して身につけなければならないかの理由がある．実際に使用するに至った大半の治療技術は，運動科学の知識をもとに考え出したのではなく，患者の呈する症状が緩解しかつ使用中の技術に痛みを伴わないもので，患者からフィードバックされた，すなわち患者から学んだものであり，われわれはこれらの技術を患者のなかに発見しただけである．

このような取り組みのなかで関節のなかにまだ隠された機能があることに気づいた．関節の潤滑機構である．学問としては1970年代に成立した生物摩擦学（biotribology）である．2000年代に入ってからの出来事であるため後述する．

## 3.4 筋生物学的アプローチ
### muscle biological approach (MBA)

1980年代になって治療的運動は大きく変わることになる．これまでは基礎医学として解剖学，生理学，病理学，運動科学で治療技術が成立してきた．これに対して組織学，物理学，生化学，生物機構学などこれまでの基礎医学の分野を大きく広げたうえで，筋の見直しが始まったのである．このように学問を総動員して筋を見直すアプローチを筋生物学的アプローチという．

筋はこれまでミオグロビンの含有量によって，多く含むと赤く見えるため赤筋，少ないと白く見えるため白筋というように大別がなされ，前者は収縮速度が遅く姿勢の保持などに働く遅筋，後者は収縮が速いが疲労しやすい速筋という分類がなされてきた．ところが生検の方法を変えて染色すると二大別よりもっと多くの分類がなされることがわかってきた．機能的には遅い速度で収縮するが疲労しにくいタイプⅠとこれとはまったく逆で速い速度で収縮するが疲労しやすいタイプⅡb，その中間で収縮速度は速いが疲労しにくいタイプⅡa，数は少ないがそれらのどれにも当てはまらないタイプⅡcに分類

されることがわかってきた（表4）．加えてそれぞれの筋が傷害された場合，回復のためにはそれぞれの筋線維タイプによって適刺激が異なり，たとえばタイプⅡ線維の萎縮がある場合，遅い刺激を加えても回復しない．そればかりかその刺激を加え続けていると筋線維タイプがⅠに変換されるということが判明してきたのである．筋の変換能力（mutability）というが，その他病的状態，加齢，疾患によっても特徴的な変化をもたらされることがわかっている（表5）．不動性の萎縮はタイプⅠに多く，等尺性収縮では筋萎縮の予防は不可である．耐久性についても，運動の強度を強くしすぎると適さないので，小さい強度が必要である．筋の長さに関しては，幼若動物では筋腹の長さは変わらず，腱が長くなるが，成熟動物では腱の長さは変わらず，筋腹が長くなるなどこれまで考えられなかった多くのことが解明されてきたのである．このことにより今後筋に対する治療にあっては，それぞれの筋線維タイプに適した刺激の与え方を明確にしなければならない．表6はそれぞれの筋線維タイプの特徴を表したものである．2000年，Bottinelli R, Reggiani Cらの論文によれば，これまで筋線維タイプⅡbとされていたものはヒトにはなく，ハツカネズミ，ラット，ウサギなど小型哺乳類の筋線維に存在するのみであることが発表されている．ヒトにあるタイプはタイプⅡxに分類されている．

表6の下の表は，これらの筋線維タイプ別に，治療的運動として筋力増大の目的で与えられる負荷の与え方を表にしたものである．筋線維タイプⅠは，収縮の速度は遅いが疲労しにくいという特徴があり，姿勢を保持するときなどに使用されることが多い．歩行，立ち座りのときなどに使用されているのがタイプⅡa線維で，収縮速度は速いがこれも疲労に対してはタイプⅠ同様抗疲労性が特徴である．そうすると日常生活においてこれらの筋線維は常に使われていることになる．これに対してタイプⅡxは，転倒を防止するために咀嚼のとき，あるいは体重よ

表5 筋線維タイプの変化

1) 病的状態での筋線維タイプの変化
 a. ギプス固定
  タイプⅠ, Ⅱ線維とも萎縮
  （種々の発表あり）
  クレアチンリン酸, グリコーゲン量減少
  短縮位に固定された筋
   →タイプⅡ線維増加
 b. 疼痛
  タイプⅠ線維萎縮
 c. 栄養失調の患者
  タイプⅡ線維萎縮
 d. ステロイド治療を受けた患者
  タイプⅡ線維（Ⅱb）萎縮
 e. 慢性アルコール乱用患者
  タイプⅡ線維萎縮
2) 加齢による変化
 タイプⅡ線維の比率と面積減少
  →すばやい動作ができなくなる
3) 疾患による筋線維タイプの変化
 a. 癌疾患, 癌性ミオパチー
  タイプⅡ線維萎縮
 b. 筋緊張性ミオパチー
  タイプⅡ線維萎縮
 c. 先天性ミオパチー
  タイプⅠ線維優位萎縮
  小径タイプⅠ線維萎縮
  タイプⅡほとんどみられない
   →タイプⅡの神経少ない
  タイプⅠも侵される→小径
 d. 遅発性遠位型ミオパチー
  タイプⅠ線維萎縮
 e. 多発性筋炎
  タイプⅡ線維の選択的萎縮をみることがある
 f. 進行性筋ジストロフィー（progressive muscular dystrophy：PMD）
  （Duchenne type）
  タイプⅡ線維萎縮

表6 各種筋線維タイプの特徴と治療的運動の方法

筋線維タイプの特徴

| 筋線維タイプ | Ⅰ | Ⅱa | Ⅱd/x | Ⅱb |
|---|---|---|---|---|
| 収縮特性 | 遅い | 速い | 速い | 速い |
| エネルギー供給機構 | 酸化 | 酸化＋解糖 | 酸化＋解糖 | 解糖 |
| 疲労耐性 | 高い | 高い | 中間 | 低い |
| 筋線維サイズ | 小 | 小〜中間 | 中間 | 大 |
| 収縮張力 | 小 | 小〜中間 | 中間 | 大 |
| ミトコンドリア容量 | 大 | 大 | 大 | 小 |
| 毛細血管密度 | 高 | 中間 | 中間 | 低 |
| 弾性 | 小 | 大 | 大 | 大 |

筋線維別筋力増強に対する刺激の与え方

| 筋線維タイプ | Ⅰ | Ⅱa | Ⅱx | Ⅱb |
|---|---|---|---|---|
| 収縮速度 | 遅い〜持続 3/100秒以上 | 速い | 1/100〜3/100秒 | |
| 負荷の量 | 小〜大 | 小〜大（体重まで） | 小〜大（体重以上） | 小〜大（体重以上） |

りもはるかに重いものを短時間持ち上げるときなどに使用されていて, 日常的には使用されていないようである. これらの筋線維に筋力低下という障害が生じたときには, それぞれの線維タイプに適した速度と負荷の刺激を与えなければならない. 速い速度とは1/100〜3/100秒の刺激である. ちなみに腱反射で腱を叩打して当該筋の単一収縮を起こす刺激の速さは1/100秒とされている. このような刺激は日常生活ではまれにしかなく, タイプⅡxの筋線維の萎縮に対しては, 専門家の選択的な刺激の与え方のみが功を奏するのであり, タイプⅠおよびⅡaに関しては患者自身の日常生活のなかで回復が得られると考えられる. タイプⅡx線維に対する治療については, 後述する筋線維タイプ別負荷の与え方で述べる.

## 3.5 神経生物学的アプローチ
### neurobiological approach（NBA）

筋に対する見方と同様に，神経の見直しが1990年代に行われるようになってきた．神経を生物学的にとらえて治療に応用しようとするアプローチである．

それによると，筋の神経伝導速度は神経の横断面積1 μmにつき一定（約6 m/1秒）とされていたが，伝導速度は小児と成人では異なる（小児のほうが遅い）．また末梢神経損傷後回復した神経線維の伝導速度は遅くなる．動物実験で坐骨神経を取り出し，これに遅い刺激を与え続けるとその伝導速度が遅くなることも観測されている．PT・OTが患者に対して何も考えずに神経に対して刺激を加えていると，関与する神経線維に対して，元来ある伝導速度を変えてしまうかもしれない，というおそれがある．これもその技術は完成しておらず，今後の開発が必要である．

## 3.6 関節生物学的アプローチ
### arthrobiological approach（ABA）

2000年当初，関節に関しても生物学的見方がなされるというのは必然であった．関節に対する生物学的な見解の臨床応用を関節生物学的アプローチという．

関節に関しては関節内運動の詳細があるので，これで完成したように見受けられた．しかしjoint dysfunctionに対する一部の問題を解決しただけで，拘縮に対して適応がない，複合性局所疼痛症候群（complex regional pain syndrome：CRPS）type Iには反応しないなど問題は積み残されたままであった．

最大の問題は軟部組織に対する伸張運動にあった．ROMを増大するためには，関節および関節を取り巻く軟部組織を長くしなければならない．そのとき利用するのは関節の動きである．この関節の動きをこれまでとは異なる技術に変換するために，必要な学問は1966年に英国で誕生した「摩擦学（tribology）」である．生物に関する摩擦学は「生物摩擦学（biotribology）」であり，そのなかで関節に関しては滑液，関節軟骨，滑膜からなる潤滑機構（lubrication）の応用である．臨床的には関節を動か

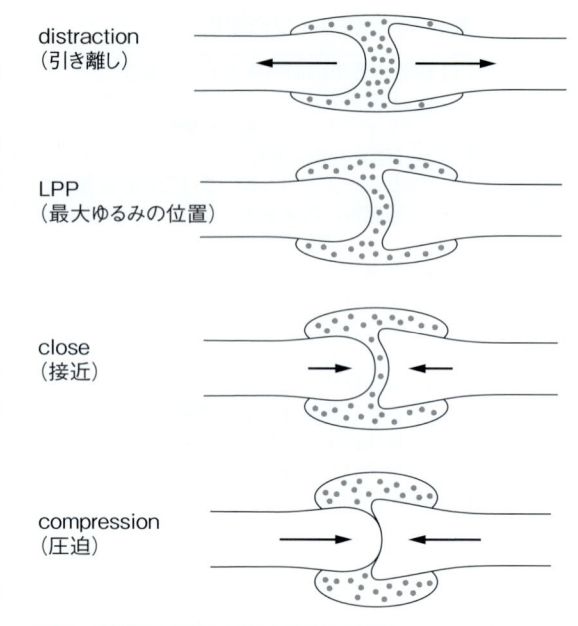

**図1 関節の位置による滑液の状態**

す際，関節面を近づけると通常より軽くなることがわかっていた．これは関節の構成体である関節包，靱帯がその起始と停止を近づかせゆるむ（slack）からであろうと考えていた．ところが関節包内では滑液が存在し，関節面を近づけると軟骨面間にある滑液が外側に移動することで，関節包は逆に緊張することが判明した（図1）．関節運動が停止してから関節面を近づけると，関節はさらに軽く大きく動くことが観察された．この軽い動きのメカニズムが関節潤滑機構の本体であった．つまり関節は関節面を近づけると，中の滑液の流れに沿って動くことで軽い動きが得られるのである．下肢の抗重力関節が軽く動くメカニズムもこの原則に基づいている．この技術をROM拡大の治療に応用することで，軟部組織を伸張する必要はなくなった．関節を強制的に伸張することなく，さらに大きく動かすことによって軟部組織の起始・停止を長くすることができるようになった．拘縮の治療がこのようにして有効になっていったのである．この技術は力を必要とせず，関節面を近づけることから接近（close）法と名づけた．また軟部組織が自然に長くなることから伸張ではなく延長法（lengthening）と表現することにした．

その後関節の最大ゆるみ位で，関節面を運動方向とは逆向きに速く滑らせると，（1/100秒の速さ）直後に主動作筋が強く収縮すること，またこれとは逆に関節面を運動方向と同じ向きに速く滑らせる

（quick direct sliding）と筋の収縮が弱くなることなどが臨床で得られるようになってきた．これは関節受容器への刺激が，周囲の筋紡錘に働きかけたのではないかと考えられたが，直後の筋紡錘への刺激つまり腱反射に変化がないことから，このことは否定しうる．この現象が起こるメカニズムは現在のところ不明であるが，各種疾患の現象に応用することが可能である．

JFの名称をSJFに変更するとともに，これまで仙腸関節の機能障害治療を腰仙関節治療に変更した結果，CRPS typeⅠ［反射性交感神経性ジストロフィー（reflex sympathetic dystrophy：RSD）］に対して反応が得られるようになった．このようにしてSJFはこれまで不可能だと思われていた各種の症候の治療ができるようになり，PT・OTの治療技術が訓練に先駆けて行われる治療（先行治療）として欠くことのできない技術となってきた．関節内運動学のみならず，関節の潤滑機構のメカニズムを取り入れたSJF技術は関節生物学的アプローチ（ABA）と呼べる技術にまで進化しているといえる．

## 3.7 治療的運動各種技術の歴史的発達

以上のような治療的運動技術の発達を一望してみると次のような表としてみることができる．

表7は筋機能に対する治療的運動技術の発達を示す表である．筋に対する生物学的な学問を取り入れ，筋線維別に適刺激を適用する新しい治療技術にならなければ患者には有用ではない．

表8は神経機能を利用した治療的運動技術の発達である．これも筋同様神経に対する生物学的な見方を取り入れ，与える刺激の速さを適当なものに変換しなければならない．

表9は関節機能に関する治療的運動技術の発達を示す表である．関節に対する治療技術のみが生物学的な見方を取り入れ，現在のところ最も新しい技術として存在していることがわかる．

これらはそれぞれ，これまでのような狭い基礎医学に基づいた治療技術として存在するのではなく，筋生物学的アプローチ，神経生物学的アプローチ，関節生物学的アプローチの3者が有機的に連携して，これまでの神経・筋に対する再教育のみではなく，関節をも加えた「運動再教育」とも呼ばれる治療的運動技術に変貌を遂げなければならない（表10）．さらに物理医学のなかでの位置づけをみると表11のようになり，SJFの治療によって解決される治療対象は表12のようになる．①はIMDというdiseaseの原因治療，②はimpairmentに対する対症療法，③はA-quick, B-quickを用いた後，基本的動作促進法としてのdisabilityに対する訓練技術である．このようにSJFは，理学療法の解決すべき問題点の多くを解決できる治療技術となっている．

**表7　筋機能に対する治療的運動技術の発達**

| | | 1950年代まで | 1960年代 | 1970年代 | 1980年代 | 1990年代 | 2000年代 |
|---|---|---|---|---|---|---|---|
| 自主訓練（患者任せ） | | traditional approach | NPA | AKA | MBA | NBA | ABA |
| | | 筋生理学の応用 | 神経生理学の応用 | 関節内運動学の応用 | 筋生物学の応用 | 神経生物学の応用 | 関節生物学の応用 |
| 筋力増強訓練 筋持久力訓練 | | 筋力増強運動　最大筋力の66%以上の負荷　漸増抵抗運動　漸減抵抗運動　短時間最大収縮 | | | 筋線維タイプ別治療的運動　Ⅰ, Ⅱa, Ⅱb, Ⅱc　Ⅰ；遅筋，抗疲労，好酸性　Ⅱb；速筋，易疲労，解糖性　Ⅱa；速筋，抗疲労，好酸性・解糖性 | | |
| 医療以外（治療ではない） | | | | | 不動性の萎縮はタイプⅠに多い 等尺性収縮では筋萎縮の予防負荷 mutability　刺激によってタイプの変化あり | | |
| | | 筋持久力運動　最大筋力の15〜40%の負荷　疲労が生じるまで | | | | | |

## 表8 神経機能を利用した治療的運動技術の発達

| | 1950年代まで | 1960年代 | 1970年代 | 1980年代 | 1990年代 | 2000年代 |
|---|---|---|---|---|---|---|
| 自主訓練（患者任せ） | traditional approach | NPA | AKA | MBA | NBA | ABA |
| | 筋生理学の応用 | 神経生理学の応用 | 関節内運動学の応用 | 筋生物学の応用 | 神経生物学の応用 | 関節生物学の応用 |
| 筋の強さ増強訓練 協調性訓練 | 筋の強さ増強運動<br>　最大筋力の66％以上の負荷<br>　漸増抵抗運動<br>　漸減抵抗運動<br>　短時間最大収縮 | 神経生理学的原則and/or<br>神経発達学的原理の利用<br><br>Temple Fay<br><br>PNF<br><br>Brunnstrom<br><br>Bobaths<br><br>Rood | | | 神経伝達速度<br>＊小児, 成人で異なる<br>＊回復した神経線維は遅い<br><br><br><br><br>？<br><br>＊与えた刺激により変化 | |
| 医療以外（治療ではない） | 協調性運動<br>　最大負荷で最大反復<br>　（200〜250万回）<br>　Frenkel's exercise | | | | | |

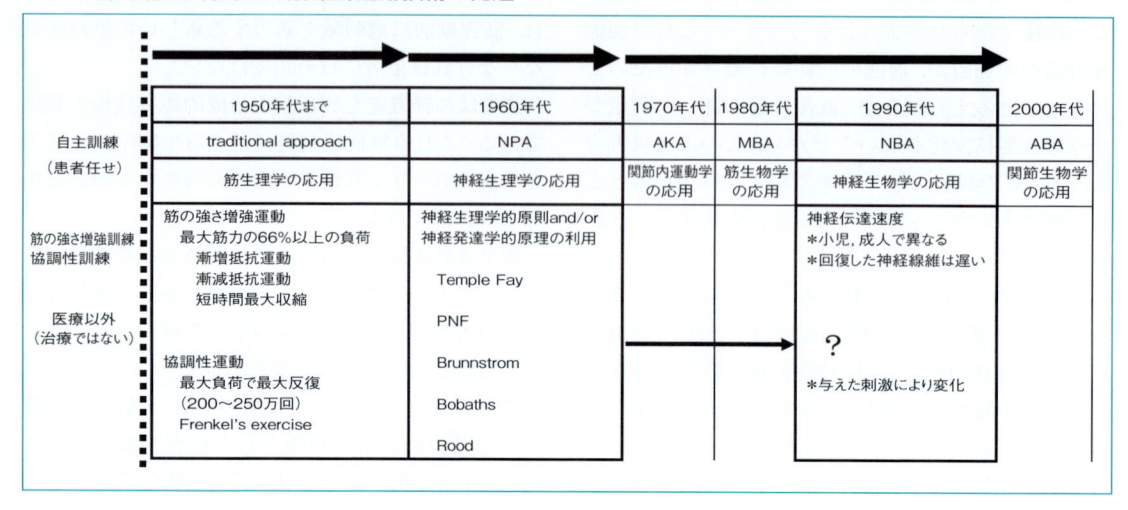

## 表9 関節機能に関する治療的運動技術の発達

| | 1950年代まで | 1960年代 | 1970年代 | 1980年代 | 1990年代 | 2000年代 |
|---|---|---|---|---|---|---|
| 自主訓練（患者任せ） | traditional approach | NPA | AKA | MBA | NBA | ABA |
| ROM試験 | 筋生理学の応用 | 神経生理学の応用 | 関節内運動学の応用 | 筋生物学の応用 | 神経生物学の応用 | 関節生物学の応用 |
| 医療以外（治療ではない） | bone movement<br>　ROM exercise<br>　stretching exercise<br>　（prolonged stretching）<br><br>治療に痛みを伴い<br>ROMの拡大は得られず | | intra-articular movement<br>　joint play<br>　component movement<br><br><br>治療に痛みは伴わないが<br>ROMの拡大は得られず | | | lubrication<br>　close<br>　close lengthening<br><br><br>治療に痛みを伴わないで<br>ROMの拡大が得られる |

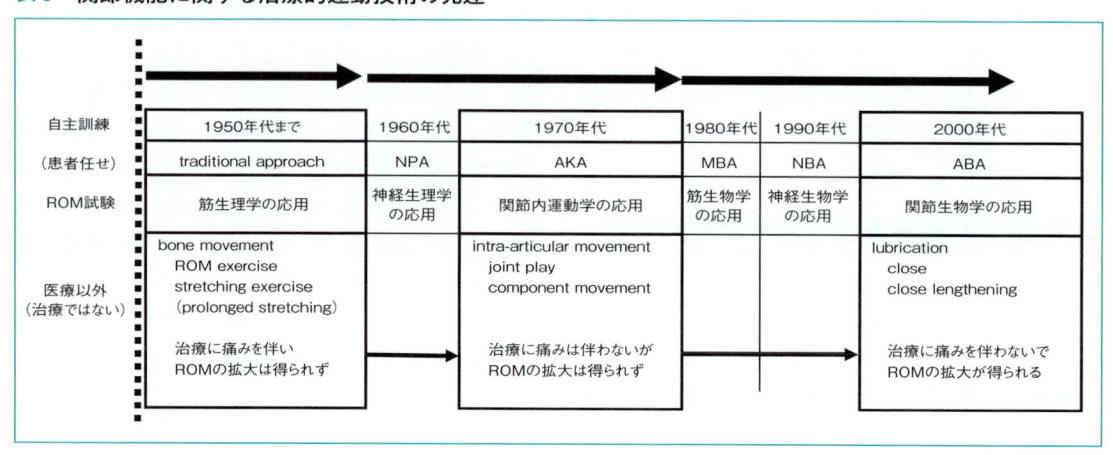

## 表10 運動再教育（dynamic re-education）の必要性

| | |
|---|---|
| 筋に対するアプローチ（kinetics） | 筋生物学的アプローチ（MBA）として筋線維別治療的運動技術の開発 |
| 神経に対するアプローチ（kinetics） | 神経生物学的アプローチ（NBA）として神経に対する刺激入力の選択 |
| 関節に対するアプローチ（kinematics） | 関節生物学的アプローチ（ABA）として関節内運動学および潤滑理論の応用 |

## 表11　物理医学およびリハビリテーション（physical medicine and rehabilitation）（物理医学専門医 physiatrist）

| 物理医学（診断－専門医，治療－PT・OT） | | | | & | リハビリテーション（訓練） |
|---|---|---|---|---|---|
| 機能障害 | | | | | 能力低下 |
| 理学療法 | 治療的運動 | 1) ROM制限 | | | 基本的動作 |
| | | 2) 筋の強さ低下 | | | ①基本的動作訓練 |
| | | 3) 筋持久性低下 | | | |
| | | 4) 協調性障害 | | | ②基本的動作介助法 |
| | | 5) 全身生理機能の低下 | | | |
| | | 神経筋再教育[神経系の障害者2)～4)対して] | | | ③基本的動作促進法 訓練の前に使用する治療 *SJF (ABA) alternating quick inverse semi-sliding or semi-spinning （往復速い逆半構成滑り法 or 半軸回転法） quick inverse sliding or spinning （速い逆構成滑り法 or 逆軸回転法） |
| | | 神経筋再教育の特殊な技術（NPA） | AKA-H (ANT) SJF (dynamics) | | |
| | | ①Temple Fay, ②PNF | MBA | | |
| | | ③Brunnstrom | NBA | | |
| | | ④Bobaths, ⑤Rood | ABA | | |
| | 物理療法 | 1) 痛み | | | |
| | | 2) 循環障害 | | | |
| 作業療法 | 運動性作業療法 | 1)～4) 治療的運動と同様 | | | 応用的動作（ADL） |
| | 計測性作業療法 | 心肺機能低下 | | | ①応用的動作訓練 |
| | 緊張性作業療法 | 心身機能低下 | | | ②応用的動作介助法 |
| | 感覚・認知再教育 | 感覚障害・認知障害 | | | ③応用的動作促進法 |

省略語

| NPA：neurophysiological approach | AKA-H：arthrokinematic approach-Hakata method |
|---|---|
| MBA：muscle Biological approach | ANT：articular neurological treatment |
| NBA：neurobiological approach | SJF：synovial joints facilitation |
| ABA：arthrobiological approach | dynamics：運動再教育 |

## 表12　SJF：疾病の治療から訓練まで

| disease | impairment | disability |
|---|---|---|
| intra-articular movement dysfunction (IMD) （関節内運動機能障害） | 痛み（運動痛，関連痛） しびれ，冷感，かすみ目，耳鳴り | 基本的動作障害 |
| | 腫れ，発赤，感覚障害（鈍麻，過敏，異常感覚） 皮膚の硬化 筋スパズム | 応用的動作障害 |
| | ROM制限 筋の強さ低下 筋持久力低下 協調性の障害 | |
| ① | ② | ③ |
| ①原因治療 | ②対症療法 | ③動作促進法 |

## ④ 治療的運動におけるSJFの位置づけ

治療的運動技術の種類と運動の要素との関係を表にすると**表13**のようになる．古くからの治療的運動技術が利用していた運動の要素には不足する要素が存在していた．1つは関節内運動学で用いられている関節内運動である．AKAで問題は解決するかのように考えられたが，ROMの増大には効果がなかった．それを補足した他の1つが関節の潤滑機構である．

**表14**は従来のROM増大のための運動および筋力増強のための運動と，現在使用している技術との比較である．◎は欠陥のあった部分であり，●は不足していた部分である．

足関節の背屈治療で比較してみるとよくわかる．

**図2**は1950年までの伝統的な治療的運動技術によるものである．下腿を固定し踵骨を腹側に引きながら距腿関節を背屈させアキレス腱を伸張しているつもりである．しかし距腿関節内における距骨の関節面は，背屈するとき背側に向かって滑るのが正常であるため（凸の法則；第3章），この方法では距骨上関節面の前方が下腿骨にぶつかり，距腿関節の背屈運動が十分に起こらないためにアキレス腱を伸張することはできない．

**図3**は距腿関節内で背屈時に起こる距骨上関節面の背側への滑りを術者の右手指で誘導しながら距腿関節の背屈運動を行っている技術である．この関節内運動を背屈時に組み合わせて行うと，背屈運動が円滑に起こるため，運動時の痛みは出現しない．アキレス腱はそのため効率よく伸張することが可能である．ただし，いかに効率よく伸張することができ

#### 表13　運動の要素と治療的運動

| 運動の要素 | 治療的運動技術 |
|---|---|
| 関節内運動<br>intra-articular movement | 関節運動学的アプローチ<br>arthrokinematic approach（AKA） |
| 関節内運動＋潤滑機構<br>intra-articular movement＋lubrication | 関節ファシリテーション<br>synovial joints facilitation（SJF） |
| 骨運動<br>bone movement | 関節可動域運動<br>range of motion exercise |
| | 伸張運動<br>stretching exercise |
| 筋の強さ<br>muscle strength | 強さ増大運動<br>muscle strengthening exercise |
| 筋持久性<br>muscle endurance | 筋持久力運動<br>muscle endurance exercise |
| 運動感覚<br>kinesthesia | 協調性運動<br>co-ordination exercise |

#### 表14　運動科学と治療的運動技術

| 運動科学<br>治療技術 | 関節内運動力学<br>arthrokinetics | 関節内運動学<br>arthrokinematics | 骨角運動学<br>osteokinematics | 筋運動力学<br>myokinetics |
|---|---|---|---|---|
| 従来の伸張運動 | | | ○ | |
| 従来の抵抗運動 | | | ○ | ○ |
| 関節の遊び技術 | ● | ◎ | | |
| ROM増大運動 | ● | ◎ | ○ | |
| 筋の強さ増大運動 | ● | ◎ | | ○ |

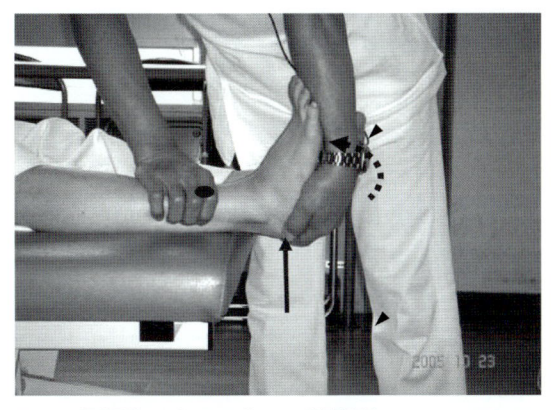

図2　骨運動のみのアキレス腱伸張

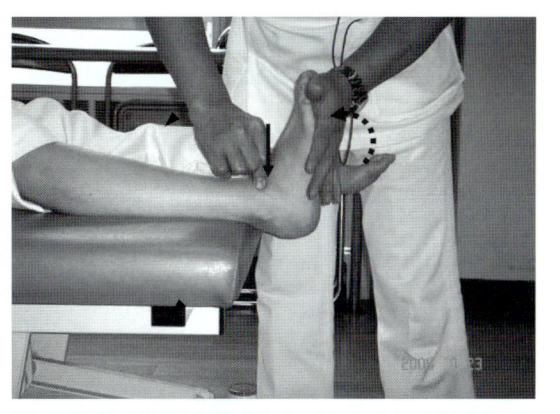

図3　関節内運動を組み合わせたアキレス腱伸張

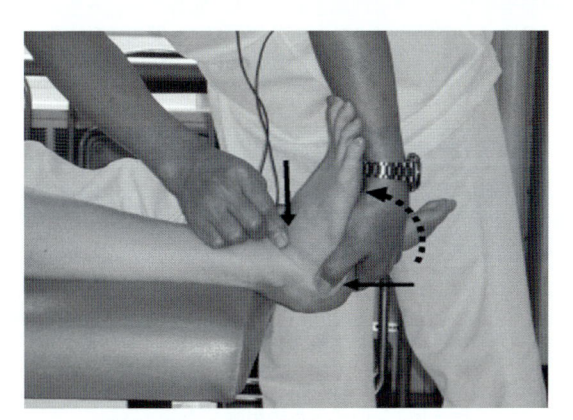

図4　関節内運動と潤滑機構を組み合わせたアキレス腱延長運動

たとしても，拘縮を改善することは不可能であることが判明した．

図4はSJFのROM拡大技術である．距腿関節における距骨の上関節面の背側への滑りに対する誘導の仕方は図3と同様であるが，他動背屈運動が止まった時点で踵骨底面から下腿骨に向かって足部を近づける（close）と，関節内での潤滑が増し，これまでのような力を要しないで背屈角度は増加する．これが接近延長法（close lengthening）と呼ばれるROM増大技術である．このように距腿関節に対して，骨運動としての背屈，関節内運動としての距骨背側面の背側への滑り，距骨関節面の接近と3つの操作が同時に実施され，複雑な技術になるが，最も利点となることは力がいらなくなることと，可動域の拡大が効率よく得られることにある．この技術によって，拘縮の改善が可能となった．

外来を痛みを訴えて来院する患者の原因ではjoint dysfunctionが最も多いと米国のMennellは述べている．これを治療できるのは，関節内運動を治療に取り入れた治療的運動技術のみである．単に身体の運動を使用する従来の治療的運動では治療効果は得られず，治療的運動技術に関節内運動を取り入れた技術のみが適応となるのである．治療的運動は「痛みの治療」ではなく，「痛みの原因に対する治療」なのである．これは運動で痛みを治療するということではなく，痛みの原因であるjoint dysfunctionを治療することで，痛みが消失するという意味である．SJFを治療的運動技術に取り入れて初めて「痛みの原因治療」が可能となる．

## 5 治療的運動におけるSJF技術の変遷

表15は2000年にSJF学会が発足して以来，治療的運動の欠陥や不足を改善するために開発してきた新しい技術の変遷を示したものである．SJFで可能となった治療をまとめると次の3つになる．

## 5.1 痛みの原因治療

痛み自体には実体がないので，実際は治療対象にはならない．原因のない痛みはないので，その原因こそが治療対象になる．臨床では痛みの原因にIMDが最も多い．治療は関節内運動を改善することの

**表15　SJF技術の変遷**

| | |
|---|---|
| 2000（平成12）年 | JF研究会設立<br>関節機能障害（joint dysfunction）の治療<br>（症候の原因である関節機能障害の治療法確立）<br>関節ファシリテーション冊子第1版出版 |
| 2001（平成13）年 | 仙腸関節治療技術に潤滑理論を取り入れ，腸骨の操作を主とした技術に変更<br>関節潤滑機構を運動科学のなかに位置づけし，関節運動力学（arthrokinetics）とした<br>膝の関節内運動（track）に基づいた治療法を開発<br>肋骨の関節（肋横突関節）に対する治療法を開発<br>関節の接近技術をslackからcloseに変更<br>関節ファシリテーション冊子第2版出版 |
| 2002（平成14）年 | むちうち症患者の頸部回旋制限がC1/2椎間関節機能障害由来のものと判明<br>（動きが大きい関節にも関節機能障害が多い→腰仙関節の治療技術を開発）<br>仙腸関節からの脱却．比較研究の結果，腰仙関節の治療に変更<br>関節ファシリテーション冊子第3版出版 |
| 2003（平成15）年 | 拘縮（contracture）の治療として接近延長法（close lengthening）を開発<br>関節ファシリテーション冊子第4版出版 |
| 2004（平成16）年 | 理学療法雑誌に「関節拘縮に対するSJFの効果」投稿<br>関節ファシリテーション冊子第5版出版 |
| 2005（平成17）年 | 筋の収縮活性化の技術として速い逆滑り法（quick inverse sliding）を開発<br>同時に拮抗筋の不活性化の技術として速い構成滑り法（quick direct sliding）を開発<br>JFの名称をSJFに変更 |
| 2006（平成18）年 | 治療後の即効性より治療的検査法確立（有痛性疾患の確定診断が治療的診断法） |
| 2007（平成19）年 | 南江堂より「DVDで学ぶ理学療法特殊テクニック」共著出版<br>協同医書出版より「系統別・治療手技の展開」共著出版<br>L5/S1治療法au, pdをds, usに変更（3D-CT像により運動の中心点が椎体側に存在）<br>筋再教育の技術として自動介助運動を伴う介助構成滑り法を開発<br>筋力増強の技術として抵抗運動における対向構成滑り法（counter sliding）を開発<br>世界理学療法連盟（World Confederation for Physical Therapy：WCPT）学会にSJF紹介（SJF治療技術の名称を統合整理，変更） |
| 2008（平成20）年 | 従来の神経筋再教育を運動再教育（神経筋関節再教育）に修正することを提唱<br>関節ファシリテーションの単行本をシュプリンガージャパンから出版 |
| 2009（平成21）年 | 主動作筋と同時に拮抗筋を活性化する往復速い逆半構成滑り法<br>（alternating quick inverse semi-sliding：A-quick）を開発<br>動作促進法を開発（A-quick, q.i.s.の結果を動作の自立に向けた訓練法として利用） |
| 2010（平成22）年 | 呼吸障害に対して第11肋椎関節に対するq.i.s.で横隔膜（吸気）の活性化技術を開発<br>その他肋骨の関節に対する治療法を開発<br>q.i.s.による関節受容器への刺激が脳に達する実験 |
| 2011（平成23）年 | L5/S1治療にasymmetrical downward sliding（ads）技術を開発 |
| 2012（平成24）年 | 筋線維タイプ別治療的運動技術を開発（typeⅡxに対する刺激法） |
| 2013（平成25）年 | 個別筋線維の収縮活性化技術を開発 |

みであり，治療的運動であるSJFでしか解決できない．したがって，治療的運動の目的のなかに「関節内運動の改善」を含めて，他のどの治療技術よりも先んじて実施することが肝要である［先行治療（advance treatment）］．このことは患者治療に携わるすべての専門家に該当する使用法で，内科医，外科医，歯科医，PT，OTは，本来の自己の治療を実施する前に必ず行わなければならない．

## 5.2 関節機能の改善

　関節機能とは，単に動くのみではない．関節の有する機能は動きが最も重要であるが，そこには「量的な」動く範囲（ROM）と「質的な」動く軽さが両方必要である．どちらが欠けても患者にとっては実用的ではなくなる．

　「拘縮」はROMを阻害する原因であるが，これまでの伸張法（stretching）では改善が不可能で，接近延長法（close lengthening）のみがその治療法となる．

　動きの軽さは関節の潤滑機構をpumpingで促すと得ることができる．

## 5.3 筋機能の改善

　筋機能で最も重要なものは収縮である．その他弛緩，協調性が筋の機能であるが，まずは収縮が起こらなければならない．筋の収縮はもちろん大脳からの命令を脊髄，末梢神経を介して筋に伝えることによってなされている．直接的に筋の収縮を引き出すには筋紡錘を瞬時に伸張する方法が確実である．SJFではこの筋紡錘を刺激せずに，関節自体に刺激を与えることで，筋の収縮を活性化する方法を開発した．表16はその方法のまとめである．この刺激は，おそらく関節内の軟部組織である関節包ならびに靱帯が受けて，そこにある関節受容器からの神経伝達によって筋に伝えられるのであろう．果たしてその経路は不明である．ところがq.i.s.後の筋の収縮活性化によって，当該筋の筋の強さは例外なく強くなる．健康な人においても一時的（30分〜1時間）であるが強くなる．これまでの筋検査で弱いとされていた筋の収縮も強くなる．これから考えると，通常の状態のままでは，本来もっている筋収縮の強さは検査によっては計測できないということになる．さらに，治療においては筋に対する負荷の量が，最大収縮の66％が必要とされている．q.i.s.後の筋力が患者の現有する「真の筋の強さ」とすれば，この治療後でなければ検査も治療もいい加減になってしま

**表16　筋の収縮に対する活性化と不活性化の技術一覧表**

| | SJF技術 | 主動作筋 | 拮抗筋 |
|---|---|---|---|
| ① | quick inverse sliding or spinning<br>速い逆構成滑りあるいは軸回転法 | ＋ | － |
| ② | quick direct sliding or spinning<br>速い構成滑りあるいは軸回転法 | － | ＋ |
| ③ | quick inverse semi-sliding or spinning<br>速い逆半構成滑りあるいは半軸回転法 | ＋ | → |
| ④ | alternating quick inverse semi-sliding<br>往復速い逆半構成滑り法 | ＋ | ＋ |
| ⑤ | bilateral quick inverse semi-sliding<br>両側速い逆半構成滑り法 | ＋ | ＋ |
| ⑥ | close quick inverse sliding or spinning<br>接近速い逆構成滑りあるいは軸回転法 | ＋ | － |
| ⑦ | close quick inverse semi-sliding or spinning<br>接近速い逆半構成滑りあるいは半軸回転法 | ＋ | → |

＋：活性化，－：不活性化，→：変化なし．

表17　筋の強さ増強運動におけるSJF技術の使用法

| 技術の種類 | 目的 | 役割 |
|---|---|---|
| ①IMDの治療 | 関連症候の治療 | 円滑な運動の準備 |
| ②pumping | 関節内の動きを軽くする | |
| ③tracking | ROMを拡大する | |
| ④q.i.s. | 筋の収縮の活性化 | |
| ⑤counter sliding | 筋の収縮促進 | 抵抗運動の効率向上 |
| ⑥pumping | 関節内の摩擦抵抗低下 | 整理運動 |
| ⑦tracking | ROMの正常化 | |

表18　関連症候領域と治療関節（収縮不活性化q.d.s.）

| 椎間関節 | 関連領域 | 筋名 |
|---|---|---|
| C2/C3（前） | 頸部前面 | 胸鎖乳突筋, 広頸筋 |
| C2/C3（後） | 頸椎後面 | 僧帽筋上部線維 |
| T2/T3（右回旋） | 腹部外側 | 左外腹斜筋 |
| T2/T3（左回旋） | 腹部外側 | 右外腹斜筋 |
| L1/L2 | 大腿内側 | 股内転筋群 |
| L2/L3 | 大腿前面 | 大腿四頭筋 |
| L3/L4 | 大腿外側 | 股外転筋群 |
| L4/L5 | 大腿後面外側 | 外側ハムストリングス |
| L5/S1 | 大腿後面内側 | 内側ハムストリングス |
| L5/S1（L5 us） | 体幹腹側 | 腹直筋 |
| L5/S1（L5 ds） | 体幹背側 | 脊柱起立筋 |
| L5/S1（ds） | 下肢外側 | 股外転筋群 |
| L5/S1（us） | 下肢内側 | 股屈曲筋群, 腹直筋 |

うということになる．2010年に開発した横隔膜に対するq.i.s.技術は，吸気の改善が得られることで，これまでの呼吸障害のPT治療を大きく前進させたといえる．

　表17は，筋線維タイプⅡxに対する筋の強さ増強運動の方法を，段階づけたものである．

　①の腰仙関節の治療は，当該筋のスパズムを消失させるために，まず行う．②のpumpingとは関節に対してcloseとdistractionを1秒間に1回ずつ3回繰り返す．そうすると関節内にweeping lubricationが起こり，関節の動きは軽くなる．③ROM全域にわたり関節面が無理のない軌道を通るようにtrackingを行う．④q.i.s.で筋の収縮活性化を行う．⑤で抵抗運動を行うと同時に，関節面に対してはcounter slidingを加えて，筋収縮を促通する．このときに当該筋に対して，抵抗を加えている同じ方向に向かって速い，大きな負荷を与える．（2〜3回繰り返す）．

その後⑥で②と同様の操作を，⑦で③と同じ操作を加えて終わる．④，⑤のときに加える負荷は速い動きなので，そのまま放置すれば，数時間後に当該関節にIMDが発生するリスクがあるため，ゆっくりした動きを整理運動として加える治療が必要である．このような条件づけをした後の感覚入力で，タイプⅡxの選択的筋力増強を得ることが初めて可能となる．

　表18は関連症候領域に存在する筋に対して，脊椎の椎間関節にq.d.s.を行い筋の収縮を不活性化させる方法の一覧表である．筋の収縮を活性化して筋力を増大する目的で使用するときには，拮抗筋に対するq.d.s.を用いればよい（q.i.s., q.d.s.は主動作筋と拮抗筋に対して逆の影響を及ぼす）．この技術は四肢の関節が侵襲（人工関節置換術を含む）されたときに，当該関節に対して刺激を加えられない状態でも使用できる．脊椎の椎間関節の治療で，四肢の筋

表19 脳卒中片麻痺患者へのSJFの適応（q.i.s.）

|  | 関節 | 強い要素 | 弱い要素 |
|---|---|---|---|
| 上肢 | 肩 | 内転<br>内旋 | 外転<br>外旋 |
|  | 肘 | 屈曲 | 伸展 |
|  | 前腕 | 回内 | 回外 |
|  | 手関節 | 掌屈 | 背屈 |
|  | 手指 | 屈曲 | 伸展 |
| 下肢 | 股関節 | 屈曲<br>内転<br>内旋 | 伸展<br>外転<br>外旋 |
|  | 膝 | 伸展 | 屈曲 |
|  | 足 | 底屈<br>内反 | 背屈<br>外反 |
|  | 足指 | 屈曲 | 伸展 |

に対する収縮活性化が，関連症候領域内で得られるというメリットがある．

表19は脳卒中患者の四肢に対するq.i.s.の使用例である．上肢の屈曲要素はq.d.s.で弱くする必要があるが，伸展要素はq.i.s.で強くしなければならない．足部の内反・尖足で歩行困難な患者が多くみられるが，足部の背屈・外反に対するq.i.s.が最適応となる．

## 参考文献

1) Paris SV : Extremity Dysfunction and Mobilization, Course Notes, Institute of Graduate Health Sciences, 1979.
2) Mennell JB : Physical Treatment by Movement, Manipulation and Massage, 5th ed, Blakiston Co., 1945.
3) Steindler A : Kinesiology of the Human Body under Normal and Pathological Condition, Charles C Thomas Publisher, 1955.
4) MacConaill MA, et al : Muscles and Movement: A Basis for Human Kinesiology, Williams & Wilkins Co., 1969.
5) Cyriax J : Textbook of Orthopedic Medicine, 7th ed, Bailliere Tindall, 1978.
6) Macnab I : Backache, The Williams & Willkins Co., 1977.
7) Maigne R : Orthopedic Medicine: A New Approach to Vertebral Manipulations, translated and edited by Liberson WT, Charles C Thomas Publisher, 1972.
8) Maitland G : Vertebral Manipulation, 4th ed, Butturworth-Heinemann, 1977.
9) Mennell J McM : Back Pain, Diagnosis and Treatment Using Manipulative Techniques, Little Brown & Co., 1960.
10) Kaltenborn FM : Manual Therapy for the Extremity Joints, Specialized Techniques: Tests and Joint-Mobilization, Olaf Norlis Bokhandel, 1974.
11) Feinstein B, et al : Experiments on pain referred from deep somatic tissues. J Bone Joint Surg Am 36-A : 981-997, 1954.
12) White AA Ⅲ, et al : Clinical Biomechanics of the Spine, J. B. Lippincott Co., 1978.
13) Wyke B : Articular neurolog: a review. Physiotherapy 58 : 94-99, 1972.
14) Williams PL, et al (ed) : Gray's Anatomy, 36th ed, Churchill Livingston, 1980.
15) Kottke FJ, et al : The rationale for prolonged stretching for correction of shortening of connective tissue. Arch Phys Med Rehabil 47 : 345-352, 1966.
16) World Health Organization : International Classification of Impairments, Disabilities, and Handicaps, 1980.
17) Kraus H : Therapeutic Exercise, 2nd ed, Charles C Thomas Publisher, 1963.
18) Mow VC, et al : Biomechanics of diarthrodial joints: a review of twenty years of progress. J Biomech Eng 115 : 460-467, 1993.
19) Radin EL, et al : A consolidated concept of joint lubrication. J Bone Joint Surg Am 54-A : 607-613, 1972.
20) 笹田 直, 他：バイオトライボロジー―関節の摩擦と潤滑―, 産業図書, 1988.
21) 宇都宮初夫：関節ファシリテーション冊子, 第1, 2, 3, 4, 5版, 2000-2004.
22) 亀井俊幸：関節ファシリテーション, コース3資料, 2005.
23) 博田節夫（編）：関節運動学的アプローチAKA, 第1版, 医歯薬出版, 1990.
24) 弓木野弘樹：Joint Facilitationにおいて仙腸関節の治療技術がFirst choiceであるとの決定は正当か？ 第3回JF研究会発表. JF研究会誌 3：17-20, 2003.
25) 福田智美, 他：腰仙関節及び仙腸関節治療による有痛性肩複合体可動域制限改善効果. 第5回JF研究会発表. JF研究会誌 5：48-53, 2005.
26) 宇都宮初夫：関節拘縮改善のためのストレッチングの適否を考える. 理学療法 21：1474-1481, 2004.
27) 坂口勇人：運動療法のコツ：関節可動域運動のコツを考える. 理学療法 19：473-479, 2003.
28) Bottinelli R, et al : Human skeletal muscle fibers: molecular and functional diversity. Prog Biophys Mol Biol 73 : 195-262, 2000.
29) Edward J, et al : Management and rehabilitation of burns. Krusen's Handbook of Physical Medicine and Rehabilitation, 3rd ed, pp936-952, W.B.

Saunders, 1982.
30) Yeung EW, et al : Stretch-activated channels in stretch-induced muscle damage: role in muscular dystrophy. Clin Exp Pharmacol Phyiol 31 : 551-556, 2004.
31) Tanno M, et al : Uniaxial cyclic stretch induces osteogenic differentiation and synthesis of bone morphogenetic proteins of spinal ligament cells derived from patients with ossification of the posterior longitudinal ligaments. Bone 33 : 475-484, 2003.
32) Iwasaki K, et al : Uni-axial cyclic stretch induces Cbfa1 expression in spinal ligament cells derived from patients with ossification of the posterior longitudinal ligament. Calcif Tissue Int 74 : 448-457, 2004.
33) Rose SJ, et al : Muscle biology and physical therapy. J Am Phys Ther Assoc 62 : 8-10, 1982.
34) Mennell J MCM : Joint Pain. Diagnosis and Treatment Using Manipulative Techniques. Little Brown & Co., 1964.

# 第5章 Joint dysfunctionとSJF

joint dysfunctionとは日本語に直訳すれば「関節機能の困難性」となる．関節の機能とは動かされるということであるから，英語の意味からすると，ROMが制限している状態を指す用語となる．実際に英語の使用法としてはそのような使用がなされている．しかし本章ではその意味では使用しない．Mennellの定義による使用法を採用している．

## 1 Joint dysfunctionの定義と名称の変更

joint dysfunctionとはMennell J McMによれば，関節に病理学的変化がないにもかかわらず痛みを訴える患者が臨床では最も多く，この原因が関節の遊びなど関節内運動の機能障害によるとして，これをjoint dysfunctionと名づけた．dysfunctionのdys-とはラテン語で「困難」を意味する接頭語である．邦訳すれば，「異常」「不全」「障害」「困難」と訳者によって様々な訳がなされているが，原語はjoint dysfunctionである．また先述したように英語を母国語としている医療従事者にとってみれば，その英語の意味からして，「関節の機能が困難な状態」すなわち「動きの制限＝ROMの制限」としての使用が多く見受けられるのが現状である．Mennellの定義に基づく意味を誤解のないように使用するとすれば，関節内運動の機能障害を直接翻訳したほうがよいと思われる．そのためSJFではMennellのjoint dysfunctionと同義語としてintra-articular movement dysfunction（IMD）を関節内運動機能障害とした．

このようにMennellの定義には症候として痛みがあげられているのみである．しかしわれわれが臨床において関節内運動である関節の遊び，構成運動を用いて治療をした結果，痛みのみならず他の症候の消失・軽減などが得られた．

## 2 関節内運動を用いた治療によって反応した症候

1980年代当初，関節モビリゼーションで学んだ技術を，これまで障害が残ったままの様々な患者に試用してみた結果は次のようであった．

- 肩関節屈曲90°制限のリウマチ性関節炎（rheumatoid arthritis：RA）患者に対して，肩甲上腕関節の下方への滑りを行うと即座に130°まで屈曲が可能となった．
- 下腿骨折後1年経ち，足関節背屈0°制限に対して下脛腓関節の引き離しをした後背屈すると，直後に20°背屈が可能となった．
- ボールを投げるとき，肩に痛みを訴えた患者に対して，肩鎖関節の前後の滑りを行った後痛みが即座に消失した．
- テニスをした後，肘関節外側部に痛みを訴えた患者に対して，腕橈関節の滑りを行うとこの痛みが消失した．
- 第Ⅲ指の伸展時，手背部に痛みを訴えた患者に対して，手根骨間関節の滑りを行うと痛みなしに指の伸展が可能となった．
- 歩行時に膝痛を訴えたRA患者に対して，膝関節の引き離しを行うと歩行時の痛みが消失した．
- 足関節底屈拘縮の脳卒中患者，アキレス腱伸張運動時に痛みを訴えたが，距骨を背屈と同時に後方に滑らせると痛みのない伸張運動が可能となった．

など，それぞれの患者において，これまでの治療では得られなかった効果が得られた．しかもこれらの反応は治療直後に現れたことからして，その原因が病理的変化からの症候ではないといえる．また関節内運動を改善すると，痛みのみではなく，しびれ感，筋スパズムが即座に消失あるいは軽減するという事実を知ることができた．四肢関節における痛みの消失は，痛みを訴えている部位より中枢側の関節治療によって得られたことが特徴的であった．

## 3 治療技術の改良によって反応した症候

### 3.1 関節モビリゼーションの問題点

　Mennellはjoint dysfunctionの治療に関節モビリゼーションを用いたが，満足できる結果は得られなかった．関節モビリゼーションの治療の中心は突発的な（thrust）技術であるが，軟部組織は突然伸張されると反発して収縮することが生理学的に知られており，このことが効果を得られなかった原因と考えられる．われわれは突発的な技術をすべて排除し，愛護的でゆっくりとした技術のみを治療に使用した．

　Parisによる関節モビリゼーションの治療対象には，四肢では肋骨と肩甲骨の間を関節としているが，これは解剖学的関節ではない．また脊柱においては椎体と椎体の間を関節として扱っているが，これも滑膜関節ではない．治療に脊柱全体を同時に動かす技術を使用しているなど関節内運動学的に矛盾することが含まれている．これに対してわれわれは滑膜性の関節のみを治療対象とし，体幹においても単関節に対する技術のみを使用し，治療の効果が特定の関節を治療することで得られるということを証明できるようにした．

### 3.2 脊柱の関節治療に反応する症候

　四肢関節にみられた症候の消失が，その部位より中枢の関節を治療することで得られた事実から，むちうち症などでみられる頸部回旋時，僧帽筋に訴えられる痛みはそれより中枢に存在する関節を治療すると消失するのではと推察することは必然であった．体幹の筋にある痛み，筋スパズムなどがそれより中枢の関節から由来するならば，その関節とは椎間関節のみである．頸，胸，腰椎における運動節ごとの新しい技術を考案・試用することで椎間関節から四肢末端に至る痛みの存在が明らかになってきた．しかもこれらの痛みと末梢神経支配領域が一致しないこともわかってきた．Feinsteinの人体実験の結果からも深部軟部組織の刺激から放散する痛みは，体性神経も自律神経も介在しないということが証明されている．椎間関節の治療によって即座に消失した症候が，容易に再発するという事実もわかり，椎間関節の機能障害は二次性に起こっていると考えられた．IMDの発生に必要な条件とは，関節内の運動範囲が狭い（小さい）ことと物理的なストレスがかかりやすいことの2つである．脊柱においてこの条件を満たす関節は腰椎の下位にある椎間関節であるが，それよりもさらに仙腸関節のほうが適していた．仙腸関節の治療技術を患者に使用することになってから，これまで想像もしていなかったような事実が明白になってきた．頸部，上肢の運動痛，その他ばね指，腰痛，下肢痛，幻肢痛・断端痛，股関節痛，膝痛，顎関節痛などが仙腸関節のみの治療で即座に消失することが多いことから，全身にわたって仙腸関節のIMDが深く関係しているということである．その後これらの治療効果は，仙腸関節より腰仙関節の治療後のほうが大であるということが判明した．両者の治療効果の率に大きな変化はなかったが，再発率が腰仙関節治療後に大きく減少したことがわかった．これはおそらく腰仙関節が初発のIMD関節であり，近隣の仙腸関節を治療したときに，完全ではないが腰仙関節の治療も含まれていたため起こった現象であったと考えられる．仙腸関節治療においては，骨運動を伴わない関節の遊びを治療手段として用いたが，腰仙関節治療においては，骨運動を伴う構成運動のみを治療に用いることとした．関節の遊び技術を使用すると，特に技術の拙劣な場合，関節内の運動方向を間違えたり，運動範囲を正常より超えたりすることで，症候を悪化させるというリスクが伴いがちであった．これに対して構成運動を治療に使用すると，骨の動きに合わせて弱い力で関節内運動を行うため，先にあげたリスクを避けることができるのも大きなメリットである．以来SJFは仙腸関節の治療および関節の遊びを用いた治療から脱却した．

　むちうち症と診断され，めまい，吐き気，頭痛，耳鳴りなどの不定愁訴のある患者に対して頭部・頸部とは遠く離れた腰仙関節に対してSJF治療をした直後に消失したことを契機に，五十肩と診断された患者には肋横突関節，手背部のガングリオンのある患者に対して腰仙関節のSJF治療などで症候が消失する例が数多く現れてきたのである．腰仙関節に対するSJF治療直後に筋スパズムが消失し，ROM制限

が同時に改善するといったような症候を抱えている患者が多数いることもわかってきた．脳卒中においても，脳性の不全麻痺と思われたものが，SJF治療直後に筋の収縮が出現した症例も出てきた．このことは原疾患の存在と同時にIMDという疾病が存在し，身体の同じ部位に症候が重なっていたことを意味することになる．

## ④ IMDの症候

痛みは正常とは異なることが身体中に起こっているということを警告するシグナルであり，その原因こそが治療対象となるべきものである．痛みの発生する原因を明確にせず，いたずらに痛みそのものを麻酔薬などで消失させると，その原因が悪化することになる．痛みは動かしている当該関節より遠く離れた部位に関連痛として出現することが多い．関節の治療をすることで消失した症候がIMDの症候であり，即効性のある治療技術でのみ証明することができる．これまでのSJFの治療によって痛みのみではなく，しびれなど他の症候も消失することから，関連痛という用語の使用法より関連症候という用語を使用することにした．SJFによる治療によって直後に消失した症候をまとめると表1のようになる．これはMennellのいうjoint dysfunctionの内容を臨床的により正確にしたことになる．表中symptomとは患者の主観的証拠あるいは訴えである．signとは客観的証拠で，検査によって明確にすることができる．したがってsymptomは治療対象にはならず，効果判定に使用できるだけである．痛みはsymptomであるから治療対象にはならないということである．他の特徴としては，筋の強さ低下を症候にあげていたが，IMDを治療すると即座に筋力が強くなることから，これは真の筋の強さ低下ではなく，筋の収縮困難とすることが正当である．また筋スパズムは痛みの存在による二次的なものである．筋の短縮によるROMの制限は明らかに二次的な現象である．

## ⑤ IMDの本態と発生原因

関節内運動に障害のある関節は，その動きがレー

**表1 IMDの症候**

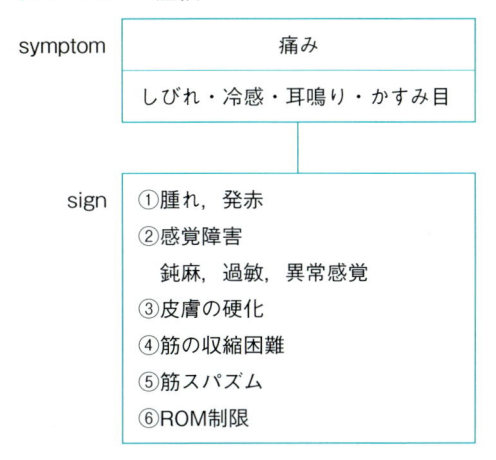

| symptom | 痛み |
| --- | --- |
| | しびれ・冷感・耳鳴り・かすみ目 |
| sign | ①腫れ，発赤 |
| | ②感覚障害 |
| | 　鈍麻，過敏，異常感覚 |
| | ③皮膚の硬化 |
| | ④筋の収縮困難 |
| | ⑤筋スパズム |
| | ⑥ROM制限 |

ルを脱線した車両が砂利道を動くように重かったり，痛みが生じたりするためにROM全域にわたっての運動ができなくなる．SJFは関節内運動である構成運動と接近技術を治療として用いて関節の動きを軽くしたり，痛みのない全可動域の運動を獲得させたりすることができる．ここでみられる関節運動の改善は，レールを脱線した車両がもとに戻ったような軽い動きとなることに似ている．このことからIMDとは「通り路（track）の逸脱そのもの」であると考えられる．通り路を逸脱した関節を動かすと，痛み，しびれ，筋スパズムなどの症候が出現するということである．この通り路を正常の状態に戻すためには，従来からある骨運動のみを使用する治療的運動では不可能で，関節内運動と潤滑機構の両方を含んだ治療法が必須となる．

次に原因について，ぎっくり腰などでみられる急性の腰痛症がどのようなときに起こったかを調査したが，重い物を運び，腰をひねったときという答えはほとんどなく，朝起きてみたら腰が痛くて起きることができなかった，階段を上ろうとして足を上げたとき，顔を洗おうとして腰を前に曲げたとき，床に落ちているごみを拾おうとして床に手をついたときなどほとんど負荷がかかっていないときに起こっている患者が9割以上にのぼった．その他の痛みの出現原因についても，特に心当たりのある原因はないとする患者が最も多かった．以上のような事実より，IMDの原因には3つのことが考えられた．1つは1/100秒から3/100秒までの速い動きが関節に起こった後（転倒しかかって，防止のために下肢で急激に体重を支えたときなど），2つめは軟部組織を強

表2　IMD発生の原因

| 原因 | 部位 | 発生のさせ方 | 治療法 | SJF |
|---|---|---|---|---|
| 1. 速い動き[※1] (without stretching) | 関節外 | 速い骨運動, q.i.s. | component movement[※2] | tracking, spinning (close) |
| | 関節内 | 速い遊び, q.i.s. | joint play[※3] | gliding (close), distracting |
| 2. stretching | 関節外 | CMD + stretch | component movement[※2] + joint play[※3] | tracking (close), spinning (close) + gliding (close), distracting |
| | 関節内 | 遊びの stretch | joint play[※3] | gliding (close), distracting pure spinning (close) |
| 3. deviation from the track | 関節面 | 軌道からの逸脱 | component movement | tracking (close) |

IMD＝関節内運動が病理的変化なく障害された状態で，痛み，しびれ，筋スパズムなどの症候を呈する．
　　関節外＝筋，腱の過緊張
　　関節内＝関節包，靱帯の過緊張
[※1]　IMDの原因となる速い勤きは 1/100 ～ 3/100 秒．
[※2]　CMDに対する治療の component movement はゆっくりした骨運動を利用する．
[※3]　治療法の joint play は 3/100 秒．

い力で伸張（stretching）した後，もう1つは何らかの原因で関節内の軌道（track）を外れたときの3つである．表2は健常者の膝で実験をしてIMDの症候を発生させた後，SJF治療をしてそれらの症候を消失させた実験結果である．IMDの原因が解明できれば，発生の予防ができると考えていたが，原因のうち予防できるのは伸張運動をしないことのみで，残りの2つの原因は予防が不可能であることが判明した．表中IMDを発生させるために使用するq.i.s.は速い動きである．筋の収縮を活性化して筋の強さを強化するという目的は達成できるが，そのままにして放置すれば，数時間後にIMDが発生するリスクが出てくる．そのためq.i.s.を行った関節に対してはその治療後にゆっくりした運動をさせて，このリスクを回避しなければならない．

## 6　関連症候の出現する部位

IMDが呈する症候に対して，様々な関節の治療を実施し，治療直後に消失した症候を部位別にまとめてみると図1のような結果となった．このようにある関節から特定の部位に症候が及んでいる．特に腰仙関節治療後の症候の消失は全身に及び，めまい，耳鳴り，頭痛など頭部の症候からばね指，テニス肘の痛み，肩痛など上肢の症候，膝痛，足部痛など下肢の症候，背部腰部痛，胸部痛など体幹と全身にわたる症候が治療直後に消失することが多くみられる．後述するが，原疾患が何であれこれらの症候の存在がありうるので，まずこれらの症候を治療することが患者の問題点の解決となる．臨床でのこの人体図の使用法は，まず患者の身体中どの部位に症候があるかを探すことから始める．次に症候発生の部位と関節名が一致する関節をSJFで治療する．治療後症候が消失すれば治療はその時点で終わる．特に痛みについてはどのような痛みかという種類，あるいはいつから起こったかという期間は重要ではなく，どの部位に発生しているかが問題となる．

## 7　IMDの発生頻度

むちうち症の患者において頸部の回旋障害が，C1/2椎間関節の治療で即座に消失した．この関節は頸部の回旋運動中で最も関節内運動が大である．腰椎椎間関節ではL5/S1が屈曲，伸展運動において関節内運動が最大であり，物理的ストレスも最大である．したがってこの関節にIMDが起こりやすい

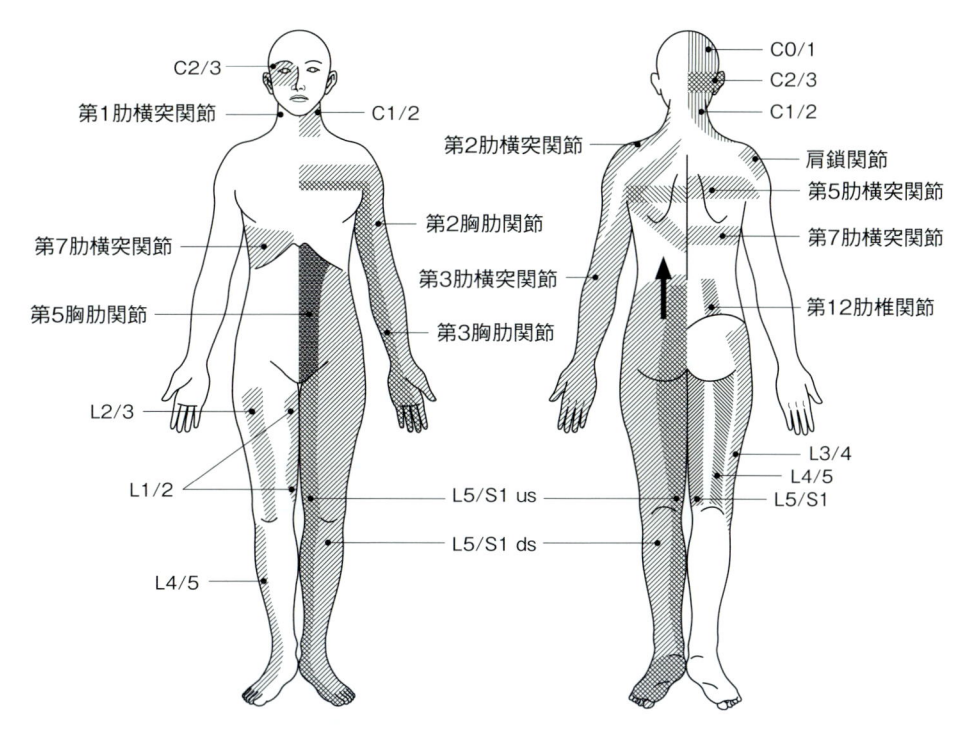

**図1** 関節内運動機能障害（IMD）と関連症候領域

**表3　IMDの発生頻度順位**

1. 腰仙関節（L5/S1椎間関節）
2. 第2，第3肋横突関節
3. 第2，第3胸肋関節
4. C1/2，C2/3椎間関節
5. L2/3椎間関節
6. 鎖骨の関節（肩鎖関節，胸鎖関節）
7. 手根骨・足根骨間関節
8. その他の関節

と考えることは自然である．IMDは関節内運動が小さい関節のみに起こるのではないということが判明した．これはすなわち物理的ストレスには関節にかかる重量のみが因子となるのではなく，他の関節に比して特異的な運動が多く起こることが因子になるということを意味する．

　仙腸関節から腰仙関節，肋横突関節，胸肋関節などに対する新しい治療の応用と，これまで治療したことのなかったC0/1，1/2頸椎椎間関節の治療を加えた結果，IMDと症候発現部位の見直しが必要であった．**表3**はその結果であるが，特に背側肩〜上肢〜手部背側面にかかる症候の発現部位は第3肋横突関節の治療で消失するものが多く，腰仙関節につ

いで特筆するに値する．IMDの検査と治療の手順は，最も頻度の高い順に関節の検査，治療，再検査という具合に進めていけばよい．特に腰仙関節に関しては，外来を訪れる患者全員に検査・治療を実施する．その患者がどのような診断名であっても必ず行わなければならない．

## 8　腰仙関節検査

　腰仙関節にIMDが最も起こりやすいこと，ならびにこの関節からの症候は頭部から手指の先端，下肢にまで関連症候を及ぼすことから，検査においてはまずこの関節に対する特別の検査法が必要である．四肢における関節のように，関節の遊びを用いて関節包・靱帯の硬さを検査したり，ROMを計測して正常値と比較したりするなどの検査は腰仙関節に対しては不適あるいは不可能であるため，体幹全体の運動を利用しながら，腰仙関節に異常があれば出現するだろうと考えられる，症候の出現の有無で機能を検査する．以下腰仙関節にIMDがあるか否かの検査（**表4，図2**）の詳細について述べる．

表4 腰仙関節検査表

## Lumbosacral joint test chart

No.　　　　　　　Name:　　　　　　　　　　Date:

Areas of pain, paresthesia:

Tenderness:　　　　bone,　　　　joint,　　　　muscle

Trunk flexion

|  | pre | post |
|---|---|---|
| FFD= | cm | cm |

Trunk extension

|  |  |
|---|---|
|  |  |

Trunk lateral flexion

| R → |  |  |
|---|---|---|
| L → |  |  |

|  | pre | | post | |
|---|---|---|---|---|
|  | R | L | R | L |
| SLR's | ° | ° | ° | ° |
| BHD | cm | cm | cm | cm |
| fadire |  |  |  |  |
| fabere |  |  |  |  |
| rotation on hook lying |  |  |  |  |

Treatment:

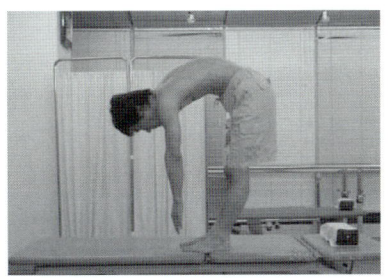

体幹屈曲：指床間距離（FFD）　　　殿踵間距離（BHD）

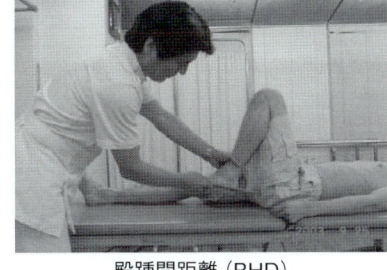

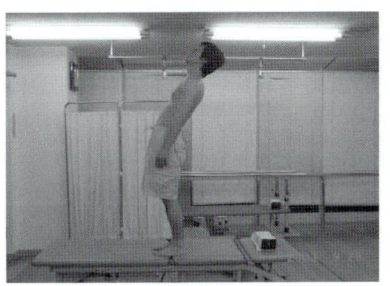

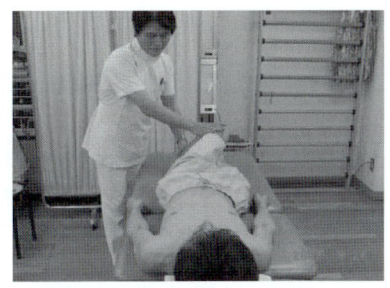

体幹伸展　　　　　　　　　　　股関節屈曲内転内旋伸展（fadire）テスト

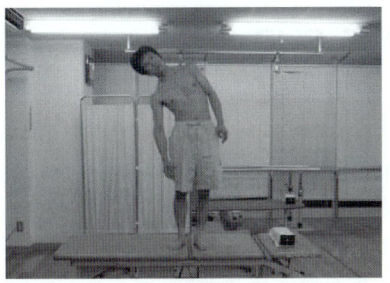

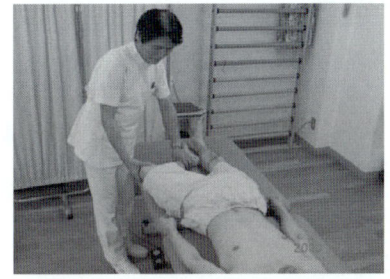

体幹側屈　　　　　　　　　　　股関節屈曲外転外旋伸展（fabere）テスト

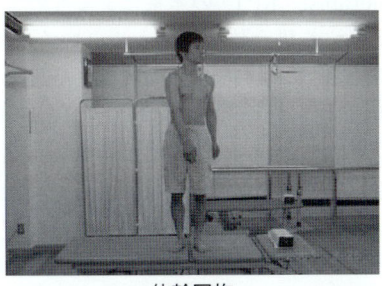

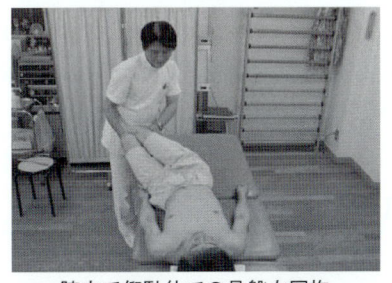

体幹回旋　　　　　　　　　　　膝立て仰臥位での骨盤左回旋

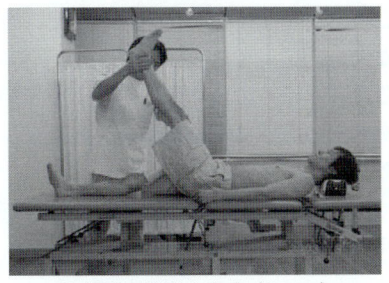

膝伸展下肢挙上角度（SLR's）　　膝立て仰臥位での骨盤右回旋

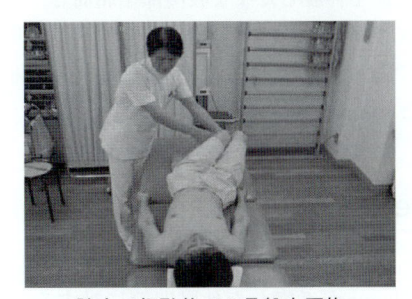

**図2　腰仙関節検査**

## 8.1 痛み，しびれの部位

患者の訴える痛み，しびれはその性質が問題になるのではなく，関連痛領域としてIMDの存在する関節とはかけ離れた部位に出現するため，その部位について調べることが重要である（関連症候図参照）．

## 8.2 体幹の屈曲

脊柱の運動がリズム正しく動いているかどうかを観察する．FFD（指床間距離）を計測しておき，治療後変化があるか否かを比較する．

## 8.3 体幹の伸展

屈曲同様運動が正しくリズムに沿って動いたかを観察する．伸展時にどの部位に異常があるのかを患者に聞き，記録しておく．

## 8.4 体幹の側屈

右，左に体幹を側屈させ，屈曲側か伸展側かどちらに異常があるかを患者に聞く．同時に体幹の筋にスパズムが存在するか触診しておく．

## 8.5 SLRテスト

これは膝関節を伸展したまま股関節を屈曲し，大腿後面にあるハムストリングスの短縮の有無を調べるテストである．膝を伸展したまま股関節を屈曲し，止まった角度を記載する．

## 8.6 fabereテスト，fadireテスト

これはWilliamsが考案した仙腸関節に対するストレステストである．どちらのテストもnutation方向のストレスがかかるとされているが，股関節の運動を利用するため，直接仙腸関節に対するストレスは少ないようである．SJFではfabereは股関節内側軟部組織短縮の，またfadireは大腿外側軟部組織の短縮の有無を調べるテストとして使用する．またこのテストの名称は，股関節の運動の頭文字を組み合わせたもので，fはflexion, abはabduction, adはadduction, erはexternal rotation, irはinternal rotation, eはextensionの省略である．

腰仙関節の治療法を開発していくなかで次のことが判明した．大腿外側の筋短縮を調べるfadireに異常が認められる場合には，腰仙関節に対する下方への滑りが最も効果があり，その後他の治療を行うと治療前よりは改善するが下方滑り治療の結果より悪化する．また大腿内側の筋短縮を調べるfabereに異常がある場合には，腰仙関節の上方への滑りが最も効果的であり，他の治療では悪化する（表5）．

## 8.7 BHD

buttock heel distance（殿踵間距離）の略語で，大腿前面の筋である大腿四頭筋に短縮があるかどうかを調べるために使用する．背臥位でも側臥位でも，股関節と膝関節を屈曲させて，殿部から踵までの距離を測るテストで，宇都宮（registered physical therapist : RPT）の考案によるものである．臨床で使用する場合他のテストよりいくつもの利点がある．運動に対する被動抵抗は仙腸関節よりL5/S1の治療後のほうが軽くなる．BHDとSLRの改善が並行することから，その治療効果を判定するとき，治療している側臥位のままで判定が可能で，SLRテストのように肢位の変換をさせる必要がない．そのことが患者に対して負担をかけず臨床では最も大きな利点となっている．その他術者にとっては，両側のL5/S1椎間関節にIMDを有する患者の治療が必要な場合，背臥位で左右を比較し，その距離が大であるほうを治療の優先側としてよいため簡単である．テストの際には単に距離のみを測るのではなく，可動範囲内での運動の「硬さ」を診ておくことが重要である．拮抗筋である大腿四頭筋の被動抵抗が低下することも治療効果であるからである．

表5　腰仙関節治療技術の選択

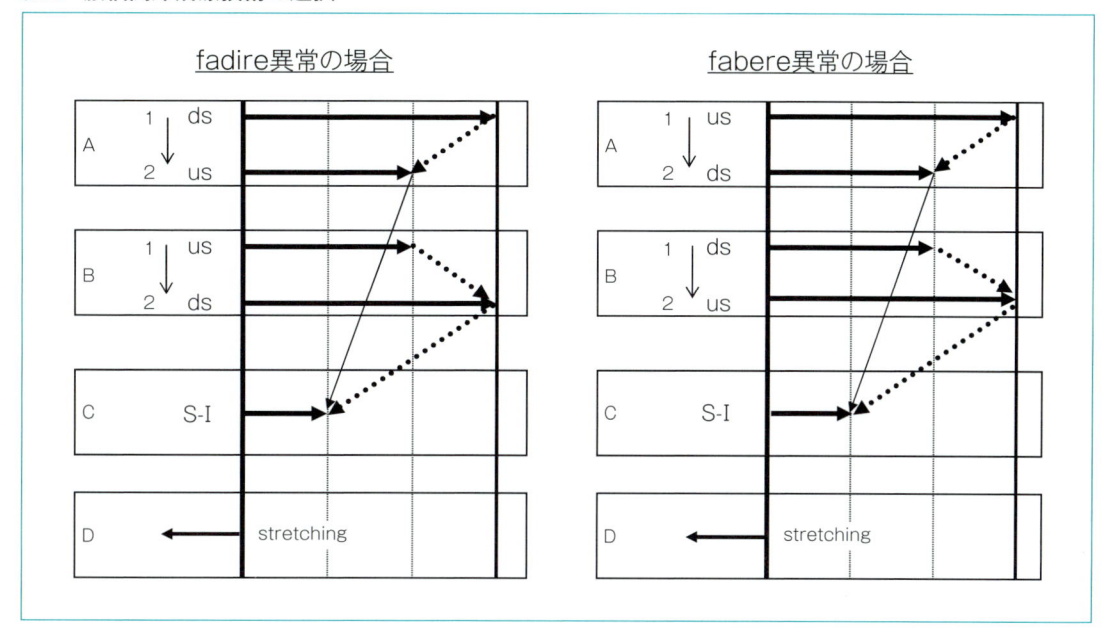

| fadire異常の場合 | fabere異常の場合 |
|---|---|
| A　1 ↓ ds　2　us | A　1 ↓ us　2　ds |
| B　1 ↓ us　2　ds | B　1 ↓ ds　2　us |
| C　S-I | C　S-I |
| D　← stretching | D　← stretching |

## 8.8 rotation on hook lying

体幹回旋のリズムに則り，立てた膝を左右に倒すことで骨盤が左右に回旋すればまず動くのはL5/S1関節である．関節内ではS1関節面が膝を倒す逆の関節で前方に滑るのが正常である．この関節に障害があれば，膝を倒すと同時に反対側の体幹上部が動くのが観察される．

## 8.9 圧痛

骨，筋，関節に圧痛があることは，IMDの存在を意味する場合があるため，どの部位にあるのかを調べ記載しておく．

## ⑨ 治療的検査法

これはSJFで治療し，消失する症候はIMD由来のものであると確定する方法であり，正当な治療技術を有している者にのみ可能となる検査法である．IMDの存在する関節を発見するために，症候が人体中のどの部位にあるかを患者に問診したり，筋，骨，関節などを触診したりする．原疾患からの症候がある場合には同部位にIMDの症候が重複している可能性が大である．さらに，同一関節に重複する原因がある場合がある（表6）．表中IMDによる症候はSJF治療で即消失する．またCRPS typeⅠと二次障害からの症候は，SJF治療を継続することで治すことが可能である．ある治療をして症候を消失あるいは軽減させることで症候の原因が確定できることからこれを「治療的検査法」と呼ぶこととしたが，原因関節を確定するが，診断ではないことから病理学的変化は取り上げない．ただし確定のためには，治療効果が即効性でなければならない．たとえばROMが制限されている関節に対しては，その原因を想定する．①骨・軟骨性，②関節包・靱帯性，③筋・腱性などが考えられる．表7のようにSJFで即座に消失するものが関節の通り路（track）の喪失と痛みおよび筋スパズムであることから，治療後にROM制限が消失したり，軽減したりした場合はIMDが原因であったと確定することができる．①の骨・軟骨性に関してはX線写真で確認する．残る関節包もしくは筋の拘縮に関しては，骨運動と関節内運動の比較をすることで判定すればよい．

臨床ではIMDの存在で痛み→筋スパズム→ROM制限という関係が多くみられる（表8）．これらの症候に対して，これまでの理学療法では，痛みに対し

表6 関節における症候の重複

| 原因 | | リウマチ | 炎症 | CRPS type I | 他関節のIMD | 当該関節のIMD | 二次障害 |
|---|---|---|---|---|---|---|---|
| 症候 | | 滑膜増殖 | 腫れ | 腫れ<br>血管運動神経<br>不安定 | 腫れ | 腫れ | 腫れ |
| | | 関節変形 | 発赤 | | 発赤 | 発赤 | |
| | | 関節包癒着 | 痛み | 痛み | 痛み | 痛み | 痛み |
| | | （腱断裂） | 熱 | 皮膚変化 | 皮膚硬化 | 皮膚硬化 | |
| | | | | | 筋収縮困難 | 筋収縮困難 | 筋の強さ低下<br>筋持久性低下 |
| | | 拘縮 | | | 筋スパズム | 筋スパズム | 筋の防御収縮<br>筋スパズム<br>筋・腱拘縮<br>関節変形<br>異所性骨化 |
| | | ROM制限<br>(ROM過剰) | ROM制限 | ROM制限 | ROM制限 | ROM制限 | ROM制限 |

表7 治療的検査法の例

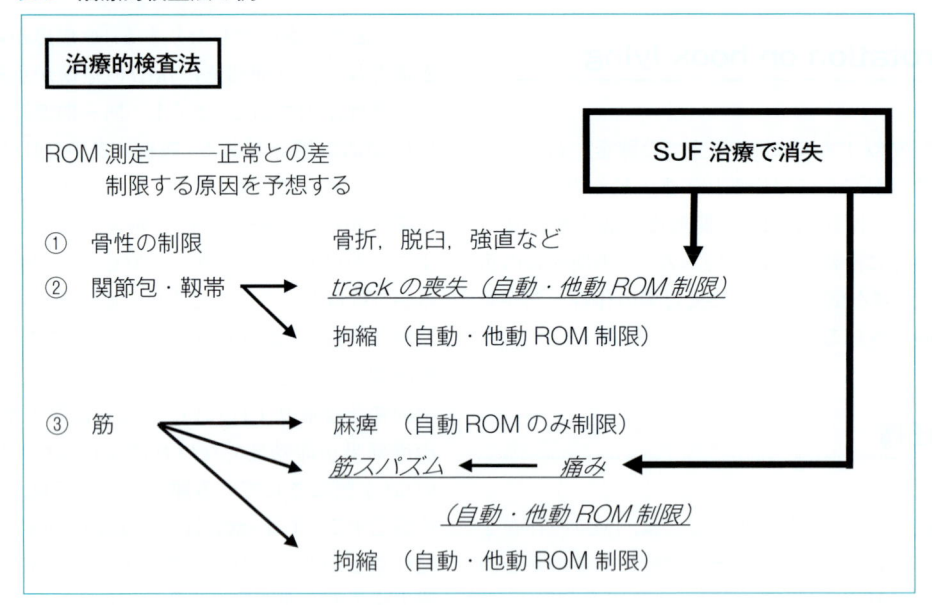

```
治療的検査法

ROM測定 ──── 正常との差
         制限する原因を予想する

① 骨性の制限        骨折, 脱臼, 強直など
② 関節包・靱帯  →  track の喪失（自動・他動 ROM 制限）   ← SJF治療で消失
                →  拘縮 （自動・他動 ROM 制限）

③ 筋           →  麻痺 （自動 ROM のみ制限）
               →  筋スパズム ← 痛み
                  （自動・他動 ROM 制限）
               →  拘縮 （自動・他動 ROM 制限）
```

表8 関節内運動機能障害とROM制限

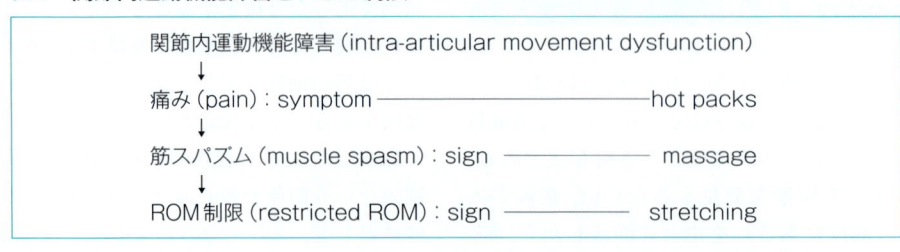

```
関節内運動機能障害 (intra-articular movement dysfunction)
    ↓
痛み (pain) : symptom ──────────── hot packs
    ↓
筋スパズム (muscle spasm) : sign ──── massage
    ↓
ROM制限 (restricted ROM) : sign ──── stretching
```

てホットパック，筋スパズムに対してマッサージ，ROM制限に対して筋の伸張運動と個々の症候に対して別々な治療を行っていた．ところがそれぞれの症候に原因と結果の関係があるために，原因を放置し結果にのみアプローチすることになり，治療効果が望めなかった．実はこれらはそれぞれ関連性があったのであり，元の原因はIMDなのである．これはIMDをSJFで治療すると，すべての症候が同時に消失することで証明することができる．しかも臨床ではこの状態での現象が最も多くみられるため，SJF治療を欠くことができない．

## 10 器官異常による機能障害とIMDからの症候との関係

診断された疾病が表出する症候は，すべて原疾患からの症候であるということを疑うことはかつてはなかった．ところが，原疾患が治癒していないにもかかわらず，SJF治療で消失する症候があるということを，無視するわけにいかなくなってきたのである．当初はCRPS type Ⅰ，関節炎との対照あるいは脳卒中の二次性の機能障害との関係のみが存在するのであろうと想像していたが，臨床応用のなかで原疾患からの症候と思われていた症候がSJF治療によって消失するものが少なからずあるということが判明した．表9はSJF治療直後とその後（約2週間後）の変化を判定基準として利用したものである．IMDに由来する症候であれば，治療直後に消失しその後も消失した状態が続く．CRPS type Ⅰの症候であれば，治療直後には症候が消失するか著減するが，再発を繰り返すため2週間後には再発しているものが多い．これに対して原疾患か炎症からの症候であれば，SJF治療に反応しないため，治療直後から原疾患が治癒するまで続くことになる．以下各器官別機能障害とIMDからの症候との関係について述べる．これまで理学療法が治療対象としてきた疾患はほとんどすべてこのなかに含まれている．そのためSJFを用いた治療的検査法を行って，原疾患の真の症候を確定しないかぎり，有効な治療はできない．左右の表を結ぶ点線は一次性の機能障害とIMDの症候との関係，実線は二次性の機能障害との関係を示したものである．

## 10.1 脳の異常による機能障害とIMDによる症候との関係（図3）

脳の異常には，脳卒中，脳性麻痺，頭部外傷，脳腫瘍，脳炎，脳動静脈奇形，パーキンソン病，その他の疾患が含まれる．

脳に病変が起こり出現した症候の予後は悪い．脳という器官の再生が望めないため，一度病変が起こり，器官機能が失われると回復がないためである．脳出血，脳梗塞などが突然起こると，神経系は自己防衛の反応として一時期その機能を全停止することが知られている．diaschisisという反応である．病変の起こった部位の周辺に浮腫が起こるがこれが消退するのに3カ月間を要する．したがって自然治癒の起こる期間は3カ月といわれているのである．それ以後に残存する症候は生涯にわたって持続するといわれている．ところが，発病から6カ月あるいは1年経過した患者の症候が，SJF治療直後に消失するものが現れてきたのである．失行・失認など高次

表9 症候に対するSJF治療結果判定

| 直後の変化 | 考えられる原因 | その後の変化 | 判定 |
|---|---|---|---|
| 消失 | IMD | 消失 | IMD |
| | CRPS type Ⅰ | 再発 | CRPS type Ⅰ |
| 軽減 | IMD＋原疾患 | 消失 or 軽減 | IMD |
| | | 症候残存 | 原疾患 |
| 変化なし | 炎症あるいは原疾患 | 消失 | 炎症 |
| | | 症候残存 | 原疾患 |

IMD：intra-articular movement dysfunction.
CRPS type Ⅰ：complex regional pain syndrome（type Ⅰ）
　　　　　＝（reflex sympathetic dystrophy：RSD）．

## 脳の異常による機能障害

| | |
|---|---|
| 一次性 | 意識障害<br>精神障害<br>知能障害<br>失語・失行・失認<br>知覚障害<br>運動麻痺(片麻痺など)<br>排尿・排便障害<br>痛み<br>成長障害 |
| 二次性 | 精神障害<br>知能障害<br>痛み・知覚障害<br>筋の強さ低下<br>ROM制限<br>腫れ・発赤<br>排尿・排便障害<br>皮膚の欠損(褥瘡)<br>全身の生理的機能低下 |

## IMDによる症候

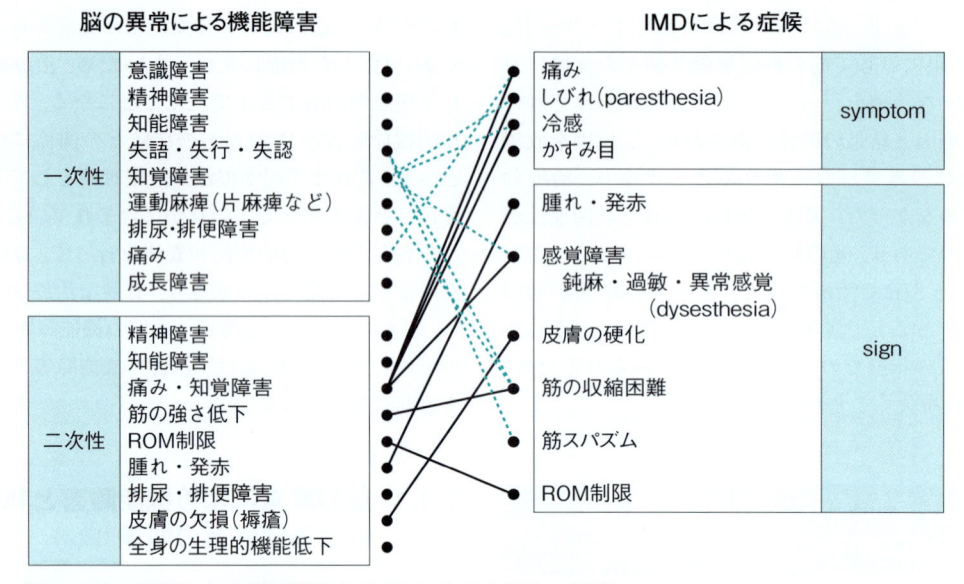

| | |
|---|---|
| symptom | 痛み<br>しびれ(paresthesia)<br>冷感<br>かすみ目 |
| sign | 腫れ・発赤<br>感覚障害<br>　鈍麻・過敏・異常感覚<br>　　　(dysesthesia)<br>皮膚の硬化<br>筋の収縮困難<br>筋スパズム<br>ROM制限 |

**図3　脳の異常による機能障害とIMDによる症候との関係**

脳機能障害が消失したり，麻痺で動かないと思われていた上肢が動くようになったり，視床痛とされていた痛みが消失したりする患者が現れてきた．SJF治療後に消失する症候は，器質的な変化ではなく，機能的なものである．原疾患からと考えられる症候が，ある治療後に消失することは，その症候が原疾患からの症候ではないという証明になる．外来を訪れてきた患者でみられた現象であるが，発病後長い期間が経過したにもかかわらず，症候が残存するため，原疾患の発病と同時に，あるいは発病以前にIMDが発生していたことが十分考えられる．急性期からSJF治療を行えば，患者の機能的予後は正確に原疾患からの症候のみで経過する．脳の異常からの機能障害とIMDからの症候は線で結んだものがオーバーラップしているため，即効性のある治療によって，IMDからの症候を消失させなければならない．それができれば二次性の機能障害の発生を予防することが可能となるのではないか？　IMDからの症候が消失すれば，原疾患からの機能障害が残存していても，その障害の程度が軽減する．脳卒中でみられる痙縮，パーキンソン病でみられる強剛などがSJF治療後に軽減して，運動が円滑になる患者も多くみられている．

## 10.2 脊髄の異常による機能障害とIMDによる症候との関係（図4）

脊髄の異常には，脊髄損傷，脊髄腫瘍，多発性硬化症，筋萎縮性側索硬化症，連合性硬化症（悪性貧血），血管性傷害，脊髄炎，その他の疾患が含まれる．

脊髄で起こる病変も脳同様に回復の予後は悪い．脊髄性のものである症候であれば筋の麻痺，感覚障害などは脊髄の損傷高位に一致する．一致しないもののほとんどはIMDからの症候と考えてもよい．ところが，損傷高位と一致していながらもSJF治療によって消失あるいは軽減する麻痺，しびれなどが存在するため注意が必要である．図を見ればわかるように，脊髄の異常からの二次性機能障害は，すべてがIMDからの症候と重なるため，ここにおけるSJFの治療は確実になされなければならない．

## 10.3 末梢神経の異常による機能障害とIMDによる症候との関係（図5）

末梢神経の異常には，脊髄灰白前角炎，進行性筋萎縮症，連合性疾患（筋萎縮性側索硬化症），末梢神経損傷，その他の疾患が含まれる．

前角細胞の疾病，進行性の病変の予後は悪いが，

10. 器官異常による機能障害とIMDからの症候との関係  **323**

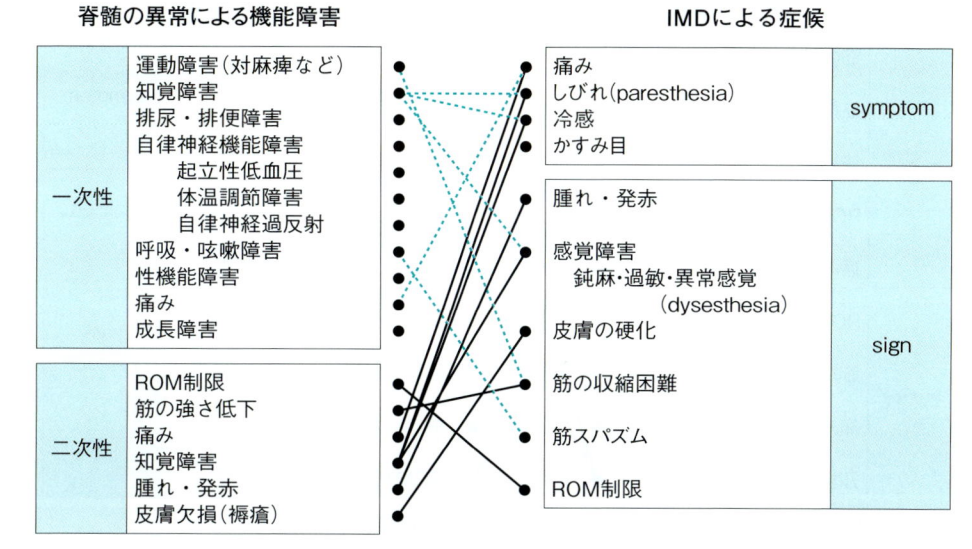

**図4** 脊髄の異常による機能障害とIMDによる症候との関係

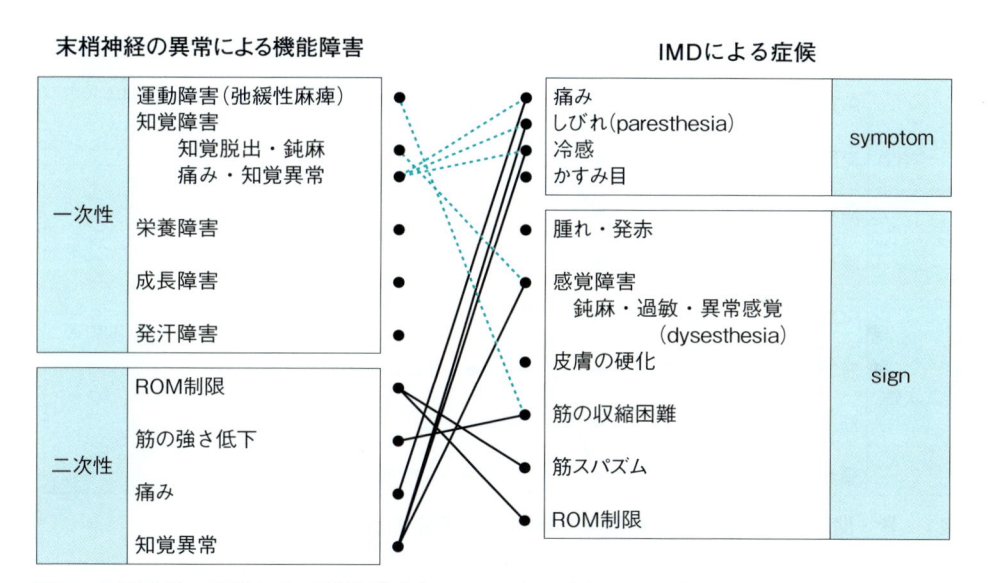

**図5** 末梢神経の異常による機能障害とIMDによる症候との関係

末梢神経の損傷は機能的予後がよい．一定期間がすぎても回復しない麻痺，感覚障害はIMDが影響していると考えることが正当である．図5の中では線で結ばれていないが，IMDからの痛みが，筋の収縮を阻害し，一見麻痺のようにみえる場合がある．これもSJFで治療直後痛みの消失と麻痺がなくなれば，実は麻痺ではなかったということが証明できる．ギプス包帯による下腿の固定後，腓骨神経麻痺と診断されて，足関節背屈ができなくなった患者に腰仙関節の治療を実施すると，即座に自動運動ができるようになった患者もみられた．

## 10.4 筋の異常による機能障害とIMDによる症候との関係（図6）

筋の異常には，筋ジストロフィー，先天性筋萎縮症，重症筋無力症，先天性筋弛緩症，その他の疾患が含まれる．

筋内で起こる疾病の機能的予後は悪く，多くは進

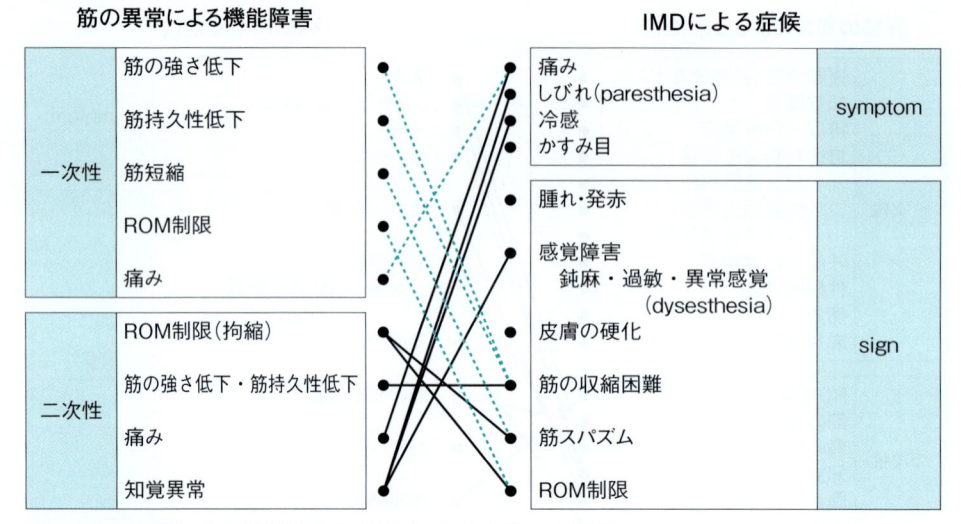

**図6** 筋の異常による機能障害とIMDによる症候との関係

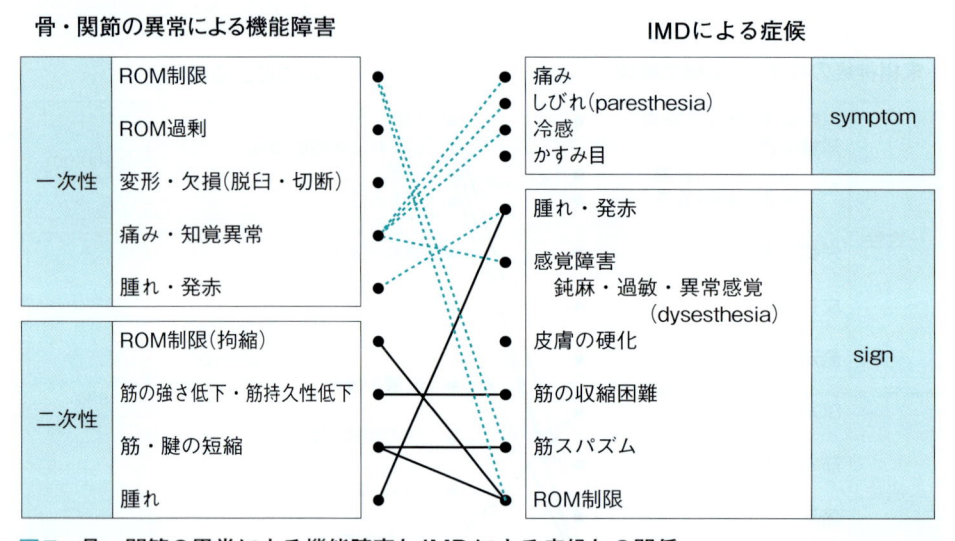

**図7** 骨・関節の異常による機能障害とIMDによる症候との関係

行性である．ただ図6でわかるように，筋の異常からの機能障害は一次性も二次性もすべてIMDからの症候とオーバーラップしている．関節内運動の治療によって筋の異常からの機能障害と思われていたものの軽減は数多くみられるため，SJF治療は欠くことができない．

## 10.5 骨・関節の異常による機能障害とIMDによる症候との関係（図7）

骨・関節の異常には，骨関節炎，リウマチ性関節炎，CRPS type Ⅰ，CRPS type Ⅱ，痛風，骨折，軟骨骨化症，腫瘍，その他の疾患が含まれる．

関節の異常による機能障害の最大のものはROM障害であり，SJFの治療対象そのものである．関節に起こるROM障害は，一次性，二次性の機能障害とIMDからの症候の3つが重なり合って存在する

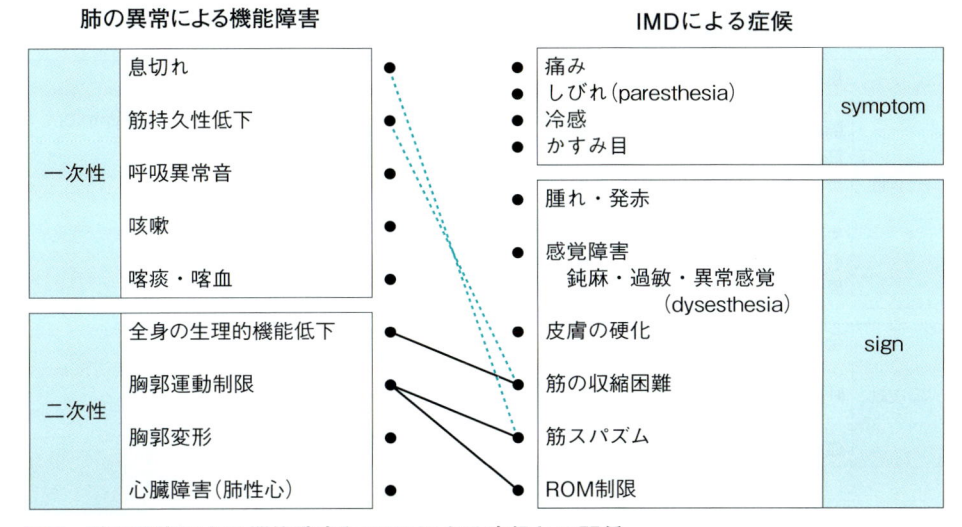

## 図8　肺の異常による機能障害とIMDによる症候との関係

**肺の異常による機能障害**

一次性
- 息切れ
- 筋持久性低下
- 呼吸異常音
- 咳嗽
- 喀痰・喀血

二次性
- 全身の生理的機能低下
- 胸郭運動制限
- 胸郭変形
- 心臓障害（肺性心）

**IMDによる症候**

symptom
- 痛み
- しびれ (paresthesia)
- 冷感
- かすみ目

sign
- 腫れ・発赤
- 感覚障害
  - 鈍麻・過敏・異常感覚 (dysesthesia)
- 皮膚の硬化
- 筋の収縮困難
- 筋スパズム
- ROM制限

---

こととなり，単純にROM障害としてすませてはならない．原因によって予後と治療結果が異なるからである．一次性の関節病変からの機能障害は治癒しないものが含まれている．同じ関節内に治癒する二次性の機能障害と治療後即座に消失するIMDが混在するため，対象によって同一の関節においても治療の方法を変えなければならないのである．適切な治療技術を選択しなければ治癒するものも治癒しないで合併症を生じることになる．

### 10.6　肺の異常による機能障害とIMDによる症候との関係（図8）

肺の異常には，拘束性障害［脊髄損傷，胸部手術（上腹部，胸部，心臓血管系の大手術を含む）］，閉塞性障害（喘息，気管支炎，肺気腫，気管支拡張症，嚢胞性線維症など），肺癌，換気装置に頼っている患者，その他の疾患が含まれる．

図8には拘束性障害としての呼吸困難が含まれていないが，治療的運動としてPTにできることは限定されている．肺の異常に対して直接治療する手段は理学療法にはない．治療的運動の目的に合致する治療として，肋骨の動く範囲を広げる（肋椎関節，胸肋関節のROM拡大），呼気に関する筋力を強くする，吸気に関する筋力を強化する，部分呼吸を効率よく行えるようにすることなどがある．最近になって速い逆構成滑り法という技術を用いて吸気筋の収縮を活性化したり，排痰に必要な腹直筋の収縮を効率よくさせたりする技術が使用できるようになってきた．図8にあるIMDからの体幹筋のスパズムは，患者の呼吸困難を引き起こす重大な原因になっているため，SJF治療は必然となる．

### 10.7　心臓の異常による機能障害とIMDによる症候との関係（図9）

心臓の異常には，心内膜炎，心筋炎，心臓弁膜症，心筋梗塞，心臓神経症，心嚢炎，狭心症，その他の疾患が含まれる．

図9で見るように心臓の異常による機能障害は一次性の障害がIMDの症候と関係することが多い．IMDからの痛みは体幹筋のスパズムを招来し，肋骨の動きを制限することで呼吸困難を引き起こす．下肢の浮腫は心性のものもあるが，IMDからのものも重複することがある．

## 心臓の異常による機能障害とIMDによる症候

**心臓の異常による機能障害**

一次性：
- 息切れ（呼吸困難・椅坐呼吸）
- 胸痛　上肢痛
- 筋持久性低下
- チアノーゼ
- 浮腫
- 失神
- 心雑音
- 異常音・不整脈

二次性：
- 全身の生理的機能低下
- 呼吸障害（肺うっ血）
- 血痰

**IMDによる症候**

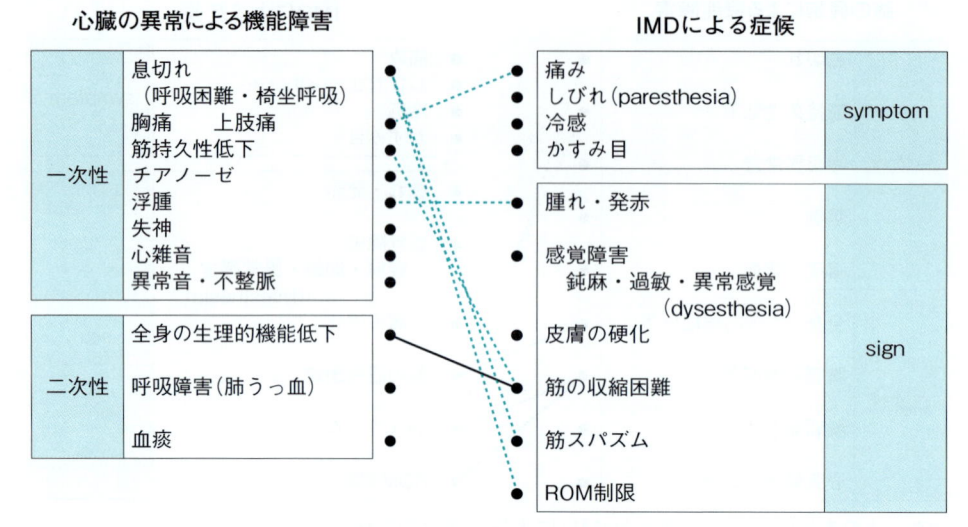

symptom：
- 痛み
- しびれ（paresthesia）
- 冷感
- かすみ目

sign：
- 腫れ・発赤
- 感覚障害　鈍麻・過敏・異常感覚（dysesthesia）
- 皮膚の硬化
- 筋の収縮困難
- 筋スパズム
- ROM制限

図9　心臓の異常による機能障害とIMDによる症候との関係

## ⑪ 各種疾患とSJF治療の実際

　SJFの唯一の適応症はIMDであるが，治療目的からするとIMDから出現する表1の症候ということになる．各疾患からの症候とIMDからの症候は，密接に関係しあって身体の同一部位に存在することが多いため，SJFで治療して即反応するIMDからの症候を消失あるいは軽減することで，原因を明確にすることが可能である．以下これまでに他院で診断・治療されたが症候が消失せず，SJFの治療を受けに外来を訪れた患者で，治療後即座に症候が消失または著明に軽減した疾患について，症候の種類と部位，それに対するSJF治療関節および治療結果について述べる．これらはそれぞれSJFの適応症と表現されてよいものである．各疾患の例はSJF治療効果のきっかけとなった一例として紹介するが，その後も同一疾患でよくみられる反応についてまとめたものである．

### 11.1 脳卒中患者でみられる片麻痺，合併する肩関節亜脱臼，視床痛，失行・失認，嚥下困難

　脳卒中における上肢の運動麻痺は，下肢の麻痺に比較して多く残存するといわれている．発病後6カ月を過ぎ，歩行はほぼ問題なく自立した患者で，肩の亜脱臼が2横指あり，上肢の運動がほとんどできない状態の症例である．腰仙関節の上方滑り法後，背部の筋スパズムが消失したと同時に肩の亜脱臼が整復された．その後肩関節の屈曲運動をさせると肩後面に痛みを訴え屈曲70°の時点で止まった．第3肋横突関節の下滑り法後この痛みは即消失した．結果この患者は肩の屈曲運動を坐位で130°まで痛みなしで可能となった．手の把握も同時に可能となっていた．その後これらの筋収縮は実用的に持続している．このような反応は脳卒中患者でよくみられるが，IMD由来の痛みは，脳卒中による運動麻痺に対して2つの現象を呈することがある．1つは筋の収縮を困難にし，腱反射も減弱させる．例にあげた患者の場合はこの例である．もう1つは筋の安静時のトーンを上げ筋スパズムを引き起こす．その結果随意運動は非協調的となる．口頭指示されて行う運動が困難となるため，運動様式は一見観念運動失行のようにみえる．この場合には腰仙関節の治療後，指示された運動が円滑になるため失行ではないことがわかる．

　麻痺側にまったく顔を向けず，半側無視をするため半側視空間失認と判定された症例があった．頸椎の第1・第2椎間関節における回旋運動に伴う接近前滑り法後，頸椎の回旋運動が可能となり，半側無視の症候は消失，失認ではなかったことが証明された．

　ベッドサイドで治療中の脳卒中患者で嚥下不能があった．嚥下運動には頸椎の第2，第3の伸展運動が

不可欠である．C2/3滑り法を実施後即この嚥下障害は消失した．

麻痺側上肢で前腕全体にわたる腫れと痛みを訴えた患者がいた．セラピストが触っただけでも激痛を訴え視床痛と診断されていた．痛みは前腕掌側および手指の把握時に小指掌側に訴えていた．第3胸肋関節の下滑り法の直後この痛みは消失した．

このように，脳卒中の患者にみられる症候は，すべて脳からくるものだという判断は，非常に危険だということがわかる．まずはSJFによってIMDを治療し，その後も残存する症候が原疾患の呈する症候であることを証明しなければならない．

## 11.2 頸髄損傷に伴う上肢のしびれ，手指の運動痛，手部の腫れ

C7レベルの頸髄損傷患者で，前腕橈骨側にしびれがあり，把握時には母指に痛みを訴え，手部には腫れがあった症例である．これらの症候の存在部位はC7レベルの神経の支配領域には関係がない．腰仙関節に対する検査でfabere障害があったため，上方滑り法を実施すると，痛みは即消失した．同時に手部にみられた腫れも消退した．腰仙関節のIMDにより，この関節とは遠く離れた上肢に関連症候があったということがわかった．母指に軽度残存した前腕橈骨側のしびれは，第2胸肋関節の下方滑り法を行って消失した．脊髄由来の症候であれば，運動および感覚障害は中枢性の支配レベルに沿って出現するので，レベルに一致しない症候であれば脊髄性ではないと疑ってよい．

## 11.3 上肢および下肢の切断にみられる断端痛，幻肢痛

前腕切断の患者で断端背側に安静時痛があったが，第3肋横突関節の下方滑り法で消失した．大腿切断患者で断端外側に圧痛を訴え神経腫と診断されていた．痛みの部位を通る神経はなかったため，腰仙関節の下方滑り法を治療として実施したところ，この圧痛は消失した．神経の走行がある付近の痛みであっても腰仙関節IMD由来の痛みは多い．他の大腿切断患者が膝の内側部に持続する痛みを訴えた．痛みを訴えた膝は大腿切断のため存在していない．これは幻肢痛と呼ばれる痛みである．痛みが膝の内側であったため腰仙関節の上方滑り法を行ったが，直後に消失した．SJFの治療で消失する断端痛や幻肢痛は臨床では多くみられ，神経腫による痛み，幻肢痛の存在さえ疑わしく思える．

## 11.4 脊椎椎間板ヘルニアにみられる上下肢の痛み，しびれ，筋力低下

椎間板ヘルニアは，頸椎でも腰椎でも発生することがある．X線で椎体間の狭窄がみられ，MRIでは髄核の突出が映し出される．しかしヘルニアそのものでは何ら症候は出現することはなく，突出した髄核によって圧迫された神経があれば，その神経の脱落徴候が出るのみである．末梢神経の脱落徴候とは，その神経に支配されている領域の筋の麻痺と感覚異常（しびれ）の2つであり，痛みは含まれていない．

椎間板ヘルニアと診断された患者が体幹を伸展させるとき腰部に激痛と，大腿内側部の痛みを訴えて外来を訪れた．2週間前の朝，洗面をしようとして体幹を屈曲した際，突然この痛みが出現したとのことであった．腰仙関節の検査でSLR 70°，fabere障害，体幹の伸展痛があった．腰仙関節の上方滑り法で痛みは完全に消失し，体幹の伸展も可能となった．このように椎間板ヘルニアと診断され痛みを主症候とする場合は腰仙関節のIMD由来のものが多い．椎間板ヘルニアによる痛みはSLRが30°までに腰部あるいは大腿後面に激痛が出ることが多い．時に仙腸関節炎によるものがあるが，関節面を近づけるように腸骨を仙骨に向かって圧すると痛みが誘発され，関節の動きを阻害するため治療が不可能となる．仙腸関節に比較すると数は少ないが，腰仙関節炎の場合もある．または腰椎の圧迫骨折によるものもあり，病理的変化があるためSJFでは反応しない．皮膚表面から骨を圧し関節を動かそうとすると痛みが生じる．この場合は決して治療してはならず，2週間ほど待って再度治療を試みればよい．関節炎による症候はSJF治療後平均6週間で消退している．

## 11.5 脊柱管狭窄症にみられる上下肢のしびれ，運動痛

患者の主訴は，2年前から歩行時に腰部と鼠径部の痛みがあり，10分以上歩けない．休むとまたしばらく歩けるが持続性はないという症例である．X線で第5腰椎と仙骨の間に高度のこり症があり脊柱管狭窄症と診断され手術を勧められた．腰仙関節の上方滑り法の結果，その日から30分以上痛みなしで歩行ができるようになった．他に手術後の患者が外来を訪れたが，大腿から下腿の外側にしびれを訴えた．このしびれは腰仙関節の下方滑り法を実施した直後に消失した．脊柱管狭窄症から出現する症候であれば傷害されたレベルと症候のある部位が神経の走行・支配領域に一致するはずであるが，これらの場合は一致していなかった．

## 11.6 五十肩にみられる肩痛および拘縮

痛くて肩が動かないだけで五十肩とは診断されない．50歳代で外傷など原因がはっきりしているものではなく，肩の痛みがあり（安静時痛と運動痛），ROMが制限されている（拘縮がある）という状態である．症例は6カ月間肩の痛みとROM制限があり，外来治療を受けていた患者である．PTは治療として肩に超音波治療と伸張運動を続けていたが改善はみられなかった．腰仙関節の検査で，BHD 10 cm，fabere障害があり，肩の外転，屈曲，外旋，内旋制限が著明であった．まず腰仙関節の上方滑り法を行ったが，直後にBHD 0 cm，肩屈曲は70°から150°に，外転は60°から130°に，外旋は30°から60°に改善した．残った内旋制限は第2肋横突関節の下方滑り法，窩上腕関節の接近純粋な軸回転法を実施し，50°から80°に改善した．腰仙関節治療直後に運動痛は激減したため，この症例は実は五十肩ではなかったといえる．長期にわたる（1〜2年間）五十肩の症候を有する患者においても，SJF治療後に夜間の安静時痛が治まることが多く，この痛みが治まると他の症候も随伴的に消退する．腰仙関節IMD由来の症候に対する治療を適切に行わなければ，治療すればするほど二次障害が広がってくるというリスクが生じる．

## 11.7 変形性膝関節症にみられる膝痛およびROM制限

2年前から体重を負荷したときに膝の内側に痛みがあり，最近は正座ができなくなったと訴えた症例である．検査でfabere障害があり，膝の屈曲ROMは120°で制限されていた．X線写真の検査で膝OA grade Ⅲと診断されていた．腰仙関節上方滑り法を行うと膝の運動痛は即消失した．その後膝に対して下腿の内旋を伴う屈曲運動を行い，膝は145°屈曲可能となった．正座ができるようになるまで同様の治療が3回必要であった．O脚といわれていた患者の膝を検査してみると，伸展制限が15°あり，体重を負荷すると膝内側に痛みが生じるため膝を外側に向けていた．靴の中に外側ウエッジを処方され使用していた．腰仙関節の上方滑り法で痛みが消失し，伸展制限が改善した．その結果O脚はみられなくなった．足底板は不要となった．

膝痛のみを訴えて外来を訪れ，X線写真上変形がまったくなかった症例の場合．膝の炎症があり腫れがあったので安静にするよう医師から言われた．それから半年後に外来を訪れたこの患者のX線写真に膝の変形が写されていた．この経過からわかることは，膝に変形があるから痛いのではなく，痛いから変形したということである．SJF治療で痛みがなくなると，変形が消失したということは，変形の原因であった痛みがなくなると，結果である変形も改善するということなのか．

## 11.8 リウマチ性関節炎（RA）にみられる上下肢の運動痛および安静時痛

RAの主症候は痛みで，緩解と憎悪を繰り返しながら変形が進行してくる．全身にわたる痛み変形のため，治療者にとっては非常に厄介な疾患と考えられている．X線写真で大腿骨頭壊死の像があり，股関節に体重がかかると鼠径部に痛みが生じるため，立ち上がりも歩行もできなかった症例である．腰仙関節の上滑り法の後痛みが消失し，立位がとれるようになった．2週間後股関節の痛みが減少したためX線写真を撮ったところ，大腿骨の骨頭は復元された像が写った．その後この患者は杖なしの歩行が可

能となった．肩，肘，手・手指に就寝中の安静時痛と運動痛を訴えたが，運動の前に腰仙関節，肋横突関節，胸肋関節，手根骨間関節のSJF治療を行うと，痛みが軽減されて運動は可能となる．しかし，日が変わると運動痛は再発することが多いため，運動の前には毎回SJF治療が必要であった．RAは原因不明の進行性疾患であり，SJF治療で治るものではないが，痛みはすべてRAからのものではない．IMD由来の痛みによってRAの憎悪が引き出されるかもしれない．憎悪期の入院RA患者に対して，朝と夕方とに治療を2回に分けてアプローチしたことがある．これは，朝の症候は就寝中動きが少ないので，動き始めに出現したのではないか，また夕方の症候は昼間動かしすぎて出現したのではないかと考えたためである．1日2回に分けたこのアプローチは成功し，症候が緩解したため退院することができた．

　これらの治療結果を考えるとPTの行った治療によって，RAの症候の程度が変わるということがわかる．うまく行った場合はよい方向に向かうが，拙劣な技術によっては悪化するという可能性がある．特に即効性のあるSJF治療は，関節に直接アプローチするため注意が必要となる．RAは関節に病理的変化があるため，SJF治療の対象としては最も対処の難しい疾患である．

## 11.9　ばね指

　手を把握すると，中指の近位指節間（proximal interpharangeal：PIP）関節が屈曲位で止まり伸展できなくなっていた症例である．運動が止まったとき他動的に伸展しようとすると，浅指屈筋腱に伸張痛があった．腰仙関節の検査でfabere障害があった．腰仙関節に対する上方滑り法を実施，中指のPIP関節の伸展運動が引っかかることなしに，円滑にできるようになった．伸展運動をするとき少し硬さが残ったので，中指のPIP関節の伸展に伴う凹構成滑りを行うと円滑になった．ばね指と診断されても，腰仙関節のみのSJF直後に症候が消失する患者は多い．腰仙関節のIMDで前腕に至る痛みが，浅指屈筋にスパズムを引き起こすのであろうと考えられる．

## 11.10　手背部のガングリオン

　手背部に硬い膨隆ができ，皮膚の上から圧すると痛みがあったが，運動には支障がなかったので放置していた症例である．1年以上経っても変わらず，硬さが骨のように感じられるほど硬くなったので不安になり，外来を受診した．X線写真では，手背部に異所性の骨像は写っていなかった．腰仙関節下方滑り法の後で膨隆部は少し柔らかくなった．それから2週間してこの膨隆部はふにゃふにゃになり，3週間で皮膚の上からではわからなくなった（消失した）．ガングリオンが腰仙関節のSJF後消失する患者は多いが，初回のSJFでガングリオンに何らかの変化がなければ，治ることはなかった．

## 11.11　腱鞘炎にみられる手指の運動痛

　指の伸展，屈曲に伴い手関節付近に痛みが発生すると，多くは腱鞘炎と診断され，腱鞘に痛み止めの注射をされることが多いようである．ところが麻酔注射の後も痛みが消失しない患者が多い．これは腱鞘に炎症がない証拠となる．腱鞘に炎症が起これば，痛みだけではなく腫れも生じるため，腱鞘の内容が狭窄になる．その中を腱が滑ると捻髪音のような異常な音がするのが普通である．異常な音がしなくて運動痛がある場合には腰仙関節，第2，第3肋横突関節，第2，第3胸肋関節，手根骨間関節にIMDが生じていることが疑われる．腰仙関節から順に治療を進めていき，症候が消失した時点で治療を終了する．この場合，手関節付近の関節まで治療を進めるケースはまれで，胸肋関節の治療までで症候が消失する場合が最も多い．整形外科外来で腱鞘に麻酔注射を受けたが，指の伸展痛がまったくとれない症例で，有頭骨舟状骨間関節のSJFで痛みが消失した例がある．

## 11.12　生理痛

　生理が始まると腰痛，腹痛，鼠径部に痛みが発生，基本的動作にも支障をきたすほど重度の訴えをする患者もいる．生理期間中のみの痛みであるから，我

慢して生理が終わるのを待っている患者が多い．しかし腰仙関節の検査をし，異常があればSJF治療をしてみる価値は十分ある．fabere異常であれば上方滑り法を，fadire異常であれば下方滑り法を行えばよい．治療後，生理痛といわれている痛みは消失するものが多い．

## 11.13 ぎっくり腰

出張中のホテルで朝起きたとき，考えられる痛みの誘因はなかったが，腰部に激痛が走り立ち座りも歩行もできなくなった症例である．何とか新幹線に乗って自宅に帰り，近医に入院した．椎間板ヘルニアと診断され，神経ブロックを3回施行したが，腰部の痛みはまったく軽減しなかった．2週間の入院で安静を保ちながら整形外科での保存療法を受けたが，変わらないので退院し外来受診となった．

痛みの部位は左殿部，大腿外側，足外側にあった．SLRは45°，fadire障害，寝返り時に腰部の激痛があった．左腰仙関節の下方滑り法を行った直後に腰部の激痛は消失した．寝返りも楽にできるようになった．足外側の痛みが残存したが，距踵関節の接近軸回転法で消失した．

ぎっくり腰の症候で受診した患者の90％以上は，考えられる誘因がないものであった．本症例のように病院に入院し2週間ほどベッド上で安静をしているにもかかわらず，痛みは減少していない．麻酔注射をしても効果がないことで，神経性の痛みではないことが証明されるし，安静を保っても痛みが減少しないことで，単に関節の炎症ではないということがわかる．その症例に対してSJF治療後即痛みが消失したことで，腰仙関節IMDが原因であることも証明されたことになる．

## 11.14 シンスプリント，こむら返り

ハードル競技の選手が，ハードルを飛び越え踵で体重を支えたとき，アキレス腱の部分に痛みが生じるという訴えで受診した症例である．腰仙関節の検査ではfabere障害であったため，腰仙関節の上方滑り法を行った．その後ジャンプして接地するときの痛みは消失した．他の競技選手においても原因不明のアキレス腱部の痛みはシンスプリントといわれているようであるが，腰仙関節のSJFで痛みが消失する患者は多くみられる．

こむら返り（cramp）が起こったときには，筋を伸張すればすぐ治まるため，それ自体は起こっても問題はないようである．しかし，なぜ起こるかの原因がわかっていないので，再発するたびに痛みに悩まされる．こむら返りが起こっている最中に，腰仙関節の上方滑り法を行うと即治まった．毎日夜間にこむら返りが起こって睡眠を妨害されていた患者であったが，腰仙関節SJFで治まってからはそれ以後3カ月間にわたってこむら返りが起こることはなかった．3カ月後に再発して受診してきたが，そのときも腰仙関節の下方滑り法を行って治った．この症例から，こむら返りは腰仙関節IMDが原因の場合があるということがいえる．

## 11.15 下腿ギプス固定後の下垂足

脛骨高原骨折後，膝から足関節にかけてギプス固定が6週間なされた．ギプス固定がはずされて足関節の背屈が自動的にはできなくなっていた症例である．整形外科ではギプスによる圧迫で末梢神経麻痺と診断されていた．腰仙関節の検査でfabere障害があり，腰仙関節の上方滑り法を行い，直後に足関節の背屈が自動的にできるようになった．この症例では感覚障害も痛みの発生もみられず運動麻痺のみであった．同様の症例は同病院で6例続いた．異なる病院から転院してきた脊髄損傷の患者で，足関節の背屈ができない患者がいたが，腰仙関節SJFの直後に運動ができるようになった例もあった．

## 11.16 骨折後の関節拘縮

下腿骨骨折によって膝と足関節を4週間ギプス固定した後，膝関節のROM制限をきたした症例である．膝関節は屈曲0°から90°の可動域があった．腰仙関節テストではfabere障害で，腰仙関節の上方滑り法を行った．膝関節の屈曲は120°となった．大腿前面の四頭筋にスパズムがあったため，腰椎第2・第3椎間関節（L2/L3）の下方滑り法を実施，屈曲は130°になった．その後膝関節の接近軸回転法を行っ

て屈曲をさせた結果140°まで屈曲できるようになった．その後2回の膝関節への治療が必要であったが，正座ができる150°まで屈曲した．

膝蓋骨骨折後，膝の屈曲制限が生じ90°までの状態で6年前退院した症例である．腰痛があり受診したが，腰仙関節の検査でfadire障害がありL5/S1下方滑り法を行った．治療前膝90°屈曲制限のため計測不能であったBHDが，SJF後15 cmとなった．膝が120°まで屈曲したからである．6年間90°であった膝が即座に120°に増大した結果から120°までは拘縮ではなかったということが証明された．腰痛は即座に消失した．その後外来通院で膝のROM治療を続け，2カ月後正座ができるようになった．このとき使用した膝周囲の筋に対する長さ増大の技術は接近延長法（close lengthening）である．これまでの他動伸張法では得られなかった効果のある新しい技術である．ROMの増大において使用するのは例外なく関節の動きであるから，関節を抵抗なく動きやすくなる潤滑機構を利用した接近法を使用すべきである．拘縮に対する効果的な治療は，伸張法（stretching）ではなく延長（強制他動的ではない）法（lengthening）である．

## 11.17 原因不明のめまい，耳鳴り

6カ月前からめまいがあり，内科受診して投薬を受けても改善しなかった症例である．頸部の後面に運動痛があり，めまいは回転性で起き上がりのとき突然起こるため，危険性があり不安を抱いていた．脊柱起立筋の内側に沿って筋スパズムがあり，腰仙関節の検査ではfabere障害であった．腰仙関節の上方滑り法を実施，起き上がり時のめまいは消失した．脊柱起立筋のスパズムも消失した．残存する頸部の運動痛は頸椎第1・第2椎間関節の接近軸回転法で消失した．同内科診療所からめまいの症例紹介が5例続いたが，全員にこの症例のような効果がみられた．

耳鳴りが反応したのはRA患者において，第2・第3頸椎椎間関節の滑り法を行った後であった．頸部後面上方，耳の後ろ付近の筋にスパズムがあったためC2/3の滑り法を行ったが，直後に耳鳴りが止まった．腰仙関節のみのSJFで耳鳴りが止まる症例もあるため，まずは腰仙関節の検査がなされるべきである．

## 11.18 顎関節症

1年前から口の開きに制限がきたされ，開口しても2横指の距離しか開かなくなった28歳女性の症例である．歯科にてマウスピースを作成してもらい使用していたが，改善はみられず，顎関節の動きとともに雑音が出るようになり，音の出るときには顎に痛みがあった．腰仙関節の検査ではfadire障害であった．腰仙関節に対して下方滑り法を行い顎関節の運動範囲は正常になった．動きの途中で雑音が残ったので下顎骨の凸の法則に基づく前方への滑り法を行いこの音は消失した．他の症例で，開口制限はないが最大に開口すると閉まらなくなるという訴えで受診した36歳女性の症例があったが，これも腰仙関節の下方滑り法で症候は消失した．顎関節症の場合，腰仙関節，顎関節以外に第2・第3頸椎椎間関節の治療が加えられることもある．

正常の咀嚼運動では，顎関節のみの運動ではなされず，特に頸椎第2・第3椎間関節の運動は欠くことができない．机の上に顎をおき，咀嚼運動をしてみると下顎骨はまったく動けないが咀嚼運動はできる．頸椎第2・第3の椎間関節での屈曲・伸展運動によって大後頭骨のほうが動くからである．下顎骨を固定しない坐位，立位での咀嚼運動においてもこれらの運動は共同して起こっている．頸椎椎間関節でのIMDの発生頻度は比較的高いので，顎関節の異常があれば，頸椎の関節障害からの影響にも注意を配る必要がある．

## 11.19 偏頭痛

2カ月前右側頭部が割れるような痛みに襲われ，内科を受診し処方された薬を服用したが，軽快しなかった51歳女性の症例である．検査でfabere障害があった．痛みは右僧帽筋から側頭部にかけてあり，就寝中の痛みが最も障害になると訴えていた．腰仙関節の上方滑り法とC2/3椎間関節の頸椎伸展に伴うC2関節面の後下方滑り法で僧帽筋の痛みと筋スパズムが消失した．C0/1椎間関節の屈曲に伴うC1前方滑り法で側頭部の痛みは消失した．就寝

中の痛みについては翌日電話にて確認したが，消失していた．内科では頭部の血管スパズムによる痛みなので，筋弛緩剤を投与したとのことであったが，効果はなかった．SJFで血管のスパズムが消失しても不自然ではない．痛みが消失したから，それによって血管スパズムが消失したようであった．したがって血管の平滑筋を弛緩させる薬剤は功を奏することがなかったのであろう．

## 11.20 肋間神経痛

2週間前から深呼吸あるいは咳をしたとき胸部に生じた痛みが続いた症例である．整形外科では肋間神経痛と診断され湿布を処方された．1週間経っても痛みが消退しないため内科で診察してもらうと，肋膜炎と診断された．ここでも同じ湿布を処方された．湿布では痛みが反応しなかったので，PTに治療が依頼された．痛みは左第5肋骨に沿ってあり，圧痛もあった．腰仙関節の検査ではfabere障害があった．腰仙関節の上方滑り法を行ったが，この痛みに変化はなかった．次に第5肋横突関節の下滑り法を行うと即痛みは消失した．胸部の痛みは背部の肋横突関節から，前部へと放散していた痛みだったのである．肋軟骨の骨折はX線に写らないため，このように肋骨に沿った痛みがあると肋軟骨骨折と診断される場合がある．ところが1カ月経っても痛みが消失しないため，骨折は疑わしくなる．胸部，背部のこのような痛みは，肋横突関節あるいは胸肋関節のIMDから生じるものが臨床では多くみられている．

## 11.21 むちうち症に伴う頸部の運動痛，頭痛，めまい，吐き気などの不定愁訴

1年前交通事故に遭い，当初は頸部の運動痛のみであったが，頸椎牽引を外来通院で続けているうち頭痛，めまい，吐き気などの症候が出てくるようになった症例である．頸部の痛みは僧帽筋上部線維にあり，スパズムもあった．検査ではfabere障害があった．腰仙関節の上方滑り法を行った途端，頸部の痛みが消失，運動が軽くできるようになった．他のめまい，吐き気，頭痛も消失した．治療を終了しようとしたが，頸部の回旋ROM障害が残存していた．C1/2椎間関節の接近軸回転法で回旋運動は正常範囲となった．

むちうち症と診断されながら，急性期に腰仙関節のSJFを実施して頸部の運動痛の消失，またこのような不定愁訴が出現しなかった症例を考えると，むちうち症という外傷の成立が真実なのか疑問である．

## 11.22 坐骨神経痛

腰痛を訴えながら長期間経過し，腰痛より大腿後面の痛みが強くなってきた症例である．痛みは大殿筋から外側ハムストリングスにかけて存在していた．坐骨神経の走行とは一致していなかったので，検査をするとfadire障害があった．BHDは8cmであった．腰仙関節の下方滑り法を実施すると，BHD 0cm，痛みは即座に消失した．坐骨神経に沿った痛みのみが坐骨神経痛といわれてよいが，原因が何かを明確にしないかぎり，症候名のみあげても治療の方法は決まらない．

## 11.23 変形性股関節症

先天性股関節脱臼が小児期にあり，65歳になったとき右股関節に痛みが出た．X線写真で股関節の変形が写り変形性股関節症と診断された女性の症例である．痛みは3年間続き股関節の全置換術を進められたが，手術は受ける気がなくSJFを受けるために外来を訪れた．股関節のROMは屈曲85°，外転20°，外旋10°，内旋5°であった．痛みは股関節屈曲のとき鼠径部にあった．開排制限があったためfabere障害といえるかどうかは不明であった．腰仙関節の上方滑り法を行ったところ，股関節屈曲時の鼠径部痛が消失，屈曲が100°までできるようになった．他の運動範囲も各運動で10°ずつの改善があった．それ以後股関節の接近純粋軸回転法を行い，3カ月間継続した．ROMの変化はさらに各運動において10°ずつ増大した．歩行時の股関節痛が消失したため症例は外来通院を中止した．先にも述べたが，変形があるから痛みが出ると思うのは早計である．痛みが消

失して歩行を行い，2年後に大腿骨頭の変形が修復されたケースもある．変形が修復されるまでには長期間の時間が必要である．

## 11.24　自律神経失調症

1年前から「肩こり」が起こり，右上肢にしびれが出てきた．時々右手が腫れることがあるが，2～3日で消退するため放置していた．肩から上腕外側，前腕橈側に運動痛が出てきたことと，目がかすむので内科受診し自律神経失調症と診断された．鎮痛剤を処方され服薬していたが症候が変化しないので受診した49歳女性の症例である．検査でfadire障害があった．L5/S1の下方滑り法を実施した．肩の痛みは消失したが，上腕，前腕に至る痛みが残存した．第3肋横突関節および第2胸肋関節の下方滑り法で上肢の痛みは消失した．SJF治療後2週間して外来を訪れたが，目のかすみ，肩痛，上肢の痛みの再発は起こらなかった．疾病あるいは外傷など正常と異なる変化が体内で起こると，一般的には自律神経が反応し，正常とは異なる現象がみられるようになる．結果は自律神経が失調しているということであるが，その原因が何かで治療の方法は異なってくる．腰痛症，坐骨神経痛などと同様症候名のみでは治療法は決められず，原因疾患の診断をされることが重要である．

## 11.25　偏平足にみられる足部痛

3カ月前から足底に痛みを訴え整形外科を受診し，偏平足による痛みと診断された症例である．内側アーチの足底板を処方されて使用したが，かえって痛みが強くなったとPTに治療を依頼された．検査ではfabere障害であった．腰仙関節の上方滑り法で痛みは半減した．加えて第1足根中足関節の接近軸回転法で痛みは消失した．足底板を使用して歩行すると再度痛みが出たため，使用を中止した．偏平足は正常の足でも多くの人でみられており，痛みの原因と考えるのは早計であろう．

## 11.26　捻挫，打撲痛

2カ月前にバレーボール競技中に右足をくじき，それ以来内果の下部に歩行時痛が残存した症例である．捻挫の治癒する期間は一般的には6週間である．6週を超えて痛みが続く場合はこの痛みが捻挫からのものではなく，IMDからのものが多い．この症例は検査でfabere障害があった．腰仙関節の上方滑り法を行い即座に足部の痛みが消失した．背屈角度に制限が10°あったが，距骨下関節の接近軸回転法でROMは正常になった．

打撲痛の症例は交通事故に遭い，左胸部を強打した．それ以来左胸部が呼吸をしても痛くなり6カ月経っても消退しなかった．検査ではfabere障害があった．腰仙関節の上方滑り法を行ったが胸部の痛みは少し軽くなっただけであった．痛みは第7肋骨に沿っていたため，第7肋横突関節の下方滑り法を行うと即座に痛みが消失した．

捻挫，打撲などの外傷に伴う痛みは，一定期間経ち外傷が治癒すると痛みも消失するのが普通である．これらの症例のようにいつまでも続く痛みは，どこかのIMDからの関連痛と考えたほうがよい．

## 11.27　肩こり

肩こりで病院外来に来る患者は少ない．しかし腰痛が長期にわたり持続したり，僧帽筋のスパズムのために頭痛まで引き起こしたりする症例もある．肩から頭にかけて痛みが出て勉強ができないという訴えで受診した8歳の女児がいた．検査ではfadire障害であった．まず腰仙関節の下方滑り法を実施したところ，僧帽筋のスパズムが消失し首の伸展時の痛みが消失した．頸部の回旋時の痛みはC1/2椎間関節の接近軸回転法で消失した．左側屈時の右頸部の痛みが残存していたが第2肋横突関節の下方滑り法で消失した．肩こりは老人にしか起こらないものではない．

## 11.28　胸郭出口症候群

6カ月前から肩甲部痛と肩から上腕腹側にかけて

しびれ，それに右上肢のだるさを訴え，時にめまいがあるという症候を有する女性の症例である．他院で胸郭出口症候群と診断され，外来通院で肩にホットパックをした後，肩甲帯筋力増強運動を受けていたが，症候の軽快がみられず，手術を勧められた．手術を拒否したため治療を打ち切られた．検査ではfabere障害があった．まず腰仙関節の上方滑り法を実施したところ，肩甲部痛が消失した．上腕のしびれは第2胸肋関節の下方滑り法で消失，右第3肋横突関節に対する下方滑り法で物を持ったときの右上肢のだるさがなくなった．結局1回のSJF治療で患者の訴えた症候はすべて消失した．IMDの治療で消失した症候のみであったということは，当該症例は胸郭出口症候群ではなかったということになる．

## 11.29 筋筋膜性腰痛症

腰痛を訴える患者の約30％が筋原性の痛みで，発症から3カ月経つとほとんど治癒するとされているようである．腰痛があり整形外科を受診した38歳男性の症例である．X線写真およびMRIで骨の異常がみられなかった．筋筋膜性腰痛症と診断されホットパック，腰椎牽引，腰痛体操を4カ月間外来通院で続けたが，痛みは軽減しなかった．SJFの治療を依頼され検査したが，fabere異常，脊柱起立筋の正中部に筋スパズムがあった．痛みは右腰部，右大腿内側部，膝の内側部にあった．腰仙関節の上方滑り法を行った直後にこれらの痛みは消失した．他の例も含めて筋原性の痛みの存在は疑わしい．SJF治療の結果，他院で筋筋膜性腰痛症と診断された患者の痛みは，すべて治癒している．

## 11.30 野球肩，テニス肘

2週間前から投球動作のときに肩外側に痛みが生じ，湿布をしながら野球を続けていたが，痛みが夜間に出だして眠れない日が続くようになった21歳の男性の症例である．痛みの部位が肩外側であったので，肩鎖関節の滑り法を行ったところ肩の痛みは消失し，投球時の痛みもなくなった．1週間後再来院したが同じ部位に痛みが再発していた．検査でfadire障害があった．L5/S1椎間関節の下方滑り法を行うと痛みは即消失した．2週間後に外来を訪れたが，肩の痛みおよび夜間痛はまったく消失していた．肩鎖関節SJFで痛みの消失がみられたのは，肩鎖関節の二次性のIMDが発生していたのである．この場合のように二次性のIMDの治療のみでは再発を免れない．

テニス肘の症例は，テニスをクラブで週2回していて，肘の外側に痛みが生じた．整形外科で上腕骨外側上顆炎と診断され，麻酔注射をされたが痛みは消失しなかった42歳の女性の症例である．検査ではfadire障害があった．痛みは肘を伸展したときの最終域において発生していた．L5/S1の下方滑り法の後，肘の伸展痛は軽減したが残存した．第3肋横突関節の下方滑り法を行っても痛みは完全には消失しなかった．橈骨頭の肘伸展に伴う背側への滑り法を行った直後に痛みは完全に消失した．

## 11.31 肺癌に伴う背部痛

肺癌末期の患者が，胸部の痛みと体幹伸展時の腰部の激痛を訴え，モルヒネの投与をすることになったが，家族が拒否しSJFの治療を依頼された．患者は24時間持続する痛みで仰臥位になれず側臥位で体幹を屈曲したままでいた．L5/S1の上方滑り法を実施した後患者はため息をつきながら，体幹を伸展し仰臥位になった．伸展時の痛みが消失したのである．胸部の痛みが残存したため，第2胸肋関節の下方滑り法を行い，この痛みは消失した．その後2週間痛みは発生せず夜眠ることもできたが，2週後痛みが再発した直後患者は亡くなった．癌患者の痛みはすべて癌から発生するとはかぎらない．

以上の症候あるいは疾患が適応症（indication）ともいえるものである．これとは逆に，SJFを行うと症候が悪化する禁忌症（contra-indication）として，①骨髄腫瘍，②急性関節炎，③骨折部，④骨髄炎，⑤RA憎悪期があげられ，不適応（extra-indication）として，①脱臼関節，②脊椎辷り症，③脊柱変形，④関節変形があげられる．

## 参考文献

1) Mennell J McM : Back Pain, Diagnosis and Treatment Using Manipulative Techniques, Little Brown & Co., 1960.
2) Feinstein B, et al : Experiments on pain referred from deep somatic tissues. J Bone Joint Surg Am 36-A : 981-997, 1954.
3) Paris SV : Extremity Dysfunction and Mobilization, Course Notes, Institute of Graduate Health Sciences, 1979.
4) Cyriax J : Textbook of Orthopedic Medicine, 7th ed, Bailliere Tindall, 1978.
5) Macnab I : Backache, The Willams & Willkins Co., 1977.
6) Maigne R : Orthopedic Medicine: A New Approach to Vertebral Manipulations, translated and edited by Liberson WT, Charles C Thomas Publisher, 1972.
7) Maitland G : Vertebral Manipulation, 4th ed, Butturworth-Heinemann, 1977
8) Kaltenborn FM : Manual Therapy for The Extremity Joints, Specialized Techniques: Tests and Joint-Mobilization, Olaf Norlis Bakhandel, 1976.
9) White AA Ⅲ, et al : Clinical Biomechanics of the Spine, J. B. Lippincott Co., 1978.
10) 宇都宮初夫：関節ファシリテーション冊子，第1，2，3，4，5版，2000-2004．
11) 博田節夫（編）：関節運動学的アプローチ，第1版，医歯薬出版，1990．
12) 笹田　直，他：バイオトライボロジー―関節の摩擦と潤滑―，産業図書，1988．
13) 福田智美，他：腰仙関節及び仙腸関節治療による有痛性肩複合体可動域制限改善効果．第5回JF研究会発表．JF研究会誌 5：48-53, 2005．
14) 宇都宮初夫：治療的検査法―機能障害の原因を確定するために―．関節ファシリテーション（SJF）研究会関東支部主催東京講演会資料，2006．

# 第6章
# 症候別理学療法とSJF

　理学療法（PT）は，身体的治療の技術および科学であり，治療的運動，教育指導，温熱，寒冷，光線，水，マッサージおよび電気を治療手段とする．また作業療法（OT）とは，作業を治療目的に応じて治療に応用する分野である．これらに共通するのはその治療目的であり，手段の違いで分けられているが，治療医学の分類からすると，物理医学（physical medicine）に属する治療技術である．治療目的には疾患自体を治療することは含まれず，疾患から招来する症候の改善に限定されている．その治療手段のほとんどは「対症療法」であり，「原因治療」は含まれていない．それにもかかわらず，わが国では「疾患別理学療法」という用語が使用されている．この用語からすれば，疾患に対する直接の治療法という印象を受けるが，実際は疾患からの症候に対する治療が大半である．したがってこのような用語の使用は，他の分野からみれば誤解を招くので，内容を明確に示す用語として「症候別理学療法」とするのが正当である．

　表1は各臓器における障害とそこから招来する症候を示したものである．知識の整理をするときには「障害別理学療法」が便利である．たとえば脳の異常には，脳卒中，脳性麻痺，頭部外傷，脳腫瘍，脳炎，脳動静脈奇形，パーキンソン病などがある．脳という器官にどのような病変が起こっても，傷害された部位が同じであれば，同じ障害が生じるので，脳障害，脊髄障害，筋障害のように表の縦割りで整理することができる．ところが治療技術でみてみると，縦割りでは同じ治療技術は使用できない．そこでこの表を症候別に横割りで整理してみると，どの障害でもみられる共通する症候があり，それらに対する治療技術は同じ方法となる．対症療法としての理学療法技術は，治療目的別に存在するため，それぞれの治療技術を確実に実施することが肝要である．

　図1は理学療法の治療目的とその治療対象である機能障害を表したもので，運動麻痺に対する治療に際して知らなければならない内容の例である．温熱，水，電気などを治療手段とする物理療法の治療目的は，痛みの軽減と循環の改善であり，運動を治療として使用する治療的運動の目的は，ROMの維持・増大，筋の強さの維持・増大，筋持久性の維持・増大，協調性の獲得，全身生理学的機能の維持・増大である．OTで作業を利用する運動性作業療法の目的は，PTの治療的運動のそれと同じである．筋の強さは，筋に収縮をさせる神経の機能があって初めてなされるが，脳からの命令を筋に伝える神経系の，どこで障害が起こっても麻痺という形で目の前に現れてくる．機能的予後は，神経系のどの部位で病変あるいは外傷が起こったかによって決定される．その他に廃用性で弱化がみられることもある．このように筋の強さの障害は，その原因によって様々な様相を呈するもので，治療して完全に元通りに回復するものから，一部の回復で止まるものまである．筋の強さの障害の回復は，弱化を招いた原因によって決まるため，症候の原因の確定，すなわち診断が非常に重要となる．

**表1　障害別機能障害と症候**

| 障害 | 臓器 | 脳 | 末梢神経 | 筋 | 関節 |
|---|---|---|---|---|---|
| 機能障害 | 一次性 | 知能障害<br>失行・失認<br>失語<br>運動麻痺 | 運動麻痺<br>感覚障害<br>栄養障害 | 筋力低下<br>筋持久性<br>ROM制限 | ROM制限<br>ROM過剰<br>痛み |
|  | 二次性 | 拘縮<br>筋力低下<br>痛み | ROM制限<br>筋力低下<br>痛み | ROM制限<br>筋力低下<br>痛み | 拘縮<br>筋力低下<br>痛み |

# 第6章 症候別理学療法とSJF

| 物理療法の治療目的 | 治療的運動の治療目的 |
|---|---|
| 1. 疼痛の軽減<br>2. 循環の改善 | 1. ROMの維持・増大<br>2. 筋の強さの維持・増大<br>3. 筋持久性の維持・増大<br>4. 協調性の獲得<br>5. 全身生理学的機能の維持・増大 |

疾患別理学療法 ⟶ 症候別理学療法

理学療法は対症療法である ⟶ 疾患を治療する技術は何一つない

etiology ⟶ disease ⟶ loss of function ⟶ impairment ⟶ disability ⟶ handicap

| anatomy | pathology |
|---|---|
| physiology | dysfunction |

症候 | symptom / sign

症候とimpairmentの相違は？　　症候はすべてimpairmentに含まれる

## 症候

**麻痺**（弱化---抵抗運動）

運動

**障害部位**
- 脳（錐体路）
- 脊髄
- 前角細胞
- 末梢神経
- 神経筋接合部

**特徴**
- 筋萎縮
- 筋緊張
- 腱反射

**麻痺の範囲**
- 単麻痺
- 二肢麻痺
- 三肢麻痺
- 四肢麻痺

**麻痺の程度**
- 完全麻痺
- 不完全麻痺
- 痙性麻痺

感覚

**病理的変化**
- 出血
- 梗塞
- 動静脈奇形
- 腫瘍
- 外傷
- 炎症
- 変性
- 無酸素症

協調性障害

疲労

ROM制限

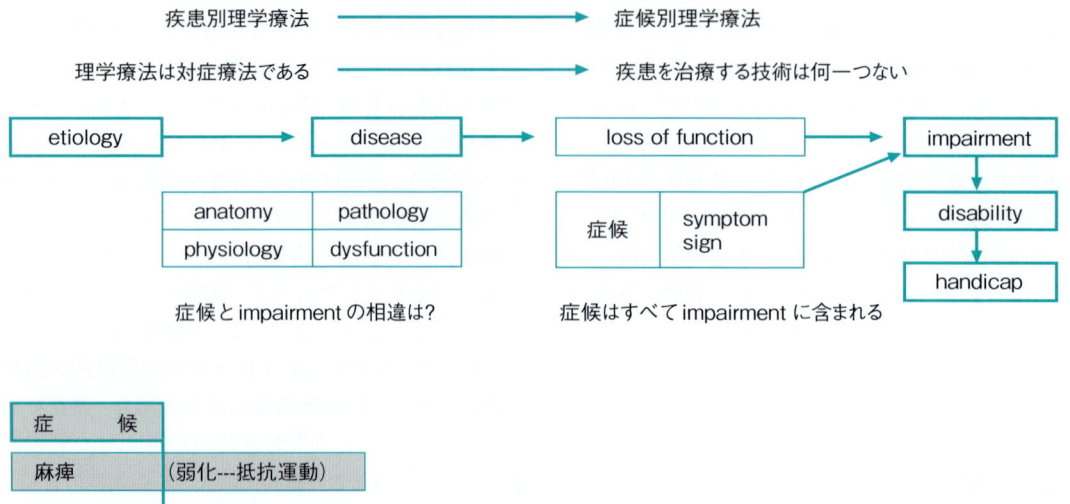

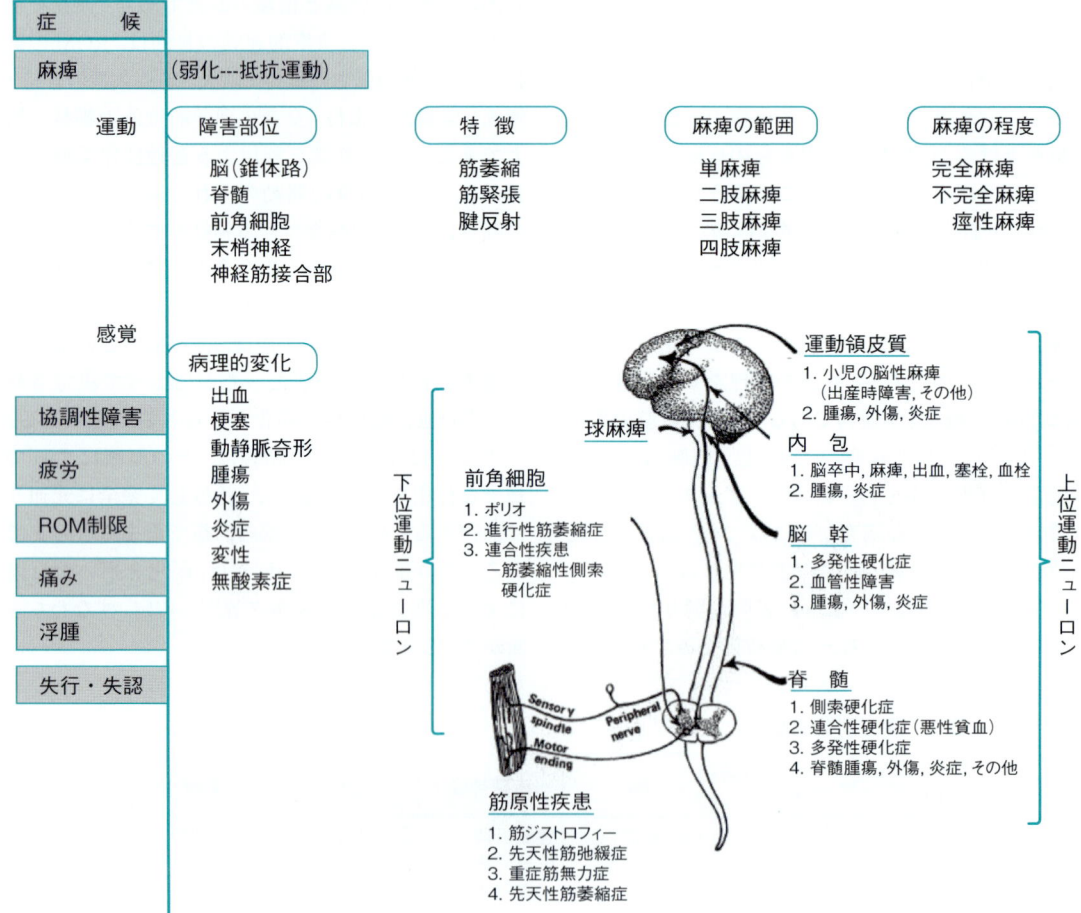

痛み

浮腫

失行・失認

下位運動ニューロン：

**前角細胞**
1. ポリオ
2. 進行性筋萎縮症
3. 連合性疾患
   — 筋萎縮性側索硬化症

**筋原性疾患**
1. 筋ジストロフィー
2. 先天性筋弛緩症
3. 重症筋無力症
4. 先天性筋萎縮症

球麻痺

上位運動ニューロン：

**運動領皮質**
1. 小児の脳性麻痺（出産時障害, その他）
2. 腫瘍, 外傷, 炎症

**内包**
1. 脳卒中, 麻痺, 出血, 塞栓, 血栓
2. 腫瘍, 炎症

**脳幹**
1. 多発性硬化症
2. 血管性障害
3. 腫瘍, 外傷, 炎症

**脊髄**
1. 側索硬化症
2. 連合性硬化症（悪性貧血）
3. 多発性硬化症
4. 脊髄腫瘍, 外傷, 炎症, その他

**図1　理学療法の治療手段＝物理療法と治療的運動**

以上述べたように，PT・OTの本来の治療手段はそのほとんどが「対症療法」に位置していて，原因療法に関しては無力の時代が長い間続いていた．しかしSJFの技術の進化によって，疾病・機能障害・能力低下に対する新しい効果的な治療および訓練が可能となってきた．ことさら対症療法よりも疾病に対する「原因療法」が可能となったことが重要なことである．なぜなら多くの機能障害が1つの原因となる疾病から生じているので，治療して改善させると，それから生じる機能障害の多くが消失するからである．

　IMDは機能障害の原因となっているため，機能障害（impairment）のなかに含まれないでdiseaseに含まれる．diseaseの［dis―］は［―ではない］，［ease］は［安寧，やすらか］を意味する用語で（安らかではない状態）という意味である．これに病理的変化を伴うものと，病理的変化はないが異常な状態が含まれるのである．IMDは病理的変化のない機能的に障害された状態であり，治療が適切に行われると即座に症候が消失する．関節内運動の障害は麻酔注射や痛み止めの薬剤では功を奏さないのが特徴で，徒手の操作でのみ治療可能である．即効性であるため，他の病理的変化を伴う病気からの症候であるか否かは，SJFで特定の関節治療をして，消失したものはIMDからである．この手法は医療において，直接治療に携わる業種（医師，歯科医師，PT，OT）にとって，他のどんな治療よりも先んじて行わなければならないため「先行治療（advance treatment）」と命名した．患者の訴える痛みの多くはIMD由来のものであることが判明し，物理療法の治療は大半が不要となってきた．CRPS type Iの治療もSJFで改善させることが可能となってきた．

　治療的運動では，拘縮によるROM制限がclose lengtheningで増大，筋力低下はquick inverse slidingによる筋収縮活性化に続いての抵抗運動で増強し，同じく持久性の運動が真の疲労が起こるまで収縮させることが可能となり，関節内の摩擦抵抗をSJF治療によって軽減させ協調性運動を獲得させることが可能となってきた．このように治療的運動の治療目的のすべてがSJF治療を加えることで効果的になってきたのである．

　さらに2009年からは，これらの機能障害の即効的な効果を動作障害の原因解明とともに，可能となった運動を動作の一部として組み込み，訓練技術に取り入れたため，動作困難の改善，動作の自立性がこれまでよりもはるかに早期に獲得できるようになってきた．このような訓練法は動作の自立性を早めることから「動作促進法」と定義した．

　このようにSJF技術はこれまでの「対症療法」を「原因療法」から「動作促進法」までにと，新しく変貌させてきたのであるが，それぞれの機能障害の治療目的達成のためには，原疾患が何であれ治療技術に原則となる原理が存在しているのである．たとえば「麻痺」による筋力低下が回復するときには，増大のために患者の自動的な筋の収縮と，増強に適刺激となる「負荷」が絶対に必要である．中枢神経疾患であれ，末梢神経損傷であれ，このことは同様に欠くことのできない原理である．ROMの増大のためには「伸張」は禁忌で「延長」でなければならない，などである．

　SJFのたどってきた道程はこの治療技術自体の原理を普遍的なものとしてきたのである．PTもOTも，自己の専門である治療技術の原理原則をまず理解し，身につけなければならない．それができてから次に，各種疾患からの症候の特徴に焦点を合わせなければならない．例として，脳卒中による運動麻痺は，分離運動が出るようになるまで抵抗運動を控えなければ，連合運動が出るようになる．末梢神経麻痺による麻痺の回復には初めから抵抗運動が適応になる，脳卒中の四肢関節ではゆっくり動かさなければ痙縮が運動を妨害する，などである．治療技術の拙劣な状態にあるもの（学生とか免許取得直後のPT・OTなど）が「疾患別理学療法・作業療法」などとして，疾患に特徴的な対処を先に学習すると，治療技術の大原則を理解することができないので，技術の応用ができなくなる．疾患の治療を専門とするのは医師であり，PT・OTはあらゆる疾患から由来する共通の症候を治療するのが専門である．したがって，単一疾患からの症候のみをいかにうまく治療できたとしても，他疾患からの症候の治療（応用）ができない者は，治療技術者としてのPTとかOTとはいえない．技術習得順序を間違えたり，逆転したりしてはならないのである．

　ここでは次の症候に関する「症候別理学療法とSJFとの関係」について述べる．

　1. 痛み，2. ROM障害，3. 筋の強さ障害，4. 筋持久性障害，5. 協調性障害，6. 呼吸障害である．

# 1 痛み

## 1.1 概要

　痛みという日本語には「悪い」「嫌なもの」「取り除かなければならないもの」という印象がある．ところが英語のpain, -acheには「警告」という意味がある．そうすると，英語圏の国では，pain自体は悪いものではなく「正常ではない異常な状態を知らせているシグナル」とでもいうような意味合いで受け取られているようで，painは治療対象にはならないことになる．考えてみると確かに，痛みについては，大きさ，形，匂い，色，味など誰にも言えない．つまり痛みには実体がないのである．ないものは治療するわけにもいかず「痛みの治療」という用語はありえないことになる．痛みが治療対象とならないとすると何が治療対象になるのか？　「原因のない痛みはない」，この「痛みの原因」が対象になるのである．したがって「痛みの原因治療」が正しい使用法であろう．

　図2は痛みと機能障害との関係図であるが，痛みの存在によって様々な機能障害がきたされていることを示したものである．

　ROMの制限は物理的な要因でしか起こらず，拮抗側に存在する軟部組織の伸展性が喪失するか，筋が随意的あるいは反射的に収縮した場合に現れる．関節を動かしたときに生じる痛みがあれば，拮抗筋の反射的収縮が起こるため，ROMが物理的に制限される．あるいは随意収縮が拮抗筋に起こっても制限される．この場合には，随意弛緩をさせれば制限が解消する．

　「拘縮」はこの原因ではあるが，ROM制限そのものではない．これは軟部組織が，他動的に引っ張っても，もとの長さにならなくなった病的状態を指す用語である．このように軟部組織の伸展性が失われた病的状態として定義されているものであり，「関節拘縮」など硬部組織が含まれての使用はない．たとえば「筋拘縮」「関節包拘縮」「皮膚拘縮」などの使用法が正当であり，どの組織が拘縮であるかによって治療方法はまったく変わってくる．関節に不動の状態が長期にわたると，動かなくなると思われているようであるが，単に動かないだけではそうはならない．多くの場合，痛みがあってこれを防御するために，筋線維の攣縮［スパズム（spasm）］が生じ，この筋線維を他動的に伸張していると拘縮に陥る．

　筋の強さの低下は，痛みがあると筋の収縮ができなくなるために起こる．逆に筋の強さが弱くて痛みが出てくることは考えにくい．腰痛患者で，痛みを訴えているときには，起き上がりができないほどの腹筋群の筋の強さ低下がみられるが，痛みが消失すれば即起き上がりができるようになる．このことは「弱いから痛くなった」のではなく，「痛いから弱くみえた」だけである．SJFの治療後，即痛みが消失した場合にみかけられる症例は多い．

　協調性障害についても同様であり，主動作筋と拮抗筋のどちらかに痛みが生じていれば，バランスがとれなくなり，協調性は失われる．

　以上のように多くの機能障害は痛みが生じることで発生する．さらに臨床では図2のように，痛みの原因にIMDが最も多い．治療は関節内運動を改善することのみであり，治療的運動であるSJFでしか解決できない．

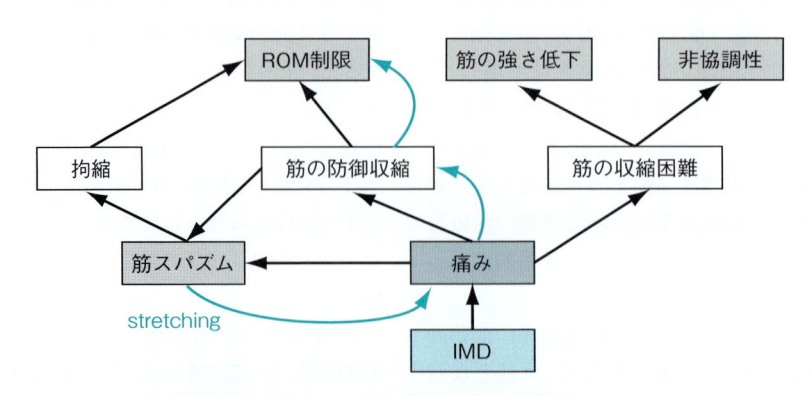

**図2　関節内運動機能障害（IMD）と機能障害との関係**

## 1.2 痛みの原因

針などで皮膚を刺すと痛みを感じるのは正常で，原因がはっきりしているので，刺すことをやめれば痛みは感じない．このような痛みはあって正常で，感じなければ異常である（陰性症候）．ところが患者が訴える痛みは，正常では感じないが，なにか異常があると出現する（陽性症候）．これを治療によって治すためには原因を突き止めなければならない．ところが患者の訴える痛みの原因は，不明なものが多く，効果的な治療法がないため，麻酔注射あるいは痛み止めの薬剤投与によって，痛みを感じないようにする対症療法がほとんどとなっている．

痛みを主症候としている疾患は，有痛性疾患として，リウマチ性関節炎，股・膝関節変形性関節症，椎間板ヘルニア，脊柱管狭窄症，すべり症，分離症，骨折に伴う痛み，捻挫，五十肩，外反母趾，腱鞘炎，偏頭痛，肩こり，こむら返り，寝違い，肩腱板症，シンスプリント，梨状筋症，腰痛症，幻肢痛，断端痛，強直性脊椎炎，生理痛，ぎっくり腰，筋膜性腰痛，肋間神経痛，肺癌末期にみられる全身痛，むちうち症，坐骨神経痛，野球肩，テニス肘，偏平足，顎関節症，筋疲労痛，視床痛，脳卒中片麻痺にみられる肩痛（肩手症候群），CRPS type I，ばね指，突き指，打撲痛，線維筋痛症，後縦靭帯骨化症など多くはX線写真，CT，MRIなどの画像異常で診断名がつけられている．その異常が原因であるという「確定診断」にするためには，ある治療をして痛みを消失させなければならない（治療的診断法）．たとえば腱鞘炎の確定診断をするためには，腱鞘に麻酔注射をして痛みが消失しなければ，腱鞘炎という診断名が確定できないのである．ところが上記の診断名のほとんどのものは，麻酔注射をしても痛みが反応しない．続いて行われている保存療法でも痛みが軽減しないため，最終的には外科手術を実施する例もある．この例では手術によって痛みが消失することは考えられない．同様に，これまでの保存療法として行われてきた，牽引，体操，コルセット着用，温熱療法，電気治療などは，どれも効果を上げてきたことはなかった．

上記の有痛性疾患としてあげられた疾患からの痛みは，SJFの治療後即消失するものが多い．この事実は，痛みの原因が関節内運動の障害にあるという証拠となる．「治療的診断法」としてのSJFの治療は，ここで最も真価を発揮する．しかし，この使用法は診断のためなので，医師免許を有する者にしかできない．したがってPT，OTの使用法としては，「治療的検査法」として，痛みの原因となる器官の決定にとどめ，病理的変化については問わない．痛みの原因を決定するためには，「治療的検査法」によるもののみが確定手段となるのであり，効果的な治療をして，痛みを消失させて初めて原因が決まるということを忘れてはならない．

## 1.3 痛みの検査

痛みは前述したように計測が不能で，原因とともに部位や程度を決定することに困難を極めているのが現状である．しかし，痛みの存在する部位には筋スパズムが存在することが通常である．Cyriaxは『整形外科的障害において，筋スパズムは二次障害であり，かつ疼痛の原因ではなく結果である（痛みが原因で筋スパズムが起こる）．つまり筋スパズムは自身の諸症状の原因ではないのである．筋に痛みを感じさせるのは「こむら返り」と「神経原性スパズム」のみである．』と述べている．さらに「筋スパズムは，痛みが存在する部位を動かないように保護する意味で，筋線維に反射的な痙攣を起こす（神経の命令なし）ことで防御しているのである．したがって筋スパズム自体は治療してはならない」としているのである．このことを利用して，臨床では患者が訴えることがなくても，筋スパズムのある部位を触診によって判別し，痛みの部位を知ることができるのである．SJF治療後，筋スパズムの消失が起こると同時に，痛みが消失したと効果判定として使用することができる．

表2は筆者がルーティンとして行っている触診法である．筋スパズムは「伸張痛」と「圧痛」が存在するとされているが，先述したように，筋スパズムは痛みのある部位に出現する筋線維の攣縮であるため，伸張，圧迫などの刺激を与えると，その部位にある痛みが出現するのみである（Cyriaxのいうスパズム自体が痛いのではないという意味である）．筋を単に触るのみでは筋スパズムの存在は確定できない．様々な触診技術を使用して決定しなければならない．一定の触診が終われば，筋スパズムの強さ

表2 触診法

| 触診法 | | | 使用目的 |
|---|---|---|---|
| 1. touch<br>（触る） | stational touch<br>（止めて触る） | finger touch<br>（指先で触る） | 指尖で表層を触れる．その部分の硬さや温度・湿度，痛み（限局した変化を触知） |
| | | palmar touch<br>（手掌で触る） | 手掌で表層を触れる．その領域の硬さや凹凸，温度・湿度，腫れ（大まかに形状や緊張，皮膚変化などをとらえる） |
| | moving touch<br>（動かして触る） | running touch<br>（動かして触る） | 皮膚表面を動かしながら触る．皮膚の張りや滑り，骨体の形状変化 |
| | | rolling touch<br>（転がして触る） | 皮膚と皮下脂肪との分離，転がした跡の発赤の状態 |
| 2. compression<br>（おさえる） | | | 圧迫に対する反発の仕方により緊張度を触知する．圧痛の有無，浮腫の有無，程度（スパズムの部位を特定していく） |
| 3. pinch<br>（つまむ） | | | 筋腹をつまむようにして緊張をみる．皮膚や脂肪などの状況（問題が表層か深層か判別する手段，筋腹か腱かの判別） |
| 4. shake<br>（揺さぶる） | | | 筋腹に直行する揺さぶりで筋スパズムの強さ，関節を揺さぶり関節包の硬さ（遊びの範囲）（十分な弛緩が得られるかどうかみる） |
| 5. kneading<br>（揉む） | | | 深層にある筋の緊張をみる．スパズムの部位・範囲を特定 |
| 6. stretch (tilting)<br>［引っ張る（傾斜）］ | | | 線維と平行に引っ張って緊張度をみる（筋緊張をみる）<br>傾斜と反対側の緊張をみる（腱・靱帯・関節包などの軟部組織の緊張をみる） |

を決定しておくと後の効果判定に便利である．軽く圧しただけでも痛みが生じるようであれば（+），これより少し強く圧して初めて痛みが生じれば（+），筋腹を圧しても痛みが生じなければ（−）としておけばよい．筋スパズムは筋の緊張を高くするが，安静時より過緊張する原因は表3のように他にも存在するため，判別が必要である．表3中過緊張筋に痛みを伴うものはスパズムのみである．拘縮との見分け方は，拘縮には痛みを伴わないことと，筋の起始，停止の距離を近づければ拘縮は緊張が低下するが，スパズムは低下しない．また表外の英語は，physiological loss of elasticity とは生理学的伸展性の喪失で，自動運動ではROMを制限するが，他動的には制限しない．physical loss of elasticity とは物理的伸展性の喪失で，自動でも他動でもROMを制限するという意味である．筋スパズムはこのように生理学的伸展性の喪失であるため，それ自体ではROM制限因子にはならない．

このようにして筋スパズムの存在をとおして痛みの部位，程度を判定することは臨床的には有用性が高い．もちろん患者の訴える痛みの程度，部位，きっかけなどを問診で聞くことが重要であることは言うまでもない．このような痛みの存在で反応するものは，IMDから招来する痛みで，その他の病理的変化に基づく痛みはその他の症候で判別する．骨折の場合にはX線写真やMRIで確認する．炎症の場合には痛みのほかに，発赤，腫脹，熱が伴う．ただし，肋骨骨折のようにX線写真に写りにくく，骨折が確認できない場合にも痛みが持続するときがある．この場合にはIMDが存在することがあり，SJF治療で痛みが即消失するものもある（実は骨折の痛みではなかったのである）．炎症においても痛み，腫脹，発赤があるが熱のみがない場合があり，SJF治療で症候がすべて即効的に消失するものがある．これは実は炎症ではなかったということになり，あたかも炎症症候のようにみえるため「偽炎症」ともいえる現象である．炎症の治療は安静のみであり，過剰な運動は禁忌である．ところが炎症発生の折でもSJF治療

### 表3 筋トーヌスが安静時より高くなる原因（過緊張）

| | 検査<br>原因 | 随意弛緩 | 痛み | DTR亢進 | 他動的<br>ROM制限 | 他動運動に対する抵抗 |
|---|---|---|---|---|---|---|
| 正常 | 1) 随意収縮<br>voluntary contraction | ＋ | − | − | − | 全運動にわたる硬さ |
| 病的 | 2) 筋スパズム<br>muscle spasm | − | ＋ | ＋(P)<br>− | − | 痛みによる防御収縮 |
| | 3) 痙縮<br>spasticity | − | − | ＋ | − | 増加<br>ジャックナイフ現象 |
| | 4) 強剛<br>rigidity | − | − | − | − | 変化なく硬い<br>鉛管・歯車様現象 |
| | 5) 拘縮<br>contracture | − | − | − | ＋ | 運動最終時に筋の抵抗 |

physiological loss of elasticity：spasm, spasticity, rigidity（生理学的伸展性の喪失：スパズム，痙縮，強剛）．
physical loss of elasticity：contracture（物理的伸展性の喪失：拘縮）．
DTR：deep tendon reflex（深部腱反射），(P)：pain（痛み）．

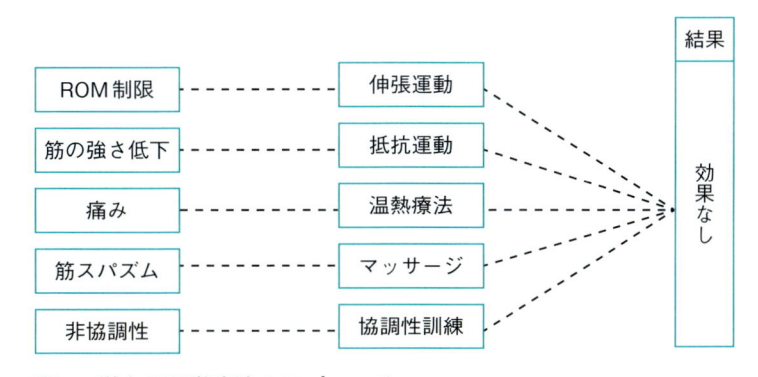

**図3 従来の理学療法のアプローチ**

ROM制限 — 伸張運動
筋の強さ低下 — 抵抗運動
痛み — 温熱療法
筋スパズム — マッサージ
非協調性 — 協調性訓練
結果：効果なし

をしておくと，この炎症の経過が短縮することがあるため，SJF治療を実施する価値は十分ある．

以上のように痛みの検査には「治療的検査法」を欠くことができない．SJF治療にまったく反応がない場合には，病理的変化がある可能性が高く，いたずらにSJF治療を続けてはならない．

### 1.4 痛みの原因治療

臨床においては，痛みの治療は多くの場合対症療法で対処されていて，治療方法がいまだに確立されているようにはみえない．麻酔注射，痛み止めの薬剤，神経ブロックなどの処置はまさしく対症療法で原因治療としての意味はまったくない．理学療法における温熱療法の大半は痛みの軽減を目的として実施されている．これも痛みの原因に対する治療にはなりえず，比較研究でも治療をしたほうが早く治ったという証拠はない．従来の理学療法の障害に対する対処の仕方は図3のとおりであるが，結果的にはどの方法を用いても効果は得られていない．

SJFを利用した治療においては，これまでに特定の関節を治療して反応した部位が判明している．第5章の6：関連症候の出現する部位，図1で示したように，斜線の部位にある痛み，しびれ，熱感，筋スパズム，腫れ，発赤，筋の強さ低下などの症候が消失あるいは軽減した領域である．治療の順序はIMD発生頻度の高い関節から順次治療を進めていく．たとえば足部の外側背面に歩行時痛みが生じる場合には，①腰仙関節のds，②近位脛腓関節，③距腿関節，④踵立方関節，⑤立方中足関節の順に治療を実施していき，痛みの消失した時点で治療を中止する．実際には①の腰仙関節のみで痛みが消失する患者が最も多い．この場合には他の関節治療は必要がない．

膝の内側部に痛みを訴える場合には腰仙関節のusを行う．痛みが残存した場合には，脛骨大腿関節のspinningを加えることがある．

次に第Ⅲ指の背側に運動痛を訴える場合には，①腰仙関節dsあるいはus，②第3肋横突関節ds，③遠位橈尺関節，④橈骨舟状骨関節，⑤舟状骨有頭骨関節，⑥第Ⅲ指MP関節の順に治療を進めていき，痛みが消失した時点で治療を中止する．肘の内側部に運動痛を訴えた場合には，①腰仙関節us，②第3胸肋関節，③腕尺関節の順に治療をしていく．これらの場合にも①，②の治療までで痛みが消失する場合が多い．

以上のように痛みを訴える患者治療において，従来のように痛みのある場所を直接治療しても，原因がそこに存在することはまれにしかないということが判明している．そうなれば痛みの存在する部位を治療しても，治ることはないということになる．したがって痛みの原因治療としては，上記の治療順序を原則的に使用することが臨床では重要になる．

## ② ROM障害

### 2.1 概要

ROM（range of motion）を直訳すれば「運動の範囲」となる．運動は運動器によってなされる．運動にかかわるすべての器官の総称が「運動器」と呼ばれ，これには脳を含む神経，筋，および骨，関節が含まれる．したがってROM障害は，原因がどの器官に異常が生じても出現する．この障害を解決するためには，原因がどの器官にあるかを判別しなければならない．それぞれの器官に対する治療法が異なるからである．

一方日本語の「関節可動域」とは，関節という器官の動く範囲ということで，関節外の器官は含まれない．同様に「関節可動域障害」をきたす原因は，関節面の線維性結合（強直），軟骨骨折，関節包の拘縮，靱帯の拘縮など，関節を構成する組織のみが原因となりうる．ここには筋の拘縮，皮膚の瘢痕化，腱の拘縮など関節外の軟部組織の問題は含まれないことになる（ROM障害には関節とこれらすべてが含まれる）．

PT・OTが臨床でゴニオメーターを使用して，その運動の範囲を計測するときには，関節のみならず関節外の器官もすべて含まれている．正常とは異なる角度になったときには，その他の検査も加えることによって原因を突き止めて，治療対象および治療方法を決定しなければならない．このように臨床的には，関節のみに限定した扱いはできないため，ここでは「ROM障害」として検査および治療方法について述べる．

#### 2.1.1 関節の機能（図4）

関節の機能は，他動的に動かされたときに「可動」することである．

ROMが実用性の必要条件となる，①「量」として大きく動く（ROM），②「質」として軽く動く（潤滑機構）ことが大きく影響する．これらの機能が何らかの原因により喪失すると「可動域制限」として現れる．

したがって，量的に余裕のある可動域を改善し，また，関節内摩擦抵抗の軽減による運動の効率化を

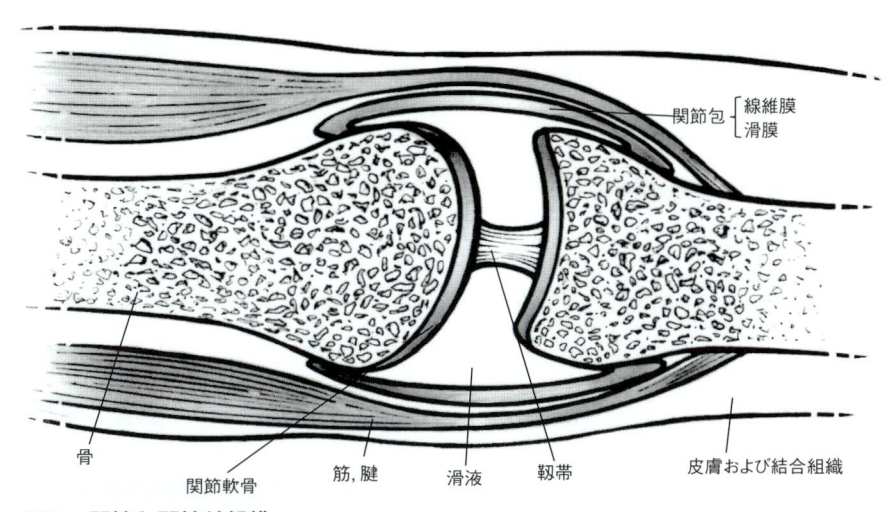

図4 関節と関節外組織

図5 結合組織（文献[3]より引用）
a. a ligament,
b. a tendon,
c. dense irregular connective tissue.

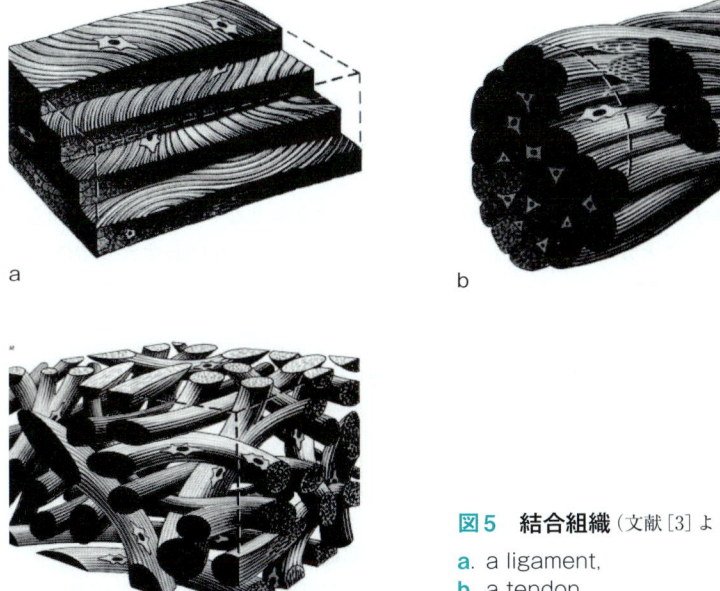

図るため，「質」である関節内運動の軽さを改善することが，実用性の条件となる．

### 2.1.2 関節結合組織の分類（図5）

#### ⓐ regular connective tissue
線維の並び方が，腱，靱帯などのように，コラーゲン線維が直線状に，規則的に系列している構造をもち，機能的には固定の役割をもつため，弾性に乏しい．

#### ⓑ irregular connective tissue
1) loose connective tissue
弾性体としての性質をもつコラーゲンとエラスチン線維によりなる．不規則で他方向かつ網目状に形成されており，弾性に富んでいる．また，張力の強さに柔軟性がある．これは関節包，筋膜，筋間層，血管，神経および皮下組織などにある．

2) dense connective tissue
筋鞘，神経鞘，目の強膜，陰部などにみられ，

3方向に編み込まれたような系列の構造をもち柔軟性は乏しい．筋鞘，神経鞘，目の強膜，陰部，瘢痕などにある．

### 2.1.3 関節内運動と骨運動の関係

関節内運動と骨運動の動きには次のような密接な関係がある．

①骨運動が起これば，関節内運動として関節面に動きが同時に起こる．
……「component movement」
②関節内運動が起こらないと骨運動は起こらない．
③骨運動が起こらなくても関節内運動が起こる．
……「joint play」

### 2.1.4 ROM改善と関節内運動の関係

日本整形外科学会と日本リハビリテーション医学会によると，ROM測定を行うにあたり，5°以内は誤差範囲内として扱われている．しかし，上肢・下肢において個々の長さにより移動距離が変わるため，決して5°を無視することはできない．また，凸面においてROMを5°改善するには関節内運動をわずか数mmの動きで変化することがわかる．これらの関係について次に説明する（図6）．

①凸面において（股関節・肩関節）ROM 5°改善したときの関節面の移動距離は計算式により概算できる．たとえば半径2cmの円で考えた場合，5°の外周は1.75mm/半径3cmで2.6mmの長さとなる．肩関節・股関節は約半径2〜3cmの球体をなすため，関節内運動を2mm前後動かすことで5°前後の変化がみられる．
②ROMが5°改善したときの上肢・下肢などの移動距離はレバーの長さに関係する．

計算式（図6）により，たとえば下肢の長さが80cmで，股関節が5°変化すると6.97cm移動することとなる．このことより，股関節にROM制限が生じた患者にROMを5°改善させると，1歩で6.97cm増大することになる．これが10歩になると，69.7cm移動距離の改善につながることがわかる．
③正常な実用性歩行の基準として，10m/10秒のスピードが平均とされている．そこで1歩の一般的平均歩幅を50cmとすると，10mを20歩で到達する．仮にROM制限により1歩が43cm

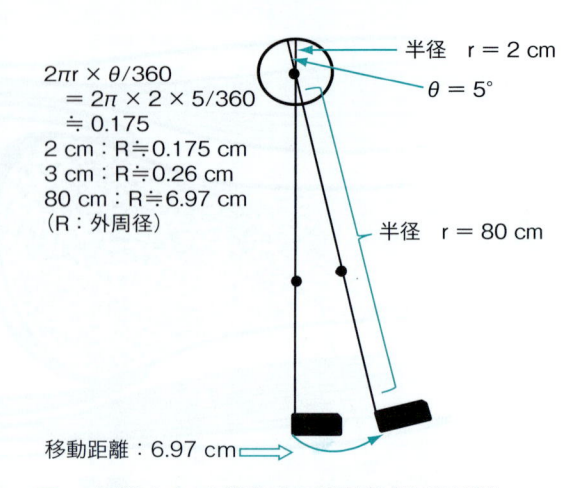

$2\pi r \times \theta/360$
$= 2\pi \times 2 \times 5/360$
$\fallingdotseq 0.175$
2 cm : R $\fallingdotseq$ 0.175 cm
3 cm : R $\fallingdotseq$ 0.26 cm
80 cm : R $\fallingdotseq$ 6.97 cm
（R：外周径）

半径　r = 2 cm
$\theta = 5°$
半径　r = 80 cm
移動距離：6.97 cm

**図6** 関節上を5°移動時の外周径（移動距離）

となると10mに23歩強を要することになる．したがって，このような症候をもった患者の股関節を治療により5°改善するだけで歩幅が約50cmとなり正常な歩幅で歩行を行うことができる．また，1kmを歩行するときを例にとると，歩幅が50cmのときは2,000歩となる．ところが，股関節が5°制限により歩幅43cmとなると2,222歩となり222歩の差となる．このように距離が長くなればわずかなROMの差が大きな影響を及ぼすことがわかる．

## 2.2 ROM制限の原因

### 2.2.1 ROM制限因子

#### ⓐ 硬部組織の因子

IMDが原因で疼痛が起こり，CRPS type I を呈する場合その後拘縮に移行し関節面の変形［変形性関節症（osteoorthritis：OA）］，異所性骨化を招くことがある．それらは進行性の疾患で本来治療的運動の対象とはならない．異所性骨化に対しては，通常超音波療法が用いられるが，わが国の器具は治療ヘッドが小さすぎて出力が上げられず，効果は得られない．しかし，SJFによりIMDを改善し治療を継続すると次第にOAおよび異所性骨化が改善し治癒する例が臨床上みられている．

#### ⓑ 軟部組織の因子

関節包内の原因である関節包および靱帯の拘縮

は，延長運動（lengthening）を行うことで改善する．関節包外の因子となる筋，腱も同様に延長法が適応となる．

### ⓒ その他

脳障害，脊髄障害，末梢神経障害，筋障害などの疾病が原因で張力低下を呈したときは，active-ROMで制限する．その他，モーティベーション低下・詐病・ヒステリーが原因となり制限がみられることもある．

### 2.2.2 拘縮

「拘縮」の定義を，一般的にROM制限＝拘縮として使用されている．また，文献によって様々な定義づけがなされるため困惑する．そこで，書籍別による「拘縮」の定義を比較した．

① Krusen's Handbook of Physical Medicine and Rehabilitation（Edward）

「Contractures are the result of shortening connective tissue of supporting structures over or around joints, such as muscles, tendon, and joint capsules.

In general terms, a contracture is defined as the lack of full passive range of motion resulting from joint, muscle, or soft tissue limitations.」

『拘縮とは，関節自体あるいは，その周囲の構造を支持している結合組織すなわち筋・腱および関節包などが短縮した結果起こるものである．

一般的に，「拘縮」とは，関節，筋，あるいは軟部組織の制限により，他動的な全運動範囲が欠如したもの』と定義される．

② Therapeutic Exercise（Kraus）

「A condition in which the muscle cannot be made to assume its normal length, but in which there is not pain unless violent stretching is done. Mechanical elasticity can be diminished permanently.」

『筋が本来もっている正常の長さを失った状態をいう．しかし，そこには暴力的な伸長を行わないかぎり痛みは存在しない．また，構築学的弾性（elasticity）を永久的に失った状態である』と定義している．

③ Dorland's Medical Dictionary

「a shortening or distortion. It may be permanent, as from shrinkage of muscles or scars; or spasmodic, from a sudden stimulus.」

『筋の短縮および瘢痕のように永続的な状態や，突発的な刺激による痙縮からなるものによる』．

成書により様々な定義がなされているが，「結果」として定義する場合と，「原因」として定義する場合に分けられる．関節を取り巻く軟部組織がその伸展性（elasticity）を失うと関節の可動範囲は制限される．これが「結果」であり，これを日本では「拘縮」として定義していて，「拘縮とは関節可動域が制限された状態をいう」としている．ところが関節可動域が制限される「原因」には，骨・軟骨の骨折，変形，脱臼なども含まれ関節内および関節外の軟部組織の伸展性の喪失のみが，この「結果」を引き起こすとはかぎらない．

治療を行うときにはその対象を限定しなければならない．「原因」によってその治療法はすべて異なる．「結果」としての定義であればこれらの「原因」がすべて含まれることとなり，動かない関節を単に動かすしか方法がない．このような治療法は対象が限定されていないため，効果は期待できない．関節内の軟部組織に対する治療には，関節内運動を治療で使用するし，関節外の筋・腱などの組織に対しては，関節内運動を組み合わせた骨運動がその治療法として選択される．このように，どの組織に問題があるかで治療方法が異なるのである．そのため「拘縮とは，軟部組織が他動的に伸展しても元の長さにならなくなった病的状態である」とする「原因」としての定義が重要で，「関節包拘縮」「靱帯拘縮」「筋拘縮」とされると，その治療対象と治療方法が限定され，効果的となる．

### 2.2.3 強直（ankylosis）

ankyl（o）とは「固定，癒着」を意味する接頭語である．骨・軟骨などの関節構成体の病変によって起こる可動域制限である．X線写真により確認することができ，関節面に線維性の結合が起こりまったく可動性のない状態で，X線写真上，関節内が真っ白な画像として映る．治癒を困難とするため治療対象にはならない．

表4 ROM制限が悪化する際の不動性と筋骨格系の状態と影響

| 主な要素 (primary factors) | 二次的な要素 (secondary factors) | 帰着 (adverse effects) |
|---|---|---|
| 1. 筋の状態<br>　A. 内因性の要素<br>　　1. 外傷<br>　　2. 炎症<br>　　3. 変性<br>　B. 外因性の要素<br>　　1. 痙縮<br>　　2. 弛緩性の麻痺<br>　　3. 姿勢, 構築学的 | 痛み, 筋の線維化<br>拘縮<br><br><br>筋群の不均等<br>病気による姿勢異常<br>可動性の減少 | 1. 筋原性ROM制限<br>　構造上<br><br><br>　外因性 |
| 2. 関節の状態<br>　A. 軟骨の損傷<br>　　1. 外傷<br>　　2. 炎症<br>　　3. 感染<br>　　4. 不動<br>　B. 関節包の線維化<br>　C. 関節軟部組織　靱帯 | 痛み, 水腫, 防御収縮<br>運動の欠如<br><br><br><br>痛み, 防御収縮, 拘縮<br>痛み, 拘縮 | 2. 関節原性のROM制限<br><br><br><br><br>　関節包<br>　関節軟部組織 |
| 3. 軟部組織の状態<br>　A. 皮膚, 皮下組織の線維化, 熱傷<br>　B. 腱, 腱膜<br>　　1. 外傷<br>　　2. 炎症<br>　C. 石灰化（異所性の） | 運動および痛みによる構築学的障害<br>痛み, 線維化, 運動の低下<br><br><br>運動および痛みによる構築学的障害 | 3. 軟部組織のROM制限<br>　腱, 軟部組織 |

表5 activeおよびpassive-ROM制限の原因と関係

| 原因 | | ROMの特徴 |
|---|---|---|
| 強直 | ankylosis | $A=P=0$ |
| 完全麻痺 | paralysis | $0=A<P=N$ |
| 不完全麻痺 | paresis | $0<A<P=N$ |
| 拘縮 | contracture | $0 \leq A \leq P<N$ |
| 痛み | pain (muscle spasm) | $P<A<N$ |

＊active-ROM (A), passive-ROM (P), normal-ROM (N), ROM 0° (O).

### 2.2.4 ROM制限が悪化するときの不動性と筋骨格系の状態と影響

ROM制限の原因となる主な要素, そこから引き起こされる二次的な要素, その結果それら要素が原因となり拘縮を招くこととなる. この関係についての流れを表4で分類した.

### 2.2.5 activeおよびpassive-ROM制限の原因と関係

従来ROM測定は, 関節可動域検査であれば原則passive-ROMを計測する. しかし, 運動の範囲を測定するにあたり, 麻痺, 感覚障害, 疼痛によりactive-ROMの測定間に誤差を生じる. そこで各々の関係を表5に示した.

## 2.3 治療的検査法

症候であるROM制限の原因がどの器官から存在するのかを特定するため「治療的検査法」を用いて, 原疾患によるものか, IMDにより招来したものか判別し証明する手段について概説する.

### 2.3.1 IMDとROM制限の関係

IMDが存在すると, 痛み→筋スパズム→ROM制限という関係が臨床で多くみられる. SJFにより

IMDが消失すると，それらの症候は即座に消失しROMが改善される．

### 2.3.2　治療的検査法の手順（図7）

①一般検査
- X線，CT，MRI，関節鏡などの一般検査を用い医師の診断により，軟部組織由来のものであるか否か決定する．
- 問診，観察，視診，触診などにより関節内の状態（病理）を確定し経過および機能的予後を予測する．
- 問診により患者の症候（symptom，sign）を把握する．

②当該関節の関節機能を検査する
- ROM測定を行い正常値と比較し，正常か異常か，もしくは過剰であるかを確認することができる．また，当該関節に対する検査を遊び（joint play：gliding, distracting, tilting, close gliding）を用いて行う．
- この段階で制限因子を判別することはできないが，passive-ROMに問題なくactive-ROMにのみ制限があれば，麻痺によることが予想できる．しかし，痛みにより筋力が発揮できない可能性も疑われる．

③腰仙関節に対する検査
　当該関節以外のIMDを治療するために，最も頻度の高い，腰仙関節の検査を「Lumbosacral Joint Test Chart」を使用し行う．

④，⑤当該関節以外の関節治療および関節可動域測定
　「関連症候領域」に従い当該関節以外の関節に対して治療を行う．また，図7に記載しているとおり，IMDの発生頻度順位に基づき当該関節以外の関節治療を行い，関節治療ごとにROM測定を実施する．改善すれば，当該関節以外のIMD由来の筋スパズムであることが判定できる．

⑥，⑦当該関節に対する検査・治療
　direct sliding, spinning, rolling/close direct sliding, spinning close pure direct spinningを使用して治療を行う．

⑧関節可動域測定
- 改善すれば：当該関節のIMD由来の筋スパズムと判定できる．
- 残存すれば：軟部組織由来の筋・腱・関節包・靱帯の拘縮・close lengtheningで治療を継続する．筋・腱・関節包・靱帯・皮膚の癒着に対してはSJFの適応はない．

## 2.4　治療

関節に可動域制限が生じたとき，治療的運動技術では，関節内運動を無視した従来のROM運動あるいは伸張運動が通常使用される．

しかし臨床上，このROM運動では，ほとんど改善することはない．また，拘縮には伸張運動は禁忌であり，施行すると死体解剖の結果では，軟部組織に2μmの亀裂が入り，数カ所にわたり組織が切れることが確認されている．切れたところが治癒すると瘢痕組織を形成し，伸展性を失い拘縮を招く可能性がある．つまり，伸張運動をすると悪化することが多く臨床上禁忌である．

そこで，本項では関節可動域制限の治療にSJF技術と生理学的原理・原則を応用した治療手順について解説する．

### 2.4.1　肩甲上腕関節屈曲のROM増大手順（表6）

①IMDの改善およびスパズムの消失を目的として，当該関節以外に対してSJF治療を行う．
②次に①の治療でROM制限が残存したときは，当該関節に対して滑り法，軌道法，軸回転法を使用し治療を行う．

運動を行う途中（ある部分だけ）に痛みが出現することが臨床でみられることがある．そのとき，拮抗筋に対して抵抗運動を行いリラックスさせることを目的とした治療をする．その後，拮抗筋の延長に移る．

### 2.4.2　原因別検査治療手順「肩甲窩上腕関節にROM制限」

【症例】
診断名「右肩関節石灰沈着性腱板炎」．夜間痛あり．手術を勧められる（図8）．
①肩甲窩上腕関節ROM：屈曲60°，外転45°，外旋20°，内旋30°．
②スパズムおよび疼痛：上腕三頭筋起始部付近，

# 第6章 症候別理学療法とSJF

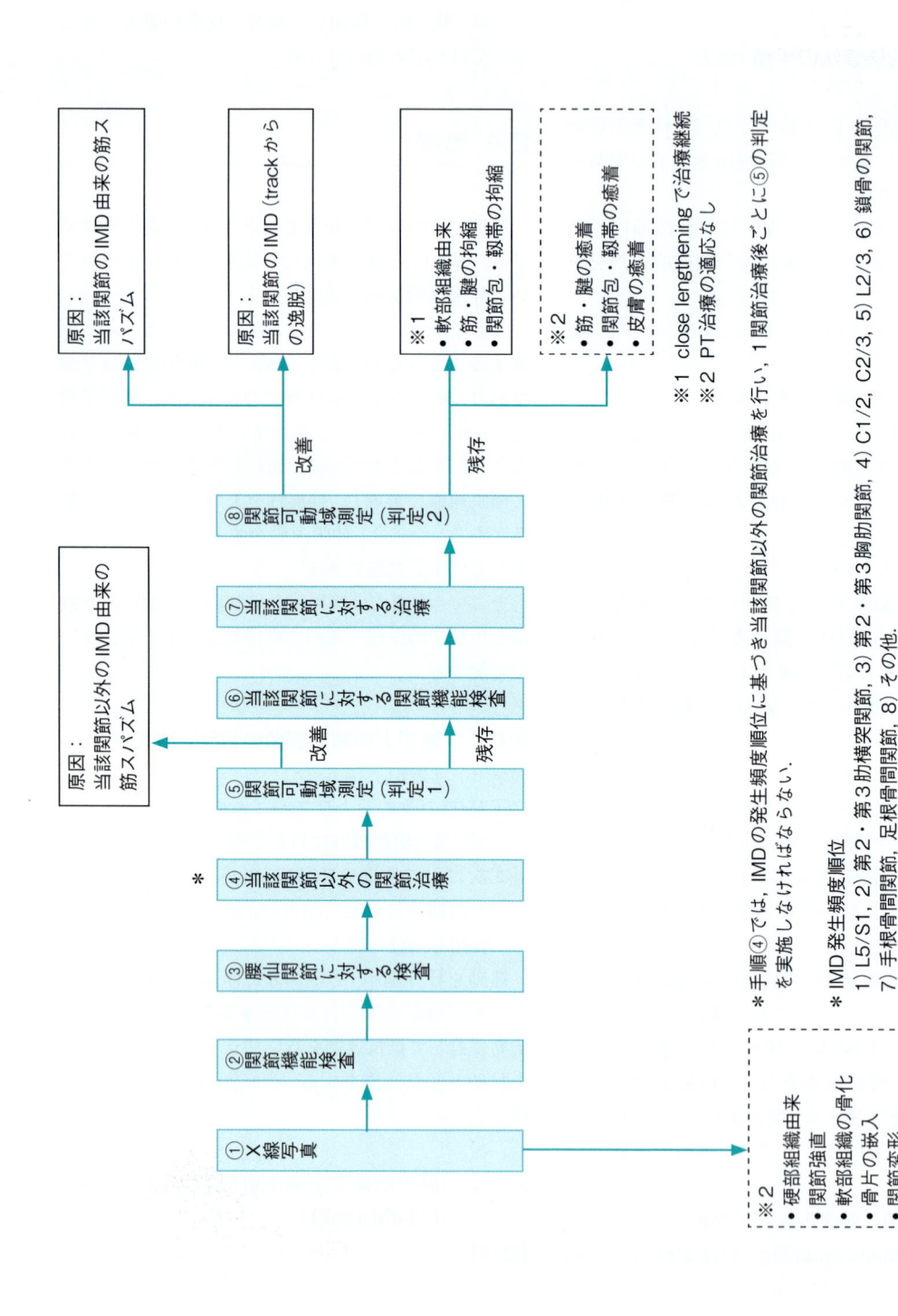

```
①X線写真 → ②関節機能検査 → ③腰仙関節に対する検査 → ④当該関節以外の関節治療* → ⑤関節可動域測定(判定1) → ⑥当該関節に対する関節機能検査 → ⑦当該関節に対する治療 → ⑧関節可動域測定(判定2)
```

- ⑤ 改善 → 原因：当該関節以外のIMD由来の筋スパズム
- ⑤ 残存 → ⑥へ
- ⑧ 改善 → 原因：当該関節のIMD(trackからの逸脱)
- ⑧ 残存 → 原因：当該関節のIMD由来の筋スパズム

※1 軟部組織由来
- 筋・腱の拘縮
- 関節包・靱帯の拘縮

※2
- 筋・腱の癒着
- 関節包・靱帯の癒着
- 皮膚の癒着

※1 close lengthening で治療継続
※2 PT治療の適応なし

*手順④では、IMDの発生頻度順位に基づき当該関節以外の関節治療を行い、1関節治療後ごとに⑤の判定を実施しなければならない。

*IMD発生頻度順位
1) L5/S1, 2) 第2・第3肋横突関節, 3) 第2・第3胸肋関節, 4) C1/2, C2/3, 5) L2/3, 6) 鎖骨の関節, 7) 手根骨間関節, 足根骨間関節, 8) その他

※2
- 硬部組織由来
- 関節強直
- 軟部組織の骨化
- 骨片の嵌入
- 関節変形
- 関節内骨折

**図7 治療的検査法(ROM)**

表6　治療手順

| 治療手順 | ①当該関節以外（他関節）に対するSJF治療 | 先行治療（advance treatment）として　腰仙関節・肋横突（起）椎関節・胸肋関節　椎間関節など | IMD改善　スパズム↓ |
|---|---|---|---|
| | ②当該関節に対するSJF治療 | 滑りor軸回転法　軌道法（tracking）　接近軌道法　純粋な軸回転法　接近純粋な軸回転法 | IMD改善　軟部組織の延長 |
| | ③拮抗筋に対する治療 | 収縮後の弛緩を利用（induction）　相反神経機構利用（reciprocal innervation） | 拮抗筋リラクセーション　拮抗筋の延長 |

大胸筋停止部付近，小菱形筋および大菱形筋，大円筋および小円筋付近．

【治療】

疼痛によるものか，線維性の連結によるものか，あるいは骨性の制限によるものかを検査・治療により分別し，一次性障害か二次性障害であるかを区別していく．即座に治癒したものは線維性連結あるいは拘縮ではない．残存した場合は，継続治療を行う．以下，治療手順を記す．

①当該関節以外に対するSJF治療
　1）腰仙関節：下方滑り法あるいは上方滑り法
　2）第2/3肋横突関節上・下方滑り法，第2/3椎間関節滑り法，第2/3胸肋関節下滑り法

②当該関節に対するSJF治療

臨床上，軸回転が障害をきたすことは少ない．そこでSJFでは，軸回転を利用し軟部組織の延長（lengthening）を行い，関節内運動の余裕を作る．その後構成運動を利用した軌道法（tracking）を行うことが効果的である．
　1）純粋な軸回転法（direct pure spinning）
　2）滑り法＋軸回転法（tracking）

③拮抗筋に対する治療（屈筋・外転筋・内旋筋・外旋筋のリラクセーション）（図9）

術者は伸展方向に軽い抵抗を加える．患者に屈曲方向へ軽い力を入れさせる．その後術者は力をゆるめて抜く．拮抗筋のリラクセーションが図れたら屈曲運動を他動的に行う（図9a，b）．

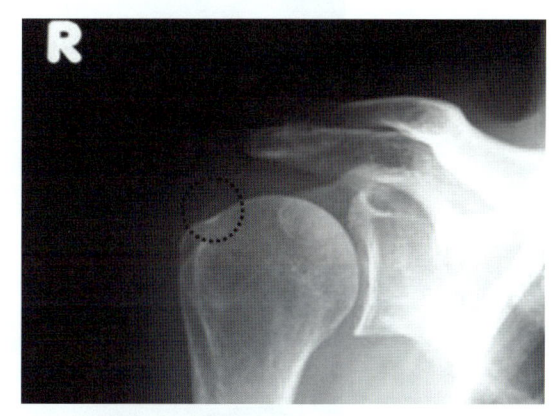

図8　石灰沈着腱板炎

術者は屈曲方向に軽く抵抗を加え患者は伸展方向に力を入れ拮抗筋のリラクセーションを行い，その状態のまま屈曲に対して抵抗運動を行う（図9c, d）．

おわりに

以上ROM制限に対しては，単に関節構成体に対してのみの治療は不十分であるため，他関節からの関連症候の治療，周囲の筋，および関節自体を構成する組織に対する治療がすべて必要である．初めに説明したがROM障害をきたすのは，関節および周囲の組織など運動の範囲を制限する原因が多岐に及ぶためである．

a. 治療1
収縮後の弛緩法
（肩屈筋群のリラクセーション）

b. 治療2
構成運動（屈曲）

c. 治療3

d. 治療4

相反神経機構法
（肩屈筋群のリラクセーション）

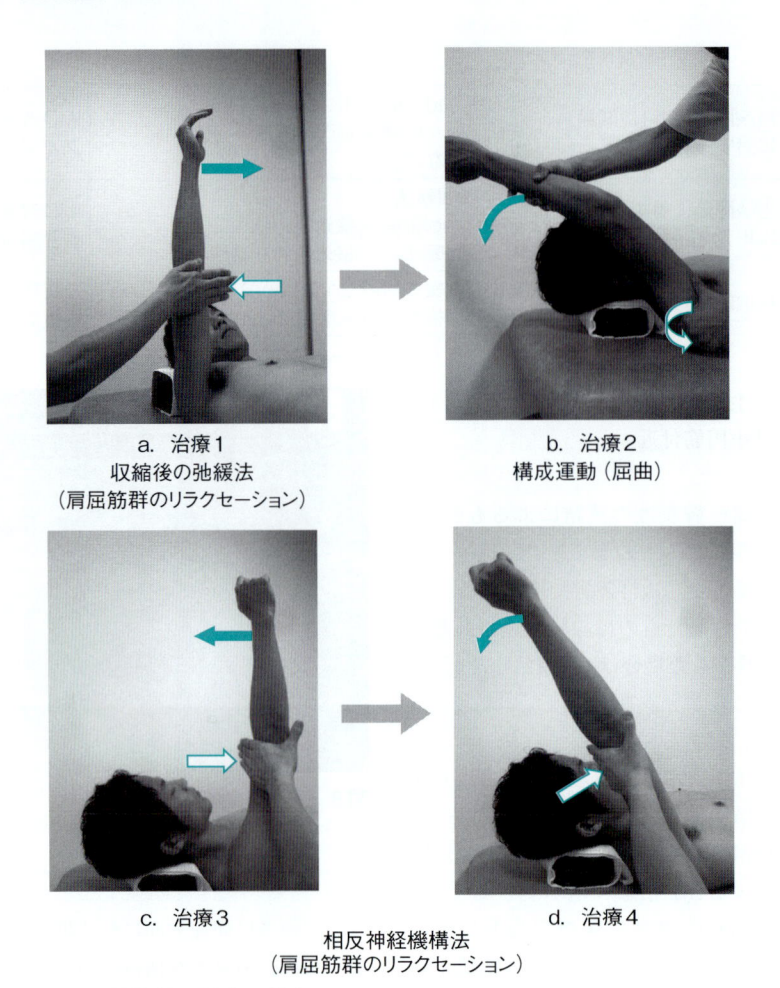

**図9 拮抗筋に対する治療**

## ③ 筋力低下

### 3.1 概要

　本項では，「筋力低下（losing of muscle strength）」および「筋力増強運動の治療方法」について概説していくが，そこには様々な問題点が考えられる．
　まず，「筋力低下」について解説するにあたり用語の定義を分類し明確にする必要がある．
　「筋力低下」「筋力弱化」「運動麻痺」「偽弱化」の違いである．これらの用語を正しく区別し，治療を進めていかなければならない．
　臨床において，何らかの原因により症候として筋力低下が現れたとき，弱い筋に対して単に抵抗を与え運動をしているのが現状である．抵抗の程度によって負荷の量が変わるので，単に運動させるだけでは強化することはできない．
　症候の原因が疾病に起因するものであれば，回復は疾病の予後によって左右される．疾病が予後不良であればいくら正当な治療を行っても回復は見込まれない．筋力低下の原因が，IMDからの症候であれば，SJF治療後即座に改善する．あるいは，病変とは関係なく廃用性の筋力低下であれば，原疾患に関係なく抵抗運動を行うことで筋力は回復する．
　次に，治療を行うにあたり重要な課題として，筋線維タイプを考慮した筋力増強運動を導入する必要がある．
　これらの関係および定義を明確にして位置づけることにより，「筋力増強運動」の真の治療効果が期待できるのであろう．

### 3.1.1 「筋力」「muscle strength」「power」の意味

ここでは，わが国で使用される「筋力」の用語について説明する前に，まずは「力」について解説する．「力」を表す英語には「strength」「force」「power」がある．

「strength」とは，単独筋が収縮中に発揮する「最大の張力」のことである．われわれが臨床で実測しているのは，「瞬時の張力の強さ」であり，言い換えると「瞬時の筋収縮の強さ」を計測している．すなわち「瞬時の筋収縮によって出力される強さ」を意味し，ここには時間的要素は含まれない．

「force（F）」とは，物体の運動における運動量の時間的変化の「変化率」といわれており，$F = M$（質量）$× v/t$（加速度）として表される．これは時間的要素に関係する．

「power（P）」とは，物理学において単位時間内にどれだけのエネルギーが使われているかを示す仕事量であり，$P = W$（仕事）$/t$（時間）として表される．Work（W）は，$F × S$（移動した距離）のことである．

「筋力」は仕事量を意味し，動作・活動によってのみ強くなり，「muscle strengthening exercise」によっては強くならない．強くなるのは，「筋の強さ：muscle strength」である．

以下，日本語の慣用として「筋力」の用語を使用するが，本稿では「strength：強さ」の意味として使用し説明する（図10）．

### 3.1.2 「筋力低下」「筋弱化」「運動麻痺」「偽弱化」の位置づけ

①筋力低下（losing of muscle strength）：大脳から筋に至るまでに病理的変化の有無にかかわらず筋力が十分に発揮できない筋力の喪失をいう．しかし，「筋力低下」という日本語に相当する語源は英語にはなく，わが国でのみ使用される用語である．

②筋弱化（muscle weakness）：大脳から筋までのいずれかに病理的な変化があり，筋力が十分に発揮できない状態をいう．

③英語圏で使用される「麻痺」にあたる用語は「paralysis」である．また，「palsy」も同義語として使用され，「cerebral palsy：脳性麻痺」としても使われる．医学用語としては，完全麻痺（complete paralysis）には「paralysis」あるいは「―plegia」を用い，不完全麻痺（incomplete paralysis）を「―paresis」と表記する．

たとえば，「国際障害分類（International Classification of Impairments, Disabilities and Handycaps：ICIDH）」のimpairmentのなかでは「hemiplegia：完全片麻痺」「hemiparesis：不完全片麻痺」として分類されている．次に運動の経路は，大脳皮質運動野area 4から発したインパルスが，神経筋接合部まで信号が到達し，筋収縮が起こるまでをいう．したがって，「運動麻痺」は，大脳皮質運動野から神経筋接合部までの間に病理的変化を帰した結果生じるもので，表れた状態を「weakness」と表現する．表記の仕方を，麻痺（筋の強さ：0）あるいは，不完全麻痺（筋の強さ：1〜4）とし，筋の強度として示される．

④偽弱化（pseudo weakness）：病理的変化がないにもかかわらず起こる現象である．たとえば，

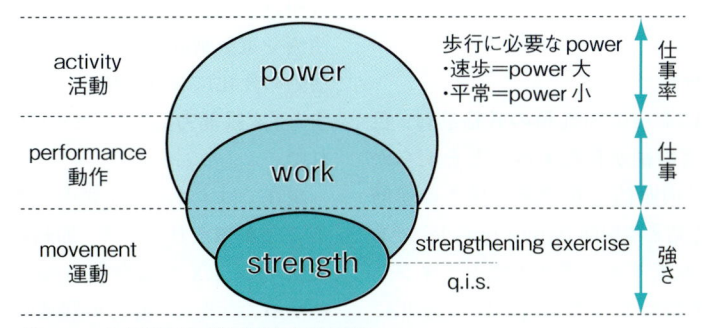

◎strengthは患者の筋に固有な絶対値．
◎powerは患者動作の「目的」によって決定される相対値．

**図10 筋の強さ・仕事・仕事率の関係**

表7 筋線維タイプの特徴

| 筋線維タイプ | type Ⅰ | type ⅡA | type ⅡD/X | type ⅡB |
|---|---|---|---|---|
| 筋縮特性 | 遅い | 速い | 速い | 速い |
| エネルギー供給機構 | 酸化 | 酸化+解糖 | 酸化+解糖 | 解糖 |
| 疲労耐性 | 高 | 高 | 中間 | 低 |
| 筋線維サイズ | 小 | 小～中間 | 中間 | 大 |
| 収縮張力 | 小 | 小～中間 | 中間 | 大 |
| ミトコンドリア容量 | 大 | 小 | 大 | 小 |
| 毛細血管密度 | 高 | 中間 | 中間 | 低 |
| 弾性 | 小 | 大 | 大 | 大 |

年老いた運動選手が若いときと比較して筋力が弱くなったが，他の老人と比較すると同様であるため，病的な筋力低下とはいえない．また，慢性疲労も特殊な筋力低下でない．その他原因として，痛み，廃用性（不動），モーティベーション低下などが考えられる．

### 3.1.3 筋力テスト

一般に筋力テストを行うにあたり，Daniels & Worthinghamの徒手筋力テスト（MMT）が多く用いられる．このテスト法では，運動別測定となり主動作筋群および共同筋収縮力の総和を測定するには有効である．個別に固有筋の強さ（strength）を測定し治療すべき筋を明確にするには，Kendall & Kendallの使用が臨床上望ましい．Kendallは筋を起始・停止に沿って鑑別測定するため，どの筋に弱化があるのか，判別することができる．さらにこのテストを使用することで脊髄損傷や末梢神経損傷の障害部位レベル診断や，回復予想・予後にも役立つ．

### 3.1.4 筋線維タイプ

#### ⓐ 筋線維タイプの分類

1880年，Ranvierによって哺乳類の骨格筋は，色調と構造の異なる筋線維が存在することを明らかにされた．それらは肉眼的分類で赤く見える赤筋（red muscle）と白く見える白筋（white muscle）である．その後，異なる水素イオン濃度下でのミオシンATPase活性の差を用いた分類（type Ⅰ，type ⅡA，type ⅡB，type ⅡD/X）やミオシンATPase活性と酸化酵素を組み合わせた分類（SO：収縮速度は遅いが，持久性に優れている．エネルギー獲得反応は，主に有酸素性機構による．FOG：SO線維とFG線維の両方の性質を有し，収縮速度も速く，持久能力もある．FG：速く収縮し，発揮する張力も大きいが疲労しやすい．エネルギー獲得反応は，主に非乳酸性，無酸素性機構による）が広く用いられるようになった．現在では，酸化酵素を用いた分類からミオシンのアイソフォームを用いた筋線維タイプ分類（type Ⅰ，type ⅡA，type ⅡB，type ⅡD/X）が一般的に用いられるようになった．

2000年代になって，分子生物学的手法による筋タンパク質の解析が進み筋線維タイプの分布が明らかとなった（表7）．体肢の筋に限定すれば，マウス，ラット，ブタ，ラマはtype ⅡB線維をもつが，ヒトにはtype ⅡBはなく従来のtype ⅡB線維とされていたのはtype ⅡD/Xであることが証明されている．

#### ⓑ 筋線維タイプ変換能力（mutability）・筋の可塑性（plasticity of muscle）

1983年雑誌Physical Therapyのなかで「muscle biology」が取り上げられ，筋が生体のなかでも特に可塑性に富む組織であることが報告された．また，治療や電気刺激，ギプス固定術を用いて筋細胞や筋活動の変化における情報を得た．その結果刺激に対する「変換能力」がありかつ反応することが報告された．

現在ではミオシン重鎖のアイソフォームが変化することが知られている．加齢によりヒトでは，type ⅡA，type ⅡXが減少し，type Ⅰが増加することがわかった．また，筋力増強運動においては，負荷にかかわらず，type Ⅰは変化せずtype ⅡAが増加しtype ⅡXが著しく減少することが知られている．この筋力増強運動は，type ⅡXが増加することを期待

**表8 筋線維タイプ能力変換例**（文献[6]より引用）

| 1）病的状態での筋タイプの変化 | a. ギプス固定 | typeⅠ, Ⅱ線維とも萎縮（種々の発表あり）クレアチンリン酸, グリコーゲン量減少 短縮位に固定された筋→typeⅡ線維増加 |
|---|---|---|
| | b. 疼痛 | typeⅠ線維萎縮 |
| | c. 栄養失調の患者 | typeⅡ線維萎縮 |
| | d. ステロイド治療を受けた患者 | typeⅡ線維萎縮（ⅡB） |
| | e. 慢性アルコール乱用患者 | typeⅡ線維萎縮 |
| 2）加齢による変化 | タイプⅡ線維の比率と面積減少 → 素早い動作ができなくなる | |
| 3）疾患による筋線維タイプの変化 | a. 癌患者 | typeⅡ線維萎縮 |
| | b. 筋緊張性ミオパチー | typeⅡ線維萎縮 |
| | c. 先天性ミオパチー | typeⅠ線維優位萎縮 小径typeⅠ線維萎縮 typeⅡほとんどみられない →typeⅡの神経少ない typeⅠも侵される→萎縮 |
| | d. 遅発性遠位型ミオパチー | typeⅠ線維萎縮 |
| | e. 多発性筋炎 | typeⅡ線維の選択的萎縮をみることがある |
| | f. PMD (Duchenne type) | typeⅡ線維萎縮 |

して行うが，実際には逆説的な結果を生じる．しかし，筋力増強運動を中止すると，3カ月後にはtypeⅡXが筋力増強運動前の3倍程度まで増加することもわかっている（表8）．

### 3.1.5 サイズの原理（運動単位の動員）

運動ニューロンプール内ではそのニューロンの大きさによる興奮性の序列がある．運動ニューロンの活動は最初細い軸索をもつS units（slow：typeⅠ線維）が動員され，次に中間のFR units（fast fatigue resistant：typeⅡA線維），そして太い軸索のFF units（fast fatigue：typeⅡD/X線維）が動員される．その逆の順序で活動が停止する．

## 3.2 筋力低下の原因

3.1.2でも記したが，筋張力低下の原因は，病理的変化のあるものとないもの（偽弱化）がある．病理的変化のあるものは，良好・変化なし・進行するものに分類される．

われわれは，疾病から発症する筋の機能的予後を考慮し治療を行っていく必要がある（表9）．

## 3.3 治療的検査法

症候である筋力低下の原因が原疾患によるものか，IMDにより由来したものか判別し証明する手段について概説する．

**【治療的検査法の手順】**（図11）

①各種検査
- ROM測定，感覚検査など行う．
- 認知症，観念運動失行など筋力測定の結果に影響が出る状態でない患者のみ（測定に対する理解力あり）測定可能となる．

②選択テスト
- 動作を観察し，測定部位を予測する．

③強さ（strength）測定
- ここではサイズの原理を考慮し，typeⅠ線維，typeⅡ線維を意識しそれぞれを測定する．

④腰仙関節に対する検査
- IMDの発生順位に基づき，腰仙関節からの治療を行うため，まずは腰仙関節の検査を実施する．

⑤当該関節以外の関節治療
- まずは腰仙関節の治療を行う．
- IMD発生頻度順位に基づき，当該関節の治療を

表9　筋力低下の原因となる疾患の機能的予後

| 障害部位 | | 疾患 | 機能的予後 |
|---|---|---|---|
| 脳 | 大脳皮質運動野 | 出血 | ○△× |
| | | 梗塞 | ○△× |
| | | 腫瘍（良性） | ○△× |
| | | 腫瘍（悪性） | ○△× |
| | | 脳性麻痺 | × |
| | 内包 | 出血 | ○△× |
| | | 梗塞 | ○△× |
| | | 多発性硬化症 | × |
| | | 腫瘍（良性） | ○△× |
| | | 腫瘍（悪性） | × |
| | 視床 | 出血 | ○ |
| | | 梗塞 | ○ |
| | | 腫瘍（良性） | ○ |
| | | 腫瘍（悪性） | ○ |
| | 被殻 | 出血 | ○ |
| | | 梗塞 | ○ |
| | | 腫瘍（良性） | ○ |
| | | 腫瘍（悪性） | ○ |
| | 脳幹 | 出血 | ○△× |
| | | 梗塞 | ○△× |
| | | 腫瘍（良性） | ○△× |
| | | 腫瘍（悪性） | × |
| | | 多発性硬化症 | × |
| | | 筋萎縮性側索硬化症 | × |
| 脊髄 | | 腫瘍 | × |
| | | 筋萎縮性側索硬化症 | × |
| | | 損傷 | × |
| | | 横断性脊髄炎 | ○△× |
| | | 空洞症 | ○× |
| 前角細胞 | | 筋萎縮性側索硬化症 | × |
| | | Werding-Hoffmann 病 | × |
| | | kugelberg-Welander 病 | × |
| | | poliamyelitis | × |
| 前根 | | Guillain-Barré 症候群 | ○ |
| | | Charcot-Marie-Tooth 病 | × |
| | | 脊椎椎間板ヘルニア | ○ |
| 神経幹 | | neurotmesis | × |
| | | Charcot-Marie-Tooth 病 | × |
| | | neuropraxia | ○ |
| | | axonotmesis | ○ |
| 神経筋接合部 | | 重症筋無力症 | × |
| | | Lambert-Eaton 症候群 | × |
| 筋（筋線維） | | 筋ジストロフィー | × |
| | | 先天性筋緊張症 | × |
| | | 先天性ミオパチー | × |
| | | 筋膜炎 | ○ |
| | | 腱炎 | ○ |
| | | 腱鞘炎 | ○ |
| | | 化骨性筋炎 | △× |
| | | 多発性筋炎 | ○△× |
| | | 腱断裂 | ○ |
| | | 皮膚筋炎 | × |
| | | 筋断裂 | ○△× |

○：良好，△：変化なし，×：進行．

⑥強さ（strength）測定：判定1
- 1関節治療ごとに筋力の判定実施をしなければならない．
- 筋力低下していた筋が強くなれば，腰仙関節あるいはその他関節のIMDからの弱化であったと判断できる．

⑦当該関節の関節内運動の検査
- ⑤によって改善しなかったものは，当該関節の治療を行うため，当該関節の関節内運動を検査する．

⑧当該関節の治療
- ⑦の検査に沿って，当該関節の治療を行う．

⑨強さ（strength）測定：判定2
- ⑧によって，弱化していた筋力が強くなれば，それは当該関節のIMDからの弱化であったと判断できる．

⑩当該関節の治療：q.i.s.
- ⑧によって改善しなかった場合は，潤滑機構を応用したq.i.s.治療を行う．

⑪強さ（strength）測定：判定3
- ⑩によって，弱化していた筋力が強くなれば，それは当該関節の摩擦機構由来の弱化であったと判断できる．

⑫治療・訓練
- ⑩によって改善しなかったものは，筋の機能的予後に合わせて，治療・訓練を行っていく．良好の場合は，筋力増強運動を行い強化する．変化のない場合は訓練を行う．
- 進行性の場合は，筋力維持を目的とした運動を行う．

## 3.4 治療

筋力増強運動を行うにあたり，type Ⅰ線維，type ⅡA線維，type ⅡX線維を考慮した治療を導入していく必要がある．筋力増強運動中に運動の停止が起これば，counter sliding, q.i.s.（1/100秒の速度）を用いて，関節に刺激を加え，筋収縮の増大を図る．しかし，counter slidingおよびq.i.s.を行っても運動が開始されないときは，疲労の影響が考えられる．

脳からの命令は，脊髄を介しα運動神経（S units）を経由し，type Ⅰ線維の収縮が起こる．次に伸張性

3. 筋力低下　357

```
①各種検査 → ②選択テスト → ③強さ測定 → ④腰仙関節に対する検査 → ⑤当該関節以外の関節治療 ※1 → ⑥強さ測定(判定1) → ⑦当該関節の関節内運動検査 → ⑧当該関節の関節治療 → ⑨強さ測定(判定2) → ⑩当該関節の関節治療(q.i.s.) → ⑪強さ測定(判定3) → ⑫治療・訓練
```

- 測定に対する理解力あり → 予測
- 測定に対する理解力なし → 測定の信頼性低下

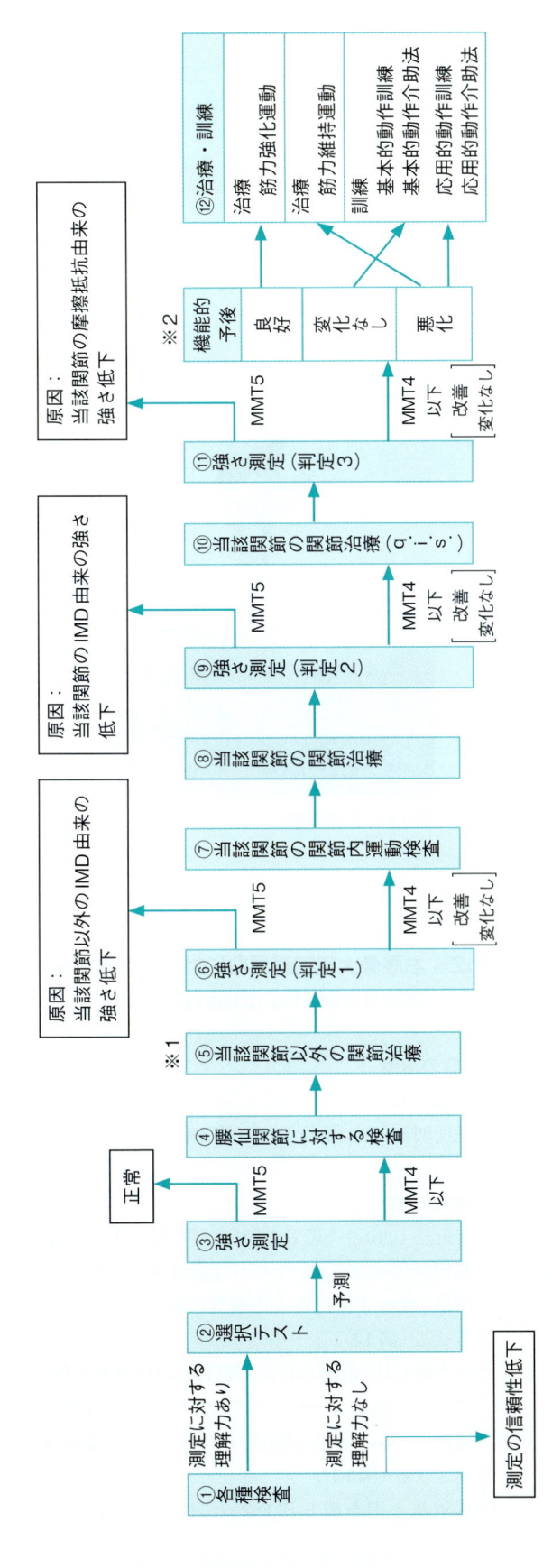

- ③ MMT5 → 正常
- ③ MMT4以下 → ④
- ⑥ MMT5 → [変化なし] ; MMT4以下 改善
  - 原因：当該関節以外のIMD由来の強さ低下
- ⑨ MMT5 → [変化なし] ; MMT4以下 改善
  - 原因：当該関節のIMD由来の強さ低下
- ⑪ MMT5 → [変化なし] ; MMT4以下 改善
  - 原因：当該関節の摩擦抵抗由来の強さ低下

※2 機能的予後
- 良好 → 治療：筋力強化運動
- 変化なし → 治療：筋力維持運動
- 悪化 → 訓練：基本的動作訓練、応用的動作訓練、基本的動作介助法、応用的動作介助法

※1 手順⑤では，IMDの発生頻度順位に基づき当該関節以外の関節治療を行い，1関節治療ごとに⑥の判定を実施しなければならない．IMD発生頻度順位
1) L5/S1, 2) 第2・第3肋横突関節, 3) 第2・第3胸肋関節, 4) C1/2, C2/3, 5) L2/3, 6) 鎖骨の関節, 7) 手根骨間関節, 足根骨間関節, 8) その他．

※2 機能的予後
| 良好 | axnotmesis, neurapraxia, Guillain-Barré症候群 etc |
| 変化なし | neurotmesis, 脊髄損傷, 脳損傷, 多発性硬化症 etc |
| 進行 | 筋萎縮性側索硬化症, 筋ジストロフィー, 筋断裂 etc |

※1 muscle strengthは随意収縮で起こる最大の張力の強さであり，動作中はこれが必要となる．muscle powerは筋収縮のなかに時間的要素を含む，時間的要素は含まない．open kinetic chainでの筋張力のみではなく，動作時におけるclose kinetic chainあるいはreverse movementでの筋張りも重要である．

※2 前角細胞とstrengthの関係

| MRC scale | | percentage of residual motor cells |
|---|---|---|
| 0 | no contraction | 0〜2 |
| 1 | flicker or trace of contraction | 2〜3 |
| 2 | active movement with gravity eliminated | 3〜5 |
| 3 | active movement against gravity | 5〜10 |
| 4− | active movement against slight resistance | 10〜20 |
| 4 | active movement against moderate resistance | 20〜40 |
| 4+ | active movement against strong resistance | |
| 5 | normal power | over 40 |

MRC：Medical Research Council.

(文献 [14] より引用)

**図11 治療的検査法（筋力）**

表10 筋力増強運動におけるSJF技術使用法

| 技術の種類 | 目的 | 役割 |
|---|---|---|
| 1. IMDの治療 | 関連症候の治療 | 円滑な運動の準備 |
| 2. pumping | 関節内の動きを軽くする | |
| 3. tracking | ROMを拡大する | |
| 4. q.i.s. | 筋の収縮の活性化 | |
| 5. counter sliding | 筋の収縮促進 | 抵抗運動の効率向上 |
| 6. pumping | 関節内の摩擦抵抗低下 | 整理運動 |
| 7. tracking | ROMの正常化 | |

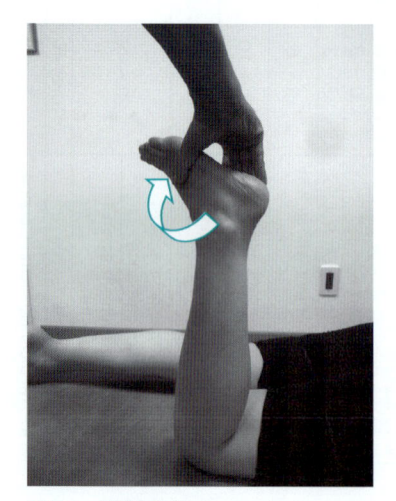

図12 下腿内旋

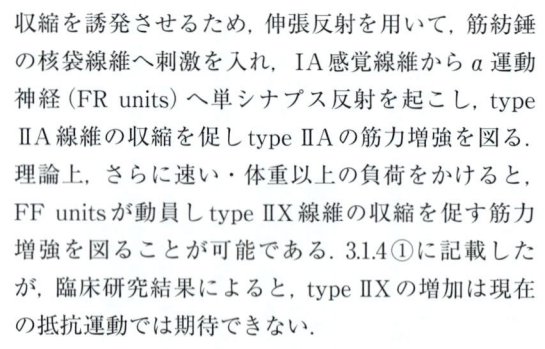

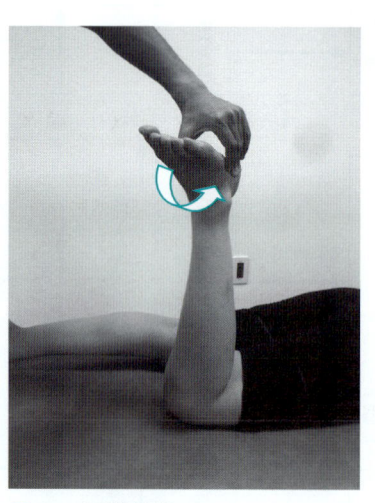

図13 下腿外旋

収縮を誘発させるため，伸張反射を用いて，筋紡錘の核袋線維へ刺激を入れ，IA感覚線維からα運動神経（FR units）へ単シナプス反射を起こし，typeⅡA線維の収縮を促しtypeⅡAの筋力増強を図る．理論上，さらに速い・体重以上の負荷をかけると，FF unitsが動員しtypeⅡX線維の収縮を促す筋力増強を図ることが可能である．3.1.4①に記載したが，臨床研究結果によると，typeⅡXの増加は現在の抵抗運動では期待できない．

しかし，そこにはIMDの影響が考慮されていないからである．そこでSJFを用いてIMDを改善し，また，q.i.s.およびcounter slidingにより筋収縮の活性化および促進を図り，サイズの原理に従い筋力増強運動を行えば，typeⅡXが増加する可能性が十分考えられる［第4章表6（下）参照］．

### 3.4.1 筋力増強運動におけるSJF技術の使用法

筋力増強運動におけるSJF技術の使用法を表10に示した．

### 3.4.2 右脛骨大腿関節屈曲に対する治療手順：open kinetic chainにて行う

**ⓐ IMDの治療**
①腰仙関節（L5/S1）：ds or us or ads
②椎間関節：L2/3 or L4/5（第3章参照）

**ⓑ pumping**
①接近法（close）：患者の肢位は腹臥位．脛骨大腿関節は屈曲90°，術者の右母指は足部外側の遠位部，他の手指は踵骨内側部にあて下腿を内旋させる（図12）．
②引き離し法（distracting）：患者の肢位は腹臥位．脛骨大腿関節は90°，術者の右母指は足部内側遠位部，他の手指は踵骨外側部にあて下腿を外旋させる（図13）．
③接近法と引き離し法を2〜3回交互に行う（1

3. 筋力低下  359

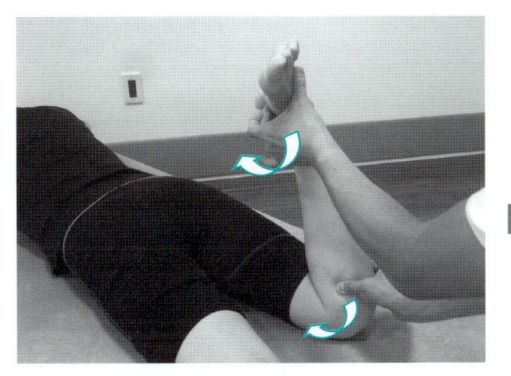

図14a 接近軸回転法（開始肢位）　　図14b 接近軸回転法

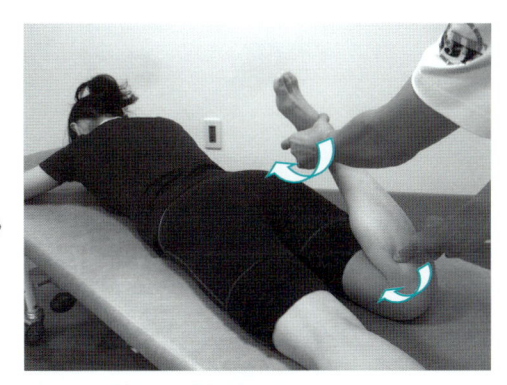

秒間に1回ずつ）．

#### ⓒ tracking
　患者の肢位は腹臥位．脛骨大腿関節は開始肢位屈曲90°，術者の左母指は足部外側の遠位部，他の手指は患者の踵骨内側部にあて，術者の右母指は脛骨近位部腹内側，他の手指は腹外側にあて，背外側へ押し接近軸回転をさせ屈曲する（図14a, b）．

#### ⓓ q.i.s.
　患者の肢位は腹臥位．脛骨大腿関節は屈曲90°，術者の右母指は足部外側の遠位部，他の手指は踵骨外側部にあて下腿を外旋すると同時に，術者の左示指と中指尖で脛骨を腹外側へ1/100秒で瞬時に押し脛骨内側面を軸回転させる．その結果内側ハムストリングスの活性化をさせる（図15）．

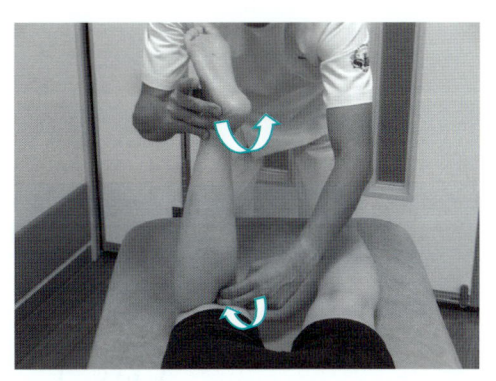

図15 屈曲のq.i.s.

#### ⓔ counter sliding or spinning with resistive motion
①患者の肢位は腹臥位．脛骨大腿関節屈曲60°を開始肢位とする．術者の右手を患者の下腿遠位部にあて尾側方向の軽い抵抗を与え，患者には脛骨大腿関節の屈曲運動を行わせる．屈曲の筋力低下を感じたところで，術者は凹背側滑りに対抗するように左手手指で持続的に腹側方向に運動を止めない程度の抵抗を加える．関節の動きが止まったら，即座に術者の左手指で凹背側方向へのq.i.s.を行う．動きが起こり始めると，再びcounter slidingを継続する．
②脛骨大腿関節屈曲が90°以上になると，軸回転に変わるため，左手手指は腹外側に軽い抵抗を加えcounter spinningを継続し，「type Ⅰ線維」

を動員させる（3/100秒以上の速さ）（図16）．
③再び運動が止まったら腹側方向にq.i.s.を行い同様に繰り返すが，抵抗の量は体重程度の負荷を与え，速さは1/100～3/100秒とし，「typeⅡA線維」を動員させる（図17）．
④さらに，抵抗の量を増し，体重以上の負荷を加え継続し，「typeⅡX」を動員させることができる（図18）．
⑤pumping
　ⓑと同様の方法で行う．
⑥tracking
　ⓒと同様の方法で行う．

### 3.4.3 中殿筋外転の筋力増強運動（typeⅡA線維に対して）
　中殿筋は歩行周期において，踵接地から立脚中期にかけて働く．しかし筋力MMT4⁻（brake test）と判定されたにもかかわらず，歩行するとTrendelenburg歩行を呈する患者を目にすることがある．このような現象を呈する患者は，typeⅠ線維を多く含む中殿筋前・後部線維に比べ，typeⅡ線維

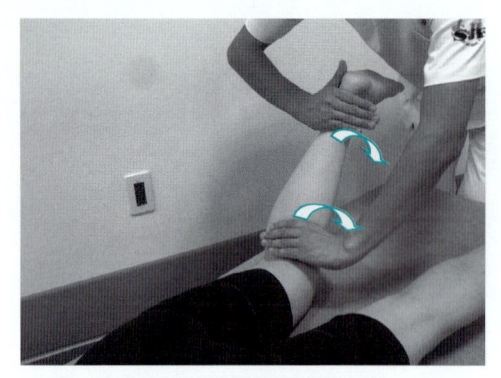

図16　屈曲に対する対向構成滑り法

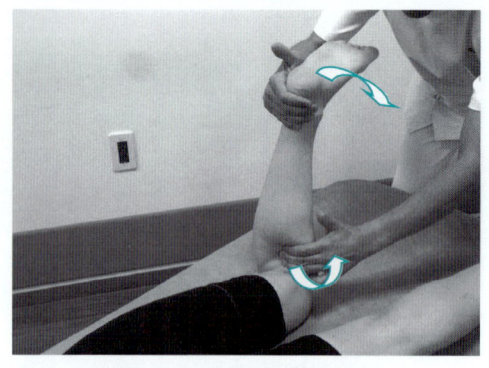

図17　屈曲に対する対向軸回転法

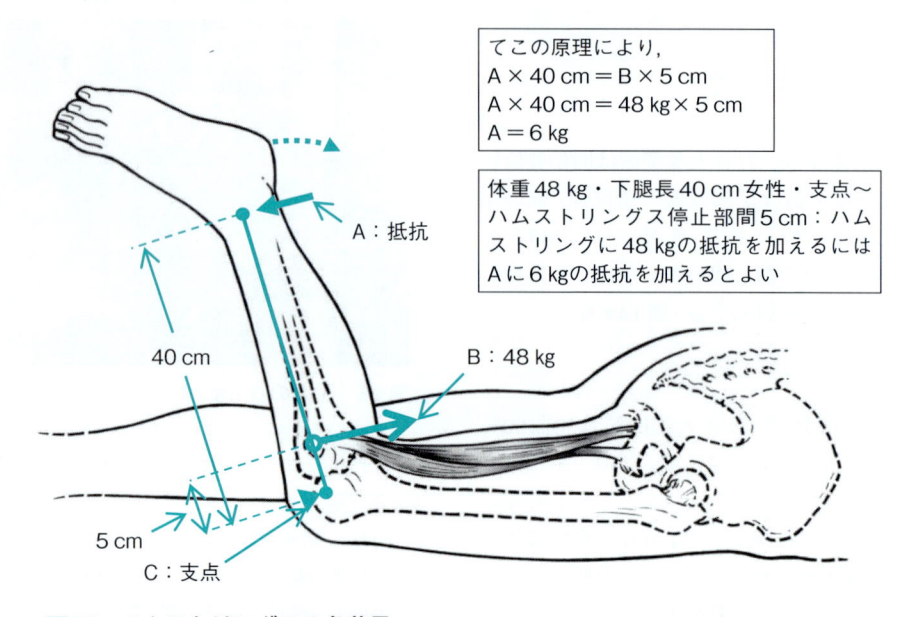

てこの原理により，
$A \times 40\,cm = B \times 5\,cm$
$A \times 40\,cm = 48\,kg \times 5\,cm$
$A = 6\,kg$

体重48 kg・下腿長40 cm女性・支点〜ハムストリングス停止部間5 cm：ハムストリングに48 kgの抵抗を加えるにはAに6 kgの抵抗を加えるとよい

図18　ハムストリングスの負荷量

を多く含む中殿筋中部線維の強さ低下が原因と考えられる．このような患者は，中殿筋のbrake testを行うと中部線維のみが収縮しないことが臨床上わかる（図19）．

### 3.4.4　中殿筋治療手順 closed kinetic chain（CKC）にて行う

①治療は第3章Ⅳの股関節の治療手技を用い，3.4.1で記載した筋力増強運動におけるSJF技術の使用法の手順に従い行う．

肢位：立位．左上肢でベッドを支える．

方法：左中殿筋強さが低下した場合は，術者は患者の右股関節内側に抵抗を加え，患者は外側に対向し押し返すが，抵抗に抗することができず，左側股関節が内転し骨盤がベッド端に近づく．また，体幹は右側に傾斜する（図20）．

②CKCを利用した筋線維別筋力増強運動

肢位：立位．患者は左上肢でベッド端などを支持し，術者は後方に立ち治療を行う．

方法：術者は患者の右側股関節に右手をあて，内側方向（ベッドの方向）に対して負荷の量を軽く加え，患者は対向するように外側方向に押し返し，左中殿筋のtypeⅠ線維の動員を図る．次に，内側方向へ負荷の量を体重程度とし1/100秒〜3/100秒の速さで抵抗を加える．

患者は，同様に抵抗に打ち勝つよう押し返し，ベッド側に左体幹がつかないようにする．抵抗に抗せなくなれば，術者は患者の左股関節

前部線維　中部線維　後部線維

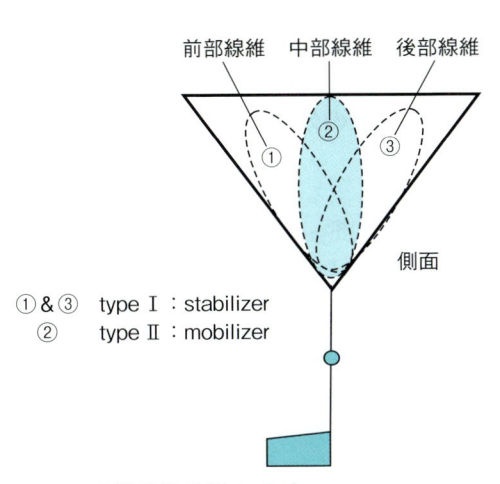

①&③　type Ⅰ：stabilizer
②　　 type Ⅱ：mobilizer

側面

**図19　中殿筋筋線維タイプ**

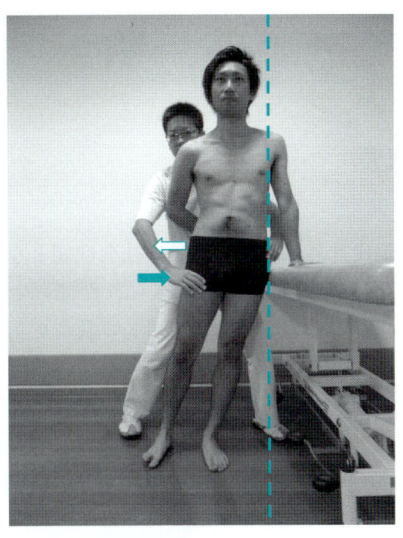

**図20　中殿筋麻痺**

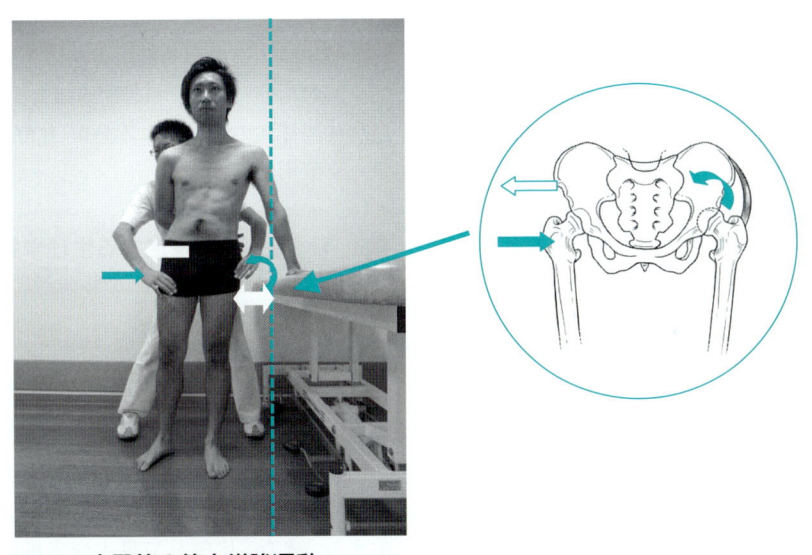

**図21　中殿筋の筋力増強運動**

に対して，寛骨臼側に凹の法則を利用して上内側方向に滑らせ，q.i.s. および counter sliding を加えて収縮活性化を図り，体幹側屈傾斜しないよう中間位に保持させる．このとき type ⅡA 線維が動員する（図21）．

## おわりに

本項では，最新の技術である筋線維別筋力増強，筋力低下の原因，検査およびその治療法を紹介した．特に type ⅡX 線維に対する治療は今後筋生検も含めた研究が必要である．

# ④ 筋持久性低下（疲労）

## 4.1 概要

近年,現代社会において疲労は社会問題となっている.疲労感は,第6章1で述べられた痛みと同様に身体のホメオスタシス（恒常性）の乱れを示す重要な予防的警告の1つであり,完全な疲労困憊に陥る前に活動をやめさせる神経メカニズムである.すなわち「疲労」は肉体的・精神的活動の結果,特に過度の活動の結果生じる機能低下であり疲労感として感じられる.機能低下が生じると易疲労性となり持久性の低下として現れる.臨床的には,疲労が6カ月以上にわたり継続的・断続的に続く状態を慢性疲労症候群といわれている.疲労には,全身的疲労と局所的疲労（筋性疲労）に分けられているが,たいていの場合,複合的に現れることが多い.つまり,疲労感を伴う疲労は,脳で疲労を感じており筋のみが原因でない.アシドーシスが脳に作用して脳に疲労感を与えるといわれているからである.一般的には,持久性が低下すると運動により負荷を与えることで改善される.しかし,誤った負荷量・負荷時間（期間）は,逆に持久性低下を引き起こす.

われわれの対象者は,神経疾患などをもった患者であるため,正常人以上に神経を配り適切な負荷量・頻度・時間を与える必要がある.しかし,誤用・過用により二次障害を招き病気を憎悪させることになる.さらに重要なことは,運動による真の持久性低下かIMDによる偽持久性低下であるかを見極めることである.

本項では,SJFを用いた筋持久性を中心とした治療法について概説していく.

### 4.1.1 持久性の定義

持久性（endurance）とは,de Lateur BJにより「The ability of that muscle to continue a particular static or dynamic task.（特定の静的・動的作業を続けるための筋の能力）」と定義されている.持久性運動は,非常に広範囲な筋群で行われ,静的運動（静的筋持久性）かつ動的運動（動的筋持久性）に関係する.作業により筋群に酸素を送り込む「心血管－呼吸器機構」の能力も要求される.運動単位に直接関与する前角細胞に血液を返して栄養となる酸素を送り,心肺系においても同様に血液から栄養が運搬される.

### 4.1.2 持久性の分類

持久性を分類すると,局所的な「筋持久性」と呼吸循環器に関与する「全身持久性」に分けられる.HollmannとHettingerは,「一定のパフォーマンスをできるだけ長時間にわたって維持することができる能力」と定義した.すなわち,「筋持久性」は全身の骨格筋の1/7〜1/6以下の筋が働く場合の持久性で,「全身持久性」はそれ以上の筋が働く持久性であり,心肺器管が関与している.

### 4.1.3 筋持久性の分類

①運動様式の差異による分類：静的筋持久性,動的筋持久性.
②測定時の運動負荷設定方法の差異による分類：絶対的筋持久性,相対的筋持久性.
③代謝様式の差異による分類：無酸素的筋持久性,有酸素的筋持久性.

### 4.1.4 持久性を規定する生理学的要因（表11）

#### ⓐ 全身持久性

**1) 肺換気能力**

肺換気能力は毎分肺換気量（一回換気量と毎分呼吸数の積）で示され,肺容量（肺の大きさ）と呼吸筋および換気運動に左右される.運動の強度が高まると,一回換気量および呼吸数が増加し肺換気量は増加する.また,比例して最大酸素摂取量（$Vo_2max$）も高まるが$Vo_2max$ 70〜85％に達するとほぼ最高値に達し,過剰換気が始まり,肺換気量は運動強度が高まってもほとんど一定はあるいは低下する.肺の換気運動は胸郭の運動と呼吸筋に影響される.

表11 持久性を規定する要因

| (A) 全身持久性 | (B) 筋持久性 |
|---|---|
| ①肺換気能力 | ①筋に貯蔵されているエネルギー源 |
| ②肺拡散能力 | ②筋への酸素運搬能力 |
| ③ガス運搬能力 | ③筋の酸素利用能力 |
| ④組織拡散能力 | ④筋を支配する神経 |

### 2）肺拡散能力

肺拡散能力は，肺拡散容量により示され，肺胞でのガス分圧と肺血管でのガス分圧との差 1 mmHg あたりにつき肺に取り込まれる $O_2$ または $CO_2$ の量である．肺拡散容量は運動強度や酸素摂取量に比例し増加する．運動選手は，低い酸素分圧でも一般人と同一量の酸素を血液に取り込むことが可能で，同じ強度の運動や酸素摂取量では，運動選手の肺拡散量は一般人よりも多い．そのことより，肺疾患を伴った患者は肺拡散容量が低いことが考えられる．

適切な負荷量の持久性運動により，肺拡散量が改善され肺血流量を増加させる効果がある．

### 3）ガス運搬能力

ガス運搬能力は，一回拍出量と心拍数で表される．運動の効果として心臓の一回拍出量が増加し，種々の運動負荷に対して血管運動調節機構の対応が良好となる．運動量が増加すれば，一回拍出量と心拍数は増加するが，一回拍出量の増加には限界があり，最大酸素摂取量の40％の酸素摂取量ですでに最高に達する．このとき心拍数は1分間110で，これ以上の心拍出量の増加は心拍数の増加によってなされる．

### 4）組織拡散能力

肺拡散能力の要素と同様．

## ⓑ 筋持久性

### 1）筋に貯蔵されているエネルギー

筋収縮が起こるときに必要な直接的エネルギーは，アデノシン三リン酸（adenosine triphosphate：ATP）の分解によって与えられる．ATPは1個のリン酸を放出してアデノシン二リン酸（adenosine diphosphate：ADP）になり，ADPはさらにアデノシン一リン酸（adenosine monophosphate：AMP）に分解し，このときに発生するエネルギーが筋収縮に使用される．しかし，エネルギーの貯蔵庫であるATPは最大収縮を行えば，0.5秒で消費される．

$$ATP + H_2O \Leftrightarrow ADP + H_3PO_4 (Pi) + 8,000 \text{ cal}$$
$$ADP + H_2O \Leftrightarrow AMP + H_3PO_4 (Pi) + 8,000 \text{ cal}$$

①非乳酸性機構［ATP－クレアチンリン酸（creatine phosphate：CP）系エネルギー機構］：高エネルギーのクレアチンリン酸で加水分解（ADP＋CP⇔ATP＋C）

ATPを再合成するためのエネルギーを最も短時間のうちに供給するのは，CPである．

②乳酸性機構（解糖系エネルギー機構）：嫌気的解糖（anaerobic glycolysis）

グルコースあるいはグリコーゲンが $CO_2$ と $H_2O$ とに分解されピルビン酸もしくは乳酸にまで分解される過程を解糖という．この過程でADPから2個のATPが作られる．乳酸は，疲労物質といわれているが，低酸素症後や疲労時の重要な回復因子といわれており，乳酸がブドウ糖の代わりにエネルギー源となっている（図22）．

③有酸素性機構：好気的解糖（aerobic glycolysis）

ピルビン酸はアセチルCoAに変えられクエン酸［トリカルボン酸（tricarboxylic acid：TCA）］回路（図23）に入り，呼吸酵素経路を経て $CO_2$ と $H_2O$（$H^+$）とに代謝分解される過程をいう．

運動強度が低い場合ATP分解は遅く，その再合成のエネルギーは，十分な酸素の供給のもと分解により得られる．すなわち，1分子のグルコースから有酸素的に38個のATPを作り出す．

### 2）筋への酸素運搬能力

筋収縮時，酸素摂取能力は筋が長時間の仕事をするうえで大切である．筋活動への酸素運搬は，血流量と血中ヘモグロビン濃度が重要となる．

### 3）筋の酸素利用能力

末梢でヘモグロビンから分離した酸素は，ミオグロビンと結合して筋内に輸送される．組織内での酸素の貯蔵は，ミオグロビンによって行われるので，筋のミオグロビンの量は重要な因子となる．ミオグロビンを多く含む筋線維はType I 線維であり，このType I 線維には筋内の毛細血管数とミトコンドリアを多く含み，持久性に適した筋である．

### 4）筋を支配する神経

猪飼らは，筋が長時間にわたって作業を続けるためには，図24に示すとおり，筋収縮のための刺激を送り続ける神経系および心肺系が重要な役割を果たすと述べている．その要因の1つに，意欲により引き起こされる中枢神経系因子があげられる．次に，末梢神経性因子として，インパルスを発射する運動単位の数も関係する．その他，脊髄神経，心肺系，血管系，関節などに何ら障害がなく正常に機能していることも要因としてあげられる．

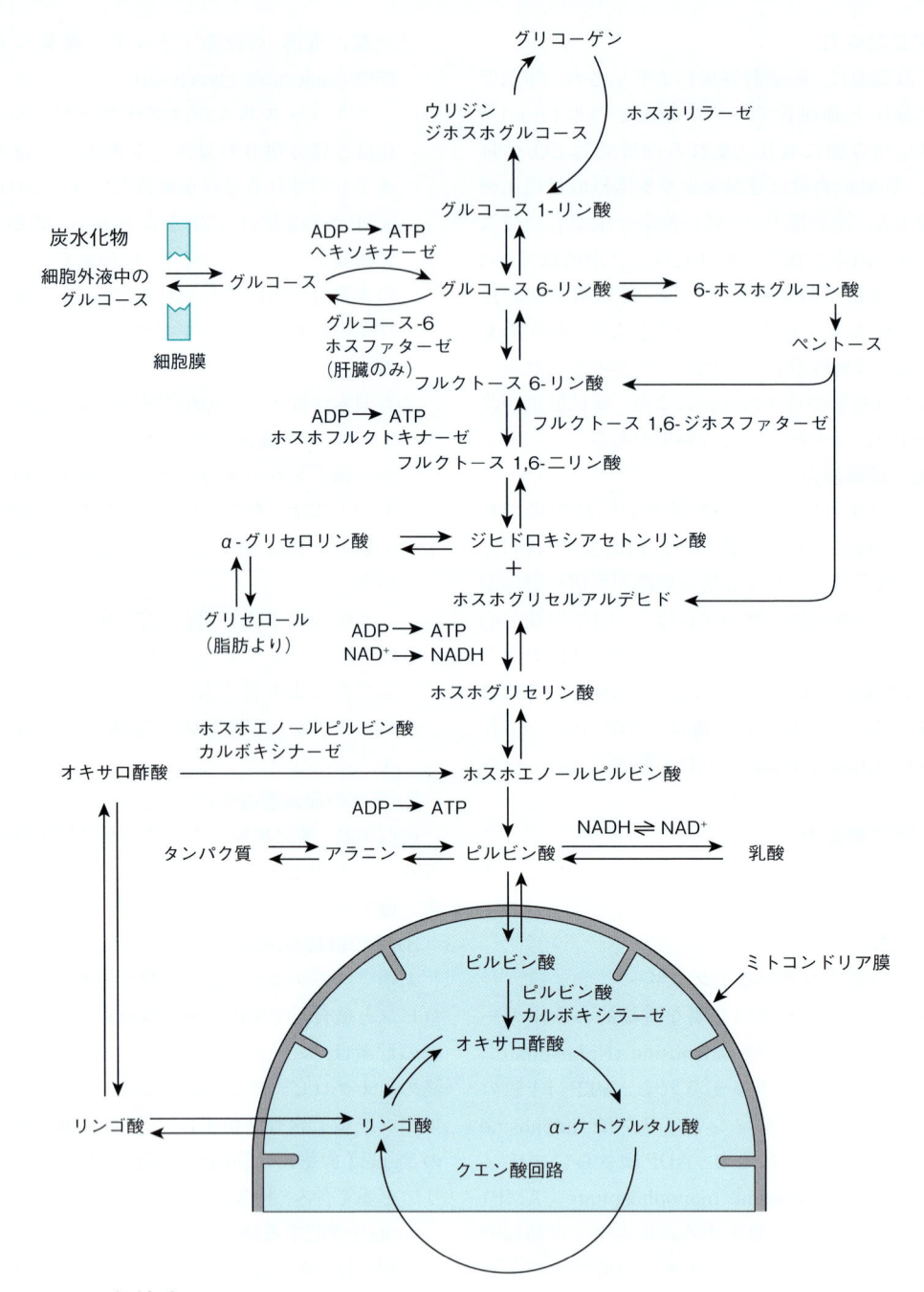

図22 解糖系(文献[15]より引用)

## 4.2 原因

　生命維持は酸素と栄養の補給，代謝産物の除去に依存している．そのために，血液を媒介として心臓循環系が働いている．肺循環では酸素を取り込み，体循環によりこれらを組織細胞へ供給しエネルギー産生に利用される．大脳皮質から命令を受けた前角細胞は，筋収縮を起こし張力を発生する．この運動単位の一連の経路において筋以外の器官のどこかに興奮の低下が発生すれば，筋持久性低下を招くことになる．さらには，疲労を無視し，長期にわたり運動を続けると，「overwork」が原因となり，筋持久性低下が症候として現れてくる．臨床で最も問題視さ

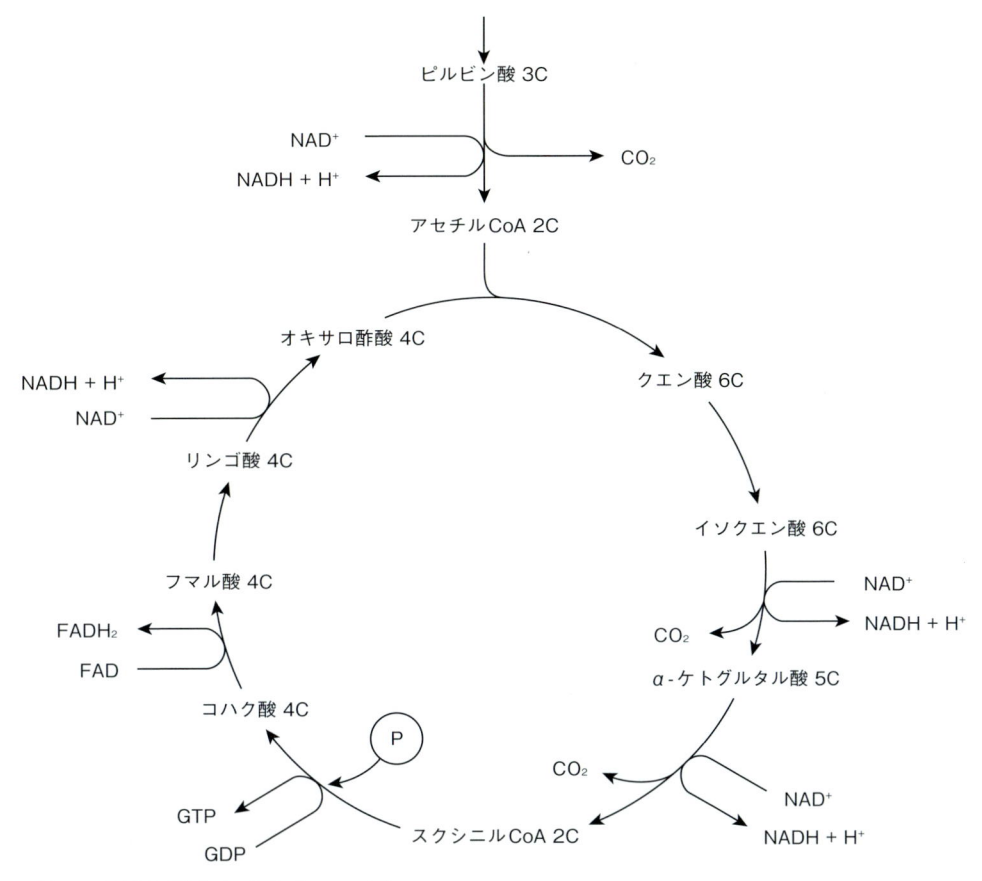

図23 TCA回路 (文献[15]より引用)

れる原因は，神経−筋機能を無視して運動を続けた結果として起こる「過用」である．以下原因となる症候を解説する（図24）．

### 4.2.1 overwork weakness（過用性弱化）

BennettとKnowltonにより，「過用性弱化とは，仕事を続けている期間あるいは仕事を終えた後に，絶対的張力および筋持久性が長期に低下することをいう．また，過用性弱化の障害は，短期的なパフォーマンスと比較して，非常に重い負荷の仕事期間が続くと低下する」と定義した．

末梢神経損傷では，伝導障害として持久性低下が生じる．末梢神経が損傷すると，残存する終末軸索が新芽形成により筋線維を再神経支配するために，前角細胞の1個単位が増加する．これにより，前角細胞は常に機能亢進状態にあり，特に終末軸索では代謝が異常状態にあるので，過度な筋の使用によって終末軸索が障害されやすいといわれている．

代表的な疾患にpost-polio syndrome（ポリオ後症候群）があり，「発症後，10〜40年経過し，症候が安定していたポリオ生存者が，疲労・疼痛・耐久性減少・機能低下などを伴う新たな筋張力低下を特徴とする神経学的症候を呈した状態」と定義されている．ポリオを発症すると，前角細胞の一部が死滅し他は生存する．その生存した前角細胞に配置されようとして代謝要求が強まった結果発症する．生存した前角細胞がこれらの要求に応じることができない場合，悪化が徐々に進み，新しい神経終末の消失（運動ニューロンの消失）による筋張力低下・萎縮・持久性低下を引き起こす可能性がある．筋に神経原性変化や筋線維の壊死を引き起こすと，結果的に血中クレアチニンリン酸化酵素［クレアチニンホスホキナーゼ（creatinine phosphokinase：CPK）］の上昇を招く．蜂須賀は，ポリオ後症候群のCPKを測定し，運動負荷が多いと血中CPK濃度が増し，安静でCPK濃度が低下すると報告している．Guillain-Barré症候群も同様である．

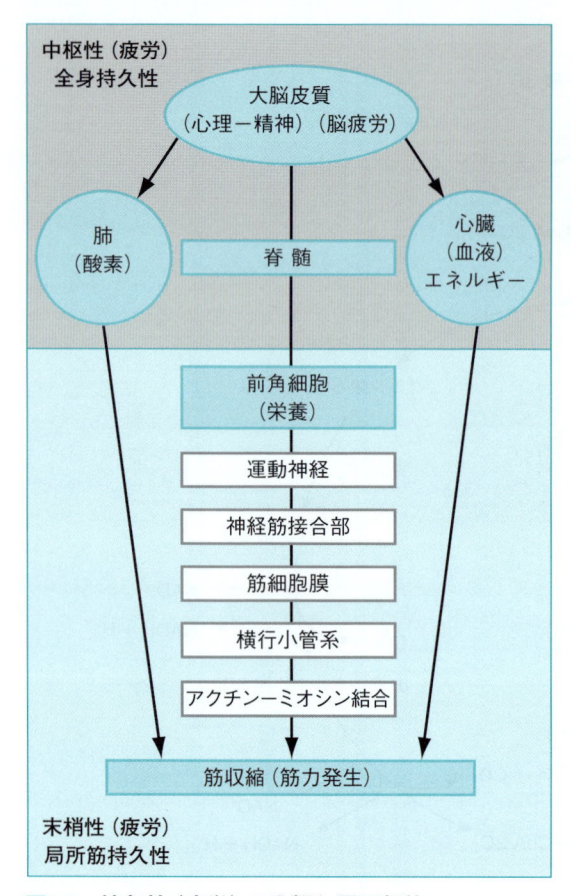

## 図24 持久性（疲労）の分類と原因部位

中枢性（疲労）
全身持久性

大脳皮質
（心理一精神）（脳疲労）

肺（酸素）　脊髄　心臓（血液）エネルギー

前角細胞（栄養）
運動神経
神経筋接合部
筋細胞膜
横行小管系
アクチン–ミオシン結合

筋収縮（筋力発生）

末梢性（疲労）
局所筋持久性

### 表12　持久性低下（疲労）に影響を及ぼす責任部位

| 器官 | 機能 | 症候 symptom | 症候 sign |
|---|---|---|---|
| 脳（前頭葉） | 判断 意欲 | 意欲の低下 疲労感 | 判断能力の低下 短期記憶の低下 |
| 脳（海馬） | 大脳基底核からの入力 | 意欲の低下 疲労感 | 記憶力低下 忘却 |
| 脳血管 | 脳へのエネルギー供給低下 | めまい | 血圧上昇 |
| 脊髄前角細胞 | 筋への栄養補給 | 筋疲労 筋疲労困憊 | 筋張力低下 収縮速度減少 筋弛緩の延長 協調性低下 伸展性低下 動悸 息切れ |
| 毛細血管 | 筋へのエネルギー供給（酸・糖など） | | |
| 筋線維 | 収縮 弛緩 協調性 伸展性 | | |
| 心筋 | 筋収縮（血液の拍出） | 動悸 息切れ | 心拍数低下 血圧変動 |
| 冠状動脈 | 心臓へのエネルギー供給 | 狭心症症状 胸部圧迫感 末梢部皮膚色蒼白 | 心拍数増加 不整脈 |
| 肺 | ガス交換（$O_2$取入, $CO_2$排出） | 動悸 息切れ 息苦しさ | 肺活量低下 |
| 呼吸筋 ＊主に吸気筋 | 筋収縮 ＊胸郭拡張 | 動悸 息切れ 疼痛 | 呼吸筋の強さ低下 |

### 4.2.2　器官部位別原因

持久性低下（疲労）に影響を及ぼす責任部位を，器官別に分類し表12にまとめた．

### 4.3　治療的検査法

疾患から起こる一次性の疲労から生じる筋持久性低下か，誤用・過用による二次性の易疲労による筋持久性低下か，またはIMDによる偽筋持久性低下であるかを治療的検査法によって区別していく必要がある．疲労を無視して運動を継続していくと，十分な治療効果を得ることができず，二次障害を招くことになる．以下手順を解説していく（図25）．
①問診・触診・動作観察・バイタルサインチェック
　問診・触診・観察を行い持久性の原因が心肺機能系によるものか，筋系によるものか予想する．

　全身持久性低下は，呼吸数，呼吸音，心音，心拍数，脈，血圧，肺活量，一回拍出量，最大酸素摂取量，嫌気性代謝域値（anaerobic threshold：AT），心電図，代謝当量（metabolic equivalent：MET）などの検査を運動前後で比較する．
②筋持久性の測定
　筋持久性低下は，個々の筋張力，筋萎縮，浮腫，一定負荷に対する筋の運動時間および回数，疲労後の回復時間などを検査する．
③腰仙関節に対する検査
④当該関節以外の関節治療
　IMD発生頻度順位に基づき治療を行いIMDの改善を行う．改善すれば当該関節以外のIMD由来の筋持久性低下と判断できる．
⑤②同様に判定のための筋持久力測定を行う（判

全身持久性は除外する

①問診・動作観察・バイタルサインチェック → ②筋持久性の測定（筋張力測定）→ ③腰仙関節に対する検査 → ④当該関節以外の関節治療 → ⑤筋持久性の測定（判定1）

※1

⑤改善 → 原因：当該関節以外のIMD由来の筋持久性低下

⑤残存 → ⑥当該関節に対する関節機能検査 → ⑦当該関節に対する治療（q.i.s.含む）→ ⑧筋持久性の測定（判定2）

⑧改善 → 原因：当該関節のIMD由来の筋持久性低下

⑧残存 → 機能的予後 ※2
- 良好 → ⑨治療 筋持久力運動 ＊改善目的
- 変化なし → 筋持久力運動 ＊維持目的
- 悪化 → 筋持久力運動 ＊進行予防

※2 機能的予後

| 良好 | post-polio syndrome, Guillain-Barré症候群 etc |
| 変化なし | neurotmesis, 脊髄損傷, 脳損傷（11週以降）, 筋断裂 etc |
| 進行 | 筋萎縮性側索硬化症, 多発性硬化症, 筋ジストロフィー etc |

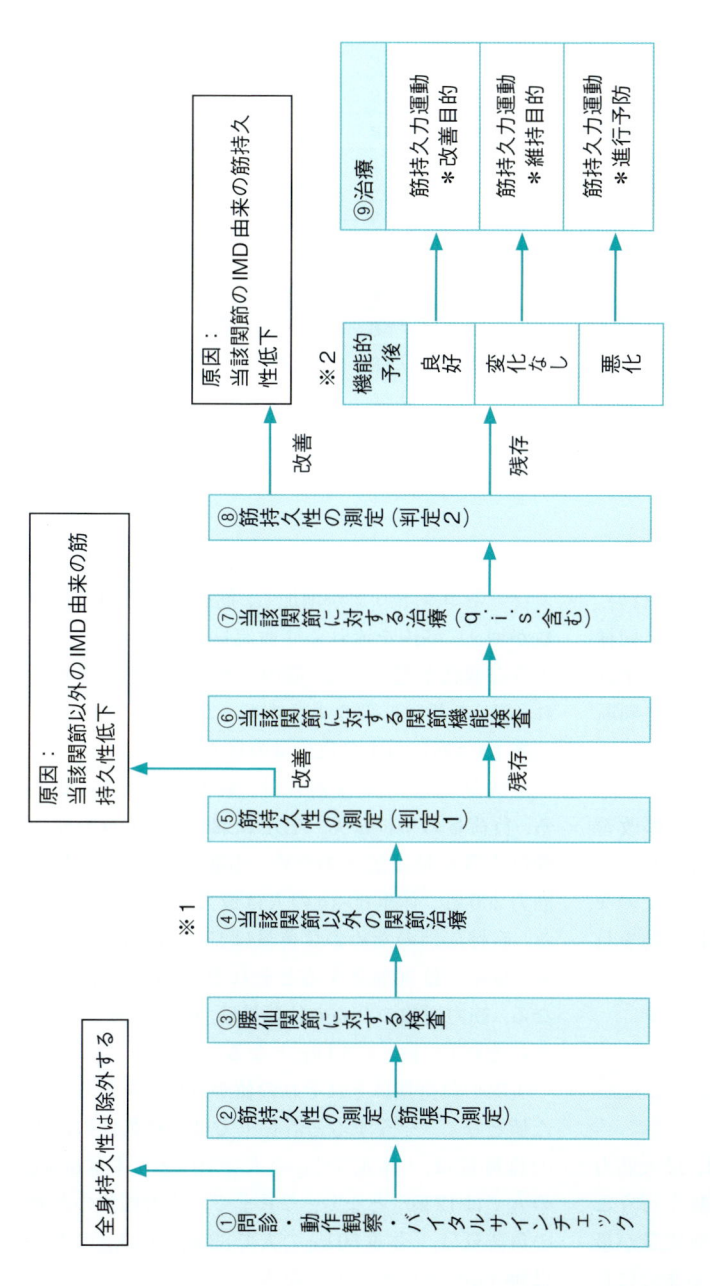

＊1 手順④では，IMDの発生頻度順位に基づき当該関節以外の関節治療を行い，1関節治療後ごとに⑤の判定を実施しなければならない．

＊IMD発生頻度順位
1) L5/S1, 2) 第2・第3肋横突関節, 3) 第2・第3胸肋関節, 4) C1/2, C2/3, 5) L2/3, 6) 鎖骨の関節, 7) 手根骨間関節, 8) その他．

**図25 持久性低下（疲労）の治療的検査法手順**

表13 筋に対する負荷量の目安

筋に対する負荷量についての目安

|  | 最大筋力に対する割合 | 体重50 kgの場合 | 体重60 kgの場合 |
| --- | --- | --- | --- |
| 抗重力筋の受ける負荷量 | 25% | 50 kg | 60 kg |
| 負荷量の単位 | 1% | 2 kg | 2.4 kg |
| 最大筋力 | 100% | 200 kg | 240 kg |
| 筋持久力のための負荷量 | 15〜40% | 30〜80 kg | 36〜96 kg |
| 臨床での筋持久力 | 30% | 60 kg | 72 kg |
| 筋力増強のための負荷量 | 66% | 132 kg | 158.4 kg |

筋に対する負荷量についての目安（実際の負荷量）

|  | 最大筋力に対する割合 | 体重50 kgの場合 | 体重60 kgの場合 |
| --- | --- | --- | --- |
| 抗重力筋の受ける負荷量 | 25% | 0 kg | 0 kg |
| 負荷量の単位 | 1% | 2 kg | 2.4 kg |
| 最大筋力 | 100% | 150 kg | 180 kg |
| 筋持久力のための負荷量 | 15〜40% | −20〜30 kg | −24〜36 kg |
| 臨床での筋持久力 | 30% | 10 kg | 12 kg |
| 筋力増強のための負荷量 | 66% | 82 kg | 98.4 kg |

定1）．

⑥⑦⑧当該関節に対する検査および治療を行い，このとき同時にq.i.s.治療も施行する．②と同様の筋持久力測定を再度行う（判定2）．改善すれば当該関節のIMD由来の筋持久性低下と判断できる．

⑨治療

SJFを用いてIMDを改善しても疲労の改善が起こらない場合，良好であれば改善目的に2〜3週間継続して筋持久性運動を行う．変化のない場合は維持目的に，進行する場合は予防を目的に持久性運動を継続していく．

## 4.4 治療

筋持久性の改善を目的とした負荷量は，最大筋力の15〜40%で疲労するまで筋持久性運動を行うことが望ましいとされている．しかし，筋血流量が最大筋力の20%の負荷で行うには，疲労するまでに長時間を要するのでやや負荷が足りない．40%以上の負荷量になると，筋血流量が低下する．また，80%以上になると筋血流量は，停止する．このようなことを考慮すると，臨床においては，30%の負荷を反復して行うことが効果的である．筋持久性運動を継続すると，筋内に貯蔵されるATP，グリコーゲンおよびミトコンドリアが増加し，筋肉内の毛細血管の数が増え，筋内を流れる筋血流量が増加する．このような変化が起こると，筋内に多くの酸素が運搬され，筋持久性に必要なエネルギーが生み出される．

表13は筋に対する負荷量の目安である．

最大筋力に対する割合は，最大なら100%である．負荷量の単位は%．ADLにおける，抗重力筋の受ける負荷量は25%のため，体重50 kgの人は最大筋力200 kg，体重60 kgの人は最大筋力240 kgとなる．筋持久性のための負荷量は15〜40%であるから，臨床では30%とするとそれぞれ60 kg，72 kgとなる．筋力増強のための負荷量は，66%であるから，それぞれ132 kg，158.4 kgとなる．

実際の負荷量はそれぞれの値から体重を差し引いた値となる．そうすると計算上では筋持久性のための負荷量は，「体重50 kgの人で10 kg」「体重60 kgの人では12 kg」となる．参考までに筋力増強のための負荷量は，「体重50 kgの人で82 kg」「60 kgの人では98.4 kg」ということになる．

また，第6章3：筋力低下でも述べたが，疾患をもった患者は筋能力低下が起こるため，筋線維タイプを考慮し有酸素運動を行っていく必要がある．また，IMDも考慮しSJF治療を使用し，効果的な筋持久性運動を行う．しかし，持久性運動では疲労が現

4. 筋持久性低下（疲労）

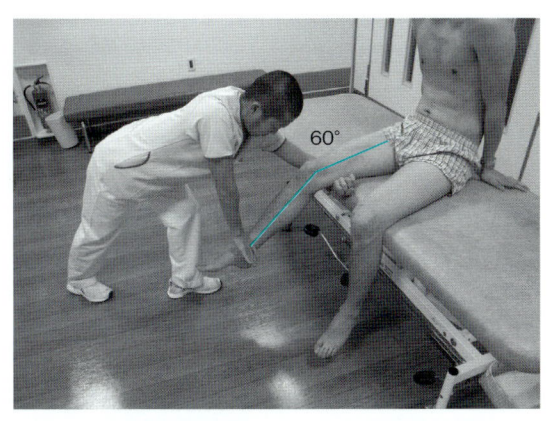

図26 膝関節伸展筋群に対する筋持久性の治療（MMT3以上）

れるまでの努力を要するため患者の意欲の低下がみられる．患者に興味をもたせて行うには作業療法による治療が効果的である．

### 4.4.1 膝関節伸展筋群に対する筋持久性の治療（MMT3以上）

**肢位**：患者は坐位で両上肢を後方で支持する．
**術者**：患者の正面に立ち，右側肘関節を伸展位とし，右手は下腿遠位端にあてる．左側前腕は，患者の膝窩部に入れ前腕を回内し，膝関節屈曲60°の位置で抵抗を加える（図26）．
**抵抗**：最大筋力の30〜40％で，スピードはtype I線維に対して行うため遅くする．
**方法**：疲労が起こるまで抵抗運動を繰り返す．運動が起こりにくくなれば，膝伸筋群に対するq.i.s.を行う．再度抵抗を加え，筋力が発揮できれば抵抗運動を繰り返す．q.i.s.を行っても運動が起こらなくなれば疲労が起こったことになるため治療を終了する．
* MMT3以下の場合は各々の肢位を選択し，上記と同様に治療を行う．
* Guillain-Barré症候群などは，回復初期1回の収縮で筋疲労を起こすこともあるため注意を要する．

### 4.4.2 作業療法による治療例

**疾患**：脳血管障害（cerebrovascular accident：CVA）右片麻痺患者〔Brunnstrom recovery test（BRST）：stage V〕．

表14 作業療法を用いた治療例

| | 筋持久性に対する運動性OT |
|---|---|
| 疾患 | CVA右側片麻痺　ステージⅢ |
| 症候 | 長母指屈筋endurance低下 |
| 測定 | 回数：少, 収縮時間：短, 易疲労 |
| 先行治療 | 1. IMD治療<br>2. pumping<br>3. tracking<br>4. q.i.s.<br>5. counter sliding<br>6. pumping<br>7. tracking |
| 測定 | 回数：多, 収縮時間：長, 抗疲労 |
| 運動性OT | ＜ちぎり絵＞<br>　材料：紙（新聞紙→厚紙）<br>＜身体的条件＞<br>　治療対象：長・短母指屈筋<br>　肢位：坐位<br>　前腕回内外中間位<br>　橈側内転0°<br>　掌側外転50°<br>　回数：少→多<br>　収縮時間：短→長<br>　※負荷15〜40％<br>　※代償運動を最小限（第1中手骨は装具固定）<br>　※疲労の有無：q.i.s.で判定 |
| 効果判定 | 長母指屈筋持久性向上 |
| 目標 | 持久性向上 |

**治療**：母指屈筋の持久性の低下に対して運動性作業療法を試行．治療の流れは表14に示す．
**方法**：
1) 肢位は坐位で，テーブルの上で行う．
2) 折り紙をちぎり1分間で何枚ちぎることができるか測定する（図27）．
3) 先行治療としてSJFを行う．その後同様に測定を行う．
4) 折り紙・折り紙大の新聞紙・折り紙大の厚紙の順で負荷の量を増していく．疲労が起こるまで繰り返し行う．疲労の判定はq.i.s.を行いながら治療・測定していく．

**効果**：初回，SJF治療後スピードが増し半分の時間で可能となる．
　運動性OT 2週間継続後，厚紙をちぎる枚数およびスピードが増し持久性が改善した．

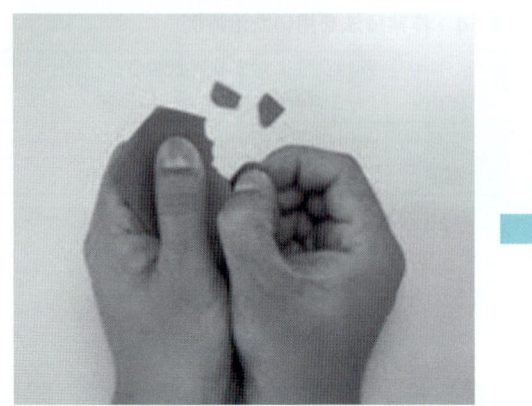

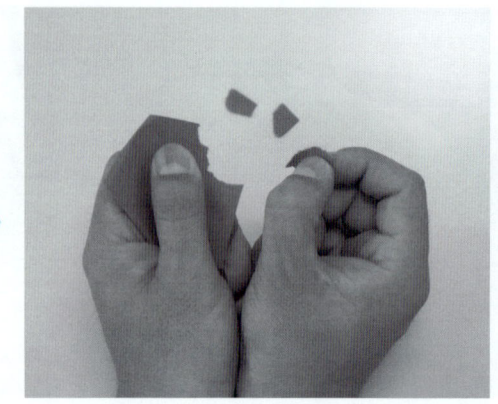

図27　ちぎり絵

## おわりに

筋持久性の治療を行うにあたり，IMDの影響を考慮し，q.i.s.を用いた治療を行わなければ，易疲労と偽疲労の区別をすることは容易ではない．

# 5 協調性障害（非協調性）

## 5.1 概要

協調性（coordination）は，発達過程のなかで年齢の経過とともに，運動感覚（kinesthesia）が要素となって神経系を介して脳に伝達され獲得されていく．この協調性が失われた状態が協調性障害（incoordination）である．協調性障害（非協調性）とは，医学辞書によると「運動が同時的協調と連続的協調による調和が障害された状態で，主に脳の運動機能障害による．運動機能として筋および下位運動神経の機能，反射的運動調節の求心性である知覚機能，脊髄による平衡機能と姿勢の反射的調節などを行う小脳機能，錐体外路系の機能，錐体路系の機能などがありこれらのどれかが障害されると協調運動障害が生じる．」とされている．

このように，医療において非協調性を論議するとき，失調症や小脳疾患やパーキンソン病といった神経系の疾病から出現する症候として取り扱うことが多い．しかし，協調性障害というのは，脳はもちろんのことで，関節・筋・神経などどこに問題が生じても起こる．まずは，測定によって厳密に正常状態との比較をする．その後，治療可能なものは各々器官に対しての治療を行い，脳に異常をきたして生じた症候なのか，その他の臓器の問題による症候であるかを判別する必要がある．さらに，IMDにより非協調性を生じる可能性も考慮し検査をしていく必要がある．

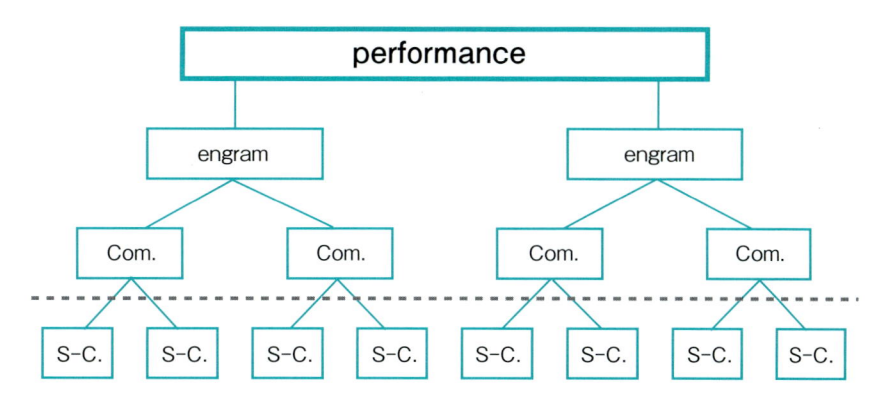

```
                    performance
                   /            \
              engram              engram
             /      \            /      \
         Com.        Com.     Com.        Com.
         / \        /  \      /  \       /   \
      S-C. S-C.  S-C. S-C.  S-C. S-C.  S-C. S-C.
```

Com.：component
S-C.：sub-component

**図28** engram獲得過程

　本項では，正常な発達段階における協調性の獲得と非協調性について述べる．

### 5.1.1 関連用語の定義

#### ⓐ 制御（control）

　Kottkeによると「コントロールとは他の筋群を活性化させずに単一筋あるいはごく少数の運動単位を意図的に（随意的に）起動する能力である．要求された筋が興奮しているかぎり，コントロールには無用な活動を選択的に制御する能力をもたない．」と定義されている．すなわち，コントロールは単一の活動に対する「意識的自覚」「持続的自覚」「位置的誘導」を担っており，皮質脊髄錐体路を通じて行われる．コントロールが可能となったとき，感覚をとおして還元し頭頂葉・前頭葉にフィードバックできる．

#### ⓑ エングラム（engram）

　Kottkeによると「engramとは生来にあるものでなく，正しい筋活動パターンを数十万回，数百万回繰り返す訓練によってのみ，熟練し完璧なものとなりうる．1個のengram（記憶痕跡）とは，筋活動に対する1個の事前プログラム的パターンが，神経学的に組織化されていることを意味する．一度エングラムが発達し終えれば，それが興奮されるたびに自動的に同じパターンを起こす．」と定義している．筋活動のプログラム的パターンの神経学的機構，記憶が保持されるのは，感覚が脳内に入り，必要な運動パターンが記憶としての痕跡が永久に残ったものである．複雑な運動のengramは，「要素」（component）と，それからさらに細分化した「下位要素」（sub-component）とに分けることが可能である．上肢を例にすると，まずは，1指の1関節から「要素」を構成し，次に手部関節，肘部関節，肩複合体全体へと広がり「下位要素」を構成し，各々のengramが形成（engram formation）される．さらに，運動を積み重ねることによって効率よく全体の運動（動作）を行うことができるようになる（図28）．1個のengramが発達し始めるには，単一の活動パターンを正確に2万～3万回反復実行すべきである．そして個々のengramを統合し，複雑な筋活動パターンが正確に行えるようになり，performanceが獲得される．

#### ⓒ 協調性（coordination）

　Kottkeによると『協調性とは多数の運動単位が複数筋群の収縮パターンを起動させるプロセスである．この活動を達成するために，複数筋を「適切な力・組み合わせ・順序」で起動し，同時に起こる他の不要な筋群を抑制する．』と定義されている．このような複数筋群の活動は自動化されている．すなわち活動が実行されている間，固有筋群は意識下になくあるいは制御下にもない．自動化された複数筋群パターンの発達は，錐体外路系内のエングラム経路（engram pathway）の発達によって決まり無意図的運動を行う．また，体節の運動を支配する神経系の大半は，視床を介して大脳基底核と小脳に制御され大脳皮質に入る．基底核でプログラムされたものが，脳に記憶される．そのうち小脳は大脳とは独立して入力および出力を有し協調運動を司る．また，

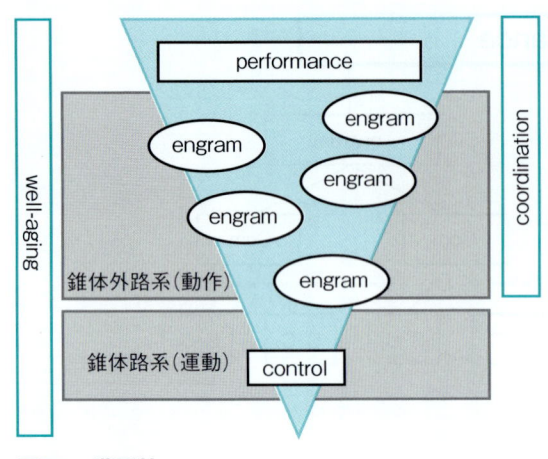

図29　階層性

協調性の獲得には,「適当なときに適当な収縮」を,「適当なときに適当な弛緩」を行い,エネルギー効率の最もよい状態で動かし,効率のよい収縮・弛緩の仕方を行わせることが重要である.収縮・弛緩のメカニズムは,双方が協調するかどうかがスタートとなる.2つ以上の筋が無意識的に順序正しく働いて,主動作筋と拮抗筋の釣合いまたは拮抗筋の弛緩が円滑に行われたとき,協調性のよい状態となる.英国のCrossmanの研究によると,200万～250万回繰り返し行うと協調性が獲得されるといわれている.それが,身体全体に及んだとき「performance」へとつながっていく（図29).

### d 正常発達と老化

「感覚のないところに,運動はない」！　ところが,正常な感覚を入れると脳が正常になるという事実はない.脳が自然に機能化し,初めて入力された感覚を学ぶことができる.

「延髄」が機能化すると上肢・下肢を支えたり,止めたりすることができる.また,関節を安定化し止めるという機能を行うことができるようになる.「中脳」の機能化によって四つ這いで体重を乗せて移動することが可能となる.「小脳」は姿勢の安定化と姿勢保持に重要な役割を果たす.空間において動作を随意的に自分の思ったところに動かせるようになるには,「大脳皮質」が髄鞘化し脳が発達しないと行えない（図30).体性感覚,運動野,翅鞘,基底核,辺縁系は1～2歳で髄鞘化し2歳ぐらいで成人に近い状態となる.左右大脳半球間の結線（神経線維の

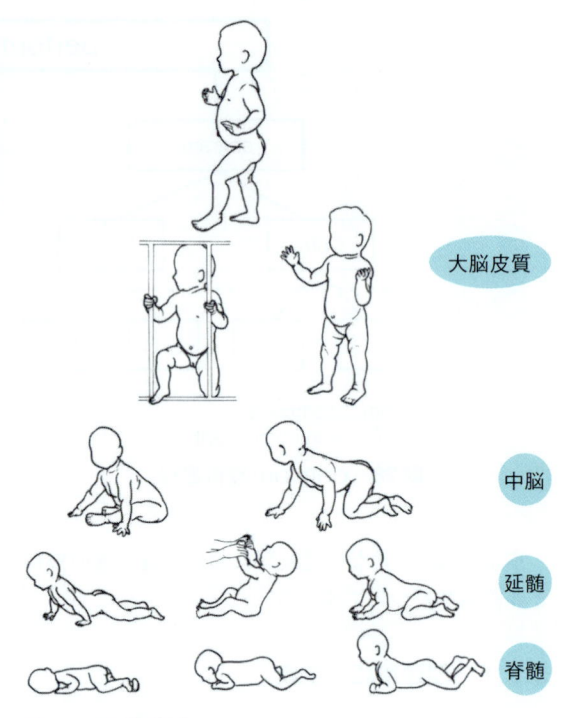

図30　正常発達（文献［3］より引用）

髄鞘形成）は約6歳で完成し,大脳がすべて髄鞘化するのに10年を要するといわれている.

「performance」としての最高位は歩行であり,協調性のとれた歩行を「正常歩行」としている.小児は,寝返り,支え,四つ這い,立位,歩行と発達するが,最初はこの正常歩行ができない.

髄鞘化の関係上,歩行は2歳までに可能となるが,繰り返し行うことで正常歩行の域に入ることができるには7歳6カ月かかる.その年齢に達していない小児疾患に対して,正常歩行の訓練を行うことは,脳がまだ正常歩行を行うことができる域に達していないため,まったく無意味なことである.むしろ過用となり疾患を憎悪させる可能性もあるため行ってはならない.

個々の要素であるengramを習得し,それを集合させ最大機能に到達するには25年かかり,25歳のとき「performance」はピークを迎え徐々に低下していくことになる.個人差はあるが,40歳をすぎると徐々に老化現象が始まり,65歳以上になると老人のレベルに移行していく（図31).

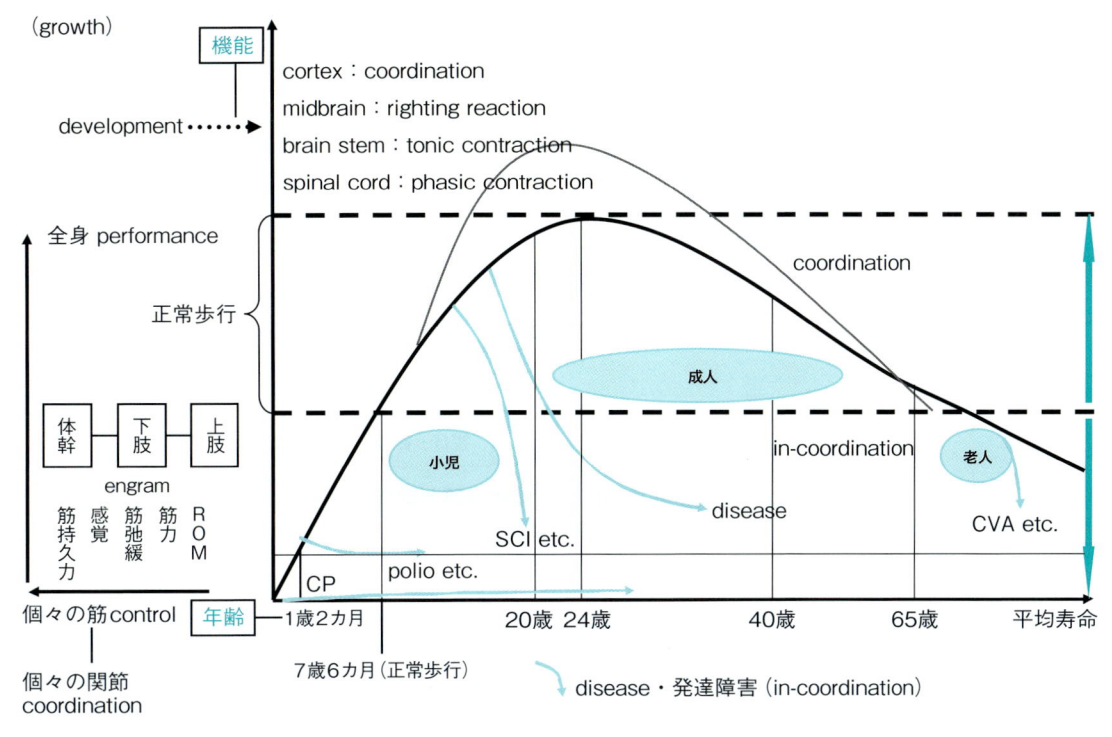

図31 well-aging

## 5.2 原因

非協調性とはドーランド図説医学大辞典によると「協調(運動)不能,調和不能,筋肉運動の正常の調和がないために臓器が共同して働くことができないこと.」と定義されている.以下に非協調性の症候を招く原因について述べる.

### 5.2.1 大脳基底核疾患の機能と分類

線条体の投射ニューロンは投射先と神経伝達物質の違いにより2つに分類される.それには,学習した運動を司る運動ループがあり直接経路と間接経路がある.直接経路がターゲットとなるニューロンの興奮性機能にかかわり必要な運動のみ必要な時間だけ発現させる.それに対して,間接経路は関係のないその他のニューロンへの抑制を強め不必要な運動を抑制することにより,直接経路の作用を際立たせるように働く.それらは,area 4の運動を引き起こすための興奮性を司っている(図32).

主動作筋と拮抗筋が正常とは異なる動きをし筋緊張が過度に高いと,正常な運動を行うことは困難である.障害される部位によって出現する筋トーヌスと異常な運動は出方がまったく異なる.その異なった症候,出てきた症候を検査しながらどの部位に問題があるのか,病理的変化があるのかを見つけていく.図33は大脳基底核における運動が過剰および低下と,筋トーヌス亢進および低下を正常からみた分類である.運動が過剰に起こり(亢進),筋トーヌスが低いのがハンチントン舞踏病やヘミバリズムである.運動の過剰はあるが筋トーヌスに際立った異常をきたさないのがアテトーゼである.運動亢進疾患として運動は過剰に起こり筋トーヌスが異常に高いのがジストニアで,身体全体に異常な無目的な運動が起こる.運動は非常に少なく筋トーヌスが高いのがパーキンソン病で運動減少疾患である.

### 5.2.2 錐体路と錐体外路の機能

錐体路の機能は,意思による随意運動の発揮で,運動の開始と停止を意図して起こす.

物理学的に考えると人体も物体であるため「Newtonの第一法則」である,「慣性の法則」に従う.すなわち止まっているときには,ある外力が加わらないかぎりその状態が続く.逆に一度動き始めるとその動きを持続し,ある力が加わらないと止まらない.慣性の法則を打ち破るために働く「ある力」が錐体路

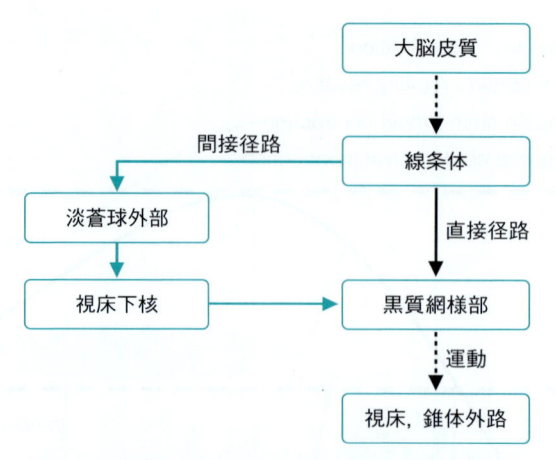

**図32 大脳基底核の機能：直接径路と間接径路**
（文献[10]より引用・改変）

直接径路と間接径路からの入力による模式的に示す．直接径路は必要な運動を引き起こすのに対し，間接径路は不必要な運動を抑制していると考えられる．

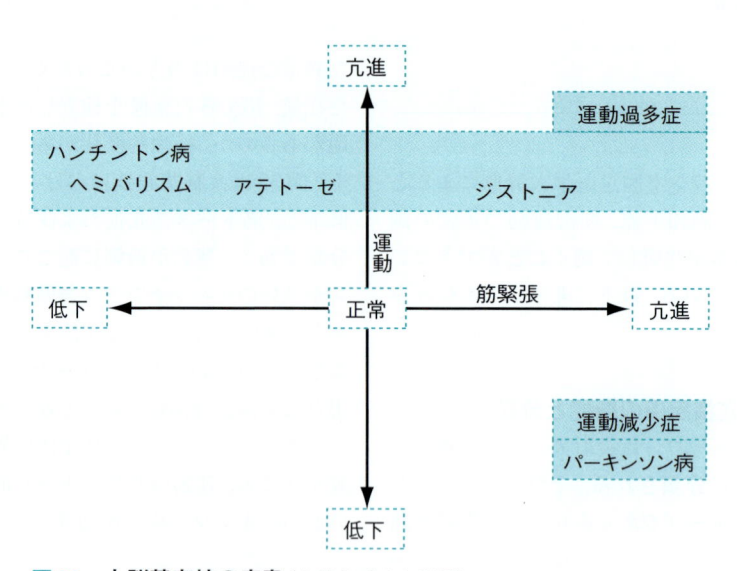

**図33 大脳基底核の疾患**（文献[11]より引用）

表15 運動の起こり方

| 運動 | 現象のたとえ（リボルバーガン） | 生理学（大脳機能） | 身体の状態 | 物理学 |
|---|---|---|---|---|
| 意図的運動 | ①安全装置を外す | 視床外側腹側核が補足運動野の活動を高める | 立位・坐位・仰臥位（静止している状態） | （Newtonの運動の法則）<br>第一法則<br>（慣性の法則）<br>静止または一様な直線運動をする物体は，力が作用しないかぎり，その状態を維持する |
| | ②引き金を絞っていく | 運動area 4によるcontrolが発令される | 起き上がり・立ち上がり歩行（力の作用＝随意運動） | |
| | ③輪胴が回転し始める | 随意運動が起こる | | |
| | ④輪胴の回転に合わせて弾丸が装填される | 随意運動に伴う運動感覚が大脳に入る | | |
| | ⑤引き金を絞り終えると撃鉄が落ちる | 基底核がcoordinationを発令する | 歩行（直線運動の継続）止まるときには力の作用が必要（随意運動） | |
| 無意図的運動 | ⑥撃鉄に叩かれて弾丸が発射される | 無意図的運動がなされる（協調性運動） | | |

の役割である．

次に錐体外路は，無意図的運動の調整で，いわゆる協調性にかかわる．錐体外路の役割は本来日常生活活動のなかで起こる．ADLのなかでの運動は，ほとんど随意的には行われない．area 4の随意収縮が意図的に一度起これば，それによって起こった運動によって運動感覚がフィードバックされ，それ以降の運動は錐体外路系に引き継がれる．常に随意的（意図的）な運動を行うと，周囲の筋が常に緊張状態にあり，疲労を生じるからである．協調性が獲得されると，ADLのほとんどは神経系のfeed-forward機能が働いて無意図的な動作が行われる．

### 5.2.3 パーキンソン病（Parkinson's disease：PD）の原因

PDは，黒質緻密帯の変性である．視床下核は興奮性であるがこれが高まる．筋緊張が高まると，主動作筋と拮抗筋の緊張が高まり，area 4へ誤った情報が送られ随意的な運動が起こりにくくなる．これによってPDは固縮・無動・振戦・姿勢調整障害が特徴的な症候となる．area 4はリボルバーガンでたとえると運動の発火点あるいは「引き金」の役割をする．この「引き金」を随意意識下で引くのがarea 4である．しかし，PDの特徴はこの「引き金」を引くための「安全装置」がかかっている状態にある．この引き金が引かれると，随意運動が起こり，運動および動作が可能となる．また，動き出した動作を止めることも可能である（表15）．この「安全装置の解除」の役目を行うのが，黒質である．解剖学的には淡蒼球内節ニューロンを低下させ，視床外側腹側核ニューロンを脱抑制させ抑制困難となり，視床に原因をきたし，これによって補足運動野への信号を左右し「安全装置の解除」を困難とする．このため，運動の発動が起こらないというのがPDの症候として現れているのである．したがって，PDは錐体外路障害である．

### 5.2.4 小脳の機能と症候

小脳の機能は大きく「①眼球運動と身体のバランスおよび平衡調節に働く（前庭小脳）．②頸部・体幹・四肢の筋活動の調節を行う．また，運動学習に働く（脊髄小脳）．③前庭小脳や脊髄小脳は直接感覚情報を受け取るが，小脳半球は大脳皮質から入力を受け取る．大脳上位皮質からの運動指令は小脳半球外側部を経由して運動皮質に送られ運動のプランが作られ運動の開始に働く（大脳小脳）．」に分けられる．

また，小脳には運動の学習を司る機能がある．経験のない運動を初めて行うときは，意識下で行われる．そして，個々の運動の正否を末梢からのフィードバックによって常に認識し誤差を修正する．繰り返し行うことで，誤差が減り，小脳を含む神経回路のなかに一連の動作からなる運動のモデルが形成される．脳のなかの運動モデルが完成すると，大脳皮質は無意識下で運動を指令することが可能となる．

小脳に病変をきたすと，平衡障害，筋トーヌス低下，企図振戦，拮抗運動反復不能などが起こる．

### 5.2.5 ataxia（運動失調症）

Krusenによると「運動性失調とは，筋力低下や麻痺がないのに筋群の相互間のバランスや協調運動障

害により随意運動を円滑に行えない状態をいう.」と定義されている.

したがって,運動失調は非協調性障害の一部である.

運動失調は,障害機序から大きく3つに分けられ,深部感覚障害による脊髄後索型運動失調,小脳障害による小脳型運動失調,前庭迷路系障害による前庭迷路型運動失調に分類される.脊髄後索型のなかには視床や前頭葉の病変によるもの,小脳型のなかには脳幹,脊髄,末梢神経および前頭葉の病変によるものなども含まれるとされている.

### 5.2.6 IMDによる協調性障害の原因

協調性障害は,概要でも述べたが主に脳の運動機能障害によるとされている.また非協調性イコール失調症と誤った認識をすることも多い.しかし,非協調性は,脳の障害によってのみ起こるものではなく,運動器(脊髄−末梢神経−筋−関節)に問題が生じれば身体全体どこにでも症候として現れ,疼痛,ROM制限,筋張力低下,持久性低下(疲労)なども協調性不全を増す原因となる.呼吸においても非協調性は問題となる.本来呼吸は,律動的に無意識下で行わなくてはならない.ところが,呼吸筋の収縮に問題があり,吸気障害による無気肺やインフルエンザ,弛緩性障害による喘息,横隔膜のスパズムによる呼気障害も非協調性といえる.また,脳に機能的回復が起こっているにもかかわらず,筋の収縮が行えないzero-cerebral muscle(0-C筋),観念運動失行,身体失認なども同様に扱われる.これら原因の多くにはIMDが影響し非協調性として現れることもあり,SJF治療後即消失するものは偽非協調性といえよう.

### 5.2.7 その他の原因

努力性の収縮,不安,恐怖感,興奮状態にあるときにも現れる.

## 5.3 治療的検査法

脳による症候か,その他運動器による症候であるのかをSJF治療を用いて判定し,疾患による「非協調性」か「偽非協調性」であるかを分別していく必要がある.

手順:
① 問診・視診,CT,MRIなどによる検査.
② 四肢・体幹の個々の運動失調検査,感覚検査.
③ ROM検査,筋力検査,持久性(疲労)検査,感覚検査(表在感覚,深部感覚など),失行・失認検査,呼吸検査など.
④ ①〜③の検査を行い,脳によるものか,その他器官による原因であるか判別する.
⑤ SJF治療により関連領域の治療を行い,IMD由来が原因か,疾患由来による非協調性であるか判定する.
⑥ SJFにより筋機能によるものか否か判定する.
　＊⑤⑥は第6章の2:ROM障害,3:筋力低下,4:筋持久性低下,6:呼吸障害を参照.
⑦ 残存した場合は協調性運動・訓練を行う.

## 5.4 治療

Frenkelは,脊髄癆や失調症の患者にFrenkel運動を行ったが,すべて指示のもとで意識して行われるため協調性に対する効果は得られていない.また,PNFや弾力包帯を用い治療を行ったが10秒程度の持続力しかない.神経筋再教育においては,これも意識を集中し意図的に筋の力を入れるため運動が下手になり協調性を得ることは困難である.協調性を得るためには意識をしないように行う必要がある.Kottkeは,協調性を獲得するには,治療的運動において「最小負荷の最大反復を繰り返し行う.」と定義し,概要でも述べたとおり200万〜250万回の反復を繰り返すと得られると述べている.本文では,協調性障害の患者へ,この治療的運動を行う先行治療として,SJFの使用法について述べていく(図34,35,表16).

### 5.4.1 SJFを導入した治療手順と訓練

非協調性の症候に対して関連領域へのSJF治療を行う.次に図34に示すとおり各運動を分節し個々の問題点の生じた関節に対して筋機能に対する治療を行う.動作の反復を行い協調性の改善をしていく.

図35は主動作筋と拮抗筋および動作の関係を示す.また,表16は個々動作を分節し各々の「key

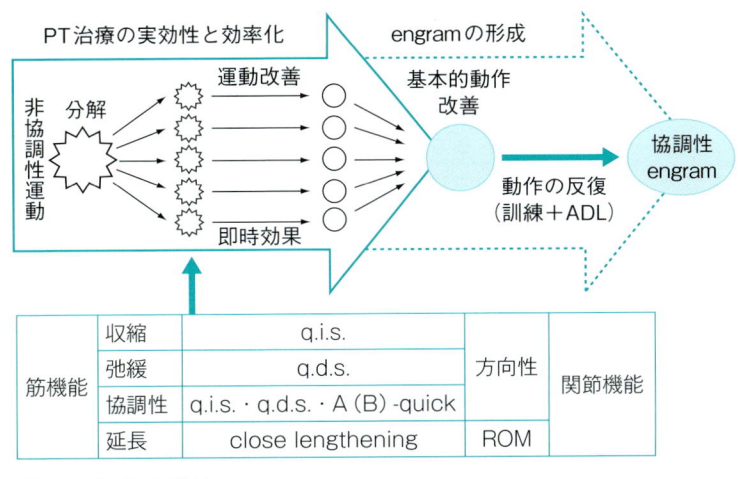

図34 SJFの導入

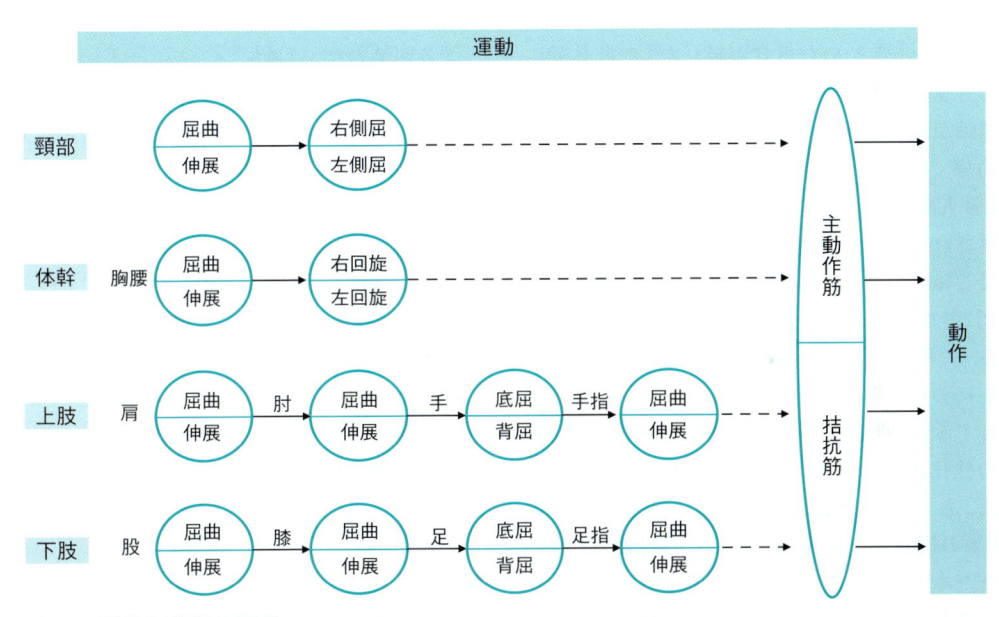

図35 運動と動作の関係

muscle」に対するq.i.s.の治療技術を示す．これらの図表に基づき筋機能の治療を決定していく．

### 5.4.2 錐体路障害と大脳基底核障害に対する治療

①錐体路障害
　1) 強い要素に対してq.d.s.
　2) 弱い要素に対してq.i.s.
②大脳基底核障害に対して
　1) 関節運動に対してA-quickおよびB-quick

### 5.4.3 PDに対する治療

　黒質が侵されても，他の回路が全部生きているため，他の回路に何らかの治療を行えば正常化できるともいわれている．内科は薬を使用し，外科は視床に対して定位脳手術を行う．しかし，われわれは物理的手段を用いq.i.s.を行うことで治療効果を上げている．以下，PDを例に治療手順を紹介する．

　これまで各種関節に対して筋の収縮活性化を目的としてq.i.s.を使用してきた．PDに対しても体幹の屈曲にq.i.s.を実施した直後にこれまで自立して起き上がりができなかったPD患者が突然自立して

表16 q.i.s.の要点

| | q.i.s. | key movement | key muscle |
|---|---|---|---|
| 起立 | 脛骨関節面 後方滑り | knee伸展 | 大腿四頭筋 |
| 起立 | 大腿骨頭 後方軸回転 | hip伸展 | 大殿筋 |
| 起き上がり | L5下関節面 頭腹側滑り | L5/S1伸展 | 脊柱起立筋 |
| 起き上がり | L5関節面 尾背側滑り | L5/S1屈曲 | 腹直筋 |
| 寝返り | Th2下関節面 内側尾側滑り | Th2/3回旋 | 腹斜筋 |
| 寝返り | C2下関節面 後下方滑り | C2/3屈曲 | 胸鎖乳突筋 |
| 寝返り | C2下関節面 後下内側滑り | C2/3 屈曲・側屈・回旋 | 胸鎖乳突筋 斜角筋 |

起き上がり，歩き始めた患者が現れた．四肢体幹に対しても運動の開始が困難な状態が，q.i.s.治療後即座に運動が円滑に行えるようになったなど，これまでの治療では考えられない効果が示されたのである．正常人あるいは脳卒中患者においても同様の効果が示されており，共通して現れたのは，随意運動の自発的発揮が容易になったことである．これはまさにPDの示す障害を直接解決する手段になったのである．これまで関節自体に対する治療で筋の収縮が即座に強化される技術はなく，1/100秒の関節運動に対する逆方向への滑りもしくは軸回転で，主動作筋の強化がなされるという事実は説明がつかなかった．ところが，PD患者のこのような治療効果を，黒質の機能を考え併せるとq.i.s.の刺激が大脳に達したために起こってくるという仮説が成り立つ．q.i.s.後に当該筋の腱反射の亢進がみられないことから，このことは脊髄レベルでの連携はないということになる．そうすると関節に対する速い滑りによる刺激は，関節包内にある関節受容器から脊髄の後索をのぼり視床に達する神経を経由した結果起こってくる現象であることが推察される．まるでPDが失ったドーパミン線維の機能を代償するような現象が現れているのである．

【PDに対するSJF治療順序】
①先行治療としてL5/S1椎間関節の治療（関節周囲のスパズム消失）
②原疾患とIMDからの症候を区別する
③各関節のROM確保
④運動に関係する筋の収縮活性化
⑤動作が不可，困難な場合に原因関節に対するA-quickあるいはB-quick
⑥動作が自律してできるように訓練

このように，臨床において，積極的にq.i.s.を関連領域およびkey muscleに行うことで，q.i.s.を使用した後に，動作の開始が改善され，さらには，閉眼していた目が開眼し，流涎がなくなるといった事例もある．PDに対するフォローアップで，SJF治療で改善した機能は，1年後にも持続していることがわかった．

## おわりに

そもそも，coordinationとはco（with：〜と一緒に）/ordinal（order：順序）が語源で「何かと一緒に」という意味である．ここで「何か」とはROM，筋力，筋持久性であり，これらが正常に機能し，無意識下で全身にわたって，エネルギー効率の最もよい状態で働いたとき「協調性が確立」されたと表現することができる．治療的運動においては，「ROMが入口」であれば「協調性は出口」である．単一の器官である関節・筋の治療が行えて初めて協調性運動の治療・訓練が可能となる．そのためには，SJFによる治療技術は必要不可欠であり，関節治療が行えないPT・OTに，筋・神経・脳への治療や訓練を行うことは不可能である．

# 6 呼吸障害

呼吸障害に対する理学療法は,「特殊な治療技術」として取り上げられているが,決して特別なものではない.呼吸機能が障害される患者は呼吸器疾患のみではなく,脳血管障害,脊髄損傷,神経筋病などの患者にも起こりうる問題である.

従来,この問題について喀痰に対しては体位排痰法,タッピング,バイブレーション,呼吸介助,全身持久力に対しては各種の体操,呼吸筋に対するアプローチが行われてきた.胸郭を動かす際に痛みなどで,リラクセーションが得られない場合,胸郭のモビライゼーションと呼ばれるマッサージを施行するのが一般的である.

肺は自ら拡張や収縮を起こすことはできない.安静時における吸気は,横隔膜の収縮で胸腔内圧が下がることで空気が肺内に流入する.一方呼気は,収縮した横隔膜が弛緩することで,ガス交換が終わった空気が排出される.つまり安静時呼気では筋の収縮はまったくない.この過程のなかで,呼吸運動を阻害する原因を追及し,それに対する治療を行うことで効果的な理学療法を実施することができる.呼吸介助など胸郭を動かす際,骨運動を利用するわけであるが,骨運動を使うということは関節内運動を改善しないかぎりその質と量は改善されない.SJFで関節内運動を治療し,骨運動である関節可動域を改善させて,最終的には呼吸機能を向上させる.呼吸障害に対する理学療法は,表17のように運動目的に合致した技術を適応することで真の効果が得られる.

## 6.1 概要

ヒトが呼吸(外呼吸と内呼吸)を行うためには,肺内の換気が必要となる.理学療法士は呼吸障害に対して,呼吸運動を用いてこの換気を効率よく行わせることが治療となる.

### 6.1.1 横隔膜の発生

胎生第3週末に中胚葉板である横中隔ができる.胸腔と腹腔を完全には分離せず前腸の両側に大きな心腹膜管を残し,この中を呼吸憩室(肺芽)が急速に膨張する.肺の上皮と,咽頭,気管および気管支の内面を覆う上皮はすべて内胚葉からなっている.心腹膜管は心膜腔と胸膜腔に分離されるが,胸膜腔と腹膜腔は交通したままで,その後,第5週で胸腹膜ひだが突出し,胎生第7週までに横中隔および食道間膜と癒合する.心腹膜管が閉鎖し,第9週になると筋線維が侵入し始め,横隔膜が完成する.このように横隔膜は胎生第9週までに完成するが,その前後の腹部は腹腔の容積に比べて臓器の体積が大きい(閉鎖不全を起こすとヘルニアを引き起こしやすい).

### 6.1.2 肺の発生

肺の発生は,胎生第4週に肺芽が形成され気管支に分枝していき,腺様期に入り第7週までに区域気管支が形成される.管状期の第24週までに呼吸細気管支が現れる.呼吸細気管支の末端部には終末嚢(原始肺胞)が発達し血管に富むようになり,この期の終わりには呼吸が可能となる.胎生第26週から

### 表17 呼吸障害と治療的運動

| 目的 | | 器官 | 技術 |
| --- | --- | --- | --- |
| ①ROM運動 | 関節内運動 | 腹側:胸肋関節,胸鎖関節<br>背側:胸椎椎間関節,肋骨頭関節,肋横突関節 | SJF<br>direct spinning or sliding |
| | 骨運動 | 肋骨(胸郭) | 呼吸介助手技 |
| ②筋力維持・増大運動および筋持久性の維持 | 筋 | 呼気時:腹斜筋,腹横筋,内肋間筋,腹直筋 | SJF・抵抗運動<br>quick inverse sliding |
| | | 吸気時:横隔膜,外肋間筋,肋骨挙筋,胸鎖乳突筋 | |
| ③協調性の獲得 | | 胸式呼吸,腹式呼吸,部分呼吸 | 神経筋再教育 |
| ④全身調整 | 体位の変化・筋 | 筋,自律神経,心臓(血管) | 四肢・体幹の筋活動による酸素消費 |

の終末嚢期にはさらに多くの終末嚢が発達し上皮は薄くなり毛細血管がこれらの原始肺胞内へ突出し始める．終末嚢は第26週ごろには扁平上皮となり肺胞上皮細胞ができあがる．胎生8カ月からの肺胞期では未熟肺胞が増殖し成熟した肺胞へと変化していく．このように肺の発達は他の臓器に比べ緩徐に行われる．

### 6.1.3 呼吸運動

呼吸運動は随意的にも不随意的にも行うことができる．随意的に止めることができなければ，水中など身体環境が変わったときに対応が困難になり，有害ガスなど吸引してはいけないものを避けることができなくなる．また不随意的に呼吸が可能なことにより睡眠時にもガス交換が可能である．呼吸の自動的調節には化学的調節と物理的調節が存在する．

化学的には二酸化炭素分圧と酸素分圧・pHを頸動脈内にある頸動脈小体と大動脈小体が感知することで，それぞれ舌咽神経・迷走神経を介して呼吸中枢へ信号を送っている．

物理的には肺の拡張によりHering-Breuer反射が起こり延髄呼吸中枢は吸気を抑制する．

このようにいくつかの経路を経て橋・延髄の呼吸中枢（呼息中枢と吸息中枢）が反応し，頸髄を介して横隔膜を律動的に収縮・弛緩させる．また脊髄の神経を介すことにより随意調節が可能となっている．

以上のように延髄からの命令が横隔膜を収縮させ，胸腔内が陰圧になることで空気が肺内に流入し肺が膨張する．肺の膨張に伴い胸郭の拡張が始まる．

胸郭は肋骨，肩甲骨，鎖骨，胸骨，胸椎によって構成され，滑膜関節により連結されている．

胸肋関節は肋骨と胸骨は軟骨を介して連結しているが，それぞれに関節腔があり滑膜関節の形態をなしている．ただし，第1肋骨は軟骨結合で滑膜関節ではない．

肋骨と椎骨は2つの関節を形成している．

肋椎関節は肋骨頭と椎体の関節窩によって構成され，肋横突関節は肋骨結節関節面と横突起の連結である．

吸気：肋骨の上昇に伴い，肋椎関節では軸回転が起こる．肋横突関節では肋骨結節関節面の下方滑りが起こり，胸肋関節でも下方滑りが起こる．

呼気：横隔膜が弛緩することで肋骨が下制し，肋椎関節は軸回転が起こる．肋横突関節では肋骨結節関節面の上方滑りが起こり，胸肋関節でも上方滑りが起こる（表18）．

## 6.2 原因

### 6.2.1 拘束性障害，閉塞性障害

肺内換気を制限する原因は，大きく分けて拘束性換気障害，閉塞性換気障害，混合性換気障害に区別される．

①拘束性換気障害は，肺自体の拡張が制限される（吸気が制限される）もので，肺自体の疾患（肺気腫，肺炎，無気肺など）によるものと肺以外の因子（胸郭の変形，強直性脊髄炎，神経筋疾患，麻痺性疾患）によるものがある．肺機能検査では％肺活量が80％以下となるが，1秒率は70％以上を保つ．

②閉塞性換気障害は，気道の狭窄により換気が妨げられる（呼気が妨げられる）もので気管支喘息，慢性閉塞性肺疾患（chronic obstructive pulmonary disease：COPD）などがある．肺機能検査では呼気の延長，1秒率の低下が認められ，％肺活量は不変である．

③混合性換気障害は，閉塞性・拘束性の両者の特徴を兼ね備えているもので，肺実質の拡張性が悪く，気道の通過障害もある状態である．閉塞性換気障害と拘束性換気障害を同時にきたす疾患としてはじん肺や肺結核の後遺症などがある．また閉塞性換気障害と拘束性換気障害をきたす疾患を合併した場合（COPDに間質性肺炎を合併など）も混合性換気障害となる．

## 6.3 治療的検査法

肺内換気障害を起因している原因を探求する方法として，治療的検査法が有効である（図36）．

①X線写真

硬部組織の確認：骨折，石灰化，骨浸潤など特に肋軟骨の石灰化は胸郭の柔軟性に影響する．

軟部組織の確認：横隔膜の位置はおよそ第10肋骨の高さで右側は左側に比して1/2〜1肋間高い．肺の換気状態（含気している部位），肺

表18　呼吸運動

| | | | 吸気 | | 呼気 | |
|---|---|---|---|---|---|---|
| | | | 安静時 | 強制吸気 | 安静時 | 強制呼気 |
| 神経 | 延髄 | 吸息ニューロン | ⇑ | | ↓ | |
| | | 呼息ニューロン | ↓ | | ⇑ | |
| 筋 | 横隔膜 | | 収縮 | 強く収縮 | 弛緩 | |
| | | | 約1.5cm下降 | 6〜7cm下降 | | |
| | 外肋間筋 | | 収縮 | 強く収縮 | 弛緩 | |
| | 内肋間筋 | | 弛緩 | 弛緩 | （収縮） | 強く収縮 |
| | 外腹斜筋 | | | 弛緩 | | 強く収縮 |
| | 内腹斜筋 | | | 弛緩 | | 強く収縮 |
| 補助筋 | | | | 上後鋸筋<br>下後鋸筋<br>長・短肋骨挙筋<br>胸鎖乳突筋<br>広背筋<br>胸腸肋筋と頸腸肋筋<br>小胸筋<br>大胸筋<br>前鋸筋<br>腰方形筋 | | 腹直筋<br>腹横筋<br>胸横筋<br>肋間筋群 |
| 関節 | 胸肋関節 | | 下方滑り | | 上方滑り | |
| | 第11肋椎関節 | | 背側軸回転・下方滑り | | 腹側軸回転上方滑り | |
| | 肋横突関節 | | 下方滑り | | 上方滑り | |
| 骨 | 肋骨 | | 上昇<br>胸腔容量増大 | | 下降<br>胸腔容量減少 | |

水腫，腫瘍など肺実質への病変の確認を行う．
②関節可動域（胸郭拡張差・腹囲測定）測定
　1）胸郭拡張差
　　検査法：坐位または立位．乳頭の高さで，メジャーにて，最大呼気時の測定，最大吸気時の測定を行う．
　　正常値：成人男性正常拡張差5.0cm以上．
　　　　　　成人女性正常拡張差3.5cm以上．
　2）腹囲測定
　　検査法：臍位において最大呼気位と最大吸気位の周径を測定する．
③腰仙関節に対する検査（腰仙関節の項を参照）
　腰仙関節の治療により胸郭の動きが改善された場合，腰仙関節の関節内運動機能障害（IMD）が脊柱周辺の筋スパズムを惹起し，これが肋骨の動きを制限し，胸郭の拡張あるいは弛緩に影響を及ぼしていたことがわかる．
④当該関節以外の関節治療
　椎間関節L2/3，胸椎椎間関節，胸鎖関節，肩鎖関節胸郭を構成する筋にスパズムが存在する

ことで筋緊張が亢進し，呼気の妨げになる．
⑤関節可動域測定
　②と同様．
　胸郭拡張差が改善した場合，胸郭の可動性を制限していた原因は当該関節以外のIMD由来の筋スパズムであったといえる．
⑥当該関節に対する治療
　肋横突関節，胸肋関節，第11肋椎関節に対してdirect slidingを用いてIMDの治療を行う．
　①〜④の手順で検査を実施し，可動域が改善せず，肋骨のIMDを治療することで，胸郭の可動性が改善すれば，肋骨に関する当該関節のIMDが原因であったと帰結できる．
⑦当該関節に対する検査
　第11肋椎関節，第7肋胸関節周囲のスパズムの有無を確かめる．
⑧関節可動域測定
　②と同様．
従来，呼吸機能と関連する身体計測といえば胸郭拡張差を用いていた．これは呼気と吸気における胸

## 図36 治療的検査法の手順

**手順の流れ:**

① X線写真 → ② 関節可動域測定 胸部・腹部拡張差 → ③ 腰仙関節に対する検査 → ④ 当該関節以外の関節治療 → ⑤ 関節可動域測定（判定1）

⑤ 改善 → 原因：当該関節以外のIMD由来の腹斜筋・腹直筋のスパズム

⑤ 残存 → ⑥ 第11肋椎関節・第7胸肋関節に対する治療 → ⑦ 第11肋椎関節・第7胸肋関節に対する検査 → ⑧ 関節可動域測定 胸部・腹部拡張差

⑧ 改善 → 原因：当該関節のIMD由来の筋スパズム

⑧ 残存 → 原因：当該関節のIMD（trackからの逸脱）

→ ※1 軟部組織由来
- 筋・腱の拘縮
- 関節包・靭帯の拘縮

→ ※2
- 筋・腱の癒着
- 関節包・靭帯の癒着
- 皮膚の癒着

※1 close lengtheningで治療継続
※2 PT治療の適応なし

※2 硬部組織由来
- 関節強直
- 軟部組織の骨化
- 骨片の嵌入
- 関節変形
- 関節内骨折

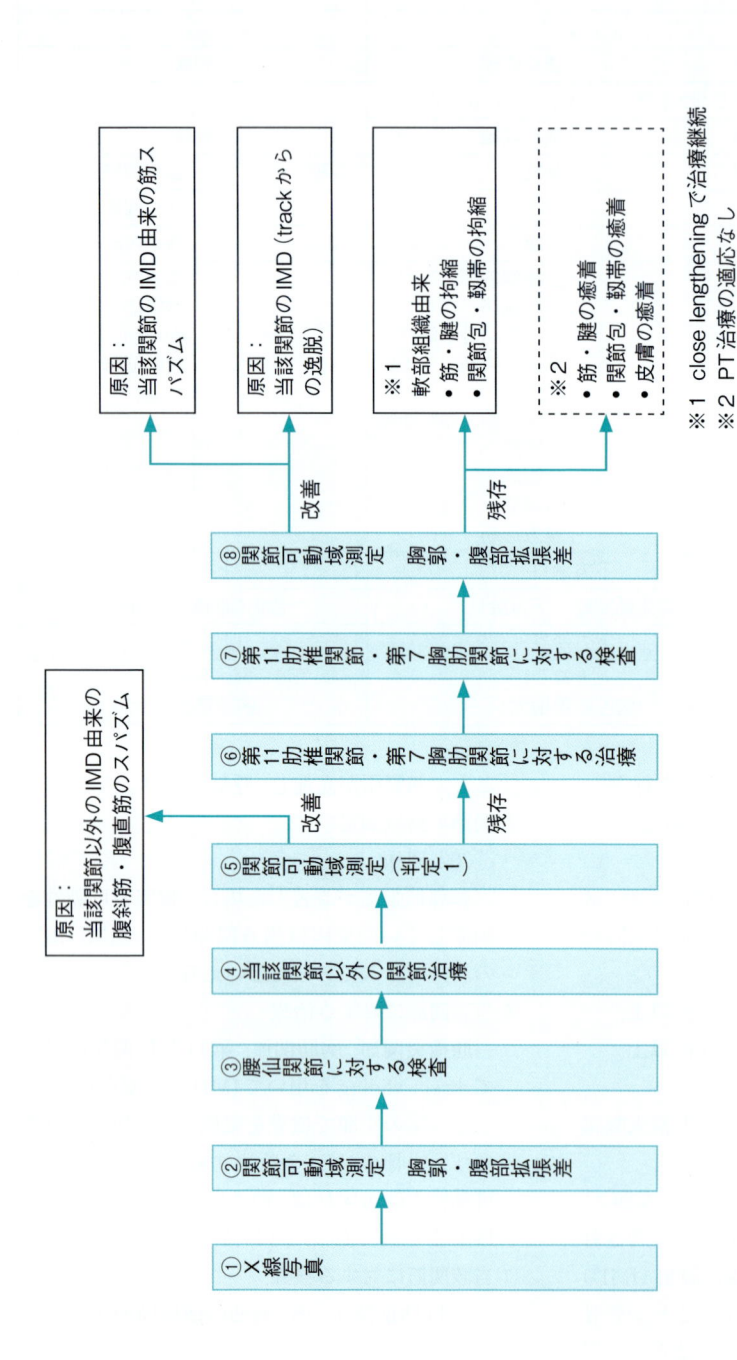

* 手順④では、IMDの発生頻度順位に基づき当該関節以外の関節治療を行い、1関節治療後とに⑤の判定を実施しなければならない。

IMD発生頻度順位
1) L5/S1、2) 第2・第3肋横突関節、3) 第2・第3胸肋関節、4) C1/2, C2/3、5) L2/3、6) 鎖骨の関節、7) 手根骨間関節、足根骨間関節、8) その他.

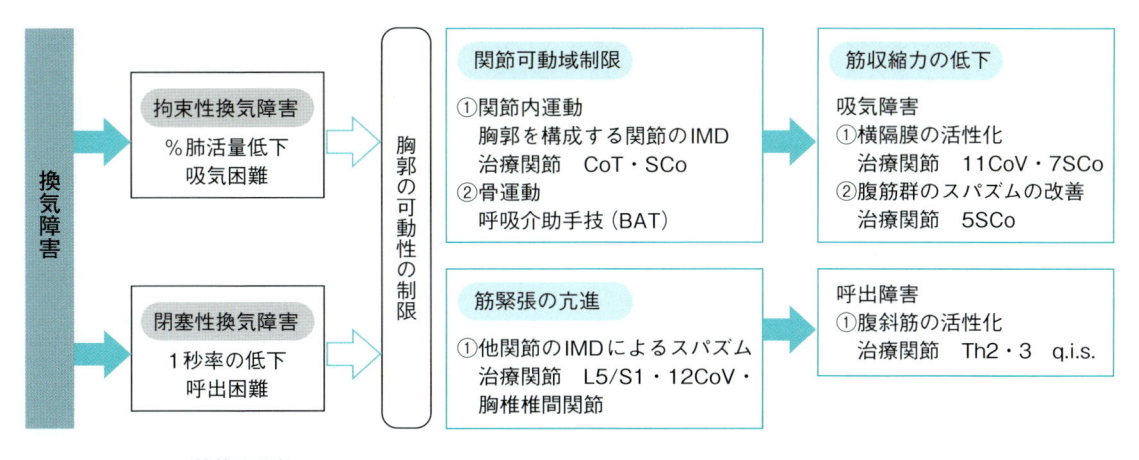

## 図37　肺換気障害に対する治療目的とSJF技術

```
換気障害
├─ 拘束性換気障害          ┐
│   %肺活量低下            │
│   吸気困難               │
│                         ├─ 胸郭の可動性の制限
├─ 閉塞性換気障害          │
│   1秒率の低下            │
│   呼出困難               ┘
```

関節可動域制限
①関節内運動
　胸郭を構成する関節のIMD
　治療関節　CoT・SCo
②骨運動
　呼吸介助手技（BAT）

筋緊張の亢進
①他関節のIMDによるスパズム
　治療関節　L5/S1・12CoV・
　胸椎椎間関節

筋収縮力の低下
吸気障害
①横隔膜の活性化
　治療関節　11CoV・7SCo
②腹筋群のスパズムの改善
　治療関節　5SCo

呼出障害
①腹斜筋の活性化
　治療関節　Th2・3　q.i.s.

CoT：肋横突関節
Sco：胸肋関節
CoV：肋椎関節

※排痰：換気の改善により排出可能

囲の差を計測したものであるが，その差が呼吸機能，特に肺活量との関係を表しているかは疑問である．吸気時の主動作筋である横隔膜は，収縮すると胸腔では胸郭の内圧を低下させ，同時に腹部では腹圧が上昇し，腹囲を拡張させる．呼吸運動の際に腹部内圧を上昇させる筋は横隔膜以外にはなく，故に胸郭拡張差に比して腹囲の拡張差が呼吸機能に密接に関係している．

## 6.4　SJF技術を用いた治療（図37）

換気障害に対するSJF技術を用いた治療を紹介する．

初めに胸郭を構成する関節の治療を行う前に，当該関節以外の関節に起こるIMDの治療が優先される．なぜなら他関節に起因するIMDは，関連症候として背部または胸部の筋スパズムの原因となりうるからである．特に腰仙関節，第12肋椎関節はdirect slidingを用いてIMDの治療を実施する．

肋骨の関節可動域の改善を得るためには，骨運動と関節内運動の双方の治療が必要である．肋骨は背側にて肋椎関節と肋横突関節の2つの関節で椎骨と連結している．肋骨の可動域に関してはこのうち表層にある肋横突関節の関節内運動が治療対象となる．腹側では胸肋関節が対象となり，direct slidingを行いIMDの治療を実施する．

骨運動は呼吸に合わせて自動介助運動を行うことで，可動域の改善を図る．

関節可動域の問題が解決した後，吸気筋である横隔膜の活性化を図る．より効果的に行うために横隔膜より表層にある腹筋群の筋スパズムの治療を優先とする．これは第5胸肋関節のdirect slidingの治療で得られる．横隔膜の活性化は第11肋椎関節あるいは第7胸肋関節のq.i.s.にて得られるが，両方を行うことで2倍の効果を得ることはできない．一方，呼出障害では腹斜筋の活性化が有効である．これは第2，第3胸椎椎間関節にq.i.s.を行うことで得られる．またq.i.s.とq.d.s.を組み合わせることにより片側により多く換気させることも可能である．

## 6.5　臨床応用

呼吸とは，肺胞の毛細血管における酸素と二酸化炭素の受け渡しである「外呼吸」と，ヘモグロビンで運んだ酸素を細胞へ受け渡す「内呼吸」に分けられる．外気を肺胞へ運び，肺内の空気を体外に排出することは呼吸の一部であり，われわれの治療目的はあくまでこの換気を改善させることである．

### 6.5.1　肺炎

肺炎自体は医師が薬剤の投与により消炎するが，炎症が生じていた肺が機能障害を惹起している場合，炎症が落ちついているにもかかわらず換気障害が残存している場合がある．この場合，換気障害を

呈している側の肺により多くの空気を送り込み積極的に換気させる（必要な場合，健側は横隔膜の収縮を抑制あるいは胸郭の動きを制限する）．

横隔膜を活性化する場合，同時に腹直筋のスパズムを改善するために第5胸肋関節のdirect slidingを行うと有効である．

1日のうち短時間でもよいので複数回実施することで，より早く換気障害を改善することができる．

### 6.5.2 胸部外科手術後

手術後は肺の換気形態（部分切除，葉切除，全摘など）が術前と比して変化し，胸腔の圧力変化や術操作により換気が低下するため痰が分泌されやすい．よって術後の理学療法は換気を維持改善することが目的となり，そのため時に痰を積極的に喀出させることが必要になる．

術野付近の筋は緊張する．これは外傷によるスパズム，臥床により他関節からのIMDによるスパズム，炎症によるスパズムなど，いくつかの原因が重なっていることがほとんどであるため治療的検査法により鑑別する．IMDによるスパズム以外は即時に改善しないため経過を観察する必要がある（1〜2週間）．また術形式により肋骨を切除あるいは再接合している場合があるので，理学療法を進める場合医師からの情報は不可欠である．

排痰：まず痰が貯留している側の肺を積極的に換気させる（可動域の改善，横隔膜の活性化）．痰を喀出させるためには努力性の呼気を使うことができれば容易である．これには腹直筋の活性化が必要になる．肢位を骨盤後傾位にしておくと，腹直筋が効果的に腹圧を高められる．

### 6.5.3 人工呼吸器管理

人工呼吸器における換気は，modeによって異なるが，吸気は機械が送り込み，呼気は吸い出している．挿管されたチューブは主気管までしかない．つまり肺野の中に換気の不均一があれば，入りやすい部分に入り，換気の悪い部分には空気は入らない．

理学療法は換気の悪い部分を特定し，前述同様換気しやすい環境を整える必要がある．つまり，胸郭の動きを質的・量的に改善させ肺を拡張しやすくする．周期式間欠的強制換気（synchronized intermittent mandatory ventilation：SIMV）や持続的気道陽圧法（continuous positive airway pressure：CPAP）などのmodeでは自発呼吸を補助するため，横隔膜の活性化により，換気の改善が得られる．換気の改善は気管支を閉塞している痰の排出につながる．

## 参考文献

### ❷ ROM障害

1) 宇都宮初夫：理学療法ハンドブック，第1版，pp709-716，共同医書出版，1985．
2) 宇都宮初夫：関節ファシリテーション，第1, 2, 3, 4, 5冊，シュプリンガー・フェアラーク東京，2000-2004．
3) Gray H, et al：Gray's Anatomy: The Anatomical Basis of Medicine and Surgery，38th ed, Churchill Livingstone, pp75-90, 1995.
4) 宇都宮初夫（編）：SJF関節ファシリテーション，第1版，シュプリンガージャパン，2008
5) Edward J, et al：Management and rehabilitation of burns. Kottke FJ, et al（ed）: Krusen's Handbook of Physical Medicine and Rehabilitation, 3rd ed, pp936-952, Saunders, 1982.
6) Kraus H：Therapeutic Exercise, 2nd ed, Charles C Thomas Publisher, 1963.
7) Dorland's Medical dictionary, 24th ed, Saunders, 1982.
8) 宇都宮初夫：拘縮・疼痛と関節運動学的アプローチ．理学療法 3：247-254, 1985．
9) Walter B, et al：The Clinical Measurement of Joint Motion, American Academy of Orthopaedic Surgeons, 1993.
10) 天児民和，他：神中整形外科学 総論，第21版，南山堂，1989．
11) 片山良亮：片山整形外科学1，第4版，中外医学社，1960．
12) 広畑和志，他：標準整形外科学，第5版，医学書院，1993．
13) Halar EM, et al：Rehabilitation's relationship to inactivity. Kottke FJ, et al（ed）: Krusen's Handbook of Physical Medicine and Rehabilitation, 4th ed, pp1113-1133, Saunders, 1990.
14) Yeung EW, et al：Stretch-activated channels in stretch-induced muscle damage: role in muscular dystrophy. Clin Exp Pharmacol Physiol 31：551-556, 2004.
15) 宇都宮初夫：関節拘縮改善のためのストレッチングの適否を考える．理学療法 21：1474-1481, 2004．
16) Yeung EW, et al：Stretch-activated channels in stretch-induced muscle damage: role in muscular dystrophy. Clin Exp Pharmacol Physiol 31：551-556, 2004

### ❸ 筋力低下

1) Kamenetz HL：Physiatric dictionary: Glossary of Physical Medicine and Rehabilitation, Charles

2) Victor M, et al : Adams & Victor's Principles of Neurology, 7th ed, McGraw-Hill Professional, 2000.
  3) Stedman TL : Dorland's Illustrated Medical Dictionary, 27th ed, W.B. Saunders, 1988.
  4) Rowland LP : Merritt's Textbook of Neurology, 9th ed, pp47-51, SANS TACHE, 1995.
  5) Kendall FP, et al : Muscles: Testing and Function, 4th ed, pp1-8, Williams & Wilkins, 1993.
  6) Physical Therapy, Muscle Biology, pp1751-1831, 1982.
  7) International Classification of Impairment, Disabilities, and Handicaps : 70-73, 1980
  8) Muscle, Genes and Athletic Performance : Genes and The cellular of muscle helps to explain why particular athlete wins and Suggests what future athletes might do to better their odds, Scientific American Inc., pp49-55, 2000.
  9) 宮下充正, 他（編）：新訂 運動生理学概論, 大修館書店, 1986.
 10) Ganong WF（著）, 星 猛, 他（訳）：医科生理学展望, 原書19版, 丸善, 2000.
 11) 小澤瀞司, 他（総編集）：標準生理学, 第7版, 医学書院, 2009.
 12) 清水秀実：運動再教育と Muscle Biology. SJF 研究会誌 9, 2009.
 13) 中里仁司, 他：筋 Strength の測定と治療資料. 長崎物理医学研究会, スライド pp1-32, 2011.
 14) Sharrard WJ : The distribution of the permanent paralysis in the lower limb in poliomyelitis; a clinical and pathological study. J Bone Joint Surg Br 37-B : 540-558, 1955.

## ❹筋持久性低下（疲労）

  1) 宇都宮初夫：関節ファシリテーション, 第1, 2, 3, 4, 5冊, シュプリンガー・フェアラーク東京, 2000-2004.
  2) 宇都宮初夫（編）：SJF関節ファシリテーション, 第1版, シュプリンガージャパン, 2008.
  3) 加賀谷淳子：末梢循環と筋持久力, 体力と疲労. 猪飼道夫（編）：身体運動の生理学, pp211-277, 杏林書院, 1973.
  4) 石河利寛, 他：持久力の科学, 第1版, 杏林書院, 1994.
  5) 大村 裕, 他：脳と疲労―慢性疲労とそのメカニズム―, 共立出版, 2009.
  6) 博田節夫：筋収縮のエネルギー, 運動の全身的影響, 各疾患とそれに対する運動療法. 大井淑雄, 他（編著）：運動療法, 第3版, pp49-52, 111-125, 299-322, 医歯薬出版, 1999.
  7) 野端芳之：運動療法における持久力障害と理学療法. 大阪整形外科学的理学療法研究部活動報告 3 : 34-40, 1985.
  8) de Lateur BJ, et al : Therapeutic Exercise to Develop Strength and Endurance. Kottke FJ, et al（ed）: Krusen's Handbook of Physical Medicine and Rehabilitation, 4th ed, pp480-482, Saunders, 1982.
  9) Kilgore EM, 他：ポストポリオ症候群の診断, 評価と管理. 臨床リハ 16 : 121-128, 2007.
 10) Sunnerhagen KS, et al : Normal concentrations of serum insulin-like growth factor-1 in late polio. Arch Phys Med Rehabil 76 : 732-735, 1995.
 11) 蜂須賀研二, 他：神経・筋疾患のリハビリテーション, ポリオ後遺症にみられた過用性筋力低下. 総合リハ 16 : 513-515, 1988.
 12) Bennett RL, et al : Overwork weakness in partially denervated skeletal muscle. Clin Orthop 12 : 22-29, 1958.
 13) Knowlton GC, et al : Overwork, Read at the Annual Session of American Congress of Physical Medicine and Rehabilitation. Atlantic City. N.J., Sep. 11, 1956.
 14) 樫山 力：治療医学とPT・OT. 第14回SJF学会学術大会「治療医学とSJF」シンポジウム講演資料, Sep. 2013.
 15) Ganong WF（著）, 星 猛, 他（訳）：医科生理学展望, 原書19版, 丸善, 2000.

## ❺協調性障害（非協調性）

  1) 宇都宮初夫：関節ファシリテーション, 第1, 2, 3, 4, 5版, シュプリンガー・フェアラーク東京, 2000-2004.
  2) 宇都宮初夫（編）：SJF関節ファシリテーション, 第1版, シュプリンガージャパン, 2008.
  3) Kottke FJ : The neurophysiology of motor function. Kottke FJ, et al（ed）: Krusen's Handbook of Physical Medicine and Rehabilitation, 4th ed, pp264-267, Saunders, 1982.
  4) Kottke FJ : Therapeutic exercise to develop neuromuscular coordination. Kottke FJ, et al（ed）: Krusen's Handbook of Physical Medicine and Rehabilitation, 4th ed, pp452-479, Saunders, 1982.
  5) Kottke FJ：巧緻動作の神経生理学的基礎. 総合リハ 5 : 61-66, 1977.
  6) Dorland WAN : Dorland's Illustrated Medical Dictionary, 30th ed, Saunders, 2003.
  7) 廣川節男：ドーランド図説医学大辞典［縮刷版］, 第28版, 廣川書店, 1998.
  8) 最新医学大辞典, 第3版, 医歯薬出版, 2005.
  9) 宇都宮初夫：パーキンソン病 明日からのSJF. SJF学会九州北支部第15回学術部研修会資料, 2010.
 10) Mink JW : Prog Neurobiol 50 : 381-425, 1996.
 11) 小澤瀞司, 他（総編集）：標準生理学, 第7版, p375, 医学書院, 2009.
 12) 中里仁司：協調性と非協調性, 総論, PT各論資料, 長崎物理医学研究会, スライド pp1-46, 2010.

### ❻ 呼吸障害

1) Steindler A : Kinesiology of the Human Body under Normal and Pathological Condition, Charles C Thomas Publisher, 1955.
2) MacConaill MA, et al : Muscles and Movements, 2nd ed, Robert E Krieger Publishing Co., 1977.
3) Neumann DA : Kinesiology of the Musculoskeletal system, Mosby, 2002.
4) T.W.サドラー（著），安田峯生（訳）：ラングマン人体発生学，第9版，メディカル・サイエンス・インターナショナル，2006.
5) Kendall FP, et al : Muscles Testing and Function, 4th ed, Williams & Wilkins, 1993.
6) Hoppenfeld S : Physical Examination of the Spine and Extremities, Appleton-Century-Crofts, 1976.
7) Williams PL, et al (ed) : Gray's Anatomy, 36th ed, Churchill Livingstone, 1980.
8) A.I. Kapandji（著），塩田悦仁（訳）：カパンディ関節の生理学 Ⅲ脊椎・体幹・頭部，医歯薬出版，2007.
9) Kottke FJ, et al : Krusen's Handbook of Physical Medicine and Rehabilitation, 4th ed, W.B. Saunders, 1990.
10) 金子丑之助：日本人体解剖学 上巻，南山堂，2002.
11) 日本解剖学会（監）：解剖学用語，改訂13版，医学書院，2007.
12) 大井淑雄・他（編）：運動療法，第2版，医歯薬出版，1974.
13) 宇都宮初夫：関節ファシリテーション冊子，第1，2，3，4，5版，2000-2004.

# 索引

## A

| | |
|---|---|
| advance treatment | 307, 339 |
| ankylosis | 347 |
| anterior tilting | 277 |
| area 4 | 375 |
| arthrobiological approach : ABA | 5, 23 |
| arthrokinematics | 4, 10 |
| arthrokinetics | 2, 4, 22 |
| asymmetrical downward sliding : ads | 283 |
| ataxia | 375 |
| axial rotation rhythm | 20 |

## B

| | |
|---|---|
| biotribology | 22, 23 |
| boundary lubrication | 24 |
| buttock heel distance : BHD (test) | 275, 318 |

## C

| | |
|---|---|
| cartilaginous joints | 9 |
| Chopart joint | 147, 166 |
| close | 199, 202, 279, 284, 289-291 |
| closed kinetic chain : CKC | 360 |
| close glide/gliding | 12, 14 |
| close lengthening | 305, 307 |
| close-packed position : CPP | 11, 164 |
| close spinning | 15 |
| close upward sliding | 284 |
| close 技術 | 289 |
| component | 371 |
| component movement | 12, 29 |
| control | 371 |
| coordination | 370, 371 |
| coordination exercise | 295 |
| counter-nutation | 272, 278, 290 |
| counter sliding | 27, 308 |
| CRPS type Ⅰ | 301, 321 |

## D

| | |
|---|---|
| dense connective tissue | 345 |
| diaschisis | 321 |
| disease | 339 |
| distract/distracting | 12, 14 |
| distraction | 267 |
| downward sliding : ds | 280 |
| dynamics | 10 |

## E

| | |
|---|---|
| elasticity | 347 |
| endurance | 3, 362 |
| engram | 371 |

## F

| | |
|---|---|
| fibrous joints | 9 |
| finger floor distance : FFD | 22 |
| flexion-abduction-external rotation-extension : fabere (test) | 275, 318 |
| flexion-adduction-internal rotation-extension : fadire (test) | 275, 318 |
| fluid film lubrication | 24 |
| force | 353 |

## G

| | |
|---|---|
| glide/gliding | 12, 13 |

## H

| | |
|---|---|
| Henke 軸 | 163 |

## I

| | |
|---|---|
| induction | 351 |
| instantaneous axes of rotation : IAR | 17, 269 |
| intra-articular movement dysfunction : IMD | 5, 311 |

## J

| | |
|---|---|
| Jacoby's line | 98, 251 |

joint dysfunction ......... 3, 5, 311
joint facilitation : JF ......... 296
joint mobilization ......... 297
joint play ......... 11, 29

### K

key movement ......... 378
key muscle ......... 378
kinematics ......... 10
kinesiology ......... 10

### L

lateral bending rhythm ......... 20
least-packed position : LPP ......... 11, 164
lengthening ......... 4, 29, 300
Lisfranc joint ......... 151
loose connective tissue ......... 345
loose-packed position ......... 11
lumbar ......... 242

### M

mixed lubrication ......... 25
motion segment ......... 17, 255
MRC (Medical Research Council) scale ......... 357
muscle biological approach : MBA ......... 4
muscle strength ......... 353
muscle weakness ......... 353
mutability ......... 354

### N

neurobiological approach : NBA ......... 4
nutation ......... 272, 278, 290

### O

osteokinematics ......... 10
overwork weakness ......... 365

### P

Parkinson's disease ......... 375
performance ......... 372
physical loss of elasticity ......... 342
physical medicine ......... 337
physical medicine and rehabilitation ......... 303
physiological loss of elasticity ......... 342

plasticity of muscle ......... 354
posterior tilting ......... 277
post-polio syndrome ......... 365
power ......... 353
prolonged stretching ......... 3, 294
pseudo weakness ......... 353
pumping ......... 114-117, 308, 358
pure-spinning ......... 49, 50

### Q

quick direct sliding, spinning : q.d.s. ......... 31, 308
quick inverse sliding, spinning : q.i.s.
......... 25, 27, 30, 31, 308

### R

reciprocal innervation ......... 351
regular connective tissue ......... 345
roll/rolling ......... 13, 15, 133
ROM exercise ......... 293
ROM 運動 ......... 293
ROM 障害 ......... 344
Roser-Nelaton's line ......... 98, 254
rotation ......... 256
rotation on hook lying test ......... 276

### S

sign ......... 313
slide/sliding ......... 12, 15
spasm ......... 340
spin ......... 13
statics ......... 10
straight leg raising test : SLR test ......... 274
strength ......... 3, 353
stretching exercise ......... 294
sub-component ......... 371
symptom ......... 313
synovial joints ......... 9
synovial joints facilitation : SJF ......... 1

### T

tilt/tilting ......... 12, 14, 277
track/tracking ......... 16, 17, 39, 114-117, 314, 319
Trendelenburg 歩行 ......... 359
type Ⅰ ......... 354

| | |
|---|---|
| type ⅡA | 354 |
| type ⅡB | 354 |
| type ⅡD/X | 354 |

### U
| | |
|---|---|
| upward sliding：us | 282 |

### W
| | |
|---|---|
| weeping lubrication | 24 |
| well-aging | 373 |
| Williams | 277 |
| work | 353 |

### X
| | |
|---|---|
| X軸 | 163 |
| X線写真 | 380 |

### Y
| | |
|---|---|
| Y軸 | 163 |

### Z
| | |
|---|---|
| Z軸 | 163 |

### ア
| | |
|---|---|
| アキレス腱 | 162 |
| 足の指節間関節 | 153, 168, 172, 178 |
| 遊び滑り | 12 |
| 遊び滑り法 | 13, 82, 83 |
| アーチ天井部分 | 151 |
| 鞍関節 | 70 |

### イ
| | |
|---|---|
| 痛みの原因治療 | 305 |
| 一般の運動学的表現 | 257 |
| 意図的運動 | 375 |

### ウ
| | |
|---|---|
| ヴィーナスのえくぼ | 251 |
| 烏口鎖骨靱帯 | 33 |
| 烏口上腕靱帯 | 33 |
| 烏口突起 | 36, 37 |
| 内がえし | 168 |
| 内がえし−外がえし | 168 |
| 内くるぶし | 154 |

| | |
|---|---|
| 運動科学 | 10 |
| 運動学 | 10 |
| 運動再教育 | 301 |
| 運動軸 | 258 |
| 運動失調症 | 375 |
| 運動節 | 17, 255, 258, 266 |
| 運動単位の動員 | 355 |
| 運動麻痺 | 352 |
| 運動リズム | 273 |

### エ
| | |
|---|---|
| 遠位脛腓関節 | 144, 164, 168 |
| 遠位手掌皮線 | 72 |
| 円回内筋 | 65 |
| エングラム | 371 |
| 嚥下不能 | 326 |
| 延長運動 | 29 |
| 延長法 | 4, 300 |

### オ
| | |
|---|---|
| 横隔膜 | 379 |
| 横隔膜の発生 | 379 |
| 黄色靱帯 | 243, 245 |
| 横足弓（横アーチ） | 151 |
| 横足根関節 | 147 |
| 横突間靱帯 | 243 |
| 横突孔 | 180, 185 |
| 凹の法則 | 13 |
| 往復速い逆半構成滑り法，逆半軸回転法 | 31 |
| おじぎ | 272 |

### カ
| | |
|---|---|
| 下位運動節 | 268 |
| 下位頸椎 | 179 |
| 外後頭隆起 | 186, 187 |
| 外呼吸 | 383 |
| 回旋 | 256 |
| 外旋−内旋 | 173 |
| 回旋リズム | 20 |
| 階層性 | 372 |
| 外側アーチ | 157 |
| 外側環軸関節 | 183, 192, 193 |
| 外側環椎後頭靱帯 | 182 |
| 外側距踵靱帯 | 146 |

外側尺骨側副靱帯 …… 60
外側上顆 …… 56, 57
外側側副靱帯 …… 56, 61, 120, 122, 128
外側半月 …… 120
外転における軌道 …… 47
外転に伴う尺側構成滑り法 …… 91
回内－回外 …… 173, 174
回内－回外運動 …… 163, 165
回内における接近掌側構成滑り法 …… 89
回内に伴う速い逆構成滑り法 …… 89
解剖学的表現 …… 257
下位要素 …… 371
下関節突起面 …… 261, 270
角運動学 …… 10
顎関節症 …… 331
下項線 …… 198
顆状関節 …… 67
ガス運搬能力 …… 363
下前腸骨棘 …… 253
下腿ギプス固定後の下垂足 …… 330
肩こり …… 333
滑車 …… 55
下橈尺関節 …… 66, 75, 82, 89
下方構成滑り法 …… 280
過用 …… 362
過用性弱化 …… 365
ガングリオン …… 329
環軸関節 …… 192, 193, 198
環軸関節（C1/2） …… 183, 191
環軸関節接近 …… 199
環軸関節接近滑り法 …… 198
関節運動学的アプローチ …… 296
関節運動力学 …… 1
関節環状面 …… 66
関節拘縮 …… 330
関節受容器 …… 27
関節生物学的アプローチ …… 5, 23, 300
関節内運動 …… 10, 379
関節内運動学 …… 1, 4, 10, 257
関節内運動機能障害 …… 5
関節内運動表：胸鎖関節 …… 41
関節内運動表：近位橈尺関節 …… 59
関節内運動表：肩甲窩上腕関節 …… 40
関節内運動表：肩鎖関節 …… 42

関節内運動表：腕尺関節 …… 59
関節内運動表：腕橈関節 …… 59
関節内運動力学 …… 2, 4, 22
関節内胸肋靱帯 …… 205
関節の遊び …… 11, 29
関節の潤滑機構 …… 304
関節ファシリテーション …… 1, 296
関節包拘縮 …… 340, 347
関節包靱帯 …… 33
関節面 …… 262
関節モビリゼーション …… 297, 312
環椎横突起 …… 187
環椎後頭関節 …… 191, 197
環椎後頭関節（C0/1） …… 182, 189
環椎後頭関節接近滑り法 …… 197
環椎上関節窩 …… 182
環椎（C1）椎弓板 …… 187
観念運動失行 …… 326
関連症候 …… 314, 315

### キ

偽炎症 …… 342
偽弱化 …… 352, 353
ぎっくり腰 …… 330
軌道 …… 16, 17, 39, 41, 314
機能的軸回転 …… 125
逆おじぎ …… 272
境界潤滑 …… 24
胸郭拡張差 …… 381, 383
胸郭出口症候群 …… 333
胸骨体 …… 210
胸骨柄 …… 210
胸鎖関節 …… 32, 41, 44, 53
胸鎖靱帯 …… 34
胸鎖乳突筋 …… 186
協調性 …… 370, 371
協調性運動 …… 295
協調性障害（非協調性） …… 370
強直 …… 347
胸椎 …… 203
胸椎椎間関節 …… 203, 212, 219
胸椎椎間関節検査 …… 219
胸椎椎間関節内側構成滑り法 …… 220
胸椎椎間関節の運動範囲 …… 212

胸部外科手術後……………………………………384
胸肋関節………………………………205, 217, 236
胸肋関節下方構成滑り法……………………240
棘間靱帯………………………………………243, 245
棘上靱帯………………………………………243, 245
棘突起……………………………………………259
距骨下関節（距踵関節）………146, 165, 169, 174
距骨下関節の確認……………………………155
距骨滑車…………………………………144, 160, 162
距骨頸……………………………………………155
距骨頭……………………………………………144
距骨の後踵骨関節面…………………………146
距骨の内側面……………………………………154
距舟靱帯…………………………………………147
距踵舟関節………………………147, 165, 166, 170, 175
距踵舟関節の確認……………………………156
距腿関節…………………………144, 164, 168, 173
距腿関節後面……………………………………162
距腿関節の確認………………………………155
近位脛腓関節…………………………………120, 125
近位指皮線………………………………………72
近位橈尺関節………………………………56, 59, 61
筋機能に対する技術…………………………280, 287
筋筋膜性腰痛症…………………………………334
筋拘縮……………………………………………340, 347
筋持久性…………………………………………362, 363
筋持久性運動……………………………………295
筋持久性低下……………………………………362
筋弱化……………………………………………353
筋スパズム………………………………………341
筋生物学的アプローチ……………………4, 298
筋線維タイプ変換能力…………………………354
筋線維タイプ別のアプローチ……………………25
筋の可塑性………………………………………354
筋力………………………………………………353
筋力弱化…………………………………………352
筋力増強運動……………………………………295
筋力低下…………………………………………352, 353

## ク

屈曲における軌道………………………………46
屈曲における掌側構成滑り法…………………91, 93
屈曲に伴う掌側構成滑り法……………………94

## ケ

脛骨大腿関節…………………………………118, 122
脛骨の内果………………………………………154
傾斜………………………………………………12
傾斜法……………………………………14, 83, 277
頸髄損傷…………………………………………327
頸切痕……………………………………………35, 210
頸椎回旋…………………………………………196
頸椎椎間関節………………………193, 199, 202
楔間関節…………………………150, 167, 171, 176
楔間関節の確認………………………………161
楔舟関節…………………………149, 167, 170, 175
楔舟関節の確認………………………………156, 161
月状骨……………………………………………68
月状三角骨関節…………………………………85
結節間溝…………………………………………36
楔立方関節………………………151, 167, 171, 176
楔立方関節の確認……………………………161
原因治療…………………………………………303
肩甲窩上腕関節………………………32, 39, 43, 46
肩甲棘三角………………………………………38, 206
肩甲骨下角………………………………………35, 38
肩甲骨上角………………………………………38, 206
肩鎖関節…………………………………34, 41, 45, 54
幻肢痛……………………………………………327
腱鞘炎……………………………………………329
肩複合体…………………………………………32
肩複合体の運動に伴う胸肋関節の
　選択的な下方滑り…………………………217
肩峰………………………………………………35
肩峰角……………………………………………38

## コ

後環椎後頭膜……………………………………182
後距腓靱帯………………………………………145
後脛腓靱帯………………………………………144
後十字靱帯……………………………120, 122, 127
後縦靱帯…………………………………………243, 245
拘縮………………………………………………340, 347
鉤状関節…………………………………179, 180, 195
甲状軟骨…………………………………………188
項靱帯……………………………………………181, 186
構成運動…………………………………12, 29, 259
構成滑り…………………………………………12

| | | | |
|---|---|---|---|
| 構成滑り法 | 15 | 左環椎椎弓板 | 198 |
| 後仙腸靱帯 | 249 | 作業療法 | 369 |
| 拘束性障害 | 325, 380 | 鎖骨下窩 | 35 |
| 後頭顆背側滑り | 197 | 鎖骨間靱帯 | 34 |
| 硬部組織 | 346 | 坐骨結節 | 254 |
| 硬部組織性制限 | 259 | 坐骨神経痛 | 332 |
| 後面の傾斜 | 169 | 坐骨大腿靱帯 | 97, 99, 101 |
| 股関節 | 96 | 三角骨 | 68 |
| 股関節外旋筋群 | 108, 109 | 三角豆状骨関節 | 85 |
| 股関節外転筋群 | 107, 109 | | |
| 股関節屈筋群 | 107, 108 | **シ** | |
| 股関節伸筋群 | 107, 108 | 持久性 | 3, 362 |
| 股関節内旋筋群 | 108, 109 | 持久性低下（疲労）の治療的検査法手順 | 367 |
| 股関節内転筋群 | 107, 109 | 軸回旋運動 | 261 |
| 呼吸 | 215 | 軸回転 | 13 |
| 呼吸運動における上位肋横突関節の骨運動と | | 軸椎 | 188, 199, 200 |
| 　関節内運動 | 215 | 軸椎歯突起 | 183, 193 |
| 呼吸運動における肋骨の骨運動と関節内運動 | 218 | 指床間距離（FFD） | 22, 273 |
| 呼吸困難 | 325 | 視床痛 | 326, 327 |
| 呼吸時 | 214 | 矢状面 | 163 |
| 呼吸障害 | 349 | 耳状面 | 248 |
| 五十肩 | 328 | 指節間関節 | 81, 88, 94 |
| 骨運動 | 258 | 指節間関節における接近軸回転法 | 94 |
| 骨運動と関節内運動の関係 | 39, 163 | 歯尖靱帯 | 183 |
| 骨角運動学 | 10, 266 | 膝蓋骨 | 118 |
| 骨間距踵靱帯 | 146 | 膝蓋大腿関節 | 118 |
| 骨間楔間靱帯 | 150 | 失行・失認 | 326 |
| 骨間楔中足靱帯 | 151 | 自動介助運動に伴う介助構成滑り法，軸回転法 | 31 |
| 骨間楔立方靱帯 | 151 | 歯突起先端 | 183 |
| 骨間仙腸靱帯 | 248, 249 | しまり位 | 11, 164 |
| 骨間中足靱帯 | 152 | 尺屈 | 80 |
| 骨間膜 | 66 | 尺骨茎状突起 | 71 |
| 骨示標 | 70 | 尺骨月状骨関節 | 75 |
| 骨性制限 | 258 | 尺骨切痕 | 66 |
| こむら返り | 330 | 車軸関節 | 66 |
| 誤用 | 362 | 舟状月状骨関節 | 84 |
| 転がり | 13, 124, 133 | 舟状骨 | 68, 160 |
| 転がり法 | 15 | 舟状骨粗面 | 155 |
| 混合潤滑 | 25 | 手根間関節 | 75, 83, 90 |
| 混合性換気障害 | 380 | 手根骨 | 67 |
| | | 手根中央関節 | 75 |
| **サ** | | 手根中手関節 | 70, 80 |
| サイズの原理 | 355 | 瞬時の回旋軸 | 17, 189 |
| 最大ゆるみ位 | 11, 164 | 純粋な軸回転 | 106 |

| | |
|---|---|
| 純粋な軸回転法 | 49, 50 |
| 上位運動節 | 268, 270 |
| 上位頸椎 | 179 |
| 上顆線 | 56 |
| 上関節突起面 | 263, 270 |
| 掌屈 | 76 |
| 掌屈における対向構成滑り法 | 90 |
| 掌屈における背側構成滑り法 | 89, 90 |
| 小結節 | 36, 37 |
| 上項線 | 186 |
| 上後腸骨棘 | 251 |
| 症候別理学療法 | 6, 337 |
| 踵骨（外側面） | 158 |
| 踵骨の後距骨関節面 | 146 |
| 踵骨の載距突起 | 155 |
| 小指対立筋活性化のための速い逆構成滑り法 | 92 |
| 踵舟靱帯 | 147 |
| 上前腸骨棘 | 253, 254 |
| 小頭 | 55 |
| 小脳の機能 | 375 |
| 踵腓靱帯 | 145 |
| 上部前腕複合体 | 55, 62 |
| 上方構成滑り法 | 282 |
| 踵立方関節 | 148, 166, 170, 175 |
| 踵立方関節の確認 | 158 |
| 踵立方靱帯 | 148 |
| 小菱形骨 | 69 |
| 小菱形大菱形骨関節 | 84 |
| 上腕筋 | 64 |
| 上腕骨滑車 | 55 |
| 上腕骨小頭 | 58 |
| 上腕三頭筋 | 64 |
| 上腕二頭筋 | 65 |
| 上腕二頭筋短頭 | 63 |
| 上腕二頭筋長頭 | 63 |
| ショパール関節 | 147, 166 |
| 自律神経失調症 | 333 |
| 神経筋再教育 | 295 |
| 神経生物学的アプローチ | 4, 300 |
| 神経生理学的アプローチ | 296 |
| 人工呼吸器管理 | 384 |
| 浸出潤滑 | 24 |
| シンスプリント | 330 |
| 身体計測 | 381 |

| | |
|---|---|
| 靱帯拘縮 | 347 |
| 伸張運動 | 294 |
| 伸展性 | 347 |
| 伸展における背側構成滑り法 | 91 |
| 伸展における速い逆構成滑り法 | 93 |
| 伸展に伴う対向構成滑り法 | 93 |
| 伸展のための対向構成滑り法 | 94 |
| 伸展のための速い逆構成滑り法 | 94 |
| 真の軸回転 | 17, 125 |

## ス

| | |
|---|---|
| 錐体外路 | 373 |
| 錐体路 | 373 |
| 水平面 | 163 |
| 頭蓋骨底後頭骨顆 | 182 |
| スクリーニング | 273 |
| ストレステスト | 278 |
| スパズム | 340 |

## セ

| | |
|---|---|
| 制御 | 371 |
| 静止学 | 10 |
| 正常発達 | 372 |
| 正中環軸関節 | 183, 191-193 |
| 生物摩擦学 | 22, 23 |
| 生理学的伸展性の喪失 | 342 |
| 生理痛 | 329 |
| 脊髄神経溝 | 180, 185 |
| 脊柱管狭窄症 | 328 |
| 脊柱起立筋 | 288 |
| 接近 | 199, 202, 289-291 |
| 接近（close）法 | 300 |
| 接近遊び滑り | 12 |
| 接近遊び滑り法 | 14 |
| 接近延長法 | 305, 307 |
| 接近構成滑り法，軸回転法 | 31 |
| 接近軸回転法 | 15 |
| 接近純粋な軸回転法 | 31, 105 |
| 接近上方構成滑り法 | 284 |
| 前額面 | 163 |
| 前環椎後頭膜 | 182 |
| 前距腓靱帯 | 145 |
| 前脛腓靱帯 | 144 |
| 仙結節靱帯 | 249 |

| | |
|---|---|
| 先行治療 | 307, 339 |
| 仙骨棘結節 | 248, 289 |
| 前十字靱帯 | 120, 122, 127 |
| 前縦靱帯 | 180, 243, 245 |
| 全身持久性 | 362 |
| 全身調整運動 | 295 |
| 仙腸関節 | 246, 248, 249, 272 |
| 仙尾関節 | 253 |
| 前面の傾斜 | 169 |
| 前彎 | 269 |

## ソ

| | |
|---|---|
| 相反神経機構 | 351 |
| 足弓（アーチ） | 142 |
| 側屈 | 262 |
| 側屈リズム | 20 |
| 足根中足関節 | 151, 171, 176 |
| 足根中足関節（リスフラン関節）の確認 | 156, 159, 161 |
| 足根洞 | 146, 157, 158 |
| 足指の屈曲－伸展 | 173, 178 |
| 足指の屈曲－伸展運動 | 168 |
| 組織拡散能力 | 363 |
| 外がえし | 168 |
| 外くるぶし | 157 |

## タ

| | |
|---|---|
| 第1胸椎棘突起 | 207 |
| 第1楔状骨 | 156, 161 |
| 第1中足骨底 | 156 |
| 第1中足骨頭 | 157 |
| 第1輪状軟骨 | 188 |
| 第1肋横突関節下方構成滑り法 | 227 |
| 第1肋横突関節上方構成滑り法 | 226 |
| 第1肋骨 | 207 |
| 第2胸肋関節下方構成滑り法 | 240 |
| 第2胸肋関節上方および下方構成滑り法 | 236 |
| 第2頸椎 | 188, 199, 200 |
| 第2頸椎棘突起 | 199, 201 |
| 第2楔状骨 | 160 |
| 第2肋横突関節下方構成滑り法 | 229 |
| 第2肋横突関節上方構成滑り法 | 228 |
| 第2/3胸椎椎間関節回旋：速い逆構成滑り法 | 225 |
| 第2/3胸椎椎間関節内側構成滑り法 | 221 |
| 第3胸肋関節下方構成滑り法 | 240 |
| 第3胸肋関節上方および下方構成滑り法 | 238 |
| 第3頸椎 | 195 |
| 第3楔状骨 | 161 |
| 第3肋横突関節下方構成滑り法 | 231 |
| 第3肋横突関節上方構成滑り法 | 230 |
| 第4頸椎 | 194, 195 |
| 第4・5手根中手関節 | 86 |
| 第5胸椎棘突起 | 207 |
| 第5胸肋関節上方構成滑り法 | 239 |
| 第5手根中手関節 | 92 |
| 第5手根中手関節における接近軸回転法 | 92 |
| 第5中足骨底（茎状突起） | 159 |
| 第5中足骨頭 | 159 |
| 第5中足指節関節の確認 | 159 |
| 第5/6胸椎椎間関節内側構成滑り法 | 222 |
| 第7胸椎棘突起 | 206 |
| 第7胸肋関節 | 383 |
| 第7胸肋関節上方構成滑り法 | 239 |
| 第7胸肋関節：速い逆構成滑り法 | 241 |
| 第7頸椎 | 189 |
| 第7頸椎棘突起 | 207 |
| 第7肋横突関節下方構成滑り法 | 233 |
| 第7肋横突関節上方構成滑り法 | 232 |
| 第8/9胸椎椎間関節内側構成滑り法 | 223 |
| 第9/10胸椎椎間関節背尾側構成滑り法 | 224 |
| 第11肋椎関節 | 383 |
| 第11肋骨頭関節：速い逆構成滑り法 | 235 |
| 第12肋骨頭関節上方構成滑り法 | 233 |
| 体幹運動リズム | 18, 20, 219, 255, 266, 268 |
| 体幹屈曲検査 | 273 |
| 体幹伸展検査 | 273 |
| 体幹側屈検査 | 274 |
| 大結節 | 36, 37 |
| 対向構成滑り法 | 27 |
| 対症療法 | 303 |
| 大腿筋膜張筋 | 117 |
| 大腿骨頸体角 | 96 |
| 大腿骨前捻角 | 96 |
| 大腿骨頭靱帯 | 96, 99, 100, 102 |
| 大腿直筋 | 114, 115 |
| 大腿二頭筋長頭 | 116 |
| 大殿筋 | 116 |
| 大脳基底核疾患 | 373 |

大腰筋　114, 115
大菱形骨　69
大菱形舟状骨関節　76, 84
大菱形中手骨関節における接近軸回転法　92
楕円関節　70
脱落徴候　327
断端痛　327

**チ**

恥骨大腿靱帯　97, 100, 101
肘三角　56
中手指節関節　70, 81, 87, 93
中手指節関節における接近軸回転法　93
中足間関節　152, 171, 177
中足指節関節　153, 168, 172, 178
中足指節関節の確認　157
中殿筋　117
中殿筋筋線維タイプ　361
中殿筋麻痺　361
肘頭窩　58
腸骨結節　254
腸骨大腿靱帯　97, 99-101
腸骨稜　207
長時間伸張　3, 294
長足底靱帯　148
蝶番関節　70
腸腰筋　114, 115
腸腰靱帯　249
治療的運動　293
治療的検査法　6, 319, 341
治療的検査法（筋力）　357
治療的検査法（ROM）　350
治療的診断法　341

**ツ**

椎間円板　181
椎間関節　194
椎間関節滑り法　200, 201
椎間関節の傾き　194
強さ　3

**テ**

抵抗運動に伴う対向構成滑り法, 対向軸回転法　31
底側楔間靱帯　150
底側楔舟靱帯　149
底側楔立方靱帯　151
底側踵舟靱帯　147
底側踵立方靱帯　148
底側足根中足靱帯　152
底側中足靱帯　152
てこの原理　360
テニス肘　334
手の指節間関節　70
殿踵間距離　318
殿踵間距離検査　275
伝統的な治療的運動　293
伝統的な治療的運動技術　2

**ト**

撓屈　80
橈骨茎状突起　71
橈骨舟状骨関節　75
橈骨手根関節　67, 75, 83, 89
橈骨手根関節における接近軸回転法　89
橈骨頭　55, 57
橈骨背側結節　71
動作促進法　303, 339
豆状骨　69
動的触診　211
通り路　319
凸の法則　13

**ナ**

内呼吸　383
内旋－外旋　163, 175
内旋－外旋運動　166
内側アーチ　154
内側距踵靱帯　146
内側上顆　55-57
内側側副靱帯（三角靱帯）　55, 60, 120, 122, 128, 145
内側半月　118
内転－外転運動　163, 167
内転に伴う橈側構成滑り法　91
軟部組織　346
軟部組織性　259

**ニ**

二重顆状関節　118

乳様突起……………………………………… 186

## ネ
捻挫…………………………………………… 333

## ハ
肺炎…………………………………………… 383
バイオトライボロジー…………………………… 2
背外側構成滑り法………………………… 285
肺拡散能力………………………………… 363
肺癌…………………………………………… 334
肺換気能力………………………………… 362
背屈……………………………………………75
背屈－底屈………………………………… 173
背屈－底屈運動…………………… 163, 164
背屈における掌側構成滑り法………………90
背屈における接近速い逆構成滑り法………90
背側楔間靱帯……………………………… 150
背側楔舟靱帯……………………………… 149
背側楔立方靱帯…………………………… 151
背側踵立方靱帯…………………………… 148
背側足根中足靱帯………………………… 151
背側中足靱帯……………………………… 152
肺の発生…………………………………… 379
パーキンソン病…………………………… 375
ばね指……………………………………… 329
ハムストリングスの負荷量……………… 360
速い (1/100秒) 逆運動………………………29
速い逆構成滑り法………………………… 288
速い逆構成滑り法, 逆軸回転法……………31
速い逆滑り法……………………………… 202
速い逆半構成滑り法, 逆半軸回転法………31
速い構成滑り法…………………………… 280
速い構成滑り法, 軸回転法…………………31
半側視空間失認…………………………… 326

## ヒ
引き離し………………………………………12
引き離し法……………………………14, 82, 83
腓骨筋結節………………………………… 158
腓骨の外果………………………………… 157
非対称性下方構成滑り法………………… 283
皮膚拘縮…………………………………… 340
疲労………………………………………… 362

## フ
不活性化…………………………………… 280
負荷量……………………………………… 368
腹囲………………………………………… 383
物理医学…………………………………… 337
物理医学およびリハビリテーション…… 303
物理的伸展性の喪失……………………… 342
分離運動…………………………………… 339

## ヘ
並進運動………………………………256, 262
閉塞性障害………………………………… 380
変形性股関節症…………………………… 332
変形性膝関節症…………………………… 328
偏頭痛……………………………………… 331
偏平足……………………………………… 333

## ホ
母指対立筋活性化のための速い逆構成滑り法……92
母指の手根中手関節…………………… 85, 91
ポリオ後症候群…………………………… 365

## マ
麻痺………………………………………… 353

## ミ
耳鳴り……………………………………… 331

## ム
無意図的運動……………………………… 375
むちうち症………………………………… 332

## メ
めまい……………………………………… 331

## ヤ
野球肩……………………………………… 334

## ユ
有鉤骨…………………………………………69
有鉤三角骨関節………………………………78
有頭月状骨関節………………………………83
有頭骨…………………………………………69
有頭舟状骨関節………………………………83

有頭小菱形骨関節……………………………84
有頭有鉤骨関節………………………………83
ゆるみの位置…………………………………11

### ヨ

腰仙関節………………… 246, 269, 312, 315
腰椎………………………………………… 242
腰椎椎間関節………………… 242, 255, 262
翼状靱帯………………………………… 183

### リ

リウマチ性関節炎（RA）………………… 328
リスフラン関節………………………… 151
立方骨…………………………………… 158
流体潤滑…………………………………24
隆椎………………………………………… 185
両側速い逆半構成滑り法………………… 288
両側速い逆半構成滑り法，逆半軸回転法……31
リラクセーション運動………………… 295
輪状靱帯………………………………… 55, 61

### ル

ルシュカ関節…………………………… 179

### レ

連合運動………………………………… 339

### ロ

老化……………………………………… 372
肋横突関節………………… 204, 214, 226
肋椎関節………………………… 204, 226
肋軟骨関節……………………… 205, 217
ローゼル ネラトン線…………………… 254
肋間神経痛……………………………… 332
肋骨頭関節……………………… 204, 226

### ワ

腕尺関節………………………… 55, 59, 60
腕橈関節………………………… 56, 59, 61
腕橈骨筋…………………………………64

**【編者】**
宇都宮 初夫（うつのみや　はつお）
1971 年　労働福祉事業団 九州リハビリテーション大学校卒業
1971 年　星ヶ丘厚生年金病院
1974 年　国立療養所近畿中央病院付属リハビリテーション学院
1982 年　国立大阪南病院
1990 年　医療法人甲風会 有馬温泉病院
1993 年　医療法人 八十嶋病院
1995 年　特定医療法人 徳洲会
1999 年　医療法人 八十嶋病院
2004 年　合資会社 JM 研究所

---

SJF 関節ファシリテーション 第 2 版

平成 26 年 9 月 10 日　発　　　行
令和 7 年 4 月 30 日　第 8 刷発行

編　者　宇 都 宮 初 夫

発行者　池　田　和　博

発行所　丸善出版株式会社
〒101-0051 東京都千代田区神田神保町二丁目17番
編集：電話(03)3512-3266／FAX(03)3512-3272
営業：電話(03)3512-3256／FAX(03)3512-3270
https://www.maruzen-publishing.co.jp

© Hatsuo Utsunomiya, 2014

組版・編集・株式会社リーブルプランニング
印刷・富士美術印刷株式会社／製本・株式会社 松岳社
ISBN 978-4-621-31136-3 C3047　　　　　Printed in Japan

**JCOPY**〈(一社)出版者著作権管理機構 委託出版物〉
本書の無断複写は著作権法上での例外を除き禁じられています．複写される場合は，そのつど事前に，(一社)出版者著作権管理機構（電話 03-5244-5088, FAX 03-5244-5089, e-mail：info@jcopy.or.jp）の許諾を得てください．